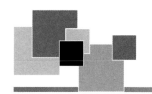

U0304108

国家卫生健康委员会"十三五

全国高等学校研究生规划教材 | 供口腔医学类专业用

口腔正畸学

第 2 版

主 编 林久祥

副 主 编 王 林

编 者（以姓氏笔画为序）

王 林（南京医科大学口腔医学院） 张 扬（中国医科大学口腔医学院）

王大为（中山大学光华口腔医学院） 陈凤山（同济大学口腔医学院）

邓 锋（重庆医科大学口腔医学院） 陈莉莉（华中科技大学同济医学院

厉 松（首都医科大学口腔医学院） 附属协和医院）

白 丁（四川大学华西口腔医学院） 林久祥（北京大学口腔医学院）

刘东旭（山东大学口腔医学院） 金作林（空军军医大学口腔医学院）

许天民（北京大学口腔医学院） 周 洪（西安交通大学口腔医学院）

严 斌（南京医科大学口腔医学院） 胡 敏（吉林大学口腔医学院）

李巍然（北京大学口腔医学院） 唐国华（上海交通大学口腔医学院）

吴建勇（上海交通大学医学院附属新华医院） 韩光丽（武汉大学口腔医学院）

主编助理 李巍然（北京大学口腔医学院）

人民卫生出版社

·北 京·

图书在版编目(CIP)数据

口腔正畸学/林久祥主编. —2 版. —北京:人民卫生出版社,2022. 11

ISBN 978-7-117-29790-5

Ⅰ.①口… Ⅱ.①林… Ⅲ.①口腔正畸学-医学院校-教材 Ⅳ.①R783.5

中国版本图书馆 CIP 数据核字(2020)第 024243 号

人卫智网	www.ipmph.com	医学教育、学术、考试、健康,购书智慧智能综合服务平台
人卫官网	www.pmph.com	人卫官方资讯发布平台

口腔正畸学
Kouqiang Zhengjixue
第 2 版

主　　编:林久祥
出版发行:人民卫生出版社(中继线 010-59780011)
地　　址:北京市朝阳区潘家园南里 19 号
邮　　编:100021
E - mail:pmph @ pmph. com
购书热线:010-59787592　010-59787584　010-65264830
印　　刷:北京华联印刷有限公司
经　　销:新华书店
开　　本:787×1092　1/16　　印张:45
字　　数:1095 千字
版　　次:2011 年 3 月第 1 版　　2022 年 11 月第 2 版
印　　次:2022 年 11 月第 1 次印刷
标准书号:ISBN 978-7-117-29790-5
定　　价:228.00 元

打击盗版举报电话:**010-59787491**　E - mail:**WQ @ pmph. com**
质量问题联系电话:**010-59787234**　E - mail:**zhiliang @ pmph. com**
数字融合服务电话:**4001118166**　E - mail:**zengzhi @ pmph. com**

出版说明

根据国家社会事业发展对口腔医学人才的需求,以及口腔医学人才培养规律,人民卫生出版社30多年来,在全国高等医药教材建设研究会口腔教材评审委员会和教育部口腔医学专业指导委员会的指导和支持下,组织全国口腔医学专家陆续规划编辑出版了口腔医学专业的中职(第3版)、高职高专(第3版)、本科(第7版)、住院医师规范化培训教材(第1版)、研究生(第2版)共5个系列教材,广泛应用于口腔医学教育教学的各个层次和阶段。其中,研究生教材是目前口腔医学教育最高水平的临床培训教材,2010年出版了第1版,深受广大研究生培养单位、研究生导师、研究生以及高级临床医师的欢迎。

原国家卫生和计划生育委员会全国高等院校研究生口腔医学专业"十三五"规划教材即第2版口腔医学研究生教材是住院医师规培教材的延续,也是口腔医学专科医师培训教材的雏形,更接近临床专著的水平。第2版研究生教材以"引导口腔研究生了解过去,熟悉现在,探索未来"为宗旨,力求对口腔研究生临床能力(临床思维、临床技能)和科研能力(科研思维、科研方法)的培养起到科学的指导作用,着重强调实用性(临床实践、临床科研中用得上)和思想性(启发学生批判性思维、创新性思维)。

本套教材有以下几大特点:

1. 关注临床型研究生需求　根据第1版教材的调研意见,目前国内临床型研究生所占比例较大,同时学习方向更为细化,因此作出以下调整:①调整品种,如针对临床型研究生的实际需求,将《口腔修复学》拆分为《口腔固定修复学》《可摘局部义齿修复学》《全口义齿修复学》;②大幅增加图片数量,使临床操作中的重点和难点更清晰、易懂。

2. 彩图随文,铜版纸印刷　更大程度展现纸质版教材中图片的细节信息。

3. 编者权威,严把内容关　本套教材主编均由目前各学科较有影响和威望的资深专家承担。教材编写经历主编人会、编写会、审稿会、定稿会,由参加编写的各位主编、编者对教材的编写进行了多次深入的研讨,使教材充分体现了目前国内口腔研究生教育的成功经验,高水平、高质量地完成了编写任务,确保了教材具有科学性、思想性、先进性、创新性的特点。

4. 教材分系列,内容划分更清晰　本版共包括2个系列17个品种,即口腔基础课系列3种、口腔临床课系列14种。

(1) 口腔基础课系列:主要围绕研究生科研过程中需要的知识,从最初的科研设计到论文发表的各个环节可能遇到的问题展开,为学生的创新提供探索、挖掘的工具与技能。特别注重学生进一步获取知识、挖掘知识、追索文献、提出问题、分析问题、解决问题能力的培养。正确地引导研究生形成严谨的科研思维方式,培养严肃认真的科学态度。

(2)口腔临床课系列:以临床诊疗的回顾、现状、展望为线索,介绍学科重点、难点、疑点、热点内容,在临床型研究生临床专业技能、临床科研创新思维的培养过程中起到科学的指导作用:①注重学生专科知识和技能的深入掌握,临床操作中的细节与难点均以图片说明;②注重思路培养,提升临床分析问题和解决问题的能力;③注重临床科研能力的启迪,相比上版增加了更多与科研有关的知识点和有研究价值的立题参考。

全国高等院校研究生口腔医学专业规划教材（第2版）目录

	教 材 名 称	主　编	副主编
基础课系列	口腔分子生物学与口腔实验动物模型（第2版）	王松灵	叶　玲
	口腔颌面部发育生物学与再生医学（第2版）	金　岩	范志朋
	口腔生物材料学（第2版）	孙　皎	赵信义
临床课系列	龋病与牙体修复学（第2版）	樊明文	李继遥
	牙髓病学（第2版）	彭　彬	梁景平
	牙周病学（第2版）	吴亚菲	王勤涛
	口腔黏膜病学（第2版）	周曾同	程　斌
	口腔正畸学（第2版）	林久祥	王　林
	口腔颌面-头颈肿瘤学（第2版）	俞光岩	郭传瑸、张陈平
	正颌外科学（第2版）	王　兴	沈国芳
	口腔颌面创伤外科学（第2版）	李祖兵	张　益
	唇腭裂与面裂畸形（第2版）	石　冰	马　莲
	牙及牙槽外科学★	胡开进	潘　剑
	口腔种植学（第2版）	刘宝林	李德华、林　野
	口腔固定修复学★	于海洋	蒋欣泉
	可摘局部义齿修复学★	陈吉华	王贻宁
	全口义齿修复学★	冯海兰	刘洪臣

★：新增品种

全国高等学校口腔医学专业第五届教材评审委员名单

名誉主任委员

邱蔚六	上海交通大学	王　兴	北京大学
樊明文	江汉大学		

主任委员

周学东　四川大学

副主任委员（以姓氏笔画为序）

王松灵	首都医科大学	赵铱民	空军军医大学
张志愿	上海交通大学	郭传瑸	北京大学

委　员（以姓氏笔画为序）

王　林	南京医科大学	孙宏晨	吉林大学
王　洁	河北医科大学	许　彪	昆明医科大学
王佐林	同济大学	李志强	西北民族大学
王建国	南开大学	吴补领	南方医科大学
王美青	空军军医大学	何三纲	武汉大学
王晓娟	空军军医大学	何家才	安徽医科大学
王晓毅	西藏大学	余占海	兰州大学
王慧明	浙江大学	余优成	复旦大学
牛卫东	大连医科大学	谷志远	浙江中医药大学
牛玉梅	哈尔滨医科大学	宋宇峰	贵阳医科大学
毛　靖	华中科技大学	张祖燕	北京大学
卢　利	中国医科大学	陈　江	福建医科大学
冯希平	上海交通大学	陈谦明	四川大学
边　专	武汉大学	季　平	重庆医科大学
朱洪水	南昌大学	周　洪	西安交通大学
米方林	川北医学院	周　诺	广西医科大学
刘建国	遵义医科大学	周延民	吉林大学
刘洪臣	解放军总医院	孟焕新	北京大学
闫福华	南京大学	赵　今	新疆医科大学

赵志河	四川大学	唐 亮	暨南大学
赵信义	空军军医大学	唐瞻贵	中南大学
胡勤刚	南京大学	黄永清	宁夏医科大学
宫 苹	四川大学	麻健丰	温州医科大学
聂敏海	西南医科大学	葛立宏	北京大学
徐 欣	山东大学	程 斌	中山大学
高 平	天津医科大学	潘亚萍	中国医科大学
高 岩	北京大学		

秘 书
　于海洋　四川大学

第1版序

  我国口腔正畸学科的发展十分迅速,这是人民需要口腔矫治的结果,我国儿童青少年错殆畸形的发生率已达 68%,因此面临的一个重要问题就是人才培养,国内外的实践表明,口腔正畸研究生培养是提高口腔正畸医疗和科研水平的重要途径。国内目前已有 40 余所口腔医学院校,成立了口腔正畸研究生培养点,但我们可以看到这些院校的发展是不平衡的,因而迫切地需要一本口腔正畸研究生教材。因此,这次全国高等学校口腔正畸专业研究生卫生部规划教材的编写是十分重要和及时的。

  主编林久祥教授 1981 年获口腔正畸硕士学位,又于 1988 年完成了国内第一个口腔正畸博士研究生课程,获得博士学位,成为我国第一位口腔正畸学博士。他于 1986 年和 1993 年先后至美国印第安纳大学和澳大利亚阿德雷德大学访问进修,回国后一直进行口腔正畸硕士和博士的研究生培养教学工作,对于世界口腔正畸研究生的培养有深刻的理解,作为本书的主编是十分合适的,同时能够对本书内容的选择和安排上作出正确的决策。各位副主编和编者也都经过了博士研究生的学习,并取得了学位,均有丰富的培养研究生的经验,且在本书中多担任着自己有所成就的专题研究部分内容的编写,这保证了本书较高的质量。

  现代口腔正畸学与生物学、生物力学及计算机技术等基础学科的结合越趋紧密,在本书中也充分论述了这方面的关系,同时对在诊断中的功能关系,种植支抗等重要内容也做了详述,加之近年来口腔正畸与其他学科的融合也使口腔正畸得到了新的发展,如与正颌外科、OSHAS、颞下颌关节病、牙周病、唇腭裂等,书中在相应章节都做了介绍。

  以上这些内容深刻地体现了本教材的科学性和前瞻性。

  相信,口腔正畸研究生规划教材,将在培养我国口腔正畸研究生的教学过程中发挥重要作用,为我国口腔正畸的发展作出重要贡献。

傅民魁

于北京大学口腔医学院

从医执教五十周年之际

2010 年 3 月 3 日

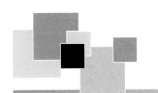

第2版前言

全国高等学校研究生规划教材《口腔正畸学》第1版于2011年由人民卫生出版社出版后，深受读者的喜爱，并给予了较高的评价，我们深感荣幸！对广大读者的支持和鼓励在此谨表衷心感谢！

随着改革的深入，目前高等口腔医学教育教材已规范化，分为五个层次：高职高专教材、本科教材、住院医师规范化培训第一阶段的"规培"教材、研究生教材及专培教材。

众所周知，口腔正畸学在国内外均属于大学本科毕业后教育课程。高等医学院校的口腔院系本科生大学毕业后，必须经过一定年限的口腔正畸专门培训（包括研究生教育和进修教育等）和实践，才能系统地开展口腔正畸临床工作，或成为口腔正畸专科医师。因此，本教材首先是攻读口腔医学专业学位正畸研究生的必修课教材和攻读科学学位正畸研究生的选修课教材，也是住院医师规范化培训第二阶段及成为口腔正畸专科医师的必读教材，也可作为口腔科医师兼职从事口腔正畸业务的参考书。

第2版教材本着权威性、科学性、先进性、实用性及与时俱进的精神，在第1版的基础上，由4篇20章扩充为5篇26章。除了原来的基础篇、诊断篇、矫治治疗篇及口腔正畸相关交叉学科篇，又增加了颇为实用的牙颌畸形治疗篇。第1版教材的20章全部保留，但几乎每一章都有所改写或扩充；第三篇增加了"第十四章 矫形矫治"。新增的"第四篇 牙颌畸形治疗篇"包括："第十七章 错𬌗畸形的早期矫治""第十八章 各类牙颌畸形的矫治""第十九章 成人正畸""第二十章 复发与保持"和"第二十一章 正畸病例的评价"，相信大家一定感兴趣，也是研究生等应该掌握的内容。

第2版教材的作者在保留了第1版6位编者的基础上，又增加了来自16所国内知名大学的13位编者，覆盖面明显比第1版教材广。编委们均有较丰富的研究生培养经验，大多数具有博士生导师资格，其他具有硕士生导师资格；编委中既有临床经验丰富的资深教授、主任医师，又有年富力强的后起之秀，保证第2版教材的编写质量。

第2版教材编写过程中，得到了人民卫生出版社的大力支持，在此深表谢意！我国著名学者、前辈傅民魁教授为第1版写的序在第2版教材中仍做保留，以表达我们的敬意。

编写全国高等学校研究生规划教材是国家任务，尽管编委们在编写中，力求达到崭新、科学及实用，但难免有不当或遗漏之处，敬请广大读者指正。

林久祥　王林

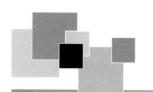

目　录

第一篇　基　础　篇

第二篇 诊 断 篇

第三篇 矫治治疗篇

第四篇　牙颌畸形治疗篇

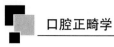

第五篇 口腔正畸相关交叉学科篇

第一篇

基础篇

第一章　颅颌面部生长发育学

错𬌗畸形是个体在颅颌面生长发育过程中，由遗传与环境因素共同作用下出现的发育性畸形；颅颌面部发育与𬌗发育相互影响、相互制约。因此，颅颌面生长发育学一直是正畸学界关注的一个重要领域，也是口腔正畸学的重要基础知识之一。

本章紧密结合口腔正畸临床，介绍了相关颅颌面部生长发育的知识。

第一节　颅颌面部生长发育的基本概念

生长和发育是两个既密切相关又有所区别的概念。

生长(growth)是指活体在生物学中数量和形态的变化，是细胞分裂增殖，细胞数量和细胞间质增加的结果。

发育(development)是指组织增长、变化的程度。是活体从受精卵发展到成体所经历的一系列有序的自然生理发展变化过程。生长和发育往往同时进行，我们通常以生长发育整体概念来观察和研究机体的变化。

成熟(maturation)是指在生长发育过程中，个体随着年龄增长产生了质的变化，器官系统达到了一定的阶段性状态，具备了繁衍后代的生理条件。同样，颅颌面部的生长发育也存在成熟阶段。

颅颌面生长发育是个体颅颌面长、宽、高随着时间的四维动态变化过程。从短期看，这一过程是个体的生理学改变；从长期看，则是遗传和进化的改变。为了更好地理解颅颌面结构生长发育过程，并正确地应用相关知识指导临床实践，有必要了解一些基本的概念。

1. 生长发育区与生长发育中心　生长发育区(growth sites，简称生长区)是指发生生长变化的区域；而生长发育中心(growth center，简称生长中心)则是指生长能自主地、独立地、有遗传控制发生的部位，或者是控制某个部位整体生长发育过程的特定区域。Baume将使骨骺板的软骨骨化的骨骼增大的部位称为生长中心，而将骨膜或者骨骺处骨形成和吸收改建，以适应环境影响的区域称为生长区。一般而言，所有的生长中心都是生长区，但生长区却不一定是生长中心，两者具有一定的区别。正确区分生长区和生长中心，可以加深对颅颌面生长控制理论的认识。

2. 生长型　生长型(growth pattern)反映的是随着时间推移，身体各部分空间比例关系的变化。

理解正常生长型应注意：一方面是它的非均一性，即并非身体各组织系统均按照同一速度生长;另一方面是它的相对可预测性,即生长发育过程中的空间比例关系及其变化可较为精确地预测,也可以较准确地预测各个时期生长型变化的状况。正确掌握其概念有利于指导临床工作。

一般来说,同一种族的个体,有着类似的面部生长型,而不同种族间颅面外形及头影测量均值存在一定的差异;有血缘关系的同一家庭中的成员,也可以有类似的面部生长型;同一个体,不同年龄阶段,面部生长型基本一致,且有其连续性。从这个方面理解,面部生长型即是颌面部遗传生长的表现型。

在面部的生长方向问题上,Graber 根据 Y 轴将面部生长型分为以下三种。

(1) 平均生长型(average growth pattern)(图 1-1):下颌颏顶点沿着 Y 轴向前下方生长。其颞下颌关节凹下降及髁突垂直生长、与上颌体及上牙槽突垂直向下生长、下牙槽突向上生长是平衡协调的。

(2) 水平生长型(horizontal growth pattern)(图 1-2):下颌生长呈逆时针方向的闭合旋转,其颏顶点在生长过程中明显向前上方移动。这被认为是上颌和上下牙槽的垂直生长小于颞下颌关节凹和髁突的垂直生长,即前面高与后面高不

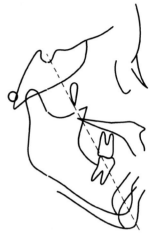

图 1-1 平均生长型

协调所致。多表现为短面型(short facial type),有深覆𬌗趋势,一般下颌平面角偏小,即临床上较常见的所谓"低角病例"。

(3) 垂直生长型(vertical growth pattern)(图 1-3):下颌呈顺时针方向旋转,颏顶点在生长发育过程中明显向后下方移位。这被认为是上颌和上下牙槽的垂直向生长大于颞下颌关节凹和髁突的垂直向生长,即面前部生长大于面后部的生长。多表现为长面型(long facial type),有开𬌗趋势,一般下颌平面角偏大,即临床上较常见的所谓"高角病例"。

3. 生长变异 生长变异(growth variability)是自然界规律之一,是遗传和环境因素共同作用的结果。每个个体各不相同,其生长发育亦不相同,这种个体在生长发育过程中发生的

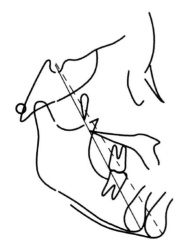

图 1-2 水平生长型

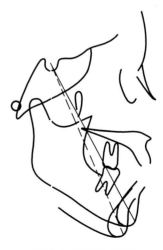

图 1-3 垂直生长型

一定程度的改变称为生长变异。

生长变异最重要的临床意义在于确定"正常的变异范围"，这也是临床工作的一个难点。常用一些能够反映身体一般生长发育状况的指标，如身高、体重等标准生长曲线图来进行比较分析，以判断某一个体变异是否在正常范围内。由于个体发育存在不同的类型和变异，因而处于某一特定年龄段的所有个体的生长量未必相同，也未必处于同一发育和成熟阶段。

4. 生长期　正常颅颌面生长发育并不是按同一速率随年龄增长而增长的，而是在一个时期快速生长，在另一个时期速度减缓，这种现象所对应的时段称为生长期（growth timing）。

颅颌面部的生长快速期和缓慢期与整个身体的生长发育状况基本一致，但略有出入。第 1 个快速期为出生后 3 周~7 个月（乳牙萌出），第 2 个快速期为 4~7 岁（第一恒磨牙萌出），第 3 个快速期为 11~13 岁（第二恒磨牙萌出），即快速生长青春迸发期。第四个快速期为 16~19 岁（第三恒磨牙萌出）。其中青春迸发期是学者们最感兴趣的课题，尤其是判断个体青春迸发期何时开始，其与错𬌗畸形矫治时机的选择关系密切。

生长期主要受遗传控制，也受环境、疾病、营养等环境因素的影响。不同个体的生物钟（biologic clocks）不同，生长期也表现出时间差异。生长期的变异还反映在性别上。在正常情况下，男孩快速生长青春迸发期开始时间平均比女孩晚 2 年左右。其生长率却大于女孩，青春迸发期持续的时间男性亦大于女性。由于生长期的时间变异，年龄（chronological age）往往不能完全反映个体的身体发育程度，最好用生物龄（biological age）或发育龄（developmental age）来替代年龄，作为判断个体生长状态较为准确的指标。

第二节　颅颌面部生长发育的研究

目前，关于颅颌面部生长发育的许多经典观点，都来源于多年来众多学者的基础研究和长期临床观察。而正确的研究方法对颅颌面部生长发育研究的发展有非常关键的作用，特别是一些专用于颅颌面部生长发育的研究方法，如早期 X 线头影测量法等，为探索颅颌面部生长发育起到了重要作用。但这些测量性的研究方法都有其局限性，不能对颅颌面部生长发育机制进行全面、清晰的阐释。因此，新的研究方法还有待发现。随着生命科学研究的进步，特别是分子生物学、蛋白质组学等研究技术的引入，颅颌面部生长发育研究也有了一些新的研究途径。本节主要介绍个体出生后颅颌面生长发育的研究路径和方法。

一、颅颌面生长发育的研究路径

根据颅颌面生长发育研究中一般资料收集方法的不同，其研究路径可分为纵向研究、横向研究及部分纵向研究三大类。

1. 纵向研究（longitudinal study）　是对同一个体或同一群体在一定时间内进行连续的、纵向的观察测量。该研究路径易于观察群体中个体生长发育的变异，对个体特殊发育型可以进行系统的对比研究。群体样本中出现的暂时性问题可随时间而淡化，测量的一些误差也容易矫正。理论上，长期、严谨、真实的纵向资料，其价值和意义极为宝贵。

2. 横向研究（cross-sectional study）　是对不同个体或样本群在同一时间内进行横断面观察测量研究。该研究路径耗时短，费用低；短期内可重复获取大样本资料并进行统计学分析,甚至可以用于尸体、骨骼以及考古学资料的研究。不足之处为需要严格设计纳入标准,样本群体特点也可能掩盖个体差异。

3. 部分纵向研究(semilongitudinal study)　纵向研究法与横向研究法一起应用的研究方法称为部分纵向研究法。部分纵向研究法拥有纵向研究法和横向研究法的优点,以上两种方法的缺点也可以在一定程度上互补。

二、颅颌面生长发育的研究方法

目前还没有一种颅颌面生长发育研究体系可以精确地评估个体之间生长发育的生物学差异。以往研究方法获得的结果仍是主要的参考资料。了解这些方法对进一步认识生长发育,以及发现更好的研究方法都有重要意义。

1. 先天性颅颌面畸形相关基因研究方法　先天性颅颌面畸形病因复杂多样,遗传因素和环境因素在其中都起着重要作用。这类疾病目前尚无一种理想的治疗方法能够治愈,即难以完全重建理想的面型,且会残留一定的功能障碍。先天性颅颌面畸形的发生是由基因变异造成的。现代分子生物学技术,如荧光原位杂交、基因打靶、RNA 干扰和基因芯片等,使先天性颅颌面畸形的发生机制逐渐明朗,为了解基因对细胞行为控制和最终如何决定胚胎颅面部的外形和结构提供了一定的参考。

对颅颌面生长发育畸形相关基因学的深入研究,将有助于更好地阐述这类发育性畸形的分子病理学机制,也有助于该类疾病的诊断、治疗和预防。这部分的详细内容请参见有关专著。

2. 出生后颅颌面畸形生长发育研究方法和进展　任何关于颅颌面生长发育的研究均应考虑该研究方法的特点和敏感性,几种不同方法的联合应用比单独使用一种方法更为精确,也能提供更多的生长发育信息。下面将常用的几种颅颌面生长发育研究方法做简单介绍。

(1) 头测量法:经典意义上的头测量法是指对头部直接测量。早在 X 线头影测量法问世以前,对于人头颅大小和比例已有许多了解。通过对古代人和现代人颅骨测量的对比研究,发现人类颅面骨骼在演化过程中,颌骨大小形态处于退化状态,并逐渐认识到面部在生长中出现的大小和比例变化。对同一个体或不同群体进行纵向或横向头颅直接测量研究,仍可粗略地显示出其生长率、生长方向和生长量的趋势。

(2) 生长曲线描记法:早在 18 世纪,法国 De Montbeilhrd 所测其子从出生到 18 岁的身高,为最早公开发表的纵向生长发育资料之一。1877 年,美国 Bowdith 作出了第一个美国儿童体重、身高曲线图。1958 年,Meredith 绘制了全美儿童的身高、体重标准曲线及牙龄标准曲线。1964 年,Fujiro 等绘制了日本正畸临床用标准身高、体重曲线,并在 1993 年由 Tsuruta 重新修正。

此后,许多学者经过大量研究工作,制订了颅、颌、面、手骨、性征等各方面生长发育标准曲线图。如 1997 年陈扬熙教授等首次报道了四川省汉族城乡中小学生的体重和身高标准曲线等。

(3) X 线头影测量法(cephalometric radiography):自 Broadbent 于 1931 年提出定位 X 线头影测量法以来,系列定位 X 线头颅片以可靠的对比性,成为研究颅颌面部生长发育的重要手段和主要方法之一。它可用以了解颅颌面部软、硬组织结构及相互关系,分析错𬌗畸形机制及治疗过程中颅颌面形态变化,评判矫治机制等。该方法兼具颅测量术和人体测量术的优点,可以对各年龄段个体做横向或纵向颅颌面生长发育研究。如 Brodie 等(1941 年)用 X 线头影测量法纵向研究了出生后 1 个月至成年颅面生长发育,所得 X 线头影测量重叠图(图 1-4)揭示了颅面生长发育的重要特征。

传统头影测量分析方法常以 S 点为基准,在 SN 平面作为重叠,或以 FH 平面作为参照系统,以分析颅颌面生长变化。事实上,这些参照系统都不如人们所想象的那样稳定,它们会随着个体生长和颅面形态改变而变化。

20 世纪 60 年代法国 Delaire 通过对人类颅颌面畸形发生发展与颅颌面整体结构的关系,以及对比较动物学研究的多年经验积累,建立了颅颌面整体结构平衡理论。他在充分认识颅颌面生长发育生物机制的基础上,设计了一种与传统方法有所不同的头影测量法,即 Delaire 头影测量分析法(图 1-5)。该方法优点在于结果直观,不用把个体与正常或平均的类型进行比较,仍可以较好地评价面部畸形的复杂性。该法不仅可以阐述上、下颌骨相对于颅底的前后位置,还可以确定有无垂直方向畸形以及上、下颌骨是否发生了旋转。这可以帮助我们从另外一种角度来分析颌骨畸形致病机制,并制订相应的治疗设计方案。该方法多用于正颌外科的手术设计分析。

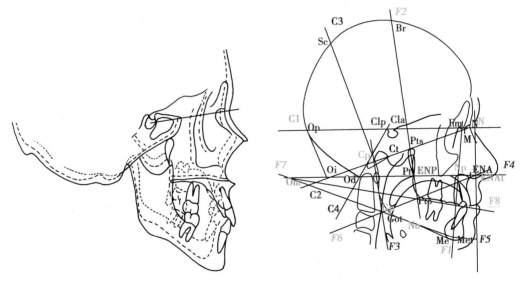

图 1-4　正常𬌗个体的 X 线头颅侧位片 SN 平面的重叠

图 1-5　Delaire 头影测量分析法

近来,定位头影测量分析法从常规二维头侧位影像到立体 X 线头影测量法问世,表明了该研究方法仍在不断发展完善。

(4) 系列头测量 X 线片和种植体:将种植钉植入骨中,然后间隔一段时间定期拍摄 X 线片,以种植体为参照点重叠系列拍摄 X 线片,以此研究骨生长发育。如 Bjork(1963 年)在下颌骨植入种植体,研究下颌骨生长发育,发现在正常生长发育情况下,下颌骨有向前、或向后的生长旋转(图 1-6),而髁突有向前、向上和向后三种生长方向。

(5) 活体组织染色法:主要应用于动物实验,将染色剂注入动物体内,通过切片观察、研

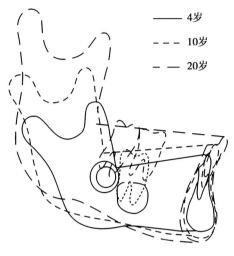

——— 4岁
- - - - 10岁
— — — 20岁

图1-6 4~20岁下颌骨的旋转

究骨生长、钙化等。一种或多种不同的活体染料可用于同一动物。

18世纪70年代,John Hunter先后报道了用欧茜草喂养猪,使其在特定组织着色以便观察下颌骨生长;或将2%茜素红S溶液注射到动物腹膜腔内或静脉内,也可以使活体钙化物(骨和牙骨质等)快速染色,处死动物后制作大体磨片进行分析、研究。常用的活体染料还有四环素、荧光素、醋酸铅等。这些染料对骨钙化具有明显的反应,可用以研究骨组织的生长改建。

(6)组织化学法:在骨形成过程中,可能涉及细胞从未分化间充质的来源和转化、相应基质的形成和组成、再到骨盐在基质中的沉积模式等一系列问题,诸如反向线(reverse line)中沉积区和吸收区交汇在一起的问题。Enlow借此来定性分析决定面部大多数骨形状变化的改建方式,用于阐明骨生长的细微过程。

此外,设计良好的动物模型可以用于相应的临床模拟研究,诸如在猴口中安置前伸下颌矫治器并施加相应的力后,组织学研究显示有软骨刺激层出现,这为临床矫治下颌后缩提供了相应的参考依据。

(7)放射性核素示踪法:1904年,Bartelstone将放射性核素注射到生物体内,作为研究骨生长的体内标记物。一段时间后,该放射性核素通过放射自显影技术或显微照相技术在生长骨中显示出来。该方法利用放射性核素的电离辐射对核子乳胶的感光作用,显示了标本或样品中放射物的定位和定量,以此分析骨生长。常用核素有14C-脯氨酸(14C-Pno-line)、3H-胸腺核苷(3H-thymidine)及核素锝(99mTC)等,其注射到组织后可结合到细胞基质和细胞核DNA,用以检测骨快速生长区。放射性核素示踪法多用于研究局部生长问题。

(8)有限元分析法(finite element method,FEM):传统头影测量分析法只能反映总的变化程度,将大小形状合二为一、笼统进行分析。而将有限元法引入颅颌面生长发育的研究,一定程度上使该缺陷得以弥补。该方法不需要任何边界和参照系统,可以更准确地将颅面结构离散成许多有限的单元,较实际地反映颅面的真实状况,对各形态区的形状和大小分别进行描述。这将更科学、更细致、更全面地分析颅颌面生长变化。1982年Bookstein在颅面形态研究上首先应用了有限元分析法。

(9)定期取模纵向观察法:模型测量是研究颅颌面及牙弓生长发育的常用方法。通过选取符合纳入和排除标准的研究对象,定期获取其牙殆模型,对牙弓宽度、牙弓长度、牙弓周长、腭弓高度等多项指标进行测量分析,从而获取极有价值的研究资料。随着印模材料和表面测量技术的进步,该方法的应用也扩展到对面部不同部位,如头颅、面部、眼、眶、牙、牙弓、腭弓等的研究领域。这些模型或数据可被永久保存并比较,计算出正常或异常生长发育量,而且越是长期的纵向资料越具有珍贵的研究价值。以往罗颂椒等(1984年)曾对639例7~25岁正常殆儿童及青少年牙殆进行测量研究,获取了该年龄段牙弓长度、宽度及腭弓高度生长发育正常参考值;阎学军(1999年)对正常殆替牙期腭生长模型三维图像进行了纵向研究。

随着科学技术不断发展,颅颌面生长发育的研究方法也日臻完善。这为我们更加深入地了解颅颌面生长发育的特点和规律,不断提高口腔正畸临床诊治水平提供了更科学、更可靠的依据。

第三节 颅颌面部生长发育的控制理论

对颅颌面生长发育最初的认识,可追溯到同一种族、同一家族中个体间面貌的相似性上。Weinermann 和 Sicher(1955 年)认为,颅骨生长大部分是由骨组织本身遗传因素所主导,其生长是相对独立的,而受其他组织和器官的影响很小。参与骨生长的所有结构,如软骨、骨缝和骨膜在面骨生长中具有相同的生长特性。即颅骨及其周围组织同时扩大主要是遗传因素所致,但不排除其他器官在一定程度上的相互影响、相互协调。

尽管颅颌面以及𬌗的生长发育受遗传因素的影响极大,但生长也可以因为营养状态、生理活动的程度、健康或疾病以及一系列类似的环境因素所影响。大多数的错𬌗畸形患者,其颅颌面部软硬组织生长都有一定程度的不协调。这一现象不仅仅是单纯的骨生长、骨塑建和骨重建的问题,还涉及许多其他深层次的控制机制。

因此,深入了解颅颌面生长发育控制理论,有助于进一步分析并明确颅颌面畸形的病因和发病机制,有利于更好地诊治各类畸形并判断预后。

一、颅颌面生长发育的控制假说

目前,在颅颌面生长控制领域里被确切证实的结论很少。一些理论往往停留在假说层次,尚缺乏深入、系统的研究,缺乏一个被公认并被证实的理论,这导致了许多一直被倡导的治疗方法缺乏充分的科学基础。但是各时期出现的不同生长控制假说,却是一步步不断接近颅颌面生长发育机制真相的阶梯。

以往学者们基于各自的理解,提出了有关颅颌面生长发育的几个重要控制假说。

1. 骨缝决定论 Sicher 从颅骨活体染色组织学实验研究中推断,大多数生长是由骨缝引起的,是两骨块边缘之间骨缝中结缔组织原发性增殖的结果,即骨缝决定论。这一生长理论认为:骨缝处生长不大可能受环境因素的影响。

然而后续的骨缝移植实验表明,骨缝并不是颅面生长的主要决定因素:如将两块面骨间的骨缝部分移植到另一部位(如腹部组织),骨缝组织不会继续生长,这表明骨缝本身是缺乏其内在生长潜力的。对于外界刺激,若颅面骨骼被从骨缝处机械地分开,新骨就会长入,骨骼会比原来更大。如果骨缝受压,该区生长就会受到抑制;因此骨缝生长反映了外界因素的影响。所以骨缝应看作是生长的反应区,而非生长的主要决定因素。

此外,骨缝决定论不能解释颅颌面的组织移位性生长,如上颌骨缝的生长不能解释鼻上颌复合体向前下向的生长移位,只能在一定范围内解释颅颌面骨骼的生长状况。尤其是1954 年 MOSS 烧灼幼鼠颅骨缝的经典实验(图 1-7),发现骨缝被破坏并不会引起骨缺失,未受损伤的骨可以越过破坏区来进行补偿,即骨缝具有很大的灵活性。尽管这一实验并不排斥遗传信息对骨的大小和形状的决定作用,但却否定了骨缝位置的遗传决定论。

2. 软骨控制理论 骨生长是颅面生长的主要因素,由于骨生长主要依靠膜内成骨和软

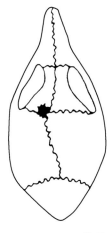

图 1-7　Moss 烧灼幼鼠颅骨缝的经典实验

骨内成骨,因此遗传控制论认为骨生长控制位点位于骨膜和软骨之中。膜内成骨对骨生长量的作用相对较小,软骨内成骨是颅面骨生长的主要决定因素,即软骨控制理论。

Scott(1953 年)认为软骨发育是受内源性遗传控制,在出生后也一直决定着面部生长。鼻中隔软骨生长时启动上颌骨的生长。此外,上颌骨缝被鼻中隔软骨生长所产生的力分开时形成新骨,其生长是对脑、眼等结构生长的反应,鼻中隔软骨终生存在。

Latham(1974 年)则进一步解释了 Scott 关于鼻中隔和上颌骨生长观点,强调鼻中隔-前颌骨韧带在出生后的作用,即上颌移位完全或至少部分是由鼻中隔软骨增大后,通过鼻中隔-前颌骨韧带的牵拉作用所产生的。如在双侧腭裂患者中,由于颌骨和前颌骨间缺乏连接关系,鼻中隔软骨增大的作用不能通过鼻中隔-前颌骨韧带牵拉上颌骨向前,因而上颌处于后缩的位置上。

3. Moss 的功能基质假说(functional matrix theory of growth)　1968年,Moss 根据实验研究并结合以往临床经验,提出如果骨和软骨均不是颅颌面骨骼生长的决定因素,那么其决定因素就很可能位于邻近软组织,这就是生长的"功能基质理论"。

Moss 将颅颌面部的功能颅成分(负责呼吸、消化、听觉、嗅觉和语言等某一功能的结构和空间)分为两部分:①功能基质(functional matrix):由完成特定功能的软组织和空间组成;②骨单位(skeletal unit):起生物机械作用,保护和/或支持相应的功能基质。以完成语言功能的功能性颅成分为例,上颌骨和下颌骨构成支持功能基质的骨单位,它从属于功能基质,骨组织呈现一定的大小和形态,利于功能基质最好地行使功能。

Moss 功能基质假说指出,鼻、口腔、咽腔大小的变化是决定上、下颌骨生长的主要因素。这些体腔因功能需要而增加,颌骨亦随之增大。虽然尚不清楚功能需要是如何被传递到口腔和鼻腔周围组织的,但这些软骨丧失后,若功能适当恢复,就不会对生长产生影响;如果出现了功能障碍,则能够使骨生长受限,甚至停止生长。Moss 功能基质假说指出软骨性鼻中隔和髁突软骨并非是生长决定因素。如儿童下颌髁突骨折后可影响其功能运动,从而导致髁突再生停止;而颞下颌关节区严重感染后的瘢痕组织尽管仅仅使颞下颌关节粘连或强直,但髁突也不再生长。

将功能基质和骨单位各分成两类,更有利于理解基质如何影响骨形状(大小和形状)。功能基质分为:①骨膜基质(periosteal matrix),指通过骨膜直接影响骨组织及骨单位大小和形状,包括肌肉、牙齿等。通过骨沉积和吸收,或通过软骨和纤维组织增减,直接作用于骨单位。②囊性基质(capsularmatrix)(图 1-8),由脑神经(脑、脑脊液和脑膜)以及口鼻咽功能腔隙形成。囊性基质继发性地或间接地作用于骨单位,通过囊腔体积改变,使骨单位被动产生空间移位。任何骨单位的存在及其大小、形状和空间位置都与功能基质大小、形状及空间位置变化有直接关系,它是一种补偿性和机械被动性变化,即软组织功能基质是原发性的、是基因的表达,而骨单位是继发性的。

骨单位由许多小骨单位(microskeletal unit)形成,如上、下颌骨由许多相邻微小骨单位形成。而许多邻近骨又联合行使功能,成为一个颅成分,称为大骨单位(macroskeletal unit),如颅顶为一个大骨单位,由额骨、顶骨与枕骨组成。下颌骨微小骨单位(图 1-9)有与颞肌功能

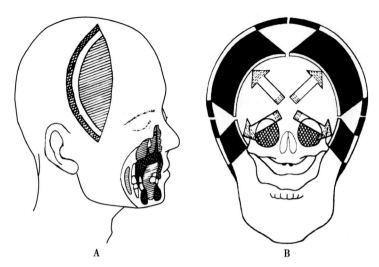

图1-8　口面颅囊性基质与神经颅囊性基质（**A** 和 **B** 黑色部分示）

有关的喙状突、与咬肌和翼内肌活动有关的下颌角、与牙齿存在和位置有关的牙槽骨等。骨膜基质主要影响小骨单位，而囊性基质则趋向于影响大骨单位。

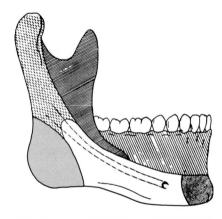

图1-9　moss 功能基质——下颌骨单位

Moss 认为，上、下颌骨生长是对鼻咽、口腔等功能需要的一种反应。颅顶生长是对脑体积增大的反应；眼球大小决定眼眶大小。总之，颅顶生长完全是大脑组织生长刺激的结果。颅底生长主要是软骨内成骨生长和软骨联合处的骨再生，也受大脑生长的影响。上颌骨随面部生长向前向下，然后在骨缝处发生骨沉积。鼻中隔和上颌骨周围的软组织使上颌骨向前生长。下颌骨生长主要在于髁突区软骨内再生成骨及骨组织表面骨沉积和骨吸收。软组织生长及功能运动，刺激下颌骨的改建。

功能基质假说的另一个重要的基本内容是"渐成因素"概念。所谓"渐成因素"是相对于"遗传控制因素"而言，是指控制个体生长发育，除遗传控制因素以外的一切外源性、外在性、环境性控制因素。之所以叫"渐成"，是指在个体各个器官和各个部分发育过程中，除了受个体内在的遗传因素控制外，还需要在这些"渐成因素"的调控之下"逐渐"形成。在临床正畸学中，几乎所有的治疗措施都可以归之为"渐成因素"。

功能基质假说现已被大多数学者认可。然而，功能基质假说只描述了生长时发生的变化，并未说明此种变化是怎样发生的，对整个变化的生物学过程也未进行解释，至今仍有诸多争议，尤其是缺乏相应的实验证据，使该理论只能停留在假说阶段。这些局限性一方面是由于当时在认识上存在不足，另一方面也是因为相关基础学科在理论和实验技术方面的限制。随着分子生物学和细胞生物学的深入发展，必将为功能基质理论提供新的思想和证据，使之进一步完善和发展。

4. 伺服系统理论（servosystem theory）　20 世纪 70 年代，Petrovic 等将控制论中的正负

反馈、自我调节、参照输入、调节控制等概念应用于颅颌面生长发育研究中,认为颅颌面生长发育也是一种信息产生、感知、传递和储存的生理过程。在大量、长期的实验研究基础上,Petrovic认为颅颌面骨骼生长改建是一个复杂过程,它受局部与全身因素的影响,是由上颌骨及上牙弓、下颌骨和下牙弓、咀嚼肌及其相关结构等多个复杂成分相互作用而成,其复杂程度远远超过其各单位、各成分生长、发育和改建过程的简单总和。各种因素对面部骨骼生长的控制通过简单、直接的"命令"和各种中继过程实现,如各种相互作用和反馈环。这些作用或过程形成一个完整的"伺服系统"。

软骨分为原发性软骨和继发性软骨。原发性软骨受生长激素和生长介素等全身激素直接"命令"式控制,但不受任何局部"反馈链"的影响;继发性软骨则不仅受全身激素直接作用,而且受局部反馈因素的影响。因此原发性软骨生长方向是可以改变的,但生长量不能改变;而继发性软骨及骨缝生长不仅受生长激素和生长介素的作用,而且在一定程度上受局部因素作用,如激素和体液因素——睾酮、雌二醇、胰岛素、胰岛素样物质等——也可控制髁突软骨等生长。继发性软骨生长的大小和方向都是可调控的。局部作用机制还包括控制体系的反馈部分,它们是来源于局部调控物,对细胞增殖有促进或抑制作用。如下颌髁突软骨局部产生生长因子(如IGF-Ⅰ等)参与颅颌面生长调控,而局部外界因素(如机械力、电磁刺激等)的影响,会改变一些激素和多肽生长因子在髁突软骨上的分布。

在颅颌面生长发育伺服系统中,上颌及上牙弓矢状方向位置作为下颌骨位置的参照标准,是控制论中的"恒变参考输入",而下牙弓矢状方向位置是"受控变量"。两者间的"对抗作用",即胎关系,构成伺服系统中的"外周比较器"。同时,位于中枢神经系统中的"中央比较器"参考下颌姿势位置,形成咀嚼肌活动感觉性兴奋印迹。如果"外周比较器"和"中央比较器"探测到下颌骨与胎关系间不调,则引发"偏离信号",修正咀嚼肌活动,通过刺激关节盘后垫的往复运动,调节颞下颌关节营养供应,引起相应部位骨改建,调整下颌位置和胎关系。翼外肌活性及髁突软骨细胞增殖速率和方向形成了伺服系统"增益",通过增益值变化决定局部反馈环路的正、负反馈,从而及时地调控下颌骨生长。所以下颌骨髁突软骨生长的速率和方向又是整个系统的输出部分。

伺服系统理论有局部反馈环路,也受全身因素命令性控制。研究表明,上牙弓矢状位置由上颌长度生长确定,而上颌长度外源性生长是由生长激素和生长介素、睾酮和雌激素等直接和间接双重作用引起。其中,直接作用主要发生在蝶枕软骨联合、鼻中隔软骨、筛骨体及蝶骨大翼和蝶骨体间的软骨和颅颌面骨缝上,通过这些部位前成骨细胞和继发性软骨中的前成软骨细胞对局部因子反应性增强和细胞增殖率增加而发生。间接作用是通过鼻中隔软骨向前生长,鼻中隔-前颌骨韧带和鼻唇肌对前颌骨前端牵拉作为中介,刺激上颌骨生长。所以上颌骨长度生长既有全身及局部激素"命令"作用,又有鼻中隔软骨生长直接推动及鼻中隔-前颌骨韧带牵拉这种局部因素的作用。同时,生长激素和生长介素还影响下颌骨生长方向和生长率的变化。

二、颅颌面生长发育控制理论的发展方向

颅颌面生长发育是各部分彼此间相互关联,相关软硬组织精确与完美组合的结果。对颅颌面生长发育控制理论的认识,也从最初认为颅颌面生长发育完全由遗传因素决定,逐渐发展到接受渐成因素的作用。其中功能基质理论、伺服系统理论对颅颌面生长发育和牙颌

面畸形矫治具有深刻的影响。

但迄今为止,任何一种假说都不能全面、彻底的解释颅颌面生长发育及其控制的所有问题。每种理论和假说都是在以往研究的基础上,对原有内容进行修改,不断创新和发展的成果。特别是在分子生物学技术的迅猛发展下,可以了解到哪些因素和途径影响编码颅颌面结构的基因,反过来又为渐成因素的作用找到了遗传学证据,这为渐成因素进一步从基因水平介入颅颌面生长控制提供了证据,并进一步理解哪些部位更易受到渐成因素的影响,进而影响颅颌面结构的发育,又将遗传和渐成有机地结合了起来。

这些进展改变了原来遗传学说的某些观点,使过去关于遗传和渐成的争论,演变成了环境在何时、在何处、以何种方式和在多大程度上影响和改变遗传,使之将遗传和渐成等多因素结合起来,更好地解释控制颅颌面生长发育机制及影响生长发育的各种因素的作用。

因此,颅颌面部生长发育中没有一种特定组织,如骨生长和分化,是完全通过内在的调节过程以独立的方式进行的,其控制基本上是一个由复杂的细胞间反馈途径、信息交换和交互反应等组成的系统。颅颌面生长控制机制目前也还难以被一种理论或假说所全面诠释。

随着现代细胞生物学和分子生物学理论和技术的不断发展,从不同角度,在更微观的水平上,进一步阐明颅颌面生长发育信号传导、控制机制等,将是今后一段时期学者们努力的方向。

第四节　颅颌面各部位生长特点与发育机制

在颅颌面系统的生长发育中,骨生长是由"内在控制"因素与骨以外所有发育、解剖和功能等密切相关的"外在控制"因素共同作用结果。这些因素可能提供信号以激活或失活相关成骨、成软骨和成纤维结缔组织的功能,从而重新确定骨量及其位置,引起骨大小和形状的变化。颌面部生长发育,既有个体差异,也有规律可循。但充分掌握和运用颌面部的发育快速期,对儿童进行错𬌗畸形治疗,可以取得事半功倍的效果。本节简述颅颌面骨骼各部位生长特点及其发育机制。

一、面部的生长发育

婴儿出生时,面部以宽度为最大。但出生后的增长以高度为最大,深度次之,宽度又次之。总的来看面部的生长发育是按宽度、高度和深度的顺序而完成。

1. 面部高度为出生后生长最多的部分,它与面部深度一样,对颅颌面生长有较大的影响。面部高度生长的主要因素为牙齿萌出和牙槽骨生长。面部高度到 3 岁已完成了 73%。从 5~6 岁到青春期之间为生长发育缓慢期,生长为 16%;剩余 11%,为青春期快速期的生长量。面部高度男大于女,全面部高度在 3 岁时已完成了 70%左右;一般在接受正畸治疗的 10 岁左右期间,已完成 85%~90%。但后面部高度在 7 岁时仅占全面高的 42%,接近成人时,增长了 46%,即在大多数青少年患者接受正畸治疗的这一特定时间段内,后面高的生长量比前面高的生长量更大。这一现象使得下颌在此阶段中有向前上方旋转的趋向。

2. 面部宽度的发育　出生时婴儿的面部结构特征为宽度最大,深度次之,高度最小。在其出生后生长的最初阶段,面宽的发育就完成了大部分。

上面部宽度(颧弓间距):2 岁时已完成成人 70%,10 岁完成 90%。

下面部宽度(下颌角间距):主要在出生后 5 年内完成。在第一恒磨牙萌出时期已完成

85%。下面部宽度比上面部宽度略有增加倾向,因而面下部宽一些。上面部宽度与上牙弓宽度之间,下面部宽度与下牙弓宽度之间都并无相关关系,即窄的面孔不一定会是窄的牙弓。

3. 面部深度的发育　面部深度对颅颌面生长发育的影响较大,较多的错𬌗畸形都存在着前后方向畸形因素,如Ⅱ类、Ⅲ类畸形。面部深度一般可分为面上部、面中部及面下部来观察。

（1）面上部深度:3岁时已完成80%,5~14岁增加了15%。

（2）面中部深度:3岁时已完成77%,5~14岁增加了18%。

（3）面下部深度:3岁时已完成69%,5~14岁增加了22%。

可以看出,在14岁之前的这段时间,面下部深度较面中部深度增长多,面中部深度又较面上部深度增长多。这是面部生长发育一个重要原则。

一般认为,面下部深度增加1mm时,相对的面中部深度增加0.6mm。面下部比面中部更快地向下前方生长发育,面中部又较面上部生长发育快。因此,儿童阶段的侧面呈较突外形,成人阶段随着面下部发育更明显,逐渐形成较直的侧面外形。而从正面来看,婴儿发育至成人,面形轮廓有由宽短向狭长改变的趋势。这主要是由于与面部的宽度相比,面部高度的变化更大,面部变长所致。同样,鼻的高度亦较鼻宽度增大得快,从而也助长了面部变长。对正畸学来讲,在接受治疗的大部分儿童,其面部在各方向的生长发育大体上都已完成了总体量的85%~90%。

4. 面部生长发育预测　上述面部生长发育量、方向以及附带提出的一些数值,是由一些群体研究的调查测量值得出的生长发育平均值,也可称为平均生长发育,并非对每个个体都适合。正畸治疗的对象,更多的是其面部生长发育尚未完全完成的个体。因此对于每个个体而言,如果其面部生长发育的量和方向能精准地预测,则非常有助于诊断和治疗设计。但目前对于特定个体生长发育的预测尚未取得完全可靠的研究结果,还只能使用某一年龄阶段的群体测量平均值来进行预测分析。

二、颌骨的生长发育

面部生长中最基本和最常用的一个概念是Enlow提出的V字形原理(图1-10)。许多颅面部的骨骼、或骨骼某一部分本身均呈现为V字形构造(在三维方向呈漏斗形,而漏斗的每一个壁的断面均是由内、外两个表面所构成)。V字形原理主要包含以下几个方面内容,一是指颅面部某一个部位骨骼的整体结构外形呈V字形;二是指某一块颌骨局部的剖面形状亦呈V字形;三是阐述了颌骨结构上呈V字形的局部剖面骨沉积与骨吸收的发生情况,一般是在面向生长方向一侧骨壁的外表面发生骨沉积,而内部则是骨吸收;相反地,在背离生长方向一侧骨壁的内部发生骨沉积,而外表面骨吸收。四是阐述了颌面部的某些结构的整体外形轮廓不变,并以V字形轨迹从一个位置移向另一个位置,同时其所有的外径都有所增加。即在骨骼生长发育的位置变化过程中,其整个三维方向的体积都有所增大,生长方向则是朝着骨骼整体外形的V字形态的开口端推进。

上颌牙槽弓发育的V字形原理(图1-11):根据Enlow提出

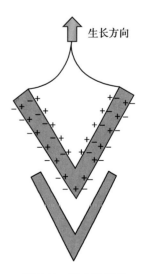

生长方向

图1-10　V字形原理

的 V 字形原理,上颌牙槽弓总体上是向后、下方呈 V 字形扩大,即在朝向生长方向一侧的骨外表面和骨髓腔内表面骨质增生;在背离生长方向一侧的骨髓腔内表面和骨外表面骨质吸收,各自向其敞开的 V 字形两端生长,从而上颌牙槽弓向后方及下方移动,即长度及高度增加。

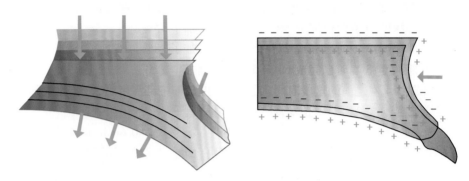

图 1-11 上颌牙槽弓生长 V 字形原理

下颌骨生长发育的 V 字形原理(图 1-12):从顶面观,下颌骨呈典型的 V 字形结构,下颌骨总体的生长方向是向后、上、外侧。因此,下颌骨的生长是在面向生长方向一侧的骨壁外表面发生骨沉积,而在背离生长方向一侧的骨壁外表面发生骨吸收,下颌骨随之呈 V 字形扩大。从后面观,双侧下颌升支的延长线也相交成一 V 字形。骨沉积发生在双侧喙突的舌侧面,使下颌骨后部剖面的宽度增加。同时,喙突也不断朝着 V 字形开口做垂直向生长,使下颌升支垂直高度增加。随着上述两个过程的不断进行,最初形成喙突的部分将逐渐成为下颌升支和下颌体的一部分。

颞下颌关节生长的 V 字形原理:髁突由于软骨增殖性生长而向后上方移动,形成头部大、颈部细的形态,髁突在冠状方向的剖面本身也呈 V 字形。根据 Enlow 提出的 V 字形原理,朝向髁突生长方向一侧的髁突骨壁的外表面骨质增生,远离生长方向一侧的髁突骨壁外表面则发生骨质吸收。整个髁突位置呈 V 字形渐趋开阔,向上、后、外方连续变化(图 1-13)。

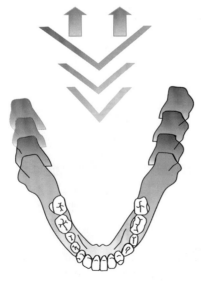

图 1-12 下颌骨生长 V 字形原理

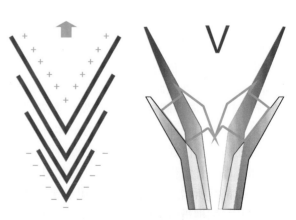

图 1-13 髁突生长 V 字形原理

（一）鼻上颌复合体的生长发育

鼻上颌复合体由第一鳃弓上颌突、侧鼻突和中鼻突共同发育而成。上颌骨与颅骨相连，主要是向下、向前及向外生长（图1-14）。

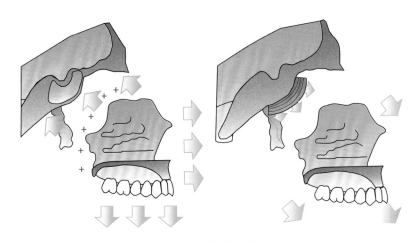

图1-14 上颌骨的生长方式

根据功能基质理论，随着大脑额叶及颞叶及颌面部软组织生长，颅中窝向前移位，颅中窝前部颅颌面结构如腭部、前颅窝、颧骨、额部和上颌骨也向前移位。上颌结节是上颌骨主要生长区之一，上颌骨生长向前、向下移位时，上颌结节后表面骨沉积，其相应内侧皮质骨吸收，这使上颌牙弓长度增加。颧骨外、后侧的表面骨质增生，内表面骨质吸收，使之同时向后扩大，以适应上颌牙弓后部增长。上颌向前移位量与上颌后部生长量一致（图1-15）。

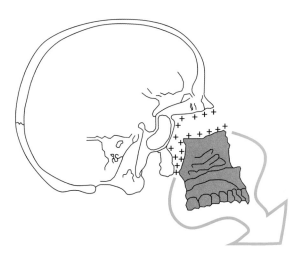

图1-15 上颌骨的生长发育

上颌骨主要由前颌骨和上颌体两部分组成。前者与上颌体通过骨缝连接，约在1岁左右融合。前颌骨容纳4个上切牙。上颌体大部分由上颌突形成，小部分由球状突发育而成。新生儿上颌骨结构致密，短而宽，主要由含有牙滤泡的牙槽骨组成。上颌窦很小，以后由于上颌窦发育而把乳磨牙、第一恒磨牙与眶底分开，这样增加了上颌骨的高度。随着恒牙萌出，上颌窦深度与宽度进一步增大，到18岁时发育完全。

1. 鼻上颌复合体生长发育特点 鼻上颌复合体为膜内成骨，骨由膜性结缔组织形成，结缔组织中未分化间叶细胞形成骨基质，并分化为成骨细胞，这些基质或细胞间质钙化后形成骨。生长方式主要是移位，同时也有骨表面增生吸收改建。主要生长机制：一为被动性移位，因鼻上颌复合体与颅底相连，鼻上颌复合体随颅底向前下生长而向前下移位；二为上颌和鼻的主动性生长。

（1）长度增长：有4条骨缝，即额颌缝、颧颌缝、颧颞缝、翼腭缝，大致相互平行。上颌骨长度增加通过以下方式：骨缝处沉积骨质；上颌骨唇侧增生新骨，舌侧吸收旧骨；上颌结节后壁区增生新骨；腭骨后缘有新骨增生，以维持后鼻棘位置，使长度增加。牙槽骨长度随上颌骨生长而增加，但增长最多的是磨牙区。此区在新生儿约为 5mm，在成人则为 25mm。由新生儿到成人，上颌骨长度增长约为 2.5 倍。

（2）宽度增长

1）腭盖的宽度：婴儿出生后第一年，腭骨和上颌骨的表面增生新骨，使上颌宽度增加。由于上颌缝在婴儿早期已经闭合，腭骨及上颌前部就不再增加，只有少许新骨在牙槽骨唇面增生。腭宽度生长，主要为腭盖正中缝处增生新骨，因此主要为腭后部宽度生长。4~5 岁时，正中矢状缝开始融合，腭骨宽度较为固定，但牙槽骨因恒磨牙生长，在颊面增生新骨而使腭盖加宽。

2）颧骨的宽度：主要是在颧颌缝及部分颧骨侧面增生新骨，也使上颌宽度增加。

3）上颌骨前部宽度：乳牙和恒牙在牙槽骨唇舌向位置变化，使上颌骨前部宽度增加。上颌骨的宽度增长较慢，从婴儿到成人，宽度增长仅 1.6 倍。

（3）高度增长：上颌骨与鼻腭骨相连于颅骨基底部，各骨缝的方向大致平行且指向前下。上颌骨大部分高度增加是因为牙齿萌出和牙槽骨表面增生新骨；同时，腭盖表面增生新骨及鼻腔底面吸收陈骨，使腭盖下降。此外，上颌骨还随着颅基底部及鼻中隔生长而向前下生长，使其高度增加。

2. 鼻上颌复合体主要生长部位

（1）鼻中隔：鼻中隔软骨的生长对鼻上颌复合体的生长起着重要的引导作用。Lathem认为，鼻中隔对上颌骨向前下方生长提供牵引力。近年实验证明，鼻中隔软骨虽然可保留终身，但它不是生长中心而是生长区，对面中部发育起重要作用。切除兔鼻中隔软骨，会使其鼻上颌复合体向前方发育不足。人类早期缺失鼻中隔者较少见，个别患者若早期鼻中隔损伤，亦明显影响上颌骨的发育。

（2）骨缝：上颌骨周围骨缝生长，诸如额颌缝、颧颌缝、颧颞缝及翼腭缝生长，使上颌骨长度和高度增长。这四条缝对上颌的前方牵引和后方牵引治疗起着重要作用。

（3）上颌结节区：上颌结节后缘新骨沉积，使上颌长度增长；上颌窦扩大，使上颌骨长、宽、高均增加。

（4）硬腭区：婴儿时期，腭盖平坦，在生长过程中，腭穹隆逐渐下降。从婴儿到成年，其高度约增加 10mm。这是由于腭侧增生新骨，鼻腔底部骨吸收，使腭部逐渐下降，同时牙槽突生长速度大于腭盖，致腭穹隆增高。

（5）上牙槽区：牙槽突生长，使上颌骨高度增加。

总之，上颌骨各骨缝、上颌结节及牙槽骨是上颌骨的主要生长区，而上颌骨内外表面也参与了其生长发育过程。需强调的是上颌骨生长是三维方向的，而头颅侧位片只能反映上颌骨二维的生长方向。

（二）下颌骨的生长

下颌骨生长是软骨内生长和骨膜内骨生长的混合。其生长与肌肉的功能、髁突生长和牙齿萌出有密切的关系。

下颌骨的生长同时包括骨改建和骨移位。随着软组织生长，下颌骨也发生原发性和继发性移位。但由于大部分颅中窝的结构位于髁突前方（髁突与上颌结节之间），由颅中窝扩大导致的上颌骨继发性移位远大于下颌骨的继发性移位。

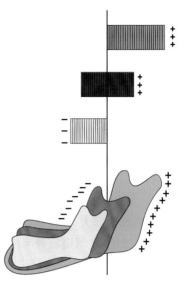

1. 下颌骨生长发育特点 下颌骨生长有几个不同区域,髁突的生长导致下颌骨的高度及长度的显著增长;在下颌支后缘增生新骨,以增加其长度;在牙槽突牙龈缘增生新骨,以增加其高度;在下颌骨的前部表面少量增生新骨而增加其宽度(图 1-16)。

（1）长度增长:下颌骨靠下颌支前缘吸收陈骨、后缘增生新骨,下颌外侧增生新骨、内侧吸收陈骨,使下颌体长度增加,以此提供恒磨牙萌出的位置,且可使两侧下颌角间距增加并向四周扩大。下颌长度增长,女孩比男孩早 1 年。但在青春期,男性下颌骨加速生长。下颌骨增长,以磨牙区为最多。例如,由第二乳磨牙至下颌角距离,在新生儿约为 10mm,6 岁时约为 20mm,成人时则为 45～50mm。

图 1-16 下颌骨表面改建

（2）宽度增长:下颌骨外侧面增生新骨,内侧面吸收陈骨,可增加其宽度。随着下颌骨向后生长,由于髁突随颞下颌关节凹同时也向外侧生长,故可同时使下颌支宽度增加。下颌骨前部在乳牙萌出后,宽度较少增加,下颌尖牙间宽度在 11 岁以后几乎无增加。

（3）高度增长:婴儿出生时,下颌支很短小。下颌支高度生长,主要是靠下颌髁突的新骨生长;下颌支喙突同时生长,使下颌骨高度增加。下颌体高度生长,主要是靠下颌牙齿萌出时,牙槽突增高及下颌骨下缘少量增生新骨(图 1-17)。

2. 下颌骨主要生长部位

（1）下颌体:Klauw(1948 年)把下颌体假想成一根曲棒,曲棒的两端为髁突,肌肉嵌于中间,牙齿附在上面,如果没有牙齿,则牙槽突不能形成或被吸收掉。喙突、下颌角及关节区只有在肌肉功能存在的前提下才会生长发育。换言之,下颌骨原本仅有髁突延伸至颏的管状基础部分,其生长与一般长骨生长相似。但是由于咬肌、翼内肌及颞肌等肌肉运动的结果,而形成了下颌角及喙突;由于牙齿萌出而形成了牙槽突。这一理论得到诸多学者的支持。

下颌骨主要是向后、向上生长,其长、宽、高均随之增加。下颌体下面很少有骨基质沉积。下颌体长度每年增加约 2～3mm。

（2）下颌角:出生时下颌升支短,下颌角钝。当咀嚼功能开始时,下颌角逐渐变锐。但当牙齿完全脱落时,牙槽突吸收,下颌角亦随之变钝。这表明下颌角的形态与肌肉的功能关系密切。髁突垂直生长明显时,下颌角趋于变锐,角度减小,肌肉力量较强。当髁突向前生长较为显著时,则下颌角变钝,角度增加,肌肉力量较弱。

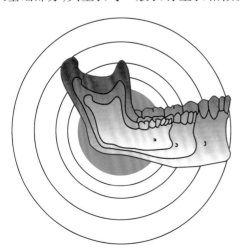

图 1-17 下颌骨的三维方向生长

（3）颏部：颏部形态随年龄变化而改变，特别是在第二性征出现时，其变化更为显著。然而颏部外形突出并非由于自身的骨沉积生长。颏部是骨生长的不反应区，仅有少量的骨沉积。颏部外形突出的主要原因是由于下颌体后部骨生长使下颌长度增加，升支后缘和髁突软骨生长使下颌长度和高度增加，从而使下颌骨整体向前、向下移位，颏部亦随之向前下移位，同时颏上区是一骨吸收区，此处的骨吸收使颏部外形凸显了出来（图1-18）。

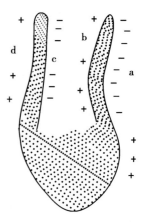

图1-18　颏部的生长发育

（4）下牙槽：牙槽突增生新骨，增加了下颌骨的高度。

（5）颞下颌关节：髁突由于其软骨的增殖性生长而向后上方移动，形成头部大、颈部细的形态。

（三）上（咽）气道发育与颅颌面发育的关系

上（咽）气道与颅颌面结构相毗邻，气道的发育与颅颌面软、硬组织的生长关系密切。上（咽）气道慢性疾病、先天性发育不良等因素可导致颅颌面部产生畸形，而颅颌面部的发育异常，反过来也可以影响气道的形态及功能。两者彼此作用，互为因果或相互制约。明确两者之间的联系，将有助于我们在制订矫治计划时，充分考虑患者颅颌面畸形相关致病因素的影响。

1977年，Solow和Kreiborg在对颅颌面形态、上（咽）气道大小和头颈姿势等因素的大量研究基础之上，提出了"软组织张力"理论，解释了上（咽）气道与颅颌面发育之间的关系。他们认为：上（咽）气道的狭窄，通过中枢神经反馈，可导致头颈姿势的改变和颌面部软组织张力的变化，以及颅颌面骨骼生长的生理性平衡改变，最终可能导致颅颌面骨骼形态的变化；反之亦然。

在对错𬌗畸形进行治疗时，必须明确有无上（咽）气道的致病因素，从而采取相应的治疗措施，如切除肥大腺样体，治疗慢性鼻炎、鼻窦炎等改善鼻阻塞；同时观察错𬌗畸形对上（咽）气道通气功能的影响，进而采取相应的对策。如前方牵引改善鼻咽部气道大小；戴用阻鼾器改善睡眠质量，防止呼吸暂停及低通气发生；正颌手术前移下颌，治疗呼吸暂停综合征等。

（四）颌骨生长旋转

旋转是一个物体相对于另一个物体运动而发生的角度变化。在颌骨生长发育过程中，发生旋转（尤以下颌骨生长旋转最为明显）是正常的面型生长发育特征，但其内部发生的旋转往往被外部的表面变化或改建所掩盖。

由于上颌骨没有明显的功能突，而且它与颅底直接相连，所以上颌骨旋转没有下颌骨明显。但是，将种植钉置于上颌骨牙槽突处，仍可发现上颌骨中心轴会发生向前或向后，角度较小但变异较大的旋转。

下颌骨的旋转较上颌骨更为明显。Bjork将下颌旋转分为向前和向后两种旋转方式。

下颌向前旋转有以下三种类型（图1-19）。

（1）旋转中心在髁突，可能由牙齿缺失或咬肌发达而引起前牙深覆𬌗及前下面高不足。

（2）旋转中心在下切牙的切缘，下颌骨整体向前下方旋转，后面高过大，多是正常的前面高和过度增大的后面高共同作用所致。而后面高增大的原因有二个方面：一是颅中窝相对于前颅底下降，关节窝也随之下降；二是下颌升支的高度增加。

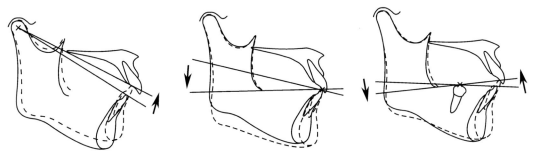

图1-19 下颌前旋转的三种类型

（3）旋转中心在下颌体的前磨牙区，下颌前部向前上旋转，后部向下旋转，多是前面高不足，同时伴后面高增加，患者表现有深覆𬌗。

下颌向后旋转较少见，有以下两种类型（图1-20）。

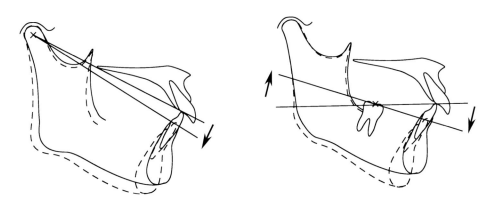

图1-20 下颌后旋转的两种类型

（1）旋转中心在髁突，如以正畸手段建立牙尖交错的咬合关系，利用矫治器升高咬合等，可引起前下面高增大。

（2）旋转中心在有咬合接触的最后一个磨牙上，导致下颌联合部及颏部向后下移位，而颏部软组织可保持不变，因而形成"双颏面型"，开𬌗、闭唇紧张。一般而言，将下颌后部生长大于前部生长，向前旋转标记为"负"；将前部生长大于后部生长，向后旋转标记为"正"。

下颌旋转生长对调节上、下颌关系起着重要作用。旋转失调，会使颌骨生长方向发生改变，临床上表现为"长面"生长型或"短面"生长型，事实上，下颌生长方向大多数是向前旋转，"短面"生长型向前旋转比较多，"长面"生长型向前旋转较少。因此，识别旋转类型，可以有针对性地判断预后，并制订出适宜的治疗方案。

第五节 牙𬌗的发育

一、𬌗的建立

婴儿的口腔在牙未萌出之前，无𬌗关系可言。约在婴儿第6~8个月第一个乳牙萌出时开始建𬌗，直到第三磨牙萌出时才完成。

正常𬌗的建立,不仅有赖于牙齿自身的正常发育、正常萌出及正常功能,还有赖于牙槽骨、颌骨及整个颅面部的正常发育,也依赖于机体的整体发育。除此之外,面颌肌的动力平衡对正常建𬌗也是非常重要的。同时,𬌗的发育还受到遗传、先天、代谢、营养、内分泌等因素及外围环境的影响,是一个多因素广泛联系的复杂过程。

二、𬌗的发育

(一) 萌牙前期的颌间关系

新生儿上下颌牙龈垫之间的覆盖关系与萌牙后的上下牙弓间的覆盖关系类似。

婴儿下颌处于休息状态时,上下颌牙龈垫完全分离而无接触,该间隙与萌牙后的息止𬌗间隙类似。

出生后的第 1 年中,上下颌间无明确的正中𬌗位,下颌只有前后向的运动,而无侧方运动。

(二) 乳牙𬌗的发育

新生儿从无牙𬌗口腔过渡到乳牙𬌗的建立阶段,是婴儿口腔由哺乳功能发展到咀嚼及语言功能的过程。乳牙𬌗的建立,促进了口腔的生长发育,使颌骨和口颌面部肌肉的增长更加显著。

1. 乳牙的形成及萌出 乳牙的牙胚分化开始于胚胎的第 3 周,钙化大约在胎儿的第 14 周。在出生后的第 6~7.5 个月,开始萌出下颌乳中切牙,随后萌出的是上颌乳中切牙,1 岁左右萌出第一乳磨牙,16~18 个月开始萌出乳尖牙,约在 2 岁左右开始萌出第二乳磨牙。牙的正常萌出一般都是成对发生的,且下颌牙萌出先于上颌同名牙,上颌乳牙的萌出通常比下颌乳牙的同名牙要晚 1~4 个月。所以从 6 个月~2.5 岁左右,乳牙完全萌出建成乳牙𬌗,并一直延续到 6 岁左右,直到第一恒磨牙未萌出之前,都属乳牙𬌗时期。

乳牙的萌出年龄有一正常变异范围,在 1 周岁左右萌出第一个乳牙都属正常范畴,如怀疑为晚萌,应考虑是否有营养不良、全身发育障碍等疾病。通常乳牙提前或推迟半年萌出,均属正常范围。从出生后 6 个月至 3 岁乳牙全部萌出,完成乳牙𬌗的建𬌗过程。

2. 乳牙𬌗的特征

(1) 乳切牙间隙:即生长间隙,一般在 3~6 岁出现在儿童的前牙部分,主要是由于颌骨的生长发育使得牙量相对少于骨量,也有在乳牙萌出时就出现间隙的。

(2) 灵长类间隙(primate space):由于非人类的灵长类动物在恒牙𬌗上尖牙的近中和下尖牙的远中存在明显的间隙,称之为"灵长类间隙"。正常情况下,对𬌗的乳尖牙交错地咬合在该间隙处。

(3) 乳前牙𬌗关系:乳牙𬌗时期,上下乳切牙的长轴较垂直,覆𬌗较深,乳下切牙咬合于乳上切牙舌面舌隆处,上下乳切牙间的交角约为 150°,比恒牙列显得更直。乳前牙的正常覆𬌗在 0~5mm。

(4) 终末平面:乳牙列上下颌第二乳磨牙的远中面称为终末平面。从侧方观察终末平面大致可分为三型(图 1-21)。

1) 垂直型:上下颌第二乳磨牙的远中面在一个垂直平面上。该型终末平面与远中型比较,更有利于今后下颌第一恒磨牙的近中移动,并最终形成恒磨牙的中性关系。

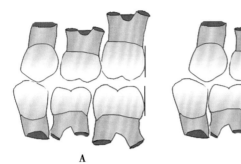

图1-21　终末平面

A.垂直型　B.近中型　C.远中型

2）近中型:下颌第二乳磨牙的远中面位于上颌第二乳磨牙远中面的近中。

3）远中型:下颌第二乳磨牙的远中面位于上颌第二乳磨牙远中面的远中。

终末平面的临床意义在于它对第一恒磨牙的建𬌗有较大影响。

需要强调的是,乳牙的咀嚼力对颌骨的增长及恒牙的萌出是一种必不可少的、有利的功能性刺激。因此,保存乳牙及乳牙列的完整是十分重要的。

（三）替牙𬌗的发育

当第一颗恒牙萌出至乳牙全部替换完毕,这期间口腔中同时有乳、恒牙存在,称之为替牙𬌗。替牙𬌗时期一般为6~12岁,是将来形成恒牙正常𬌗关系的转型期。该转型期有诸多特点,包括恒牙的萌出、乳牙的替换以及多种生长变化,也是进行阻断性治疗的关键时期,应予以密切观察。

在𬌗的发育过程中,有可能出现一些暂时性错𬌗,可以自行调整并恢复至正常。

1. 恒牙的形成和萌出　Nolla根据牙齿的钙化程度,将牙齿形成和成熟分为10个阶段(图1-22)。

恒牙的萌出:牙齿的萌出是指牙齿从牙滤泡发育、钙化、进入口腔,并达到咬合接触的全过程。牙齿萌出的过程中,有以下几种变化同时发生:①恒牙牙根的生长;②乳牙牙根的吸收;③牙槽骨高度的增加;④恒牙穿透牙槽骨向𬌗方移动。

恒牙萌出的时间和顺序:恒牙萌出的时间变异很大,有一定的临床意义。恒牙萌出的顺序是指牙齿萌出的先后次序。由于恒牙胚发育,乳牙牙根吸收、乳牙早失等多种

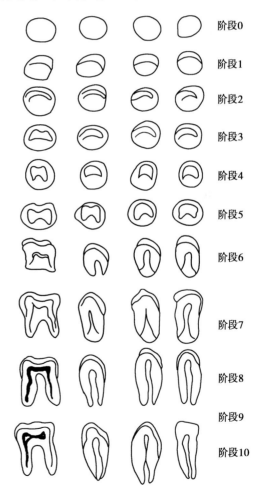

图1-22　牙齿形成和成熟阶段

因素的影响,恒牙萌出的顺序变异也很大。恒牙的萌出同样存在着性别、上下颌等差异,同时受到地区、种族、遗传等因素的影响。

恒牙常见的萌出顺序如下所示。

上颌:6—1—2—4—3—5—7　　　　或　　　　6—1—2—4—5—3—7
下颌:6—1—2—4—3—5—7　　　　或　　　　6—1—2—3—4—5—7

上颌约有 50% 以上的个体以这两种顺序萌出,下颌则有 40% 以上的个体以这两种顺序萌出。恒牙萌出时间及顺序所存在的个体和种族差异较乳牙明显。这些萌出顺序相互组合,有利于牙齿萌出并建立正常𬌗。萌出顺序上的异常,可能导致错𬌗畸形。

2. 替牙𬌗的特征

(1) 替牙期剩余间隙(leeway space):乳尖牙及第一、第二乳磨牙的牙冠宽度总和大于替换后的恒尖牙和第一、第二前磨牙宽度总和,即替牙间隙 = (Ⅲ + Ⅳ + Ⅴ) - (3 + 4 + 5)(图 1-23),上颌单侧的剩余间隙约为 0.9~1mm,下颌单侧的剩余间隙约为 1.7~2mm。剩余间隙对𬌗的调整有重大意义,除了供恒切牙应用之外,还可用于上下颌第一恒磨牙建立中性𬌗关系时的调整。

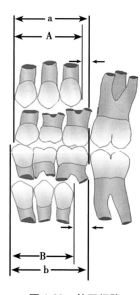

图 1-23　替牙间隙

(2) 替牙𬌗期的暂时性错𬌗现象:在替牙𬌗期,儿童颌骨的生长发育相对滞后,不能及时提供恒牙替换乳牙时所需的间隙,此时儿童的骨量与牙量仍处于不断调整的状态。这种现象也称为"丑小鸭"现象,可暂不需要矫治。

1) 上颌左右中切牙之间在萌出早期时出现的间隙:上恒中切牙萌出时,两中切牙之间出现"八字形"间隙,这是恒侧切牙牙胚压迫恒中切牙牙根,从而使中切牙牙冠向远中倾斜所致。待恒侧切牙萌出后,间隙可逐渐消失。

2) 上颌侧切牙初萌时牙冠向远中倾斜:恒侧切牙萌出时,牙冠向远中倾斜,恒尖牙牙胚压迫侧切牙牙根,致使侧切牙牙根向近中、牙冠向远中倾斜。当恒尖牙萌出时,该现象可恢复正常。

3) 恒切牙萌出时出现轻度拥挤现象:可能因恒牙较乳牙大,或暂时性的前颌骨发育不足导致。随着颌骨的生长和替牙间隙的利用,该现象可能自行调整。

4) 上下颌第一恒磨牙在建𬌗初期可能为尖对尖的𬌗关系:当乳磨牙与前磨牙替换后,利用上下颌替牙间隙的差值,可以调整为中性关系。

5) 上下切牙萌出早期出现前牙深覆𬌗:替牙早期,恒切牙萌出,常出现前牙深覆𬌗。这是因为恒切牙牙冠长度较大,同时后牙段的垂直生长尚未达到正常高度。当第一恒磨牙和前磨牙完全萌出,后牙槽垂直高度生长足够时,深覆𬌗可自行调整。

(3) 第一恒磨牙关系的建立:第一恒磨牙萌出,不仅使咀嚼面积明显增加,而且建立了支持颌间高度和保持上下牙弓近远中关系的主要支柱。由于乳磨牙的终末平面以垂直型为多,所以第一恒磨牙建𬌗初期是尖对尖的远中咬合关系。这种关系可通过三种方式调整为中性关系:①当乳牙牙弓下颌存在有下颌灵长类间隙,下颌第一恒磨牙萌出时,可推挤下颌乳磨牙前移,而使第一恒磨牙早期调整为中性关系;②若乳牙列下颌无间隙者,只有在乳磨牙替换时,利用下颌剩余间隙大于上颌的机制,通过下颌第一恒磨牙的后期近中移动建立中性关系;③利用上下颌的差异性生长进行调整。

乳牙列终末平面呈近中型,第一恒磨牙萌出后可以达到中性关系。

乳牙列终末平面呈远中型,第一恒磨牙萌出后常常表现为远中关系,提示该项类型的儿童在建𬌗期要密切观察。

（四） 恒牙𬌗的变化特点

当 12 岁左右替牙期结束,恒牙列初步形成时,建立起了恒牙𬌗。这一阶段𬌗的发育存在以下特点。

1. 第三磨牙的发育和萌出 在人类的进化过程中,由于颌骨、牙齿的退化进程不一致,牙齿的退化进程往往滞后于颌骨的退化,导致第三磨牙常常表现出较大的变异,发生先天性缺失或阻生。第三磨牙一般在 14 岁时开始钙化,17~21 岁期间萌出。第三磨牙的萌出是否会造成下颌前牙的拥挤仍存在争议。

2. 牙弓长度缩短 恒牙期间,多种因素均可造成牙弓长度缩短。这些因素包括:颌骨的生长旋转使切牙变得直立、后牙的近中移动、牙齿的磨耗等。

3. 磨耗 恒牙在功能运动过程中,随着年龄增加而出现牙齿邻面磨耗。

（五） 出生后牙弓的变化

在叙述牙弓的变化时,需要先强调以下三个基本概念(图 1-24)。

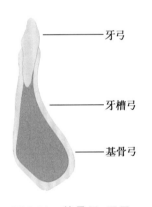

基骨弓:是指上下颌骨本身所形成的弓形,即根尖基骨的弓形,基骨相对恒定,它不会因为恒牙丧失、牙槽骨吸收及牙弓扩大等发生改变。

牙弓:指牙齿排列时所形成的弓形。反映牙齿宽度的总和,牙齿倾斜度以及舌、唇、颊的功能等之间的整体关系。

牙槽弓:是指基骨上牙槽突的弓形部分,它位于基骨弓和牙弓之间。牙槽骨随着牙齿的萌出而生长,随恒牙的丧失而吸收,在正畸力的作用下发生改建,是正畸牙移动的基础。

出生后牙弓的变化,包括牙弓长度、宽度及牙弓周长的变化。不同时期,其变化各不相同。

图 1-24 基骨弓、牙弓、牙槽弓

1. 牙弓长度的变化 在出生后到 2.5 岁左右乳牙完全萌出前,男女性的牙弓长度均有增加。在乳牙列的早期牙弓长度基本不变,而在乳牙列的后期牙弓长度可有轻度减小,主要是由于第一恒磨牙萌出前,乳磨牙间的间隙以及第一乳磨牙和乳尖牙间的间隙部分或全部关闭造成。替牙期的早期,切牙萌出时唇倾,可使牙弓长度轻度增加。而在前磨牙替换乳磨牙期间,牙弓长度通常要减小 2~3mm,此时牙弓长度的减小量超过了切牙萌出时唇倾所产生的牙弓长度的增加量,所以多数儿童表现为牙弓长度变短。

2. 牙弓宽度的变化 在 6 周龄到 2 岁之间,即乳牙完全萌出之前,男性和女性,上颌和下颌前、后牙弓宽度均有明显增加。在 3~13 岁年龄段,上下颌尖牙间宽度和磨牙间宽度均显著增加。在恒牙列完全萌出后,牙弓宽度略有减少,尖牙间宽度比磨牙间宽度减少更多。而值得注意的是,下颌尖牙间宽度平均在 8 岁,即 4 颗切牙萌出后,就基本保持不变。

3. 牙弓周长的变化　由于牙弓长度和宽度的变化,必然影响到牙弓的周长。一般认为,恒牙牙轴更偏颊侧,牙弓宽度的增加均会增大牙弓周长。而牙弓周长的减小则有以下几个原因:①第一恒磨牙近中移动占据剩余间隙;②在殆力的作用下,后牙有向近中移动的趋势;③牙列邻面接触部位的磨耗;④上下颌生长的不同而致下切牙直立或舌倾;⑤切牙和磨牙本身的倾斜;⑥其他原因:如龋坏、乳磨牙早失、混合牙列和恒牙列的拥挤等均可致牙弓周长缩短。

三、影响殆发育的因素

殆发育的影响因素较多。

(一) 骨骼因素

包括上下颌骨的大小、形状和相对位置关系。任何影响颌骨生长的病理状况都可能对殆有显著影响,如遗传因素、先天畸形、外伤和感染等。除此之外,颌骨相对于颅底的关系,上下颌骨之间在三维方向的关系等均可影响殆的发育。

(二) 牙因素

主要表现为牙量与骨量的协调关系。同时,乳牙过早丧失,恒牙的萌出顺序异常等也会对殆发育产生影响。

(三) 肌肉因素

口颌系统有三条重要的肌肉链,即水平肌肉链、垂直肌肉链和姿态肌肉链。它们是与口颌系统功能密切相关的各组肌肉及肌群,是在神经系统统一支配下的、功能完整的有机系统。这些肌肉链在功能活动时总是相互作用、相互协调,并对颌骨的生长发育、牙弓形态的形成、殆的发育,以及整个口颌系统的形态和功能均产生重要的影响。其中“水平肌肉链”与殆的发育关系最为密切。“水平肌肉链”是由口腔前部的口轮匝肌、双侧颊面部的颊肌、咽后壁的咽上缩肌共同组成的一个环状肌肉链(图 1-25),该肌肉链自身的动力平衡及它与位于牙列内侧的舌体及其相关肌肉之间形成的动力平衡,是影响正常殆发育的关键因素之一。同时,该肌肉链的动力平衡理论也是功能性矫治的理论基础。

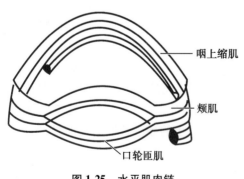

咽上缩肌

颊肌

口轮匝肌

图 1-25　水平肌肉链

与水平肌肉链有关、对殆发育有重要影响的具体因素包括三点。

1. 唇的姿势位　唇封闭取决于唇长度、切牙的突度以及下面部的高度。通常唇的姿势位是闭唇位。唇封闭有助于吞咽,保护牙和牙周组织,并有利于切牙位置的稳定。异常的唇肌功能可以打破水平肌肉链的动力平衡,引起或加重错殆畸形。

2. 舌　舌的大小、位置和功能异常可以破坏正常的水平肌肉链的动力平衡,是导致错殆畸形的直接原因,或是使畸形加重的重要因素。

3. 口腔不良习惯　如异常吞咽、吐舌、口呼吸以及吮咬唇、指等,这些不良习惯干扰了正常的口周水平肌肉链的动力平衡,可以改变牙齿的位置、上下牙弓的形状以及正常的殆关系,从而可导致错𬌗的发生或加重错𬌗畸形。

垂直肌肉链和姿态肌肉链则可以直接或间接地影响口周水平肌肉链的动力平衡,从而影响𬌗的发育。

(四)其他因素

以下因素也可以影响𬌗的发育。

1. 错位牙;

2. 额外牙;

3. 先天缺失牙;

4. 局部软组织异常。

第六节　颅颌面部生长发育学与口腔正畸临床治疗

正畸医师如果缺乏对颅颌面部生长发育生物学动态变化过程的了解,是难以对患者作出全面诊断和合理矫治设计的,更难以获得健康稳定的𬌗关系以及和谐的面型。

一、颅颌面生长发育与早期治疗

正畸医师如果缺乏对颅颌面生长发育规律的了解,将很难准确地把握错𬌗畸形的早期矫治时机与分寸,诸如什么时候正畸医师应该进行早期评估和干预、肌功能训练的意义、预防性治疗与阻断性治疗的指征是什么等等。一个熟悉颅颌面生长发育知识的正畸专科医师,不再仅仅是停留在"早期矫治就是安放矫治器"的层面。在早期干预阶段不会去过度地关注牙齿的整齐、间隙等问题,而是以颌骨、牙槽骨的发育正常与否,兼顾头颈姿势和口颌平面,重视口鼻正常功能与口颌肌的正常闭合,并及时纠正口颌系统的不良习惯等为主要着眼点。

对绝大多数错𬌗畸形患者,早期矫治可以降低其错𬌗畸形的严重程度,减小后期的治疗难度,这已经是业界普遍的共识。对于处于生长发育快速期的患者,还可以充分利用其生长潜力以阻断畸形的发展,引导颅颌面的正常生长。但是,由于所涉及的颅颌面生长发育知识甚多,医师必须全面掌握错𬌗畸形的性质与未来可能的发展,否则可能造成正畸治疗周期过长等不良影响。一些不恰当的早期治疗亦可能妨碍颅颌面的正常生长发育。对于某些特定的错𬌗畸形,诸如唇腭裂,由于其颅颌面生长发育受到畸形本身的影响,也可能在治疗的不同阶段均需要正畸专科医师的及早介入。

二、颅颌面生长发育与正畸治疗时机的选择

个体发育至青春生长发育高峰期,身高体重有明显的增长,象征着个体开始进入成熟阶段。颌面部的生长发育过程与全身的生长基本一致,同样有青春生长发育高峰期,它与全身的青春生长发育高峰期同时发生或稍晚。青春生长发育高峰期是个体发育的重要阶段,它是人的一生中身高、体重变化最大的几个阶段之一。

青春生长发育高峰期的预测对确定矫治目标、选择最佳治疗时机、确定矫治限度和预后

均有重要的临床指导意义。一般而言,青春生长发育高峰期是治疗各类错𬌗畸形的最佳时期。预测颅颌面部生长发育对正畸治疗方式的选择非常重要,同时还应当考虑错𬌗畸形的严重程度这一因素。

对于多数骨性错𬌗的儿童,在青春期前 2~3 年开始正畸治疗是一个合适且安全的时机,即通常女孩 8~9 岁,男孩 10~11 岁。但这两种情况均应依据医师对发育状态的评价,而不只是依赖于患者的年龄。有关评价与预测的方法见相关章节讨论。

三、颅颌面生长发育与正畸矫治的限度

在口腔正畸临床中,生长改建的原理被广泛地运用于治疗各类骨性错𬌗畸形,如下颌骨发育不足、上颌前突、上颌垂直向发育过度、上颌骨发育不足等均涉及颅颌面的生长改建。

理论上,利用颅颌面部的生长发育潜力来促进生长改建存在两种可能:一种是治疗后所产生的生长量相对不治疗者有所增加,并且其治疗效果得以维持;另一种是治疗后所产生的生长量,只是在一定的时期内相对不治疗有所增加,其最终结果却无差别。故其疗效也可分为永久性的(绝对值增加)或暂时性的(生长加速,但最终的总量不变)。

目前的研究表明,功能矫治器只能在一定时间内、一定程度上加速颌骨的生长量,或引导并改变颌骨的生长方向,但治疗的最终结果却并不能改变颌骨本身的生长总量。这与以往有正畸学者提出的矫治限度理论也是不谋而合的。单纯的正畸治疗总是有一定限度的,很难利用患者的生长潜力来获得无限的矫治目标。

四、颅颌面生长发育与保持

临床上正畸存在一个与颅颌面生长和发育相关的基本问题——"复发"。这是一个在改变原有的颅、颌、面、牙结构的平衡状态后,使这些结构重新趋于再平衡的生物学激活过程。即治疗前存在的发育异常也可能在这一过程中再次发生。

常规正畸综合治疗开始的时间一般为恒牙列早期,持续约 18~30 个月,即大多正畸治疗都可以在患者 14~15 岁的时候结束。理论上,这个时期患者矢状向与垂直向都还有一定的生长潜力,有时甚至在患者成年以后也还可以持续生长 3~4 年。以往的长期追踪调查显示,患者的颌面部在其成年以后也会有缓慢的持续生长,且生长型保持不变。因此少数正畸治疗结束后的患者,也可能因为其不利生长型的继续,导致畸形复发。如对于治疗结束后仍处于青春晚期的患者,其后续的不利生长是导致安氏Ⅱ类深覆𬌗、安氏Ⅲ类开𬌗等畸形出现复发的主要原因之一。

正畸治疗难以改变患者的生长型,后续生长一定是延续患者最初的生长型。对于某些骨性错𬌗畸形的患者,正畸治疗后的持续生长会对疗效造成很大的影响。随着不利生长的继续,颌骨发育性问题可能会重新出现。从颌面部三维立体的生长发育时机来看,颌骨横向的生长是最早完成的,相对垂直向与矢状向的生长来说,其效果相对最为稳定,受后续生长的影响也是最小的。

正畸临床医师对个体的生长型需要清醒的认识,以便作出正确的诊断和治疗计划。对矫治完成后颅颌面生长的后续效应缺乏了解,将不利于疗效的长期稳定。但是,目前尚未发

现可以预测疗效是稳定或是复发的确定变量,对许多患者如何获得长期稳定的疗效也没有特别满意的解决方案。一般而言,在长期进行保持和患者的疗效稳定二者之间,应充分考虑其颅颌面生长发育的后继趋势,以对抗不利的后续生长影响。

在制订正畸保持计划时,个体的生长型具有重要的参考价值。遴选适当的保持装置需要根据颅颌面发育的生长型特征和异常程度来确定,保持的持续时间也应充分考虑患者颅颌面生长发育的成熟状态以及其潜在的生长能力。

总之,正确判断颅颌面生长发育状况,并利用颅颌面生长发育潜力来获得错𬌗畸形的最佳诊断、治疗和保持是非常重要的。

(邓 锋)

参 考 文 献

1. SCOTT J H. Dento-facial development and growth. Oxford:Pergamon Press,1967.

2. SINCLAIR D. Human growth after birth. London:Oxford University Press,1969.

3. GRABER T M. Orthodontics:principles and practice. 3rd ed. Philadelphia:WB Saunders,1972.

4. GOOSE D H,APPLETON J. Human dentofacial growth. Oxford:Pergamon Press,1982.

5. ENLOW D H. Handbook of facial growth. 2nd ed. Philadelphia:WB Saunders,1982.

6. MOYERS R E. Handbook of orthodontics. Chicago:Year Book Medical Publishers Inc. ,1988.

7. FOSTER T D. A textbook of orthodontics. 2nd ed. St Louis:Blackwell Scientific Publications,1982.

8. PROFFIT W R. Contemporaryorthodontics. St. Louis:C. V. Mosby,1986.

9. HOUSTON W J B,TULLEY W J. A textbook of orthodontics. Bristol:Wright,1986.

10. ENLOW D H. Facialgrowth. 3rd ed. Philadelphia:W. B. Saunders,1990.

11. ENLOW D H,HANS M G. Essentials of Facial Growth. Philadelphia:WB Saunders,1996.

12. PROFFIT W R,WHITE R P,SARVER D M. Contemporary Treatment of Dentofacial Deformity. St Louis:Mosby,2003.

13. 敬万年. 牙颌面矫形学及功能矫治器. 重庆:重庆出版社,1994.

14. 罗颂椒. 当代实用口腔正畸技术与理论. 北京:科学技术文献出版社,2010.

15. 林久祥. 现代口腔正畸学:科学与艺术的统一. 2 版. 北京:中国医药科技出版社,1995.

16. 赵美英,罗颂椒,陈扬熙. 牙颌面畸形功能矫形. 北京:人民卫生出版社,2000.

17. 张丁. 口腔正畸学的临床基础. 北京:中国医药科技出版社,2000.

18. 黄洪章,杨斌. 颅颌面外科学. 北京:科学技术文献出版社,2005.

19. 赵志河,白丁. 正畸治疗方案设计——基础、临床及实例. 北京:人民卫生出版社,2008.

20. 陈扬熙. 口腔正畸学——基础、技术与临床. 北京:人民卫生出版社,2012.

第二章 口腔正畸生物力学及材料学

第一节 力与牙齿移动

正畸治疗的本质就是在力的作用下,使牙齿向正确的方向和位置移动,各种矫治器设计的实质都是为了更便利地提供方向及大小正确的矫治力。因此,掌握力学基本概念对于理解和掌握各种矫治器的设计原理和使用方法、缩短疗程、提高矫治效率及设计新的矫正装置等都有重要的指导意义。

一、口腔正畸学必备的力学基本概念

1. 力(force) 力是一个矢量(vector),由三个基本的要素构成,即大小(magnitude)、方向(direction)和作用点(point of application),可用简单的图示表示(图2-1)。

2. 作用力与反作用力 当一个力作用于一个物体上,受力方会对施力方产生一个大小相等、方向相反的反作用力。用在正畸学上,如果牵引皮圈对牙齿产生100g作用力,则牙齿会对牵引皮圈产生100g的反作用力。

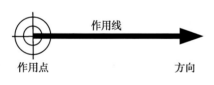

图2-1 力的表示方法

3. 阻力中心 阻力中心是维持一个物体处于平衡状态时,这个物体所受到的合力的中心,是物体处于静止状态时的一个平衡点,当外力作用于这一点上时,物体仅产生沿作用力方向的平行移动而不发生旋转。牙齿阻力中心的位置受牙根长度、形态、牙槽骨高度的影响而不同,一般认为单根牙的阻力中心在牙槽骨高度正常的情况下,应该位于根长1/4~1/3近根颈部的牙根长轴上(图2-2)。

4. 力矩(moment) 力矩是力对物体产生转动作用的物理量,在正畸学上是指当牙齿上所受的力没有穿过其阻力中心时,阻力中心与力的作用线之间就有一个距离,又称作力臂(arm of a force),力乘以力臂就是力矩。正畸牙移动的力通常作用在牙冠上,与位于牙根中轴上的阻力中心之间存在力臂,因此会产生使牙齿倾斜或旋转的力矩(图2-3)。

5. 力偶(couple) 力偶是作用于物体上的一对大小相等、方向相反,且不在一条直线上的平行力。这两个力之间有一个距离,又称力偶臂(arm of a couple),力乘以力偶臂即为力偶矩(couple moment),即由大小相等、方向相反,且不在一条直线上的一对平行力乘以它们之间的距离获得。力偶矩在正畸牙移动中的典型应用是牙扭转的矫正(图2-4)和转矩力的

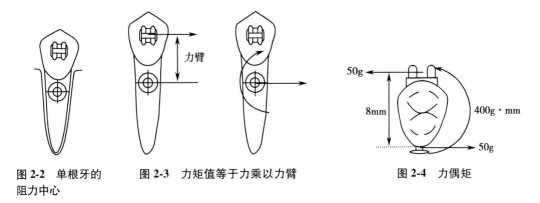

图 2-2 单根牙的
阻力中心

图 2-3 力矩值等于力乘以力臂

图 2-4 力偶矩

应用(图 2-5)。

6. 旋转中心(center of rotation) 物体在外力作用下发生转动时,物体上的各点均围绕着某个同心圆的圆心旋转,这个圆心即为旋转中心。牙齿移动的旋转中心根据移动方式的不同,可以位于牙长轴及其延长线上的任何部位,可以通过牙齿移动前后牙长轴的交点求得(图 2-6)。

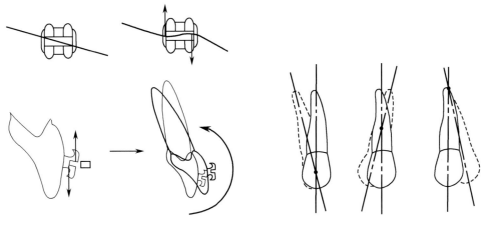

图 2-5 力偶矩在正畸牙移动中的应用

图 2-6 牙齿移动的旋转中心

7. 摩擦力(friction) 摩擦力是一个物体在另一个物体表面移动时,两物体接触面之间产生的阻止它们相对滑动的力,其大小受接触面的光滑程度及正压力大小的影响。正畸学上,当托槽沿弓丝滑动时,弓丝与托槽之间就会产生摩擦力。按照 Thorstenson 和 Kusy 的研究,托槽沿弓丝滑动可能会产生经典摩擦力(classical friction)、约束阻力(binding)和刻痕阻力(notching)。其中,经典摩擦力指托槽在无弯曲的弓丝上滑动时的阻力,其大小由正压力和摩擦系数决定;约束阻力指弓丝与槽沟的夹角 θ 大到让弓丝发生弹性变形后的滑动阻力,从经典摩擦力进入约束阻力时,弓丝-槽沟临界角用 $θ_c$ 表示;刻痕阻力指弓丝与槽沟的夹角 θ 大到让弓丝发生塑性变形后的阻力,从约束阻力进入刻痕阻力时,弓丝-槽沟临界角用 $θ_z$ 表示。这三种情况下,弓丝-槽沟成角 θ 与滑动阻力的大小关系可用图 2-7 表示。从该图可见,直丝情况下,滑动阻力最小,但如果弓丝没有弹性变形,对牙齿的矫正力也减小为零,牙齿移动的效率就会减低;反过来看,弓丝变形越大,牙齿受到的矫正力量就越大,同时滑动阻力就会越大,牙齿滑动的效率就会降低。面对这一矛盾,Kusy 教授明确指出只有当弓丝-槽沟成角 θ 约等于约束阻力临界角 θ_c 时,才能同时兼顾滑动阻力与矫正力,使低摩擦托槽发挥最佳的效果。从这个角度分析主动自锁比被动自锁托槽增加了一个台阶,有助于解决平衡滑动阻力与矫正力这一对矛盾。但从力学角度分析,最理想的状态是让弓丝与槽沟之间的余隙角能根据医师的主观意愿进行不断调整变化,始终让 θ≈θ_c,才是最佳的解决方案。

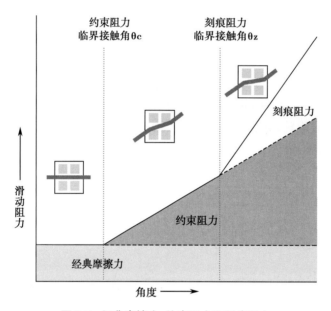

图 2-7 经典摩擦力、约束阻力和刻痕阻力

二、平衡力系统及分析方法

(一) 力的分解与合成

力作为一个矢量可以被分解,在实际应用中,一个力可以根据需要分解出 x、y、z 三维方向的分力(components)(图 2-8)。

力的合成是一种矢量的叠加,遵循平行四边形法则,作用在一个物体上的不同方向的力,可以通过矢量叠加的方法计算出其合力(resultant force)(图 2-9)。

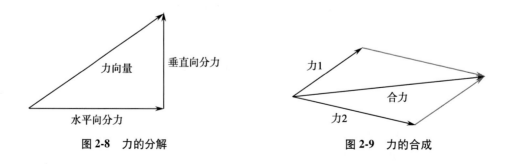

图 2-8 力的分解   图 2-9 力的合成

（二）力系统的平衡

作用于物体上的力，以及力矩的矢量和均为 0 的情况称为力系统的平衡，可以用算式表示。

Σhorizontal force＝0

Σvertical force＝0

Σtransverse force＝0

Σmoments（horizontal axis）＝0

Σmoments（vertical axis）＝0

Σmoments（transverse axis）＝0

（三）等效力系统

正畸矫治器的力作用于牙冠，而牙齿的阻力中心在牙根，从分析牙齿受力移动的角度，我们希望把牙冠受力的情况按照一定的力学规则转移到阻力中心而不改变牙齿整体的受力状况，这就是所谓等效力系统的概念。转移到阻力中心的等效力可用于预测牙齿移动的方式，比如，阻力中心受到的是单纯的力，则牙齿整体移动，没有倾斜；若阻力中心受到的是单纯的力偶矩，则牙齿产生倾斜。大多数情况下，牙齿受到的是力和力矩的某种组合，从而产生各种复杂的牙齿移动方式。

（四）弓丝曲的力学分析

经典固定矫治器都是通过在弓丝上弯制矫正曲来达到矫治牙齿位置的效果，其中最常见也最重要的是"人"字形曲，也称之为"V"字形曲。说其常见是因为正畸医师只要用钳子在弓丝上任意打一个折，就形成了一个"人"字形曲；说其重要是因为同样大小的"人"字形曲放在两牙之间的不同部位却可以产生截然相反的效果。下面我们就以矢状方向为例，介绍简单"人"字形曲放在两牙之间不同位置可能产生的不同的力系统。以拔除第二前磨牙，人字形曲打在第一磨牙与第一前磨牙上的方丝弓托槽之间为例。

1. 人字形曲位置居中　当弓丝与两侧托槽槽沟之间的夹角相同时，两颗牙上受到的力矩大小相等、方向相反，根据作用力反作用力原理，弓丝上受到的力矩也能满足静力平衡状态，所以第一磨牙与第一前磨牙仅仅受到等大、相反方向的力矩（图 2-10）。

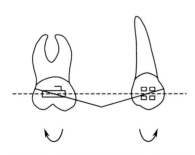

图 2-10　人字形曲位于第一磨牙和第一前磨牙中间

2. 人字形曲位置偏磨牙一侧或偏前磨牙一侧　当人字形曲位置偏向磨牙时，弓丝与磨牙颊面管形成的角度大于前磨牙处的角度，因此磨牙处对应的力矩大于前磨牙处的，弓丝不能满足静力平衡条件，会产生逆时针方向的旋转趋势，此时前磨牙会对弓丝产生龂向力，磨牙会对弓丝产生龈向力，这一对力形成的力矩加上前磨牙上的力矩之和等于磨牙上的力矩时，弓丝满足静力平衡条件。所以在这种情况下，前磨牙受到弓丝的压低力，磨牙受到弓丝的伸长力（图 2-11）。如果人字形曲偏向前磨牙，则情况正好相反，磨牙将受到压低力，前磨牙受到伸长力（图 2-12）。

3. 人字形曲邻近磨牙的某个特殊位置

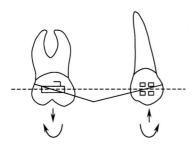

图 2-11　人字形曲偏向第一磨牙,两者受到
反向力矩,磨牙大于前磨牙,前磨牙受到弓
丝的压低力,磨牙受到弓丝的伸长力

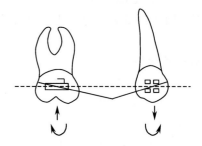

图 2-12　人字形曲偏向第一前磨牙,两者所
受力矩方向相反,前磨牙大于磨牙,前磨牙
受到弓丝的伸长力,磨牙受到弓丝的压低力

（1）当人字形曲接近磨牙达到两牙之间距离的约 1/3 处时,弓丝在前磨牙槽沟的角度有可能变成 0°(图 2-13),于是,前磨牙处的力矩变成 0,磨牙处弓丝受到逆时针方向的力矩。按照静力平衡原理,弓丝在前磨牙处必然受到殆向力,在磨牙处受到龈向力,这两个力形成的力矩和磨牙上的力矩大小相等、方向相反时才能达到静力平衡条件。因此根据作用力反作用力原理,弓丝会对前磨牙产生压低力,对磨牙产生伸长力。

（2）当人字形曲接近磨牙达到两牙之间距离的约 1/4 处时,由于弓丝的弹性变形特征,前磨牙处托槽受到的力矩有可能转变方向,变成与磨牙上的力矩方向一致(图 2-14),于是弓丝上受到的合力矩为两个逆时针力矩之和。因此,前磨牙和磨牙上要受到与图 2-13 中所示方向一致,但力值更大的一对垂直方向的力,弓丝才能达到静力平衡状态。

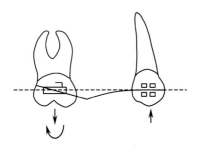

图 2-13　人字形曲接近磨牙达到两牙之间
距离的 1/3 处时,磨牙受到后倾力矩,前磨
牙不受力矩,前磨牙受到弓丝的压低力,磨
牙受到弓丝的伸长力

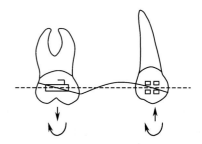

图 2-14　人字形曲接近磨牙达到两牙之间
距离的 1/4 处时,两者受到同向力矩,磨牙
大于前磨牙,前磨牙受到弓丝的压低力,磨
牙受到弓丝的伸长力

在图 2-11~图 2-14 三种情况下,磨牙处的弓丝角度大于前磨牙处,故磨牙上的力矩值大于前磨牙,其决定了两牙力系统的力矩方向,及作用于两牙上的平衡力的大小和方向,因此在一个力系统中最大的力矩又称为主导力矩。而主导力矩之外的另外一个力矩(此例中为前磨牙处的力矩)却出现了三种情况:顺时针、零、逆时针,这种前后牙之间力矩不相等的情况被 Mulligan 称为分差力矩(differential torques 或 differential moments),伴随着前后两牙力矩的不同,两颗牙上的平衡力值也相应改变,但平衡力的方向由主导力矩决定。

由此可见,当人字形曲从两牙中间向一侧牙齿逐渐靠拢时,可以出现 4 种不同的力系统,反向亦然。因此仅矢状向合计就可以达到 7 种不同的力系统,而此力学原理在殆面观的力学分析中同样适用。以上人字形曲的力学分析不适合于 Begg 托槽,因为 Begg 托槽是单点接触式托槽,托槽对弓丝不产生力矩。人字形曲在 Begg 托槽中的力学分析见后续关于打开咬合的介绍。

(五) 直丝弓的力学分析

进入直丝弓及自锁矫治器时代,特别是镍钛丝广泛应用之后,弓丝上加"人"字形曲的情况越来越少,但"人"字形曲的作用却始终存在,只是隐身于托槽预成角度及牙齿自身轴倾度之中了,这一变化使现代直丝弓技术的力学分析变得更加复杂。Burstone 在分析了两邻牙在矢状方向的所有角度关系后,将一根直丝入槽后两相邻牙之间的力学关系归纳为 6 个基本类型(表 2-1),这一分类为直丝弓技术中两邻牙之间的力学分析提供了依据。

表 2-1 Burstone 直丝弓入槽时两邻牙间力系统分类

分类	Ⅰ	Ⅱ	Ⅲ	Ⅳ	Ⅴ	Ⅵ
$\dfrac{\theta_A}{\theta_B}$	1.0	0.5	0	−0.5	−0.75	−1.0
左下象限	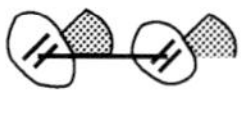	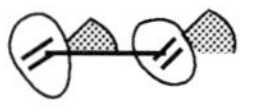	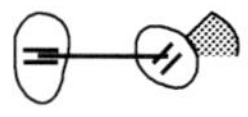	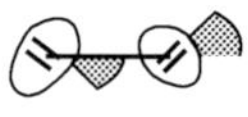	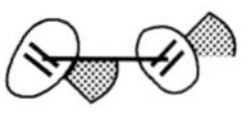	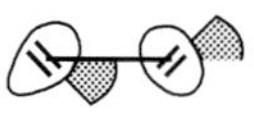
牙齿受力系统	531.4 ↓↑ 531.4 1 860 1 860	477.4 ↓↑ 477.4 1 488 1 860	398.0 ↓↑ 398.0 930 1 860	265.7 ↓↑ 265.7 1 860	160.0 ↓↑ 160.0 740 1 860	1 860 1 860
$\dfrac{M_A}{M_B}$	1.0	0.8	0.5	0	−0.4	−10

注:表中 θ_A 指左侧牙齿托槽槽沟与两托槽中心点连续的夹角,θ_B 指右侧托槽槽沟与两托槽中心点连线的夹角,这两个角度的分析涵盖了 V 形曲在两邻牙间各种位置时的情况;M_A 和 M_B 分别指左侧牙齿所受到的力矩和右侧牙齿所受到的力矩。

表 2-1 中模拟了左下后牙片段的情况,如果将右侧角度不变的牙齿视为左下磨牙,左侧牙齿视为左下尖牙,可以看到随着尖牙从前倾到逐渐直立,再到后倾至与磨牙大小相等、方向相反的角度,尖牙所受到的力矩经历了从让尖牙后倾到后倾力矩越来越小直至第Ⅳ分类时尖牙力矩消失,继续后倾则尖牙开始受到前倾力矩的逆转过程。Burstone 的这张表预设了左侧的磨牙开始就有一个相当于后倾曲的最大角度,所以该牙所受的力矩不管其近中的牙齿角度如何变化,磨牙始终受到大小不变的后倾力矩,而其前方的牙齿,只要角度不超过磨牙,就会有 6 种不同大小和方向的力矩;如果反过来,尖牙的倾斜角度超过了磨牙,则尖牙就占据了最大的力矩,而磨牙则会依据角度的变化表现出 6 种不同大小和方向的力矩。由此可见,最大角度的牙齿在两牙受力单位中占据了对系统力矩的主导地位,即前述的主导力矩。如果把表中第Ⅲ分类的情况设想为在右下后牙段,直立的右下磨牙将受到其近中后倾尖牙的前倾力矩,导致支抗丢失。现实中,磨牙接近直立的情况占大多数,上颌磨牙甚至会表现为略后倾的初始状态,此时如果不在磨牙上加后倾曲或后倾管,必然会产生支抗的丢失(图 2-15)。

图 2-15A 显示的是弓丝入后倾管,后倾管管腔方向、尖牙托槽槽沟方向与沟管中心点连

线的夹角相等,故为 Burstone Ⅰ类,磨牙和尖牙都受到向远中倾斜的力矩,尖牙不需要牵拉即可向远中移动。图 2-15B 显示的是弓丝入水平管,水平管管腔方向、尖牙托槽槽沟方向与沟管中心点连线的夹角相等,方向相反,故为 Burstone Ⅵ类,磨牙受到向近中、尖牙受到向远中倾斜的力矩,磨牙因受到前倾力矩而丢失支抗。

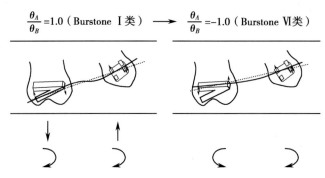

$$\frac{\theta_A}{\theta_B}=1.0\ (\text{Burstone Ⅰ类})\longrightarrow\frac{\theta_A}{\theta_B}=-1.0\ (\text{Burstone Ⅵ类})$$

图 2-15　尖牙拥挤低位拔牙矫治中,镍钛直丝进入不同角度的磨牙颊管,弓丝在尖牙和磨牙上产生的力系统

三、力与牙齿移动的类型

(一)矫治力的分类

临床上最常用的力的分类是按照力的大小分为轻力(light force)和重力(heavy force)。但轻力和重力的标准却并不一致,有人认为 60g 以下才算轻力,但也有人认为 200g 以下的力都可以算在轻力的范围内,而 600g 以上的力则算作重力。从力的作用效果,又可以分为正畸力(orthodontic force)和矫形力(orthopedic force),前者力值小,作用范围局限,主要用于移动牙齿,如固定矫治器所使用的弓丝或皮圈力;而后者力值大,作用范围也大,能改变骨骼形态,如快速扩弓、口外弓、前方牵引等。还有一种比较有意义的分类是按力的作用周期分为持续力(continuous force)和间断力(intermittent force),持续力指作用力的衰减很慢,患者在下次复诊时仍维持一定的力水平,如镍钛螺簧产生的力;间断力指力水平随着矫治器的摘戴或牙齿的移动很快降低至零的作用力,如活动矫治器。正畸移动牙齿最有效的是持续轻力,如果使用重力移动牙齿,则应使用间断重力,因为重力会使牙槽骨发生潜行性吸收(undermining resorption),持续重力使发生潜行性吸收的部位没有修复的时间,对根周牙槽骨及牙根都会产生不良的影响。

(二)牙齿移动的基本类型

1. 倾斜移动(tipping)　最常见的牙齿移动类型,正畸学上指牙冠的移动量大于牙根的移动量时的牙齿移动,倾斜移动时的旋转中心位于牙齿阻力中心的根尖方向。倾斜移动又可以分为非控制的倾斜移动(uncontrolled tipping)和控制的倾斜移动(controlled tipping)。非控制的倾斜移动是指牙移动时的旋转中心位于牙齿阻力中心与根尖之间的牙齿的倾斜移动,这是一种最容易实现的牙齿移动类型,以上切牙内收为例,当上切牙托槽部位受到单纯腭向力时,上切牙即产生非控制的倾斜移动(图 2-16),非控制的倾斜移动使得牙根颈部和根尖部牙周膜所受的应力最大。控制的倾斜移动是指牙移动时的旋转中心位于根尖部位时的牙齿倾斜移动,也以前牙内收为例,如果要控制图 2-16 中中切牙根尖的唇向移动,必须在切牙牙冠上增加一个如图 2-17 所示方向的力矩(moment),正畸学上最经典的方法是通过弓丝上的第三序列弯曲给切牙增加一个力偶矩(moment of a couple),当力矩的大小和力的大小达到一定的比例时,根尖向唇向的移动趋势被完全取消,从而实现牙冠向腭向移动,而根尖不动的情况(图 2-17)。控制的倾斜移动根颈部牙周膜受到的应力最大,而根尖部最小,这通常是临床上最需要的前牙内收方式。

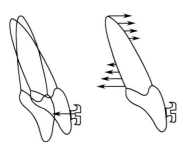 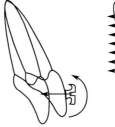 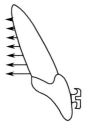

图 2-16 非控制的倾斜移动   图 2-17 控制的倾斜移动

2. 平行移动(translation) 亦称为整体移动(bodily movement),指牙冠和牙根向相同方向移动相同距离的一种牙齿移动方式,平行移动时的旋转中心位于无穷远处。平行移动需要一个作用于阻力中心的单纯力,临床上很难实现,因此,只能在托槽上配合使用力和力矩,使其达到相同的效果。以图 2-16 中的内收前牙为例,假设作用力是 100g,托槽中心与牙齿阻力中心之间的距离是 10mm,将作用力平移至阻力中心后,阻力中心上受到的是一个 100g 的腭向力,和一个 1 000g·mm 的顺时针方向的力矩。在 100g 腭向力的作用下,牙齿腭向移动,在 1 000g·mm 的力矩作用下,切牙会发生冠腭向倾斜,如果不希望牙齿倾斜,则需要在牙齿上再加一个大小相等、方向相反的力矩,比如加上一个 1 000g·mm 的逆时针方向的力偶矩,正畸学上称冠唇向或根腭向转矩,两个方向相反的力(偶)矩抵消后,阻力中心上只剩下 100g 的单纯力,从而实现切牙的整体后移(图 2-18)。平行移动时,牙周膜从根尖至根颈部的应力均匀一致。

3. 控根移动(root movement) 控根移动指牙冠基本不动,而主要移动牙根的移动方式,控根移动时的旋转中心位于切缘。实现控根移动的力学原理与平行移动类似,但需要加一个更大的逆时针方向的力偶矩,使牙齿阻力中心处受到的净力矩为逆时针方向,从而产生控根移动(图 2-19)。控根移动时根尖周牙槽骨受到的应力最大,临床上可用于拉后牙向前时

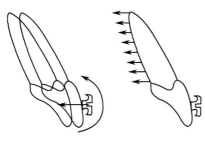 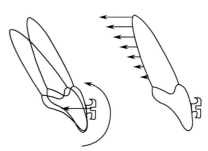

图 2-18 平行移动内收切牙   图 2-19 控根移动

的增强支抗、直立近中倾斜的后牙或拔牙矫治中控制尖牙牙根的远中移动。

4. 旋转移动(rotation)　当牙齿受到单纯的力偶矩时,会产生旋转移动,这种牙齿的旋转移动可用于矫正扭转牙(见图2-4)。

5. 垂直移动(vertical movement)　垂直移动严格地说并不是一个基本的移动类型,它与牙齿前后向移动、左右向移动并没有本质的区别,只是方向不同而已,也可以分为倾斜移动和整体移动两种方式。但在正畸牙移动中,垂直移动主要用于牙齿的伸长(extrusion)和压低(intrusion)这两种特殊类型的牙齿矫正,牙周膜受力状态会表现出特殊性,故将其提出来加以介绍。

牙齿压低移动(intrusion):主要用于深覆𬌗的矫治,单纯压低力作用下切牙会发生唇向倾斜,如果不希望切牙唇倾,则需要在牙齿上增加冠舌向或根唇向的力偶矩,使牙齿上所受到的净力矩为零,阻力中心处仅受到压低力而实现整体压低,此时牙根四周的牙周膜受到的均为压应力。

牙齿伸长移动(extrusion):常用于开𬌗的矫治,牙齿受到的力与压低时的情况正好相反,切牙会产生舌向倾斜,临床上可根据需要加以避免或利用。

(三) 口腔生理性力与牙齿移动

任何力量只要在牙齿上作用足够长的时间都能够移动牙齿,因此除了矫治器产生的矫治力之外,口腔内生理性的力量也会造成牙齿的移动。常见的生理性的力量包括:唇、颊、舌肌力,牙齿萌出力,咬合力,牙周膜的牵拉力、颌骨生长发育的力量等等。一般情况下,这些力处于某种平衡状态,但随着拔牙、生长、智齿萌出等的出现,牙列原有的平衡被破坏,会出现牙齿自由漂移、生理性支抗丢失等非矫治器力量导致的牙齿移动。

第二节　口腔正畸临床中的生物力学

口腔正畸临床生物力学是指运用上述牛顿力学的基本原理,结合口腔生理特点、牙周组织对力的反应等来指导正畸医师矫治牙齿的理论。

一、拔牙矫治中的生物力学

在正畸治疗中,相对于非拔牙矫治,拔牙矫治通常涉及到的牙齿移动量大,力学机制更加复杂,所以以下的讨论以拔牙矫治为例。

(一) 低位尖牙矫治的生物力学

拥挤和前突是拔牙矫治最常见的原因,中度以上拥挤的病例上颌尖牙作为第一磨牙前方最后一个萌出的牙齿,通常因没有足够的间隙而无法萌出到位,了解这一生物学特点非常重要。在方丝弓时代,由于不锈钢丝的刚度,正畸医师可能选择钢丝暂不入尖牙托槽,但镍钛丝发明以后,由于其超弹性、热激活特点,正畸医师几乎总能够让所有错位牙齿入槽,于是,尖牙远中的牙齿将受到前倾力矩,导致后牙支抗丢失(见图2-15B)。那么对于低位尖牙究竟应该如何防止支抗丢失呢?

1. 螺旋推簧法　排齐阶段的弓丝先不入尖牙托槽,待其他牙排齐,换上不锈钢丝或其它刚度比较大的弓丝后,在尖牙前后牙之间放置镍钛推簧,再拉尖牙入列(图2-20)。

2. 片段弓法　将后牙排齐后用粗方丝固定以加强支抗,片段弓对尖牙施以 治向伸长力(图 2-21)。

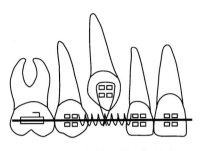

图 2-20　螺旋推簧法排齐低位尖牙

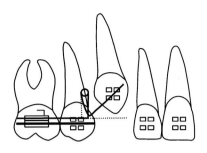

图 2-21　片段弓法排齐低位尖牙

3. 主、辅弓法　将除尖牙以外的其他牙排齐后,用方丝主弓固定牙列,用镍钛辅弓入尖牙托槽拉尖牙入列(图 2-22)。

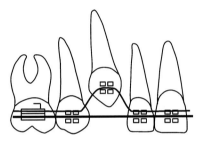

图 2-22　主、辅弓法排齐低位尖牙

4. 交互牵引　当上下尖牙均低位时,可以直接用交互牵引的方式同时拉上下尖牙入列(图 2-23)。

5. 分差力矩法　给磨牙一个大的后倾力矩,让它成为主导力矩,以防止支抗丢失;同时利用尖牙萌出力、镍钛细丝排齐前牙的力及牙周膜的牵引力,让牙齿沿着弓丝"漂移"入列(图 2-24)。使用这一技术时,托槽摩擦力越小越有利于尖牙滑动。

（二）关闭拔牙间隙的生物力学

在拔牙矫治中,按照力学原理分类有两种关闭拔牙间隙的方法,一种是关闭曲法(图 2-25);另一种是滑动法(图 2-26)。

经典方丝弓矫治技术和 Roth 直丝弓矫治技术采用关闭曲法,其优点是不需要克服弓丝与托槽间的摩擦力,但由于需要较多的弓丝弯制,对医师手工精准度要求高,加之关闭曲的异物感,以及不易口腔清洁等原因,而没有被大多数正畸医师选用;Andrews 直丝弓矫治技术

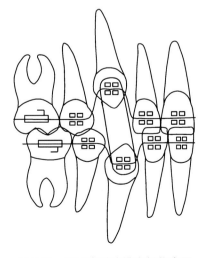

图 2-23　交互牵引法排齐低位尖牙

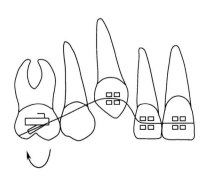

图 2-24　分差力矩法排齐低位尖牙

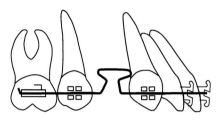

图 2-25 关闭曲法关闭间隙

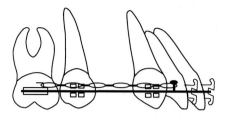

图 2-26 滑动法关闭间隙

将弓丝弯制转变为托槽角度后,为牙齿沿弓丝滑动提供了便利,自锁托槽更为滑动法降低了摩擦阻力,使滑动法成为关闭拔牙间隙的主流技术。在滑动法关闭间隙的技术中,又分为两步法和一步法两种,两步法指先拉尖牙向后,待尖牙与第二前磨牙靠拢后,再内收 4 个切牙;而一步法则不强调拉尖牙,而是在前牙排齐后,采用 6 个前牙同时内收的方法关闭拔牙间隙。目前国际上最强的临床证据显示两者对支抗丢失的影响差异无统计学意义。

二、Ⅱ类错𬌗矫治的生物力学机制

(一) 远中错𬌗的形成机制及矫治对策

远中错𬌗一般可分为牙源性和骨源性两种,前者可由牙列局部因素如替牙障碍等造成,后者通常由上颌骨发育过度或下颌骨发育不足等造成。从单纯正畸的角度(正颌外科见后续相关内容),远中错𬌗的矫治可以采用以下生物力学手段:

1. 抑制上颌向前的发育 采用口外弓对上颌骨施以向后的矫形力,抑制上颌骨的发育,让下颌骨自然向前的生长帮助矫正磨牙远中关系。其力学原理如下(图 2-27)。

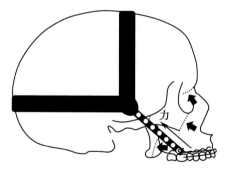

图 2-27 口外弓抑制上颌向前生长发育

2. 促进下颌骨的生长 功能性矫治器传统上被认为有促进下颌生长的作用,但目前大量的临床证据显示,功能性矫治器对远中错𬌗的矫治主要是牙列关系改变,而不是促进了下颌骨的生长。其生物力学原理如下(图 2-28)。

3. 牙代偿性矫治 对于已过生长发育期的骨性Ⅱ类错𬌗,最常用的正畸方法是牙代偿

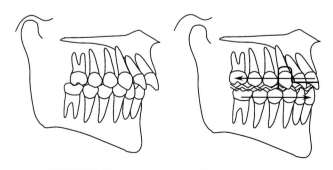

图 2-28 功能性矫治器使下牙列受到向前的力、上牙列受到向后的力

性矫治,其中非拔牙矫治可以采用口内支抗推磨牙向后的方法,如摆式矫治器、Ⅱ类牵引配滑动推杆、种植钉支抗等;或口外支抗推磨牙向后矫治器,如口外弓。而拔牙矫治可以采用内收上前牙,前移下磨牙的方法。无论拔牙还是非拔牙矫治,Ⅱ类骨性错𬌗牙代偿性矫治的结果都是上切牙相对直立,下切牙相对唇倾。国内最新的大样本研究显示,Ⅱ类错𬌗治疗前的上颌磨牙也存在后倾代偿,与Ⅱ类错𬌗切牙代偿性矫治的方向一致,但由于经典直丝弓矫治技术在后牙设计的是正常𬌗的轴倾度(如上磨牙为+5°的轴倾角),因此当换用越来越粗的弓丝时,后牙会受到进行性增加的前倾力矩而失去原有的生理性代偿(图2-29),导致医源性的支抗丢失。

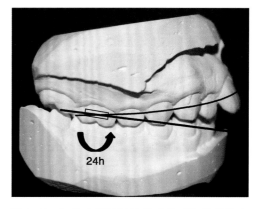

图2-29　经典直丝弓矫治技术使后倾代偿的磨牙受到前倾力矩,导致医源性支抗丢失

针对现代直丝弓矫治器在进行Ⅱ类错𬌗代偿性矫治时对上颌切牙和上颌磨牙移动方向明显矛盾的做法,可以通过分差力矩控制支抗的方案解决。其力学原理如下。

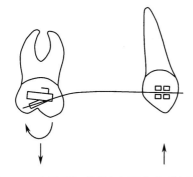

图2-30　磨牙额外增加-25°后倾角使其成为主导力矩,防止磨牙生理性的前倾趋势

(1)给磨牙额外增加-25°后倾角使其成为主导力矩,磨牙受到后倾力矩,阻止了上颌磨牙的前倾生长趋势;尖牙同时受到后倾力矩,因此可以在无支抗负担的情况下自动后倾解除前牙拥挤(图2-30)。并且避免了可能的医源性支抗丢失(见图2-29)。

(2)根据分差力矩原理,除非尖牙后倾总量(尖牙自身后倾+托槽预成角度)超过了磨牙前倾总量(磨牙自身轴倾度+额外的-25°辅管)的1/2,否则都不需要拉尖牙向后(图2-31,图2-32)。正畸拔牙病例中尖牙前倾的情况较多见于安氏Ⅱ[1]类,而尖牙后倾的情况较多见于安氏Ⅱ[2]类,所以要根据具体情况采取针对性的措施。

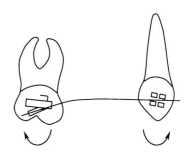

图2-31　尖牙后倾总量(尖牙自身后倾+托槽预成角度)等于磨牙前倾总量(磨牙自身轴倾度+额外的-25°辅管)的1/2,此时尖牙不受力矩

图2-32　尖牙后倾总量(尖牙自身后倾+托槽预成角度)超过磨牙前倾总量(磨牙自身轴倾度+额外的-25°辅管)的1/2,此时尖牙受前倾力矩,需要拉尖牙向后

（3）由于需要强支抗控制的前突病例尖牙大多与切牙一样被挤为前倾，因此，大多数情况下，尖牙会受到有利于其后倾的力矩，或解除拥挤的远中向力，加上牙周膜的牵引力，只要尖牙托槽上的摩擦力不大，即可自动后移解除拥挤，使第一阶段的矫治在近远中方向上基本可以做到"0"机械力支抗负担。

（4）－25°后倾辅管可以使原本代偿性后倾的磨牙保持后倾状态；而原本前倾的磨牙会受到比后倾磨牙更大的后倾力矩而达到略后倾的状态。经过第二期镍钛方丝整平后，上颌第一磨牙将达到接近－7°的后倾状态，起到类似 Tweed 支抗预备的增强支抗效果。另外，当上颌磨牙处于略后倾状态时，它与咀嚼肌前上方向走行的肌束接近平行，因此咀嚼肌收缩时，上颌磨牙受到的咀嚼力大部分会沿着上颌磨牙牙长轴的方向，而沿着𬌗平面方向的分力相比直立或前倾的上颌磨牙要小，从而将患者咀嚼肌的力量转化为防止上颌磨牙前移的支抗力（牙齿受到的沿牙轴方向的咬合力越大，前移的阻力就越大，其原理与正畸医师所熟悉的低角病例咀嚼肌力量强；而高角病例咀嚼肌力量弱，因而低角病例支抗更强相类似），这是生理性支抗控制的力源所在。

（二）打开咬合的生物力学

安氏 II[1] 类错𬌗常伴随着深覆盖、深覆𬌗，打开咬合的生物力学机制通常包含了后牙萌长和前牙压低两个方面，促进后牙萌长的矫治器以平面导板为典型代表，它可以抑制下切牙的萌长，使前牙覆𬌗随着上下后牙的萌长而减小。临床医师通常会发现压低前牙比其它类型的牙齿移动要费时费力，但 Begg 矫治器在打开咬合方面却有其独特优势，下面让我们看看同样的后倾曲在 Begg 矫治器托槽和在方丝弓矫治器托槽中的力学效果有何不同？

用方丝弓矫治器时，磨牙前方的后倾曲在通过尖牙托槽时，按照前面介绍的分差力矩概念，有可能在尖牙上产生顺时针、零、逆时针三种方向的力矩，尖牙力矩的方向取决于它的初始角度。如果尖牙初始角度为后倾状态，则当弓丝通过尖牙托槽后，其近中的弓丝会位于切牙托槽的𬌗方，不仅不能对切牙产生压低作用，反而会对切牙起到伸长效果（图 2-33），可见尖牙有可能削弱、抵消磨牙前方后倾曲的作用；但如果把尖牙托槽换为单点接触式的 Begg 类矫治器托槽（图 2-34），尖牙处的力矩始终是零，无论尖牙初始角度是前倾还是后倾，都不会改变切牙的受力方向。因此方丝弓矫治器打开咬合时，可以采用绕开尖牙托槽的压低辅弓，以避免尖牙削弱打开咬合的力量。

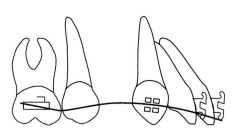 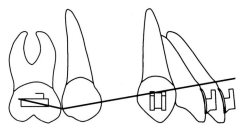

图 2-33 尖牙后倾时，弓丝通过尖牙方丝弓托槽后位于切牙𬌗方，对切牙起到伸长效果

图 2-34 弓丝通过尖牙 Begg 托槽后位于切牙龈方，对切牙起到压低效果

三、Ⅲ类错殆矫治的生物力学

（一）前方牵引矫治的力学机制

采用前方牵引矫治装置施以向前向下的矫形力,促进上颌骨的发育,牵引方向为向前向下约30°,此时牵引力线接近上颌骨的阻力中心,防止了上颌骨的旋转,其反作用力施加于额部和颏部,同时抑制颏部向前生长。其力学原理如下(图2-35)。

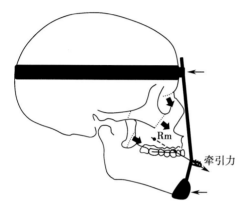

图2-35 前方牵引促进上颌向前生长发育
Rm:上颌复合体阻力中心

（二）Ⅲ类牙代偿性矫治

对于轻中度的Ⅲ类错殆,正畸医师可以通过唇倾上切牙,舌倾下切牙的方式来矫正前牙反殆,其最常用的手段是Ⅲ类牵引。由于传统正畸学研究主要依据头影测量变化反映错殆矫治机制,而头影测量可以明显测出上下中切牙角度治疗前后的变化,但却很难反映尖牙、前磨牙的变化,因此容易让正畸医师把代偿机制局限在上下中切牙的转矩变化。最新的大样本研究数据显示,Ⅲ类错殆上颌磨牙也会表现为代偿性前倾,由此我们可以推断,位于上颌磨牙与上颌中切牙之间的前磨牙和尖牙也会出现代偿性的前倾;而位于下颌磨牙和下颌中切牙之间的下颌前磨牙和尖牙会出现代偿性的后倾。了解生理性的代偿规律,我们就可以解释为什么Begg矫治器以及MEAW等容许后牙倾斜移动的矫治器能够更加有效地进行骨性错殆的代偿性矫治,这类错殆矫治的性质决定了牙齿最终位置不需要达到正常的直立角度。

第三节 口腔正畸材料力学

一、矫治弓丝的基本力学性能

（一）弹性材料的力学特征

矫治器大都依靠弓丝、弹簧、牵引皮圈等具有弹性的材料来产生矫治力,因此,了解弹性材料的特点有助于临床上正确选择合适的材料。弹性弓丝的特点通常用负荷-形变曲线(Load-deflection curve)或应力-应变曲线(Stress-strain curve)(图2-36)来描述。弓丝在拉伸、弯曲、扭转情况下,均可呈现如图2-36所示的负荷-形变曲线,只是在这三种情况下,负荷与形变的大小和单位各不相同。曲线的直线部分表示弓丝的变形处于其弹性限度之内,负荷与形变成正比;曲线部分表示弓丝的变形超出了弹性范围,弓丝发生了塑性变形。如果将负荷除以弓丝的横截面积,变形以单位变形来表示,则可转化为应力-应变曲线。负荷-形变曲线或应力-应变曲线所反映的弓丝性能如下。

1. 刚度(stiffness) 负荷与形变之比,反映弓丝对抗形变的能力。负荷-形变曲线越陡的弓丝,刚度越大。一般来说,刚度小的弓丝可提供力量柔和而稳定的作用力,但不利于支

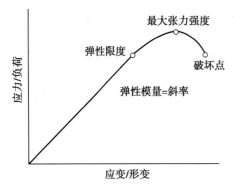

图 2-36 应力-应变曲线或负荷-形变曲线

抗牙的稳定。正畸临床上,不锈钢丝的刚度明显大于镍钛弓丝,其优点是能够抵抗口内或口外牵引对弓丝的变形力,有利于保持牙弓的稳定性。缺点是移动牙齿时,力值变化幅度较大,所以需要经常加力或更换弓丝。

2. 弹性模量(modulus of elasticity) 应力与应变之比,它的大小与刚度成正比。弹性模量是材料的内部特性,刚度则不仅与材料的内部特性有关,而且与材料的外部形状如弓丝的粗细、长短等有关,因此,临床上可以通过选择不同粗细的弓丝、增加弓丝的总长度等措施来降低弓丝的负荷-形变率,以提供柔和而持续的矫治力。

3. 弹性限度(elastic limit) 弹性限度是弓丝从弹性变形到塑性变形的转折点。其反映了弓丝能够发生弹性变形的最大范围,弓丝的弹性范围越大,它对牙齿移动的有效作用时间就越长。而弓丝在超出其弹性限度后能够发生塑性变形又是正畸弓丝能够弯制成各种矫正曲的必要条件。

4. 最大张力强度(ultimate tensile strength) 在曲线的最高点,是材料能够接受的最大应力,当作用力使材料的变形超出了其最大张力强度还进一步加力时,就会达到材料的破坏点(failure point),出现弓丝的折断。

(二)临床不同矫治阶段对材料力学性能的要求

在牙列不齐阶段,平稳而持续的轻力有助于高效排齐牙齿,因此通常会选择刚度小,弹性范围大的细镍钛圆丝;随着牙弓逐渐排齐,换用刚度逐渐增大的粗圆丝或镍钛方丝;到了关闭间隙阶段,则可选用刚度更大的粗不锈钢方丝,以维持弓形,并实现对牙位的三维精准控制。

二、托槽结构与矫治力学

常规托槽由托槽体、托槽翼、槽沟和底板构成,按照托槽体的近远中尺寸可分为宽托槽和窄托槽;按照托槽翼数量可分为单翼托槽和双翼托槽;按照槽沟𬌗龈向尺寸,可分为 0.018 系统槽沟和 0.022 系统槽沟;按照摩擦力水平又可分为常规摩擦力托槽和低摩擦力托槽。

(一)单翼托槽与双翼托槽

与双翼托槽相比,单翼托槽可以算作窄托槽,最窄的托槽是 Begg 托槽。窄托槽的优势是托槽间距大,牙不齐时,刚度大的弓丝也有可能入槽,而且托槽间距大时,弓丝的作用范围就大,有效作用时间长,但单翼托槽不利于扭转牙的矫正。经典方丝弓矫治器和 Begg 矫治器都是单翼窄托槽配合硬弓丝排齐牙齿,而现代直丝弓矫治器则大都使用双翼托槽配合刚度小的镍钛丝排齐牙齿。

(二)槽沟宽度的影响

0.018 英寸和 0.022 英寸是世界上使用最多的两种槽沟尺寸,0.018 系统的使用者强调细丝轻力,认为没有必要使用超过 0.018 英寸的弓丝,但大多数托槽是 0.022 系统的,所以当最后一期关闭间隙阶段需要刚度大的主弓丝时,可以使用 0.018 英寸×0.025 英寸或

0.019 英寸×0.025 英寸的不锈钢方丝。但即便是 0.019 英寸×0.025 英寸的粗方丝,在 0.022 系统的槽沟中,仍然有余隙,由于槽沟深度远小于槽体宽度,所以余隙对转矩控制的影响明显大于对轴倾度控制的影响,因此也有正畸医师为了减少切牙转矩控制的余隙,在 0.022 系统的托槽中把切牙托槽换为 0.018 系统的托槽,搭配成所谓双槽沟尺寸系统,具有一定的力学优势,但限制了 0.018 英寸×0.025 英寸以上弓丝的使用,国产生理性支抗控制矫治器将切牙托槽做成 0.020 槽沟解决了这一矛盾。

(三) 低摩擦托槽的结构特征与矫治力学

在牵引牙齿沿弓丝滑动的过程中,摩擦力始终是一个阻力,虽然经典 Begg 托槽开始就具有低摩擦的特点,但直到现代自锁托槽流行以后,正畸医师对低摩擦的关注才达到顶峰。自锁托槽设计的初衷是减少正畸医师椅旁结扎弓丝的时间,但结扎方式改变后,却发现新的结扎方式对弓丝的约束明显减少,摩擦力因而大大下降,使自锁托槽具有了和传统方丝弓、直丝弓托槽不一样的力学特点——低摩擦。目前世面上的低摩擦托槽品种繁多,大致可以分为自锁低摩擦托槽和结扎低摩擦托槽两类:

1. 自锁低摩擦托槽 不采用结扎丝或结扎圈,而是在托槽上设计翻盖板或滑盖板,按照盖板设计是否具有弹性又分为被动自锁和主动自锁两类,详见自锁托槽章节的介绍。

2. 结扎低摩擦托槽 沿用传统结扎方式,但通过对托槽结构的设计或结扎零件的改变,达到低摩擦效果的托槽。例如,Begg 托槽,Tip-Edge 托槽,传动矫治器的尖牙托槽,以及由自锁托槽的主动和被动两种低摩擦状态进一步发展而来的的自主低摩擦托槽(图 2-37)。

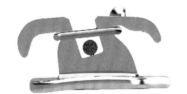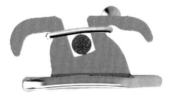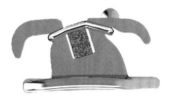

图 2-37 不同粗细的弓丝与不同粗细的结扎丝在 M-LF 托槽上可以形成大小不同的余隙

自主低摩擦托槽最大的特点是允许医师根据常用弓丝尺寸和结扎丝直径排列组合而形成不低于 10 种摩擦力水平的弓丝-槽沟余隙角(0.014、0.016、0.018 英寸三种尺寸的圆丝配 0.020、0.025mm 米结扎丝、橡胶结扎圈这三种直径的结扎,可以排列组合出 9 种弓丝和槽沟在唇舌向的余隙角,加方丝阶段余隙角为零这种状态,合计出 10 种摩擦力水平),如果使用 0.010、0.012 英寸的弓丝,又会增加 6 种余隙角,如果增加其他直径的结扎丝或结扎圈,还能增加更多的余隙角,从而可以更好地达到图 2-7 所提示的始终让 $\theta \approx \theta_c$ 的最佳滑动阻力与矫正力的平衡状态。由于其多档余隙可以构成不同的低摩擦状态故又被称为多档位低摩擦(multi-level low friction)托槽,缩写为 M-LF 托槽。临床使用时,正畸医师只要按照矫治的自然进程,从细到粗、从圆到方逐渐更换弓丝,就可实现从允许牙齿低摩擦自由移动的解除拥挤阶段,到逐渐增强对牙位控制能力的排齐阶段的自然过渡,直至进入方丝阶段达到三维牙位的完全控制。必要时还可以在同一根弓丝上通过选择不同粗细的结扎丝或结扎圈增加或减少某颗牙上的摩擦力,给正畸医师更多的主动调控摩擦力的选择。

(许天民)

参 考 文 献

1. MULLIGAN T F. Common sense mechanics-static equilibrium. J ClinOrthod,1979,13(11):762-766.

2. ISAACSON R J,LINDAUER S J,DAVIDOVITCH M. The ground rules for arch wire design. Seminars in orthodontics,1995,1(1):3-11.

3. SHELLHART W C. Equilibrium clarified. Am J Orthod Dentofac Orthop,1995,108(4):394-401.

4. LINDAUER S J. The basics of orthodontic mechanics. Seminars in Orthodontics,2001,7(1):2-15.

5. KUSY R P,WHITLEY J Q. Influence of archwire and bracket dimensions on sliding mechanics:derivations and determinations of the critical contact angles for binding. Eur J Orthod,1999,21(2):199-208.

6. KUSY R P. Ongoing innovations in biomechanics and materials for the new millennium. The Angle Orthodontist,2000,70(5):366-376.

7. MULLIGAN T F. Common sense mechanics,part 9. J Clin Ortho,1980,14(5):336-342.

8. BURSTONE C J. Force systems from an ideal arch. Am JOrthod,1974,65:270-289.

第三章　口腔正畸生物学基础

第一节　正畸牙移动牙周组织改建的生物学基础

一、牙周组织结构与功能

力学刺激是维持和保持骨完整性的基础,同时在骨的内环境稳定中也发挥着重要作用。无论是肌肉、结缔组织还是血管,都依赖机械力学刺激来维持它们的稳定。临床正畸治疗中的牙齿移动建立在牙周组织受力后发生生物学改建的基础之上,与正畸牙齿移动相关的牙周组织结构包括牙骨质、牙周膜与牙槽骨,均由牙囊发育而来。随着牙根的发育,牙周组织也随之发生。

(一) 牙根的组织学结构与功能

牙体被牙骨质覆盖的部分称为牙根(dental root),牙根埋伏于牙槽骨中,通过牙周膜固定于牙槽窝内,是牙体的支持部分,起稳固牙体的作用。因牙齿功能的不同牙根的形态与数目也有所差异,如前牙多为单根,而磨牙通常有2~3个牙根,并且多有分叉,以增强牙根在颌骨内的稳固性。牙根的尖端称为根尖,每个牙根尖处通常有小孔以供牙髓的神经血管通过,此孔称为根尖孔(apical foramen)。临床中,牙根分为解剖牙根(anatomical root)和临床牙根(clinical root),解剖牙根是指被牙骨质覆盖的部分,牙根与牙冠以牙颈为界;临床牙根是指口腔内不能见到的牙体部分,牙根与牙冠以龈缘为界。正常情况下,由外向内,牙根由牙骨质、牙本质和牙髓三层结构组成。

牙骨质(cementum)是牙根表面覆盖的一层特殊的矿化组织,呈淡黄色,比牙本质颜色略深,其硬度低于牙本质。牙骨质的组织结构与密质骨相似,具有许多骨组织的特性。但不同于骨的是牙骨质无哈佛管,也无血管神经,同时不发生生理性吸收或改建,而且一生都在不断沉积。牙骨质连接牙周膜纤维,对于牙根表面的损伤起修复作用。

在牙根形成过程中,首先形成的牙骨质称原发性牙骨质或无细胞牙骨质,这种新形成的牙骨质是无细胞的,覆盖在牙根冠方2/3处。在牙萌出到咬合平面后,在牙根尖区和后牙根分叉区形成细胞牙骨质,主要分布于根尖部1/3处。牙骨质形成快,但矿化差,表面有一层未矿化的牙骨质即类牙骨质,成牙骨质细胞在向细胞外分泌基质的过程中也将自身埋在基质中,转变为牙骨质细胞。这时形成的牙骨质称为继发性牙骨质。继发性牙骨质为有细胞牙骨质,其中含有大量来自于牙周膜的胶原纤维,还有部分来自于成牙骨质细胞所形成的纤维。牙骨质中的Sharpey纤维被认为是牙周膜中胶原纤维的直接延续。

牙骨质是维系牙根和牙周组织联系的重要结构。牙周膜的一端埋入牙骨质,而另一端埋入牙槽骨,使牙体组织紧密牢固的附丽于牙槽窝,同时,牙骨质也有附丽牙龈的作用。在生理情况下,牙骨质不像骨组织可以不断地改建和重塑,而且较固有牙槽骨具有更强的抗吸收能力,这些是临床正畸治疗时牙齿移动的基础。当牙周膜纤维因适应牙齿功能的需要发生改建和更替时,牙骨质可以不断地增生沉积而形成继发性牙骨质,从而新生的牙骨质将新形成的牙周膜重新包埋附着,使新形成的牙周膜纤维重新附着至牙根。当牙齿的切缘和咬合面受到磨损时,也可以通过继发性牙骨质的根尖沉积得到一定的补偿。在牙髓和根尖周病治疗后,牙骨质能新生并覆盖根尖孔,重建牙体与牙周的联系。当牙根表面有小范围的病理性吸收或牙骨质折裂时,均可由于继发性牙骨质的沉积而得到修复。正常情况下牙骨质不发生吸收,但在病理等特殊情况下,如矫治力过大导致根尖有炎症或创伤时,则可导致牙骨质的吸收,这种吸收甚至还可波及到牙本质。当病理因素去除,移动的牙保持一段时间后,局部的成牙骨质细胞活跃增生形成新的牙骨质,可将小范围吸收陷窝填平修复。

牙本质(dentin)是构成牙主体的硬组织,由成牙本质细胞分泌的基质矿化而来,主要起保护内部的牙髓和支持表面的釉质的功能,大约含有30%的有机物和水,70%无机物,硬度低于牙釉质但比骨组织稍高。牙本质主要由牙本质小管、成牙本质细胞突起和细胞间质所组成。牙本质小管为贯通于牙本质全层的管状空间,充满了组织液和一定量的成牙本质细胞突起。牙本质的细胞间质大部分为矿化的间质,其中有细小的胶原纤维,主要为Ⅰ型胶原。纤维的排列大部分与牙本质小管垂直而与牙表面平行,彼此交织成网状。

牙髓(dental pulp)是来源于外胚间叶的疏松结缔组织,位于由牙本质形成的髓室和根管内,主要由结缔组织、血管和神经构成,后两者通过根尖孔与机体血液循环系统和神经系统相连接。牙髓的功能是形成牙本质、营养、感觉、防御及修复。牙本质和牙髓由于其二者在胚胎发生和功能上相互关系密切,故二者常合称为牙髓-牙本质复合体(pulp-dentinal complex)。

(二) 牙周膜的组织结构及功能

牙周膜(periodontal membrane),是围绕牙根并连接牙根和牙槽骨的致密结缔组织,环绕牙根。其厚度为0.15~0.38mm,平均0.25mm,根中1/3最薄。主要由细胞、基质和纤维组成,并含有神经、血管和淋巴管。其中大量的胶原纤维将牙齿固定在牙槽窝内,并能抵抗和调节牙齿所承受的咀嚼压力,具有悬韧带的作用,又称牙周韧带(periodontal ligament,PDL)。牙周膜在冠方与牙龈的固有层相延续,被连接牙槽嵴顶和牙根的胶原纤维束所分割(牙槽嵴纤维)。牙周膜纤维在静止状态下略呈波浪状,有一定的收缩性,当受到拉力时被拉平伸长,而遇到压力时波浪状弯曲增大,纤维略缩短,此时牙齿即出现微小的生理性动度。同时,牙周膜可以分散、吸收咀嚼时牙槽突受到的力,并在正畸牙齿移动中发挥重要作用。在X线片上,牙周膜不显影,表现为围绕牙根的窄黑线。正常情况下,随着年龄增长,牙周膜变窄。

1. 纤维　包绕牙胚的牙囊分化形成牙周膜(PDL)、牙骨质和牙槽骨。牙周膜中含有大量的纤维,胶原纤维和不成熟的弹力纤维是构成牙周膜纤维的主要成分,其中胶原纤维数量最多,主要为Ⅰ型胶原,少数为Ⅲ型胶原,牙周膜中的纤维由成纤维细胞合成,在细胞外聚合成纤维,汇集成粗大的纤维束,并有一定的方向,称主纤维,又称为真正的牙周纤维,随着牙齿的萌出而生长。首先,细小的原纤维从根面牙骨质和骨表面伸出,进入牙周膜中,随之发生融合。之后,纤维的数量和厚度增加。胶原纤维束的方向随牙齿萌出而不断变化。当牙齿萌出至具有咬合接触且行使功能时,主纤维分化成为牙槽嵴纤维、横纤维、斜纤维、根尖纤维和根间纤维。主纤维束之间为疏松的纤维组织,称间隙纤维,其中有血管和神经穿行。

主纤维在不同的位置上,其排列方向和功能虽不相同,但互相协调,共同支持和稳固牙齿,以完成咀嚼功能。当牙齿承受垂直压力时,除根尖纤维外,几乎全部纤维呈紧张状态,并将此力传递至牙槽骨,可担负较大咬合力。此时根尖区的牙周膜具有缓冲压力的作用,避免牙槽骨受到过大的冲击力,也可对根尖孔处及牙周膜内的血管和神经起到保护作用。当受到侧向力时,仅有部分纤维呈紧张状态,此时牙周膜纤维及牙槽嵴易受到侧向力的损伤。由于主纤维所在的部位和功能不同,主要分为以下五组。

(1)牙槽嵴组(alveolar crest fibers):主要分布在牙齿的唇(颊)、舌(腭)侧,在邻面无此纤维。纤维起于牙槽嵴顶,呈放射状向牙冠方向走行,止于釉牙骨质界下方的牙骨质。其功能是对抗侧方力,将牙齿向牙槽窝内牵引,保持牙齿直立。临床正畸中对于扭转牙通常采取过矫治及在矫治完成后行牙周组织纤维环切术(CSF),使得矫正后的牙齿稳定在适当的位置。

(2)水平组(horizontal fibers):在牙槽嵴纤维的根方,一端埋入牙骨质,另一端埋入牙槽骨中,呈水平方向分布,与牙弓的𬌗平面大致平行,是维持牙齿直立的主要结构,并与牙槽嵴纤维共同对抗侧方力,防止牙侧方移动。

(3)斜行组(oblique fibers):牙周膜中数量最多、力量最强的一组纤维。分布至除牙颈部和根尖区外牙根所有区域。纤维走行方向为向根方倾斜约45°,附着牙槽骨的一端近牙颈部,埋入牙骨质,另一端近根尖部,主要作用是将牙齿悬吊于牙槽窝内。斜行组纤维走行的特殊方式可将受到的咀嚼压力转变为牵引力,从而使力均匀地分散到牙槽骨上。在水平组织切面上,斜纤维呈交织状的排列,从而可限制牙齿的转动。

(4)根尖组(apical fibers):在牙根未完全形成的牙中无此纤维。起于根尖区牙骨质,呈放射状止于根尖周围的牙槽骨,有固定牙根尖的作用同时也可保护进出根尖孔的血管和神经。

(5)根间组(interradicular fibers):只存在于多根牙,起自根分叉处的牙根间牙槽骨隔顶,止于根分叉区牙骨质,起限制牙根向冠方移动的作用。

牙周膜中无成熟的弹性蛋白,但有两种不成熟的弹力纤维,即Oxytalan和Eluanin纤维,这两种纤维以一般的方法难以观察到。目前对这两种纤维的功能尚不完全明确,推测牙周膜中的这两种不成熟弹力纤维可增加胶原纤维的稳定性和硬度,因此在承受咀嚼压力时,使得根尖的血流保持通畅。

在生理状态下,牙周膜中的胶原更新比其他组织中的更新要迅速得多(为牙龈的2倍),这是因为施加于牙周膜上的力的方向不确定性所决定的,即牙周膜既承受水平力也承受垂直力或者两者的混合力。而根间纤维的胶原更新率较低则可能是其受到的功能性压力较小的原因。

2. 基质 基质是充填于牙周膜的纤维束间和细胞间的大量无结构胶质状物,其成分与其他结缔组织相似,但组成比例不同,主要由氨基葡聚糖(GAG)和糖蛋白(纤维粘连蛋白和层粘连蛋白)构成。基质中含有约70%的水,随着结缔组织的成熟,水分减少。基质主要在维持牙周膜的代谢,保持细胞的形态、运动和分化方面起重要作用。当牙齿承受咀嚼力时,也具有明显的支持与缓冲作用。不同年龄个体的基质有很大的变化,基质更新的速度比胶原纤维更快。

3. 细胞　牙周膜中主要有四种类型的细胞:结缔组织细胞、Malassez 上皮剩余细胞、防御细胞(主要包括巨噬细胞、肥大细胞和嗜酸性粒细胞),以及与神经、血管相关的细胞。结缔组织细胞主要有成纤维细胞、成牙骨质细胞、成骨细胞、破骨细胞及未分化的间充质细胞。

(1) 成纤维细胞(fibroblasts):牙周膜中数量最多,在功能上也最重要的细胞。其主要功能是合成胶原,并降解陈旧的胶原纤维,使牙周膜中的胶原纤维能不断更新和重塑。成纤维细胞还可发育成为成牙骨质细胞和成骨细胞,参与牙骨质和牙槽骨的重建。同时,成纤维细胞还与牙周膜中的基质形成有关。

(2) 成骨细胞(osteoblasts):位于新形成的牙槽骨表面,贴近骨表面排成一行。成骨细胞能分泌胶原纤维和骨基质,矿化后成为骨间质。还可分化发育为骨细胞。

(3) 成牙骨质细胞(cementoblasts):成牙骨质细胞呈扁平状,核圆形,分布在邻近牙骨质处的牙周膜中。其功能是形成牙骨质。

(4) 破骨细胞(osteoclasts):破骨细胞是多核巨细胞,直径可达50μm以上,核的数目不等,胞质嗜酸性。破骨细胞位于骨吸收部位的凹陷内,可使骨和牙骨质发生吸收,当骨吸收停止,破骨细胞即消失。当牙骨质吸收时,在吸收处也可见到破骨细胞,也可称为破牙骨质细胞。

(5) 未分化间充质细胞(undifferentiated mesenchymal cells):牙周膜中另一种重要的细胞成分,这些细胞常位于血管周围5μm内的区域。具有多向分化潜能,可进一步分化为成纤维细胞、成骨细胞和成牙骨质细胞,是牙周膜中新生细胞的来源,在牙周膜的更新与修复中有重要作用。

(6) Malassez 上皮剩余(epithelial rest of Malassez's):牙根发育过程中上皮根鞘的残余部分,位于牙骨质附近的纤维间隙中,呈条索状或团块状,与牙根表面平行排列,在根尖区和牙颈部较多,当受到刺激时可增殖成为牙源性肿瘤或颌骨囊肿的上皮来源。

4. 间隙组织　光镜下看到在牙周膜主纤维束周围有血管、淋巴管、神经和疏松结缔组织。这些组织统称为间隙组织(interstitial tissue)。

(三) 牙槽骨的组织结构及功能

牙槽骨(alveolar bone),亦称为牙槽突(alveolar process),是上下颌骨包围和支持牙根的部分,牙槽骨与颌骨体相连而无明显界限,容纳牙根的窝称牙槽窝,与牙体的形态相似。牙槽窝在冠方的游离端称牙槽嵴,两牙之间的牙槽突部分称为牙槽间隔。牙槽骨的组织结构与身体其他骨相似,其生长发育依赖于牙齿的功能性刺激。如果牙齿脱落,牙槽骨也会逐渐吸收萎缩。牙槽嵴的形态在前牙区为圆柱状,磨牙区为扁平状,但颊舌侧错位的牙,牙槽嵴会变薄或消失。牙槽骨由固有牙槽骨、密质骨和松质骨组成。

1. 固有牙槽骨(alveolar bone proper)　牙槽窝的内壁又称为固有牙槽骨,包绕牙根,与牙周膜相邻,在牙槽嵴处与外骨板相连。它是一层多孔的骨板又称筛状板。筛孔状结构有助于牙周膜的血管和神经纤维穿过从而进入骨髓腔中,由于固有牙槽骨很薄,无骨小梁结构,在 X 线片表现为围绕牙周膜外侧的一条白色阻射细线,亦称硬骨板(lamina bone)。这是牙周组织结构健康的重要标志,牙周膜发生炎症和外伤时,硬骨板首先消失。

2. 密质骨　密质骨是牙槽骨的表面部分,是颌骨内、外骨板延伸的部分。密质骨表面为平行骨板,是由不同厚度的致密的哈弗系统所构成。密质骨的厚度不尽相同,下颌骨密质骨厚而致密,小孔很少;上颌骨牙槽骨的唇面,尤其前牙区密质骨很薄且小孔多,而舌侧增厚。所以上下颌牙齿移动的难易程度不同,对支抗的需求也不同。

3. 松质骨　由骨小梁和骨髓腔组成,位于密质骨和固有牙槽骨之间,由含细纤维的膜性骨组成,呈板层状排列伴有哈弗系统,形成大的骨小梁。骨小梁的粗细、数量和排列方向与所承担的咀嚼力密切相关。通常状态下前牙区松质骨少,上下颌后牙区松质骨多。咬合刺激是牙槽骨健康存在的基础。咀嚼力强的区域,支持骨量多,骨小梁粗大致密,骨髓间隙小;而无功能的牙齿或承担咀嚼力小的牙齿,则骨小梁细小,骨髓间隙大。牙齿无咬合时,牙槽骨出现失用性萎缩。现代人食物精细程度的增加导致了牙槽骨缺乏咬合刺激而退化,这也是造成现代人越来越多的出现牙列拥挤的原因之一。

二、牙齿萌出与咬合过程中的牙周组织改建

(一) 牙齿萌出过程中的牙周组织改建

牙齿萌出的现象表明,牙周膜本身也能够产生使牙齿移动的力量。萌出的机制依赖于牙周膜组织的代谢,但不仅仅是胶原纤维的形成、交联和成熟收缩。这个过程在成人后仍然存在(例如失去对颌牙的牙齿将会继续萌出、伸长),但牙周膜的代谢速率明显降低。

牙齿的萌出始于牙根的形成。当牙冠发育即将完成时,成釉器的内釉上皮和外釉上皮在颈环处增生,并向未来根尖孔方向生长,形成双层上皮结构的 Hertwing 上皮根鞘(Hertwing's epithelial root sheath,HERS),将牙乳头与周围的牙囊组织分开,从而拉开了牙根发育的序幕。牙根发育涉及到的细胞有 HERS 细胞、牙乳头细胞和牙囊细胞,三者共同完成了牙根发育,包括牙本质、牙骨质和牙周膜的形成。HERS 关系到牙根发育的启动,牙乳头细胞和牙囊细胞则关系到牙根牙本质和牙骨质的形成。

牙囊细胞(Dental follicle cell,DFC)具有多向分化潜能,作为牙周组织分化发育的前体细胞,能分化形成牙周膜、牙骨质和固有牙槽骨。随着 HERS 的破裂,内层 DFC 沿着破裂的小孔渗入到牙本质表面,并分化为成牙骨质细胞。与此同时,中间层分化为成纤维细胞,生成致密纤维,形成牙周膜。外层 DFC 分化为成骨细胞,从而形成固有牙槽骨。

在牙齿萌出前,由于牙槽嵴位于牙骨质、釉质连接处的上方,所有发育的牙周膜纤维束向牙冠方向斜行排列。随着牙齿的萌出和移动,釉-骨质界与牙槽嵴处于同一水平。位于牙龈纤维下方的斜行纤维束变为水平排列。当牙齿萌出到功能位时,牙槽嵴位于釉-牙骨质界下方,水平纤维又变为斜行排列,形成牙槽嵴纤维。这时牙周膜细胞增生形成致密的主纤维束,并不断地改建成功能性排列。牙周膜在发育期和牙齿的整个生存期间,均不断地更新和改建。当牙齿萌出到咬合建立时,牙槽骨密度增加,牙周膜的主纤维呈一定方向排列,并形成各组纤维束,附着在牙龈、牙槽嵴和牙根周围的牙槽骨上。纤维束直径由细小变得粗大而稳定。牙周膜和牙槽骨中含有丰富的血管,有髓和无髓神经也随血管进入牙周膜中。牙周膜形成过程中,在骨隐窝的壁上和发育的牙周膜纤维束周围分化出成骨细胞,形成新骨。

新骨的沉积逐渐使骨壁与牙之间的间隙减少,牙周膜的面积也随之减小。

牙周支持组织形成后,在其改建过程中要不断地补充新的成牙骨质细胞、成骨细胞和牙周膜成纤维细胞。现已表明,来自骨髓的细胞通过血管通道进入牙周膜中,定位在牙周膜血管的周围。这些细胞增殖并向牙骨质和骨壁移动,在此分化为成骨细胞和成牙骨质细胞。血管周围的这些细胞也可以是新的牙周膜成纤维细胞的来源,因此在血管周围存在着能分化为成骨细胞、成牙骨质细胞的前体细胞。

(二) 咬合过程中的牙周组织改建

在咀嚼时,牙齿和牙周组织受到间歇性的重力,牙齿接触持续一秒钟或更少的时间所产生的力是相当大的。咀嚼软性食物时力值范围是 1~2kg,而咀嚼相对较硬的食物时,力值可高达 50kg。当牙齿遇到此种重力时,牙周膜间隙中存在的不可压缩的组织液,可以缓冲牙齿在其中的快速位移,力则传递到牙槽骨,使之轻度弯曲变形。

行使正常功能期间上下颌骨会出现轻微弯曲。张闭口时,即使在没有重力的负荷下,下颌骨体也会有轻微弯曲变形。在大开口时,下颌磨牙间的距离可减少 2~3mm。在重力咀嚼时,个别牙齿会产生轻微位移,这是由于牙槽突的可弯曲性允许了这种现象的发生,且弯曲应力可以传递相当一段距离。在正常功能时,骨的弯曲变形可以产生压电电流,这对于骨的再生和修复是一个很重要的刺激因素。此机制就是骨的结构适应于功能需要。

在压力加载的前 1~2 秒钟,牙周膜间隙内仅有极少量的液体被挤压出来。如果压力持续,液体被迅速挤出,牙齿在牙周膜间隙内产生移动,将牙周膜挤压在邻近牙槽骨上。显然,这是有害的。牙周膜中组织液所产生的抵抗力,能够允许正常咀嚼功能的行使,故压力作用 1~2 秒钟时不产生疼痛。当压力作用 3~5 秒钟后会产生疼痛,这表示牙周膜腔的液体已被挤压出,此时牙周膜受到了极度压力。

尽管牙周膜能适应和抵抗短暂的压力,但当组织液被挤出牙周膜腔后,其适应能力迅速丧失。延长加力时间,即使是轻力,也会产生不同的牙周组织反应,即局部牙槽骨的吸收与改建。正畸牙齿移动就是在持续力的作用下产生的。另外,轻的持续力也存在于自然状态下,如唇、颊和舌对于牙齿的作用,也像正畸力一样,使牙齿发生移动。

正常的咀嚼功能对于牙周组织改建是十分重要的。当牙齿失去咬合功能,如错位牙、牙缺失未及时修复、偏侧咀嚼等,牙周组织缺少必要的生理刺激,可使牙周膜腔变窄,牙槽骨疏松,而出现废用性牙周组织萎缩。

三、牙齿移动与牙周组织的反应

牙周组织(periodontium)包括牙龈、牙周膜和牙槽骨。牙周组织的主要功能是将牙齿固定于颌骨内并维持口腔黏膜表面的完整性。在正畸过程中,牙周膜细胞、骨相关细胞以及细胞外基质的应变是牙齿移动与牙周组织改建的最主要始动因子。牙龈、牙周膜、牙槽骨以及牙骨质都会出现生物学反应与改建,维持牙周组织形态结构与功能的动态平衡。

(一) 牙龈的反应

牙龈(gingiva)分为游离龈、附着龈和牙间乳头三部分。正常情况下牙龈在正畸治疗中的变化是很微弱的,对疗效的影响也很小。正畸牙移动时,牙龈只是在压力侧微有隆起,张力侧轻微受到牵拉,牙龈上皮组织和固有层结缔组织有些增减与龈缘调整,且其形态可随牙齿移动而改建。但在正畸过程中若不注意口腔卫生,常会出现不同程度的牙龈激惹,甚至牙龈附着破坏;如果牙齿移动过快,会出现牙龈堆积及凹陷,甚至牙龈退缩等。

在游离龈与牙齿表面之间有一环状狭小的空隙,称为龈沟。龈沟的正常深度约为0.5~2.0mm。由于龈沟上皮具有通透性,所以在龈沟内含有由血浆液、组织液和蛋白渗漏所形成的龈沟液(gingival crevicular fluid,GCF)。在正畸矫治过程中,龈沟液中的炎性介质(如IL-1β,IL-2,IL-6,IL-8,MMP-1,MMP-2,SP,PGE$_2$)表达上升,并在3天内达到最高水平。龈沟液中细胞因子的水平可以反映局部骨的生物活性状态,龈沟液的质和量有助于了解正畸过程中牙槽骨的改建和代谢情况。

(二) 牙周膜的反应

牙周膜(periodontal membrane,periodontal ligament)由细胞、纤维和基质组成。作为特殊的连接组织,牙周膜在牙槽骨的正畸改建过程中发挥重要的作用。

正畸牙齿移动时,压力侧的牙周膜受压缩,相应的牙槽骨则弯曲变形,发生吸收,从而产生牙齿小范围移动,直至遇到支撑骨(resisting bone)的阻碍。随着压力侧牙周膜邻近牙槽骨的吸收,阻力逐渐消失。在张力侧牙周膜拉伸,骨质沉积,形成新骨,直至牙周膜达到正常宽度。因此,牙齿的移动是机械力诱导下的牙周组织重建的结果。该重建过程需要牙齿-牙周膜-牙槽骨中相应细胞及骨活性物质(细胞因子、趋化因子、激素、生长因子、酶、神经肽和配体)共同参与。该过程可按正畸力力值的大小分为两类。

在轻力作用下,压力侧牙周膜受挤压而紧缩,牙周间隙变窄,血管受压使得血流量减少,胶原纤维和基质降解吸收,并分化出破骨细胞。张力侧牙周膜纤维拉伸变长,牙周间隙增宽,胶原纤维和基质增生,成纤维细胞增殖,成骨细胞分化。停止加力后,牙齿在新的位置稳定,牙周纤维经过调整再排列并重新附着,由改形的牙周膜将牙齿重新固定在新的位置上,并逐渐恢复正常的牙周间隙宽度。过大的力在加力后6~12小时后,压力区出现透明样变,2~3天后形成大面积的透明样变。透明样变性组织的吸收和消除需要20~25天;张力区主纤维与张力的方向排列一致。最近有研究表明,在整个牙齿移动过程中,不论是适当的力还是过大的力,牙周膜都存在程度不等的透明样变。

(三) 牙槽骨的反应

牙槽骨是高度可塑性组织,也是人体骨骼最活跃的部分。它不但随着牙齿的生长发育、萌出替换和咀嚼而变化,而且也随着牙齿移动而不断改建。牙槽骨具有受压力吸收,受牵拉力增生的特性。正畸治疗就是利用该特性使错殆畸形的牙齿得到矫正。

在张力侧牙槽骨的内侧面,成骨细胞活跃,产生新骨。牙槽骨内壁原有的致密骨板层消失,代之以顺着矫治力方向横向排列的骨小梁。与此同时,在牙槽骨壁外侧面,则有破骨细胞的活动,吸收原有骨质,以保持牙槽骨的正常厚度,此时所形成的牙槽骨骨小梁,在内侧面有成骨过程,外侧面有破骨过程,失去了原来的排列方向,称为过渡性骨。在牙周膜受压侧的牙槽骨内侧面(图3-1),因受压而有破骨活动,以缓解牙周膜所受压力。外侧面(图3-2)出现成骨细胞活跃,以保持牙槽骨的正常厚度。矫治完成后,过渡性骨要逐渐被正常结构的骨组织所代替。由过渡性骨到正常结构的骨组织,大约需要半年到1年,甚至更长时间的调整。在这一时期内必须使用保持器,以防止牙齿复位,尽管牙移动时,牙槽骨和牙周膜都有大量改形,但牙周膜间隙最终还是要恢复到正常宽度,牙槽骨也恢复正常的形态与结构(表3-1)。

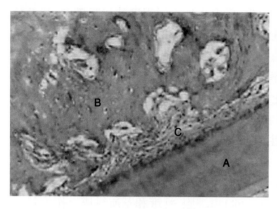

图3-1　牙齿移动压力侧牙周膜
牙槽骨表面可见破骨细胞及骨吸收陷窝
A.牙本质　B.牙槽骨　C.牙周膜

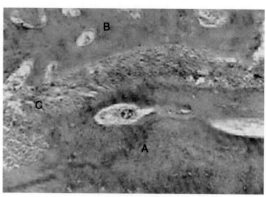

图3-2　牙齿移动张力侧牙周膜
牙槽骨表面可见成骨细胞及新骨形成
A.牙本质　B.牙槽骨　C.牙周膜

表3-1　不同加力时间与力值的牙周组织反应

时间		牙周组织反应
轻力	重力	
<1 秒	<1 秒	PDL 中的组织液不可压缩,牙槽骨弯曲变形,产生压电信号
1~2 秒	1~2 秒	PDL 中组织液被挤出,牙齿在 PDL 中发生位移
3~5 秒		PDL 压力侧血管被压缩、张力侧扩张;纤维和细胞产生机械形变
		血流和氧张力发生变化,释放前列腺素和一些因子
		细胞代谢发生变化,化学信号影响了细胞活性和酶的水平
4 小时		可检测到 cAMP 水平增高,PDL 内细胞开始分化
2 天		牙槽窝成骨/破骨重建,牙齿开始移动
	3~5 秒	PDL 压力侧血管受压闭合
		PDL 压力侧血流阻断
		压力侧细胞死亡
	3~5 天	稍远处细胞分化,发生潜行性骨吸收
	7~14 天	潜行性骨吸收去除牙齿邻近骨组织,牙齿移动,但有明显松动和疼痛

　　在大小适宜的矫治力作用下,压力侧牙槽骨的吸收是在固有牙槽骨表面直接发生,也称为直接骨吸收。而当矫治力过大时,则骨的吸收不在固有牙槽骨表面直接发生,而在稍远处发生骨吸收,这种骨吸收称为间接骨吸收,这类骨吸收的方式呈"潜行性",可使牙齿移动的速度减慢,牙齿将延迟到局部骨吸收区的坏死组织被吸收清除后才能移动,牙齿会出现明显松动和疼痛。

　　正畸治疗对牙槽嵴高度的影响:由于正畸固定矫治器的存在,增加了牙龈炎的严重程度,即使口腔卫生良好,潜在的治疗副作用也是不可避免的。仔细检查经过正畸治疗的牙齿,可以发现牙槽嵴高度有轻微降低,但骨丧失量很少。牙槽嵴高度平均降低小于 0.5mm,

极少有超过 1.0mm。令人欣慰的是,在完成正畸治疗后,牙槽嵴高度不会继续降低。由于牙周病而发生牙槽骨吸收的成人患者,如果牙周病能够得到较好的控制,是可以进行正畸治疗的。正畸使牙齿伸长或压低时,像牙齿萌出一样,也会对牙槽嵴的高度产生影响。用适宜的矫治力压低牙齿时牙槽骨高度是有轻微降低的,伸长牙齿时牙槽嵴也会随之生长,所以不管压低或升高牙齿,其牙冠部的长度是不变的,保持治疗前的状态。

(四)牙骨质的反应

正畸力作用于牙齿后,通过牙周膜的变化,牙骨质也会受到一定的影响,但不像牙槽骨那样活跃敏感,控制矫治力使牙槽骨发生改建和牙齿移动,而牙骨质保持相对稳定。但实际上牙骨质有时也难免会出现破牙骨质细胞而导致少量吸收。由于牙骨质抗压能力强,所以吸收范围小,程度轻,X 线片上难以发现,并能较快地由新生牙骨质及时进行修复。形成牙骨质的是成牙骨质细胞,它和破牙骨质细胞一样都是来源牙周膜中未分化的间充质细胞。当矫治力过大时,也会激活破牙骨质细胞,引发牙骨质吸收,严重时会出现明显的牙根吸收。

四、牙齿移动过程中牙周组织改建

正畸牙齿移动理论见图 3-3。

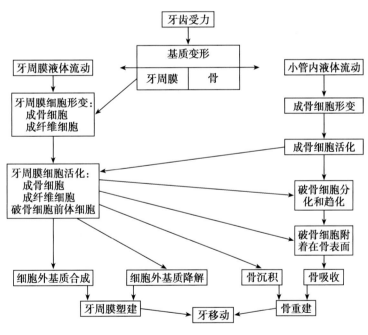

图 3-3 正畸牙齿移动理论模型

(一)牙齿移动的初始阶段

正畸移动牙齿时牙冠持续性的受力将造成牙齿在牙槽骨内移动,牙周膜组织变薄,特别是在边缘区域。加力一定时间后,骨壁边缘分化出破骨细胞,这一过程在年轻人中一般需要 30~40 小时。所有永久性牙齿移位都与细胞活动有关。在条件合适时,细胞增殖分化出破骨细胞和成纤维细胞。破骨细胞使牙周膜间隙增宽,牙周膜内纤维的方向改变,同时也使基质发生相应的改变。

在加力早期的关键阶段,牙周膜在局部压力作用下,血液循环和细胞分化受到阻碍,从而使得细胞和血管结构受到破坏,而不出现细胞的增殖和分化。在光学显微镜下可见组织发生透明变性,又称为玻璃样变,这一时期称为透明样变期。玻璃样变区是一无菌坏死区,它的出现一部分是由于解剖学因素,另一部分则是由于机械因素。在正畸临床治疗中,玻璃样变在牙齿移动的初期是不可避免的。透明样变期又可分为变性期、坏死组织消除期和牙周新附着期。

变性坏死首先出现在压力最大、牙周膜变薄的部位,即从骨刺处开始。变性可以局限于牙周膜,也可能发生在整个根面和牙槽骨。电子显微镜下观察显示,在加力后的几个小时之内细胞和血管即可出现早期变化。血流阻滞后血管壁和血液成分破坏,这与生理性血管退化的机制是大不相同的。细胞内发生了一系列变化,首先出现线粒体和内质网水肿,随后出现细胞膜的破裂和溶解,只剩下压缩的纤维组织间的细胞核(核固缩),这是发生玻璃样变的首要指征。

在透明区,细胞不能分化为破骨细胞,牙周膜不会发生骨吸收。只有在邻近的牙槽骨吸收、玻璃样变组织消除、细胞重新聚集后,牙齿才开始移动。年轻患者在加力后的局部骨吸收可持续2~4周。如果骨密度高的话,这个过程更长。发生玻璃样变的压缩组织被邻近的正常牙周膜的细胞和血管取代。玻璃样变的组织被巨噬细胞吞噬、彻底清除。邻近牙槽骨骨髓腔内分化出破骨细胞,造成牙槽骨的间接吸收;如果骨壁和骨皮质融合,则牙槽骨表面直接吸收。玻璃样变邻近的颌骨和变性的牙周膜消除后,牙周重新附着。牙周膜间隙较治疗前宽大,且修复的膜组织富含细胞成分。

坏死组织移除过程中细胞活动的一个副作用是这一部分牙根的类牙骨质层和未成熟的剩余骨组织表面易被吸收细胞攻击。无细胞组织始于透明样变区的边缘,然后牙根吸收发生在无细胞组织的周围。一些小的吸收陷窝只有在扫描显微镜下才能观察到。有学者指出有机物质依然存在于吸收区,如果去除有机成分可以看得更加清晰。Brudvik 和 Rygh 证明牙根吸收出现在接近富含血管网的透明样变区,小的吸收陷窝出现在透明样变区域的牙周膜冠方和根尖的牙骨质中,这也反映了牙根吸收和去除透明样变坏死组织的联系。牙根吸收(起始期)的最初标志就是,细胞从坏死组织周围渗透,TRAP(酒石酸酸性磷酸酶染色)染色显示阴性的单核成纤维细胞在此处开始离开牙骨质及其表面。在透明样变性区域下方的牙根吸收发生在后期,期间多核 TRPA 染色阳性细胞参与去除坏死牙周膜组织,吸收牙骨质外层。进一步的研究表明,多核 TRAP 阳性细胞到达损伤的牙根表面,去除坏死牙周组织,并继续破坏牙骨质表面。当清除中断时,吸收陷窝从外周开始进行修复。在力量终止后,透明样变区域内仍可见到吸收陷窝中 TRAP 阳性细胞在积极地进行牙根吸收。透明样变组织去除后,成纤维样细胞进入吸收区。当施力终止后,并且牙周膜内不存在变性坏死组织时,吸收陷窝开始进行修复。第一步就是成纤维样及成牙骨质样细胞合成胶原纤维,之后牙周膜开始进行重建。需要进一步的研究来阐明导致吸收过程向修复过程转换的因素。

可以通过创伤最小化来减轻牙根吸收的程序,不加力或施加轻力进行修复也可减轻牙根吸收。

(二) 牙齿移动的第二阶段

在这一阶段,牙周膜变宽,破骨细胞在较大范围内破坏骨表面。只要矫治力大小在合适的范围之内或者轻柔加力,就会直接发生进一步的骨质吸收。随着新的牙周膜纤维形成,纤维附着发生重组。当施力适宜时,在骨表面出现许多破骨细胞,牙齿迅速移动。组织学观察显示牙周膜纤维系统发生彻底重组。

这一阶段的主要特点是牙齿移动方向(张力侧)牙槽骨表面新骨形成。30～40 小时以后,青年人会发生细胞增殖。新形成的成骨细胞具有核深染的特征性表现。沿伸展纤维可观察到成骨细胞。在某种程度上,新骨沉积取决于纤维束形态及厚度。初始牙周纤维埋在前骨质或骨样组织新形成层,深层部分矿化。新骨沉积至牙周膜的宽度达到正常限度,同时纤维系统重组。重组包括胶原的吸收及更替,这样导致纤维伸长,但是具体机制仍不清楚。

张力侧牙周表面骨沉积。牙槽骨疏松表面发生相应骨吸收以维持支持骨组织的厚度。在压力侧相应地牙槽骨吸收时,松质骨表面发生骨沉积以维持板层骨的厚度。这些过程受分布于所有骨内面及牙槽突的骨内膜细胞的调节。广泛地重塑随正畸力发生于骨膜深部密集细胞层,这种反应在于恢复支持骨的厚度。

正畸牙齿移动涉及许多炎症样反应,参与炎症反应的因子也可能参与牙周支持组织在正畸力作用下的反应。那就是胶原酶致胶原质外部细胞的崩解,源于白细胞和成纤维细胞的相互作用。炎症过程不应与感染过程混淆。在正畸领域,炎症反应是发生于局部的,此时细胞暂时受到较大压力并产生迅速反应。

第二节　矫治力与骨组织生物学改建

一、不同矫治力作用下的牙周组织反应

1. 水平力与牙周组织反应　当水平力未通过牙齿阻抗中心时,牙齿产生倾斜移动(tipping movement)。牙齿围绕旋转中心作冠根反方向移动。倾斜移动时单根牙牙周组织可产生 2 个压力区和 2 个张力区,双根牙牙周组织产生 4 个压力区和 4 个张力区。近牙冠区与对侧根尖区的牙周组织是承受着同一性质的矫治力(压力或张力),产生同一种组织变化。组织学上可观察到的是牙齿倾斜移动会导致压力集中在牙周膜的特定区域。倾斜移动常会在牙槽嵴下方形成轻微的透明样变带,特别是当牙根较短,未发育完全时,如果牙根发育完全,透明样变带距离牙槽嵴较近。在持续轻力作用下的倾斜移动,相比其他力,会在短期内产生更大的移动。在大部分年轻正畸患者中,倾斜移动导致的骨吸收常常伴随着补偿性新骨形成。补偿的程度因人而异,主要依赖于骨膜的成骨细胞。根据骨膜中是否存在成骨细胞,根尖区的补偿性骨表面沉积也有所不同。

当沿平行线作用的力通过牙齿的阻抗中心时,牙齿可产生整体移动(bodily movement)。如果最大力不超过一定的限度,这是一种较好的牙齿移动方法。当水平力通过牙齿阻抗中心时,牙周组织产生一个压力区和一个张力区。压力侧骨吸收,张力侧骨增生。只有用适当的矫治器才能使牙整体移动,力量直接作用在牙冠上,而且加力的范围要大,防止倾斜移动。整体移动牙所需的力量约为牙倾斜移动所需力的 2～3 倍。

2. 垂直力与牙周组织反应　垂直力施加于牙齿,使牙齿产生伸长或压低(extrusion or intrusion)。轻力伸长牙齿时,牙槽骨的基底部和牙槽窝周边的牙周膜纤维受牵拉多,有新骨沉积,很少出现吸收。同时牙槽嵴顶区域牙槽骨出现骨形成,维持牙齿的正常临床牙冠高

度。伸长力应轻柔,否则很容易造成牙髓坏死及牙从牙槽窝中脱出。对于年轻人来说,牙齿伸长时嵴上纤维比根中及根尖 1/3 主纤维的伸长、移位更明显。一些纤维在牙齿移动时伸长一段时间,但经历了短暂的保持期后可发生改建。而嵴上纤维能保持较长时间的伸长。

　　牙齿压低,与伸长牙齿不同,必须向根部加压,但较困难。年轻患者被压低的牙齿经过矫治后仅仅发生较小的位置变化。压低很少出现复发,一部分原因是因为游离龈纤维束松弛,主纤维伸长。同时压低移动有可能导致边缘区形成新骨骨刺。由于伸长纤维束产生的张力,新骨层轻度弯曲,张力也发生在根中 1/3。保持几个月后主纤维发生重建。施加压低力时应慎重且必须小心控制力的大小。需要轻力是因为力量会集中在根尖的较小区域内。持续的轻力对年轻患者的前牙压低有非常好的效果,如果作用力更靠近根尖,根尖吸收发生的可能性增大。如果根尖区的骨质相当致密,轻的间歇力可以为细胞增殖提供时间,当再次加力后主要发生直接骨吸收。同时压低也会导致牙髓的改变。一般情况下,随着牙齿的压入,牙槽嵴顶区域牙槽骨同时出现骨吸收,以维持临床牙冠的正常高度。

　　3. 旋转力与牙周组织反应　旋转力施加于牙齿,使牙齿产生旋转移动(rotation)。牙周膜中的多数纤维被拉伸、扭绞,纤维之间的毛细血管被压扁,牙周膜血液循环受阻,延缓牙槽骨组织的吸收与改建,牙齿移动缓慢,矫治时间延长。牙齿的旋转产生 2 个压力侧和 2 个张力侧。旋转可能导致压力侧组织的一些不同反应。某些情况下,透明样变及潜行性骨吸收发生在一个压力区,而直接骨吸收发生在对侧。这些不同主要由牙齿解剖和施力大小引起。与其他牙齿移动一样,在开始阶段适合用轻力。在张力侧,新骨沿伸展的纤维束形成,纤维束或多或少呈斜行排列。在边缘区,旋转通常会造成大量的纤维结构移位。游离龈纤维从根面斜行。因为这些纤维束连接骨周组织和整个嵴上纤维系统,所以旋转移动也会造成距离旋转牙远一些的纤维组织发生移位。圆形单根牙的扭转较扁形牙根和多根牙容易。扁形牙根的扭转一般产生 2 个压力区和 2 个张力区。扁形牙根的旋转移动更为困难,且更易复发。所以,临床上对于牙齿旋转移动后的保持常常采用牙龈环切手术,以减少扭转牙矫治后的复发。

　　4. 转矩力与牙周组织反应　当转矩力施加于牙齿时,使牙齿产生转矩移动(torque),即让牙根向一定方向移动,而限制牙冠的移动。牙齿的转矩包括根尖的倾斜移动。在转矩的初始阶段,压力区靠近牙根的中部,这是因为牙周膜在根尖 1/3 宽于根中 1/3。在根中 1/3 的骨发生吸收后,根尖区的根表面逐渐压迫邻近的牙周膜,就建立了一个较宽的压力区。然而,如果在弓丝内加入更多的转矩,力的强度将会大大增加,可能导致颊侧骨板的吸收和开窗。同时由于转矩移动所施加的矫治力较大,所以造成牙根吸收与牙髓损伤的风险也较大,临床矫治中进行牙齿控根移动时应特别注意观察加力牙齿的反应。

二、矫治力与牙槽骨改建

　　1. 矫治力与牙槽骨的改建　组织学研究表明,骨与牙齿在力的作用下都会发生改建。改建是矿化组织内部的生理转变,而不是整个架构的改变,是分解代谢与合成代谢相伴随修复老化和受损矿化组织的过程。改建机制涉及生长发育、功能性负载、牙齿移动、牙根吸收以及患者的机体健康水平。

（1）骨小梁改建：Roberts JA 使用多重荧光标记大鼠脊椎骨小梁中的改建过程，发现了椎骨板层骨改建是由于新骨沿扇贝形的吸收性沉积形成的。骨小梁的改建受矫治力和激素的调控。皮质类激素与骨干骺端的生长及骨小梁的溶解密切相关。近年来，也逐渐明确了甲状旁腺激素的合成代谢作用。同时，骨小梁的持续改建与钙离子的动态平衡也密不可分。骨小梁的改建就其本质而言是表面吸收，内部填充新骨的过程。

（2）牙根改建：牙齿由来源于中胚层的间叶细胞和上皮的矿化组织组成。牙釉质、牙本质以及牙骨质也是由上皮组织形成的，都会出现增龄性老化、损伤，并且不具备改建（再生）的能力。牙釉质、牙本质以及牙骨质都会受到机械或生物因素的损伤，一旦牙齿发育完成，这些结构都不具备再生能力。细胞性牙骨质是修复性组织，有助于牙齿增龄性过程中的功能维持。虽然细胞性牙骨质在组织学外观上与骨组织相似，但在结构和组成上与骨组织迥异。

与骨小梁的改建相似，牙根吸收的窝洞通常是自限性的，并由继发性牙骨质填充。牙根吸收后由牙骨质修复。牙根损伤结构的修复机制与骨小梁的改建相似。牙骨质基质首先出现在根吸收表面，为细胞性牙骨质的修复做准备。当牙骨质修复牙根吸收后，进而是牙周膜功能性的恢复，接下来是骨组织内部损伤区域的愈合。牙根改建的过程与骨组织改建过程相似。

2. 矫治力与牙槽骨高度降低　对于因先天缺牙或拔牙而缺牙的患者，通常需要正畸治疗。通过将牙齿移向或者移入缺牙区，美观及功能均能得到改善。此类患者多伴有牙槽骨高度的降低。实验研究表明，具有正常牙周支持的牙齿可以移入牙槽骨高度降低区域，并且保持支持组织的高度不变。在压力侧，牙槽骨仍存在，会从冠方延伸至周围，产生一定的骨量。牙根冠方的骨组织切片与根尖方的相比，出现大量的细胞，这与未移动牙齿一样。压力侧的新生骨在邻近牙根处发生吸收，而在对侧的薄骨板处发生沉积。此现象可用压电效应来解释。同时该实验模型已经通过牙齿缺失患者的正畸治疗得到了证实。

三、矫治力对牙周组织的副作用

当矫治力过大时，会造成牙周组织不同程度的损伤，延缓牙齿移动，延长矫治时间，在临床正畸加力过程中应控制好矫治力的大小。

1. 牙周膜细胞的变性与坏死　在持续重力的作用下，由于牙周膜内液体不能被压缩，牙槽骨在 1 秒钟内发生形变。2 秒钟之后，液体渗出牙周膜，牙齿向牙周膜间隙移动。再经过 3~5 秒之后，牙周膜内血管闭塞，几分钟后，受压区域牙周膜血供完全阻断。几小时之内，该区域内细胞逐渐死亡，呈现玻璃样变性。这些变性、坏死的细胞与组织需要被吸收与清除，牙齿才会移动，这一过程需要 5~7 天甚至更长时间。所以，持续重力作用于牙齿，不仅容易损伤牙齿与牙周组织，而且牙齿移动速度减慢，疗程延长。

2. 牙槽骨吸收　当持续重力引起牙周膜细胞变性、坏死与牙槽骨微损伤累积达到一定程度时，则可吸引破骨细胞至应力超载区域的密质骨，引发潜行性骨吸收。潜行性骨吸收不是发生于牙槽骨内侧面，而是深入到牙槽骨内一定区域，呈"潜行式"骨吸收特征，也称间接骨吸收。相对于正常骨吸收形式，这种潜行性骨吸收造成牙周组织损伤，使牙齿移动缓慢，并出现牙齿疼痛和松动，临床矫治中应尽量避免。

3. 粭创伤　以力的方向、加载部位和牙根的轴向倾斜为基础,水平负载引起的牙伸长可能是初始移动的组成部分。然而,由于根尖受压向牙槽骨而产生的倾斜平面效应,可引起伸长量的变化。牙移动时伸长趋势的变化和水平移位的增加与力的大小和牙槽嵴顶纤维、牙槽纤维的损伤直接相关。对于牙周受损的牙齿,极可能出现牙伸长和粭干扰,这些可能性与临床所负载的垂直向控制有关。粭干扰是一种慢性牙周损伤,由于牙周膜内的代谢性细胞因子或疲劳损伤,下一步就会导致根吸收。

4. 牙根吸收　通常情况下,由于牙骨质具有较强的抗压性,不会出现明显的吸收。轻度的牙根表面牙骨质吸收,矫治后可以通过成牙骨质细胞的作用而得到修复。然而,正畸力也有可能引起根部牙骨质的过度吸收,甚至引起牙本质吸收,使牙根变短,出现明显的牙根吸收,称为外吸收,是一种非常复杂的无菌性炎症过程。牙根吸收在没有进行过正畸治疗的患者中也可能发生,但在正畸治疗患者中的发生率明显高于其他患者,影响牙齿健康和矫治效果的稳定,是正畸常见的并发症之一,也是正畸医师不希望出现的情况。临床可以通过影像学手段进行诊断。流行病学调查表明牙根吸收是复杂而多因素的,但有明显的个体差异,可能与基因易感性和正畸机械力学因素有关。由于严重的牙根吸收在正畸治疗前很难预测,因此当发生牙根吸收时患者往往认为是医源性因素,因此,提前评估和预测患者的牙根吸收风险是有必要的,并应对出现牙根吸收迹象的正畸患者进行早期的诊断和相应处理。

牙根吸收的主要原因有三点。

(1) 正畸力与牙根吸收:持续过大的矫治力会造成牙周组织损伤,同时也可能引起局部破牙骨质细胞形成与活跃,引起牙根吸收。表现在牙根尖部位牙骨质与牙本质的不可修复性吸收,使牙根变短,而且压力侧比张力侧有更加明显的吸收。Weiland 等研究显示持续力比间歇力更容易引起牙根吸收。Retin 研究表明间歇力所产生的牙根吸收较少,因为吸收处在 5~8 周内会出现细胞性牙骨质的自我修复。因此,矫正过程中应尽量使用轻的间歇力来预防牙根吸收。

(2) 牙齿移动的类型:研究表明一些特殊的牙齿移动方式,如压低移动、倾斜移动、转矩移动时,牙根吸收的风险较其他牙齿移动时更容易发生。吸收发生在近中根尖区和远中根尖区的要比其他区域明显,同时颊侧颈部和舌侧根尖部比其他区域有更多的吸收。此外,牙齿移动的距离长短也是牙根吸收的危险因素之一。牙齿移动的距离越大,则牙根吸收的可能性越大,同时吸收的程度越严重。Akria 的研究表明,较窄的牙槽骨也是牙根吸收的一个危险因素,过度的内收和压低切牙而使牙根临近上颌腭侧皮质骨可能会促进牙根尖吸收的发生和发展。因此,对于上颌前突及深覆粭的患者应避免治疗过程中的过度内收及压低。同时应定期拍摄根尖片,以监测牙根变化情况。

(3) 机体易感性与牙根吸收:对引发牙根吸收的各种因素的研究都表现出明显的个体差异。有学者就双胞胎的基因和牙根吸收的关系研究表明,牙根吸收是多基因易感性与个体对矫治相关因素的不同反应共同作用的结果。同时有研究表明,亚洲患者牙根吸收的发生率明显低于白人或西班牙裔的患者。近年来研究热点大部分集中在如何在早期明确有牙根吸收倾向的患者,并在治疗过程中采取预防措施。此外,牙根吸收还可能与年龄、性别、药物、牙齿发育等有关,但这仍属推断,尚缺乏有力的循证医学研究结果支持。

四、正畸骨改建与机体骨代谢

(一)正畸力与牙槽骨改建

人类骨骼按照机械性能可以分为承重骨和非承重骨,其中承重骨占绝大多数。承重骨可以承受一定范围的力学加载,从而产生应变。当骨应变超过骨改建上限阈值(MESm)时,骨改建过程启动,局部强度增加以抵抗应变,从而增强承重骨的强度。相反,当骨应变低于骨改建下限阈值(MESr)时,废用性骨改建启动,松质骨和内侧皮质骨吸收,骨的整体强度下降。重复性应变可导致骨的微观疲劳损伤。产生微观疲劳损伤的应变阈值(MESp)要大于骨改建阈值,即 MESr<MESm<MESp。通常情况下,在 MESp 以内产生的应变损伤,负重骨都可以自行修复。大于 MESp 的应变可造成过多微观损伤,积累到一定程度后可造成病理性骨折(表 3-2)。

表 3-2　承重骨骨改建中各阈值及最大强度

	应变	应力/Mpa
MESr	0.05~0.1	1~2
MESm	1~1.5	20
MESp	3	60
骨最大强度	25	120

注:一个单位应变相当于 0.1%的拉伸或压缩。骨最大强度应变为 25,即 2.5%的拉伸或压缩,超过这个限度后将发生骨折。

牙槽骨是人体的承重骨,也是骨骼中代谢最活跃的部分,所不同的是,力对牙槽骨的影响是通过牙齿与牙周膜传递的。在咀嚼力的刺激下,牙槽骨保持着代谢平衡。牙齿缺失后,由于缺少机械力的刺激,缺牙区牙槽骨呈负平衡状态,逐渐吸收。咬合力作用于牙齿,通过牙周膜传导至牙槽骨。若咬合力引起的牙槽骨应变小于牙槽骨 MESr,局部骨代谢处于负平衡状态,以吸收为主,如缺牙后局部牙槽骨因缺乏力学刺激而出现骨吸收与萎缩;若咬合力引起的牙槽骨应变大于牙槽骨 MESm,局部骨代谢呈正平衡状态,以骨沉积为主;当咬合力过大使牙槽骨应变大于牙槽骨 MESp 时,可能造成局部骨组织的微损伤。正畸牙齿移动中,当牙齿受力后,压力侧牙周膜受压,牙槽骨受牙周膜纤维牵拉力的作用,应变减小,固有牙槽骨表面出现骨吸收。张力侧牙周膜纤维受牵拉,使得邻近的固有牙槽骨应变增大,出现骨形成。由于压力侧与张力侧牙槽骨的应力与应变反应,出现了压力侧牙槽骨的吸收与张力侧牙槽骨的形成,完成正畸牙槽骨的生物力学改建过程。

(二)正畸骨改建与机体骨代谢

在正常骨代谢情况下,正畸牙齿移动时,压力侧牙周膜被压缩,牙槽骨发生吸收,张力侧牙周膜被拉伸,不断形成新骨,牙齿出现微小移动,保持牙周膜的正常宽度。在一些系统性疾病情况下,骨代谢失衡,影响成骨细胞、破骨细胞的数量和活性,以及骨的矿化与代谢等过程,导致骨量和骨质的病理性变化,影响正畸牙周组织改建中骨的吸收和沉积。

1. 代谢性骨病　随着成人正畸患者人数的增多和人群范围的扩大,系统性疾病对正畸治疗的影响逐渐显露出来,其中以骨代谢异常对正畸治疗的影响最为明显。骨质疏松是最常见的骨代谢疾病,但是正畸患者也会受到许多其他骨病理性变化的影响,如肾性疾病、甲状旁腺功能亢进或减退、糖尿病以及软骨成骨不全症等。以下着重介绍骨质疏松症、糖尿病和原发性甲状旁腺功能亢进症患者的骨代谢异常,及其与正畸治疗的关系。

(1) 骨质疏松症(osteoporosis):是对低骨量(骨量减少)的总称。导致骨质疏松的最重要的危险因素是年龄,30 岁以后骨量减少与年龄直接相关。其他高风险因素包括长期糖皮质激素治疗史、身材瘦弱、吸烟、绝经、维生素 D 缺乏等。研究表明,骨质疏松时正畸牙齿移动速度较快,牙槽骨吸收与骨形成均较活跃,未发现异常骨吸收现象。所以,一般情况下骨质疏松症患者可以进行正畸治疗,但对合并骨软化症患者,以及使用骨吸收抑制药产生的副作用应加以注意。对于长期服用骨吸收抑制药物的患者,牙槽骨改建不活跃,牙齿移动缓慢,应当避免远距离移动牙齿。但研究也证实该类药物可以防止正畸后的复发,减少牙根吸收和保持上颌快速扩弓的效果。

(2) 糖尿病(diabetes mellitus):临床上以高血糖为主要特点。绝大部分糖尿病可归类为 1 型糖尿病和 2 型糖尿病。1 型糖尿病多发生于青少年;2 型糖尿病多见于中老年人。在糖尿病患者中,2 型糖尿病所占的比例约为 95%。

糖尿病患者通常有骨质疏松的倾向,尤其在 1 型糖尿病患者较明显。糖尿病患者的另一危险因素是高血糖引发的炎症与感染,主要是机体免疫功能异常,导致机体防御和抵抗细菌、病毒等微生物的侵袭能力降低,出现多系统组织炎症与感染的高发特征。糖尿病与牙周炎相辅相成的关系已被大量研究证实。所以,糖尿病患者在血糖没有得到有效控制以前,进行正畸治疗是非常危险的,很容易加重牙周炎症,导致牙槽骨的进一步吸收和牙齿松动。因此糖尿病患者的正畸治疗应在血糖控制后进行,并且在正畸治疗全过程中严格监控血糖水平,同时特别注意牙周问题,如龈炎与牙周炎。除非患者能够长期良好的控制血糖,并且无牙周问题,否则不建议糖尿病患者进行正畸治疗。

(3) 原发性甲状旁腺功能亢进症(primary hyperparathyroidism):由甲状旁腺分泌的甲状旁腺素(parathyroid hormone,PTH)的生理功能是调节体内钙的代谢,维持体内钙和磷的平衡。原发性甲状旁腺功能亢进的病因是由于甲状旁腺增生、腺瘤或腺癌导致甲状旁腺自主性地分泌过多的甲状旁腺素,使血钙持续增高。

原发性甲状旁腺功能亢进症伴有典型的骨骼系统症状。早期表现为骨膜下皮质骨吸收和广泛性骨质脱钙(颅骨斑点状密度减低影,下颌骨升支和牙槽骨板吸收)。

原发性甲状旁腺功能亢进症是一种高转换骨代谢性疾病。系统治疗后,骨代谢情况恢复正常的患者可以进行正畸治疗。对于无症状,也未进行治疗的患者也可以进行常规的正畸治疗,并且这类患者的牙齿移动速度通常较快。对于长期服用骨吸收抑制剂二膦酸盐类药物的患者则应注意,因为该药物会影响正畸牙齿移动。对于需要拔牙矫治的患者,拔牙应慎重,可考虑邻面去釉,解除拥挤。

2. 牙周病与正畸牙周组织改建 牙周病是一种以细菌感染为主的多致病因子疾病,伴有遗传倾向。单纯的正畸治疗不会对牙周组织产生不良影响,但错误的正畸治疗可能会使原有的牙周问题变得更为严重。伴有炎症感染的咬合创伤或牙齿移动可使牙周情况迅速恶化。

牙周病患者牙周组织代谢活力降低,对矫治力耐受性降低,施加矫治力后更容易加重牙齿松动和牙槽骨吸收。牙周病患者牙槽骨的吸收,导致临床冠部分比例相对增加,牙槽骨内牙根部分比例相对减小,牙齿阻抗中心向根尖方向移动,使牙齿变得更容易倾斜移动,从而使整体移动变得非常困难。牙周病患者由于牙齿稳固性降低,牙齿在外力作用下常发生移位,导致咬合关系改变,形成咬合干扰和咬合创伤,这种咬合创伤又反过来加重牙周组织的进一步损伤、牙槽骨的吸收与牙齿松动。及时进行正畸治疗,恢复牙齿位置,改善咬合关系对于维护牙周病患者的牙周组织健康具有重要的意义。

在牙周炎症未得到有效控制以前进行任何正畸牙齿移动都是非常危险的。所以,对于牙周病患者,首先应进行有效的牙周治疗,控制炎症,然后再进行正畸治疗,而且在正畸治疗的全过程中都应随时观察口腔卫生与牙周炎症的控制情况,并且强调口腔卫生的维护。

第三节 机械力刺激下骨改建的生物学基础与调节机制

骨改建(bone remodeling)是成熟骨组织的一种替换机制,其基本过程包括骨组织的形成和骨组织的吸收两方面的变化。它主要由成骨细胞和破骨细胞共同完成,成骨细胞不断形成类骨质,类骨质钙化为骨组织;破骨细胞又不断的溶解和吸收骨,通过两者相辅相成的活动来完成骨的重建,从而维持骨的正常形态结构。实验表明,破骨细胞可以促进成骨细胞的增殖和分化,成骨细胞也可以促进破骨细胞的骨吸收作用,即成骨细胞和破骨细胞具有相互促进的功能。

正畸牙齿移动过程极为复杂,包括生物力学阶段和组织学阶段,其生物学基础是牙周组织的改建。破骨细胞性骨吸收是牙齿移动的第一步,是正畸牙齿移动的基础。研究表明,牙周组织中的破骨细胞是从外周血中的破骨细胞前体分化而来的,而不是来源于局部牙周组织。正畸牙齿移动过程中,牙槽骨的吸收与其他部位骨吸收的情况相似。压力作用下,局部破骨细胞聚集,引起骨吸收,随着外部因素的变化,最终大部分破骨细胞通过细胞凋亡的形式消失。牙周膜细胞位于牙槽骨和牙齿之间,是机械力的直接效应细胞,因此,机械力无疑是启动牙周膜细胞生理反应,导致正畸牙齿移动的前提和关键。而骨组织的重建是通过成骨细胞与破骨细胞的共同作用来实现的。

一、成骨细胞与破骨细胞的发生、功能及相互作用

1. 成骨细胞与破骨细胞的发生与功能 成骨细胞来自未分化的间充质干细胞骨源细胞,先形成成骨细胞前体(preosteoblast),后向成骨细胞分化。正常成骨细胞以梭形为主,也有多边形、不规则形,电镜观察表面绒毛少,突起多而长;胞核大呈卵圆形,偏于一侧;胞体大,胞质内有发达的高尔基复合体和粗面内质网,线粒体较多,蛋白质合成功能活跃;还有溶酶体、基质小泡及糖原颗粒。在原代培养的骨组织中可见细胞表面有粗而长的骨小管,骨细胞突起;胞质内除有发达的粗面内质网和线粒体外,还有与浆细胞相似的顶浆分泌小泡和糖原颗粒,细胞外有钙盐沉积在类骨质中。通过 Giemsa 染色观察,细胞核嗜弱碱性,胞质粉红色,核仁明显。

成骨细胞较其他细胞有较高的碱性磷酸酶（ALP）含量，在顶浆分泌形成含有丰富 ALP 的基质小泡。基质小泡破裂后，ALP 释出，分解局部的磷酸钙盐，使局部的游离钙离子和磷脂浓度增高，促使磷酸钙沉积于类骨质，从而迅速钙化为骨。成熟的成骨细胞可合成骨基质相关分子，如Ⅰ型胶原（collagen Ⅰ）、骨钙素（OC）、骨桥蛋白（osteopontin，OPN）、骨涎蛋白（bone sialoprotein，BSP）、蛋白多糖以及生长因子和激素的受体等参与骨形成过程。成骨细胞可表达所有成纤维细胞所表达的基因，但是成骨特异转录因子 Runx2（runt-related transcription factor 2）和骨钙素（OPG）则是只有成骨细胞能特异表达的。其中，Runx2 转录因子，作为成骨细胞特异转录因子，被证实是在调节成骨细胞分化和骨形成中起重要作用的关键分子。与 Runx2 结合的基因序列 OSE2（osteoblast specific cis-acting element）存在于成骨细胞表形相关基因的启动子区域，OSE2 可调节包括骨桥蛋白、骨钙素以及Ⅰ型胶原这些基因的表达，从而调节成骨的过程。进一步的研究表明，Runx2 决定着由多功能间充质干细胞来源的成骨细胞系，在早期能加速其向成骨细胞分化，但在晚期则是抑制其向成骨分化。目前陆续发现许多成骨通路与 Runx2 密切相关。

对于破骨细胞的来源，历来都存在争议。目前认为它来源于骨髓造血干细胞，由多个单核前体细胞融合而成。血中的单核细胞或组织中的吞噬细胞不能转变成破骨细胞，因为所有这些细胞仅含有成熟的、不能分裂的、晚期的单核吞噬细胞，只有早期未成熟的增殖性单核吞噬细胞才是破骨细胞的前体细胞。核因子-κB 受体活化因子配体（receptor activator of nuclear factor κB ligand，RANKL）是诱导破骨细胞生成的重要因子，其有可溶型（S）和细胞膜整合型（M）两种形式。前者表达于成骨细胞或基质细胞，后者见于 T 细胞，都能与破骨前体细胞膜上的特异性受体（receptor activator of nuclear factor κB，RANK）结合。RANK 是一个肿瘤坏死因子受体（TNFR）相关蛋白，涉及激活核因子-κB。RANK 在破骨细胞唯一存在部位——骨组织，尤其是骨小梁中显著表达。生理状态下，破骨细胞的发生需与成骨细胞或间质紧密接触，而 mRANKL 恰好可发挥作用，这一过程受成骨细胞分泌的另一种因子，骨保护素（OPG）的调节。OPG 作为 RANKL 的非功能受体，可阻碍 RANKL 与RANK 结合。而在病理条件下，如风湿性关节炎，T 细胞可产生 sRANKL，直接与破骨前体细胞表面的 RANK 结合，使细胞发生一系列变化，实现信号传导，引导基因表达，从而发挥作用。

2. 成骨细胞与破骨细胞相互作用

（1）成骨细胞的功能：成骨细胞具有合成胶原、蛋白多糖和糖蛋白的作用，其细胞内合成过程与成纤维细胞或软骨细胞相似。成骨细胞分泌骨胶原纤维和有机基质，称为类骨质（osteoid），同时以细胞膜出芽方式向类骨质中释放一些有膜包被的小泡，称为基质小泡（matrix vesicle）。基质小泡直径约 0.1μm，膜上有 ALP、焦磷酸酶和 ATP 酶，并含有酸性磷脂，小泡内含钙、小的骨盐结晶和钙结合蛋白。基质小泡在类骨质钙化的起始过程中有重要作用。一个成骨细胞在 3~4 天内可分泌其 3 倍体积的基质，然后自身埋于其中，即变为骨细胞。除合成骨基质外，成骨细胞还具有引起骨质矿化和调节细胞外液及骨液间电解质流动的作用。

（2）破骨细胞的功能：破骨细胞数量较少，主要分布在骨质表面的小凹陷内及骨内血管通道周围，具有溶解和吸收骨基质的作用。当牙齿受到持续的外力时，牙周膜微血管中的单核细胞会从血管内游出,进入骨吸收区域附近的牙周膜纤维组织中,成熟后形成具有骨吸收功能的多核破骨细胞,发挥骨吸收作用。光镜下破骨细胞的细胞质呈泡沫状,贴近骨基质的一侧细胞伸出许多毛样突起,很像上皮细胞表面的纹状缘和刷毛缘。电镜下,这一侧有许多不规则且分支的指状突起,称为皱褶缘(ruffled border)。在皱褶缘区的周缘有一环形的胞质区,含许多微丝,但缺乏其他细胞器,称为透明区(clear zone),此处的细胞膜平整。皱褶缘基部胞质含有大量溶酶体和吞饮泡,其余胞质含有丰富的细胞器,如粗面内质网、高尔基复合体、线粒体等。当破骨细胞功能活跃时,其与骨基质接触,透明区紧贴骨基质表面,形成一道以胞质构成的环形围堤,将其所包围的皱褶缘区形成一个封闭的溶骨微环境。破骨细胞向此区释放多种蛋白酶、柠檬酸、乳酸等,在酶和酸的作用下使骨基质溶解。骨吸收分为两个阶段:首先是靠近骨边缘的狭窄区域发生脱矿,骨内的无机质矿物质在破骨细胞内被降解后以钙离子的形式排入血流中。随着无机质的丢失,骨基质内的胶原纤维暴露,在多种酶作用下发生有机基质的降解。在一些局部炎症病灶吸收中,巨噬细胞也参与了骨吸收的过程。

(3) 成骨细胞和破骨细胞之间的相互作用:近期的研究表明,破骨细胞不仅仅具有骨吸收功能,还有对成骨细胞进行正向和负向的调控。在骨的更新和改建过程中,破骨细胞在成骨细胞前体介导下分化成熟并行使骨吸收功能。在骨吸收过程中,破骨细胞从骨中释放出一些细胞因子,这些细胞因子既能抑制破骨细胞的功能,同时又能刺激成骨细胞的活性。在骨重建过程中,破骨细胞在进行骨吸收前,成骨细胞或内衬细胞必须从骨表面离开,并形成无细胞区。Perez-Amodio S 等人发现,破骨前体细胞结合到成骨细胞层表面,细胞间的信号转导从破骨前体细胞传递到成骨细胞,活化了成骨细胞,使成骨细胞撤离,诱导无细胞区的形成。然后单核破骨前体细胞融合成抗酒石酸酸性磷酸酶(anti tartaric acid acidic phosphatase,TRACP)阳性多核破骨细胞,行使骨吸收功能。但研究还发现破骨细胞仅在成骨细胞撤离后所形成的无细胞区内产生,表明单核血细胞结合到骨面上对于破骨样细胞的形成是必需的。最终破骨细胞自发性凋亡,从而成骨细胞移行至骨吸收部位,分泌骨基质,经矿化后形成新骨。此过程中 TGF-β 可以促进成骨细胞的撤出,而 TNF-α 可刺激破骨细胞的发生。但具体的作用机制还有待于进一步的研究。B. D. Boyan 等人发现将成骨细胞接种到预先用破骨细胞处理过的骨表面,经过一段时间后,成骨细胞中的某些标志性基因,如碱性磷酸酶(alkaline phosphatase,ALP)、骨钙素的表达显著增高,说明经破骨细胞处理的骨表面所形成的微环境对成骨细胞的分化和功能具有重要的影响。Maria 等研究发现来源于骨髓瘤细胞的成熟的破骨细胞能够诱导成骨细胞的趋化性。而 Kubota K 等研究也发现经 RANKL 诱导的小鼠破骨样-骨髓瘤细胞系能够抑制小鼠成骨前体细胞样成骨细胞系的分化。

成骨细胞通过细胞和细胞间的直接接触和分泌可溶性因子的间接接触这两种方式调节破骨细胞的分化成熟。在过去几年里,通过各种各样的研究发现了更多的调节破骨细胞形成和活化的因子,OPG/RANKL/RANK 信号系统是近年来骨科研究领域中的重大突破之一,学者们发现许多激素、细胞因子等均通过直接或间接的调节 OPG,RANKL 的表达,调控 OPG、RANKL 和 RANK 之间的比例,从而介导破骨细胞的分化和功能。

二、机械力刺激下正畸骨改建的分子调控机制

1. 成骨细胞的应答信号转导通路　成骨细胞对机械力学刺激的反应是一个复杂的过程,涉及了诸多的过程,包括 DNA 含量的增加,ALP 活性的增加,以及 NO 水平的增加等。另外,机械力刺激成骨细胞后,成骨细胞中骨桥蛋白、骨钙蛋白、Ⅰ型胶原和Ⅲ型胶原的 mRNA 水平均有增加。Cillo 发现周期性的牵张力上调了骨生长因子的表达,而分解代谢的细胞因子没有受影响,这就提示机械力对于成骨细胞的成骨效应有直接作用,有可能是影响骨形成的直接因素。组织学研究表明骨对于力学刺激的反应主要是通过形成编织骨,而编织骨的形成是骨改建的证据。此外,机械力刺激下,会出现胞外基质分泌调节以及骨小梁的再定位。相反,当缺少机械力刺激时,骨密度会降低。成骨细胞对于机械力刺激的信号转导应答过程有以下六种流行观点。

(1) 胞外基质(ECM)-整合素-细胞骨架系统:整合素是一种跨膜分子,连接胞外基质和细胞内细胞骨架。在骨的机械生物学中同样发挥重要作用。黏着斑激酶作为整联蛋白信号通路胞内组分,在信号传导中起重要作用,当其活性减弱时,机械诱导成骨应答随之减弱。骨桥蛋白(OPN)、骨涎蛋白(bone sialoprotein,BSP)、纤维结合素(fibronectin,FN)是整合素特有的配体,含有精氨酸-甘氨酸-天冬氨酸序列。整合素与其结合后可引起胞内一系列功能性改变,如改变胞内 Ca^{2+} 浓度及 pH、重排细胞骨架及激活特异信号转导激酶。对成骨细胞施以机械刺激,其 OPN、FN 及 BSP 合成显著增加,与整合素的结合相应增加,然后将力学刺激传递至胞内。此外,由整合素介导的胞外信号调节激酶(ERK 1/2)在成骨分化中起重要作用。

(2) Ca^{2+} 通道:一些研究显示钙离子信号在骨生物力学中起重要作用。钙离子是细胞内重要的第二信使,胞内钙离子浓度变化是力学刺激后出现的早期反应。体外研究显示成骨细胞受流体刺激可在数分钟内抑制胞内钙离子的持续增加。体内试验显示维拉帕米及硝苯地平 L 型 Ca^{2+} 通道阻断剂可显著抑制大鼠的机械力诱导骨形成。此外,肌醇三磷酸可间接促进胞内 Ca^{2+} 释放,这一过程需要流体剪切力诱导调节。

(3) Wingless-type(Wnt)/β-catenin 信号通路:Wnt/β-catenin 信号在骨组织的增殖、分化和凋亡过程中发挥重要作用。Wnt 信号通过低密度脂蛋白受体相关蛋白-5 受体在机械力传导中起重要作用。研究显示体外颅骨细胞在机械拉伸载荷后刺激 Wnt/β-catenin 信号增加。小鼠体内胫骨在受机械载荷后,Wnt 信号也发生变化。在 LRP5 基因敲除小鼠中成骨细胞应答机械载荷显著受损。然而,值得注意的是 Wnt 信号抑制成骨细胞的分化及矿化。研究显示 Wnt 信号抑制人间充质干细胞成骨分化。此外,对人成骨细胞施以 15 分钟拉伸,虽然 β-catenin 水平早期有增加,但 Wnt 信号最终是下调的,这一双相性的 Wnt 信号水平可能在成骨末期起重要作用,减少的 Wnt 信号可能诱导终末分化及基质矿化。

(4) 前列腺素(PG)和氧化亚氮(NO)信号通路:前列腺素在骨组织中是机械载荷重要的生化介质。流体剪切力可促进骨细胞释放胞内 PGE_2。可诱导间隙连接蛋白 43(Cx43)易位至膜表面,通过由 Cx43 形成的密胆碱通道来释放受机械刺激后所产生的 PGE_2。此外,机械载荷下骨形成还包括适宜机械力促进细胞释放 PG,同时伴随机械诱导环氧化酶 2(COX-

2)的表达。研究显示功能化的 COX-2 基因不需要骨组织的力传导,因为 COX-2 基因敲除小鼠,靠诱导骨组织 COX-1 表达应答机械力。与之相反的是,另有研究表明,给予 COX-2 抑制剂的非甾体抗炎药在机械力刺激骨形成时起重要作用。有研究表明机械力刺激后骨基质细胞调节 NO 合酶与 RANK 配体增多,对促进骨改建有协同作用。

(5) 有丝分裂原活化蛋白激酶(MAPKs)系统:有丝分裂原活化蛋白激酶(MAPKs)是一类激酶系统,主要作用是将胞外信号分子传入胞内,调节转录因子磷酸化,使靶因子对胞外刺激包括剪切应力作出相应反应。Tseng 等研究表明 MAPKs 是细胞接受机械力作用后最早出现的信号反应之一,在成骨细胞内,MAPKs 的激活可进一步激活细胞内其他相关调节因子的表达。Ziros 等的研究表明,核心结合因子(Cbfal)是力学刺激关键的目的基因和蛋白,是在调节成骨生长及分化中发挥重要作用的转录因子,力学刺激便是通过 MAPKs 途径发挥其对 Cbfal 的作用。

(6) OPG/RANKL/RANK 系统:其在骨代谢中起重要作用。作用机制是:成骨细胞的前体细胞(OB)及骨髓基质细胞表达 NF-κB 受体活化因子配体(receptor activator of nuclear factor κB ligand,RANKL),破骨细胞表达 NF-κB 受体活化因子(receptor activator of nuclear factor κB,RANK),RANKL 能与 RANK 结合,促进破骨细胞的分化、融合直至成熟,并抑制破骨细胞凋亡,从而导致骨吸收。同时,成骨细胞也表达骨保护素(osteoprotegerin,OPG)。Saunder-sa MM 等研究发现,对人骨肉瘤细胞(MG-63)施以 0.9Hz 的周期性弯曲张力后,骨保护素(OPG)及 PGE_2 明显上调,核因子 κB 配体(RANKL)略有上升,但 OPG/RANKL 明显增大,OPG 或与 RANKL 竞争性结合,或与其他 TNF 配体家族成员结合,竞争性阻断破骨细胞表面的 RANKL 与 RANK 的结合,继而减少破骨细胞的形成,达到调控破骨细胞的分化及功能作用。从而使骨形成与骨吸收处于动态平衡中。

2. 破骨细胞应答的信号转导通路　破骨细胞分化成熟的过程中,骨保护素(OPG)、细胞核因子 kappaB、受体活化因子(RANK)及细胞核因子 kappaB 受体活化因子配基(RANKL)所形成的 OPG/RANKL/RANK 系统介导了成骨细胞形成、分化过程中所必须的细胞间信号传递。与其他的 TNF 受体一样,RANK 必须通过连接蛋白 TRAF(肿瘤坏死因子受体相关蛋白),尤其是 TRAF6 来激活信号转导通路。目前发现破骨细胞内与 RANK 相关的信号转导通路主要有 4 条:NF-κB 通路、MAPK 通路、PI3K/AKt 通路和 CN/NFAT 通路。

(1) NF-κB 通路:NF-κB(receptor activator of nucleic factor-kappa B)又称细胞核因子受体活化因子,从属于 NF-κB/Rel 家族,是一种重要的转录因子,在破骨细胞分化和抗凋亡过程中起关键作用。RANKL 的信号经 RANK 传递给 TRAF6,TRAF6 通过 NIK(NF-κB 可诱导性激酶)和 IKK(NF-κB 激酶诱导剂)活化 NF-κB,使其与 I-κB 分离并迅速转位进入细胞核,与相应靶基因的启动子结合,通过启动或调控基因的转录来调节破骨细胞的分化、成熟或凋亡。破骨细胞内 NF-κB 信号转导通路的过程可总结为 RANKL+RANK→TRAF6→NIK→IKK→NF-κB→OC 分化。

(2) 有丝分裂原活化蛋白激酶(MAPKs)通路:MAPKs 途径是通过保守的三级酶促级联反应来传递信号,即 MAPK 激酶的激酶(MAP kinase kinase kinase,MAPKKK,又称 MEKK)—MAPK 激酶(MAP kinase kinase,MAPKK,又称 MKK)—MAPK。C-Fos(原癌基因)、Fra-1(原癌基因)和激活 T 细胞核因子(NFAT)是破骨细胞形成的重要下游调控分子,由该通路激活调控,最终刺激破骨细胞分化。激活丝裂原活化蛋白激酶(MAPK)通路又具体包括 Ras/ERK MAPK,JNK/SAPK MAPK 以及 p38 MAPKa 三条路径。

(3) PI3K/AKt 通路:PI3K(磷脂酰肌醇-3 激酶)位于细胞内,既有磷脂酰肌醇激酶活性,也具有丝氨酸激酶活性和苏氨酸激酶活性。PI3K 能调节细胞的分裂、分化、凋亡等活动,是许多生命活动的关键信号分子。PI3K 的活性被抑制将导致破骨细胞分化障碍,成熟破骨细胞的存活也减少,而 PI3K 过度活化的小鼠出现骨质疏松表型。在破骨细胞中,RANK 在上游通过胞质内蛋白激酶 Src 调节 PI3K 的活性,Akt(丝/苏氨酸蛋白激酶)是 PI3K 的直接靶蛋白,其下游底物还未完全阐明,目前已知 Akt 与肌动蛋白有关,推测它有调控细胞肌丝形成的作用。PI3K/Akt 信号转导通路具有调节破骨细胞的分化、游走和存活等功能,其过程可总结为:RANK→TRAF6→Src→PI3K→Akt→促进破骨细胞分化,增加移动、骨架重置、吸收和抑制凋亡。

(4) CN/NFAT 通路:CN/NFAT(calcineurin/nuclear factor of activated T-cell)是破骨细胞内与 RANK 相关的又一信号转导通路。蛋白激酶 Src 激活 IP3,后者引起钙库释放提高细胞质内 Ca^{2+} 水平,活化 T 细胞核因子(NFAT)是一种 Ca^{2+} 调节性转录因子,包括 NFAT1~4,被钙调磷酸酶(CN)活化后,快速转位进入细胞核并与相应的启动子结合启动基因的转录。将 CN 或 NFAT2 特异性阻断后,单核巨噬细胞系统将不能分化为破骨细胞。整个过程可表示为:RANKL+RANK→TRAF6→Src→PLC→IP3→Ca^{2+}→CN→NFAT2→破骨细胞分化。

三、正畸牙周组织改建相关因子的调节作用

正畸牙移动是周期性牙周膜和骨组织吸收和改建的过程,同时也是一非感染性、微创性的炎症反应过程。在这个过程中,炎症细胞激起分泌的炎症相关因子有重要的意义。

1. 白细胞介素类(interleukins,ILs) IL-1 可通过激活 c-Jun 氨基末端激酶(JNK)而促进破骨细胞的分化,IL-1 以旁分泌的方式诱导间充质干细胞产生粒-巨噬细胞集落刺激因子(GM-CSF),促进破骨细胞前体细胞的生长和增殖,可刺激骨吸收并诱导成骨细胞产生 IL-6,促进早期破骨细胞生成。IL-4 具有直接抑制破骨细胞前体分化为成熟破骨细胞的作用。骨组织中的 IL-6 主要来源于成骨细胞的分泌,环鸟苷酸依赖的蛋白激酶(PKG)可促使成骨细胞表达 IL-6。IL-6 与 IL-3 协同支持破骨细胞前体的生长;IL-6 也能增强其他细胞因子或激素对破骨细胞的作用。最近发现 IL-10 对破骨细胞前体的抑制作用主要是通过下调转录因子 NFATc Ⅰ(nuclear factor of activated T-cells Ⅰ)的表达量以及阻止 NFATc Ⅰ进入细胞核来实现的。

2. 肿瘤坏死因子(tumor necrosis factor,TNF) TNF-β 在单核细胞中通过激活 p38 丝裂原活化蛋白激酶(p38 mitogen-activated protein kinase,P38MAPK)促进破骨细胞的生成。TNF-α 由正常的破骨细胞合成,是一种有力的骨吸收诱导剂。TNF 可刺激成骨细胞产生 GM-CSF、IL-6 等因子,诱使前体破骨细胞分化为破骨细胞。TNF 与肿瘤坏死因子受体(TNFR)结合后,启动 IKK(inhibitor-kappa B kinase)、JNK(c-Jun n-terminal kinases)、P38MAPK、ERK(extracellular signal-regulated kinase)等信号传导途径,促进破骨细胞的活化和存活,促进破骨细胞前体细胞分化为成熟的破骨细胞。

3. 转化生长因子 β(transforming growth factor β,TGF-β) TGF-β 作为细胞因子的一种，TGF 是一大类多功能的复杂细胞因子,在骨及骨环境的递质中广泛存在,对于参与骨新生与骨吸收的细胞均有重要作用,并对其他激素及生长因子有调控作用。在体外研究中,Sakai、Klein 等发现对培养的人成骨细胞施加周期性压力后,TGF-β 的释放明显增加,促进骨的形成。Gosain 等研究证实机械力刺激鼠源成骨细胞时,外源性 TGF-β$_1$ 能进一步加强此细胞有丝分裂的效用。

4. 胰岛素样生长因子(insulin-like growth factor,IGF) IGF 是一类既具有胰岛素样合成代谢作用又有生长促进作用的多肽。以往研究表明 IGF 是软骨分化、代谢的重要调节因子,在骨重建的吸收期,成骨细胞释放的 IGF 增多,促进成骨细胞前体的增殖,刺激 DNA 的合成,导致骨表面有增殖活性的成骨细胞数目增多,最终形成骨基质来补充骨吸收所导致的骨丢失。IGF 在把应力刺激信号转导成细胞内生化信号促进细胞增殖中的作用日益受到重视。研究结果表明,应力可以调控骨细胞、软骨细胞中的 IGF mRNA 表达,在骨形成过程中 IGF 起着重要的调节作用。最近研究还发现 TGF-β 和 IGF-1 有协同作用。

5. 碱性成纤维细胞生长因子(basic fibroblast growth factor,bFGF) bFGF 来源于中胚层和神经外胚层细胞的一种强有丝分裂剂,它可促进细胞增殖,调节细胞分化及代谢。研究发现 bFGF 的信号传导功能,与循环流动力刺激如何作用于成骨细胞有关,应力刺激络氨酸磷酸化 Egr-1 mRNA 上调,通过 bFGF 作用于许多蛋白如 ERK2、Shc,使其活化。机械力刺激人成骨样细胞后 8 小时,bFGF mRNA 表达下降,16 小时后表达开始增高,24 小时后明显增高,促进骨细胞的增殖及胶原蛋白的合成。

6. 血小板衍生性生长因子(platelet-derived growth factor,PDGF) PDGF 是一种阳离子多肽。机械力刺激下,PDGF 表达水平的增高可引起成骨细胞增殖。对人胚成骨细胞样细胞的培养中发现,PDGF 对人胚成骨样细胞 DNA 合成有明显的促进作用,对胶原蛋白和碱性磷酸酶合成无明显的促进或抑制作用。

正畸骨改建过程依赖于牙周组织系统,牙周组织系统是一个复杂的网络,所包含的细胞因子及各种各样的调节因子为数众多。在牙周组织改建过程中,不同的细胞因子具有等级性和时相性,各个细胞亚群间相互作用的形式也多种多样,可通过自分泌和旁分泌等作用调控骨形成和骨吸收。作为正畸矫治中牙齿移动生物学基础的信息分子的跨膜信息传递,不是单一的信息分子与单一受体的简单作用,而是包括激素、炎症介质、神经递质、细胞因子等多种信息分子通过细胞膜表面的各种通道综合作用的结果。

第四节 与正畸相关问题的生物学研究

长期以来,正畸一直使用加力装置来移动牙齿,尽管我们知道正畸牙齿移动是在力的作用下发生的生物力学和组织学的改变过程。在这一过程中,同时存在骨形成和骨吸收现象,然而由于其调节机制错综复杂,我们并不十分清楚这一过程的生物学机制,因此日常所采用的矫治方法基本源于临床经验而不是实验数据。尽管最有效的牙齿移动是临床正畸医师所追寻的目标,然而迄今为止,并没有一个理论上的数值可以参考。有关正畸组织改建的生物学机制的研究主要围绕以下五个方面展开。

一、正畸牙齿移动模型的建立

1. 动物模型的建立　正畸过程中,所施加正畸力的大小、方式等均影响牙齿移动速率及牙周组织改建,因此,建立正畸牙齿移动模型至关重要。到目前为止,大量的实验研究在动物模型中展开,例如大鼠,狗,猫和猴子等。然而动物模型虽然为研究带来了方便,但存在的最大问题就是和人类之间的差别。因此迄今为止,众多的动物模型尚未带来临床工作的创新。

学者们综合各方面考虑,认为大鼠是最适合的牙齿移动模型。其原因如下:①大鼠价格便宜,非常适合开展大量的实验研究;②大鼠组织学材料更容易制备;③大鼠组织学和分子生物学的抗体非常全,能满足实验的需要;④有各种转基因大鼠模型可以直接使用。

Ren 等在 2003 年提出,有关大鼠动物模型的文献仍存在一些不足之处,这部分是由动物的生理反应以及正畸加力装置的设计所引起。因此,随着研究逐步深入,大鼠牙齿移动的模型被不断完善,目前应用较为广泛的大鼠牙齿移动模型设计多已改良,且应符合以下 4 个标准:①所施加的力不超过 20N;②近中移动磨牙;③至少加力 2 周;④没有药物干预。

2. 有限元模型的建立　利用有限元软件的强大建模功能及其接口工具,可以很逼真地建立牙齿的三维结构,并赋予其生物力学材料性能。在仿真试验中,对模型进行实验条件仿真(正畸牙三维移动),可以获得在不同实验条件下牙移动模型任意部位应力/应变分布、内部能量变化等情况。

二、正畸牙根吸收的生物学研究

牙根外吸收是正畸治疗常见的并发症。导致牙根吸收的因素包括力学和生物学两方面,从力学角度,过度的牙齿移动、某些牙齿移动的类型(如转矩和压低的力)、所施加正畸力的大小、持续时间,以及力的类型等均与牙根吸收密切相关;从生物学角度,遗传易感性、系统性因素(激素水平不调)、牙齿发育不全等均可以导致牙根吸收。

学者们通过对临床病例的观察研究,得出一系列有关牙根吸收的结论,通过动物模型对这些结论逐一进行验证,并且试图通过局部注射药物的方法来减少牙根吸收的程度,提高牙齿移动的速率,减少正畸所引发的疼痛。Shirazi 等 1999 年发现甲状腺素局部注射可以减少牙根吸收的现象,Ong 等在 2000 年提出了同样的结论,局部注射泼尼松龙的大鼠在正畸过程中牙根吸收明显减少。

三、正畸牙齿的疼痛问题

疼痛是一种主观的心理状态。国际疼痛研究会(International Association for the Study of Pain,IASP)将疼痛定义为:一种不愉快的感觉和情感经历,确实存在或含有潜在的组织损伤或病人描述有这样的组织损伤。疼痛是正畸治疗过程中最常见的并发症,常由正畸器具所导致,简称正畸疼痛(orthodontic pain,OP),发生率可达 91%。尤其在分牙、放置第一根弓丝或复诊调整后几天内最为明显。

Ngan 认为正畸疼痛主要出现在加力后 1 周内,一般 2~4 小时出现,峰值在 12~24 小时,3~5 天后逐渐减弱,7 天后基本消失,但仍有 25%~30% 患者感到不适。Bondemark 研究发现,分牙簧和分牙圈都会引起正畸患者的疼痛,分牙簧引起的疼痛略轻,但是两者没有统计学差异,疼痛高峰期是第 2 天,而 5 天左右基本消退,固定正畸疼痛在 2 小时就可以被感知,峰值出现在 24 小时,3 天后明显降低。

　　研究者通过对动物模型的研究发现三叉神经脊束核与正畸疼痛有密切的关系。三叉神经脊束核是重要的口颌面部感觉信息中转站,牙齿移动刺激同侧的尾侧亚核(Vc)的Ⅰ、Ⅱ层(来自颌面部的细纤维浅层)Fos 蛋白(疼痛调控中起核心作用)表达增强,2 小时后出现表达高峰,而对侧只有零星表达,而口侧亚核(Vo)和极间亚核(Vi)内有少量表达。吗啡可以降低 Fos 表达,并且可以被纳洛酮翻转。另外,臂旁核(PBN)对于颌面部的自主神经和本体感觉的信息传导非常重要,牙齿移动可以诱导 PBN 的 Fos 表达。牙齿移动激活双侧的PBN 传递本体觉和自主感觉,这种延长的 Fos 表达可能是病人临床上疼痛延长的原因。

四、牙槽骨快速移动牵张成骨

　　牵张成骨术(distraction osteogenesis,DO)是在截开的骨断端或骨缝处,应用牵引装置加力促进新骨形成,延长或增宽骨的技术。DO 的生物学原理是当机体组织受到缓慢而稳定的牵引时,细胞的增殖与合成功能即被活化,从而促进组织的再生。DO 正是应用了这一原理,先将骨切断或骨皮质切开后,用特制的牵引器固定两断端,待两端间有纤维组织充填并形成可修复性骨痂后,施加一定的牵引力,形成骨痂内张力,从而刺激新骨沿着与牵引力平行的方向形成,最终达到骨的增殖延长。

　　1. DO 在口腔中的应用形式

　　(1) 通过牵张骨断端间的可修复性骨痂,促进新骨形成,实现骨延长。主要应用于颌骨的延长和增宽,通常以下颌骨延长为主。

　　(2) 通过直接牵张骨缝,使骨缝处新骨沉积增殖,实现骨延长。主要应用于青少年的快速扩弓和生长发育期患者的面中部牵引。

　　(3) 通过牵张牙周膜(相当于牙与牙槽骨之间的"缝"),促进牙槽骨的快速形成。主要应用于拔牙病例的尖牙快速后移。

　　2. DO 在加快牙齿移动中的研究和应用　利用 DO 加快牙齿移动是此技术在口腔正畸领域应用中的最新进展,也是口腔正畸矫治技术的一个新突破。

　　传统的正畸牙齿移动是一个缓慢的生理改建过程,在这一过程中,主要强调控制使用温和而持续的正畸力,牙齿以约每个月 1mm 的速度进行缓慢的生理性移动,大大延长了正畸的疗程,尤其是拔牙病例,尖牙后移阶段需要 6~8 个月。DO 加快牙齿移动是将手术和正畸结合起来,先手术减轻牙齿移动压力侧的阻力,使牙齿的快速移动成为可能,后用机械牵引力牵拉牙齿,促进张力侧牙槽骨的快速形成,从而使得牙齿的移动速度加快。利用 DO 移动牙齿,不仅速度快、疗程短,且支抗丧失轻微。随着其理论的完善和技术的成熟,有广泛的应用前景。目前,主要用于拔牙病例尖牙的快速后移,主要有牙周膜牵张成骨术和牙槽骨牵张成骨术两种方法。

（1）牙周膜牵张成骨术：1998年，Liou等通过临床试验研究后，提出了"牙周膜快速牵张成骨"的全新矫治理念，它通过一种自制的口内牵引装置，成功地将临床上拔除第一前磨牙患者的尖牙，快速移入拔牙后的缺隙内，并最终与第二前磨牙接触。在矫治结束后拍摄的根尖片上，并未发现快速移动牙的牙体和牙周组织与传统方法移动的牙有任何差别。这使得通常需要6~8个月的时间才能完成的牙齿移动，在仅仅3周之内就完成了，从而大大缩短了矫治疗程。由于正畸牙在机械力引导下移动时，张力侧牙周膜被牵张，促进牙槽骨成骨，因此，Liou认为牙周膜可以看作是牙槽骨与牙根之间的"缝"，牙周膜成骨术的成骨过程类似于快速扩弓中腭中缝的牵张成骨以及生长发育期面中部骨缝牵引的成骨过程，是DO的一种特殊应用形式，并在临床试验中证实了可行性。

（2）牙槽骨牵张成骨术：2001年，Iseri等和Kisnisci等又提出了"牙槽骨快速牵张成骨"的理论，即DAD（dentoalveolar distraction），它相对于"牙周膜快速牵张成骨"而言，在手术方法上进行了很大改进。基于减阻牵张的想法，Iseri等和Kisnisci等将上颌尖牙做了最大限度的游离，使尖牙连同颊侧骨块整体向远中移动，从而在尖牙与侧切牙之间牵张成骨。这大大加快了牙齿的移动速度，并且降低了诸如牙齿松动、牙根吸收等副作用的发生，平均用时2周就达到了矫治目的，经临床和X线片观察发现，尖牙的快速后移并不导致支抗的丧失和牙根的过度吸收等并发症，并于2002年报道其在临床上的应用研究。

3. DO在关闭牙槽裂隙中的研究及应用　在正畸临床中，对于牙槽裂隙及两侧牙齿（尤其是侧切牙）的处理一直是个难题。近年来国内外学者将研究目光放在了用DO技术来关闭裂隙，即在裂隙的两端间建立牵张，逐渐形成新骨关闭裂隙，并牵舌侧移位的牙齿进入牙列。此方法开辟了治疗牙槽突裂的新思路，即关闭间隙的同时将牙齿的移动结合起来。

五、牙周组织工程与牙齿移动

组织工程技术（tissue engineering）是结合细胞生物学和工程学的原理，专门致力于研究开发损伤组织结构修复、病损组织功能改善的生物替代物的一门科学，由于其本身潜在的巨大科学价值及广泛地临床应用前景，是21世纪生命科学研究领域的主角之一。

组织工程技术的主要原理是利用生物材料作为载体，携带一系列不同种类的种子细胞植入宿主，细胞以生物材料为支架增殖分化，最终形成具有正常结构与功能的组织的技术；可以在细胞水平和分子水平构建具有生命力的细胞-生物材料复合体，实现组织器官的再生与形成。对于正畸而言，成年人在正畸患者中的比例逐渐增多，而相当一部分成年人存在慢性牙周病，部分患者已发展至牙周病晚期，牙周软硬组织已大部分破坏，此时正畸治疗有可能进一步加重牙槽骨吸收，使牙体进一步松动甚至脱落，给临床正畸治疗带来极大风险。目前所采用的自体或异体材料移植修复都存在各自的局限性和不足，组织工程技术的发展为解决这一难题提供了新的前景。

牙周组织工程技术主要方法是将体外培养的高浓度、功能相关的活性细胞，种植于具有良好生物相容性和生物降解性的细胞外基质材料上，经过一段时间的培养，将这种细胞与生物材料复合体植入机体牙周病损部位，在生长因子的作用下，形成新的具有其原来特殊功能和形态的相应牙周组织，达到修复创伤和重建功能的目的。而临床正畸医师最关心的则是牙齿是否能在骨缺损组织工程修复后区域内健康移动,近年来国内外研究结果表明,应用组织工程技术不仅对于牙槽骨缺损拥有良好的修复效果,而且修复成骨后不影响牙齿在骨缺损修复区域内的移动,牙齿在慢性牙周炎所造成骨缺损修复后区域移动不再是正畸治疗的禁忌证,牙齿可以在骨缺损修复后的牙槽骨内健康移动。但是目前研究仍有一定的缺陷,骨组织工程修复后区域的组织结构、病理特征与临床真实情况存在一定的差异,且对正畸加力方式、时长及牙齿移动的方式讨论的也较少。因此,牙周组织工程技术在临床中的应用还需更深层次的研究。

（金作林）

参 考 文 献

1. 傅民魁. 口腔正畸专科教程. 北京:人民卫生出版社,2007.

2. 丁寅,金作林,冯雪. 口腔正畸学现代原理与技术. 5 版. 北京:世界图书出版公司,2013.

3. 陈扬熙. 口腔正畸学:基础、技术与临床. 北京:人民卫生出版社,2012.

4. 于世凤. 口腔组织病理学. 5 版. 北京:人民卫生出版社,2003.

5. ROBERTS-HARRY D, SANDY J. A clinical guide to orthodontics. British dental journal, 2004, 196(7): 391-394.

6. KLOSS F R, GASSNER R. Bone and aging:effects on the maxillofacial skeleton. Exp Gerontol, 2006, 41(2): 123-129.

7. HENNEMAN S, VON DEN HOFF J W, MALTHA J C. Mechanobiology of tooth movement. European Journal of Orthodontics, 2008, 30(3):299-306.

8. BYOUNG-MOO S, MASAKO M, STAN G. Investigation of multipotent postnatal stem cells from human periodontal ligament. Lancet, 2004, 364(9429):149-155.

9. MARTIN H, HENRY V B, RICHARD J L. Beyond Good and Evil in the Oral Cavity:Insights into Host-Microbe Relationships Derived from Transcriptional Profiling of Gingival Cells. J Dent Res, 2008, 87(3):203-223.

10. REYA T, CLEVERS H. Wnt signaling in stem cells and cancer. Nature, 2005, 434:843-850.

11. REN Y, MALTHA J C, KUIJPERS-JAGTMAN A M, et al. The rat as a model for orthodontic tooth movement-a critical review and a proposed solution. European Journal of orthodontics, 2004, 26(5):483-490.

12. YANG Z, LUO W, HOU J, et al. Development of a behavior model of pain induced by experimental tooth movement in rats. Eur J Oral Sci, 2009, 117(4):380-384.

13. REZZONICO R, CAYATTE C, BOURGET-PONZIO, et al. Focal adhesion kinase pp125FAK interacts with the large conductance calcium-activated hSlo potassium channel in human osteoblasts:potential role in mechanotransduction. J Bone Miner, 2003, 18(10):1863-1871.

14. KATSUMI A, ORR A W, TZIMA E, et al. Integrins in mechanotransduction. J Biol Chem, 2004, 279(13): 12001-12004.

15. LEUCHT P, KIM J B, CURREY J A, et al. FAK-Mediated mechanotransduction in skeletal regeneration. PLoS One, 2007, 2(4):390.

16. RHEE S T, EL-BASSIONY L, BUCHMAN S R. Extracellular signal-related kinase and bone morphogenetic protein expression during distraction osteogenesis of the mandible:in vivo evidence of a mechanotransduction mechanism for differentiation and osteogenesis by mesenchymal precursor cells. Plast Reconstr Surg, 2006, 117 (7):2243-2249.

17. LI J, DUNCAN R L, BURR D B, et al. L-type calcium channels mediate mechanically induced bone formation

in vivo. J Bone Miner Res,2002,17(10) :1795-1800.

18. CHEN N X,RYDER K D,PAVALKO F M,et al. Ca^{2+} regulates fluid shear-induced cytoskeletal reorganization and gene expression in osteoblasts. Am J Physiol Cell Physiol,2000,278(5) :989-997.

19. HENS J R,WILSON K M,DANN P,et al. TOPGAL mice show that the canonical Wnt signaling pathway is active during bone develop-ment and growth and is activated by mechanical loading in vitro. J Bone Miner Res, 2005,20(7) :1103-1113.

20. ROBINSON J A,CHATTERJEE-KISHORE M,YAWORSKY P J,et al. Wnt/beta-catenin signaling is a normal physiological response to mechanical loading in bone. J Biol Chem,2006,281(42) :31720-31728.

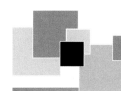

第四章 循证医学与口腔正畸

第一节 循证医学概述

循证医学（evidence-based medicine，EBM）是近 20 年来在医学界蓬勃兴起、发展迅速，并为临床医师、医学研究工作者所公认的一门新兴学科。循证医学是临床流行病学的发展和延伸。作为 21 世纪的临床医师必须学习循证医学、了解循证医学，更重要的是要会应用循证医学，以便能从浩如烟海、质量参差不齐的各种信息中迅速收集到真实、有用的资料；评价证据，系统总结现有的资料并为我所用；将外部证据与已有的经验完美结合，并应用于临床实践；进行自我评估，并可成为循证医学中的重要参考依据。科学知识可转化为诊断的技术方法，马克思曾说：科学知识可转化为生产力，这是循证医学的根本。

一、循证医学的基本概念

（一）什么是循证医学

循证医学是最佳的证据、临床经验和患者价值的有机结合。即任何临床医疗决策的制订仅仅依靠临床经验是不够的，应当基于当前最佳的科学研究成果，并充分考虑患者对治疗的选择、关注和期望，这就是所谓的循证临床决策。其中最佳证据除了来自基础医学的研究，更主要的是来自以患者为中心的临床研究；临床经验是指医师利用临床技能和既往经验快速评价患者健康状况、进行诊断、估计所施治疗的可能风险和效益，以及分析患者的价值观念和期望的能力；患者的价值是指每个患者对其治疗的选择、关注和期望。

由此可见，EBM 是一种不断获得有关重要的诊断、预后、治疗、病因及其他相关健康信息的自我学习实践活动。通过这一活动，临床医师可以尽最大可能捕捉到最可靠的事实证据来解决各种各样的临床问题，正确评价建立在事实证据上的实践结果，并将这些结果应用于今后的临床实践中。通过这一活动还可以评价医师的临床行为。当然，循证医学不仅仅是治疗患者，还涵盖各种医疗行为，包括医疗决策、人群健康、疾病预防、药物研究等。

（二）循证医学证据的分级

治疗性试验证据根据其质量和可靠程度分为五级。

一级：按照特定病种的特定疗法收集所有质量可靠的随机对照试验后所作的系统评价或 Meta 分析，大样本多中心的随机对照试验。

二级：单个的样本量足够的随机对照试验结果。

三级：设有对照组但未用随机对照试验结果。

四级：无对照的系列病例观察。

五级：专家意见。

上述五级中，以第一、第二级可靠性最高；第三、第四级次之，第五级由于受个人经验局限，相对可靠性最低。

二、循证医学在临床中的应用

目前，对于绝大多数的临床医师来说循证医学尚是一门比较陌生的学科。以前虽也有学过流行病学、医学统计学以及科研设计原理等课程，但这些只能被看作是为学习循证医学打下了一定的基础；为进一步学习循证医学创造了一定的条件。临床医师要能在临床上应用医学上的好经验、好方法，要能使自己的临床经验得到进一步的证实和升华，都必须从头学习循证医学。在这里，有必要再次强调一下系统学习临床流行病学和循证医学的重要性。

临床流行病学（clinical epidemiology）是应用流行病学原理，探索群体研究的规律并用于临床实际的基础学科。该学科强调严谨的临床科研设计和评价，强调综合应用临床流行病学、卫生统计学、卫生经济学和社会医学等学科知识，适应医学模式的需要，以患者为中心，追求医疗实践和医学研究的高质量，合理利用卫生资源。该学科具有完整的方法学体系，是学好循证医学的基础。流行病学家 David Sackett 提出的主要观点如下：

1. 流行病学的一些策略和方法应以患者而非群体为研究对象，从而走上一条提高诊断水平和治疗效果的康庄大道。

2. 今天的临床医师不应该仅仅是阅读医学文献，还必须学会如何追踪和鉴别医学文献，才能保持知识的不断充实和更新，从而接受医学模式转变的挑战和适应现代医学的发展。

3. 实践循证医学将提高医师的权威，因为权威来自知识。实践循证医学可使医师保持知识更新，跟上时代发展。

4. 随机对照试验是过去半个世纪中医疗卫生领域中最重要的发展；未来的 20 年最重要的发展将是借助 Cochrane 协作网传播随机对照试验的系统评价。目前最重大的挑战之一是为一线工作的医师提供有用的信息，帮助他们采纳证据和实施循证医学，更好地指导临床实践。

5. 应该为临床医师创办一种实用的新型杂志，这种杂志应根据已在临床实践过的有效信息，筛选出与临床医学有关的内容直接给出结论，同时满足合格有效的方法学的要求。

6. 国家政府部门应提供更多的支持，为有关研究人员建立牢固的行业结构，提供实施研究的奖学金和业务支撑及研究成果奖励；医疗卫生部门应保证为优秀的项目提供足够奖金。

为了更好地将全体研究的成果指导临床实践，流行病学家 Cochrane 和 Sackett 等大力倡导循证医学的概念及方法，其核心思想是：任何临床医疗决策的制订都应基于客观的科学研究依据。临床医师应将个人的临床经验与现有的最好科学证据结合起来进行综合考虑，为每个患者作出最佳诊治决策。现在循证医学逐渐得到了广泛认可,已被看作临床医学的基础学科之一。随着现代科技事业的发展,学科的交叉和渗透,口腔医学的发展也相当迅速,大量材料、设备、技术及治疗方法不断引入和应用,面对这些新材料、设备和技术,存在着误用或滥用所导致的不良治疗结果、患者的不满情绪及医师面临的压力增大等问题,这些情况不容忽视。因此口腔医师需要可靠的证据来指导其作出最佳决策;国家卫生决策者同样需要最佳的决策制订方针;科研论文也良莠不齐;医学统计学家也不得不叹息"目前杂志上统计方法科学的文章尚不能过半"。在这种背景下循证口腔医学呼之欲出。

循证口腔医学(evidence-based stomatology)是指口腔临床医务人员在防治口腔疾病的医疗活动中,自觉地应用相关的最佳学科证据指导实践,与自己的临床经验结合,针对患者的局部及全身情况,根据患者治疗需要和喜好作出临床决策。这里所指的最佳科学证据,首先是指综合若干随机对照试验作出的系统评价(systematic review)的结论。因为就真实性(validity)和可靠性(reliability)而言,系统评价的偏倚(bias)相对最小,随机对照研究,特别是样本量较大的随机对照研究,在各种临床治疗性试验中被认为是最佳方案,其产生的结论属于最佳证据。其次是指在国内、外医学文献可能相关的证据中比较而言最好的证据,如队列研究、病例对照研究及描述性研究等,其论证强度取决于是否具有良好的科研设计、是否能很好地控制偏倚。临床经验是指在长期认真严肃的工作中积累的,适应于本地区、本单位具体情况的最佳经验,对于有长期工作经历的医务人员来讲,可以是个人的经验;对青年医师来说,应该是指上级医师的经验,特别是多个医师会诊得到的集体经验。患者对治疗的需求和喜好是指患者在完全了解病情和多个备选方案的情况下,根据个人身体状况、经济状况以及对预后的期望作出的理智的判断。

第二节　系统评价、Meta 分析及 Cochrane 系统评价概述

一、系　统　评　价

(一) 系统评价的概念

系统评价(systematic review)是一种临床研究方法,是全面收集相关的所有临床研究并逐个进行严格评价和分析,必要时进行定量合成的统计学处理,得出综合结论(有效、无效、应进一步研究)的过程,也称为综合分析(overview,systematic overview,pooling project 等),其可提供尽可能减少偏倚的科学证据。临床流行病学专家 David Sackett 曾说过,寻找证据应首先去找系统评价的报告,因为它比单个试验偏倚较少且更为可靠。

(二) 进行系统评价的方法和步骤

1. 提出问题及拟定研究计划　系统评价是一种基本的科学研究活动而不是一个统计学方法,同其他科研过程一样,统计学处理只是其中的一个步骤。应首先进行科研设计并制订研究方案。提出拟回答的问题(即研究目的)是最重要和最基本的第一步,因为根据提出的问题才能确定收集什么资料,纳入什么试验,提取什么数据等。应该根据临床的需要提出问题。

临床医学是不断发展的科学,书本上的知识和已有的临床经验往往不足以回答和解决

所有的临床问题,每一个问题的答案也在不断变化,随着医学研究的进展,新的研究结果常常否定以前的结论。因此临床医师应具备在实践中善于发现问题、提出问题的能力。

提出一个恰当的问题十分重要。问题范围不要太宽,一个好的问题可以帮助临床医师缩短检索实践,快速找到恰当的答案并且易于评价和应用。一个理想的临床问题应该包括四个要素:何种疾病或患患者群? 采用何种干预措施或暴露因素? 采用何种判断疗效指标(对照措施)? 与患者相关联的结果实践等。这样的问题可以使临床医师迅速检索到证据,起到事半功倍的效果。

可以从以下几个方面提出问题:发病原因及危险因素是什么? 检查手段和结果是否准确可靠? 是否安全? 费用如何? 能否排除其他疾病? 哪一种措施是最有效最安全同时又是可行的? 应该最优先考虑使用哪一种材料或治疗方法? 是否需要同时给予全身药物治疗或其他辅助治疗? 患者的病情会经历怎样的过程? 是否发生并发症? 最终结局是什么等。

2. 收集随机对照试验 随机对照试验(randomized controlled trial,RCT)是受偏倚因素较少,研究结果的真实性和可靠性好,论证强度高的一种研究方法,是目前公认的临床防治性研究的最优设计方案。因此,随机对照临床研究设计必须严谨,例如采用双盲法,随机分组,与现有普遍采用的治疗干预手段或安慰剂进行对照,并且能对研究假设得出明确肯定的结论。对研究假设不能肯定的随机对照临床试验结果,其证据的可靠性仅次于研究假设得到了证明的研究。由于随机对照试验采用了严格的随机分组,可以控制混杂因素对结果的影响。

尽可能全面地收集所有有关的随机对照试验是进行系统评价最基本的步骤。应收集发表的和未发表的试验以避免"发表偏倚"(publication bias)。在进行分析前应制订一个收集临床试验的策略。如可计划从以下几个方面收集临床试验。

(1) 计算机检索:如 The Cochrane Library、Medline、Embase 及中文医学文献计算机检索数据库等,本章后续部分有详细介绍。

(2) 人工检索有关专业杂志,即人工逐篇翻阅有关杂志。

1) *EBM*(*Evidence based Medicine*)。

2) *Bandolier*:*Evidence based thinking about health care*。

3) *Evidence based Nursing*。

4) *Evidence based Health Care*。

5) 中国临床流行病学与循证医学杂志,如《中国循证医学杂志》。

(3) 从临床试验报告论文或综述的参考文献中追踪查询。

(4) 查阅学术会议论文集。

(5) 请国际国内的临床试验资料库提供资料,如:相关 Cochrane 系统评价协作组的专业资料库和中国循证医学中心的临床研究资料库。

(6) 请药厂提供资料。

(7) 从临床试验研究者或其他人员获得信息。

值得注意的是,由于研究者本人以及出版机构有不愿意发表阴性结果的倾向,所以杂志上发表的文章以阳性结果居多。如果系统评价只包括了发表的试验而遗漏了未发表的试验,就容易导致"发表偏倚"而使结果缺乏真实性和可靠性。收集未发表的随机对照试验可与研究者本人联系或请药厂提供资料。另外特别需要注意一些灰色文件(grey literature),如会议专题论文、未发表的学位论文、专著内的章节、制药工业的报告等很难检索到的文献,请教相关领域的专家以获得文献信息也是一个有效的途径。另外检索要有策略,我们总结出了如何快捷、有效、全面获得证据的经验:首先检索 Cochrane 图书馆和 Cochrane 临床试验注册库,若有相关系统评价即可作为具体临床病例的决策依据;没有找到系统评价时可检索单个高质量研究,先读题目确定干预措施、再读摘要明确研究质量、最后通读纳入文献的全文获得证据。没有 Cochrane 系统评价和 RCT 研究时,其他类型的研究也可作为参考,同时定期及时更新最新进展。

3. 确定纳入和排除的标准 根据提出的问题确定纳入标准和排除标准,并对临床试验进行筛选。常用于确定纳入标准的因素有患者种类(疾病类型、年龄、性别、病情严重程度等),干预措施(治疗和对照的方法),采用的疗效判定指标,临床试验的设计等。不符合纳入标准或符合排除标准的临床试验不能入选,需同时列出被纳入和排除的试验并说明排除的理由。通常可以定义一个基本的入选和排除标准,待收集资料后进行彻底的敏感性分析,以评价不同的入选标准所得结果的稳定性(robustness)。

4. 资料提取 确定了纳入的试验后,需对各试验进行资料提取。可设计一个资料提取表格用于收集记录各组的样本量、研究对象基线特征、暴露或干预的内容、结果、反映研究质量的指标及其他重要的资料。另外两个问题也值得注意:①在发表的文章中,常常缺乏所需要的数据,应与作者联系以补充完善;②由于工作量大,提取资料的过程中很容易发生错误,为保证质量,应有两人单独进行资料提取,然后交叉核对。

5. 各试验的质量评估 系统评价是对原有研究结果的再分析,因此其分析结果的真实性与原各研究的质量密切相关,只有从高质量的独立研究中才能获得高质量的综合结论。因此纳入试验的质量评估很重要,因质量的不同可以导致结果的不同,越严格的试验其结果越接近真实。一个试验的"质量"可定义为:该试验的设计和实施方式可能防止系统误差(偏倚)的程度。目前尚无金标准或统一的量表可用于各试验方法学的质量评估。但以下四个方面的评估是最基本的。

(1)选择偏倚的防止,即入选的患者是否真正随机地分配到了治疗组或对照组,并保证观察者和患者在分配前都不知道患者将分在哪一组。可通过是否采用了中心电话随机,编号或编码的药物容器,系列编号、密封的、不透明的信封等分配方法来了解是否真正做到了随机化分组,这是最重要的质量因素。

(2)是否除所要研究的干预措施以外,其他处理措施两组一致(unconfounded,无混杂因素的)。

(3)是否存在排除偏倚,受试者退出试验的情况两组是否有系统的差异。是否有过多的失访病例。

(4)是否存在测量偏倚,如是否采用了双盲法或盲法判断疗效。最好由两名以上研究者独立进行盲法评估质量,通过讨论解决意见分歧,不足的资料可以通过与研究者个人联系予以补充。

关于低质量与高质量研究如何合并的问题,一些学者建议采用质量评分方法,以排除某些研究,也可用于在分析中给予研究权重,这一过程包括一组6~8人小组,分别复习研究的方法和结果部分,并在研究进行0.0~1.0的质量评分,可获得对每个研究所需的最后评分。质量评分可用于调整结果,这是在医学领域所采取的一种改革性复习方法,对每一个随机化试验和治疗相关研究用均数调整的方法进行独立的体现。但也有一些学者认为质量评分增加了主观标准,常常无端地施与权重,应用这种方法可能严重地混淆异质性的来源,提出应对相关研究的评分内容或条目进行分层分析或做回归分析。

6. 统计学处理 其是系统评价的重要步骤之一,主要包括四个方面。

(1) 检验各个试验结果是否基本一致(同质性)以证实联合这些试验的合理性,可用卡方检验。如果不一致应分析原因,例如各试验结果不一致是由于某个试验失访病例过多造成,应排除这个试验。

(2) 对各个试验的统计量进行合并,得出合并后的统计量,如相对危险度(relative risk, RR)或机会比(odds ratio, OR)和其95%的可信区间(confidence interval, CI)。

(3) 对合并后的统计量进行统计检验和统计判断,以便确定某一疗法是否降低有害事件的发生(例如降低死亡率或残疾率)或是否有效。

(4) 图示单个试验的结果和合并后的结果。

7. 敏感性分析 比较两种不同方法对相同试验进行的系统评价是否会得出不同结果的过程,称敏感性分析。敏感性分析是检查一定假设条件下所获结果稳定性的方法,其目的是发现影响系统评价研究结果的主要因素,解决不同研究结果的矛盾性,发现产生不同结论的原因。敏感性分析最常用的方法是分层分析,即按不同研究特征,如不同的统计方法、研究的方法学质量高低、样本量大小、是否包括未发表的研究等,将各独立研究分为不同组后,按 Mental-Haenszel 法进行合并分析,比较各组及其与合并效应间差异有无显著性,例如,比较只纳入采用盲法评价疗效的试验进行的系统评价与同时纳入采用盲法和非盲法评价疗效的试验所进行的系统评价,观察是否会得出不同的结论。

8. 失安全数(fail-safe number) 当系统评价的结果有显著性意义时,为排除发表偏倚的可能,可计算需要多少个阴性试验的结果能使结论逆转,称为失安全数。也可采用漏斗图了解发表偏倚的情况。失安全数越大,说明系统评价的结果越稳定,结论被推翻的可能性越小。

9. 结论 内容主要包括两点。

(1) 说明根据所包括试验的综合分析结果是否能够作出某一疗法有效或无效的结论,是否可以在临床实践中推广。

(2) 如果现有资料尚不足以得到以下结论,那么有什么趋势,提出是否应该进一步进行临床试验的建议。

(三) 对系统评价的评价

并非所有的系统评价结论都是可靠的。同其他研究方法一样,方法学的正确与否严重影响结果甚至导致错误的结论。David Sackett 等建议,评价一个系统评价主要是看两点。

1. 结果是否真实可靠,即是否为随机对照试验的系统评价? 是否收集和纳入了所有相关的研究? 是否对单个试验的质量进行了评估? 各试验之间的同质性是否好?

2. 结果是否有意义,即效果的幅度和效果的精确性怎样? 根据对系统评价结果真实性和意义的评估可以判断其结论的可靠程度和应用价值。

（四）总结

综上所述，系统评价可以总结为以下五个步骤。

1. 提出一个可以回答的问题　根据患者或人群的实际情况提出这类需要解决的问题，是整个循证实践中的第一步，也是非常关键的一步，它关系到医师能否寻找到最佳的证据来解决所面对的临床或保健问题，能否为患者或人群提供一个满意的医疗卫生服务。

2. 检索文献寻找相关证据　收集有关问题的资料，根据临床问题，确定有关关键词，应用电子检索系统和期刊检索系统，检索文献，找出与问题关系密切的资料，作为分析评价之用。本章后文会详细介绍检索途径。

3. 严格评价证据　将收集到的文献，应用临床流行病学及循证医学质量评价的标准，从证据的真实性、可靠性、临床价值及实用性作出具体的评价，并得出确切的结论以指导临床决策。如果收集到的合格文献有多篇，则可以做系统评价或荟萃分析，这样的评价结果更可靠。

4. 应用最佳证据　临床医师可以在自己的临床实践中直接利用一些真实有效的证据为患者服务，证实为无效甚至有害的治疗措施则否定，对于尚难定论并有希望的治疗措施，则可为进一步的研究提供信息。

5. 自我评估　依据最佳证据制订的临床决策或卫生保健决策是否达到了预期效果应当进行评估，并据此提出改进建议，重新提出问题，进入新一轮的循证过程。

二、Meta 分析

（一）Meta 分析介绍

我们应用传统方法对多个研究进行汇总分析，会产生三个结果：多个研究的结果都有统计学意义；多个研究的结果都没有统计学意义；多个研究的结果不一致。此时我们将面对两个主要的问题：当多个研究的结果不一致或都没有统计学意义时，由于受各个研究的样本量的影响，传统文献评价的方法无法得出结论；而当多个研究由于受文章的设计方法、病情的轻重、研究质量的好坏等因素的影响，得到的研究结果是不可靠的。针对这些存在的问题，在 20 世纪 60 年代陆续出现了对多个独立研究的统计量进行合并的医学文献报道，随后在 1976 年，G. V. Glass 首先将合并统计量对文献进行综合研究的这类方法称为"Meta-analysis"。20 世纪 80 年代末这种分析方法传入我国，中文译名有荟萃分析、二次分析、汇总分析、集成分析等等，但无论何种中文译名都存有不足之处。因此很多学者建议仍然使用"Meta 分析"这一名称。

Meta 分析的统计目的为对多个同类独立研究的结果进行汇总和合并分析，以达到增大样本含量，提高检验效能的目的，尤其是当多个研究结果不一致或都无统计学意义时，用 Meta 分析可得到更加接近真实情况的统计分析结果。Meta 分析的定义可分为广义和狭义。

广义：当系统评价用定量合成的方法对资料进行了统计学处理时称为 Meta 分析。故 Meta 分析是系统评价的一种，是一种研究过程。

狭义:认为只是一种定量合成的统计处理方法(Meta 分析与系统评价在广义上是一致的,在 NLH 中 Meshtree 的检索词里只有 Meta-analysis 没有 systematic review)。

目前认为 Meta 分析主要成熟应用于随机对照试验(RCT)结果的综合,尤其存在以下指征。

1. 需要做一项紧急决定,而又缺乏时间进行一项新的试验;

2. 目前没有能力开展大规模的临床试验;

3. 有关药物和其他治疗,特别是副作用评价方法的研究;

4. 研究结果矛盾时。

"系统评价"常与"Meta 分析"交叉使用,意义相同。现多认为 Meta 分析是系统评价的一种类型,但系统评价不一定都是 Meta 分析。

(二) 统计方法

Meta 分析的统计过程主要有三个步骤。

1. 异质性检验(tests for heterogeneity)又称同质性检验(tests for homogeneity) 主要用于检验多个独立的研究是否具有同质性。若多个研究结果合并后的总效应具有同质性时,可使用固定效应模型(fixed effect model);若多个研究结果合并后的总效应不具有同质性时,可使用随机效应模型(random effect model),或做其他处理后,再做 Meta 分析。

2. 多个试验效应的合并 将多个独立研究的结果合并或汇总成某个单独的效应量(effect size)或效应尺度(effect magnitude),用以反映多个独立研究的综合效应。我们常用的效应尺度有:OR(odds ratio)、RR(relative risk)、相关系数(r)、对照组与实验组间的标准化差值等。

3. 效应量的检验 多个独立研究效应合并后的统计量(效应尺度)是否具有统计学意义,仍然需要进行检验,其原理与假设检验完全相同。效应尺度的检验方法有两种:假设检验(hypothesis test)和可信区间(confidence interval,CI)法。

4. 敏感性分析(sensitivity analysis) 在排除结果异常的研究后,重新进行 Meta 分析的结果并与为排除前的结果进行比较,以探讨该研究对合并效应量的影响程度及结果可靠性。若敏感性分析未从实质上改变结果,说明结果较为可信;若敏感性分析得到不同的结论,说明在解释结果和下结论时应非常慎重,提示有潜在的重要因素影响干预措施的效果,需要进一步明确争议的来源。

三、Cochrane 系统评价

Cochrane 系统评价是指 Cochrane 协作网成员在 Cochrane 协作网统一工作手册指导下,在相应 Cochrane 评价组编辑部指导和帮助下所完成的系统评价,其结果发表在 Cochrane 图书馆(the Cochrane library 光盘和 internet)上。因其有完善的原始研究资料库提供原始资料;可对原始资料研究质量进行严格评价,有纳入和排除的标准;有不断更新统一的工作手册;有各专业评价组编辑部结合专业实际制订的特定的方法学;有完善的系统评价培训体系;有健全的审稿和编辑系统进行质量把关;有权威的统计学、流行病学和临床专家领导方法学研究;有发表后的评价和反馈机制,要求作者对评论和意见作出及时反应;并不断更新,新证据发表后及时再版,故被认为其平均质量比普通系统评价更高。

第三节 循证口腔医学文献信息的分布

进行循证口腔医学实践时,需要将临床经验与高质量的研究证据相结合。而对循证医学实践者来说,熟练地进行文献检索、寻找并评价相关研究证据是一项基本技能。随着越来越多的医学电子数据库的出现而更易于查询,文献检索变得更加方便快捷。虽然我们可以进行迅速检索并得到结果,但应该了解的是,检索的质量会受到很多因素的影响,而作为一名严谨的研究者,其首要任务就是认识和了解这些因素。

一、电子数据库

(一) Cochrane 图书馆

Cochrane 协作网是一个国际性非赢利的学术组织,旨在通过制作、保存、传播和不断更新医疗卫生各领域防治措施的系统评价,提高医疗保健干预措施的效率,帮助人们制订遵循证据的医疗决策。

已故英国著名流行病学家和内科医师 Archie Cochrane 于 20 世纪 70 年代明确指出:"由于资源有限,因此应该使用已被恰当证明有明显效果的医疗保健措施",并特别强调"应用随机对照试验证据之所以重要,是因为它比其他任何证据来源更为可靠"。1979 年,Cochrane 在其发表的一篇文章中进而提出应该按照人类共同关心的大病种的重要疗法,收集全世界范围内质量可靠的随机对照试验,进行综合分析,并不断更新,来评价这些大病种的疗法是否真的有效。从一个崭新的视角,去审视过去的临床实践,提出一个发人深省的问题——医师为患者提供的服务是否真的都有效? 1992 年底,由他的学生和追随者 Iain Chalmers 博士发起,在英国国家卫生服务部资助下成立了以 Cochrane 姓氏命名的第一个 Cochrane 中心——英国 Cochrane 中心,旨在促进和协调医疗保健方面随机对照试验系统评价的生产和保存,为循证医学实践提供证据,以依据最好的科学发展和研究结果服务于临床医疗、卫生管理和高层决策。Cochrane 系统评价已被全世界公认为质量最高的研究结论。

Cochrane 内部的每一个中心和每一个成员都被要求遵守的 10 项原则是相互合作;热心奉献;避免重复;减少偏倚;及时更新;力求相关;推动实践;确保质量;持续发展;广泛参与。大家共同努力,为医疗保健领域提供高质量、最新的 Cochrane 系统评价,促进 Cochrane 系统评价的生产、传播和使用。

Cochrane 图书馆(the Cochrane library,CL)是国际 Cochrane 协作网的主要产品。1996 年首次由英国牛津 Update Software 公司出版发行,2003 年 3 月与 John Wiley and Sons Limited 签署发行合同。CL 是协作网以光盘(CD-ROM)或 INTERNET 形式发表的电子刊物,1 年 4 期向全世界发行,是临床医学各专业防治方法最全面的系统评价和临床对照试验的资料库,收录了 1948 年以来全世界不同语种的 1 700 多种期刊和杂志,人工手检和对生物医学数据库最全面的机检数据,包括已发表的所有随机对照试验(randomized controlled trial,RCT)和临床对照试验(clinical controlled trial,CCT)报告 50 万余条,成为全球临床对照试验最为全面的信息来源。Cochrane 图书馆主要包括以下内容。

1. Cochrane 系统评价资料库（the Cochrane database of systematic review, CDSR） 该数据库收集了各 Cochrane 系统评价组在同一工作手册指导下对各种健康干预措施所作的系统评价，包括系统评价全文（completed review）和系统评价方案（protocols）。目前主要是根据随机对照试验完成的治疗性的系统评价，并随着新的临床试验的出现不断补充和更新。

2. 疗效评价文摘库（the database of abstracts of reviews of effects, DARE） 该库包括非 Cochrane 系统评价（非 Cochrane 协作网成员发表的普通系统评价）的摘要和目录，是对 Cochrane 系统评价的补充，由英国约克大学的国家卫生服务部评价和传播中心提供。DARE 的特点是对系统评价的质量的评估。与 CDSR 不同的是，它只收集了评论性摘要、题目及出处，而没有全文。

3. Cochrane 临床对照试验注册资料库（the Cochrane central register of controlled trials, CENTRAL） CENTRAL 资料来源于各 CSR 小组和其他的专业临床试验资料库以及在 MEDLINE 上被检索出的临床试验报告。还包括全世界 Cochrane 协作网成员从有关医学杂志会议论文集和其他来源中收集到的临床试验报告。中国循证医学中心已向 CENTRAL 提交 4 100 条人工检索和计算机检索的临床试验报告，其中 2 000 余条临床随机对照试验被收录。

4. Cochrane 方法学评价库（the Cochrane database of methodology review, CDMR） 该库包括方法学组制作的 Cochrane 方法学研究的方案和评价。

5. Cochrane 方法学数据库（the Cochrane methodology registered, CMR） 该库包括研究评价书籍和文章的文献信息，以及有关方法学研究的前瞻性资料库。还包括 Cochrane 手册，即制作 Cochrane 系统评价的指南。

（二）Pubmed

MEDLINE（即 MEDLARS online）是美国国立医学图书馆建立的医学文献分析与检索系统（medical literature analysis and retrieval system, 简称 MEDLARS）中最受欢迎的数据库之一。该库收录了 70 多个国家和地区超过 3 900 种的杂志。目前在互联网上能够检索 MEDLINE 数据库的 Web 站点很多，检索方法也多种多样，其中隶属美国国立医学图书馆（NLM）的国家生物技术中心（NCBI）开发的 PubMed 网络检索系统深受用户欢迎。

Pubmed 能够提供与 NLM 有联系的 1 700 多种杂志的网址，通过这些站点的链接，还可以检索到这些杂志更多的信息，其中有的网址还提供免费的全文服务。Pubmed 可检索的数据库还有 MEDLINE 和 PreMEDLINE 等。PreMEDLINE 有以下特点：它能在整个记录加工完毕追加到 MEDLINE 数据库之前，提供该记录最基本的引文信息及摘要，并且每日更新，而 MEDLINE 数据库的记录为每周更新。

二、医学专业数据库及网站

（一）生物专业数据库

1. Embase 数据库 其收录欧洲 3 500 余种杂志的生物医学文献。

2. 国立研究注册（National Research Register，NRR） 英国国立卫生部门建立的，亦在研究或新近完成的临床试验数据库。

3. Annals of Internal Medicine 发表的 ACPJC 副刊 其主要提供临床医学研究成果的二次摘要并加以专家简评，可视为二次研究证据的获得来源。

4. 英国的国家卫生电子图书馆网站 这是世界上最著名的提供最好健康信息的网站，很多信息都是免费提供的。

5. 牛津循证医学中心网站 该网站提供有关循证医疗实践的基本信息。

6. 加拿大阿尔伯塔大学网站 主要向患者、合作伙伴和政策制订者提供保健信息。

7. 威尔士健康证据公告网站 是由英国威尔士加的夫大学提供的网站，是一个支持循证医学研究的网站。

（二）循证口腔医学网站

1. 循证口腔医学中心 该网站提供了大量的与循证口腔医疗决策有关的信息和链接。

2. 循证牙医学网站 此网站是由新西兰牙科学会主办的循证牙医学网站，除了大量的相关信息，新西兰牙科学会在该网站提供了很多免费继续教育课程，供临床口腔医师学习循证口腔医学理论和方法。

3. 美国密歇根大学牙科图书馆 其收录了大量循证口腔医学研究的全文。

4. Centre for Evidence-based Dentistry 该网站始建于 1995 年，致力于在世界范围内促进循证口腔医学的教育、学习和时间。

5. 英格兰院校间指南网 包括关于口腔科学的指南。

三、手工检索的相关书籍

以下两本书籍为进行手工检索的研究者提供一些相关的技巧及方法，以便其能够更准确地检索到所需资料。

1. *Evidence based Medicine* 本书是 2000 年由纽约 Churchill Livingstone 出版社出版，David L Sackett 等编写的。主要介绍的是针对一些临床问题，如何进行提问。

2. *Evidence Base Health Care* 本书是 2001 年由纽约 Churchill Livingstone 出版社出版，Muir Gray 编写的。主要说明如何在诊断、设计治疗方案中运用已经得到的证据，使其更好的指导临床实践。本书的第一版收到了高度的评价。

第四节 循证口腔医学及循证口腔正畸学

保持专业领域知识的更新、临床实践形式的不断变化以及利用电子手段获取信息等这些需求，使得我们有必要改变现存的医疗模式，循证医学的兴起标志着临床决策已经由单纯临床经验型进入遵循科学的证据阶段。循证口腔医学（evidence based dental medicine，EBD）和循证口腔正畸医学（evidence based orthodontics，EBO）也随之诞生。

一、循证口腔医学及其定义

在口腔医学领域,近十年来循证医学理论的发展推动了口腔医学实践向循证口腔医学的决策转变。这一转变的主要特征是注重口腔医学临床研究证据的质量。循证口腔医学是重新构建和解决口腔临床问题的过程。这样的遵循口腔临床研究证据的决策方法是从自主导向和以问题为中心的学习方法发展而来的,摒弃了以往传统的说教式解决问题的方法。在当今这个信息化的时代,口腔医学专业人员并不享有独占口腔医学研究信息的特权,大量的口腔医学资讯对全社会开放,还有专门向患者提供医学证据的大众教育网站,供非医学专业背景的广大民众获取医学诊疗决策证据。这无形中提高了对医疗决策的社会监督,对临床医师的诊疗水平提出了更高的要求。采取循证医学的原则进行医疗决策,不是口腔医师单方面的决策,患者的价值观也会影响口腔临床诊疗决策。

美国 ADA 将 EBD 定义为,综合了与患者口腔和全身健康状态相关的系统性科学研究证据,口腔医师的临床经验以及患者治疗需求和愿望三个方面的维护口腔健康的手段。EBD 本身就代表了科学,科学是通过对最佳证据的验证来获取知识的逻辑研究,而且可以通过质量更高的证据对此进行校正、提高和更新,从而得到最具有说服力的结论。

循证口腔医学产生之后,发展迅速,第一次国际循证口腔医学大会于 2003 年在亚特兰大举行,共计 270 余人参加了此次会议。会议提出,EBD 的目标就是消除我们所知道的和我们所做的之间的差距,基于所得信息作出医疗决定,提高对患者的医护方案。

二、循证口腔正畸学及其发展

作为循证口腔医学的一个重要分支,循证口腔正畸学(evidence-based orthodontics,EBO)旨在将循证口腔医学的原理和方法应用于正畸学领域,以制作、推广和更新正畸领域的临床证据。目前我们所应用的正畸技术当中,并非所有的正畸临床问题都能找到最佳证据。尽管循证医学和循证口腔医学产生十多年,临床医师仍然倾向于将它们的医疗决策建立在个人临床经验上。因此对于我国尚处于萌芽阶段的循证口腔正畸学来说,在临床医师和科研人员中宣传和推广循证理念和实践方法尤为重要。

正畸治疗的成功首先在于系统的临床检查和数据收集,并在四维方向显示其牙颌面形态,即矢状向,垂直向,横向和时间。计算机图像成为描述颌面发育状况的有效工具。诊断性的问题列出清单后,临床医师和患者应就美观、功能和心理需要提出各自的问题和要求。临床医师和患者必须权衡每个问题及其可改善的程度,以便医师能综合分析并制订矫治计划。列出矫治计划列单后,应当尊重患者的知情权及决定权,将存在的风险告知患者,患者有拒绝治疗的权利。Chiccone 建议与患者讨论如下问题。

(1)诊断,用患者易懂的语言表达;
(2)复杂的治疗计划,要解释具体步骤以及实施方法;
(3)可选的治疗方案简介;
(4)潜在的风险、结果和可能涉及的其他治疗措施;

（5）治疗的预期结果，包括矫治结束后的效果及成功率。其预期结果应当真实，而不应当夸张。

他还加了三项在实施知情同意时的注意事项。

（1）风险越大，越应有责任告知患者；

（2）并发症概率越高，越应告知患者（例如根吸收的风险）；

（3）越是推荐的治疗方案，就越应将可能出现的并发症及风险告知患者（例如为美观而进行的正颌外科手术）。

最后对于正畸治疗的效果应进行评价，根据 Proffit 阐述，所有治疗需要从以下两个方面评价。

第一是效果，效果应是评价矫治结果的平均量，这可能比临床研究的结果（即患者矫治结果中非常好、良好、一般和不好的比例）的评价更好。有效的治疗效果就是患者的症状得到巨大改善，并且产生巨大改善的患者占较大的比率。

第二是效力，即患者在治疗中"付出"与"回报"的比例。在这个意义上，"付出"不仅仅指矫治费用，也有很多其他方面，如治疗时间，患者复诊次数，治疗中遭受的痛苦，意外复诊等。有效力的治疗是用最少的付出和最小的风险获得最佳的矫治效果。

在现今，可以想象，假如同一个患者向 10 位正畸医师咨询正畸意见，他可能会得到 10 种不同的治疗方案，而这 10 种治疗方案最后都可能达到令人满意的矫治效果。但根据效力原则来看，可能只有一种或两种治疗选择最能满足患者的需要。

其实早在 20 世纪 20 年代，就有很多学者提出了"科学性"的重要。William Proffit 强调，正畸医师需要不断地对新的研究结果进行评价和验证；Peter Vig 也提出，当前正畸的焦点多是个人的技术水平而忽略了"科学"的本质；Lysle Johnston 也提到，很多发现新技术的学者并不能提供准确的研究数据。

随着循证口腔医学的进展，正畸领域的一些杂志期刊也对发表的文章提高了要求。自2004 年起，AJO/DO 开始要求所投稿件都要有结构性摘要，方便提供更好的信息以便检索；此外要求 RCT 的临床试验遵循随机对照试验报告同意标准（CONSORT，consolidated standars of reporting trials），并要求作者提出关于 RCT 随机样本的确定、入选、剔除及其各自的原因的流程图；而 Meta 分析则要遵循 Meta 分析的标准（quality of reporting of Meta-analyses，QUOROM）规范，目前已经更新为 PRISMA（preferred reporting items for systematic reviews and Meta-analyses）。CONSORT 和 PRISMA 旨在使得正畸临床和科研工作者进行循证医学实践，并帮助他们在设计治疗方案时提供最高等级的证据。同时 Cochrane Collaboration 产生以及传播的高质量综述文章，也为循证口腔正畸学的发展提供新的平台。

现举几个例子说明。

1. 对于安氏 Ⅱ类 1 分类的患者双期矫治疗效的研究　上前牙前突是一个重要而且有潜在危害的正畸问题。这种情况随着孩子恒牙的萌出而逐渐加重，而此时儿童常常会求助于正畸医师采取一些正畸治疗措施减少前牙的前突。

（1）问题：是在患者年幼的时候矫治，还是在患者青春期早期开始矫治？两种矫治的效果及效力有无显著差异？已发表的临床试验的质量如何？

（2）检索策略：Harrison JE，O'Brien KD，Worthington HV 等检索了 Cochrane，CENTRAL，

MEDLINE,EMBASE 等数据库,手工检索了一些国际核心正畸科杂志(截止至 2006 年 12 月)。在语言及出版地位方面没有任何限制。最新检索数据:2007 年 2 月。

(3) 筛选标准:满足以下标准的临床试验被纳入评价。

1) 试验设计:比较对照组与实验组疗效的临床随机对照试验。

2) 受试者:接受正畸治疗以纠正上前牙前突的儿童或青少年(年龄小于 16 岁)。

3) 干预措施

①实验组:采用了功能性矫治器。

②对照组:没有或者延迟采用正畸治疗。

4) 主要结果:改善上颌前突及上下颌骨间的关系。

(4) 结论:该数据搜索到 185 个标题和摘要。从中我们得到 105 篇研究报告的全文。其中 592 个安氏 Ⅱ 类 1 分类的患者及 8 个试验已列入讨论。

结论 1:432 个参与者的三个临床试验,比较进行功能性矫治器早期矫治的患者和没有进行早期矫治的患者。研究发现实验组与对照组在最终覆盖上有明显的差异,其差异为-4.4mm。另外在 ANB 值方面也有明显的差异。其中通过对经过牵引的患者和对照组比较,发现经过牵引的患者在覆盖方面有较小但明显差异的改变(-1.07mm)。同样头帽可以导致明显的 ANB 角的减小(-0.72°),而 Twin-Block 矫治器与其他功能性矫治器之间没有明显差异。在仅接受功能性矫治器进行矫治的患者与没有接受矫治的患者间有明显的差异。

结论 2:我们发现在最终的 ANB 角、覆盖、PAR(同行评估等级评定)在单期矫治和双期矫治的患者间没有显著差异。

本项系统评价发表在 Cochrane Database of Systematic Reviews。

2. 后牙反𬌗的正畸治疗　当存在一侧后牙反𬌗时,为了实现后牙的咬合功能,下颌骨常常会发生偏斜。现如今后牙反𬌗的病因及形成后牙反𬌗的时期尚不清楚。目前治疗后牙反𬌗的正畸治疗方法有很多,有些学者认为应对上颌进行扩弓以纠正后牙反𬌗;有些学者认为应首先解除导致后牙反𬌗的病因,如呼吸系统的问题或吮指习惯等等。临床中我们已经应用了很多治疗方法。

(1) 问题:各种上颌扩弓装置纠正后牙反𬌗是否均有效?

(2) 检索策略:Millett DT,Cunningham S,O'Brien KD,Benson PE,Williams A,de Oliveira CM,检索了 Cochrane 口腔健康组试验注册资料库,在 MEDLINE 中将上颌扩弓作为受控词及自由词检索全文,手工检索了英国、欧洲、美国正畸学杂志及 Angle 正畸学杂志,并对报道了扩大上颌牙列和/或纠正后牙反𬌗的正畸治疗的结果的书目、论文和评论文章(从 1970—1999 年)进行了检索。

(3) 筛选标准:纳入满足以下标准的临床试验:后牙反𬌗得到纠正,磨牙宽度/尖牙宽度扩宽,同时无颞下颌关节疾病症状及呼吸系统疾病的临床随机对照试验。

(4) 主要结果:检索出 7 个临床随机对照试验和 5 个有对照的临床试验研究,但与作者联系后,其中 3 个临床随机对照试验和 1 个临床对照试验研究需要重新评定等级。另外通过及时更新,另外一组有对照的临床试验研究被纳入了评价范畴。

通过比较了混合牙列期戴用或不戴用上颌扩弓装置的乳牙调磨法与不进行治疗的患者,发现在混合牙列期对乳牙调磨无效的儿童,上颌扩弓能明显的改善并纠正后牙反𬌗,并且效果稳定持久。

通过比较两点与四点快速扩弓；快速扩弓与慢速扩弓的效果差异；腭杆伴有/不伴有根颊向扭转及上颌活动扩弓装置与四眼圈簧扩弓器的比较发现，试验组与对照组在磨牙宽度/尖牙宽度改变方面无明显差异。

（5）系统评价后的总结：Lindner（1989），Thilander（1984）报道的试验证据提示，去除乳牙列的早接触对预防混合牙列和恒牙列的后牙反𬌗是有效的。当单独调𬌗无效时，使用上颌活动性扩弓装置扩大上牙弓可降低其发展为恒牙期后牙反𬌗的可能。由 Asanza（1997），Sandikçioglu（1997），Ingervall（1995），Schneidman（1990），Mossaz-Joëlson（1989）等报道的临床试验结果不能证实哪种治疗方法有效，所以尚不能据此对临床实践提出建议。但是由于这些临床试验的样本量小，无足够论证强度，因此需要进行新的样本量足够大的研究，以便对这些干预措施进行再评价。

本次评价收录在 Cochrane Database of Systematic Reviews。

3. 伴上前牙舌倾的前牙深覆𬌗的正畸治疗　针对安氏Ⅱ类2分类患者的正畸治疗方法有很多。在一部分病例中应进行正畸正颌联合治疗。在生长发育期的患者，有时需要一些功能矫治器去调整上下颌骨间的关系。一些病例在乳牙期就实施矫治，但通常都需要进行二期固定矫治器治疗以获得最佳的矫正效果。而还有一些病例采用推上颌第一磨牙向后的方法为矫正前牙区提供间隙；此方法可能拔牙也可能不拔牙。在某些病例中，既不应用功能性矫治器也不应用头帽等装置，更不涉及拔牙。在某些特定的病例中，我们采用一些特殊的方法推磨牙向后而不采用头帽。

（1）问题：对于安氏Ⅱ类2分类患者，仅进行功能性矫治/不拔牙的单纯的正畸方法/拔牙的单纯正畸治疗的效力及效果是否有明显差异？

（2）目的：去评价仅进行功能性矫治/不拔牙的单纯的正畸矫治/拔牙的单纯正畸矫治的安氏Ⅱ类2分类患者的矫治效果。

（3）检索策略：Millett DT，Cunningham S，O'Brien KD，Benson PE，Williams A，de Oliveira CM，检索了 Cochrane 口腔健康组试验注册资料库，MEDLINE 和 EMBASE 数据库（截止到2008年7月），在语言及出版地位方面没有任何限制。并收集了一些未被发表的及现在正在进行的临床试验。

（4）纳入标准：纳入满足以下标准的临床试验：矫正伴上前牙舌倾的前牙深覆𬌗患者的临床随机对照试验及临床对照试验研究。

（5）数据收集及分析：将检索到的数据一式两份的交给两个独立的评价者，分别对数据进行筛选，并对试验和提取数据质量进行反复评估。将结果表现为随机效应模型与95%可信区间二分法的结果进行评估。并对临床和方法上的因素进行异质性调查。

（6）主要结果：所选的临床随机对照试验及有对照的临床试验研究均不足以证实及评估某种治疗的有效性。

（7）系统评价小结：本研究尚无充足的证据证实对于安氏Ⅱ类2分类的患者何种正畸治疗手段有效，但是由于这些临床试验的样本量小，无足够论证强度，因此需要进行新的样本量足够大的研究，以便对这些干预措施进行再评价。

本次研究收录在 Cochrane Database of Systematic Reviews。

4. 前牙开殆患者的正畸及正颌治疗　当上下前牙没有垂直向的覆盖时即为开殆,导致开殆的原因有很多,包括口腔不良习惯、生长发育异常、口呼吸等。目前治疗开殆的措施有很多,但是这些干预措施都没有足够的理论依据。

（1）目的:评价治疗前牙开殆的正畸治疗及正颌治疗疗效。

（2）检索策略:Harrison JE,Ashby D,检索了 MEDLINE 及 Cochrane 口腔健康组试验注册资料库,CENTRAL（截止到 2005 年 1 月）,PubMed（由 1996 年 1 月至 2005 年 12 月）,EMBASE（1980 年 1 月至 2006 年 2 月）,LILACS（由 1982 年 1 月至 2005 年 12 月）,BBO（1986 年 1 月至 2005 年 12 月）,SciELO（1997 年 1 月至 2005 年 12 月）,手工检索了一些中文杂志。

（3）筛选标准:涉及了利用正畸方法或正颌方法纠正开殆的临床随机对照试验或临床半随机对照试验。

（4）主要结果:伴有唇挡的 FR-4,与伴有高位颏兜的可摘式腭板能够纠正前牙开殆。但其可信度较低,需要临床工作者随时更新,以便查询系统评价后的更好的治疗措施以指导临床。

本次研究收录在 Cochrane Database of Systematic Reviews。

第五节　循证医学在口腔正畸中的应用

一、循证医学在正畸领域中的现状

目前正畸领域中,系统评价和 Meta 分析的研究内容大多集中在正畸与颞下颌关节紊乱症的关系、种植体支抗的应用、自锁托槽与传统托槽的比较、辅助测量手段在正畸中的应用、双期矫治的疗效等方面,具体见表 4-1。

表 4-1　近几年正畸领域系统评价的研究方向、主要结论及文章

研究方向	主要结论	文　章
不同特点的口腔矫治器比较 OSAS 的主观有效性	具有下颌前伸特点的矫治器相对有效	Oral appliances and functional orthopaedic appliances for obstructive sleep apnoea in children.
上下颌前移手术治疗 OSAS 的疗效	该手术方法是治疗 OSAS 的有效手段	Surgery for obstructive sleep apnoea in adults.
头影测量的标准	已发表的结果较为准确,可被参考	Landmark identification error in posteroanteriorcephalometric radiography. Use of skeletal maturation based on hand-wrist radiographic analysis as a predictor of facial growth: a systematic review.
微种植体的应用	微种植体是有效的正畸支抗手段	Reinforcement of anchorage during orthodontic brace treatment with implants or other surgical methods.

续表

研究方向	主要结论	文　章
自锁托槽的优势	优势有限,尚需研究证据进一步证明	Self-ligating brackets do not increase treatment efficiency. Orthodontic treatment efficiency with self-ligating and conventional edgewise twin brackets：a prospective randomized clinical trial. Self-ligating brackets increase treatment efficiency.
CBCT 的应用	有关术语不统一,放射剂量尚需证据	Cone-beam computerized tomography（CBCT）imaging of the oral and maxillofacial region：a systematic review of the literature.
前牙覆盖与外伤发生率的关系	覆盖越大,外伤发生率越大	Apparatus criticus：methods used to evaluate growth modification in Class Ⅱ malocclusion. Methods used to evaluate growth modification in Class Ⅱ malocclusion.
正畸治疗与 TMD 的关系	正畸治疗与 TMD 的发生无直接联系	Orthodontics for treating temporomandibular joint（TMJ）disorders. Occlusal adjustment for treating and preventing temporomandibular joint disorders.
前方牵引有效性的研究	前方牵引在具有生长潜力的患者中有明显的效果;在 10 岁以上的患者中效果一般;前方牵引配合扩弓对骨骼的效果更好	Bone-and dentoalveolar-anchored dentofacial orthopedics for Class Ⅲ malocclusion：new approaches, similar objectives：a systematic review.
正畸治疗与镍过敏的关系	对于无皮肤过敏史的患者,两者无直接联系;尚需进一步证据证明	Prevalence of nickel hypersensitivity in orthodontic patients：a meta-analysis.
Invisalign 移动牙齿的正畸疗效	尚需要有效的证据指导;Invisalign 的适应证选择和应用	The treatment effects of Invisalign orthodontic aligners：a systematic review.
利用三维 CT 技术对上颌结构定点的研究	每个标志点的定位误差造成了最终的误差总和,但重复定位可减小该误差至 0.5mm 以内	A 3D computer-aided design system applied to diagnosis and treatment planning in orthodontics and orthognathic surgery.
头颅定位侧位片测量腺样体和上呼吸道大小的评估	头颅定位侧位片测量腺样体大小的可信度高,而无法准确衡量后鼻咽的大小;建议采用多种手段来衡量	Assessment of lateral cephalometric diagnosis of adenoid hypertrophy and posterior upper airway obstruction：a systematic review.
正畸中前牙绝对压低的研究	上下颌均可实现前牙的绝对压低,但临床上对深覆𬌗矫治的意义有待考虑;片段弓可获得上颌 1.5mm 及下颌 1.9mm 的前牙绝对压低	True incisor intrusion attained during orthodontic treatment：a systematic review and meta-analysis.

续表

研究方向	主要结论	文　章
正畸中磨牙绝对压低的研究	上颌可实现磨牙的绝对压低,但临床上对开𬌗矫治的意义有待考量,尚需证据进一步证明	True molar intrusion attained during orthodontic treatment：a systematic review.
矫治单侧后牙反𬌗的替牙期矫治	四眼圈簧是治疗替牙期单侧后牙反𬌗的有效手段	Orthodontic treatment for posterior cross-bites.
正畸与牙根吸收的相关性的关系	综合性正畸治疗会增加牙根吸收的发生率和严重程度,且重力尤为明显;正畸引发的炎症性牙根吸收不受序列更换弓丝、托槽、结扎的影响;先前所受外伤和牙根形态不是引发因素;2~3个月的间歇会降低总体的牙根吸收率	Root resorption associated with orthodontic tooth movement：a systematic review.
牙周手术快速正畸牙移动和成骨技术(PAOO)疗效研究	该手段是快速牙移动的有效方法	Periodontally accelerated osteogenic orthodontics（PAOO）-a review.

　　站在循证医学的角度可以回顾和反思我们的“经验”。举例来说,在正畸的文献报道中,有很多关于早期矫治可以促进安氏Ⅱ类错𬌗畸形患者下颌骨的生长的报道,然而随着循证医学的发展,利用系统评价对所报道的文献进行筛选分析得出结论是,在双期矫治结束后,早期功能性矫治未能比恒牙期单期矫治有更明显的下颌生长。再者,相对于传统的固定矫治技术,大家普遍认为自锁托槽系统具有低摩擦力、较为舒适、缩短总体疗程等特点。但通过循证医学证实在整体的疗程方面,自锁托槽并未显示出有统计学意义的差别。同时也提示大家,正畸矫治的时间受多种因素的影响,如患者的医从性、错𬌗的类型等,这些在研究中都应该被考虑到。

　　站在循证医学的角度可以帮助正畸医师甄别出患者最佳的治疗手段。举例来说,在比较了口内和口外等推上颌第一磨牙向远中的效果后发现,口内装置更为有效,但常导致前牙唇倾;而口外装置上颌磨牙向远中时则对前牙无影响,但也存在远中移动磨牙量较小且易导致患者误伤眼睛等风险。同时从循证医学的角度分析也认为目前对于推上颌磨牙向远中效果的评估方法较为单一和模糊,因此目前的证据质量都比较低。这也说明循证口腔正畸学尚需要更多更有效的随机对照试验作为证据来增加研究结果的说服力。

二、循证医学在正畸领域中的困难

　　循证口腔正畸学在飞速发展的同时,也迎来了很多质疑。有很多学者针对RCT研究实施的可行性以及其证据的有效性都提出了质疑,并阐述了循证医学在正畸领域中存在很大的局限性。

　　首先样本量问题是限制循证口腔正畸学应用的主要因素,在正畸领域很难找到具有类似错殆畸形情况的大样本的实验组和对照组,这使得循证医学在正畸领域中的应用受到了很大的限制,使得研究者们无法达到高质量证据的要求。

另外在随机对照试验中,正畸医师凭借主观经验对一些患者采用某种治疗时也会产生选择性偏倚(如早期矫治时,是选择 activator 还是 Twin-Block),这在严格意义上并不符合随机的要求,而且正畸研究中涉及的是人类样本而非动物、细胞或组织,由于患者的医从性等问题也增加了控制混杂变量的难度。

此外,正畸医师对于 EBD 研究中阴性结果的认识,若 EBD 的结果是阴性,也应该考虑假阴性的可能。随机干预性试验的阳性和阴性结果都是有意义的,一般大型随机试验都是有预实验或前人研究试验的基础。我们也应该认识到,当不知道何种治疗手段更为有效时,大样本多中心的 RCT 就成为最科学的研究手段,通过标准的实验设计获取最有说服力的结果。

最后,大家应该认识到,循证医学并不会影响现存的正畸治疗手段的实施,也不会替代正畸医师的经验判断,而恰恰会使这些丰富的临床经验得到科学证据的肯定,同时摒弃不恰当的临床经验和技术,从而将临床研究和治疗紧密联系在一起。在 EBD 的时代,正畸医师和科研工作者们都需要清楚地认识到循证口腔正畸学乃至循证口腔医学发展的必然和挑战,谨慎、科学的前行。

循证医学系统评价不仅为临床实践提供了全面、客观、高质量的临床证据,而且为进一步的科学研究提出了建议。但国内外循证口腔正畸学起步较晚,目前的系统评价证据还远不能满足正畸临床需要。由于系统评价一方面是以高质量临床证据为基础,没有高质量的临床研究证据,提倡循证实践将会成为一句空话,正所谓"巧妇难为无米之炊",同时临床证据质量的高低也最终决定着循证实践的质量,因此,这就需要临床医师和研究者科学设计试验、严格试验标准,为正畸学临床证据的制作作出更大贡献;另一方面,系统评价也需要医师积极参与到循证口腔正畸学的实践中来,用循证思维发掘临床问题,广泛采集相关资料,按照严格的评价标准对资料分析评价,选择最好的证据,用于临床患者的诊疗,再对诊疗结果留意评价,最终实现口腔正畸学由经验医学向循证医学的转变。相信在临床工作中坚持不懈这样做下去,经过不断的积累,这样的临床医师,其诊疗水平一定是一流的、与时俱进的。

（胡　敏）

参 考 文 献

1. 张杰铌,林久祥,孙燕楠. 循证医学在口腔正畸领域的发展. 中华口腔正畸学杂志,2011,18(4):227-230.

2. 梅李,叶青松,程敏,等. 在临床实践中应用循证正畸学. Chinese J Evidence Based Medicine,2005,5(11):882-884.

3. 史宗道. 循证口腔医学. 2 版. 北京:人民卫生出版社,2008.

4. 史宗道,石冰,陈娥,等. 在我国口腔医学领域应用临床流行病学与循证医学的现状调查与分析. 中国循证医学,2001,1(2):102-105.

5. 于双成,于雅琴,伦志军,等. 循证医学证据的哲学蕴义. 医学与哲学,2006,27(9):35-36.

6. 詹思延. 循证医学和循证保健. 北京:北京医科大学出版社,2002.

7. 朱凌. 循证口腔医学在临床中的应用 I. 发展循证口腔医学时间技能的必要性. 中华口腔医学杂志,2007,42(2):122-123.

8. MARC ACKERMAN. Evidence-based orthodontics for the 21st century. J Am Dent Assoc,2004,135(2):

162-167.

9. NORMAN L S. Evidence-based care in Orthodontics and Periodontics：a review of the literature. J Am Dent Assoc，1999，130(4)：521-527.

10. AGOSTINO P，UGOLINI A，SIGNORI A，et al. Orthodontic treatment for posterior crossbites. Cochrane Database Syst Rev，2014，8(8)：CD000979.

11. JAMBI S，THIRUVENKATACHARI B，O'BRIEN K D，et al. Orthodontic treatment for distalising upper first molars in children and adolescents. Cochrane Database Syst Rev，2013，10(23)：CD008375.

12. MILLETT D T，CUNNINGHAM S J，O'BRIEN K D，et al. Orthodontic treatment for deep bite and retroclined upper front teeth in children. Cochrane Database Syst Rev，2006，4：CD005972.

第二篇

诊　断　篇

第五章　错𬌗畸形的临床检查

对错𬌗畸形患者进行详尽的临床检查并获得完整的信息,是作出正确诊断和完善治疗计划必不可少的。临床检查应包括详细的问诊、全面的检查和记录。

第一节　正畸患者临床资料

由于正畸患者治疗的特殊性,患者临床资料常需包括牙𬌗模型、面𬌗照相及 X 线影像资料等。

一、牙 𬌗 模 型

牙𬌗模型是正畸患者必备的临床资料,用于记录治疗前、治疗中及治疗后,患者的牙𬌗情况。除了用于错𬌗的诊断分析及治疗设计、制作某些特定的矫治器、进行科学研究之外,还是重要的法律证据。传统的正畸牙𬌗模型通常为石膏材质,包括记存模型和工作模型,需要先进行印模的制取然后进行模型的灌制与修整。

(一) 印模制取

正畸模型要求包括牙弓中所有牙齿、牙槽骨、基骨、腭盖、唇颊舌系带及移行皱襞等,并要做到清晰、准确。

(二) 模型灌制与修整

模型灌制时要求选择性能较好的石膏,按要求调拌避免气泡的产生。正畸记存模型要求较高,除灌制选用硬度较高的白色石膏外,还需要对模型按一定的标准修整便于保存。模型灌制完成后需要检查咬合关系,通常记存模型需用咬蜡或咬硅橡胶的方法准确记录患者牙尖交错𬌗咬合关系。

(三) 数字牙𬌗模型

随着电子技术和信息技术的发展,牙𬌗数字模型也开始在口腔正畸临床中应用。数字模型的获得可以通过在口外采集和口内采集两种方式完成。目前,临床上大多采用口外采集方式,即用扫描设备对牙𬌗石膏模型进行扫描来获取数字化印模。这种口外采集方式技术上相对容易实现。然而,口外采集方式仍然需要进行传统的印模制取和石膏模型灌制。口内扫描方式是扫描设备伸入患者的口内直接对牙体和相关软硬组织进行扫描测量,实时获取数字化印模。与口外方式相比,其优势显而易见。不但省却了大量繁琐的传统步骤,降低了材料和人工的消耗,更重要的是,它将口腔正畸数字化诊疗推向了一个更高的水平,做到了真正意义上的无模化和数字化。

二、面 貌 照 相

由于错殆畸形与颌面形态之间存在联系,且正畸治疗对牙殆及面部会产生一定的影响,患者均需在治疗前、后进行面貌照相。面貌照相除了可以用于资料记录外,还可以协助进行面部的诊断分析及治疗效果的分析与评价。

(一) 常用面貌像

1. 正面像 患者端坐、放松、平视前方时拍摄,可以观察分析面部对称性、面部高度等。

2. 侧面像 患者自然放松状态下平视前方时,90°角侧面拍摄。可以分析患者侧貌形态。

3. 微笑面像 患者微笑时,正面拍摄。观察笑线及唇齿关系等。

4. 殆像 包括咬合时正面、左右侧面咬合像、前牙覆盖像及上、下牙弓殆面像。记录患者牙齿排列及咬合关系。

(二) 面部三维照相

普通面部照相由于是二维影像仅能反映出某些软组织侧貌特征,也仅限于正中矢状面上的特征及变化。而人的面部是个三维的立体结构,对于患者存在的面部形态异常及正畸治疗对面部形态的改变是正畸医师及患者都极为关注的问题。随着计算机和光电技术的迅猛发展,面部三维照相技术也逐步成熟并逐渐应用于临床。面部三维照相以安全、快捷、无辐射的方式采集面部三维数据,通过三维重建真实客观的反映面部的三维形态,并能通过非接触的方式对面部进行三维几何测量,实现定量分析,为临床医师提供更全面详细的面部信息(详见第十一章)。

三、X 线检查

X 线影像是错殆畸形患者重要的检查项目。通过影像检查可以获得患者颌骨、牙槽骨、牙根以及牙齿数目等重要信息。错殆患者影像检查最常用的是全口牙位曲面体层片及头颅正、侧位片,有时还需要加照根尖片、颞下颌关节片、手腕骨片或口腔科 CT。

(一) 全口牙位曲面体层片

全口牙位曲面体层片是正畸治疗患者常规进行的影像检查,可以获得牙齿数目、牙槽骨高度、颌骨尤其是下颌骨对称性、髁突形态等信息。但是,不同位置的牙齿放大率不同、为了清楚的显示后牙使得前部牙齿的牙根与牙槽骨情况常显示欠清晰,必要时还需加照前部牙齿的根尖片。

(二) 头颅正侧位片

对于几乎所有患者均需要拍摄头颅侧位 X 线片获得患者颌骨、牙槽骨、牙轴及之间相互关系的信息。对于检查中发现不对称的患者,还可以拍摄头颅正位片,确定患者偏斜的深部机制。头影测量详见第七章。

(三) 根尖片

由于 X 线放射剂量的原因正畸治疗的患者不需要常规拍摄全口牙齿的根尖片。但是,由于根尖片对于局部牙齿显示良好的特征,对于怀疑存在牙根、牙槽骨、牙髓腔、根尖问题或一些埋伏阻生牙的患者,根据诊断需要可加拍根尖片。

(四) 颞下颌关节片

常用的有关节许勒氏位和经咽侧位片,观察颞下颌关节的间隙情况和关节的骨质情况。

(五) 口腔科 CT

随着影像技术的发展,口腔科 CT 应用越来越广泛。由于其三维特点,在存在埋伏牙或严重唇舌向错位牙齿的患者,可以应用口腔科 CT 协助诊断与相邻牙齿及牙槽骨的关系,为矫治设计提供更可靠的依据。锥形束 CT 由于其扫描特点具有较好的分辨率及远低于普通螺旋 CT 的辐射量的优点,在口腔正畸领域的应用越来越广。根据检查目的,可以选择视野的大小、部位及分辨率等。

第二节　问　诊

临床医师与患者交流的第一步便是问诊,这是一个绝对不能忽视的临床过程。通过问诊获得大量必要的信息包括患者主诉、健康史及家族史资料的收集,为完成诊断和治疗设计提供重要的信息和依据。

一、患 者 主 诉

在临床检查中询问患者及其家长对本人牙颌畸形的看法、矫治要求及希望达到的矫治效果是十分重要的。临床工作中经常会遇到患者主诉与医师检查结果不一致的情况。医师应该尊重患者的主诉,认真倾听患者的要求,做好充分的解释和沟通工作,并根据患者的要求以及其存在的客观畸形情况全面考虑后,再作出矫治设计。正畸医师不应该仅凭自己客观检查获得的资料进行矫治设计,取得患者的信任和对矫治目标的理解和接受才能获得成功的矫治。

二、病 史 收 集

错𬌗畸形的诊断、设计、矫治和预后与患者全身健康状况、生长发育情况、家族史等情况密切相关。在临床检查的问诊中应该全面了解患者的上述情况。

(一) 全身疾病史

患者的全身健康状况影响着错𬌗畸形的矫治,问诊中需要了解患者目前是否存在疾病,是否正在服药、服药的种类、服药的时间等信息。

1. 一般来讲,有效控制的全身疾病患者并非正畸治疗的禁忌,但是医师应对患者的疾病有所了解并给予关注。如有效控制的糖尿病患者应格外关注患者牙周情况,注意正畸力的使用,避免正畸力加重患者的牙周破坏。患有先天性心脏病的患者则需要在正畸中注意感染的控制,在某些操作进行前,如放置磨牙带环前需要预防性服药,避免感染。

2. 服用某些药物可能会影响正畸牙齿移动,医师应给予关注,如服用前列腺抑制剂治疗关节炎或骨质疏松的患者。

3. 患者存在的另一些疾病或健康问题如营养不良、佝偻病,常是一些错𬌗畸形的病因,能够确定患者错𬌗畸形的病因对于矫治也是有利的。

4. 询问患者是否曾有口腔不良习惯或目前是否存在口腔不良习惯也是不可缺少的,对进一步确定错𬌗的病因,制定相应的矫治计划是十分重要的。

5. 问诊中还要询问患者是否为过敏体质,有无明确的过敏源。有报道极少数患者对金属镍、铬等过敏。正畸金属托槽和矫治弓丝中常含镍、铬等金属,严重过敏的患者应慎重。

6. 询问患者是否有外伤史,尤其是面部、颏部、颅部以及牙齿的外伤。许多儿童时的颏部外伤常会造成患者隐秘性的髁突骨折从而影响面部的对称性。牙齿的外伤以及曾经的脱位也会影响到正畸中牙齿的移动或产生牙根吸收。

（二）口腔疾病史

牙齿的萌出与替换会对错𬌗畸形的发生产生影响,问诊中对于患者牙齿萌出的时间、牙齿替换中出现的问题不应忽视。

1. 乳牙早失 乳牙的龋齿和外伤常会导致乳牙早失,乳牙早失后,由于缺乏对继替恒牙的引导,常会造成恒牙的迟萌、易位萌出或邻牙的移位等,导致恒牙错𬌗畸形的发生。

2. 乳牙滞留 在牙齿替换过程中,恒牙萌出未造成乳牙牙根的吸收使乳牙依然存在于口腔中。恒牙从乳牙的唇、腭侧萌出,导致错𬌗畸形的发生。

3. 乳牙外伤 儿童期容易发生外伤,乳牙的外伤除导致乳牙早失外,还会对其继替恒牙造成影响。最常见的是继替恒牙的发育异常如钙化不良、弯根等。

4. 既往正畸史 关注患者是否存在既往正畸史。了解上次正畸的原因及本次正畸的目的,对指导正畸治疗计划和保持计划等至关重要。

三、家族史采集

𬌗颌面的发育受遗传和环境的共同影响,𬌗颌面的特征常具有家族性。了解患者家族中有无类似错𬌗,有利于为患者制定正确的矫治方案、选择正确的治疗时机和评估患者错𬌗的发展趋势。

四、生长发育评价

由于某些错𬌗畸形需要选择特定的治疗开始时机,问诊过程中需要了解患者目前的生长发育状况。最方便了解并能提供有价值的参考的是,患者近年来身高的每年变化情况、女孩是否出现月经及出现的时间等。这些资料可以协助正畸医师判断患者生长发育快速期的情况,以便选择最佳的矫治时机。当然,在需要进一步精确确定患者的生长发育阶段时,需要拍摄手腕骨片或颈椎片(详见第八章)。

五、患者依从性评价

正畸治疗需要患者具有较好的依从性,治疗中需要按医师要求配戴牵引皮圈或部分可摘矫治器,才能保证治疗顺利进行。在问诊中还需要关注患者尤其是儿童的依从性和合作程度,成功的正畸治疗离不开患者良好的合作。生长发育的特殊阶段也会影响患者的合作程度,如行为能力发育较迟缓的儿童、青春期的叛逆阶段等。对于一些初诊时口腔卫生较差的儿童应需格外关注,需要正畸医师与其沟通中,对其进行有效的激励,调动患者对正畸治疗的内在动机,才能确保正畸治疗的顺利进行。

第三节　牙齿的检查

牙齿的检查是口腔医师最为关注的部分,对正畸患者而言,牙齿的检查应包括牙殆阶段、牙齿健康状况等。

一、牙 殆 阶 段

牙齿检查应从记录牙殆阶段开始,也是正畸病历书写的主要内容之一。不同的错殆畸形开始矫治的时间也不同,检查初始应记下是乳牙期、替牙期还是恒牙期。正畸治疗的主要阶段是恒牙期,大部分错殆畸形进入恒牙期就可以开始矫治。对于需要进行正畸正颌联合治疗的错殆畸形,需要推迟至恒牙期较晚时,生长发育基本完成再开始矫治。对于一些骨性畸形的患者如下颌前突、高角开殆的患者也常推迟治疗至生长发育快速期以后。而对于上颌发育不足的安氏Ⅲ类错殆、下颌后缩的患者则需要在生长发育快速期前的替牙阶段开始治疗。对于一些严重影响功能和发育的错殆畸形,如乳牙反殆、不良口腔习惯等则需要在乳牙期或替牙期开始矫治。

二、牙齿健康状况

1. 牙齿形态与大小　对牙齿的临床检查中,应记录有无形态异常牙齿,如锥形牙、畸形中央尖或融合牙或过大、过小牙齿的存在。最常见的是锥形上颌侧切牙、前磨牙的畸形中央尖及下颌侧切牙与尖牙的融合牙。牙齿形态和大小的异常,会显著影响牙列的美观和理想咬合关系的获得,所以牙齿的异常常会影响矫治设计时拔牙的决定,有时还需要进行牙齿的改形,邻面去釉或需要配合修复治疗。

2. 缺失牙或额外牙　记录有无额外牙或缺失牙最简单的办法就是计数牙齿。除智齿外最常见的先天缺失牙是下颌切牙、上颌侧切牙、第二前磨牙。最易出现额外牙的部位是上颌前部。除此,患者还会因多种原因出现早失恒牙,最常见的是第一恒磨牙、上颌切牙、尖牙等。都应在临床检查中进行记录。

3. 牙齿钙化　正畸治疗中大部分患者会戴用固定矫治器,固定矫治器粘接后给刷牙带来一定的困难。如果长期不能彻底清洁牙齿则易导致牙齿的脱矿。对于治疗前就存在牙齿钙化不良或牙面脱矿情况的患者,需要特别注意。牙面脱矿常存在于牙齿唇侧的颈 1/3 和一些排列不齐牙齿的邻面。对于钙化不良或脱矿牙齿可以在正畸治疗前和治疗中进行一些涂氟等再矿化处理,并应强调全程的口腔卫生维护。

4. 龋齿　一些患者会存在龋齿,在牙齿检查时,需要详细检查所有牙齿,尤其是窝沟、点隙或严重不齐牙齿的隐蔽部位,避免遗漏。同时,发现龋坏牙齿后,可以先暂时不治,待治疗设计完成后再统一治疗,避免治疗后的牙齿在设计中被拔除。

三、牙 周 情 况

正畸牙齿移动依赖于正常的牙周组织的反应,牙周组织的健康对正畸牙齿移动及治疗结果的稳定是十分重要的。

(一) 口腔卫生状况

口腔卫生状况是正畸患者一个非常值得关注的问题,临床检查一定不能忽视患者的口腔卫生状况。矫治前患者口腔卫生状况不良如果不能得到显著的改善,常会影响正畸矫治的顺利进行。口腔卫生不佳者,牙面及牙龈常有大量菌斑附着,导致牙齿脱矿或牙龈炎症,影响患者口腔健康。口腔卫生状况未得到控制和改善的患者不应开始固定矫治器治疗,需要通过牙周洁治或系统牙周治疗以及口腔卫生宣教,使患者建立良好口腔卫生习惯及健康状况才能开始矫治。

(二) 牙龈状况

患者牙龈的健康应得到重视,临床检查中应观察患者牙龈的颜色与形态,对牙龈的宽度及厚度的评估也是十分关键的。治疗前较薄的牙龈或膜龈联合较小的患者容易在正畸治疗中出现牙龈的退缩,是由于牙龈的炎症扩散,使结合上皮的完整性受到破坏、胶原丧失所致。成年女性患者尤其应予以重视。对于牙龈较薄脆的患者在正畸治疗前必须建立良好的口腔卫生环境,消除炎症,适当治疗。正畸治疗设计时最好避免过多的唇向开展,避免牙龈的退缩和开裂。矫治器最好应用直接粘接的托槽而避免带环的使用,防止牙齿移动过程中的不良牙周反应。

(三) 牙槽骨

牙槽骨的高度决定附着龈的宽度,牙槽骨吸收的患者均会出现牙龈的萎缩。牙槽骨的吸收也影响着牙齿的牢固性,对于治疗前牙槽骨吸收严重的患者应慎做复杂的正畸牙齿移动。

第四节　牙弓关系的检查

一、牙 齿 排 列

牙齿的排列问题是正畸医师和患者都较为关注的问题,临床检查中应检查记录牙齿排列是否整齐、是否存在拥挤或间隙、有无严重错位的牙齿等。牙列的拥挤和间隙应记录所差的间隙量。临床检查不易得出准确的间隙分析的值,需要进行模型的测量。详见第六章。

牙列拥挤分为 3 度。当牙齿排齐所需间隙小于牙弓间隙 4mm 以内时为 I 度拥挤;间隙相差 4~8mm 时为 II 度拥挤;间隙相差大于 8mm 时为 III 度拥挤。

二、牙弓矢状关系

牙弓检查还应记录患者磨牙及尖牙的矢状关系以及前牙的覆盖大小。磨牙的近远中关系分为中性、近中及远中关系。前牙的覆盖有正常覆盖、深覆盖及反𬌗等。

磨牙关系在介于中性与近中、远中之间还有一些关系。

1. 中性关系　上颌第一磨牙近中颊尖咬在下颌第一磨牙近中颊沟处。

2. 中性偏近中关系　上颌第一磨牙近中颊尖咬在下颌第一磨牙近中颊沟与远中尖之间。

3. 近中尖对尖　上颌第一磨牙近中颊尖与下颌第一磨牙远中颊尖相对。

4. 完全近中关系　上颌第一磨牙近中颊尖咬在下颌第一、二磨牙间。

5. 中性偏远中关系　上颌第一磨牙近中颊尖咬在下颌第一磨牙近中颊沟与近中颊尖之间。

6. 远中尖对尖　上颌第一磨牙近中颊尖与下颌第一磨牙近中颊尖相对。

7. 完全远中关系　上颌第一磨牙近中颊尖咬在下颌第二前磨牙与第一磨牙之间。

正常的前牙覆盖为上下切牙切缘间水平距离≤3mm。前牙深覆盖分为 3 度。当上下颌切牙切缘间水平距离在 3mm<覆盖≤5mm 时为Ⅰ度深覆盖;当 5mm<覆盖≤8mm 时为Ⅱ度深覆盖;当该距离>8mm 时为Ⅲ度深覆盖。

对于前牙反𬌗的患者,应该记录反覆盖的大小及反𬌗存在的范围。

三、牙弓宽度关系

在牙弓宽度关系的检查中,应记录上下牙弓形态是否对称及上下颌牙弓大小及形态是否协调、有无后牙的反𬌗、深覆盖及后牙的正锁𬌗或反锁𬌗。检查中还应观察患者牙弓是否对称、有无腭盖高拱等情况。腭盖高拱的患者通常牙弓狭窄、鼻腔发育不良,需要注意检查患者是否存在上呼吸道异常而致的口呼吸,必要时正畸治疗之前需先到耳鼻喉科进行相关治疗。

四、牙弓垂直关系

患者牙弓间的垂直关系在正畸治疗设计和处置中一直是正畸医师关注的重点之一。牙弓间的垂直关系一般通过前牙的覆𬌗来体现。前牙的覆𬌗情况分为正常覆𬌗、深覆𬌗和开𬌗三种。正常的前牙覆𬌗是上颌切牙切缘盖过下颌牙冠的切 1/3 之内。

深覆𬌗分为Ⅲ度。当上颌切牙切缘覆盖下切牙牙冠在 1/3~1/2 时为Ⅰ度深覆𬌗;当上颌切牙切缘覆盖下切牙牙冠在 1/2~2/3 时为Ⅱ度深覆𬌗;当上颌切牙切缘盖过下颌牙冠超过 2/3 时为Ⅲ度深覆𬌗。对于深覆𬌗的患者应注意检查咬伤上颌牙腭侧牙龈的情况。

当上下前牙之间垂直向无咬合接触时为前牙开𬌗。开𬌗分为Ⅲ度。当上下切牙切缘间垂直距离小于 3mm 时为Ⅰ度开𬌗;当上下切牙切缘间垂直距离在 3~5mm 时为Ⅱ度开𬌗;当上下切牙切缘间垂直大于 5mm 时为Ⅲ度开𬌗。开𬌗患者应记录开𬌗的范围,存在咬合接触的牙齿等。

五、牙槽骨丰满度

牙槽骨的丰满程度影响着牙齿的移动。牙槽骨的检查需要用手将上下唇掀起进行。牙槽骨分为丰满、欠丰满和凹陷三种（图 5-1 ~ 图 5-3）。牙槽骨凹陷者，可以在牙槽骨的检查中看到牙根的形态，通常根面覆盖的牙槽骨很薄。牙齿的移动会因此受到限制，过度移动牙齿易造成牙槽骨的吸收及牙根的暴露，

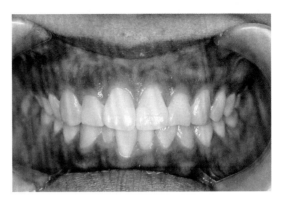

图 5-1 牙槽骨欠丰满

影响牙齿的健康和矫治的效果。正畸医师对于过度凹陷的牙槽骨应给予足够的关注，在之后的矫治设计和正畸处置之中应避免对牙齿造成伤害。

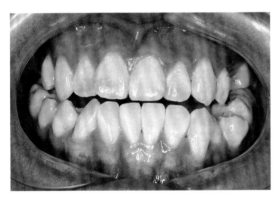

图 5-2 牙槽骨凹陷

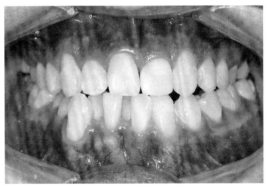

图 5-3 牙槽骨丰满

六、牙弓中线

上下牙弓中线一致，且与人体中线保持一致是牙齿美观的重要因素。口腔模型上也可以检查牙弓的中线，但是只能提供上下牙弓的中线是否一致的情况，而无法确定牙弓与人体中线的关系，所以临床检查至关重要。检查牙弓中线时，患者应端坐于口腔科治疗椅上，并将椅位调至较平的位置，患者轻咬牙齿，唇部自然放松。检查者坐于口腔科治疗椅的 12 点位，从患者的头顶后方，自上向下看。记录上下牙弓中线的一致性。当牙弓中线不一致时，需要确定中线的偏离情况，以人体中线做参考。另外，当牙弓中线不一致时，尤其是下牙弓中线偏斜时，应检查患者下颌休息位时的牙弓中线情况。当休息位时下颌中线不偏而正中𬌗偏斜时，一般存在𬌗干扰和功能因素。如在休息位和正中𬌗位均存在偏斜，则或是牙齿因素或是骨性因素。

第五节 面部的检查

面部的美观和牙列的排齐是患者同样关注的问题，面部检查在错𬌗畸形患者的临床检

查中十分重要。面部的对称性和面部比例是面部检查中的重要内容。

一、正面检查

正面检查可以获得的信息有面部的对称性、面部的比例和唇齿关系等。虽然许多面部的测量可以由头影测量完成，但是，在临床的检查中，正畸医师还是要应用人类学的方法进行面貌的检查，并获得第一手资料。

（一）面部对称性

人的面部无论水平还是垂直向都不是严格对称的，少量的不对称肉眼很难分辨，对面部美观的影响不大。当不对称显著时，尤其面中下部的不对称将对面部美观产生不利影响。

面部的对称性检查可以通过以下方式进行：①检查者坐于牙椅 12 点位置，从患者头顶向下观察；②患者双脚放于地面、上身直立坐位、两眼平视前方，检查者和患者正面相对观察；③观察下颌的对称性可以使患者仰头，检查者从前下方观察。

（二）面部高度

面部比例讲究三庭五眼，以发际、眉心和鼻底为界可将面部分为垂直的三等份（图 5-4）。面部高度的测量可以用卡尺完成。面部高度的比例关系比单纯的面部高度值在美学评价中更有价值。面下 1/3 过长和过短和某些错𬌗相关。如深覆𬌗尤其是骨性深覆𬌗，患者常表现出面下 1/3 减小；而骨性开𬌗的患者常表现出面下 1/3 增大。

（三）唇齿关系

唇齿关系是评价面部美观的一个指标，正畸临床检查中不应忽视唇齿关系。正常的唇齿关系，在唇处于自然放松状态时，上前牙露出约 2mm，当前牙露出超过 3～4mm 时，即为开唇露齿（图 5-5）。异常的唇齿关系一般来自于颌骨的前突、牙齿的前突、牙齿-齿槽垂直生长过度以及上唇短缩或唇功能不良等，开唇露齿一般多见于女性。

临床检查时，需要注意患者唇厚度是否存在过厚或过薄、唇形态是否有过短或外翻（图 5-6）。另外，还要检查患者微笑

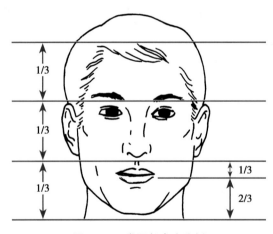

图 5-4　正常面部高度比例

时牙齿和牙龈暴露的情况。微笑时，正常的唇齿关系是上颌前牙牙冠大部分暴露，牙龈不露出或暴露小量，当微笑时上颌前牙牙龈暴露超过 2mm 时，称为露龈微笑，露龈微笑影响面部美观，需要在正畸治疗设计时考虑相关的处理对策。针对患者存在的特定因素选择解决方法。一般有针对上唇短缩、唇功能不良时可以进行唇肌训练、J 钩或颌骨前部种植体可以通过压低上颌前牙和前部牙槽骨的改建，改善部分轻、中度的露龈微笑；牙周手术通过牙龈成型手术和牙槽骨手术上提上颌牙龈的位置或对于较严重的露龈微笑的患者采用正颌外科手术的方法进行处理。

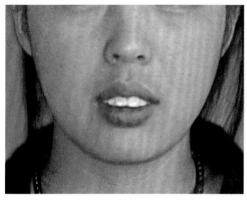

图 5-5　开唇露齿

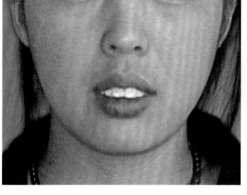

图 5-6　上唇短缩/功能不良

二、侧 面 检 查

患者双脚着地、头部直立、平视前方,呈自然放松状态。检查者从患者90°侧面进行检查。侧面检查可以获得的信息有患者面型、颌骨突度及唇间关系。

(一)面型

临床检查中一般以鼻根部与上唇基部间连线与上唇基部与颏前点连线的关系评价侧面形态,将面型分为直面型、凸面型和凹面型三种。当两条线合为一条直线时,为直面型;两条线呈向后的角度时为凸面型,下颌相对后缩;两条线呈向前的角度时为凹面型,下颌相对前突(图5-7)。在面型检查中同时检查下颌平面角的情况可以同时获得患者垂直向的面型情况,如下颌平面角较陡常见于下颌后缩或开𬌗患者。下颌平面角的检查可以用口腔科口镜柄放于下颌平面下缘来完成,简单且直观。

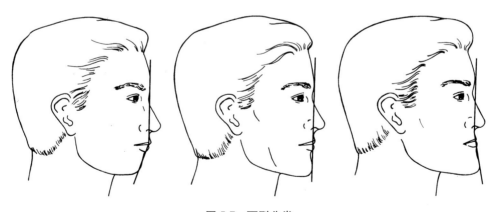

图 5-7　面型分类

(二)唇突度

临床检查中评价唇部突度的方法有多种,最简便的方法是用Ricketts的审美平面评价,即鼻尖点与颏前点连线评价(用口腔科口镜柄放于两点间后上下唇的突度即可以一目了然)。对于蒙古人种的中国人,正常的唇的突度是下唇位于此线上,上唇位于此线或之后

2mm 内（图5-8）。

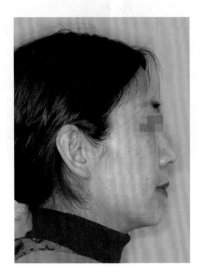

图5-8　正常唇突度关系

在检查中还应观察患者自然放松状态时唇的突度与双唇闭拢时唇的突度，以确定唇部的前后向位置，同时区别异常唇位置是否因牙齿或颌骨的前突造成。侧面检查中还可以观察患者鼻唇角的情况，协助判断上颌及上前牙的突度。

第六节　其 他 检 查

一、不良习惯检查

临床检查的一个重要的内容是，不要忽略患者的口腔功能和不良习惯。

（一）口呼吸

口呼吸常会导致某些错𬌗畸形的出现，如牙弓狭窄、腭盖高拱、开𬌗等。对于唇间关系不良、开唇露齿的患者，需进一步检查是否存在口呼吸习惯。检查方法可以用口腔科口镜在受检者鼻孔下方，检查其正常呼吸时镜面上是否存在哈气；也可以用医用棉的棉丝放于鼻孔下方，看是否有棉丝的飘动。存在口呼吸的患者需要进一步确定口呼吸的原因，是否存在扁桃体肿大或腺样体肥大，患者可能还需到耳鼻喉科进行深入检查，确诊病因和治疗相关疾病。否则，一些和口呼吸相关的错𬌗畸形在矫治后容易复发。

（二）舌习惯

舌习惯是导致前牙反𬌗或开𬌗的常见原因，舌习惯很难在问诊中发现，但是在临床检查中如稍加留意，便会发现患者存在舌习惯。

检查时，注意患者在放松状态、说话及吞咽动作时舌的位置。有吐舌习惯的患者在放松、语言及吞咽时均会出现舌伸于上下牙列之间的情况。严重的患者，可以在舌体上发现牙齿印痕，前牙出现显著的梭形开𬌗。

存在舌习惯的患者在正畸治疗设计时应首先破除舌习惯，进行舌肌训练，在治疗后的保持中考虑舌习惯的破除。

（三）吮吸习惯

不良吮吸习惯一般在问诊中便能发现，临床检查中一般检查的是吮吸习惯导致的错𬌗表现。对于存在不良吮吸习惯的患者根据某些特定表现的错𬌗畸形表现，可以追问出不良吮吸习惯。对于有咬下唇或吮吸下唇的患者可以在临床检查中发现下唇上的牙齿印痕。

二、颞下颌关节检查

颞下颌关节的检查在正畸临床检查中也是不容忽视的。正畸治疗中大部分牙齿的位置变化和牙弓间、颌骨间关系的变化，对于存在关节病的患者是挑战。对于关节病与正畸的内容详见第十七章。

（一）问诊

询问患者是否存在颞下颌关节区的疼痛、咀嚼肌的疼痛及头痛，是否有过开口弹响、开口受限等情况。

（二）关节触诊

检查患者开闭口时关节区是否存在弹响，并记录弹响的时间，检查是否存在关节区的触痛及压痛。

（三）开口度及开口型

记录最大开口度是关节检查较有意义的指标。临床上可以用横放的手指记录开口情况。记录患者开闭口型是否正常，是否存在开闭口的偏斜。

临床检查完成后，需要详细记录各项检查结果，便于患者所有检查资料齐备后进行完善的矫治设计。

（李巍然）

参 考 文 献

1. ACKERMAN J L，PROFFIT W R. The characteristics of malocclusion：a modern approach to classification and diagnosis. Am J Orthod，1969，56：443.

2. KENEALY P，FRUDE N，SHAW W. An evaluation of the psychological and social defects of malocclusion：some implications for dental policy making. Social Sci Med，1989，28：583-591.

3. FARAS L G. Anthropometry of the head and face in medicine. 2nd ed. New York：Raven press，1994.

4. PROFFIT W R，FIELDS H W. Contemporary Orthodontics. 3rd ed. St. Louis：Mosby，1998.

第六章　牙量、骨量关系的分析

牙量骨量的分析包含上下颌牙量与骨量之间关系的分析,以及上下颌之间牙量关系的分析,是口腔正畸临床进行诊断、制订治疗计划的一个重要步骤。可借助于牙殆模型测量等完成牙量骨量的分析。

第一节　牙殆模型分析

牙量骨量的分析通常在牙殆模型上进行。根据所采用的模型和分析方法的不同,可分为以下几种方法。

一、石膏模型分析

(一) 手工测量

对石膏模型进行手工测量是牙殆模型分析的传统方法,所需器械有分规、直尺、游标卡尺等。其优点是简便不需要特殊设备,缺点是测量精确度偏低。

(二) 计算机辅助的三维立体测量

20世纪80年代至90年代,国内外许多学者开始尝试对石膏模型进行计算机辅助的三维立体测量,测量时先在石膏模型上标出测量点,再通过接触式或非接触式的成像技术,将石膏模型上测量点的信息采集到计算机中,最后根据编制好的软件进行运算,输出测量结果。由于仪器本身具备了较高的精度,所以保证了测量结果的准确度。

二、数字化模型分析

随着三维建模及计算机技术的发展,通过激光、CT扫描等方法对石膏模型进行数据采集,或直接在口内进行扫描采集光学印模,可以在计算机中建立三维数字化模型,并利用相应的软件进行拥挤量、Bolton指数等测量分析以及诊断性排牙实验,这是牙殆模型测量方法的发展方向。比如3shape公司的3D齿科扫描仪就配备有正畸扫描软件Scanitorthodontics和正畸分析软件Orthoanalyzer,通过在数字化牙殆模型上选择设置参考点,可以十分容易的测量长度、角度和可用间隙等,为矫治计划的确定及正畸疗效评价提供参考(图6-1)。

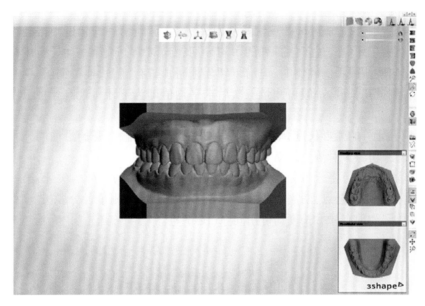

图 6-1　3shape 的正畸分析界面

第二节　牙量与骨量之间关系的分析

通过牙量与骨量之间关系的分析,可了解两者之间是否协调。如果两者不协调,通常被称为牙量骨量不调。可出现两种情况:牙量大于骨量或牙量小于骨量。前者表现为牙列拥挤;后者表现为牙列间隙。

一、牙量大于骨量——牙弓拥挤

(一) 恒牙列的拥挤度测量

1. 应有牙弓长度的测量　应有牙弓长度即牙量,或称所需间隙(required space),指牙弓中各牙齿牙冠宽度的总和。恒牙列期牙冠的宽度可用分规或游标卡尺测量每个牙冠的最大径,由于多数错位牙在牙弓的前、中段,因此一般测量下颌第一磨牙前牙弓内各个牙的牙冠宽度,其总和即为应有牙弓长度或所需间隙(图 6-2)。

做全牙弓分析时,可将牙弓分为三段,前牙为前段,前磨牙与第一磨牙为中段,第二、第三磨牙为后段,测量全部牙的牙冠宽度,其总和为全牙弓应有长度或称全牙弓的所需间隙。

2. 现有牙弓长度的测量　现有牙弓长度即骨量,或称可用间隙(available space),指牙弓整体弧形的长度。现有牙弓长度的测量可采用黄

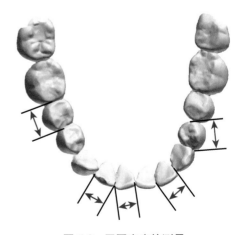

图 6-2　牙冠宽度的测量

铜丝法或分段测量法。

黄铜丝法：应用直径 0.5mm 的黄铜丝一根，一般从下颌第一磨牙近中接触点沿下颌前磨牙颊尖、下颌尖牙牙尖经过正常排列的下切牙切缘到对侧下颌第一磨牙近中接触点。如全部下切牙均向唇侧或舌侧倾斜时，应沿下切牙牙嵴顶进行测量，使黄铜丝呈一根弧线，再将铜丝弄直后测量其长度，一般可测量三次后求平均值即为下牙弓现有牙弓长度或可用间隙（图 6-3）。

如需测量上牙弓的弧形长度，则从上颌第一磨牙近中接触点开始沿前磨牙殆面至尖牙牙尖，再沿上切牙切缘至对侧上颌第一磨牙近中接触点。

分段测量法：一般可将牙弓分为近似直线的四段，即一侧的切牙与尖牙，第一前磨牙近中至第一恒磨牙近中接触点，两侧共四段。用分规或游标卡尺测量各分段长度后，再将各段长度相加，其总和为现有牙弓长度即可用间隙（图 6-4）。

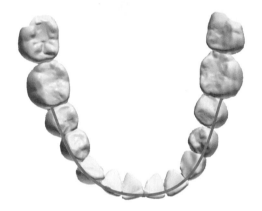
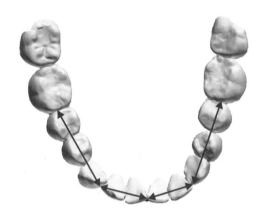

图 6-3 现有牙弓长度的测量（黄铜丝法）　　图 6-4 现有牙弓长度的测量（分段测量法）

如需作全牙弓弧形长度测量时，应测至下颌第三磨牙的远中面，但有时第二、三磨牙尚未萌出，因此牙弓后段的可利用间隙应包括目前的可用间隙加估计的增量或称预测值，估计的增量为每年 3mm（每侧 1.5mm），直至女孩 14 岁、男孩 16 岁。因此用 14 或 16 减去患者的年龄，结果乘以 3 可得到患者增量的个体估计值。目前可用间隙是在 X 线头颅侧位片上测量第一恒磨牙远中面到下颌升支前缘垂直于殆平面直线间的距离求得。目前可用间隙与估计增量值或预测值相加则得出牙弓后段的可用间隙量，加上牙弓前、中段的可用间隙则为全牙弓弧形长度或全牙弓的可用间隙。

3. 拥挤度分析　应有牙弓长度与现有牙弓长度之差或所需间隙与可用间隙之差，即为牙弓的拥挤度。拥挤度一般分为三度，Ⅰ度拥挤，相差 2~4mm；Ⅱ度拥挤，相差 4~8mm；Ⅲ度拥挤，相差 8mm 以上。

进行牙量骨量分析时，除需计算拥挤度之外，还需考虑下切牙的倾斜度、Spee 曲线的曲度等。

4. 切牙的唇舌向倾斜度及位置　在进行牙殆模型分析时还应该考虑切牙的唇舌向倾斜度。下颌切牙倾斜度的分析常常采用 Tweed 分析法，Tweed 分析法主要测量由眶耳平面、下颌平面、下中切牙长轴所组成的代表面部形态结构的颌面三角形的三个角（图 6-5）。

（1）眶耳平面-下颌平面角（FMA）：眶耳平面与下颌平面的交角，以下颌下缘的切线作为下颌平面。

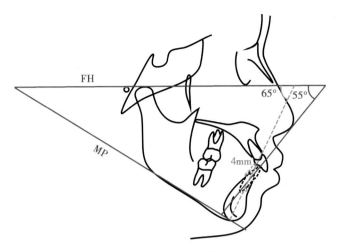

图6-5　Tweed分析法

（2）下中切牙-眶耳平面角（FMIA）：下中切牙长轴与眶耳平面的交角。

（3）下中切牙-下颌平面角（IMPA）：下中切牙长轴与下颌平面的交角。

Tweed应用此颌面三角分析结果得出美国白种正常𬌗儿童的FMA均值为25°，IMPA均值为90°，FMIA均值为65°。在Tweed分析法中，不论错𬌗的部位在何处，均以下颌的分析为依据。Tweed认为，FMIA 65°是建立良好面型的重要条件。因而，FMIA 65°成为矫治追求目标。在3项测量中，FMA较难使用一般的正畸方法来改变，因而要达到FMIA的矫治目标，主要依靠改变下中切牙的位置和倾斜度来完成。当患者的下切牙唇向倾斜，致FMIA值小于65°时，可通过作图法或计算法估计内收下切牙所需的间隙量。

1）作图法：①在患者的X线头颅侧位片上，绘出Tweed三角，测量出患者的FMIA值为55°（见图6-5）；②通过下中切牙根尖点做与眶耳平面呈65°的直线；③测量下中切牙切缘点到此直线的垂直距离；④将此距离乘以2（双侧）则为矫正下中切牙至理想位置时，牙弓双侧所需的间隙量。

2）计算法：①计算FMIA理想值65°与患者FMIA测量值55°的差值；②按每2.5°约合1mm计算，将该差值除以2.5，再乘以2（双侧），或将该差值直接乘以0.8，即为矫正下中切牙至理想位置时，牙弓双侧所需的间隙量。

由于种族间的差异，Tweed提出的矫治目标不适合于中国儿童。北京地区中国人正常𬌗Tweed分析法的测量结果（表6-1），其中FMIA的值约为55°。

表6-1　中国人正常𬌗Tweed分析法的测量结果

测 量 项 目	均值±标准差
眶耳平面-下颌平面角（FMA）	31.3°±5.0°
下中切牙-下颌平面角（IMPA）	93.9°±6.2°
下中切牙-眶耳平面角（FMIA）	54.9°±6.1°

5. Spee曲线深度　将直尺放置在下切牙切端与最后一个下磨牙的牙尖上，测量下牙弓𬌗面最低点至直尺的距离，即为下牙弓Spee曲线深度（图6-6）。分别测量左侧和右侧，所得

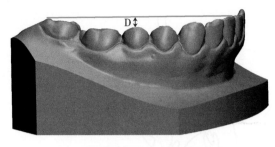

图6-6　测量下牙弓Spee曲线深度

数相加除以2加0.5mm为排平牙弓（leveling）或改正殆曲线所需要的间隙。此外，也可用测量所得左右侧的数据各减2mm后，再相加则为排平牙弓或改正殆曲线所需的间隙。成都地区正常人殆曲线深度的均值2±0.7mm。

（二）混合牙列的拥挤度预测

1. 应有牙弓长度的预测　在混合牙列期，由于有未萌出的恒牙，计算所需间隙时应估计未萌出的尖牙或第一、第二前磨牙的牙冠宽度，可用以下几种方法。

（1）X线片测量：混合牙列期，有的恒牙未萌出时，可在X线片上测量牙冠宽度后再利用公式：$X = \dfrac{Y \cdot X'}{Y'}$，计算出未萌牙的真实宽度。X为预测恒牙宽度，X′为X线片上未萌恒牙宽度；Y为模型上乳牙的宽度，Y′为X线片上乳牙宽度。但是，如果牙的位置旋转、形态异常，用此法预测不准确时，可参考对侧已萌出的同名牙的宽度进行测量或用公式预测法求得未萌尖牙与前磨牙的宽度。

（2）公式预测法

1）Moyer预测表：1958年Moyers报道，天然牙列中一些牙之间的牙冠宽度存在明显的相关性。故提出了Moyers牙冠宽度预测表（表6-2），可用下颌恒切牙的牙冠宽度总和来预测替牙列期未萌出的上下颌尖牙与前磨牙牙冠宽度的方法。此方法简单、可靠。华西医科大学根据Moyers提出的方法对成都地区儿童进行测量研究，发现成都地区男女性下切牙牙冠总宽度与上下颌尖牙与前磨牙牙冠总宽度之间的相关系数均有高度显著性，据此提出了成都地区男性和女性Moyers牙冠宽度预测表（表6-3，表6-4）。

应用该方法时，应首先测量已萌出的4个下切牙牙冠的总宽度，再按不同性别查表。根据临床经验认为75%的概率值最具有参考价值，因此以75%的概率值为准分别查出上颌与下颌一侧尖牙与前磨牙的宽度值。

2）Tanaka-Jahnaston预测法：根据北欧地区人口调查，Tanaka和Jahnaston又提出了一种方便、不查表的方法。其公式如下。

上颌未萌尖牙、前磨牙的宽度＝下切牙总宽度的一半+11.0mm

下颌未萌尖牙、前磨牙的宽度＝下切牙总宽度的一半+10.5mm

3）Motakawa侧切牙间距分析法：1987年Motakawa提出，下颌左右侧切牙远中面间的距离约等于下颌尖牙、前磨牙的总宽度。其方法为用游标卡尺在口内直接测量下颌侧切牙远中面间的距离，即为一侧下颌尖牙、前磨牙近远中的宽度的所需间隙量。该法精确、快速、实用。

2. 现有牙弓长度的测量　如前所述，可用黄铜丝测量法或分段测量法。

3. 可用间隙与所需间隙的比较　如前所述，同恒牙列的拥挤度分析。

做替牙列期的间隙分析时，应参考第一磨牙的殆关系，如上下第一磨牙为尖对尖关系，则希望下颌第一磨牙向前移使磨牙的关系调整呈中性殆关系。此时应分别测量左右侧下颌第一磨牙的前移量，并在现有的牙弓长度中减去前移量则为实际的牙弓弧形长度或称可利用间隙，然后再进行间隙分析得出拥挤量。

表 6-2　Moyers 牙冠宽度预测表（75%概率）

单位：mm

下切牙总宽度	19.5	20.0	20.5	21.0	21.5	22.0	22.5	23.0	23.5	24.0	24.5	25.0	25.5	26.0	26.5	27.0	27.5	28.0	28.5	29.0
上颌单侧尖牙前磨牙宽度	20.6	20.9	21.2	21.5	21.8	22.0	22.3	22.6	22.9	23.1	23.4	23.7	24.0	24.2	24.5	24.8	25.0	25.3	25.6	25.9
下颌单侧尖牙前磨牙宽度	20.1	20.4	20.7	21.0	21.3	21.6	21.9	22.2	22.5	22.8	23.1	23.4	23.7	24.0	24.3	24.6	24.8	25.1	25.4	25.7

表 6-3　成都地区男性 Moyers 牙冠宽度预测表（75%概率）

单位：mm

下切牙总宽度	19.5	20.0	20.5	21.0	21.5	22.0	22.5	23.0	23.5	24.0	24.5	25.0	25.5	26.0	26.5	27.0	27.5	28.0	28.5	29.0
上颌单侧尖牙前磨牙宽度	20.8	21.1	21.4	21.6	21.9	22.2	22.4	22.7	23.0	23.3	23.5	23.8	24.1	24.4	24.6	24.9	25.2	25.4	25.7	26.0
下颌单侧尖牙前磨牙宽度	20.2	20.5	20.7	21.0	21.3	21.6	21.9	22.2	22.5	22.8	23.0	23.3	23.6	23.9	24.2	24.5	24.8	25.0	25.3	25.6

表 6-4　成都地区女性 Moyers 牙冠宽度预测表（75%概率）

单位：mm

下切牙总宽度	19.5	20.0	20.5	21.0	21.5	22.0	22.5	23.0	23.5	24.0	24.5	25.0	25.5	26.0	26.5	27.0	27.5	28.0	28.5	29.0
上颌单侧尖牙前磨牙宽度	21.2	21.4	21.6	21.8	21.9	22.1	22.2	22.4	22.6	22.7	22.8	23.1	23.3	23.5	23.7	23.8	24.0	24.2	24.4	24.5
下颌单侧尖牙前磨牙宽度	19.9	20.2	20.4	20.5	20.8	20.9	21.1	21.2	21.4	21.5	21.6	21.8	21.9	22.1	22.2	22.5	22.6	22.8	22.9	23.1

在替牙列期还存在生长发育的潜力,但一般在下颌第一磨牙萌出后,牙弓前段的宽度与长度已接近成人,颏部正中缝已骨性联合,不可能再用扩大牙弓前段宽度的方法来增加牙弓长度,而上颌由于腭中缝尚未闭合,还有可能扩大上牙弓。因此诊断时应以下颌为主,否则导致上下牙弓不协调。

二、牙量小于骨量——牙弓间隙

牙量及骨量的测量如前所述。

三、牙量与基骨弓的关系——Howes 分析

Howes 研究发现,牙齿过大可导致牙列拥挤,基骨发育不足也可引起牙列拥挤。他提出了一个公式以确定患者的基骨能否容纳所有的牙齿。其方法如下。

1. 测量指标

(1) 牙量(TM):从第一恒磨牙起 12 个牙齿的宽度。

(2) 前磨牙牙弓宽度(PMD):两侧第一前磨牙颊尖间距(图 6-8)。

(3) 前磨牙基骨弓宽度(PMBAW):用特制的游标卡尺在牙颌模型上第一前磨牙根尖基骨的颊侧测得第一前磨牙基骨弓宽度(图 6-7)。

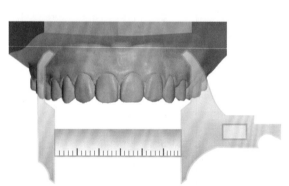

图 6-7　用 Boloy 尺测量第一前磨牙基骨弓宽度

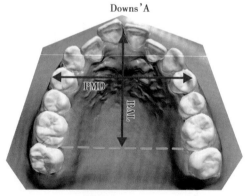

图 6-8　测量第一前磨牙牙弓宽度(PMD)及基骨弓长度(BAL)

(4) 基骨弓的长度(BAL):在中线上(腭中线)确定基骨弓的最前点 Downs' A 点到两侧第一恒磨牙远中面切线的垂直距离(图 6-8)。

2. 计算 PMD/TM、PMBAW/TM、BAL/TM 的比率　Howes 指出,前磨牙基骨弓宽度应约等于 12 个上牙宽度的 44%,基骨弓有足够的长度容纳所有牙齿。如果比率小于 37%,则表明患者基骨长度发育不足,需要拔除第一前磨牙;如果第一前磨牙基骨弓宽度大于第一前磨牙牙弓宽度,则可安全有效地扩大前磨牙区。研究发现,成都正常𬌗青少年的 Howes 与西方人有显著差异,第一前磨牙基骨弓宽度与牙量之间的比率正常均值:上颌为 48.73%,下颌为 47.02%。

四、牙量与牙弓宽度的关系——Pont 指数

法国 Pont 提出牙冠宽度与牙弓宽度之间存在一定的比例关系。他建立了庞特指数,用上颌 4 个切牙宽度来预测理想牙弓宽度。其方法:①测量 4 个上切牙宽度;②测量牙弓宽度:取双侧上颌第一前磨牙近中窝间距为前磨牙牙弓宽度;取双侧上颌第一恒磨牙中央窝间距为磨牙牙弓宽度;③计算前磨牙及磨牙指数(4 个上切牙宽度/牙弓宽度)×100。第一前磨牙指数的理想值为 80,第一磨牙指数理想值为 64。Pont 指数可作为牙弓宽度的一项参考指标,对诊断牙弓宽度发育不足及扩弓矫治有一定价值。

1983 年栗震亚对成都地区 150 例正常𬌗模型进行测量,得出第一前磨牙指数男性为 80.78±3.82、女性为 82.16±4.22;第一磨牙指数男性为 62.55±3.25、女性为 63.36±3.64,此结果与庞特所测结果有一定差异。这些差别可能是种族、地区间的特征所致,因此临床应用时应强调本地区的参考数值。此外牙弓形态不同,其指数也有变化,尖圆形牙弓第一前磨牙指数为 84.43±3.8、第一磨牙指数为 65.39±3.0;椭圆形牙弓第一前磨牙指数为 81.60±3.36、第一磨牙指数为 62.71±2.30;方圆形牙弓第一前磨牙指数为 79.44±3.8、第一磨牙指数为 60.88±3.58。由此认为牙弓的形态与 Pont 指数密切相关,不同的牙弓形态其指数存在一定的差异,因此应用时应考虑牙弓形态的差异。

五、牙弓宽度与基骨弓宽度的关系

2000 年 Andrews 提出通过下颌 WALA 嵴决定下颌牙弓宽度的方法。WALA 嵴指紧贴下颌膜龈联合稍上方的软组织带,基本在牙齿旋转中心水平面上。牙弓形态以中心轴线来表示,即通过所有牙牙冠中心点的一条假想线。理想的下牙弓其中心轴线与 WALA 嵴有近似的特定距离,中切牙为 0.1mm,侧切牙为 0.3mm,尖牙为 0.6mm,第一前磨牙为 0.8mm,第二前磨牙为 1.3mm,第一磨牙为 2.0mm,第二磨牙为 2.2mm(图 6-9)。以下牙弓为基准,上牙弓与之匹配。

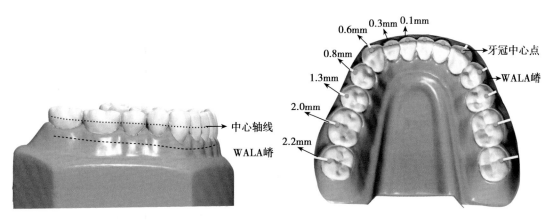

图 6-9 通过 WALA 嵴决定牙弓宽度

第三节　上下颌之间牙量关系的分析——Bolton 指数

错殆的病例中常出现由于牙冠宽度的大小不调,而不能达到良好的殆关系。Bolton 指数是指上下前牙牙冠宽度总和的比例关系与上下牙弓全部牙牙冠宽度总和的比例关系,用 Bolton 指数可以诊断患者上下牙弓中是否存在牙冠宽度不协调的问题。方法是测量上下颌牙的宽度。得出以下两种比例。

前牙比:从一侧尖牙到对侧尖牙 6 个下前牙的宽度与 6 个上前牙宽度之比。

全牙比:从一侧第一恒磨牙到对侧第一恒磨牙 12 个下颌牙的宽度与 12 个上颌牙宽度之比。

成都地区正常殆的 Bolton 指数前牙比为 79.32%±2.27%,全牙比为 91.75%±1.62%。根据以上比例可以判断上下牙弓的不调是发生在上颌或下颌,为前牙或全部牙的宽度异常。例如所得患者的前牙比值大于正常值,可能是下前牙牙冠宽度过大或上前牙牙冠宽度过小,如系下前牙过宽则可能出现覆殆、覆盖过小或下前牙拥挤。Bolton 指数分析可协助诊断和分析错殆形成的机制并可作为制订治疗计划时的参考因素之一。但是此法也有不足之处,即没有考虑各牙长轴的倾斜度和转矩,如双颌前突患者其比率可能正常但错殆确实存在。

一、前 牙 比 率

前牙比率=(6 个下前牙宽度/6 个上前牙宽度)×100＝79.3。若患者的前牙比率小于79.3,如下前牙宽度正常,则表明 6 个上前牙宽度相对过大。通过查表(表 6-5)可得到与 6个下前牙实际宽度相适应的 6 个上前牙宽度的理想值。然后将 6 个实际上前牙宽度减去 6个上前牙宽度的理想值,其差值为上颌前牙相对过多的牙量。若前牙的比率大于79.3,如上前牙宽度正常,则表明 6 个下前牙宽度过大,查表得到与 6 个实际上前牙宽度对应的下前牙宽度的理想值。然后将 6 个下前牙实际宽度减去 6 个下前牙理想值,其差为下前牙相对过多的牙量。

表 6-5　上前牙和下前牙总宽度的理想值

	总宽度的理想值/mm															
13—23	40.0	40.5	41.0	41.5	42.0	42.5	43.0	43.5	44.0	44.5	45.0	45.5	46.0	46.5	47.0	47.5
33—43	30.9	31.3	31.7	32.0	32.4	32.8	33.2	33.6	34.0	34.4	34.7	35.1	35.5	35.9	36.3	36.7

	总宽度的理想值/mm														
13—23	48.0	48.5	49.0	49.5	50.0	50.5	51.0	51.5	52.0	52.5	53.0	53.5	54.0	54.5	55.0
33—43	37.1	37.4	37.8	38.2	38.6	39.0	39.4	39.8	40.1	40.5	40.9	41.3	41.7	42.1	42.5

二、全牙比率

全牙比率=(12个下颌牙总宽度/12个上颌牙总宽度)×100=91.8。若患者的全牙比率小于91.8,表明上颌牙量过大。将12个上颌牙实际宽度减去其理想值(表6-6)之差为上颌牙过多的牙量。若全牙比率大于91.8,表明下颌牙量相对过大。将12个下颌牙实际宽度减去其理想值之差为下颌牙过多的牙量。

表6-6　上颌牙和下颌牙总宽度的理想值

	总宽度的理想值/mm											
16—26	85	86	87	88	89	90	91	92	93	94	95	96	97
36—46	77.6	78.5	79.4	80.3	81.3	82.1	83.1	84.0	84.9	85.8	86.7	87.6	88.6
	总宽度的理想值/mm											
16—26	98	99	100	101	102	103	104	105	106	107	108	109	110
36—46	89.5	90.4	91.3	92.2	93.1	94.0	95.0	95.9	96.8	97.8	98.6	99.5	100.4

第四节　诊断性排牙试验

恒牙列中一些牙列拥挤的患者,确定是否拔牙矫治有一定困难时,可采用诊断性排牙试验(图6-10)来协助诊断,预测疗效。该方法是美国正畸医师 Kesling 在20世纪40年代提出的,其将一副牙𬌗模型上拥挤错位的每个牙齿切割下来,再依据某种拔牙(如第一前磨牙拔除)或非拔牙(如扩弓)方案,在模型上模拟进行牙齿位置的重新排列以诊断基骨弓长度是否正常(估计可利用间隙或拥挤程度),是否需用拔牙矫治,并可直观预测牙移动量及方向、拔牙剩余间隙量、支抗磨牙调控等各种情况,为诊断及治疗方案制定提供初步依据。

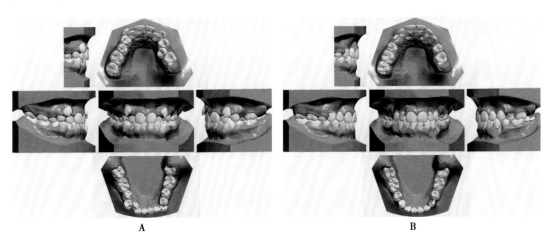

图6-10　数字化诊断性排牙试验
A. 错𬌗模型　B. 模拟拔除四个第一前磨牙后,所在牙齿排列状况

诊断性排牙试验的操作步骤为：

（1）在精确的蜡𬭛记录记存模型上，用铅笔画出中线与上下颌第一磨牙的咬合线。为较准确记录咬合关系，模型最好能转移到𬭛架。

（2）在各牙的牙冠唇面用铅笔标出各牙的序号。

（3）用钢丝锯将需要进行排牙的各个牙齿从模型上锯下来，注意勿损伤接触点和牙冠宽度。需要进行排牙的牙数应按牙错位情况而定，如第二前磨牙有颊舌向错位时，应将第二前磨牙同时锯下后排列，如仅为一侧切牙及尖牙拥挤错位时，可以不锯下对侧相应位置正常的牙齿。

（4）适当修整锯下来的每个石膏牙齿近、远中根部的石膏。

（5）按预测矫治完毕的牙弓大小和形态，将每个石膏牙按中线重新排列在基骨弓上并用红蜡固定。

（白 丁）

参 考 文 献

1. 傅民魁. 口腔正畸学. 5 版. 北京：人民卫生出版社，2007.

2. 林久祥，许天民. 现代口腔正畸学：科学与艺术的统一. 4 版. 北京：北京大学医学出版社，2011.

3. 罗颂椒. 当代实用口腔正畸技术与理论. 北京：科学技术文献出版社，2010.

4. 罗颂椒，饶跃，胡林，等. 最好正常𬭛牙𬭛特征的研究. 华西口腔医学杂志，1992，10（4），249-252.

5. 宋杨，孙玉春，赵一娇，等. 牙颌模型三维扫描仪精度定量评价. 北京大学学报（医学版），2013，45（1），140-144.

6. 栗震亚，唐淑仪，周秀坤，等. 正常𬭛牙及牙弓的研究. 华西口腔医学杂志，1983，1（2），19-24.

7. 张丁，傅民魁，徐毅，等. YM-2115 三维测量仪的研制和应用. 现代口腔医学杂志，1993，7（4）：229-230.

8. ANDREWS L F. The six elements of orofacial harmony. Andrews J Orthod Orofac Harmony，2000，1（1）：13.

9. GRABER T M，VANARSDALL R L，VIG K. Orthodontics：Current principles and techniques. St. Louis Elsevier Mosby，2005.

10. PROFFIT W R，FIELDS H W，SARVER D M. Contemporary Orthodontics. 4th ed. St. Louis Mosby Elsevier，2007.

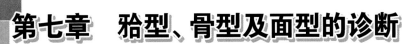

第七章　殆型、骨型及面型的诊断

第一节　殆型、骨型及面型的关系

一、殆型的分类及临床特征

（一）安氏错殆分类（Angle classification of malocclusion）及临床特征

安氏错殆分类法是由现代口腔正畸学的创始人 E. H. Angle 医师于 1899 年提出的，是目前国际上应用最为广泛的一种错殆畸形分类方法。Angle 认为上颌骨固定于颅骨上，位置恒定，而上颌第一恒磨牙位于上颌骨的颧突根之下，其位置相对恒定不易错位，因此称上颌第一恒磨牙为殆的关键，而错殆畸形均是由下颌、下牙弓在近远中向的错位引起。当正中殆位时，上颌第一恒磨牙的近中颊尖咬合于下颌第一恒磨牙的近中颊沟，即磨牙关系为中性殆关系，如果口腔内全部牙齿排列整齐而无错位者，此时称为正常殆。

1. 安氏Ⅰ类错殆，中性错殆（Angle Class Ⅰ malocclusion，neutroclusion）　上下颌骨及上下牙弓的近远中关系正常。磨牙关系为中性殆关系，且其他牙齿有错位，可表现出牙列拥挤、双牙弓前突、上牙弓前突、前牙深覆盖、深覆殆、前牙反殆、后牙颊舌向错位等（图7-1）。

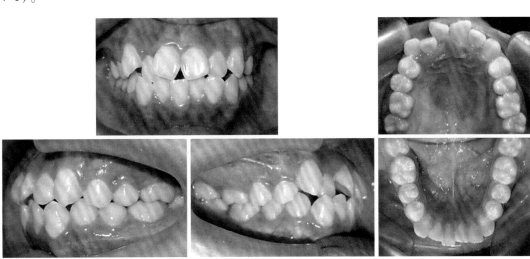

图7-1　安氏Ⅰ类错殆

2. 安氏Ⅱ类错𬌗,远中错𬌗(Angle Class Ⅱ malocclusion,distoclusion) 下颌或下牙弓处于远中位。磨牙关系为远中𬌗关系。若下颌后退 1/4 个磨牙或半个前磨牙的距离,即上下颌第一恒磨牙的近中颊尖相对时,称为轻度远中错𬌗关系。若下颌再后退,以至于上颌第一恒磨牙的近中颊尖咬合于下颌第一恒磨牙与第二前磨牙之间,则是完全的远中错𬌗关系。

(1) 安氏Ⅱ类 1 分类(Angle Class Ⅱ,division 1):磨牙为远中𬌗关系,上颌切牙唇向倾斜,可表现为前牙深覆盖、深覆𬌗、牙列拥挤和开唇露齿等(图 7-2)。

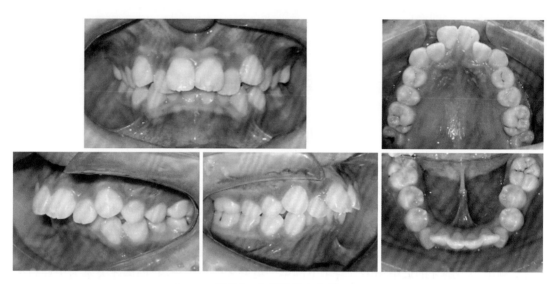

图 7-2 安氏Ⅱ类 1 分类

安氏Ⅱ类 1 分类亚类(Angle Class Ⅱ,division 1,subdivision):磨牙关系一侧为远中𬌗关系,另一侧为中性𬌗关系,上颌切牙唇向倾斜(图 7-3)。

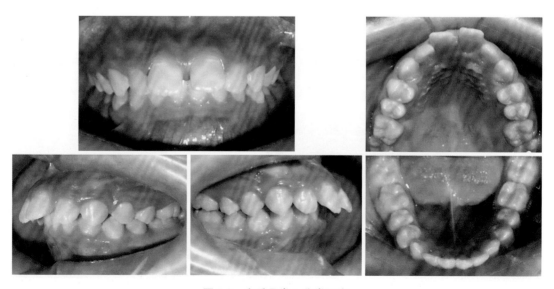

图 7-3 安氏Ⅱ类 1 分类亚类

（2）安氏Ⅱ类2分类（Angle Class Ⅱ，division 2）：磨牙为远中殆关系，上颌切牙舌向倾斜，此类错殆可以伴有内倾性深覆殆（图7-4）。

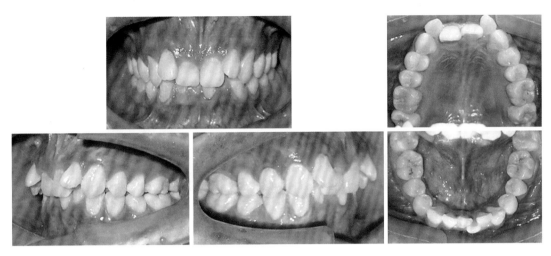

图7-4　安氏Ⅱ类2分类

安氏Ⅱ类2分类亚类（Angle Class Ⅱ，division 2，subdivision）：磨牙关系一侧为远中殆关系，另一侧为中性殆关系，上颌切牙舌向倾斜（图7-5）。

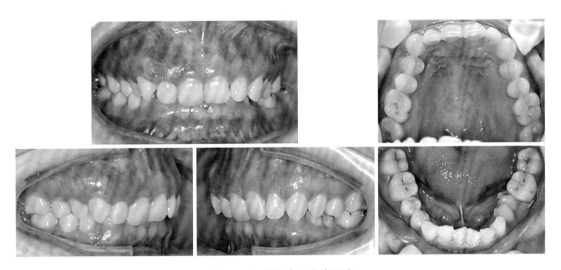

图7-5　安氏Ⅱ类2分类亚类

3. 安氏Ⅲ类错殆，近中错殆（Angle Class Ⅲ malocclusion，mesioclusion）　下颌或下牙弓处于近中位。磨牙关系为近中殆关系。若下颌前移1/4个磨牙或半个前磨牙的距离，即上颌第一恒磨牙的近中颊尖与下颌第一恒磨牙远中颊尖相对，称为轻度的近中错殆关系。若下颌向近中移位1/2个磨牙或一个前磨牙的距离，以至于上颌第一恒磨牙的近中颊尖咬合在下颌第一、第二恒磨牙之间，则是完全的近中错殆关系。此类错殆可以伴有前牙对刃殆、反殆或开殆等（图7-6）。

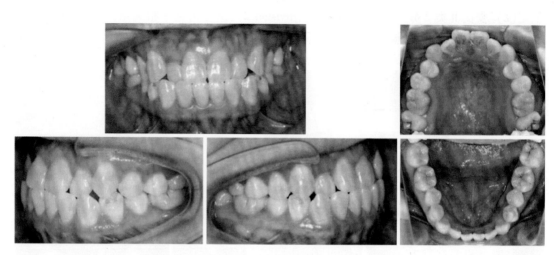

图7-6 安氏Ⅲ类错殆

安氏Ⅲ类亚类(Angle Class Ⅲ,subdivision):磨牙关系一侧为近中殆关系,另一侧为中性殆关系(图7-7)。

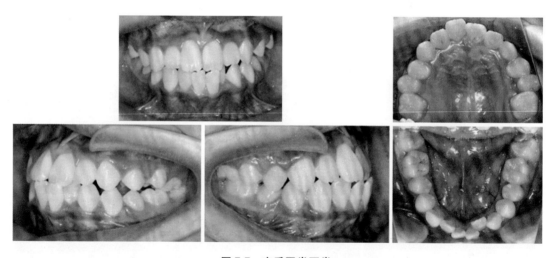

图7-7 安氏Ⅲ类亚类

L. F. Andrews 对 Angle 提出的磨牙关系进行了更详细的阐述,并将其归纳为正常殆6项标准(six keys of occlusion)。Andrews 将正常的Ⅰ类磨牙关系详细描述为上颌第一恒磨牙的近中颊尖咬合于下颌第一恒磨牙的近中颊沟,且上颌第一恒磨牙远中颊尖的远中面咬合在下颌第二恒磨牙近中颊尖上。尽管这样的磨牙关系描述可能更加精确,但是 Angle 的分类方法仍是目前最为常用的。不管使用何种分类方法,如果磨牙关系不是完全Ⅰ类、Ⅱ类或者Ⅲ类,也可以用 1/4、1/2 或 3/4 个牙位来表示。

(二) 毛燮均错殆分类法

无论是安氏分类法还是切牙或尖牙分类法,所包括的错殆畸形的机制都不够全面,仅仅阐述了上、下牙弓以及颌骨在矢状向上不调的近远中错殆,而对于横向以及垂直方向上的异常则没有涉及。

毛燮均教授于 1959 年提出的毛燮均错殆畸形分类法从长、宽、高三方面对错殆的机制进行综合分析和分类,对临床诊断和治疗设计具有重要的指导意义。其中第Ⅲ、第Ⅳ类便涉及垂直向及水平向的殆型分类。

1. 第Ⅰ类——牙量、骨量不调

(1) 第 1 分类($Ⅰ^1$):牙量相对大于骨量。主要表现为牙齿拥挤错位。

(2) 第 2 分类($Ⅰ^2$):牙量相对小于骨量。主要表现为存在牙间隙。

2. 第Ⅱ类——长度不调

(1) 第 1 分类($Ⅱ^1$):近中错殆。上颌或上牙弓长度较小,或下颌或下牙弓长度较大,或两者兼有。主要表现为后牙近中错殆,前牙为反殆或对刃殆,颏部可前突。

(2) 第 2 分类($Ⅱ^2$):远中错殆。上颌或上牙弓长度较大,或下颌或下牙弓长度较小,或两者兼有。主要表现为后牙远中错殆,前牙深覆盖,颏部可后缩。

(3) 第 3 分类($Ⅱ^3$):上颌或上牙弓前部长度较小,或下颌或下牙弓前部长度较大,或两者兼有。主要表现为后牙中性殆,前牙反殆。

(4) 第 4 分类($Ⅱ^4$):上颌或上牙弓前部长度较大,或下颌或下牙弓前部长度较小,或两者兼有。主要表现为后牙中性殆,前牙深覆盖。

3. 第Ⅲ类——宽度不调(水平向)

(1) 第 1 分类($Ⅲ^1$):上颌或上牙弓宽度较大,或下颌或下牙弓宽度较小,或两者兼有。主要表现为上牙弓宽于下牙弓,后牙深覆盖或正锁殆。

(2) 第 2 分类($Ⅲ^2$):上颌或上牙弓宽度较小,或下颌或下牙弓宽度较大,或两者兼有。主要表现为上牙弓窄于下牙弓,后牙对刃殆、反殆或反锁殆。

(3) 第 3 分类($Ⅲ^3$):上、下颌或上、下牙弓的宽度过小。主要表现为上、下牙弓狭窄。

4. 第Ⅳ类——高度不调(垂直向)

(1) 第 1 分类($Ⅳ^1$):前牙牙槽嵴过高,或后牙牙槽嵴过低,或两者兼有。主要表现为前牙深覆殆,并且可能面下 1/3 过短。

(2) 第 2 分类($Ⅳ^2$):前牙牙槽嵴过低,或后牙牙槽嵴过高,或复合机制。主要表现为前牙开殆,并且可能面下 1/3 过长。

5. 第Ⅴ类——个别牙错位 由局部变化所造成的个别牙错位,不代表殆、颌、面的发育情况,也没有牙量、骨量的不调。主要表现为舌向、唇(颊)向、近中、远中、高位、低位、转位、易位、斜轴等情况。

6. 第Ⅵ类——特殊类型 凡不能归入前五类的错殆畸形统属此类。

二、骨型的分类及临床特征

(一) 矢状向骨型的分类及临床特征

所谓矢状向骨型,即上下颌骨在矢状向的相对位置关系。多数情况下,骨型和软组织面型相一致。但是评价矢状向骨型最常用、最可靠的手段还是头影测量分析。常用的头颅侧位片测量指标包括 ANB 角、AB-NP 角、Wits 值及 APDI 等（详见第七章第七节）。通常将矢状向骨型分为 3 类。

1. Ⅰ类骨型（skeletal class Ⅰ）　上颌骨稍近中于下颌骨,二者相对位置协调,常表现为直面型（图7-8）。

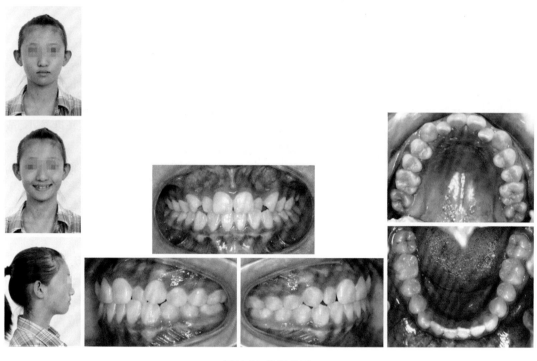

图7-8　Ⅰ类骨型

2. Ⅱ类骨型（skeletal class Ⅱ）　上颌骨相对于下颌骨的位置较Ⅰ类骨型更加近中,常呈凸面型（图7-9）。

3. Ⅲ类骨型（skeletal class Ⅲ）　上颌骨相对于下颌骨的位置较Ⅰ类骨型远中,常呈凹面型（图7-10）。

以上对矢状向骨型的分类仅仅是描述了上下颌骨的相对位置,并未对其"绝对"位置做描述,这里说的"绝对"位置指的是上、下颌骨相对于头颅其他较稳定的参照指标的矢状向位置。例如,Ⅱ类骨型可表现为上颌骨前突（maxillary prognathism）,或下颌骨后缩（mandibular retrognathism）或兼有之;而Ⅲ类骨型可表现为上颌骨后缩（maxillary retrognathism）,或下颌骨前突（mandibular prognathism）或兼有之;Ⅰ类骨型也并非绝对正常,可以是上、下颌骨均发育不足或者均发育过度。因此,正畸临床工作者在对患者的矢状向骨型作出诊断时,不仅要注意上、下颌骨的相对位置,还要究其本质,认清上、下颌骨的"绝对"位置,这对诊断之后的治疗设计至关重要（详见第十章）。

常用颌骨矢状向位置的 X 线头影测量内容包括两方面。

（1）上颌骨位置及长度:SNA,NA-PA,Ptm-A,Ptm-S;

（2）下颌骨位置及长度:SNB,NP-FH,Y 轴,Co-S,下颌长（详见第七章第七节）。

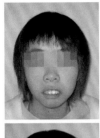

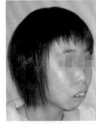

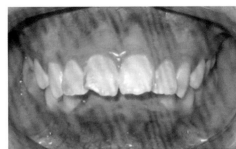

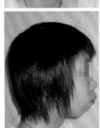

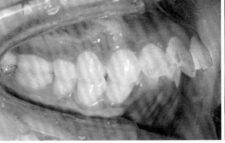

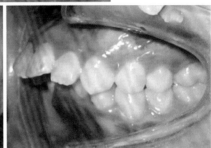

图 7-9 Ⅱ类骨型

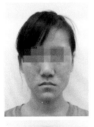

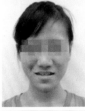

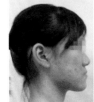

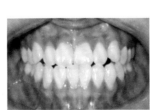

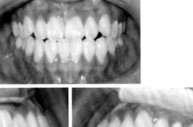

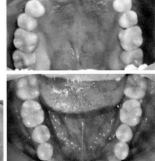

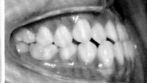

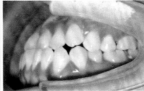

图 7-10 Ⅲ类骨型

（二）垂直向骨型的分类及临床特征

垂直向骨型不仅直接影响面部比例,而且对预测个体生长型有着重要意义,进而很大程度上影响治疗方案的选择。垂直向骨型的分类包括两方面内容:下颌平面的倾斜角度和颅面部骨的垂直比例。

1. 下颌平面的倾斜角度　下颌平面角(MP-FH,MP-SN)是常用的评价下颌平面倾斜程度的头影测量项目,依据这个角度可将垂直向骨型分为均角型、高角型及低角型(图7-11)。下颌平面角在很多情况下与垂直向面型相一致,均角型患者往往表现为协调的垂直向比例,而高角型和低角型患者则分别表现为下面高增加和不足,但是对于下颌顺时针旋转明显的高角型患者,也可以表现出下面高不足(详见本章第四节)。因此,下颌平面倾斜角度的诊断对治疗方案的选择有着重要的影响。

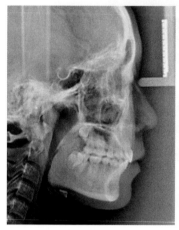
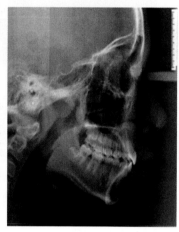
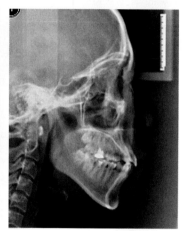

图7-11　不同垂直向骨型的侧面表现

2. 颅面部骨的垂直比例　颅面部骨垂直比例的诊断常包括前后面高比及上下面高比两方面。

（1）前后面高比:后面高(S-Go)/前面高(N-Me)×100%。对于生长发育迸发前期的个体,前后面高比超过65%者倾向表达水平生长型,而小于62%则倾向于垂直生长型。

（2）上下面高比:下面高(Me-Palatal plane)/(上面高(N-Palatal plane)+下面高(Me-Palatal plane)×100%。

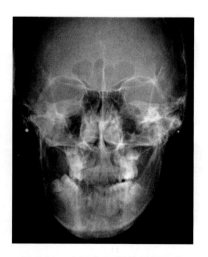

图7-12　水平向不调的后前位片

（三）水平向骨型的分类及临床特征

目前并没有一个合适的水平向骨型分类标准,X线后前位片对偏𬌗畸形的诊断较有价值(图7-12)。但因为投照时组织重叠,通过X线后前位片对常见的上、下颌骨水平向不调很难作出准确的诊断。这种水平向的不调常反映在口内检查中,如后牙反𬌗(图7-

13）。也许随着锥形束 CT（CBCT）应用的普及，我们能对三维重建后的上、下颌骨水平向不调作出合理的分类。

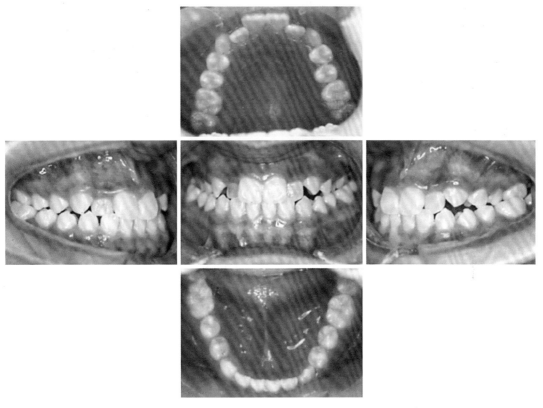

图 7-13　后牙反殆

三、面型的分类及临床特征

（一）面型的正面观

正面观面型主要关注两方面内容：一是对称性，包括双眼、双侧上颌骨和下颌骨（下颌角，下颌体）形态位置是否对称；二是面上、面中及面下 1/3 比例是否协调。

（二）面型的侧面观

1. 根据上下颌骨近远中关系（包括基骨）　将面型分为 3 类（图 7-14）。

（1）直面型（straight type）：上下颌骨矢状向位置协调。

（2）凸面型（convex type）：上颌前突或/和下颌后缩。

（3）凹面型（concave type）：上颌后缩或/和下颌前突。

大多数时候，临床正畸医师可以通过对患者侧貌的观察作出面型诊断。此外，也可以借助 X 线头影测量对软组织侧貌进行评估。

（1）面型角（FCA）：软组织额点（G）与软组织鼻下点（Sn）连线和颏前点（Pos）与鼻下点（Sn）连线的交角。FCA 在 3°与 11°之间时为直面型；FCA 大于 11°时为凸面型；FCA 小于

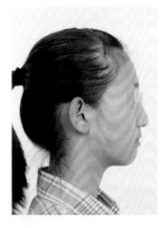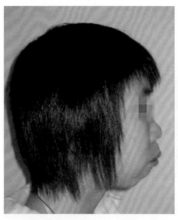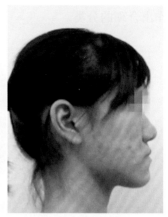

图 7-14 三种侧面型

3°时为凹面型。

（2）零子午线（0-degree meridian）：零子午线为过软组织鼻根点，垂直于眶耳平面的假想平面。分别测量软组织鼻下点（Sn）和软组织颏前点（Pos）到零子午线的距离（位于零子午线前方为正值），能较好地反映上下颌骨矢状向的位置。

正常直面型 Sn 与 0-M line 距离为 6~10mm，Pos 与 0-M line 距离为-2~2mm。距离越大，说明越前突；距离越小，说明越后缩。

2. 根据上下颌骨垂直关系　将面型分为 3 类（图 7-15）。

（1）低角型：下面高过短，下颌平面低平。

（2）正常型：面高比例协调。

（3）高角型：下面高过长，下颌平面陡峭。

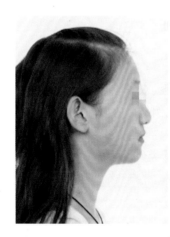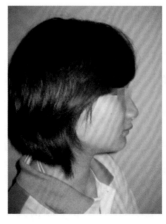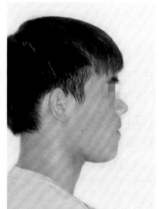

图 7-15 正常型、低角型和高角型

四、殆、骨、面在三维向空间的关系

本章前三节分别对殆型、骨型与面型进行了分类及描述,但是大家应该清楚地认识到三者既是颅颌面系统中的不同元素,同时又共同组成了颅颌面这个复杂的系统,三者之间密不可分。因为生物个体之间存在的巨大差异,三者之间的相互关系也显得复杂多变。只有准确分析殆、骨、面型,并充分掌握其内在联系,才能对错殆畸形作出最合理的治疗计划。以下是对殆、骨、面在三维空间的关系进行的总结。

(一) 矢状向殆、骨、面的空间关系

牙齿在颌骨内的位置并不是那么稳定的,一些细小的变异(如拥挤、乳牙早失或滞留、多生牙或先天缺牙等)都有可能造成牙齿在颌骨中的移动,进而造成殆型的改变。在排除其余影响建殆因素的理想状态下,殆型被认为应该是与骨型一致的。但是建殆的过程是如此的复杂,除了刚才提到的这些细小变异的影响,殆平衡机制(occlusal equilibrium)是决定殆型的重要因素。咬合关系不是一成不变的,它总是试图和周围组织建立一种平衡,或者说对其他不利因素进行代偿。这就是为什么有时能发现一些轻度骨型异常的患者却有着正常的咬合关系,轻度骨性Ⅱ类或者Ⅲ类的患者通过自身前牙倾斜度的代偿达到正常覆盖,就是最好的例子(图7-16,图7-17)。因此,讨论骨型对殆型的影响,其实就是在讨论殆型对骨型的代偿程度。但是对于一些严重骨型异常的患者,自身代偿已经很难达到正常的咬合关系,所以单纯正畸治疗已经不是最佳选择了。

大多数情况下,个体的矢状向面型与骨型是一致的,这在前文已经进行过描述。但是应

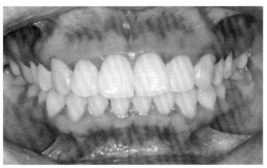

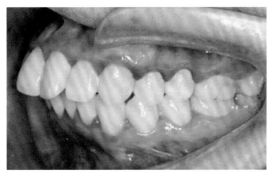

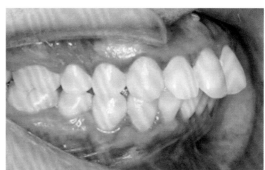

图 7-16　Ⅱ类咬合的代偿

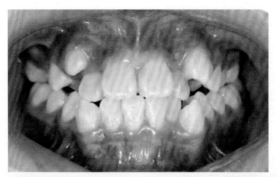

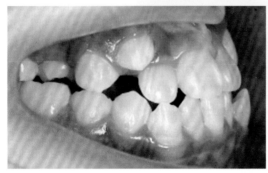 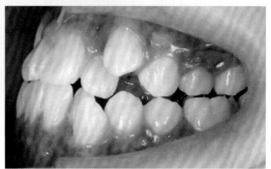

图 7-17　Ⅲ类咬合的代偿

该注意到,描述面型的指标都是以软组织点为标准的,而描述骨型的指标则是以骨组织点为标准。这样一来就存在两个问题:一是个体的软组织与骨组织的关系,软组织基本上反映其下方骨组织构架的结构,但是不同个体不同部位的软组织又存在着不同程度的变异和代偿。常用颌面标志点中,鼻根点的软硬组织差异最小;代表上颌的标志点其次;代表下颌的标志点变异最大。二是描述面型和骨型的关注点有些许差异,骨型的描述中是以下牙槽座点(B)为标志点,而在描述面型时都是以软组织颏前点(Pos)为标志点。排除软组织厚度的影响,颏部与下颌骨基骨的发育程度本身就存在较大的差异。例如,颏部发育不足的Ⅰ类骨型患者常表现为凸面型(图 7-18);颏部发育良好的轻度Ⅱ类骨型患者常表现为直面型(图 7-19)。

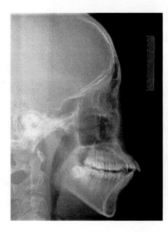 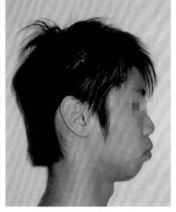

图 7-18　颏部发育不足的Ⅰ类骨型

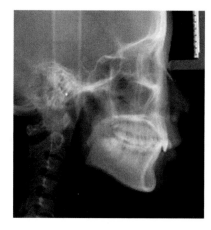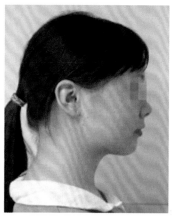

图 7-19　颏部发育良好的 Ⅱ 类骨型

至于殆型在矢状向上对面型的影响最主要就是前牙唇倾度对侧貌的影响,过大的前牙唇倾度在面型上表现为鼻唇角过锐(图 7-20)。因此在评价侧貌时,应该分析其原因是骨型不调还是前牙唇倾度异常或者两者皆有。

（二）垂直向殆、骨、面的空间关系

骨型与面型在垂直向的三维空间关系上基本一致,作者倾向于将二者合称骨面型,这里也不做重复叙述。牙槽骨在垂直向上的生长异常通常会影响面下 1/3 高度与面部比例。后牙牙槽嵴过高,伴或不伴有前牙牙槽嵴过低者,前牙开殆,面下 1/3 过长(图 7-21);后牙牙槽嵴过低,伴或不伴有前牙牙槽嵴过高者,前牙深覆殆,面下 1/3 过短(图 7-22)。

垂直向骨面型的下颌平面角与面部比例的关系尤其值得关注。下颌平面角评价的是下颌骨相对于基准平面的旋转角度,当下颌骨形态正常时,下颌平面角在一定范围内的增大会造成下面高增加,但是超过一定范围,对面部比例的影响却相反,可以表现为下面高减小。这是因为下颌过度顺时针旋转导致颏突无法支撑软组织颏部,表现为明显的下颌后缩,下面高减小。

（三）水平向殆、骨、面的空间关系

牙弓在水平向上的生长异常主要是上下牙弓宽度不调,可表现为后牙覆盖浅、反殆或者覆盖大、锁殆。不同的牙弓形态、颌骨形态,与脸型之间存在一定关系。一般可将牙型、牙弓型、脸型分为 3 种基本类型:方圆形、卵圆形和尖圆形。若颌骨较宽,牙弓多呈现方圆形,面部形态可能是方圆形;若颌骨较窄,其牙弓形态多为尖圆形,面部形态可能是卵圆形或尖圆形。但是由于面颊部软组织厚度因人而异,牙弓形态和脸型之间常存在差异。

上下颌骨在水平向上的生长异常,如骨性偏殆,常造成一侧后牙反殆,另一侧后牙锁殆,殆关系严重紊乱,正面观往往可见颏部偏倚,面部不对称较明显(图 7-23)。虽然没有一个个体可以达到绝对的对称,但人们对水平向面部对称性的要求往往高于另外两个方向。水平向骨型很细微的异常,也能在面型中体现出来。但也有例外,功能性偏殆的患者也可以不伴有水平向骨型的异常(详见第五章)。

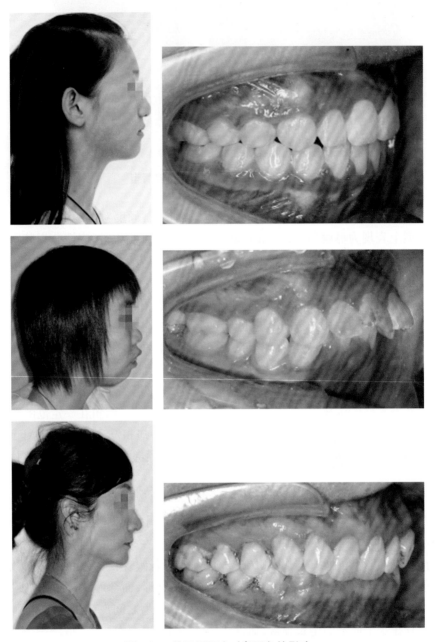

图 7-20　前牙唇倾度对鼻唇角的影响

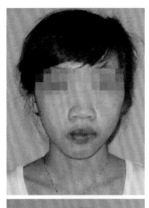
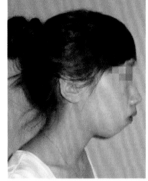
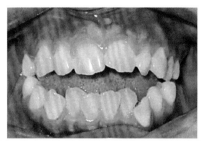
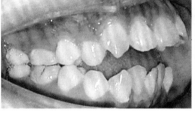
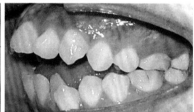

图 7-21　前牙开殆伴面下高过长

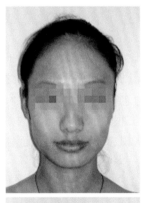
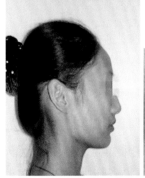
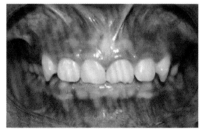
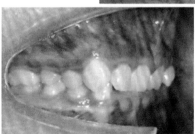
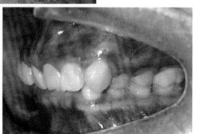

图 7-22　前牙深覆殆伴面下高过短

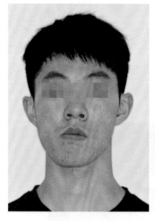
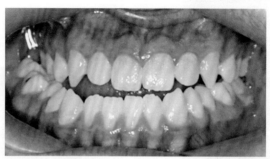

图 7-23 骨性偏𬌗

第二节 𬌗型、骨型及面型的非均衡性

错𬌗畸形是一种与生长发育有关的疾病,绝大多数是由于在正常的生长发育过程中,颅面部受到多种因素影响出现了一定程度的发育畸形所致。𬌗、骨、面作为颅面部的组成结构,在生长发育过程中相互影响,其分型和三者之间的关系决定了错𬌗畸形的类型、严重程度和治疗难度。

一、𬌗、骨、面的理想协调关系

1890 年,Angle 提出正常𬌗应保存全副牙齿,牙齿在上下牙弓上排列得很整齐,上下牙的尖窝关系完全正确,上下牙弓的𬌗关系非常理想,称为理想正常𬌗。其概念仅局限于牙齿之间的静止关系,只着眼于牙齿的排列和关系,对𬌗与骨、面的关系较为忽视。但如今,随着社会经济及文化的发展,人们对健康和美越来越重视。而面部美观与否,很大程度上与其内部硬组织结构有关,包括骨骼、牙列的形态、位置和关系等。基于这些认识,理想的𬌗、骨、面协调关系应具备如下内容。

(1)牙齿大小、形态及排列正常。
(2)上下牙弓间关系正常。
(3)颅部、上下颌骨的大小、形态及相互关系正常。
(4)口周围肌群及面部肌群的发育及功能正常。
(5)软组织侧貌与软、硬组织之间关系正常。

二、错𬌗畸形中𬌗、骨、面型的表征

凡是偏离正常𬌗标准的均可称为错𬌗。具体地讲,由于已知的或未知的,先天的或后天的原因引起的牙、𬌗、颌骨及颅面的畸形称为错𬌗。错𬌗畸形可以有很多临床表现,简单的仅个别牙齿错位,严重的可能表现为牙弓、上下颌以及颅面部的畸形。下面将从矢状向、垂直向、水平向造成的错殆畸形的殆型、骨型、面型的特征进行阐述。

（一）矢状向

1. 安氏Ⅰ类错殆 有多种错殆表现，如个别牙错位、牙列拥挤（见图7-1）、牙列间隙、锁殆、双颌前突或后缩等。在头影测量分析中可见上下颌骨与颅底的关系基本正常，上下颌骨关系基本协调，主要表现为个别牙错位。而双颌前突和后缩又分为牙性和骨性两类。

（1）牙-牙槽骨前突型：上下颌牙—牙槽骨前突、上下切牙或牙弓明显前倾，磨牙关系为Ⅰ类，前牙覆殆、覆盖基本正常，上下唇过突，并伴有开唇露齿，鼻唇角小，呈凸面型（图7-24）。

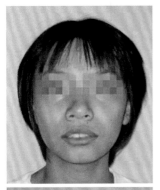

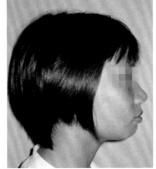

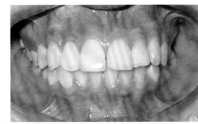

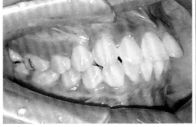

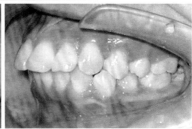

图7-24 牙-牙槽骨前突型

（2）牙-牙槽骨后缩型：上下颌牙列及牙槽骨后缩，即上下颌牙列相对后缩，磨牙关系为Ⅰ类关系，上下唇软组织多后缩，形态欠丰满，鼻唇角大，面型较直（图7-25）。

（3）颌骨前突型：上下颌骨前突。上下颌骨相对上面部及颅部呈前突状态，上下切牙唇倾或直立，此时上下磨牙关系多为Ⅰ类关系。由于这种面型的上下颌骨发育较好，一般也同时表现为良好的牙殆关系。但当上下颌骨中至重度前突时，则可表现为上下唇闭合不全，侧貌明显前突（图7-26）。

（4）颌骨后缩型：上下颌骨后缩。即上下颌骨相对其他颅面结构呈后缩位置，上下磨牙关系为中性关系。此类病人面部侧貌呈衰老的面容（图7-27）。

2. 安氏Ⅱ类错殆 是黄种人最为常见的错殆畸形，临床表现为磨牙Ⅱ类关系，上颌前突和/或下颌后缩。而安式Ⅱ类错殆可以分为牙性、骨性和功能性三种类型。

（1）牙性：上下颌骨形态和结构正常，仅由于牙与牙槽骨错位而形成，可表现为磨牙Ⅱ

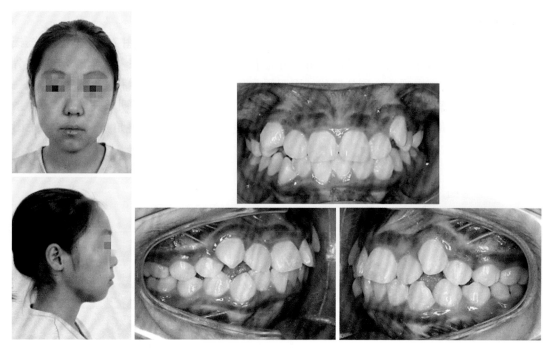

图 7-25 牙-牙槽骨后缩型

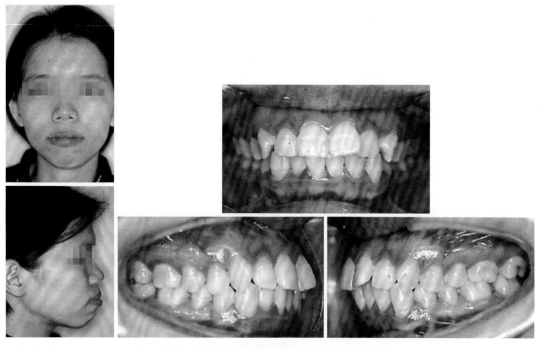

图 7-26 颌骨前突型的Ⅰ类错𬌗

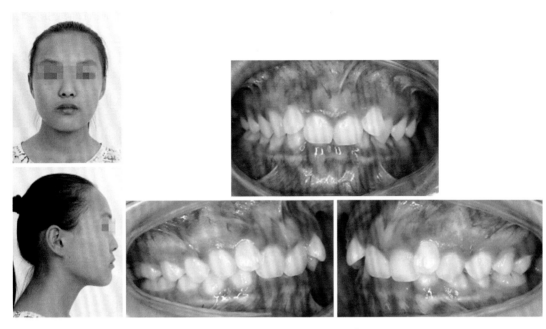

图 7-27　颌骨后缩型的 I 类错殆

类关系,上牙列相对靠前,上前牙唇倾、或散在间隙、下前牙舌倾;下牙列相对靠后,下前牙唇倾;或者两者皆有。鼻唇角正常或偏大,颏唇沟较深,骨面型基本正常,呈直面型或轻度凸面型(图 7-28)。

(2)功能性:临床多表现为上下颌骨大小、形态基本正常,深覆盖;下颌闭合道非圆滑曲线,牙尖交错位时往往呈凸面型,而下颌姿势位时面型明显改善,甚至成为直面型,下颌骨在

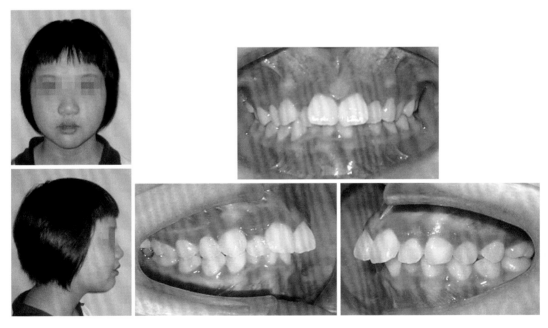

图 7-28　牙性 II 类错殆

开闭口运动中开始下颌向前上运动,在咬合接触时,下颌向后上运动导致下颌后缩或Ⅱ类骨面型;多为咬合干扰和早接触等功能性因素诱发。

（3）骨性:由颌骨的形态发育异常、位置异常而引起。表现为下颌闭合道呈圆滑曲线,并伴有明显的容貌异常。X线头影测量显示存在有明显的骨性不调,而上下颌骨的异常结构主要表现为三个方面:①上颌前突,下颌正常;②上颌正常,下颌后缩;③上颌前突,下颌后缩。

1）上颌骨前突型:上颌骨前突畸形,上颌位置靠前或发育过度,下颌的位置、大小正常,是典型的骨性Ⅱ类面型。此类错𬌗畸形中,上颌骨相对前突,磨牙关系呈Ⅱ类关系,呈凸面型,鼻唇角小,颏唇沟正常(图7-29)。

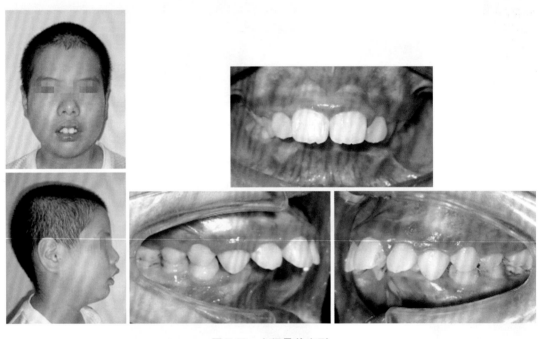

图7-29 上颌骨前突型

2）下颌骨后缩型:下颌后缩畸形,下颌发育不足或位置偏后,上颌大小、位置正常,磨牙关系为Ⅱ类关系,下前牙唇倾或上前牙显著唇倾、下前牙直立。侧貌呈凸面型,鼻唇角正常,颏唇沟深(图7-30)。

3）上颌骨前突合并下颌骨后缩型:上颌骨发育过度或位置靠前,下颌骨发育不足或位置靠后,上下前牙均明显前倾,表现为双颌前突,牙往往代偿性唇倾,侧貌呈凸面型(图7-31)。

3. 安氏Ⅲ类 在亚洲地区相当普遍,可分为牙性、功能性和骨性三种类型。

（1）牙性:上下颌骨形态和结构正常,仅由牙与牙槽错位而形成,可表现为磨牙关系为Ⅲ类关系,上切牙舌向错位、下切牙唇向错位或两者皆有,鼻唇角大,颏唇沟大,面中部发育不足,呈直面型或轻度凹面型(图7-32)。

（2）功能性:表现为多数前牙反𬌗;下颌闭合道非圆滑曲线,牙尖交错位时往往呈

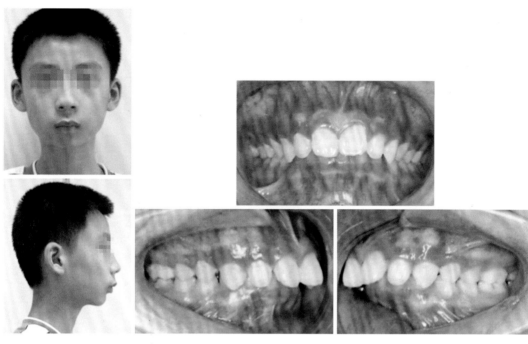

图 7-30 下颌骨后缩型

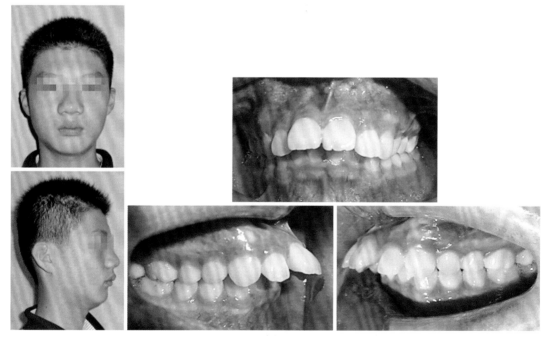

图 7-31 上颌骨前突合并下颌骨后缩型

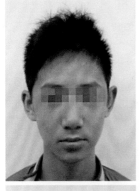

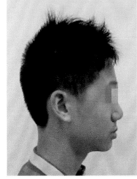

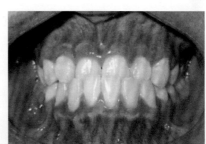

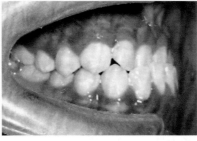

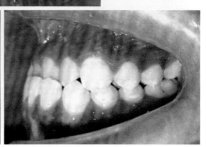

图 7-32　牙性Ⅲ类错𬌗

凹面型,而下颌姿势位时面型明显改善,甚至成为直面型;由肌接触位至最大牙尖交错位时,下颌前伸,形成前牙反𬌗,并出现反𬌗侧貌;下颌骨功能性后退后,切牙往往能达到切对切关系;常伴有咬合障碍(乳尖牙或恒尖牙牙尖干扰)或有前伸下颌、伸舌吞咽。X 线头影测量显示上下颌骨正常,但随着畸形的发展,上下颌骨可呈现不同程度的异常(图 7-33)。

(3) 骨性:由颌骨的形态发育异常、位置异常而引起。表现为下颌角大,上前牙唇倾、下前牙舌倾以代偿颌骨关系不调,下颌闭合道呈圆滑曲线,下颌骨不能后退至前牙对刃关系,伴有明显的容貌异常。X 线头影测量显示存在明显的骨性不调,而上下颌骨的异常结构主要表现为三个方面:①上颌正常,下颌前突;②上颌后缩,下颌正常;③上颌后缩,下颌前突。在下颌骨前突畸形中,又有两种亚类,一种是下颌骨仅水平向前突出(图 7-34);另一种为骨性下颌前突畸形,表现为下颌向下向前生长,下面高长(图 7-35)。

(二) 垂直向

1. 深覆𬌗

(1) 牙性:常表现为上下前牙萌出过长及前牙牙槽骨高度发育过度,后牙萌出不足及后牙牙槽骨高度发育不足。X 线头影测量显示主要是牙及牙槽骨的发育异常,而上下颌骨的形态、大小基本正常,容貌基本正常(图 7-36)。

(2) 骨性:不仅表现为上下前牙萌出过长及牙槽骨高度发育过度,后牙萌出不足及后牙牙槽骨高度发育不足,而且伴有上下颌骨大小、形态发育异常。上下颌骨向着相对的方向旋转,PP、OP、MP 三个平面离散度明显变小,腭平面向前下旋转,下颌骨向前上旋转,下颌平面

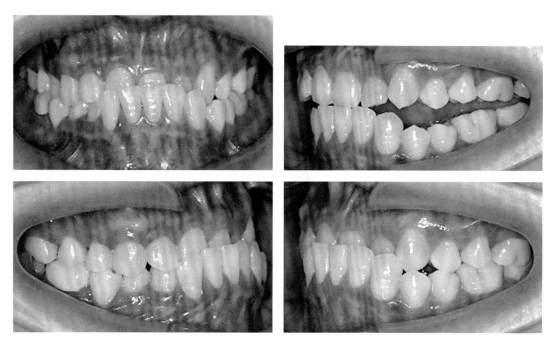

图 7-33　功能性Ⅲ类错殆

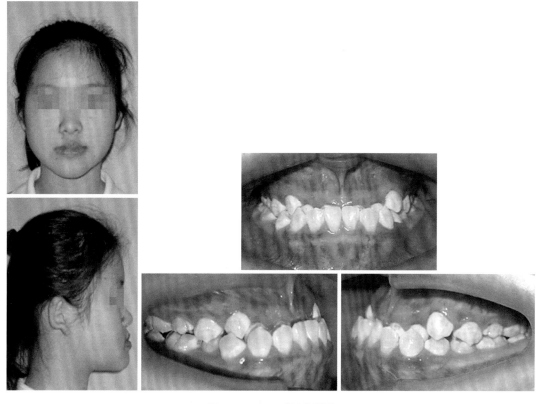

图 7-34　水平型Ⅲ类错殆

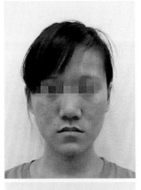

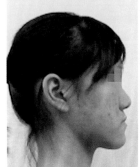

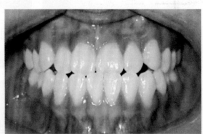

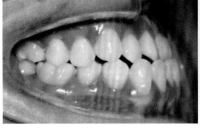

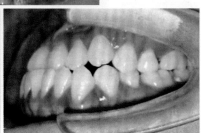

图 7-35　长面型Ⅲ类错𬌗

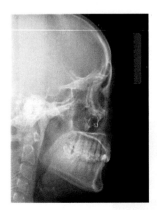

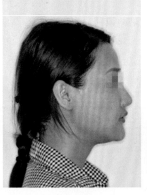

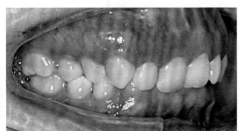

图 7-36　牙性深覆𬌗

角及腭平面与下颌平面的夹角明显降低,下颌角呈方形,面下 1/3 高度明显降低,面部呈短方面型,严重者可表现为短面综合征(图 7-37)。

2. 开𬌗　常表现为局部牙齿不能接触。在颜面外观上,患者正面观面型较长,鼻根部较窄,有不同程度的开唇露齿,伴吐舌吞咽者可见吞咽时面部表情肌参与活动;侧面常表现为凸面型。面下 1/3 过长以及下颌角钝。另外还可伴有上下前牙唇倾,后部牙槽骨高度过大,前部牙槽骨高度不足,上颌𬌗平面向上倾斜,下颌𬌗平面向下倾斜,后牙相对于𬌗平面向近中倾斜,没有明显的 Spee 曲线等。

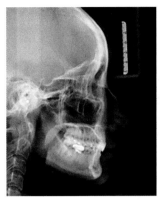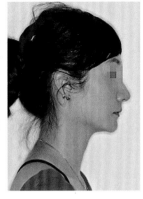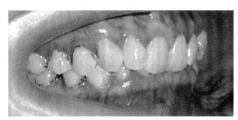

图 7-37 骨性深覆殆

（1）牙性：常由于一些口腔不良习惯引起。其严重程度与口腔不良习惯持续的时间、频率和强度有关，常表现为前牙萌出不足、前牙牙槽骨发育不足，或/和后牙萌出过长、后牙牙槽骨发育过度；上下颌骨大小、形态、关系基本正常，面部没有明显的畸形（图 7-38）。侧方牙性开殆的机制主要是由于局部后牙萌出不足造成的。

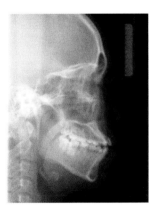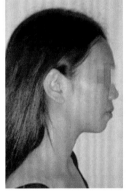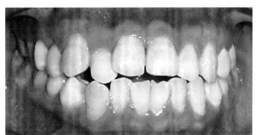

图 7-38 牙性开殆

（2）骨性：常由于异常的下颌骨生长型、异常的肌肉功能、遗传等因素引起。主要特征为长面型，前下面高增大，后面高减小；上下颌骨表现多为离散型生长，多呈垂直生长型，PP、OP、MP 三平面离散程度大，腭平面向前上倾斜，下颌骨向下向后旋转，下颌骨平面及下颌角明显增加，后牙及后牙槽骨增高，上下前牙及牙槽骨可代偿性增长，严重者可呈长面综合征表现（图 7-39）。

（三）水平向

颜面不对称畸形。临床上常表现为口内存在错殆畸形，如单侧后牙反殆、单个或多个后牙锁殆、单侧前牙反殆或交叉殆，上下中线不一致，咬合平面发生偏斜；颅面骨骼上出现三维不对称，其形态、大小和比例不协调；而在颜面部则表现为面部上 2/3 基本正常，面部下 1/3 不对称，颏点偏斜，以及唇、口角等颜面部软组织丰满度不同，颜面不对称，并随年龄增长而加重（图 7-40）。

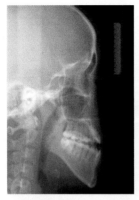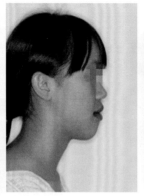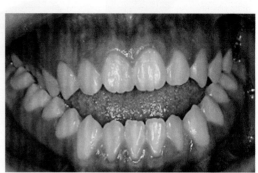

图 7-39　骨性开𬌗

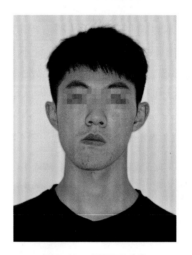

图 7-40　颜面不对称

三、𬌗、骨、面关系的失衡及其对矫治的影响

𬌗、骨、面这三方面中任何一方面的异常都会导致错𬌗畸形的发生,并会对其他两方面的生长产生不良影响。即咬合的异常因素会引导颌骨的生长异常;骨骼在三维空间平面上的变异会影响上下牙列的关系、牙槽骨的形态等;颜面部的形态与内部的骨型、𬌗型息息相关,骨型、𬌗型的异常会引起颅、颌、面软组织的形态发育异常。错𬌗畸形的形成往往存在三维空间方面的异常,即错𬌗畸形在垂直向、矢状向及水平向都存在不同程度的不调,比如下颌后缩不仅仅是矢状向的问题,还与上下颌牙弓的宽度以及前牙、后牙的高度有关,颜面不对称畸形不仅仅是水平向的问题,还与单侧后牙高度不足有关等。因此对𬌗、骨、面的失衡的矫治也应该从三维的角度考虑。在对错𬌗畸形患者进行检查诊断时,首先要区分其为牙性错𬌗,功能性错𬌗,还是骨性错𬌗,因为这三类错𬌗的矫治原则和临床处理方法是大不相同的。在制订治疗方案时,若只注意牙、牙弓或上下颌𬌗关系,而忽视颌骨的大小、形态和位置关系以及颜面部的比例关系;若仅考虑牙齿移动和𬌗关系的建立,而对牙与颌骨的关系、上下颌骨之间的关系以及颌骨与颅面部软硬组织的关系的综合评价和矫治设计缺乏充分的

认识,将最终导致不能取得满意的矫治效果。因此在制订治疗方案时,需对殆型、骨型、面型的形态和功能进行综合分析,评价骨性错殆畸形的程度,牙性代偿情况以及面部外形表现等。例如骨性、牙性错殆较严重,但鼻颏部的发育良好、软组织有良好的代偿的话,则治疗方案有明显的不同。下面将分别按照错殆畸形的临床表现来阐述殆、骨、面关系的失衡对矫治的影响。

（一）矢状向

1. 安氏Ⅰ类错殆　对于个别牙错位、牙列间隙、牙列轻度拥挤者,一般采用非拔牙治疗;对于中重度拥挤者,采用拔牙治疗。双颌前突早期一般采用拔牙掩饰治疗或者生长改良治疗,拔牙与否,拔牙位置的选择,还是需要医师对患者面部情况有一个深入完整的评价,同样的骨骼及牙齿测量数据,但鼻和颏的位置以及唇部软组织的厚度不同,很可能最终影响到是否需要拔牙。如果鼻颏发育很好,唇部位置相对靠后,则倾向于选择非拔牙矫治,以免使唇失去前牙支持而使侧貌变得苍老;反之,则选择拔牙的可能性更大。唇部的厚度同样很重要,较厚的唇对于牙齿位置的改变变化不明显,而较薄的唇则对于牙齿位置的变化较敏感。这是在选择是否拔牙时必须考虑到的问题。严重的骨性双颌前突病人,理想的治疗方法是正畸和正颌外科联合治疗,以获得完善的殆型、骨性、面型关系。

2. 安氏Ⅱ类错殆　首先要确定安氏Ⅱ类错殆畸形的类型,是骨性、牙性还是功能性的。对于功能性安氏Ⅱ类错殆,早期去除干扰咬合的因素,如果治疗不及时或者方法不正确,使功能性畸形发展为骨性畸形,则需要按照骨性畸形的治疗策略进行治疗。对于严重的骨性畸形则需作正畸正颌外科联合治疗。对于轻度的安氏Ⅱ类骨性错殆,早期矫形治疗,抑制上颌向前生长,可采用斜面导板、Activator、Frankel、Herbst、Twin-block 等功能性矫治器促进下颌向前生长。对于牙性Ⅱ类错殆以及大多数骨性Ⅱ类错殆,固定矫治是常用的治疗方法。

3. 安式Ⅲ类错殆　需要早期矫治,去除病因,阻断骨畸形的发展,引导面、殆、骨的正常发育,建立良好的牙列中性殆关系和前牙正常覆殆覆盖、颌骨矢状关系和软组织面型。首先需要准确判断患者全身生长发育状况、畸形程度、生长型和下颌生长潜力。若在高峰期,双期治疗是主要的矫治方式,功能性安式Ⅲ类错殆或中等严重程度的Ⅲ类骨性畸形可以通过矫形治疗使颌骨关系基本矫正后,再根据牙列拥挤程度和面型的改变需要,选择拔牙或非拔牙治疗;若在高峰后期,矫形治疗的效果主要是牙槽骨的改变,对颌骨本身生长发育的影响较少,此时,功能矫治已经不适合了,宜采用骨性畸形的代偿性矫治,建立适当的覆殆覆盖关系,掩饰已存在的骨骼畸形。而对于生长发育期畸形很严重的Ⅲ类错殆(Kerr 的手术判断指标:ANB<-4°,L1-MP<-83°,特别是生长预测下颌仍有明显生长发育潜力的患者,一般可不进行治疗干预,密切观察,至成年后行正畸正颌联合治疗。

（二）垂直向

1. 开殆　矫治方法取决于造成开殆的原因及形成开殆的机制。在牙性开殆的治疗中,针对病因,去除口腔不良习惯及异常的口周肌功能是至关重要的,同时根据开殆形成的机制,伸长前牙和/或压低后牙,矫治开殆畸形。骨性开殆的治疗,在青春生长高峰期,可利用矫形手段,破除口腔不良习惯,纠正肌功能紊乱,对颌骨的生长进行重新再定位及改建,并引导其向正常方向生长。对于生长后期及成年人,轻度的骨性开殆可通过增加牙代偿的掩饰性矫治方法将开殆区的上下颌牙适当地伸长,以矫正开殆畸形,严重的骨性开殆只有通过正颌外科——正畸联合治疗,重建颌骨的三维关系,矫治畸形,从而恢复牙殆颌面正常生理功能与颜面美观。在制订开殆矫治计划时,应特别注意面部生长型对矫治的影响。

2. 深覆殆 牙性深覆殆的矫治根据畸形的形成机制和面部生长型,采用单纯压低前牙、单纯伸长后牙,或是压低前牙同时伸长后牙,使牙弓平整,达到打开咬殆的目的。对于水平生长型的患者,伸长后牙有利于改变面型及打开咬合。对于垂直生长型,唇闭合不全的患者,必须使用适当的生物力学机制,尽可能地压低上前牙,增加磨牙支抗,控制磨牙伸长和倾斜。对于骨性深覆殆的患者,应尽可能在生长高峰期进行治疗,利用功能矫形影响颌骨的生长区,使髁突和上颌复合体骨缝区的垂直向生长发生变化,引导其向正常方向生长,从而在矫形力的作用下达到改善患者的面型,矫正深覆殆的目的。当生长潜力停止后,深覆殆只能用牙代偿或正颌正畸联合治疗来完成。

（三）水平向

颜面不对称畸形。对于牙性、功能性因素形成的颜面不对称畸形,提倡早期治疗,在生长发育高峰期前进行功能性矫治或正畸治疗,改善肌肉动力平衡失调从而达到纠偏的目的,对于错过生长高峰期或者严重骨性不对称畸形者,则最终仍需要正畸正颌联合治疗。但颜面软组织补偿机制的作用,可能会出现双侧颜面骨性结构明显差异,但外观却并未发现明显的不对称的患者;也可能出现双侧骨性结构并无明显差异,外观却明显不对称的患者。对于这些颜面不对称畸形的患者,需要正确利用颜面部的补偿能力,采用不对称设计（包括功能矫治、不对称矫治及正颌正畸联合治疗）,以获得颜面总体最优化的平衡为治疗目标,达到尽可能完美的殆、骨、面间的均衡。

第三节 面型在错殆畸形矫治中的重要性

一、患者对矫治后面型改善的期待

面部美观与否对于一个人的影响是巨大的。随着生活水平日益提高,现代人对自己外表的在意程度达到了前所未有的高度。均衡和谐的面部容貌可以明显提升一个人的自信,在社会交往、事业发展等方面会造成潜移默化的正向作用。而对于错殆畸形患者来说,轻度的功能障碍往往可以克服,但严重不均衡的面部对于他们在社会交往中经常会产生消极作用。作为一个社会人每天不可避免的要和许多人打交道,首先展现在别人面前的就是自己的面孔。有些面部不均衡的患者心理会有消极不自信甚至出现抑郁,进而对人际交往甚至整个生活质量造成严重影响。

目前临床上围绕改善面型的主诉日渐频繁,许多错殆畸形患者对正畸医师的期望和要求不仅是排齐他们的牙齿,还希望通过正畸治疗能够对他们的面型有所改善。所以正畸医师在制订治疗计划时,应该更多应用面型优先的原则。在深入分析评价患者已存在的殆、骨、面问题后,向患者解释清楚通过治疗能够做到什么,不能够做到什么。有时患者对治疗后的面部改变存在不切实际的要求,或对面部治疗后的预期并不符合患者的实际情况和健康考虑,这时医师应当与患者做充分的沟通,争取使治疗计划与患者的期待一致或接近。

二、正畸治疗对面型的影响

正畸治疗对患者面型的改善有时可以很大,有时却可能无法改变很多,这取决于患者错殆畸形的类型和患者未来的生长情况。医师在使用任何正畸治疗的手段和方法时都要明确患者已有的殆、骨、面问题,避免某些治疗的副作用对患者面型可能带来的恶化。

(一) 生长改良治疗

对于部分处于生长发育期存在骨性问题的患者来说,生长改良治疗可能能够极大的纠正他们的骨性不调,从而使患者的面型发生显著的改善。如果适应证选择合适,且患者生长量和生长方向又很理想,结果可能是很好的(图 7-41,图 7-42)。总的来说,均角或低角患者对生长改良治疗反应较好。对于高角的骨性Ⅱ类或Ⅲ类患者来说,生长改良治疗往往无法起到很好的效果,有时治疗后面型甚至更差,这可能是由于生长量和生长方向不理想导致的。

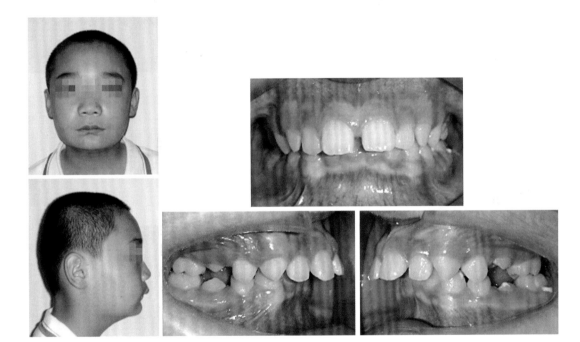

图 7-41 生长改良治疗前

(二) 非生长改良治疗

大部分常规正畸治疗属于非生长改良治疗。根据面型优先原则,通过恰当的正畸治疗应使患者原先不佳的鼻唇、唇齿、唇颏关系尽可能改善,原先良好的面型则尽可能维持不变。当今,多数医师认识到是否拔牙取决于面型而非间隙。通过拔牙或其他方式获得的间隙,可以内收前牙,使原本较锐的鼻唇角增大,较凸的唇部内收,减小唇肌及颏肌张力,使平坦的颏部朝向柔和的 S 型颏唇沟的颏部改变(图 7-43,图 7-44);也可以压低前牙,减少开唇露齿程度。

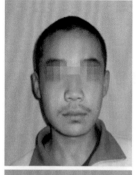
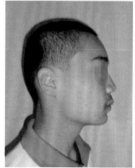

双期矫治后

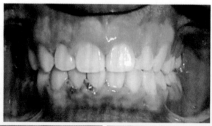
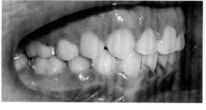
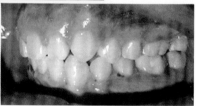

图 7-42　生长改良治疗后

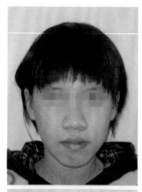
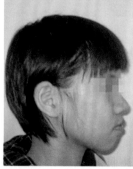

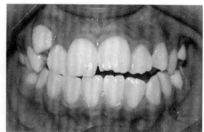
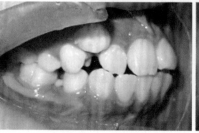
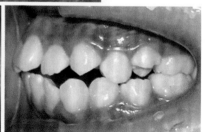

图 7-43　非生长改良治疗前

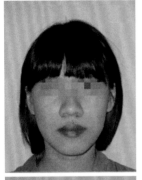

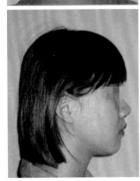

拔牙矫治后

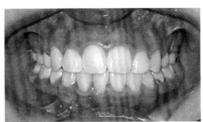

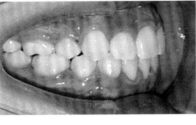

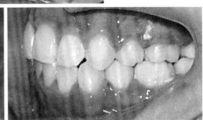

图 7-44　非生长改良治疗后

垂直向的改变较为困难。对于低角患者,可以适当升长磨牙来增加面高,改善短方的面型;对于高角Ⅱ类患者,应用种植支抗等手段可以适当压低磨牙使下颌平面发生逆时针旋转,很少的改变也可能使患者侧貌产生显著变化。

三、正畸正颌联合治疗对面型的影响

对于大部分存在骨性不调成人患者来说,正颌手术带给他们的面部变化往往是巨大且令人惊喜的。正畸医师必须对正颌手术能够给患者带来的面部变化有深入的了解,才能够和正颌外科医师共同制订正确的适合患者的正畸正颌联合治疗方案。下面将简要概述各种颌骨手术带来的面型改变。

（一）下颌骨前移

1. 正面观

（1）增加面下 1/3 高度（高角病例较低角病例更为常见）。

（2）减少下唇外翻程度（主要由于上前牙对下唇的干扰减少）。

（3）减小颏唇沟深度（由于下唇的内卷作用）。

（4）改善颈-颏轮廓。

2. 侧面观

（1）增加颏突度。

（2）减少下唇红的暴露（由于下唇的内卷作用）。

（3）增加下唇丰满度。

（4）减少颏-喉角。

（5）增加颏-喉长。

（6）减少颏唇沟深度。

（二）下颌骨后退

1. 正面观

（1）减小面下 1/3 高度（高角病例较低角病例更为常见）。

（2）使上唇红更明显。

（3）减小下颌突度。

2. 侧面观

（1）减少下颌矢状向突度。

（2）减少下唇红的暴露。

（3）减小颏-喉角。

（4）增加颏-喉长。

（三）上颌骨前移

1. 正面观

（1）增加鼻底宽度（可控）。

（2）增加上唇丰满度。

（3）增加上唇红暴露。

（4）增加鼻旁区丰满度。

2. 侧面观

（1）增加鼻旁区丰满度。

（2）提升鼻尖（可控）。

（3）增加上唇丰满度。

（4）相对减小鼻和颏的突度。

（四）上颌骨上抬

1. 正面观

（1）减小面下 1/3 高度。

（2）减少上切牙暴露量。

（3）减少上唇红暴露。

（4）减小唇间距离。

（5）减小上唇长（可控）。

（6）减少微笑时露龈程度。

（7）增加鼻底宽度（可控）。

2. 侧面观

（1）减小唇间距离。

（2）减小面下 1/3 高度。

（3）增加下颌矢状向突度（下颌骨自动的逆时针旋转）。

（4）增加鼻旁区丰满度。

（5）提升鼻尖（可控）。

（五）上颌骨下移

1. 正面观

（1）增加面下 1/3 高度。

（2）增加上唇长。

（3）增加上唇红暴露。

（4）增加上切牙暴露量。

2. 侧面观

（1）增加上唇突度。

（2）增大鼻唇角。

（3）减小下颌矢状向突度（下颌骨自动的顺时针旋转）。

四、矫治计划中必须考虑的因素

矫治计划中面型改变是必须考虑的因素。面部的外形很大程度上反映了其下方骨骼和牙齿的支撑，因而骨骼和牙齿的异常自然会引起面部外形的畸形。对于患者来说，他们及他们身边的人可以直接看到的是面部，而不是其下方的骨骼或牙齿。因此，面部是他们最关心的部分，也应该成为正畸医师最关心的部分。治疗的首要目标在当代已经从建立理想殆调整为达到良好均衡的面部形态，即面型优先原则。仅牙殆的治疗成功并不意味达到了治疗的目标。许多学者针对美貌人群进行各种测量分析得出其软组织及硬组织的数值，结合临床检查和模型分析，可以评价患者的牙殆面异常及其严重程度。牙殆、骨骼、面部软组织这三方面任何一方面或几方面的异常都可能形成面部的不均衡状态，破坏患者的面型。根据错殆畸形发生原因的不同，就如何通过治疗改善面型有着不同的考量。

（一）功能因素

最常见的功能因素导致的面部畸形是殆干扰。当口腔中存在某个异位或错位萌出的牙时，可能存在闭口时的早接触，进而诱导下颌向一个或几个方向发生偏斜运动，造成面部的偏斜不对称。对于这种患者，临床检查时除了检查牙尖交错位时的殆关系和骨骼关系，更重要的是检查息止殆位时颌骨及面部软组织的情况。这在鉴别患者是功能性偏颌还是骨性偏颌时非常重要。不良习惯也会导致面部畸形的发生，例如吮指、吐舌、口呼吸等。

不管是什么原因，在生长发育早期存在的功能性因素导致的面部畸形，在其还没有演变为骨性畸形时，如果治疗及时往往可以得到纠正，而一旦发展为骨性畸形，则需要按照骨性畸形的治疗策略进行治疗。

（二）牙殆因素

有时患者的上下颌骨并无异常，仅存在牙齿的前突、错位、缺失，这些因素引起的面部不协调通常不会很严重。但临床医师切不可忽视这时存在的面部非均衡状态，因为许多患者虽然主诉围绕着牙齿，但对于面部的状态仍然希望通过治疗改善。此时还是需要医师对患者面部情况有一个深入完整的评价，首要的治疗目标是治疗后的面部能够达到怎样的均衡状态而不是仅仅达到数据上的标准值。同样的骨骼及牙齿测量数据，但鼻和颏的位置以及唇部软组织的厚度不同时，很可能最终影响到拔牙与否的决定。如果鼻颏发育很好，唇部位置相对靠后，则倾向于选择非拔牙矫治，以免使唇失去前牙支持而使侧貌变得苍老；反之，则选择拔牙的可能性更大。唇部的厚度同样很重要,较厚的唇对于牙齿位置的改变变化不明显,而较薄的唇则对于牙齿位置的变化较敏感。这是在选择是否拔牙时必须考虑到的问题。

（三）骨性因素

当患者存在明显的骨性异常时,通常会伴有明显甚至严重的面部不协调。很显然,这些患者最重要的是改善他们的面容。一旦存在骨性问题,治疗方法只有以下三种:生长改良、通过牙性代偿的掩饰性正畸治疗以及正畸联合正颌手术治疗。

生长改良治疗一般适用于生长高峰期的青少年,部分患者可以通过生长改良治疗纠正骨性不调,但还有许多患者并不能完全纠正。值得注意的是,许多原本骨性异常较严重的患者对生长改良治疗的反应较好。除了少数生长反应极好的患者,多数接受生长改良的患者或多或少存在不同程度的牙性代偿。举例,骨性Ⅱ类下颌后缩伴颏部发育不足的患者,通常进行导下颌向前的生长改良,治疗后下颌生长越多,牙性代偿则越少,反之亦然。除非生长极为理想,通常其颏部的改善不如其咬合的改善那样的明显,下前牙多数存在一定程度的唇倾,上前牙则多数存在一定程度的内收。

通过牙性代偿的掩饰性正畸治疗指的是通过正畸治疗使牙齿在一定限度内偏离正常值来代偿骨性的不调。对于许多已经丧失生长潜力,又因为种种原因不进行正颌手术的患者,掩饰性治疗是唯一的治疗途径。需要特别注意的是,尽管掩饰性正畸治疗可以使牙齿排列整齐,咬合看起来不错,但有时却会加重面部已有的非均衡状态,使面貌变得更糟。所以进行掩饰性治疗的原则是治疗后的容貌将会得到改善,至少不能恶化。

正颌手术对于大部分没有生长潜力的骨性畸形患者来说是最佳的治疗手段。可以最大程度的改善患者的面部形态。牙齿已有的代偿越多,正颌手术可以达到的改善越少。因此,术前正畸治疗要最大程度的去代偿,使牙齿恢复正常位置的同时为正颌手术创造空间。正颌术前正畸与通常的牙性代偿正畸的治疗方向往往是相反的。通过可视化预测系统,患者可以直观地看到治疗后面部将会产生的变化,而正颌手术的治疗方案通常也是根据面部的改变来确定的,在达到最佳面部改变的情况下设计颌骨的位置。

（四）软组织因素

除了前文所提到的鼻颏软组织发育情况以及唇厚外,上唇长度也是一个非常重要的影响因素。拥有良好的上唇-上切牙关系,微笑通常比较迷人。对于具有同样的上颌垂直向发育程度及上切牙唇倾度的患者,如果其上唇相对较长,则露齿就相对减少;如果患者上唇相对较短,则唇间隙会增加,且露齿增多。大笑时上唇弓的形态同样非常重要,一个大笑时上唇弓上抬过多的患者常会主诉露龈笑,但如果其在息止𬌗位及微笑时露齿正常,则切不可行上颌骨上抬术;只有当息止𬌗位露齿过多,微笑时也同时存在露龈,且确定上颌存在垂直向发育过度时才可行上颌骨上抬术。

综上所述,只有针对患者已存在的问题,才能制订出合适的治疗计划,从而在治疗后达到医患双方都能够满意的面型的改善。

（王大为）

参 考 文 献

1. GRABER T M, VANARSDALL R L, VIG K W L. Orthodontics: Current Principles & Techniques. 4th ed. St.

Louis：Elsevier Mosby，2005.

2. PROFFIT W R, FIELDS H W, SARVER D M. Contemporary Orthodontics. 4th ed. St. Louis：Elsevier Mosby，2007.

3. PROFFIT W R,WHITE R P,SARVER D M. Contemporary treatment of dentofacial deformity St. Louis：Elsevier Mosby，2003.

4. REYNEKE J P. Essentials of Orthognathic Surgery：Quintessence Publishing，2003.

5. 傅民魁,林久祥. 口腔正畸学. 北京:北京大学医学出版社,2005.

6. ARNETT G W,BERGMAN R T. Facial keys to orthodontic diagnosis and treatment planning-Part II. Am J Orthod Dentofacial Orthop,1993,103(5):395-411.

7. ARNETT G W,BERGMAN R T. Facial keys to orthodontic diagnosis and treatment planning. Part I. Am J Orthod Dentofacial Orthop,1993,103(4):299-312.

8. BURSTONE C J. Lip posture and its significance in treatment planning. Am J Orthod,1967,53(4):262-284.

9. KINNEBREW M C,HOFFMAN D R,CARLTON D M. Projecting the soft-tissue outcome of surgical and orthodontic manipulation of the maxillofacial skeleton. Am J Orthod,1983,84(6):508-519.

10. LUNDSTROM A,LUNDSTROM F,LEBRET L M,et al. Natural head position and natural head orientation：basic considerations in cephalometric analysis and research. Eur J Orthod,1995,17(2):111-120.

11. TUNG A W,KIYAK H A. Psychological influences on the timing of orthodontic treatment. Am J Orthod Dentofacial Orthop,1998,113(1):29-39.

第八章　X线头影测量分析

第一节　X线头影测量的起源及意义

一、X线头影测量的起源与发展

X线头影测量(cephalometrics)是在定位拍摄的X线头影片上进行测量分析的一种方法。其目的是确定牙颌及颅面软硬组织的形态结构特征、相互间的关系、变异情况及疗效,实现了牙颌畸形检查、诊断及治疗评价由表面形态深入到内部的结构中去。几十年来,X线头影测量已成为口腔正畸、口腔颌面外科、口腔修复等学科临床诊断、治疗设计及研究工作中的重要手段,还可应用于人类学、法医学和考古学。

X线头影测量技术经历了从人体测量学(anthropometry)、颅骨测量学(craniometry)到X线头影测量学(cephalometry)的发展过程。在人类学研究中,为了使测量值准确,标准统一,当时使用了颅支持器,其是头颅定位仪的前身。具体方法是采用尸体头颅骨及人体头颅骨直接测量研究面部及骨骼的变化。1780年荷兰解剖学家Camper采用了角度测记方法进行了颌骨突度的测量研究。而瑞典解剖学家Retzins将人种进行了直面型与突面型的区分。1887年在德国Frankfort的国际颅骨测量学会议上,选用了外耳道上缘与眶下缘所构成的平面—FH平面作为头颅测量的标准定位平面,由此奠定了X线头影测量学的基础。

1895年德国物理学家伦琴发现了X射线,自此以后,医学影像开始蓬勃发展起来,继而进入到口腔正畸学领域。至上世纪20年代末期,已有为数众多的正畸学者致力于X线侧位像的摄取及其在正畸学中的应用,他们就定位、靶距离以及测量方法等作了一系列的研究。

现在一致公认美国正畸学家Broadbent奠定了X线头影测量的定位基础。他首先使用头颅定位仪对人类干燥的头颅进行了X线照相及精确的测量,并应用到人类的实际头颅测量中,于1931年在*Angle Orthodontic*杂志上发表了著名的论著,提出用定位头颅X线片进行头影测量能准确评价颅颌面结构、生长发育及疗效评价,为制订治疗方案提供科学的依据。同年德国医师Hofrath也发表了该测量技术的文章。由此开始了X线头影测量在口腔正畸临床和研究工作中的应用。

经过不断地研究探索,X线在颅面生长发育及结构分析的研究工作中得到较广泛的应用。自20世纪40年代中期开始,至今已有几十种X线头影测量分析法,如Downs、Steiner、Tweed、Ricketts、Wylie等。这些分析法首先用于研究正常殆个体的颜面、颌骨、牙殆的结构,以得出各测量方法的正常均值,而后以正常殆人群测量均值作为正常对照,与异常牙殆及颅面结构进行比较、分析。由于颅面结构存在着种族及区域差异,因此各国均建立了自己国家种族及地区的正常𬌗X线头影测量参考值。此后,X线头影测量分析得到快速的发展,成为指导口腔正畸临床的一种重要的检查诊断、矫治设计及研究手段。

1958年丹麦皇家牙科学院首先提出电子计算机X线头影测量方法,但直到70年代初才开始在美国广泛应用。X线头影测量的计算机化,明显提高了X线头影测量的效率及准确性。

20世纪60年代初,北京医学院口腔医学系(现北京大学口腔医学院)林景榕、毛燮均在国内率先将X线头影测量应用于北京地区正常𬌗人群的牙𬌗颅面的生长发育研究,并提出了北京地区正常𬌗头影测量标准值,作为诊断牙颌畸形的科学依据。在20世纪80年代,国内众多院校建立了不同地区汉族及少数民族正常𬌗人群牙颌颅面结构𬌗的正常均值和标准差。与此同时,电子计算机X线头影测量也开始广泛应用于口腔正畸研究与临床诊断分析。

二、X线头影测量在正畸学中的应用

(一)颅颌面生长发育及生长预测

X线头影测量是研究颅颌面生长发育的重要手段。因为X线头颅照相是严格定位的,所以系列的X线头颅定位片具有良好的可比性。通过对不同年龄阶段的个体进行X线头影测量分析,可以横向和纵向研究颅面的生长发育,从而了解颅颌面生长发育机制、快速生长期的性别和年龄间差异,为颅颌面生长发育的预测提供依据。国内外许多学者开展了颅颌面生长发育的研究。1941年Brodie使用X线头影测量技术,对出生后3个月至8岁的儿童的颅颌面生长发育进行了纵向研究,所得出的儿童颅颌面生长图迹重叠图,至今仍被广泛应用。Enlow提出并为大家所推崇的颅颌面生长发育新理论,也是以X线头影测量作为研究手段。

(二)牙颌及颅面畸形的诊断分析和治疗设计

通过X线头影测量对颅颌面畸形的个体形态进行描述,与其参考的正常𬌗组测量值进行比较,可分析畸形的形成机制、性质及部位,判定是骨骼性畸形还是牙源性畸形,是垂直方向还是矢状方向的问题,确定颌骨及牙齿矫治的理想位置,制订出正确的诊断和治疗设计并推断预后。

(三)评价矫治后的变化和矫治器的作用机制

X线头影测量常用图形重叠分析方法评价矫治过程中及矫治后牙、颌、颅面形态结构发生的变化,确定生长因素及矫治因素对治疗效果的影响,从而了解矫治器与矫治方法的作用机制、矫治效果,以及矫治后的稳定及复发情况。

(四)正颌外科的诊断和矫治设计

对需要进行正畸-正颌联合治疗的严重颅颌面畸形患者进行颅颌面软硬组织的X线头影测量分析,根据畸形的主要机制,可确定手术的部位、方法及所需移动或切除颌骨的量。同时应用X线头影描记图进行剪裁,模拟拼对手术后的牙颌位置,得出术后牙、颌、颅面关系的面型预测图,为正颌外科手术提供充分的根据,从而提高其诊断及治疗水平。

（五）其他应用

X 线头影测量也可用于研究下颌运动；舌骨、气道及发音时的腭功能分析；还可用于下颌由下颌姿势位至牙尖交错位时髁突、颌位等位置运动轨迹的功能研究。

第二节　X 线头影测量技术

一、正畸常用的头颅定位 X 线片

（一）侧位片（lateral cephalogram radiograph）

最常用的头颅定位 X 线片，拍照时按定位 X 线片的要求进行定位（详见定位方法），X 线的中心射线应通过双侧外耳道，左侧面部贴近胶片，多用于矢状向及垂直向的分析。

（二）正位片［posteroanterior（P-A）cephalometric radiograph］

拍照时按定位 X 线片的要求进行定位（详见定位方法），定位仪旋转 90°，一般取后前位，面部朝向胶片并尽量贴近胶片，X 线的中心射线应通过双侧外耳道连线的中点，可辅助用于矢状向及水平向（对称、旋转、厚度）的分析。

（三）颏顶位片（basilar cephalometric radiograph）

拍照时头颅定位旋转 90°，患者面部朝向胶片站立，耳塞轻轻插入双侧外耳道，将面部上仰，使眶耳平面与地平面垂直，颏部贴近胶片，X 线的中心射线应通过双侧外耳道连线的中点，可辅助用于矢状向及水平向（对称、旋转、厚度）的分析。

二、X 线头影测量投照技术

（一）头颅定位 X 线投照技术

1. 头颅定位　X 线头颅影像需在头颅定位仪（cephalometer）的严格定位下拍摄，因为只有排除因头位不正而造成的误差后，各测量结果才有分析比较的意义。自 1931 年 Broadbent 使用第一架头颅定位仪以来，出现了许多不同类型的头颅定位仪，其种类虽多，但定位的基本原理大致相同，只是近年来的产品其结构更趋精密、准确（图 8-1）。

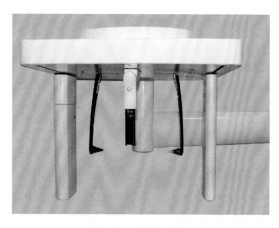

图 8-1　头颅定位仪

头颅定位仪定位的关键是将定位仪上的左右耳塞与眶点指针三者构成的平面与地面平行。具体操作如下：先使头颅定位仪的两耳塞进入患者的左右外耳道，并轻触外耳道上缘，然后调整头颅位置，使眶点指针抵于一侧眶下缘点（一般为左侧眶下缘点），此时由左右耳点和眶点构成的平面（眼耳平面）与地面平行，固定头位。

当拍摄其他位置的 X 线片时，只需根据头颅定位仪的顶盘的刻度旋转一定角度即可。如投照后前位时，只需转动 90°（图 8-2）。

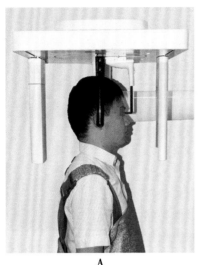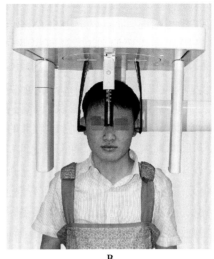

图 8-2　头颅定位照相
A.侧位　B.正位

2. **患者体位**　先使患者端坐或立于头颅定位仪前,头颈伸直,双眼平视前方,两肩平行且自然放松。采取上述方法进行头颅定位。使患者上下牙轻咬于牙尖交错位,口唇颊肌放松,口唇及面部无异常收缩,上下唇处于自然松弛状态。

3. **X线照相**

(1) 投照距离:X线球管至头部正中矢状面的距离一般应不小于 150cm。因为 X 线由球管射出时呈辐射状,使投照物体的影像放大,当 X 线球管至头部正中矢状面的距离越大,则射出的 X 线越接近平行,影像放大也越小(图 8-3)。目前国内外在拍摄侧位片时,常采用

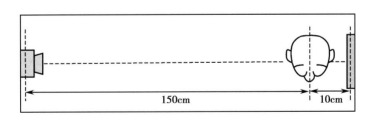

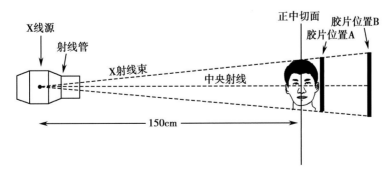

图 8-3　X 线源、患者、胶片位置关系
从 X 线源到头颅正中矢状平面至少 150cm

的 X 线球管至头部正中矢状面的距离为 150cm。其次，投照物体与胶片间距离，即物片距越小，X 线影像的放大和失真越小。因此在投照时，应尽量使投照物体与胶片盒紧贴，从而减小其放大误差。目前国内侧位片常采用的头部正中矢状面至胶片的距离为 10cm，放大率小于10%。每次照相时使头位、X 线球管及胶片三者之间的关系维持恒定，才能保证所得 X 线片测量结果的可靠，保证不同个体或不同时期测量所得结果的可比性(图 8-4)。

（2）X 线头影像的放大误差：在进行头颅定位 X 线照相时，X 线无法达到平行的要求，而且头部正中矢状平面与胶片间也必然存在一定距离，因此 X 线头影像必然存在着一定的放大误差。这种误差对线距测量的影响较大，对角度测量的影响甚微。但由于摄片时球管、头颅与

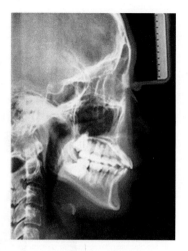

图 8-4　X 线侧位头影像

胶片三者位置较为恒定，故每张 X 线片的放大误差基本一致，不会引起相互之间的差异。放大误差的计算公式为 $r=[D/(D-d)-1]\times100\%$。r 为放大误差率，D 为 X 线球管焦点至胶片距离，d 为头部正中矢状面到胶片的距离。

（二）数码 X 线头颅定位照片

电子计算机化的 X 线头影测量也称为数字化的 X 线头影测量，其基本原理是将在头颅图迹上所确定的各测量标志点转换成坐标值，或直接将 X 线片数字化后在电脑屏幕上进行定点描图，最后由电子计算机计算出各测量项目的结果，并进行统计分析。

1. 电子计算机化的 X 线头影测量特点

（1）增加测量的精确性：通过计算机将标志点转换成坐标值进行运算，提高了测量精确度，避免人工制图和测量时造成的误差，并且可直接计算，消除线距放大误差。

（2）提高效率：电子计算机化的 X 线头影测量可明显缩短测量时间，因而可以在头影图迹上确定大量标志点，进行大量测量项目的测量。

（3）便于数据储存与统计：数字化 X 线头影测量数据更有利于对大样本进行分析，从而建立数据库，应用于临床患者的矫治设计或颅颌面生长发育的预测。同时易于随时调用，并可通过网上传输共享。

（4）平均颅颌面图形的绘制：可对某一群体的颅面特征及其生长发育研究时，应用计算机的处理能力，可绘制出该群体研究的平均颅面图形，便于进行大样本群体颅颌面形态特征研究。

（5）便于对正颌外科术后面型的预测：计算机 X 线头影测量更方便于进行正颌外科的手术设计及术后面型预测，特别是进行三维诊断分析，可以随时模拟不同手术方案，预测其术后效果，并及时修正手术方案，直到达到最佳效果。计算机可同时给出手术的具体方案，包括手术部位、骨块移动方向与移动量，做到最精确设计和最佳效果预测。

2. 电子计算机化 X 线头影测量系统的组成及工作过程　初期的计算机化 X 线头影测量系统由计算机主机及图形数值化仪、打印机、图形显示器、绘图仪、存储器（软、硬磁盘）等设备组成。同时需有根据不同测量和统计分析的内容而编制测量和统计分析的程序。

电子计算机化 X 线头影测量的工作过程，就是将测量分析所要解决的问题转化为数学

问题,然后进行距离、角度测量及比例分析。数字化仪的作用是将头影图迹或X线片上的标志点赋予一定的坐标值,从而实现数值化。

目前使用的系统是将X线片图像转化为数字图像输入计算机,也可以是对数码直接成像的头颅侧位X线片,通过专业测量软件在显示器上直接定点输入,确定各标志点,再由计算机计算不同标志点间的线距和角度值。目前国内外的测量软件可供临床使用的有很多,而且随着图像处理技术的不断提高,测量软件可以绘制出比人工描记图更精确地描记图像。计算机还能将不同时期所得到的描记图根据不同重叠部位进行头影图迹的测量分析,利用不同的颜色代表不同的时期。当前技术条件下计算机绘出的重叠图较手工绘制图更美观精确,节省了大量的时间和人工成本。同时,通过计算机图形界面,正畸医师可以在临床中向患者形象地展示测量结果及矫治后的预测结果。

数字化的X线头影测量将X线头影测量技术提高到一个新的阶段,而且此项技术还在不断发展。计算机自动识别标志点已经为越来越多的学者所研究,同时二维空间的测量(长和宽或宽和高)系统开始向三维空间(长宽高)及立体摄影相结合的系统发展,这些无疑是正畸和正颌外科诊断与矫治设计上的新飞跃。

(三) 自然头位X线投照技术

稳定的参考平面对于研究颅面部结构形态生长变化十分重要,通常我们采用颅内参照平面来研究颅面结构形态。但颅内参考平面是以颅内的软硬组织解剖标志点为基础的,这些标志点位置在个体生长过程中或多或少会发生一定的变化,而且不同个体同一颅内参考平面之间的差异有时较大,所以颅内参照平面有时并不能正确反映真实的颅面结构形态(图8-5)。为此有学者提出在自然头位(natural head position,NHP)的状态下,进行X线头影测量,用真性水平面(true horizontal plane,THP)或真性垂直线(true vertical line,TVL)作为参考平面来评价颅颌面的位置关系(图8-6)。

自然头位是自然状态下的人体头部的某种姿势位置,20世纪50年代由Downs等将这一概念引入正畸学。"自然状态"的获得有两种方式:①让被测个体自己调整头部姿势或同时

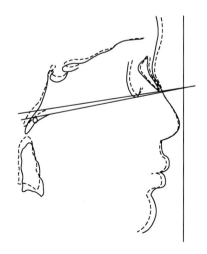

图8-5　头颅定位下相似面型的不同个体在同一颅内参考平面之间的差异

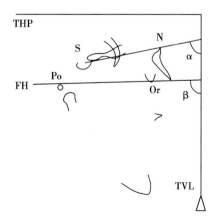

图8-6　自然头位下相关参考平面

自然头位下 SN 平面、FH 平面、TVL 和 THP 平面

α. SN 平面与 TVL 交角　β. FH 平面与 TVL 交角

借助一定外部装置而使头部摆到自然、直立、端正位置,并将这一位置连同颅外的一根铅垂线或水平线,通过侧面相片或头颅侧位 X 光片记录下来,这种位置称为记录自然头位(registered natural head position),同时记录下来的铅垂线或水平线代表颅外参考平面。记录自然头位是大多数学者常用的方式。②观察者根据自己的主观感觉,将被观察者的头部调整到自然、直立、无抬头或低头、无头部左右偏斜的位置,称为评价自然头位(estimated natural head position),这种方式也被某些学者所认可。

自然头位下进行的头影测量采用颅外参考平面,不受颅内各解剖标志点的影响。其反映个体实际的"自然、直立、端正的头部位置",自然头位下的颅外参考平面(THP 与 TVL)被证实是稳定、可重复的参考平面。一般认为,NHP 有两大优点:①其水平参考平面在短期内较传统的定位片中的参考平面变化要小;②NHP 的各变量反映了个体在实际状态下的真实情况。

定义自然头位的方法基本有以下三种:①镜面位:要求眼睛注视 2m 以外镜子中自己眼睛的影像,拍摄时可采取坐位或立位。镜面位被大多数学者所使用。②自我平衡位:要求受试者作最大幅度的头部前后摆动,逐渐减小摆动幅度直至一个很舒适的位置。③正直位:要求受试者站立,并意欲行走的位置。

在评价颅颌面部矢状位置关系时,SN 平面和 FH 平面常被作为参考平面。但用 SN 平面和 FH 平面来准确评价颅颌面部矢状位置关系的前提条件是,SN 平面和 FH 平面必须相对稳定。同样是 I 类直面型的患者,由于 SN 平面的倾斜度不同,就可能导致 SNA 角和 SNB 角变异程度较大。由于 SN 平面和 FH 平面的变异程度较大,有学者建议用 THP 作为参考平面,代替 SN 平面测量 AB 平面、面平面与 THP 的交角,用以评价矢状向的骨面型;当应用 SNA 角及 ANB 角来评价上下颌骨矢状位置时,可用 SN 平面与 THP 的交角来修正 SNA 角及 SNB 角。

在垂直方向上,有学者提出用 TVL 作为参考平面,以评价 A、B、Pog 点的矢状位置。用通过鼻根点的 TVL 作为参考平面来测量软组织定点到 TVL 的距离,用以评价面型矢状不调的部位和程度。

颅内各参考平面变异程度较大,使得对测量结果进行正确的临床解释十分困难,甚至会导致错误的结论,而采用自然头位这一可重复位置作为投照头位,THP 及 TVL 的变异程度小,因此在评价颅颌面各标志点位置关系时,采用自然头位下拍摄的 X 线片结合 THP 和 TVL 来作为参考平面,更有临床指导意义。

三、常用 X 线头影测量标志点

头影测量标志点是用来构成一些平面及测量内容的点。理想的标志点应该是易于定位及在生长发育过程中相对稳定的标志点,但并不是常用的标志点均能符合这一要求。很多标志点的确定不仅取决于不同学者提出的不同测量方法,而且其可靠性还依赖于头颅 X 线片的质量以及描图者的经验。

X 线头影测量标志点可分为两类:一类是解剖标志点,此类标志点代表一定的解剖结构;另一类是引伸标志点,此类标志点是通过头影图上解剖标志点引伸而来的,如两个测量平面相交的一个标志点。

（一）颅部标志点

常用颅部测量标志点（图8-7）。

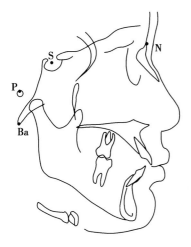

图8-7 常用颅部测量标志点
S.蝶鞍点 N.鼻根点 P.耳点
Ba.颅底点

1. 蝶鞍点（S. sella） 蝶鞍影像的中心。该点在8岁后相对稳定且易于确定，常用做描图重叠的参考点。

2. 鼻根点（N. nasion） 鼻额缝的最前点。这是前颅部的标志点，代表面部与颅部的结合处。

3. 耳点（P. porion） 外耳道之最上点。X线头影测量片上常以头颅定位仪耳塞影像之最上点为代表，称为机械耳点。但也有少学者使用外耳道影像之最上点来代表，则为解剖耳点。

4. 颅底点（Ba. basion） 正中矢状面上枕骨大孔前缘之中点。作为后颅底的标志。

5. Bolton点 枕骨髁突后切迹的最凹点。

（二）上颌标志点

常用上颌标志点（图8-8）。

1. 眶点（O. orbitale） 眶下缘之最低点。一般X线片上可显示左右两个眶点的影像，故常选用两点之中点作为眶点，可减小误差。

2. 翼上颌裂点（Ptm. Pterygomaxillary fissure） 翼上颌裂轮廓之最下点。翼上颌裂之前界为上颌窦后壁，后界为蝶骨翼突板之前缘，此标志点提供了确定上颌骨后界和磨牙近远中间隙及位置的标志。

3. 翼突点（Pt. ptergoid） 翼腭窝后壁与圆孔下缘交，Ricketts常通过此点与颏顶点的连线来评价面部生长方向。

4. 前鼻棘点（ANS. Anterior nasal spine） 前鼻棘之尖。前鼻棘点常作为确定腭平面的两标志点之一。

5. 后鼻棘点（PNS. Posterior nasal spine） 硬腭后部骨棘之尖。与前鼻棘点构成腭平面。可沿翼上颌裂前沿向下的延长线与硬腭后延长线的交点辅助确定。

6. 上牙槽座点（A. subspinale） 前鼻棘与上牙槽缘点之间骨部最凹点。此点作为上颌骨前后向测量所用。

7. 上牙槽缘点（SPr. Superior prosthion） 上牙槽突之最前下点。位于上中切牙之牙釉质-牙骨质交界处。

8. 上中切牙点（UI. Upper incisor） 上中切牙切缘之最前点。

9. 上中切牙根尖点（UIA. Root apex of upper central incisor） 上中切牙根尖点。与上中切牙点连线构成上中切牙长轴。

（三）下颌标志点

下颌常用标志点（图8-9）。

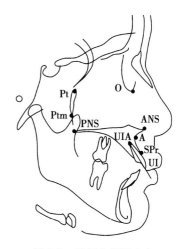

图8-8 常用上颌标志点
O.眶点 Ptm.翼上颌裂点 A.上牙槽座点 SPr.上牙槽缘点 UI.上中切牙点 UIA.上中切牙根尖点 Pt.翼突点

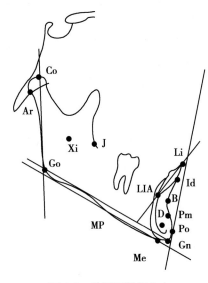

图 8-9 常用下颌标志点

Co. 髁顶点　Ar. 关节点　Go. 下颌角点　B. 下牙槽座点　Id. 下牙槽缘点　Li. 下中切牙点　LIA. 下中切牙根尖点　Po. 颏前点　Me. 颏下点　Gn. 颏顶点　Pm. 颏隆突点　D. D 点　Xi. Xi 点　J. J 点

1. 髁顶点(Co. condylion)　髁突的最上点。

2. 关节点(Ar. articulate)　颅底下缘与下颌髁突颈后缘之交点。

3. 下颌角点(Go. gonion)　下颌角的后下最突点。可通过下颌支平面和下颌平面交角之分角线与下颌角后下缘影像之相交点来确定。

4. 下牙槽座点(B. supramental)　下牙槽突缘点与颏前点之间骨部最凹点。用于确定下颌骨的前后位置。

5. 下牙槽缘点(Id. infradentale)　下牙槽突之最前上点。位于下中切牙之牙釉质-牙骨质交界处。

6. 下中切牙点(Li. Lower incisor)　下中切牙切缘之最前点。

7. 下中切牙根尖点(LIA. Root apex of lower central incisor)　与下中切牙点连线构成下中切牙长轴。

8. 颏前点(Po. pogonion)　颏部之最突点。常用于评价颏部的前突度。

9. 颏下点(Me. menton)　颏部之最下点。

10. 颏顶点(Gn. gnathion)　颏前点与颏下点之间中点。位于下颌颏骨联合外前缘线之最前下点。

11. 颏隆突点(Pm. protruberancementi)　颏前部由凸(Po)转凹(B)之交界点。

12. 颏联合中心点(D 点)　下颌体骨性联合部之中心点。

13. 下颌升支中心点(Xi 点)　下颌支的解剖中心点,定点方法为:分别从下颌支前缘最凹点 R1,该点的下颌支后缘水平投射点 R2,喙突切迹最低点 R3,及其在下颌体下缘的垂直投射点 R4 作 FH 平面的平行线和垂线构成矩形,该矩形对角线交点即为 Xi 点。

14. 内下颌角点(J 点)　下颌升支前缘与下颌体连接部之最凹点。

以上标志点中,有些是在正中矢状面上的单个点,如鼻根点、蝶鞍点等。而有些则是双侧的点,如下颌角点,眶点等。若由于面部不对称或投照位置误差而使两侧的点不重叠时,则取两点间的中点作为校正的位置。

四、常用 X 线头影测量平面

(一) 基准平面

基准平面(图 8-10)是在头影测量分析中相对稳定的平面。测量基准平面与各测量标志点、及其他测量平面间的角度、线距、比例等,可了解牙颌、颅面软硬组织的形态结构、相互关系和变异情况,为临床分析、诊断、制订矫治计划及临床科研提供依据。目前最常用的基准平面为前颅底平面、眼耳平面和 Bolton 平面。

1. 前颅底平面(SN 平面)　蝶鞍点与鼻根点之连线。此平面在颅部的矢状平面上,代表前颅底的前后范围。该平面在生长发育过程中相对稳定,常作为面部结构相对颅底关系的定位平面,以研究上下颌骨和牙齿的位置变化以及生长发育等。

2. 眼耳平面(Frankfort horizontal plane,FH 平面)　耳点与眶点连线。此平面相对稳定,大部分个体在正常头位时,眼耳平面与地面平行。

3. Bolton 平面　由 Bolton 点与鼻根点的连线。此平面多用作重叠投影图的基准平面。

(二) 测量平面

测量平面是在头影测量分析中用于反映颅部与上下颌形态与结构的主要测量平面,包括硬组织测量平面与软组织测量平面。

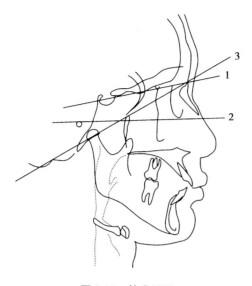

图 8-10　基准平面
1.颅底平面　2.眼耳平面　3.Bolton 平面

1. 硬组织测量平面(图 8-11)

(1) 腭平面(palatal plane,PP):又称上颌平面,由后鼻棘与前鼻棘之连线构成。常用于评价上颌的长度、位置和生长方向。

(2) 全颅底平面(cranial base plane,Ba-N):颅底点与鼻根点之连线,亦称 X 轴。由颅底点 Ba 与鼻根点 N 的连线构成。可视为颅底部和颌面部的分界线。

(3) 殆平面(occlusal plane,OP):殆平面一般有三种确定方法:①解剖殆平面:以第一恒磨牙的覆殆中点与上下中切牙覆殆中点的连线,Downs、Steiner 分析法等用此殆平面;②自然的或功能的殆平面,由均分后牙殆接触点而形成,常使用第一恒磨牙或第一前磨牙的殆接触点,这种方法形成的殆平面不使用切牙的任何标志点,Wits、Ricketts 分析法等用此殆平面;③上颌殆平面:为通过上下颌第一恒磨牙咬合中点与上中切牙切缘点的连线构成,Bjork 分析法等用此殆平面。

(4) 下颌平面(mandibular plane,MP):下颌平面的确定方法有三种:①通过颏下点与下颌角下缘相切的线(Wylie、Downs、Ricketts 分析法采用此方法);②下颌下缘最低部的切线(Bjork 分析法采用此方法);③下颌角点与下颌颏顶点的连线(Go-Gn)(Steiner 分析法采用此方法)。

(5) 下颌升支平面(ramal plane,

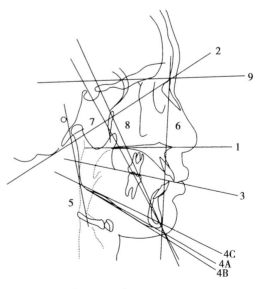

图 8-11　常用测量平面
1.腭平面　2.全颅底平面　3.殆平面　4.下颌平面(A)下颌角下缘与颏下点连线(B)下颌下缘最底部切线(C)Go-Gn 连线　5.下颌升支平面 6.面平面　7.Y 轴　8.面轴　9.Hp 平面

161

RP）：下颌升支及髁突后缘的切线，即 T3-T4 连线。

（6）面平面（facial plane，NP）：由鼻根点与颏前点之连线组成。

（7）Y 轴（Y-axis）：蝶鞍中心与颏顶点之连线。

（8）面轴（facial axis，Pt-Gn）：翼上颌裂的翼突点到颏顶点的连线。

（9）Hp 平面（Hp plane，Hp）：通过 N 点，在 SN 平面上方作一条与 SN 平面成 7°的直线。

2. 软组织测量平面

（1）颜面垂直参考线：包括软组织面平面、面垂线等。

（2）颜面水平参考线：包括真性水平面、校正水平面等。

（3）鼻唇颏参考线：包括 E 线、S 线、T 线、Z 线等。

五、X 线头影测量图的描记与重叠

（一）X 线头影测量图的描记（图 8-12）

头影测量图的描绘，X 线头影测量通常不是直接在 X 线片上进行，而是通过手工描图或者建立数字化的 X 线头影模型来进行，要求描绘的头影图必须与 X 线头影像上的形态完全一致。手工描图可置于有良好光源的 X 线观片灯下或专用的描图桌上进行。将 X 线头颅影像描于硫酸纸上，再在描图纸上进行测量分析。应注意：①患者头影软组织侧貌应朝向右边；②在硫酸纸与 X 线片上可分别画上三个十字利于对照定位；③硫酸纸上应记录患者的姓名、编号、年龄、X 线片的日期以及描绘者的姓名等基本信息；④作图时用笔力度大小一致，连续均匀，避免反复擦写，描绘图的点线必须细小精确，以减少误差；⑤在 X 线头影图像上，如有因头颅本身厚度或个体两侧结构不完全对称而出现的部分左右影像不能完全重合时，则按其平均中点或线来描绘。

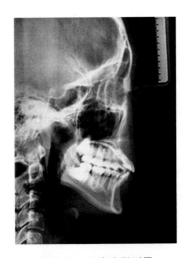

图 8-12　X 线头影测量

计算机头影测量分析的原理与手工测量分析是相同的。头影测量标志点可以使用一系列有具体坐标的点来代表，使得头影测量数据可以录入计算机。随着计算机系统功能越来越强大，头影测量软件的日趋完善，使用计算机辅助头影测量分析越来越普遍，计算机分析已逐渐成为一种常用的头影测量手段。

侧位片的描绘应包括颅面部软硬组织侧貌、上下颌骨轮廓、颅底部与颅后部轮廓、筛板、蝶鞍、蝶骨斜坡、枕骨大孔前缘、枢轴齿状突、眶侧缘和下缘、翼上颌裂、上下中切牙及上下第一恒磨牙轮廓。

（二）侧位片解剖结构描记要点与技巧

1. Ba 点的辨认技巧　Ba 点是颅骨大孔前缘的最前点，其位置在枕骨斜坡上，在拍摄 X 线头颅侧位片时，由于枕骨骨体的密度较大，对 X 线产生阻挡使得 Ba 点在 X 线片上的影像模糊不清。

辨认技巧：拍摄头颅侧位片时，将头固定在头颅定位架上，要求 Frankfort 平面与地面平行，这就使得穿过齿状突轴的平面要穿过 Ba 点和外耳道。一般从齿状突顶点到 Ba 点的距离为 3mm(图 8-13)。

2. N 点的辨认技巧　N 点是额鼻缝的最前点,在有些侧位片上很难确认。

辨认技巧:首先找到前颅底和前鼻窦(筛窦),前颅底穿过前鼻窦,其终点一般就是 N 点(图 8-14)。

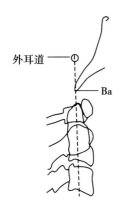

图 8-13　Ba 点辨认技巧

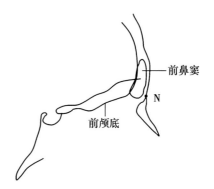

图 8-14　N 点辨认技巧

3. Or 点的辨认技巧　Or 点是眼眶骨质结构下界的最下点,一般不易发现,常与眶下管混淆。在尸体标本上测量,发现眶下管的下缘一般在 Or 点下 8mm。

辨认技巧有以下几点。

(1) 先找到眶下管的下缘,然后从这个下缘向上量 8mm 找到眶下缘。

(2) 连接 S 点和 N 点,在 S-N 连线上确定 H 点,使 H 点到 N 点的距离为 12mm,然后过 H 点作 S-N 线段的垂线,Or 点一般在这条垂线距 H 点 26mm 处(图 8-15)。

4. P 点的辨认技巧　尸体标本测量显示,外耳道上缘的骨质密度存在着变异性,使 X 线片上显示的外耳道与周围骨质密度对比不明显,P 点难以确定。同时,拍摄 X 线片使用的金属定位耳杆也容易反射 X 线,干扰外耳道影像。辨认技巧有以下几点。

(1) 以外耳道为圆周画时钟,内耳道一般在 11 点钟的位置(图 8-16)。

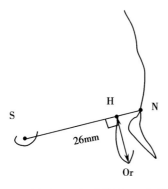

图 8-15　通过 S-N 平面辨认 Or 点的技巧

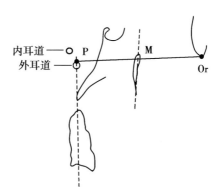

图 8-16　内耳道与外耳道位置关系

(2) 在 Frankfort 平面上,翼腭窝区域的中点 M 是 P-Or 线段的中点(图 8-16)。

(3) Frankfort 平面与 Ba-N 平面的交角一般在 27°~28° 之间(图 8-17)。

5. 咬合平面的确定方法　要确定唇交点的位置(EM)，就要先对由于上切牙位置所造成的唇张力的情况进行分析。可以按以下方法评估唇的张力。

（1）测量 EM 点到 ANS 点的距离(图 8-18)。

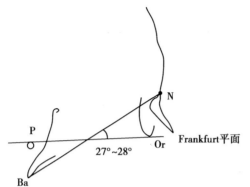

图 8-17　Frankfurt 平面、Ba-N 平面、SN 平面位置关系　　图 8-18　上下唇交点的位置关系

（2）描画出包绕颏部的软组织轮廓，以颏骨联合的中心点为圆心在颏骨联合部位画圆，在 2 点和 4 点位置比较颏部软组织的厚度，2 点处相对于 4 点处的厚度越大，说明颏部软组织的张力越大(图 8-19)。

（3）咬合平面前部位置的确定：在颏部软组织张力过大的情况下，制订 VTO 应对咬合平面前端的位置做一些补偿性的修改，即选择在唇交点 EM 的实测位置下 3mm 处作为咬合平面前端的位置(图 8-20)。

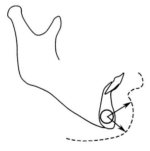

图 8-19　唇张力分析

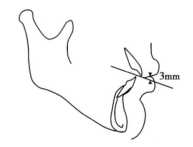

图 8-20　咬合平面前部位置的确定方法

（4）咬合平面后部位置的确定：咬合平面后部的理想位置应该穿过上下磨牙的咬合面，但是用这个标准确定咬合平面比较困难。统计资料显示，咬合平面后部的高低位置与下颌神经孔或者 Xi 点的位置接近，所以可以首先确定 Xi 点的位置，然后咬合平面后部的位置就在 Xi 点上、下 2mm 半径范围内(图 8-21)。

（三）X 线头影测量图的重叠

X 线头影测量重叠图是正畸临床与研究工作中的一种常用手段，常用来回顾性观察与评估颅颌面生长发育和正畸治疗前后牙、颌、颅面结构位置的变化。牙、颌、颅面结构随生长发育或经矫治以后所发生的改变，可以通过两张或数张同一个体于不同时期所拍摄的 X 线头影测量片的重叠图进行观察。在治疗前、治疗中和治疗后分别拍摄得到的序列 X 线头影

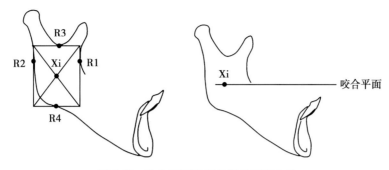

图 8-21 咬合平面后部位置的确定方法

测量片,重叠后可以发现正畸治疗后牙、颌及颅面结构发生了哪些改变。常用的头影图迹重叠法有以下几种。

1. 观察牙、颌、颅面总体改变的图迹重叠法

(1) Bolton 平面重叠法(图 8-22):以蝶鞍中心(S)点向 Bolton 平面作垂线,此垂线的中点为 R 点,设其为重叠点。在头影图迹重叠时,将同一个体前后两张或几张图上的 R 点重叠,并使 Bolton 平面保持平行。该重叠图可显示牙、颌、颅面形态的总体改变。常用于观察儿童颅颌面整体结构的生长发育情况。

(2) SN 平面重叠法(图 8-23):以 SN 作为重叠平面,S 点作为重叠点,重叠的图迹可显示 N 点的改变,也可显示牙、颌、颅面的总体改变。常用于观察儿童颅颌面整体结构的生长发育情况。

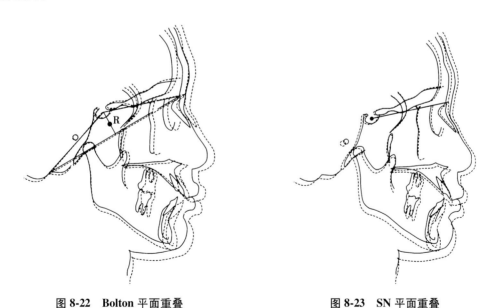

图 8-22 Bolton 平面重叠　　　　　　　　图 8-23 SN 平面重叠

2. 观察上下颌骨及牙齿局部改变的图迹重叠法(图 8-24)　在整体头影图迹的重叠中难以真实表现出牙齿的位置变化,可采用:①上颌骨局部(包括上切牙及磨牙)重叠(ANS-PNS 平面重叠),可观察上颌,特别是上颌磨牙及上切牙的位置变化;②下颌图迹重叠,以下颌骨局部(包括下切牙及磨牙)重叠来观察下颌,特别是下颌磨牙及下切牙的位置变化,一般

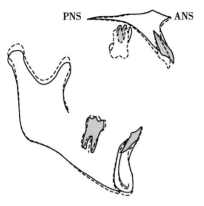

图 8-24　上下颌重叠

以下颌体联合部的舌侧皮质骨及下颌神经管的影像为基准,若下牙槽神经管模糊不清,可用下颌骨的边缘代替。

3. Bjork 重叠法(图 8-25)　Bjork 的研究表明,将金属标志物置入上颌颧突前部轮廓处,这些标志物并未消失,而是随时间推移仍留在原处,另外在 Bjork 关于下颌生长的研究中,他发现以下结构在生长发育过程中保持不变:颏前部、下颌体联合部内下界、下颌联合部的骨小梁结构、下颌神经管、牙根发育开始前磨牙牙胚下部轮廓。

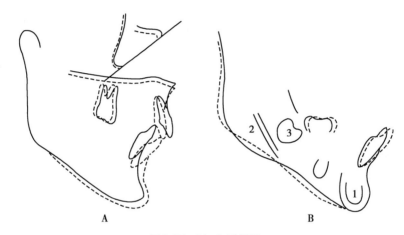

图 8-25　Bjork 重叠法

A. 上颌骨颧突前表面重叠　B. 自然参考结构重叠:1. 下颌体联合部的舌侧皮质骨结构;2. 下颌神经管区域的复杂结构;3. 牙根发育开始前,磨牙牙胚下部轮廓

第三节　常用 X 线头影测量分析方法——侧位片

一、Downs 分析法

Downs 分析法于 1948 年创立,是描述性分析法的代表。Downs 以眶耳平面为基准平面(耳点为机械耳点),提出了 10 项测量内容,并用来描述美国正常𬌗白种人青少年各项测量的变异范围、均值、标准差等数据,从而为口腔正畸的临床治疗提供参考。1965 年傅民魁等研究得出了北京地区正常𬌗、替牙期、恒牙初期、恒牙期个体 Downs 分析法 10 项测量项目的均值、标准差及多角形图,以作为临床 X 线头影测量的诊断参考分析(表 8-1)。由于 Downs 分析法包括了牙𬌗、骨骼及其之间相互关系的分析测量,内容较为完善,故至今仍被广泛应用于正畸临床诊断与治疗中。

表 8-1 Downs 分析法测量中国人正常𬌗的均值和标准差

测量项目	替牙期		恒牙初期		恒牙期	
	均值	标准差	均值	标准差	均值	标准差
面角/°	83.1	3.0	84.4	2.7	85.4	3.7
颌凸角/°	10.3	3.2	7.5	4.6	6.0	4.4
上下牙槽座角/°	−5.9	2.0	−5.2	2.6	−4.5	2.8
下颌平面角/°	31.6	3.9	29.1	4.8	27.3	6.1
Y 轴角/°	65.5	2.9	65.8	3.1	65.8	4.2
𬌗平面角/°	16.4	3.3	14.2	3.7	12.4	4.4
$\overline{1}$-$\overline{1}$/°	122.0	6.0	124.2	7.3	125.4	7.9
$\overline{1}$-OP/°	111.7	6.5	111.7	5.9	111.6	6.0
$\overline{1}$-MP/°	96.3	5.1	96.9	6.0	96.5	7.1
$\overline{1}$-AP/mm	7.7	1.6	7.5	2.1	7.2	2.2

（一）反映颌骨关系的测量项目（图 8-26）

1. 面角（facial angle） 面平面 NP 与 FH 平面相交之后下夹角。此角代表了下颌相对于颅底的关系，即下颌的凸缩程度。此角越大，下颌越前凸，反之则下颌越后缩。

2. 颌凸角（angle of convexity） NA 与 PA（Pog 到 A 点的连线）延长线的交角。当 PA 延长线在 NA 前方时，此角为正值，反之为负。此角代表上颌相对于整个面部的凸缩程度，并不表示上颌骨或下颌骨的真正前突或后缩。颌凸角过大表示上颌骨相对下颌骨前突，颌凸角过小表示上颌骨相对下颌骨后缩。

3. 上下牙槽座角（AB plane angle） 又称 A-B 平面角，为 AB 连线或其延长线与面平面 NP 的上交角。此角在面平面前定义为负值，在面平面后定义为正值。此角表示上下颌骨基骨间的相互位置关系。此角越小则表示上颌基骨相对于下颌基骨的位置关系为前突，Ⅱ类骨骼关系越严重；此角越大则表示上颌基骨相对于下颌基骨的位置关系为后缩，Ⅲ类骨骼关系越严重。

4. 下颌平面角（MPA. mandibular plane angle） MP 平面（颏下点 Me 与下颌角后下缘的切线）与 FH 平面所成之后上交角。此角表示下颌平面的陡度及面部高度。此角越大则下颌体越陡，面部垂直高度越大，反之则表示下颌体越平缓，面部垂直高度越小。

5. Y 轴角（Y axis angle） Y 轴（S-Gn）与 FH 平面之下前交角。此角表示面部相对于颅骨向下向前生长发育的方向及颏部的凸缩程度。

（二）反映牙𬌗与颌骨间关系的测量项目（图 8-26）

1. 𬌗平面角（cant of occlusal plane） 𬌗平面（解剖𬌗平面）与 FH 平面的前下交角。此角代表𬌗平面的倾斜度，角度越大表示𬌗平面越陡，有Ⅱ类错𬌗倾向；反之则𬌗平面越平，有Ⅲ类错𬌗倾向。

2. 上下中切牙角（U1-L1, inter incisal angle） 上下中切牙长轴的交角。牙长轴以切缘与根尖连线来表示。此角代表上下中切牙间的相对凸度，角度越大凸度越小，角度越小则凸

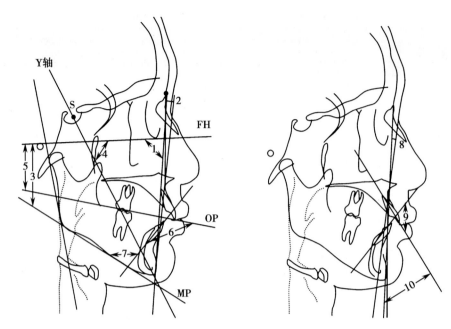

图 8-26 Downs 分析法测量项目
1. 面角（NP-FH） 2. 颌凸角（NA-PA） 3. 下颌平面角（MP-FH） 4. Y 轴角（SGn-FH）
5. 殆平面角（OP-FH） 6. L1-OP 7. L1-MP 8. AB-NP 9. U1-L1 10. U1-AP

度越大。

3. 下中切牙-殆平面角（L1 to occlusal plane） 下中切牙长轴与殆平面 OP（功能学殆平面）之下前交角。此角表示下中切牙的倾斜度及与殆平面的关系。角度过大，反映下切牙唇倾，角度过小，反映下切牙舌倾。

4. 下中切牙-下颌平面角（L1 to mandibular plane） 下中切牙与下颌平面之后上交角。此角表示下中切牙唇舌向倾斜度。此角过大，表示下切牙唇倾，此角过小，表示下切牙舌倾。

5. 上中切牙凸距（Ul-APg） 上中切牙切缘至 A-Pg 线的垂直距离（mm），表示上中切牙的凸度。当上中切牙切缘在 A-Pg 线之前为正值，反之则为负值。

（三）多角形图分析

1951 年 Vorhies、Adams 及 Wylie 将 Downs 分析法的十项测量结果以多角形图来表示，并以正常殆的测量结果得出基本多角形图。Wylie 的方法是以中垂线代表 10 项均值，以其正负 2 倍标准差作为多角形的范围从而构成一多角形图。多角形图上半部分代表 5 项骨骼测量指标，下半部分代表 5 项牙殆测量，以便直观显示异常并助于诊断分析。中线左侧代表安氏 Ⅱ 类趋势，中线右侧代表安氏 Ⅲ 类趋势。

二、Steiner 分析法

Steiner 分析法于 1953 年由 Steiner 提出，其部分内容吸收了 Downs、Riedel 等经典分析法中的有效测量项目，另外，Steiner 分析法还设计了一个包含 ANB 角、上下中切牙和颌面颅骨的位置关系的臂章分析法。这一分析法全面、直观，在我国的口腔正畸临床实践中得到了较为广泛的应用（表 8-2）。

表 8-2　Steiner 分析法测量中国人正常殆的均值和标准差

测量项目	替牙期		恒牙期	
	均值	标准差	均值	标准差
SNA/°	82.3	3.5	82.8	4.0
SNB/°	77.6	2.9	80.1	3.9
ANB/°	4.7	1.4	2.7	2.0
SND/°	74.3	2.7	77.3	3.8
U1-NA/mm	3.1	1.6	5.1	2.4
U1-NA/°	22.4	5.2	22.8	5.7
L1-NB/mm	6.0	1.5	6.7	2.1
L1-N/°	32.7	5.0	30.3	5.8
Po-NB/mm	0.2	1.3	1.0	1.5
U1-L1/°	120.2	7.2	124.2	8.2
OP-SN/°	21.0	3.6	16.1	5.0
GoGn-SN/°	35.8	3.6	32.5	5.2
SL/mm	43.1	4.1	52.1	5.4
SE/mm	16.9	2.7	20.2	2.6

（一）Steiner 分析法测量项目

Steiner 分析法（图 8-27）包括 14 项硬组织测量项目及 1 项软组织评价线（S 线）。

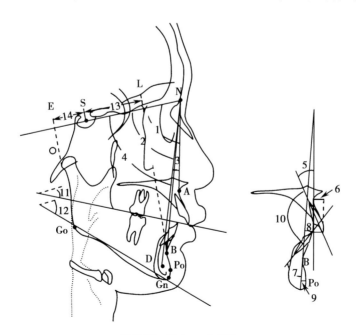

图 8-27　Steiner 分析法

1. SNA　2. SNB　3. ANB　4. SND　5. U1-NA（mm）　6. U1-NA（°）
7. L1-NB（mm）　8. L1-NB（°）　9. U1-L1　10. Po-NB　11. OP-SN
12. GoGn-SN　13. SL（mm）　14. SE（mm）

1. SNA 角　蝶鞍点-鼻根点-上牙槽座点角。表示上颌基骨相对于前颅底的前后向位置关系。该角过大,显示上颌骨前突,过小显示上颌骨后缩。

2. SNB 角　蝶鞍点-鼻根点-下牙槽座点角。表示下颌基骨相对于前颅底的前后向位置关系。该角过大,显示下颌骨前突,过小显示下颌骨后缩。

3. ANB 角　上牙槽座点-鼻根点-下牙槽座点角。此角为 SNA 角与 SNB 角之差。表示上下颌基骨间以鼻根点为参照的前后向位置关系。ANB 角过大,提示存在Ⅱ类骨面型趋势,过小则提示存在Ⅲ类骨面型趋势。

4. SND 角　蝶鞍点-鼻根点-骨性下颌联合中点角。表示下颌整体对颅部的前后向位置关系。

5. U1-NA 角　上中切牙长轴与 NA 连线的交角。表示上中切牙的唇倾度。该角过大,反映上中切牙唇倾,过小反映上中切牙舌倾。

6. U1-NA 距(mm)　上中切牙切缘至 NA 连线的垂直距离。表示上中切牙的凸度。上中切牙唇倾度与凸度在一些条件下是不完全一致的。上切牙平行前移时,U1-NA 角度不变,但 U1-NA 距离变大。而当切牙以切缘为圆心旋转时(如切牙牙根舌向转矩移动),U1-NA 角度变大,但 U1-NA 距离不变。

7. L1-NB 角　下中切牙长轴与 NB 连线的交角。表示下中切牙的唇倾度。该角过大,反映下中切牙唇倾,过小反映下中切牙舌倾。

8. L1-NB 距(mm)　下中切牙切缘至 NB 连线的垂直距离。表示下中切牙的凸度。

9. Po-NB 距(mm)　颏前点至 NB 线的距离。表示颏部的骨量。该值过小,提示下颌颏部生长发育不良。Steiner 非常重视此项目,他沿用 Holdaway 的研究后认为,白种人此距与 L1-NB 距的比值为 1∶1 时,颜面部最协调。

10. U1-L1 角　上下中切牙长轴的后交角。表示上下中切牙的唇倾度与凸度。

11. OP-SN 角　𬌗平面与 SN 平面之交角。表示𬌗平面的倾斜度。

12. GoGn-SN 角　下颌角-颏顶点连线(GoGn)与 SN 平面之交角。表示下颌平面的倾斜度,并反映面部的高度。该角过大,反映下颌呈垂直型生长,过小则反映下颌呈水平型生长。

13. SL(mm)　从颏前点向 SN 平面作垂线,SL 为蝶鞍点与垂足之间的距离。代表下颌颏部相对颅底的前后向位置关系。

14. SE(mm)　髁突最后点向 SN 平面作垂线,SE 为蝶鞍点与垂足之间的距离。代表下颌髁突相对于颅底的前后向位置关系。

对 SL 与 SE 两项测量的综合分析,有助于判断下颌位置的变化及下颌生长发育情况。

(二)臂章分析

为了预测矫治目标,Steiner 设计了著名的臂章分析法(cheveron analysis)(图 8-28,图 8-29)。用形如"〈"的图形及其上标明的数值,来图解记录 ANB、U1-NA(角度和线距)、L1-NB(角度和线距)、Po-NB 值,并预测治疗后中切牙、上颌基骨、颏位的矢状向改变目标。

具体使用方法有以下几种。

臂章①上显示了各测量项目在臂章上的位置,将患者初始状态的实际测量值填写于臂章的相应位置。

臂章②为从正常𬌗个体臂章图值中所选择出的一组作为治疗参考。根据患者 ANB 角的测量值,结合其年龄、骨龄、生长发育状况估计矫治后 ANB 角可能达到的数值,然后根据这一估计值来选用正常𬌗臂章图值组中较接近的图值。

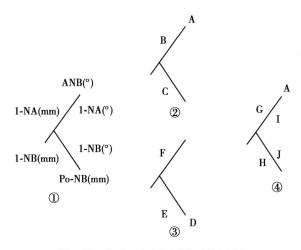

图 8-28　Steiner 臂章分析图解及顺序

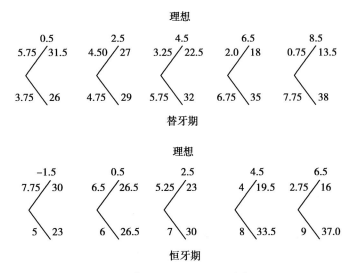

图 8-29　正常𬌗中国人的 Steiner 臂章分析图值

臂章③为通过患者实际测量值(臂章①)与选用的正常𬌗臂章值组(臂章②)相结合得出的理想矫治结果。其中 D 为 Po-NB 线距的生长预测评估,一般在生长前期+2mm,生长后期+1mm,成人 0mm。E 为 L1-NB 线距的预测,据 Holdway 假说 E=D。F 为 U1-NA 线距的预测,F=E-(C-B)。

臂章④为折衷矫治结果预测各测量值。A、D 即为∠ANB、Po-NB(mm)的矫治目标,G=(B+F)/2,H=(C+E)/2,在正常折衷参考值中根据 G、H 的值查出 I、J 的值。

将臂章④与臂章①各值比较,可看出各测量值所发生的变化情况,可根据不同病例的个体特征作出相应修正,从而得出相应的矫治设计方案。

三、Tweed 分析法

Tweed 分析法(图 8-30)又称 Tweed 三角分析法,由 Tweed 于 1945 年提出,主要测量由眶耳平面、下颌平面与下中切牙长轴组成的代表面部形态结构的三角形,其三个角的变化反映了下面部形态结构及下切牙的变化。

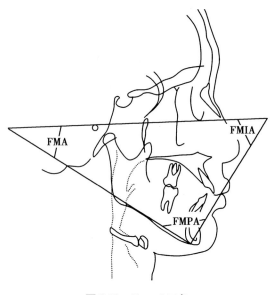

图 8-30 Tweed 三角

（一） Tweed 三角

1. 眼耳平面-下颌平面角（FMA） 眼耳平面与下颌平面的交角。其中下颌平面为下颌下缘的切线。

2. 下中切牙-下颌平面角（IMPA） 下中切牙长轴与下颌平面的交角。该角反映了下中切牙相对于下颌骨的唇倾度。

3. 下中切牙-眼耳平面角（FMIA） 下中切牙长轴与眼耳平面的交角。

在 Tweed 分析法中,不论错𬌗的部位在何处,均以下颌的分析为依据。Tweed 认为,FMIA 达到 65°是建立良好面型的重要条件。FMA 角度的改变主要取决于生长发育,正畸治疗对该角的影响有限,因而要获得理想的 FMIA 角,主要通过改变下中切牙的位置和倾斜度来完成。

（二） Tweed 三角的意义

Tweed 三角不是对面部总的分析,而是着重分析下前牙的位置和倾斜度,对实现良好面容时的下前牙进行再定位。该方法简单直观,但该方法单纯以下中切牙长轴倾斜度的改正为治疗目标,测量项目局限,对牙𬌗畸形机制的分析不足。临床中正畸医师常通过 FMA 的大小决定是否拔牙并判断矫治预后。由于种族间的差异,Tweed 提出的矫治目标是不适合中国人群的。Tweed 分析法测量中国人正常𬌗的结果（表 8-3）及不同面型的 FMIA 修正值（表 8-4）。

表 8-3 Tweed 分析法测量中国人正常𬌗均值

测量平面	替牙期		恒牙初期	
	男	女	男	女
FMA	29.47±3.65	29.05±5.53	30.19±4.01	29.72±3.95
IMPA	96.94±6.26	95.23±6.76	95.59±5.04	92.47±6.94
FMIA	53.58±5.69	55.78±6.34	54.22±4.44	57.81±6.85

表 8-4 不同面型的 FMIA 修正值

FMA	FMIA
>30°	72°～65°
20°～30°	65°
<20°	66°～80°

（三）Tweed 分析方法

1. 作图预测法（图8-31）　首先在 X 线侧位片描图上画出 Tweed 三角,然后通过下中切牙根尖点作于 FH 平面呈65°角（或不同病例修正值）的直线,测量下中切牙切缘至此线的垂直距离（mm）,将此距离乘以 2 即可得出将下中切牙矫正到理想位置时,牙弓双侧所需的间隙量。

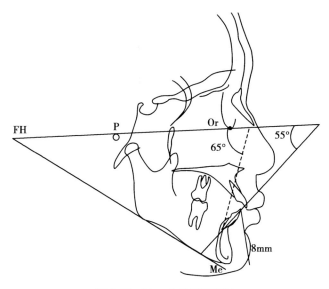

图 8-31　Tweed 作图预测法

2. 计算估计法　首先在 X 线侧位片描图上画出 Tweed 三角,测量 FMIA 值,将所得 FMIA 值与65°（或不同病例修正值）相减所得差值的绝对值,用此值除以 2.5（平均 2.5°约合 1mm 计算）再乘以 2,或将差值乘以 0.8,即得出将下中切牙矫正到理想位置时,牙弓双侧所需的间隙量。

四、Wits 分析法

Wits 分析法由 Jacobson 于 1975 年提出（Wits 是 Witwatersrand 大学的缩写）。主要测量上下颌骨基骨之间的前后向位置关系。Jacobson 认为 ANB 角有时不能确切反映出上下颌骨基骨间的相互关系。如前颅底过长或过短而造成鼻根点前移或后移时,就会影响 ANB 角的大小。此外,当上下颌骨相对颅底平面发生旋转时,也会影响 ANB 角的测量结果,因此 Jacobson 提出了一种的新的计测方法,但是该方法仅是一种线距的测量,不能视之为一种独立的分析方法,只是对 ANB 角的补充。Wits 分析法的优点在于使人们对上下牙槽座点对颅部基准平面的关系有了一个较为全面的认识。

Wits 分析法（图8-32）具体测量方法:分别

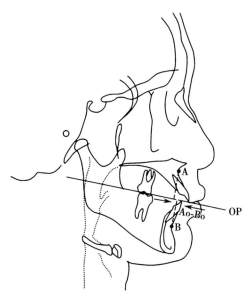

图 8-32　Wits 分析法（Ao-Bo 距离）

从 A 点、B 点向功能性殆平面作垂线,两垂足为 Ao 点、Bo 点,两点间的距离代表上下颌骨基骨之间的相互位置关系。Ao 点在前为正值,Bo 点在前为负值。Wits 值过大提示 Ⅱ 类骨性错殆关系,上颌前突,下颌后缩;Wits 值过小则提示 Ⅲ 类骨性错殆关系,上颌后缩,下颌前突,且两点间距离越大,说明上下颌骨基骨间的前后向位置不调越严重。

正常殆中国人 Wits 分析法测量结果见表8-5。

表8-5 Wits 分析法测量中国人正常殆的均值

	男	女
替牙期	−1.35±2.60	−1.41±2.80
恒牙初期	−1.43±2.90	−1.06±2.93
恒牙期	−0.81±2.80	−1.47±2.14

五、Wylie 分析法

Wylie 分析法是对牙齿、颌骨及面部形态结构深度和高度的测量。测量项目以线距测量为主(图8-33)。

(一) 面部深度测量

以蝶鞍点为测量坐标,眶耳平面(耳点为机械耳点)为基准平面。由蝶鞍点和所要测量的各标志点作垂线垂直于眶耳平面,在眶耳平面上测量蝶鞍点垂足与各标志点垂足之间的距离。

1. 髁突后切线-蝶鞍中心距(Co-S) 通过髁突后切线和蝶鞍中心点向 FH 平面作垂线,测量两垂足之间的距离即为 Co-S。代表颞下颌关节(髁突)相对于颅底的前后位置,亦代表下颌后部的矢状向位置。

2. 蝶鞍点-翼上颌裂距(Ptm-S) 测量蝶鞍中心点垂线至翼上颌裂点垂线的距离,代表上颌相对于颅底的前后位置。

3. 翼上颌裂-前鼻棘距(Ptm-ANS) 测量翼上颌裂点垂线至前鼻棘点垂线的距离,代表上颌的长度。

4. 翼上颌裂-上颌第一磨牙颊沟(Ptm-U6) 测量翼上颌裂垂线至上颌第一磨牙近中颊面沟点垂线的距离,代表上牙弓与上颌第一磨牙的矢状向位置。

5. 下颌长度(mandibular length) 该

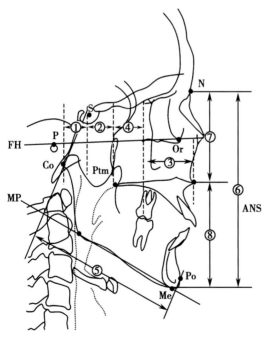

图8-33 Wylie 分析法测量项目

①Co-S ②Ptm-S ③Ptm-ANS ④Ptm-U6 ⑤Co-Po ⑥面上部高(N-ANS) ⑦面下部高(ANS-Me) ⑧全面高(N-Me)

测量在下颌平面上进行。由髁突后缘及颏前点分别向下颌平面作垂线,测量两垂足间的距离。此距可代表下颌长度。

(二)面部高度测量

高度测量是过鼻根点、前鼻棘点及颏下点作眶耳平面的平行线,测量各平行线间的垂直距离。

1. 上面高(N-ANS) 测量鼻根点与前鼻棘点的垂直距离。

2. 下面高(ANS-Me) 测量前鼻棘点与颏下点的垂直距离。

3. 全面高(N-Me) 测量鼻根点与颏下点的垂直距离。

4. 上面高/全面高(N-ANS/N-Me)×100% 上面高占全面高之百分比。

5. 下面高/全面高(ANS-Me/N-Me)×100% 下面高占全面高之百分比。

正常𬌗中国人 Wylie 分析法测量结果见表 8-6。

表 8-6　Wylie 分析法测量中国人正常𬌗的均值和标准差

测量项目	替牙期				恒牙初期				恒牙期			
	男		女		男		女		男		女	
	均值/ mm	标准差/ mm	均值/ mm	标准差/ mm	均值/ mm	标准差/ mm	均值/ mm	标准差/ mm	均值/ mm	标准差/ mm	均值/ mm	标准差/ mm
Co-S	14.4	2.9	14.5	3.0	18.3	3.2	17.3	2.9	20.3	2.3	17.4	2.1
S-Ptm	18.3	1.9	17.9	2.0	17.7	2.9	17.1	3.0	18.3	2.4	17.1	2.3
ANS-Ptm	47.2	2.2	44.8	2.0	50.4	4.1	47.7	2.9	52.1	2.8	49.9	2.1
Ptm-6	9.9	1.9	7.8	2.3	14.4	2.5	12.2	2.9	15.6	3.7	14.6	3.0
Co-Po	97.7	3.3	93.4	4.3	107.4	6.5	102.8	4.8	113.7	4.6	106.7	2.9
N-Me	109.8	4.8	106.9	4.2	122.3	6.8	117.4	5.7	130.0	4.8	119.7	4.6
N-ANS	49.0	2.2	48.1	3.3	55.7	3.8	52.4	3.6	57.9	2.6	53.8	2.8
ANS-Me	60.8	4.9	58.8	4.1	66.6	4.9	65.0	3.9	72.1	5.0	65.8	4.1
N-ANS/N-Me	44.6	1.3	45.0	1.5	45.6	2.1	44.6	2.2	44.6	2.3	45.0	2.1
ANS-Me/N-Me	55.4	1.3	55.0	1.5	54.4	2.1	55.4	2.2	55.4	2.3	55.0	2.5

六、Ricketts 分析法

Ricketts 分析法(图 8-34)是一种综合性的分析法,对上下牙间关系、颌骨间关系、牙与颌骨的关系、口唇位置、颅面关系及内部结构的相互关系进行了综合性的分析,通过计测不同年龄阶段的平均生长量,Ricketts 设计了治疗目标描图预测法(visual treatment objective, VTO),被广泛应用于临床实践中。

完整的 Ricketts 分析体系是由涉及 51 个因素的分析指标组成,临床上常用的简化分析体系包括 3 类 13 个分析指标。

(一)计测项目

1. 牙性因素类指标 代表咬合关系因素的指标,包括(1)~(6)。

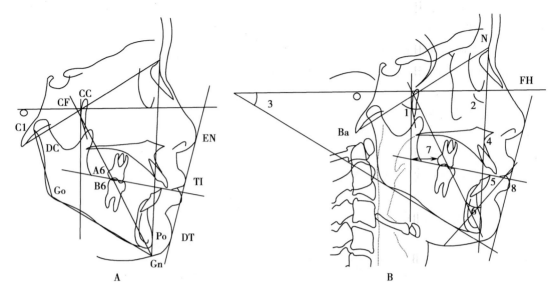

图 8-34 Ricketts 分析法标志点及测量项目

A.1.A6;2.B6;3.C1(髁突);4.DT(软组织);5.CC(颅骨中点);6.CF(翼上颌裂点);7.DC 点;8.EN 点
(鼻);9.Gn 点;10.Go 点;11.TI 点；B.1.面轴角;2.面角;3.下颌平面角;4.A 点凸距;5.下中切牙凸距;
6.下中切牙倾斜度;7.上磨牙 PtV 距;8.下唇 E 线距

2. 骨性因素类指标 代表上下颌骨间关系因素的指标,包括(7)和(8)。

3. 代表牙列相对于颌骨关系因素的指标 包括(9)~(15)。

4. 美学因素指标 代表唇的相对位置因素指标,包括(16)~(18)。

5. 代表面部相对于颅关系因素指标 包括(19)~(25)。

6. 代表颅骨内部的因素指标 包括(26)~(32)。

具体指标如下。

(1) 磨牙关系距:上下颌第一磨牙远中面在𬌗平面上的投影距。用于评价上下颌第一磨牙间矢状向关系。

(2) 尖牙关系距:上下颌尖牙牙尖在𬌗平面上的投影距。用于评价上下颌尖牙间矢状向关系。

(3) 切牙覆盖:上下颌切牙切缘在𬌗平面上的投影距。

(4) 切牙覆𬌗:上下颌切缘垂直于𬌗平面的投影距。

(5) 下颌切牙高度距:下颌中切牙切端到𬌗平面的垂直距离。

(6) 切牙间夹角:上下颌中切牙长轴夹角。用于评价中切牙突度。

(7) 突度距:A 点到面平面的距离。

(8) 下面高度角:由前鼻棘(ANS)到下颌升支中心点(Xi)的连线,与下颌升支中心点(Xi)到颏上点(Pm)连线所成角度。

(9) 上颌磨牙位置距(PTV-U1):上颌第一恒磨牙远中切点到 PTV 平面的距离。用于评价和预测上颌第一磨牙的位置。

(10) 下颌切牙突度距(L1-APo):下颌中切牙切缘点到 A-Po 连线的距离。用于评价下颌中切牙突度以及在 VTO 中预测下颌中切牙位置。

（11）上颌切牙突度距（U1-APo）：下颌中切牙切缘点到 A-Po 连线的距离。用于评价上颌中切牙突度。

（12）下颌切牙轴倾角：下颌中切牙长轴与 A-Po 平面的下夹角。

（13）上颌切牙轴倾角：上颌中切牙长轴与 A-Po 平面的下夹角。

（14）𬌗平面—下颌升支距：下颌升支中心点（Xi）到𬌗平面的距离。

（15）𬌗平面倾斜度：下颌体轴与𬌗平面的交角。

（16）唇突度距：下唇到审美平面的距离，用于评价下唇的位置。

（17）上唇长度距：（ANS-Em）前鼻棘点（ANS）到口裂接触点（Em）间的距离。

（18）口裂点—𬌗平面距（Em-OP）：口裂点到咬合平面的距离。𬌗平面在口裂点下方为正，反之为负，此距过大提示唇短，此距过小提示唇位低，可由此作为唇位审美判断。

（19）面部深度角（FH-NPo）：面平面与 FH 平面间的交角。这是 Downs 分析法中的面角。

（20）面轴角（NBa-PtGn）：NBa 与 PtGn 连线的后下交角。代表颏部和磨牙的生长方向。

（21）面部倾斜度角（MP-PtGn）：面平面与下颌平面的交角。用于评价颏部形态与面型。

（22）上颌深度角（FH-NA）：FH 平面与 NA 平面之后下交角。用于评价上颌相对于颅部的前后向位置关系。

（23）上颌高度角（NCF-ACF）：鼻根点-CF 点（FH 平面与 PTV 平面的交点）与 A 点-CF 点连线的前交角。用于评价上颌相对于颅部的垂直向位置关系。

（24）腭平面角（PP-FH）：FH 平面与腭平面的前交角。

（25）下颌平面角（FH-MP）：用于评价下颌骨旋转方向、面高及面型。

（26）颅骨倾斜度（FH-BaN）：FH 平面与颅底平面的前交角。用于评价颅骨基底是否有发育不良的情况。

（27）颅骨前部长度（N-cc）：颅底平面（BaN）上，鼻根点至 cc 点（面轴 Pt-Gn 与颅底平面的交点）的距离。骨性Ⅱ类此距多增大。

（28）后面高度（Go-CF）：下颌角点与 CF 点之间的距离。代表下颌升支的高度。

（29）下颌升支轴线角（FH-CFXi）FH 平面与下颌支中心线（Xi-CF）的下后交角。

（30）耳点位置距耳点（P）与 PTV 平面之间的距离。

（31）下颌体弧度角（Dc-Xi-Pm）下颌骨体轴与髁突长轴所成的角度。用于评价下颌骨体的位置与形态，以判断下颌角是锐角生长型或钝角生长型。

（32）下颌体长度（Xi-Pm）Xi 点与颏上点（Pm）之间的距离。用于评价下颌体长度。

在侧位片 32 项计测项目中，（5）、（7）、（8）、（9）、（10）、（12）、（16）、（19）、（20）、（21）、（22）、（25）、（31）等 13 项为 Ricketts 常用计测项目。

（二）可视性治疗目标预测

可视性治疗目标（VTO）分为静态 VTO 和动态 VTO. 成年患者　生长发育期已经结束，对其制订的可视性矫治目标我们称之为静态 VTO，在目前的正畸临床中被广泛应用，尤其是在不受生长发育影响的正畸-正颌外科治疗中发挥着重要的作用；而对于处于生长发育期的患者，对其制订的可视性矫治目标称之为动态 VTO，该预测的准确性包括对治疗结果预测的准确性和对生长发育预测的准确性,不幸的是,颅面部生长发育的不确定性影响了动态 VTO 的准确性,所以对于处在生长发育期的儿童,VTO 只能对正畸治疗的结果进行粗略的估计。

七、McNamara 分析法

McNamara 分析法由 McNamara 于 1983 年首先提出,该分析法综合了 Ricketts、Wits 等测量方法的内容,包括采用了鼻根点垂线(NP)作为参考线来分析上下牙齿、牙与颌骨、颌骨与颅骨之间关系。McNamara 分析法以线距测量为主,比角度测量更直观且更容易理解。其测量项目如下(图 8-35)。

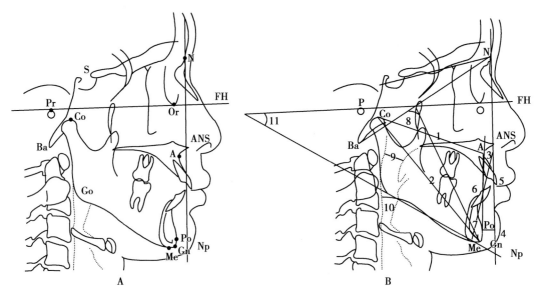

图 8-35　McNamara 分析法测量项目

A. 标志点、参考平面　B. 测量项目:1. 有效上颌长度;2. 有效下颌长度;3. 上颌突度 4. 下颌突度;5. 上切牙突距;6. 下切牙突距;7. 下前面高;8. 面轴角;9. 上咽腔宽;10. 下咽腔宽;11. 下颌平面角

1. 有效上颌长度(Co-A)　髁突最上后点(Co)至上牙槽座点(A)的间距。

2. 有效下颌长度(Co-Gn)　髁突点(Co)至颏顶点(Gn)的间距。

3. 上颌突度(A-NP)　上牙槽座点(A)至鼻根点垂线的距离。A 点在鼻根点垂线之前,该值为正,反之为负。

4. 下颌突度(Po-NP)　颏前点(Po)至鼻根点垂线的距离。Po 点在鼻根点垂线前,该值为正,反之为负。混合牙列期儿童为-8～-6mm,成人约为-2～4mm。

5. 上切牙突距(U1-A)　由 A 点作鼻根点垂线的平行线,上切牙唇面至该平行线的距离。成人正常值为 4～6mm。

6. 下切牙突距(L1-Po)　下中切牙唇面至上牙槽座点和颏前点连线(A-Po)的距离。成人正常值为 1～3mm。

7. 前下面高　前鼻棘点(ANS)至颏下点(Me)的间距。

8. 面轴角（BaN-PtmGn 角）　翼上颌裂最后上点（Ptm）与颏顶点（Gn）的连线与全颅底平面（Ba-N）之后下交角。

9. 下颌平面角（MP-FH）　FH 平面与下颌平面（通过颏下点 Me 作下颌后下缘切线）之前下交角。可用于评估下颌生长方向，成人正常值为 22°。

10. 上咽腔宽度　从软腭的背侧轮廓最突点至咽后壁的最小间距。测量时软腭取点应在软腭前 1/2，因为这个区域紧邻鼻道的后开口。

11. 下咽腔宽度　舌后缘与下颌下缘交点至咽后壁的最小间距。

McNamara 分析法采用 FH 平面作为水平参考平面，以鼻根点垂线作为垂直参考线，分析上下颌骨与颅骨的关系，受前颅底平面变异的影响小，因此比 ANB 角、Wits 值和 APDI（Ante-rior-posterior Dysplasia Indicator）更为可靠；以有效上下颌长度评价上下颌骨的前后向位置关系，两者显著相关；用下前面高评估上下颌骨的垂直关系；上切牙突距反映上切牙对上颌的关系，避免了因上颌相对颅骨的前后向位置变化对上切牙倾斜度的影响。

八、Bjork 分析法

1947 年 Bjork 通过对 322 例 12 岁瑞士男孩及 281 例 21~23 岁瑞士士兵的颅面研究提出了 Bjork 分析法，该方法的计测项目对颅颌面生长发育变化的评价具有重要意义。

（一）主要测量项目
可分为角度测量和线距测量（图 8-36）。

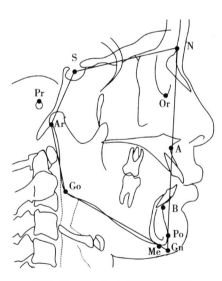

图 8-36　Bjork 分析法测量项目

1. 鞍角（N-S-Ar 角）　用于评价关节窝及下颌髁突相对于颅底的前后及上下位置关系。此角过小或过大，均提示关节窝位置的变化，多系骨性畸形所致。

2. 关节角（S-Ar-Go）　用于评价下颌位置。骨性Ⅱ类下颌后缩时此角一般变大，反之骨性Ⅲ类下颌前突此角变小。功能性矫治器矫治可改变此角大小。

3. 下颌角（Ar-Go-Me）　Go 为下颌支切线与下颌平面相交点。

4. 三角之和　鞍角+关节角+下颌角。

5. 前颅底长（S-N）。

6. 后颅底长（Ar-S）。

7. 升支高（Ar-Go）。

8. 下颌长（Go-Me）。

9. 前面高（N-Me）。

10. 后面高（S-Go）。

（二）分析方法及评价
该分析由 N-S-Ar-Go-Gn 等点构成面部多角形图，通过分析面部多角形图各边长间的关系来评价前后面部关系，预测面部生长方向等。

1. Bjork 发现　鞍角、关节角、下颌角之和在生长发育过程中相对稳定。当其总和为 396°±6°时面型基本正常;当其大于 396°时,下颌呈顺时针旋转生长趋势;当其小于 396°时,下颌呈逆时针生长趋势。

2. Bjork 认为　理想的后颅底长 S-Ar 与下颌升支高 Ar-Go 之比为 3∶4;前颅底长度 S-N 应与下颌体长 Go-Po 相等。

3. 面高比意义　面高比=(后面高/前面高)×100%,平均生长型的患者其比值(面高指数 FHI)在 62%~65%,小于 62%为顺时针垂直生长趋势;大于 65%为逆时针水平生长趋势。

九、Pancherz 分析法

Pancherz 分析法(图 8-37)主要应用于使用 Herbst、Twin-Block 等功能矫治器治疗的安氏Ⅱ类错𬌗病例,要求在矫治前、中、后拍摄正中𬌗位和大张口位的头侧位片,对其临床疗效进行系统性研究与评价。该分析方法能明确、直观地反映上下颌骨与牙齿在矢状方向的位置变化及相互关系,从而直观体现出治疗的作用。

Pancherz 头颅参照系统是以前颅底平面(NSL)为重叠平面,蝶鞍点(S 点)为重叠点,𬌗平面(OL)为水平参照轴,过 S 点作 OL 之垂线(OLP)为垂直参照轴及基准平面,分析治疗前后骨骼、牙齿位置、覆盖及磨牙关系的变化。

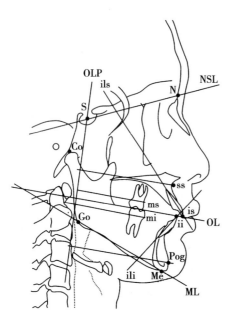

图 8-37　Pancherz 分析法
1. is/OLP　2. ii/OLP　3. ms/OLP　4. mi/OLP　5. is/OLP-ii/OLP　6. ms/OLP-mi/OLP　7. ss/OLP　8. Pog/OLP　9. Co/OLP　10. Go/Me　11. ils/NSL　12. ili/ML　13. ils/ili。

（一）标志点

鼻根点 N、蝶鞍点 S、上牙槽座点 ss、下中切牙切缘点 ii、上中切牙切缘点 is、下磨牙前点 mi、上磨牙前点 ms、颏前点 Pog、髁顶点 Co、下颌角点 Go、颏下点 Me。

（二）测量平面

1. 𬌗平面(OL)　最凸中切牙切缘点和上颌第一恒磨牙远中颊尖点的连线。

2. OLP　通过 S 点垂直于 OL 的直线。

3. 前颅底平面(NSL)。

4. 下颌平面(ML)。

5. 𬌗平面倾斜度(OL/NSL)　𬌗平面与前颅底平面交角。

6. 下颌平面倾斜度(ML/NSL)　下颌平面与前颅底平面交角。

通过 ss、ii、is、mi、ms、pg 做 OLP 的垂线,分别记为 ss/OLP、ii/OLP、is/OLP、mi/OLP、ms/OLP、Pog/OLP。

（三）测量指标

1. 矢状方向上中切牙切缘的位置 is/OLP。

2. 矢状方向下中切牙切缘的位置 ii/OLP。

3. 矢状方向上颌第一恒磨牙的位置 ms/OLP。

4. 矢状方向下颌第一恒磨牙的位置 mi/OLP。

5. 前牙覆盖 is/OLP-ii/OLP。

6. 磨牙关系 ms/OLP-mi/OLP，正值表示远中关系，负值表示近中关系。

7. 矢状方向上颌基骨的位置 ss/OLP。

8. 矢状方向下颌基骨的位置 Pg/OLP。

9. Co 点到 OLP 的垂直距离 Co/OLP。

10. 下颌骨的长度 Po/OLP+Co/OLP。

11. 上切牙角　上切牙长轴与前颅底平面角 ils/NSL。

12. 下切牙角　下切牙长轴与下颌平面角 ili/ML。

13. 上下切牙角　ils/ili。

（四）计量项目

1. is/OLP-ii/OLP（前牙覆盖）。

2. ms/OLP-mi/OLP（磨牙近远中向关系）。

3. is/OLP-ss/OLP（上中切牙相对于上颌骨的位置）。

4. ii/OLP-Po/OLP（下中切牙相对于下颌骨的位置）。

5. ms/OLP-ss/OLP（上颌第一恒磨牙相对于上颌骨的位置）。

6. mi/OLP-Po/OLP（下颌第一恒磨牙相对于上颌骨的位置）。

（五）测量公式

1. 覆盖减小量=骨性变化量+牙性变化量=（治疗前后下颌骨相对于 OLP 的位置变化量-治疗前后上颌骨相对于 OLP 的位置变化量）+（治疗前后下中切牙相对于下颌骨的位置变化量-治疗前后上中切牙相对于上颌骨的位置变化量）。

2. 磨牙关系变化量=骨性变化量+牙性变化量=（治疗前后下颌骨相对于 OLP 的位置变化量-治疗前后上颌骨相对于 OLP 的位置变化量）+（治疗前后下颌第一恒磨牙相对于下颌骨的位置变化量-治疗前后上颌第一恒磨牙相对于上颌骨的位置变化量）。

3. 骨性变化比例=骨性变化量/（骨性变化量+牙性变化量）×100%。

4. 牙性变化比例=牙性变化量/（骨性变化量+牙性变化量）×100%。

第四节　常用软组织 X 线头影测量方法——侧位片

一、常用软组织标志点及平面

（一）常用软组织标志点（图 8-38）

1. 额点（G'）　软组织额部之最前点。

2. 软组织鼻根点（N'）　软组织侧面上对应的鼻根点。

3. 鼻尖点（Prn）　鼻部最凸点。

4. 鼻底点（Sn）　鼻小柱与上唇之连接点。

5. 上唇突点（Ls）　上唇最突点。

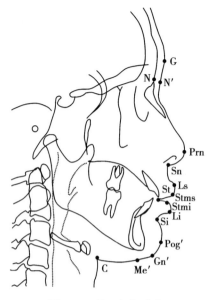

图 8-38 软组织标志点

6. 上唇下点（Stms） 上唇红缘最下点。

7. 口裂点（St） 上下唇交触点,上唇下点和下唇上点的中点。

8. 下唇上点（Stmi） 下唇红缘最上点。

9. 下唇突点（Li） 下唇最突点。

10. 颏唇沟点（Si） 下唇与颏部之间的最凹点。

11. 软组织颏前点（Pog'） 软组织颏部之最前点。

12. 软组织颏顶点（Gn'） 有两种确定方法:一是软组织颏前点与软组织颏下点之中点;二是 Sn-Pog'和 C-Me'连线延长线的交点。

13. 软组织颏下点（Me'） 软组织颏之最下点。

14. 软组织颈角点（C） 颏下部软组织与颈部软组织相交之最凹点。

（二）常见软组织侧面观测平面（图 8-39）

1. E 线 鼻突点与软组织颏前点的切线,又称审美平面,Ricketts 用此线评价上下唇的突度。据统计,中国人唇位较白种人偏前,南方人唇位较北方人偏前,随着年龄的增加唇逐渐后退。恒牙初期以前上下唇大多位于该线之前,成人期下唇一般位于该线以前 1.5mm 左右。

2. S 线 通过鼻 S 形中点及颏部软组织最突点的连线。Steiner 用此线评价上唇位置,认为 S 线切过上下唇最突点时侧貌最理想。

3. T 线 软组织鼻底点与软组织颏前点的连线。Schwarz 研究认为,T 线切过下唇并平分上唇红缘时侧貌最好。

4. H 线 是 Holdway 倡导的软组织颏前点与上唇间切线。通过该线与 X 线头侧位片上各软组织点的关系,可判断软组织侧貌的美观程度。

二、Holdaway 分析法

Holdaway 分析法主要测量与分析面部软组织侧貌。包括 11 项测量内容（图 8-40）。

1. 软组织面角（FH-N′Pm′） 眼耳平面与软组织面平面相交之后下角。此角正常值为 90°~92°,反映软组织颏部的凸缩程度,角度越大,说明下颌越前突,反之则表示下颌越后缩。

2. 上唇凹深度（Upper lip curvature） 过上唇突点作 FH 平面的垂线,测量上唇凹点至此线的距离。正常值约为 2.5mm。1.5~4.0mm 为可接受的范围。过小说明上唇紧绷,过大则说明上唇过厚或唇外翻。

3. 骨骼侧面凸度或 A 点凸度（A-N′Pog′） A 点至面平面距离。与唇的位置有着密切的关系。正常值为-2mm~+2mm,超过此区间说明上颌骨前突或后缩,并影响面部侧貌的和谐美观。

4. H 角（H 线-N′Pm′） H 线（上唇凸点与软组织颏前点连线）与软组织面平面的交角。该角反映了上唇的突度或软组织颏部的凸缩程度。正常值 7°~14°,H 角与骨骼侧面突度有

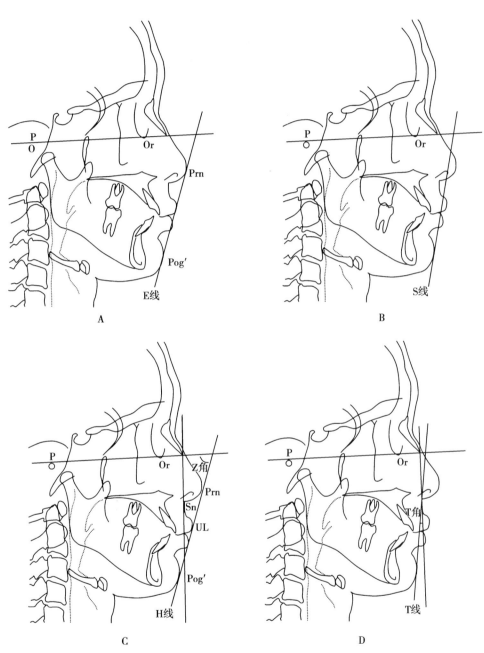

图 8-39　软组织测量平面

A. E 线　　B. S 线　　C. T 线　　D. H 线

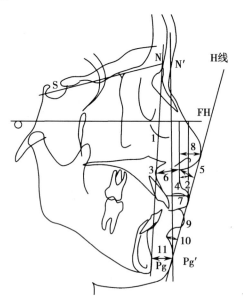

图 8-40 Holdaway 分析法
1. 软组织面角 2. 上唇凹深度 3. A 点凸度
4. H 角 5. 鼻下点至 H 线距 6. 上唇基部厚
度 7. 上唇厚度 8. 鼻凸度（Pn-Sn） 9. 下
唇凸点至 H 线距离 10. 唇凹点至 H 线距离
11. 软组织颏部厚度

着密切的关系。

5. 鼻底点至 H 线距（Sn-H 线） 鼻底点至 H 线的距离。

6. 上唇基部厚度 牙槽突基部至鼻底点距离。牙槽突基部在 A 点下 3mm。

7. 上唇厚度（U1-Ls） 上切牙唇面至上唇凸点的距离。该测量值应与上唇基部厚度接近，如果上唇厚度与上唇基部厚度相比过小，则说明上唇紧绷，反之，则说明上唇松弛外翻。

8. 鼻凸度（Prn-Sn） 通过鼻底点作一线垂直于 FH 平面，测量鼻尖至此线的距离。

9. 下唇凸点至 H 线距离（Li-H 线） 该值反映下唇突度，下唇在 H 线之后为负值，反之为正值。

10. 下唇凹点至 H 线距离（Si-H 线） 该值反映颏唇沟与下唇形态。此值大，反映下唇外翻，颏唇沟较深。

11. 软组织颏厚度（Pm-Pm'） 软组织颏前点至硬组织颏前点的距离。当颏部软组织较厚时，下颌切牙可适当唇倾，以获得协调的面型。

三、Burstone 软组织分析法

常用于正颌外科的侧面变化评估，包括 13 项测量指标（图 8-41）。

（一）面型测量

1. 面突角或面型角（G-Sn-Pog'） 鼻下点和软组织颏前点连线与额点和鼻下点连线延长线的交角。额点和鼻下点连线延长线在前为正，反之为负。此角增大表示Ⅱ类骨面型，此角减小表示Ⅲ类骨面型。

2. 中面突距（Sn-G） 从额点作校正水平面的垂线 G 线，测量鼻下点到 G 线的距离即上颌突距。表示上颌的凸缩程度。

3. 颏突距（Pog'-G） 软组织颏前点到 G 线的距离，表示下颌的凸缩程度。

4. 下面颈角 鼻下点和软组织颏顶点连线与软组织颏顶点和颈点连线的交角。表示软组织颏部的突度。

5. 上下面高比（Gn-Sn/Sn-Me'） 通过额点、鼻下点、软组织颏前点作 HP 平面的平行线，测量额点到鼻下点线的距离、鼻下点到软组织颏前点线的距离，计算出两者比值。

6. 面下部高度深度比（Sn-Gn'/C-Gn'） 用于评价颏部的突度，正常值应略大于 1，此值过大表示 C-Gn'相对较短，治疗不应减小颏部突度；此值过小表示 C-Gn'相对较长，治疗时应适当减小颏部突度。

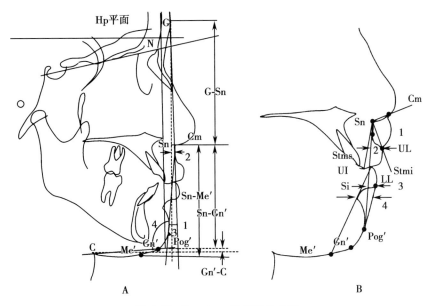

图 8-41 Burstone 软组织分析法

A. 面型测量：1. 面突角；2. 中面突距；3. 颏突距；4. 下面颈角　B. 唇型测量：1. 鼻唇角；
2. 上唇突距；3. 下唇突距；4. 颏唇沟深

（二）唇形测量

1. 鼻唇角（Cm-Sn-UL）　此角可用于评价上唇位置,鼻唇角较小时矫治允许内收前牙;鼻唇角较大时治疗可前移上颌或唇倾上牙。

2. 上唇突距（UL-SnPog′）　上唇突点到鼻下点与软组织颏前点连线的距离。

3. 下唇突距（LL-SnPog′）　下唇突点到鼻下点与软组织颏前点连线的距离。

4. 颏唇沟深度（Si-LLPog′）　颏唇沟点至下唇突点和软组织颏前点连线的距离。

5. 垂直唇颏比（Sn-Stms/Stmi-Me′）　鼻下点到上口点的距离与下口点到软组织颏下点距离之比。

6. 唇间隙（Stms-Stmi）　上下口点之间的距离。

7. 上切牙暴露程度（Stms-U1）　上口点到上切牙切点垂直距离。

四、软组织气道分析法

软组织气道和舌的位置在临床诊断设计中十分重要,可以判断其可能伴有的舌位、扁桃体异常及功能障碍。因此,为了解软组织气道的通畅度对牙颌畸形诊治的影响,不少学者提出了软组织气道分析法,以下两种方法可供参考。

（一）McNamara 上下气道分析法

1. 上咽宽度　软腭上份后轮廓线至后咽壁上最接近点的宽度,正常男女成人平均17.4mm,应不小于5mm。

2. 下咽宽度　舌后缘何下颌下缘相交点至后咽壁最接近点宽度,正常为10~12mm。

通过上下咽宽度值与正常值的比较,同时结合五官科检查,以辅助判断舌咽气道的变化及异常。

（二）咽腔软组织通畅的评估法

从上颌平面（ANS-PNS）的后鼻棘点（PNS）分别各向后延长，及向后颅底平面（S-Ba）作垂线，比较以下 3 项测量值。

1. AD1-PNS 在 PNS-Ba 线上，PNS 到咽后壁上最接近点的宽度，正常约 22mm。

2. AD3-PNS 在 PNS 向 S-Ba 所作的垂线上，PNS 到咽后壁最接近点的宽度，正常值约为 16mm。

3. AD 在 PTV 平面上，在 PNS 上方 5mm 处至咽后壁上最接近点宽度，正常值约为 9mm。

通过以上计测值与正常值的比较，可辅助诊断是否存在气道不通畅及呼吸障碍。

第五节 常用 X 线头影测量分析方法——正位片

正位片即前后位片常用于分析诊断颜面部不对称畸形和面部横径生长异常的患者，也可用于分析上下颌磨牙相对于上颌基骨的颊舌向错位及提供鼻孔的宽度等。

一、正位片常用标志点

正位片 X 线头影测量的常用标志点（图 8-42）。

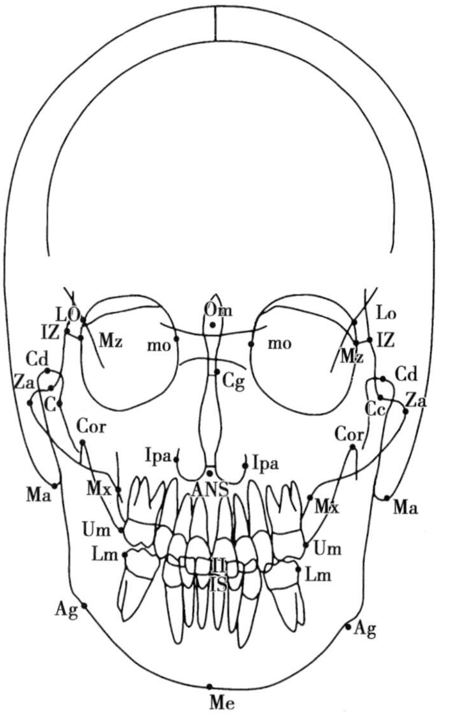

（一）面部矢状中线标志点

1. 鸡冠点（Cg） 正中线上，鸡冠颈部最狭窄部。

2. 前鼻棘点（ANS） 正中线上，鼻腔下影和硬腭中交点。

3. 下切牙点（II） 下中切牙切缘间的最上点。

4. 上切牙点（IS） 上中切牙切缘间的最下点。

5. 颏下点（Me） 颏部最下点。

（二）面上部标志点

1. 眶侧点（Lo） 眼眶外缘与眼窝斜线的交点。

2. 鼻中点（Om） Lo 连线上的鼻棘影像中点。

3. 颧额缝外侧点（IZ） 颧额缝最外侧点。

4. 颧额缝内测点（MZ） 颧额缝最内测点。

（三）面中部标志点

1. 乳突点（Ma） 又称乳突尖点，乳突最下点。

图 8-42 正位片 X 线头影测量的常用标志点

2. 鼻腔最外侧点（Ipa）　梨状孔侧壁最外点。

3. 颧弓点（Za）　颧弓最外侧缘。

4. 上颌基点（Mx）　又称颧点，上颌骨颧突下缘与牙槽突交界点。

5. 上颌磨牙点（Um）　上颌第一磨牙冠颊侧最外缘点。

（四）下颌标志点

1. 颏点（Me）　下颌下缘中部点。

2. 下颌角前切迹点（Ag）　下颌骨下缘最凹点。

3. 髁突顶点（Cd）　髁突最上点。

4. 喙突点（Cor）　喙突影像最上突点。

5. 髁突中心点（Cc）　髁突影像之中心点。

6. 下颌磨牙点（Lm）　下颌第一磨牙颊侧缘点。

二、常用分析方法

（一）Hewitt 分析法

Hewitt 分析法由 Hewitt 于 1975 年提出，主要通过三角形面积的计算和比较来分析研究颅面部不对称畸形。

在正位片上确定蝶鞍中心点、前鼻棘点、颏点、切牙点，并以此确定面部正中矢状中线，然后把面部左右两侧划分为以下几个三角区，用平面几何的方法计算比较左右两侧对应三角形的面积，以分析颅面部不对称畸形的部位（图 8-43）。

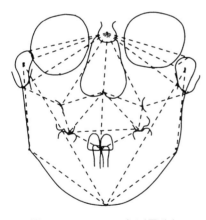

图 8-43　Hewitt 三角测量分析

1. 颅底区　由蝶鞍中心点、髁突顶点和髁突内测最突点构成。

2. 上颌外侧区　由蝶鞍中心点、乳突点和颧点构成。

3. 上颌上区　由蝶鞍中心点、前鼻棘点和颧点构成。

4. 上颌中区　由上颌第一磨牙近中尖点、前鼻棘点和颧点构成。

5. 上颌下区　由上颌第一磨牙近中尖点、前鼻棘点和双侧上颌第一磨牙近中尖点连线与面部矢状中线交点构成。

6. 牙区　由上颌第一磨牙近中尖点、切牙点和双侧上颌第一磨牙近中尖点连线与面部矢状中线交点构成。

7. 下颌区　由髁突中心点、下颌角点和颏下点构成。

（二）Ricketts 分析法（图 8-44）

在正位片分析中，Ricketts 设计了五个方面共 15 个计测项目，通过分析左右侧，上下颌及牙列的对称关系变化，并结合侧位片分析，全面解析患者的畸形机制以指导治疗。

1. 牙列问题分析

（1）上下磨牙关系：殆平面上，上下颌第一磨牙颊面点间距，正常约 1.5mm，应小

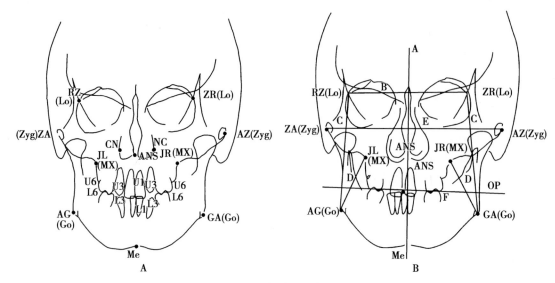

图 8-44 Ricketts 正位片分析定点及分析计测平面

A. 分析定点 B. 计测平面:a. 正中矢状平面;b. 眶平面(RZ-ZR);c. 左右面高(RZ-AG/ZR-GA);d. 左右基骨高(JL-AG/JR-GA);e. 颧弓平面(ZA-AZ);f. 𬌗平面(L6-R6)

于 3mm。

（2）下磨牙间宽度:𬌗平面上,左右下颌第一磨牙颊面点间宽度。用于下牙弓后段宽度分析。

（3）下尖牙间宽度:𬌗平面上,左右下颌尖牙间宽度。

（4）切牙中线:上下颌中切牙中线之间的距离。

2. 上下颌关系分析

（1）上下颌宽度(左右):左右上颌基点 JL/JR(J 点即 Mx 点)分别至左右全面高线(眶侧点至下颌角点 RZ-AG/ZR-GA)的垂距。

（2）上下颌中线:ANS-Me 连线与垂直于眶平面(Lo-Lo)的面正中线间角,正常约 2°角。

3. 骨-牙关系分析

（1）L6 对上下颌关系(左右):左右下颌磨牙颊面点至左右基骨高线(上颌基点 J 至下颌角点 Go 连线)的垂距。

（2）下牙列对下颌中线的关系:下切牙中点至 ANS-Me 连线间的垂距。

（3）𬌗平面倾斜:𬌗平面至眶平面间距离的左右差值。

4. 颅面关系分析 左右后部对称角:左右颧弓最外点-下颌角点-眶侧点角(∠Zyg-Go-Lo)之差。

5. 内部结构分析

（1）鼻腔宽度:鼻腔影像的最大宽度。

（2）鼻腔高度:前鼻棘点至眶平面(Lo-Lo)的距离。

（3）上颌骨宽度:左右上颌基点(J-J 或 Mx-Mx)间距。

（4）下颌骨宽度:左右下颌角点(Go-Go)间距。

（5）面宽度:左右颧弓最外侧点(ZA-ZA 或 Zyg-Zyg)间距。

第六节　常用 X 线头影测量分析方法——颏顶位片

一、颏顶位常用标志点

（一）颅部标志点（图 8-45）

1. 棘孔点（FS）　棘孔轮廓中心点。

2. 颅侧点（PCV）　颅骨侧方最突点。

3. 颅中凹点（MCF）　蝶骨小翼后缘最前点。

4. 颅底点（Ba）　枕骨大孔前缘中点。

5. 颅后点（OP）　枕骨大孔最后缘点。

（二）鼻上颌部标志点（图 8-46）

1. 翼上颌裂点（Ptm）　翼上颌裂最后方点。

2. 颊点（BC）　颧骨后弯最前点。

3. 颧点（Zyg）　左右翼上颌裂点连线与颧弓外侧缘的交点。

4. 颅前穿点（ACV）　左右颧点连线与颅外侧缘的交点。

5. 角点（A）　位于眼角部，即眶侧缘与颧弓交界部。

6. 前犁骨点（AV）　左右角点连线与犁骨交点。

7. 后犁骨点（PV）　左右翼上颌裂点连线与犁骨交点。

8. 上牙弓中点（DM）　上中切牙近中触点。

9. 上牙弓中点（AB）　左右上中切牙根尖处中点。

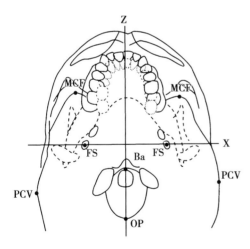

图 8-45　颏顶位片——颅骨标志点及计测分析

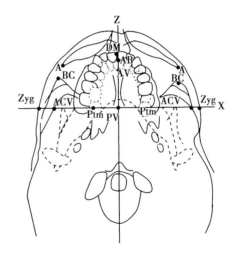

图 8-46　颏顶位片——鼻上颌部标志点及计测分析

（三）下颌部标志点（图 8-47）

1. 下颌角点（Go）　下颌角后缘点。

2. 髁前点（CA）　髁突前缘与下颌体线（通过下颌角点及下颌第一恒磨牙后缘点所引

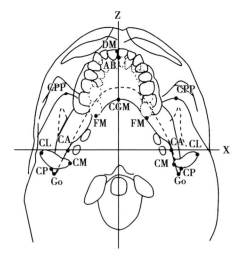

图 8-47　颏顶位片——下颌部标志点及计测分析

的下颌体影像中心的连线)的交点。

3. 髁后点(CP)　髁突后缘与下颌体线的交点。

4. 髁外侧点(CL)　髁突外侧缘与下颌体线平行线的外切点。

5. 髁内侧点(CM)　髁突内侧缘与下颌体线平行线的内切点。

6. 喙突点(CPP)　喙突最前缘点。

7. 下磨牙点(FM)　下颌最后恒磨牙最后缘点。

8. 下中切牙点(dm)　下颌中切牙冠近中触点。

9. 下牙槽中点(ab)　下颌中切牙根尖中点。

10. 下颌外形线中点(CGM)　沿左右髁突向前作下颌外形线的中点。

二、常用分析方法——Ritucci-Burstone 分析法

(一)颅骨分析

连接两侧棘孔点构成 X 轴,通过 X 轴上的两棘孔间的中点作垂线,构成 Z 轴,以两轴交点为零点,测量颅底各标志点的前后、左右位置关系,分析颅底的对称性,通过计测上下颌各标志点到 X、Z 轴的距离以分析颅底和颌骨间对称性的变化。

(二)鼻上颌部分析

以两侧翼上颌裂点连线为 X 轴,通过 X 轴上的左右翼上颌裂点间的中点作垂线,构成 Z 轴,以两轴交点作为零点,计测鼻上颌部各标志点的前后左右位置关系,以评价其对称性。

(三)下颌部分析

以两侧颏前点连线为 X 轴,通过 X 轴上的两侧颏前点间的中点作垂线,构成 Z 轴,以两轴交点为零点,计测下颌各标志点到 X、Z 轴的距离以分析下颌对称性。

(四)综合分析

将在同一条件下拍摄的头颅定位侧位片、正位片、颅底位片进行综合分析,以全面分析颅面畸形的发生机制和程度。

第七节　X 线头影测量分析应用

在进行错𬌗畸形的诊断分析过程中,需要对 X 线头影测量结果进行全面分析,从矢状向、垂直向、水平向进行三维分析,还要结合面部硬组织与软组织的相互关系,包括牙齿与颌骨、牙齿与软组织、颌骨与软组织之间的关系等进行综合分析,全面了解患者存在的问题,以及错𬌗畸形形成机制,制订正确的治疗计划。

一、颌骨矢状向关系分析

颌骨矢状向关系的评估包括六个方面的基本关系：上颌骨与颅骨、下颌骨与颅骨、上颌骨与下颌骨、上牙与上颌骨、下牙与下颌骨、上牙与下牙。

矢状向关系的常用分析内容包括 ANB 角、APDI 值、A 点凸度和 Wits 值。

（一）ANB 角

ANB 角为 SNA 角与 SNB 角之差，反映了上下颌基骨间以鼻根点为参照的前后向位置关系，是正畸临床最常用的评价上下颌骨矢状方向位置关系的指标（图 8-48）。ANB 角过大，表明存在 Ⅱ 类骨面型趋势；过小则表明存在 Ⅲ 类骨面型趋势。但 ANB 角在临床应用中存在一定的局限性。因为 A、B 点在矢状向的异常可能被 N 点变异所掩盖，SN 平面的旋转、伸长或缩短等差异也会影响 ANB 角的大小。

（二）Wits 值

为了排除 N 点的不良影响，Jacobson 提出以𬌗平面为参照平面的 Wits 值评价法。Wits 值直接用 A、B 两点在𬌗平面上投影间的距离来评价上下颌骨矢状位置关系。但 Wits 值的确定需涉及𬌗平面作参考平面，而𬌗平面受牙齿的位置变异影响较大且有时难以确定，特别是治疗前后𬌗平面往往变化很大，因此也有学者对用𬌗平面作参考平面所测得的 Wits 值来评价上下颌骨矢状位置关系的可靠性表示质疑。

（三）A 点凸度（A-NP）

A 点凸度是指上牙槽座点至面平面（N-Po）的距离，与唇的位置有密切的关系。正常值为 −2～+2mm，超过此区间说明上颌骨的前后向位置异常，表现为上颌后缩或上颌前突（图 8-49）。

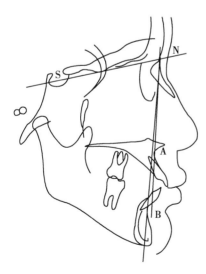

图 8-48　ANB 角

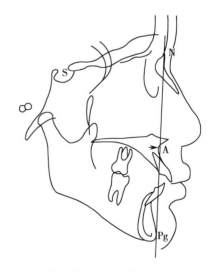

图 8-49　点凸度（A-NP）

（四）APDI 值

APDI 值（anterior posterior dysplasia indicator）又称前后向不调指数，是 Dr. Kim 于 1978 年提出的，是上下颌骨矢状不调指标（图 8-50）。该值由面角、AB 平面角和腭平面角之和构

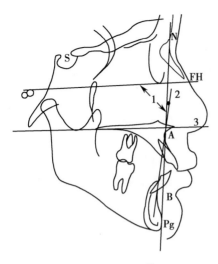

成,能较好地反映上下牙槽骨、颌骨与牙弓的矢状关系,但其影响因素较多。Kim 认为,APDI 与上下颌第一恒磨牙间矢状关系异常有高度的相关性。APDI 值越小,磨牙关系越偏向远中,且越倾向于Ⅱ类骨面型。反之,APDI 值越大,磨牙关系越偏向近中,越倾向于Ⅲ类骨面型。与其他临床常用的判定矢状不调的测量指标相比,APDI 有更好的诊断和判断预后的价值。

图 8-50　APDI 值
APDI = 面角 + AB 平面角 + 腭平面角
1. 面角　2. AB 平面角　3. 腭平面角

二、颌骨垂直向关系分析

在颅颌面畸形中,颌骨垂直高度的不调较为常见,而且治疗相对复杂,直接影响患者面部的美观和口腔功能。正畸医师通常通过患者的临床表现和 X 线头影测量分析对其作出诊断。

垂直向 X 线头影测量分析指标有 GoGn-SN 角、Facial Height Ratio(后面高 S-Go 与前面高 N-Gn 比值)、The three angle(蝶鞍角 N-S-Ar 与关节角 S-Ar-Go 及下颌角 Ar-Go-Me 三个角之和)、垂直向异常指数 ODI 等。由于每一测量指标都有其局限性,且受到人种、生长发育阶段以及颌骨矢状向位置关系等因素的影响。因此应将这些指标进行综合分析,从而对患者的畸形原因及程度作出准确判断。

(一) GoGn-SN 角

下颌平面(GoGn)与前颅底平面 SN 平面之交角。GoGn-SN 角是正畸临床最常用的评价颌骨及面部垂直方向特征的指标,其明确了下颌平面相对于前颅底的倾斜程度,并反映出面部的高度。根据该角大小确定下颌骨的生长方向与面部高度。GoGn-SN 角>32°,则下颌平面后倾;GoGn-SN 角≤32°,则下颌平面前倾(图 8-51)。

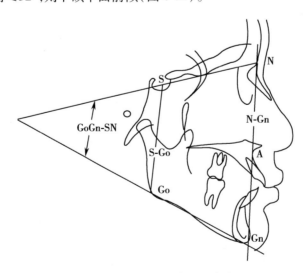

图 8-51　GoGn-SN 角和面高比

（二）面高比

为后面高 S-Go 与前面高 N-Gn 的比值,可用来判断颌面部的生长型及生长趋势。对于正常平均生长型,该比率在 0.62～0.65 之间。小于 0.62,则前面高相对较大,后面高相对较小,为顺时针垂直生长趋势;大于 0.65,则前面高相对较小,后面高相对较大,为逆时针水平生长趋势。

（三）the three angle

The three angle 指蝶鞍角(N-S-Ar)、关节角(S-Ar-Go)和下颌角(Ar-Go-Me)三个角,在正常𬌗人群中,蝶鞍角、关节角和下颌角之间存在着互相补偿的关系。1948 年 Bjork 的研究表明,在白种人正常𬌗者中,这三个角的总和约为 396°,且在生长发育中相对稳定,从而维持正常面型。当三角之和小于 396°时,下颌呈逆时针旋转生长趋势;反之,呈顺时针旋转生长趋势(图 8-52)。

（四）ODI 值

ODI(overbite depth indicator)的概念由 Dr. Kim 提出,是反映上下颌骨垂直向关系协调性的指标。ODI = AB 平面与下颌平面夹角±腭平面与眶耳平面夹角。当腭平面斜向下前方时两者相加,当腭平面斜向上前方时两者相减。中国成人正常𬌗 ODI 平均值为 72.83。Kim 的研究发现,ODI 值大于正常时,提示上下颌骨垂直向高度不足,有深覆𬌗倾向;ODI 值小于正常时,提示上下颌骨垂直向高度过大,有开𬌗倾向(图 8-53)。

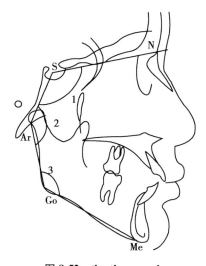

图 8-52　the three angle
1. 蝶鞍角 N-S-Ar　2. 关节角 S-Ar-Go　3. 下颌角 Ar-Go-Me

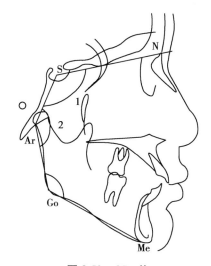

图 8-53　ODI 值
ODI = AB 平面与下颌平面夹角±腭平面与眶耳平面夹角
1. AB 平面与下颌平面夹角　2. 腭平面与眶耳平面夹角

三、牙齿位置与角度分析

上下颌中切牙的位置及角度对于患者的面部美观和口腔功能有着重要的作用,了解上下切牙的位置以及倾斜度是临床诊断中的重要内容。

（一）上中切牙位置与倾度

1. 前后向位置　U1-NA 距,上切牙突距(由 A 点作通过鼻根点垂线的平行线,测量上切牙唇面至该平行线的距离)可以了解上切牙相对于上颌的前后向突度。

2. 垂直向位置　上中切牙相对于上唇下缘的距离。了解垂直向牙齿位置及牙龈外露情况。

3. 上中切牙倾度

（1）U1-SN 角:可以了解上中切牙相对于颅骨的倾斜情况。此角过大,表示上切牙相对于颅部唇倾;反之,表示上切牙舌倾。

（2）U1-PP 角(腭平面,ANS-PNS):有助于了解上中切牙相对于上颌骨的倾度。此角过大,表示上中切牙相对于上颌骨唇倾;反之,表示上切牙舌倾。

（3）U1-NA 角:该角反映上中切牙相对于面部的倾度。此角过大,表示上切牙相对于面部唇倾;反之,则表示上切牙舌倾。

（4）U1-L1 角:该角反映上下切牙间相互位置关系及唇倾度。该角大,表示上下切牙直立或内倾;反之,则表示上下切牙唇倾。

（二）下中切牙位置与倾度

1. 前后向位置　L1-NB 距(mm),表示下中切牙的凸度。该值过大,表示下切牙前突;反之,则表示下切牙位置偏后。

2. 垂直向位置　前牙覆𬌗程度。

3. 下切牙相对于下颌骨与面部的旋转

（1）IMPA 角:下中切牙-下颌平面角,此角过大,表示下切牙相对于下颌骨唇倾;反之,则表示下切牙舌倾。

（2）L1-NB 角:下中切牙-眼耳平面角(FMIA),表示下中切牙相对于面部的倾度。此角过小,表示下切牙唇倾;反之,则表示下切牙舌倾。

四、面部软组织形态分析

（一）面部软组织正面观

1. 面部垂直比(vertical facial proportions)　眉间点,鼻下点和软组织颏点将面部分为三等分。

2. 面部对称性(facial symmetry)　过眉间点、鼻尖点、上唇中点和颏点做一条线,正常人面部两侧是基本对称的。鼻尖点和颏点最有可能偏离中线。

3. 上颌切牙与唇的关系　自然状态下,上唇红缘最低点(Stms)至上颌切牙切缘的距离为 2~4mm。微笑时,上切牙牙冠暴露 3/4 至露龈 2mm 以内均为正常范围。微笑时牙龈暴露过多称为"露龈微笑"(gummy smile)。

（二）软组织侧面观

1. 面部垂直比　眉间点至鼻下点的垂直距离应等于鼻下点至颏下点的垂直距离,即上下面高比为 1:1。

2. 上下唇高度比　鼻下点至上下唇间沟的垂直距离为上下唇间沟至颏下点垂直距离的 1/2,即上唇高与下唇高的比值为 1:2(图 8-54)。

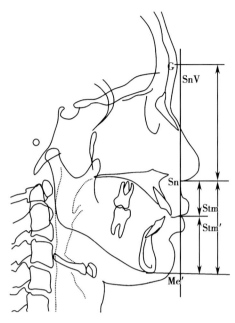

图 8-54　软组织侧面分析——面高分析

3. 鼻面角（nasal-facial angle）　眉间点至软组织颏前点连线与鼻背部切线所成的角。

4. 鼻颏角（nasal-mental angle）　E线与鼻背部切线所成的角，可以反映上下颌软组织间的相互关系，此角过大表示存在Ⅱ类面型，反之为Ⅲ类面型（图 8-55）。但此角受鼻部形态的影响较大。

5. 鼻唇角（nasal-labial angle）　鼻下点与鼻小柱点连线和鼻下点与上唇突点连线的前交角，反映上唇与鼻底的位置关系。该角度受鼻小柱倾斜度和上唇位置的影响。

6. 上颌突度（maxillary prognathism）　过眉间点做一条垂线，鼻下点到该线的距离，反映上颌的突度。

7. 下颌突度（mandibular prognathism）　过眉间点做一条垂线，软组织颏前点到该线的距离，反映下颌的突度。

8. 上唇突度（upper lip prominence）反映上唇的突度。

9. 下唇突度（lower lip prominence）反映下唇的突度。

上唇突点到鼻下点和软组织颏前点连线的距离，

下唇突点到鼻下点和软组织颏前点连线的距离，反

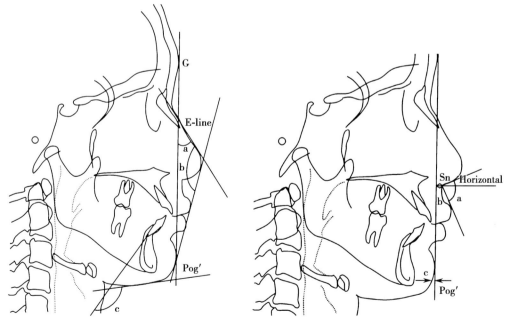

图 8-55　软组织侧面分析——角度分析
a. 鼻面角　b. 鼻颏角　c. 颏颈角

10. 上下唇间隙（interlabial gap）　上下唇缘间的垂直距离（图 8-56）。

11. 颏部突度（chin prominence）　过鼻下点做眼耳平面的垂线，测量软组织颏前点到该线的距离；也有学者定义为过软组织鼻根点做眼耳平面的垂线，测量软组织颏前点到该线的距离。反映颏部的突度（图 8-57）。

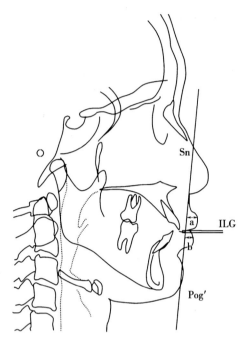

图 8-56　软组织侧面分析——唇突度分析
a. 上唇突度　b. 下唇突度　ILG. 上下唇间隙

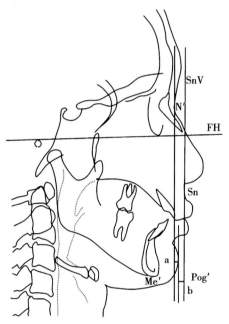

图 8-57　软组织侧面分析——颏部突度分析
a. Pog'-N'V　b. Pog'-SnV

12. 颏颈角（chin-neck contour）　颏下切线与颈切线的交角，男性均值为 126°，女性为 121°。

13. 面型角（angle of facial convexity）　眉间点与鼻下点连线和鼻下点与软组织颏前点连线的下交角，反映了软组织的面型突度。均值为 12°，该角度增大，说明患者有 Ⅱ 类面型的趋势，反之，说明有 Ⅲ 类面型的趋势，但是该角异常不能说明畸形发生的部位。

14. 审美平面（esthetic plane，E line）　软组织颏前点至鼻顶点的连线与上下唇突点间关系。

15. Z 角（Merrifield's Z angle）　过软组织颏前点和上下唇突点做切线，该切线与眼耳平面的交角。正常时上唇突点应恰好在该切线上，而下唇突点则在该线上或稍靠后。Z 角过小，表示有 Ⅱ 类面型的趋势，反之则表示有 Ⅲ 类面型的趋势（图 8-58）。

X 线头影测量技术在错𬌗畸形及正颌外科患者的诊断与治疗计划制订中发挥了非常重要的作用。随着口腔正畸诊断技术水平的提高，已从二维诊断发展到三维诊断；从对单纯依赖 X 线头影测量分析，发展到对颅颌面硬软组织的全面分析，特别是对面型的分析；从单纯对患者错𬌗畸形的分析，发展到对患者颅颌面生长的长期观察与预测。总之，正畸医师应该充分了解 X 线头影测量的知识，掌握常用 X 线头影测量的技术方法，并能在临床诊断分析与矫治计划制订中灵活应用。

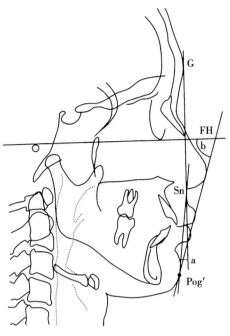

图 8-58 软组织侧面分析——面型分析
a. 面型角　b. Z 角

（刘东旭）

参 考 文 献

1. ALEXANDER J. Radiographic cephalometry:from basics to video imaging. Illinois:Quintessence Publishing Co.,Inc.,1995.

2. BROADBENT B H. A New X-ray technique and its applicance to orthodontics. Angle Orthodontics,1931,1:45-66.

3. HOFRATH H. Die bedeutung der gontgenferm und abstandsaufnahme fur die diagnostik der kieferanomalien. Fortschritte der Kieferorthopadie,1931,1:232-258.

4. BRODIE A G. On the growth pattern of the human head from the third month to the eighth year of life. American Journal of Anatomy,1941,68:209-262.

5. 傅民魁. 口腔正畸学. 5 版. 北京:人民卫生出版社,2007.

6. 林珠,段银钟,丁寅. 口腔正畸治疗学. 西安:世界图书出版社,1999.

7. 傅民魁,田乃学. 口腔 X 线头影测量理论与实践. 北京:人民卫生出版社,1992.

8. DOWNS W B. Variations in facial relationship-Their significance in treatment and prognosis. Am J Orthod,1948,34:812.

9. STEINER C C. Cephalometries for you and me. Am J Orthod,1953,39:729.

10. CHARLES H T. The frankfort-mandibular plane angle in orthodontic diagnosis,classification,treatment planning,and prognosis. Am J Orthod,1946,32:175-230.

11. JACOBSON A. The "Wits" appraisal of jaw disharmony. Am J Orthod,1975,67:125-138.

12. WENDELL L W. Present beliefs in the practicability of cephalometric studies in individual case analysis,prognosis,and treatment. Am J Orthod,1952,38:836-842.

13. RICKETTS R M,ROTH R H,CHACONAS S J,et al. Orthodontic Diagnosis and Planning:vols 1 and 2. Denver:Rocky Mountain/Orthodontics,1982.

14. MCNAMARA R. A method of cephalometric evaluation. Am J Orthod,1984,86:449-469.

15. HOLDAWAY R A. A soft-tissue cephalometric analysis and its use in orthodontic treatment planning Part I. Am J Orthod,1983,84:1-28.

16. HOLDAWAY R A. A soft-tissue cephalometric analysis and its use in orthodontic treatment planning Part II. Am J Orthod,1984,85:279-293.

17. KIM Y H. Anterposterior dysplasia indicator:An adjunct to cephalometric differential diagnosis. Am J Orthod,1978,73:619.

18. CHUNG W N,KIM Y H. A Comparative study of means and standard deviations of ODI APDI and combination factor(CF) in various malocclusion. Int J MEAW Foundation,1994,1:47.

19. 曹军. Ricketts 生物渐进技术. 西安:第四军医大学出版社,2006.

20. 陈扬熙. 口腔正畸学——基础、技术与临床. 北京:人民卫生出版社,2012.

21. LYSLE E J,许天民,滕起民. Johnson 头影测量技术图解手册. 北京:北京大学医学出版社,2011.

第九章　生长发育评价

第一节　概　述

一、生长期与生长发育评价

生长发育的过程,并不是按同一速率随年龄的增长而生长,而是在一个时期快速生长,另一个时期生长速度减缓,这种现象所对应的时间段称为生长期。

生长量的变化一般用速度生长曲线(velocity growth curve)来表示(图9-1)。速度生长曲线描绘的是生长的增量(即每年身高的增长量)对时间的曲线,可直观分出不同的生长期。人类典型的速度生长曲线的特征是:胎儿期的快速生长、婴幼儿时期的减速生长、儿童时期相对缓慢的生长、青春期前的生长低谷、青春期前期的加速生长、青春期中期的生长高峰、青春期后期的减速生长、成人的生长基本停止。

颅部在出生前生长迅速,出生后至5~6岁迅速生长,随后逐渐减慢,至7岁时颅部已达到成人的90%;颅部的生长速度在青春期达高峰,之后明显下降,直至成年生长基本完成。

面部的生长从出生到5~6岁时最快,此后生长速度明显减慢;青春期时面部的生长速度再次加快,青春高峰期后,生长速度又下降直至生长停滞。女孩一般在16岁左右面部发育基本完成,男孩则到25岁面部发育才基本完成。

颅颌面部的生长快速期和缓慢期与身体发育基本一致。第一快速生长期为出生后3周~7个月;第二快速生长期为4~7岁;第三快速生长期为11~15岁,第三快速生长期也称作青春迸发期。青春迸发期是现代正畸的研究热点,尤其是判断个体青春迸发期何时开始与错𬌗畸形的矫治时机密切相关。儿童时期的快速生长期也很重要,它与错𬌗畸形的预防和早期矫治密切相关。

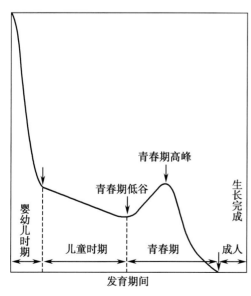

图9-1　速度生长曲线

<h1 style="text-align:center">二、生长发育评价的应用</h1>

（一）生长发育评价和早期矫治

错𬌗畸形早期矫治时机的把握非常重要,一般乳牙列的矫治,最好在 4 岁左右(约 3.5~5.5 岁),此时乳牙根已发育完全,且未开始吸收,矫治效果好。如矫治过早,幼儿常不能合作;矫治过晚,乳切牙已开始吸收,加力时易致乳切牙脱落。混合牙列的矫治,如前牙反𬌗,一般应在生长发育高峰期前,恒切牙的牙根基本发育完成时再进行,约在 8~9 岁左右,如在牙根发育不全时过早矫治或使用的矫治力过大,常影响恒切牙根的发育造成牙根吸收。颌骨畸形的早期矫形治疗,一般在青春生长高峰期前 1~3 年,约在 10~12 岁前(男性高峰期约晚于女性 2 年左右)进行。如治疗过早,因颌骨生长型的原因常易复发,需长期观察和维持,从而人为地延长了治疗时间。上颌骨基骨宽度的扩大,应在腭中缝完全融合前进行,一般不应大于 15~17 岁,否则牙弓的扩大主要为牙的颊向倾斜。

（二）生长发育评价和青春快速生长期（青春迸发期）的预测

青春快速生长期(青春迸发期)是个体发育的重要阶段,在这个阶段个体的身高、体重有快速而明显的增加。颌面部的生长发育时机与全身的生长基本一致,同样有青春高峰期,它与全身青春高峰期同时发生或稍晚。评价患者的生长发育期、确定最佳矫治时机,对确定矫治目标、矫治限度和预后具有重要的临床价值。这种分析对上、下颌关系严重不调的患者尤为重要。

Malmgren 认为改良肌激动器加上高位头帽在青春生长高峰期使用的骨骼效应要比高峰期之后更明显。Baccetti 认为在青春发育高峰期到来或刚刚经过时用 Twin-Block 矫治器,比高峰期来临之前能获得更多的矫形效果。Franchi 等学者的长期观察结果表明,使用功能矫治器(生物调节器、肌激动器等)治疗 Ⅱ 类错𬌗畸形的最佳时机均为青春生长高峰期。

（三）生长发育评价与保持

错𬌗畸形的形成和发展与生长发育密切相关,一方面我们可以利用生长发育矫治错𬌗畸形,另一方面生长发育也可使矫治后的错𬌗畸形复发。在矫治期间,如果能充分利用患者自身的生长潜力并进行正确的诱导,有助于错𬌗畸形的矫治。

正畸治疗难以改变患者的生长型,治疗结束后患者还会延续最初的生长型而生长。从颌面部三维立体的生长发育时机来看,颌骨横向的生长最早完成,相对垂直向和矢状向的生长,其效果相对最为稳定,受后续生长的影响最小。大多数儿童正畸治疗开始的时间为恒牙列早期,持续大约 18~30 个月,也就是说大多正畸治疗都可以在患者 14~15 岁的时候结束。理论上讲,这时候矢状向与垂直向生长还没有减慢的趋势(有时成年以后还可以持续生长 3~4 年)。随着年龄的增大,正畸治疗后的患者可能因为不利生长型的继续发展而导致多年后的复发。对治疗结束后处于青春晚期的患者,后续的不利生长,如安氏 Ⅱ 类深覆𬌗、安氏 Ⅲ 类开𬌗等,是畸形复发的主要原因之一。因此在保持阶段要定期复诊,密切关注。

<h1 style="text-align:center">三、生物龄的引入</h1>

个体生长速度增加的时机存在较大的差异,年龄(chronological age)不能准确表达个体

的生长发育状况。为此，引入了生物龄的理念，生物龄（biological age）可以用牙龄（dental age）、骨龄（skeletal age）、第二性征（secondary sexual characteristics）及身高（Body Height）增长等来评价。

身高增长（body height）是全身骨骼生长速率最有效的代表，它形成个体生长模式有效的历史性估计，但是它对于将来的生长速度、生长剩余百分比没有预测价值。

第二性征（secondary sexual characteristics），如男性嗓音的改变和女性的月经是性成熟的标志，但是这种标志在临床判断患者成熟阶段上有限制意义，因为只有在该标志出现后才能使用。

骨龄（skeletal age）是指儿童及青少年骨骼发育水平同骨发育标准比较而求得的发育年龄，众多学者研究证明骨龄是预测面部生长发育有效的工具。

Demirjian 等学者研究了身高、骨龄、性成熟和牙龄之间的关系，发现前三者关系较密切，与牙龄的关系相对较弱。他认为这是因为骨骼和躯体均与垂体和性腺控制的中胚层组织有关，而牙齿是由外胚间充质发育而来。

以往各学者的研究结果，在牙龄与骨龄是否相关这一问题上存在很大的分歧，原因主要是：①牙齿的选择不同：Różyło-Kalinowska 等学者对波兰 781 个儿童的全口牙位曲面体层片和头颅侧位片进行颈椎骨龄和牙龄的相关性研究，发现颈椎骨龄和牙龄的相关性中，针对颈椎骨龄而言，相关性最强的男女均为 CS1 期，相关性最差的女性为 CS2 期，男性为 CS5 期；针对牙龄而言，相关性最强的女性为第二前磨牙，男性为尖牙，相关性最差的男女均为中切牙。Başaran 等学者对土耳其 590 个儿童进行颈椎骨龄和牙龄的相关性分析，发现男性颈椎骨龄和牙龄相关性由低到高依次为：第三磨牙、中切牙、尖牙、第一前磨牙、第二前磨牙、第一磨牙、第二磨牙；女性依次为：第三磨牙、尖牙、第二前磨牙、第一前磨牙、中切牙、第一磨牙、第二磨牙。Boonpitaksathit 等学者对英国白种人 1 223 张全口牙位曲面体层片进行研究，发现第三磨牙的发育和年龄有相关性。②牙齿发育的判定方法不同：判断牙齿的发育可选用两种方法，一种是观察口腔内牙齿萌出的数目，另一种是通过拍摄 X 线片观察牙齿的钙化程度。多数学者认为，X 线片作为判断牙齿发育的标准更为准确，因为牙齿的萌出更易受到环境的影响，例如骨性粘连、乳牙早失、间隙不足等。③骨发育的判定标准不同：一些学者采用了拇指尺侧籽骨的骨化作为骨发育的标准，但因其具有出现时间变异大、一过性的缺点而逐渐被放弃；一些学者认为将第三指中节指骨骨骺的发育作为标准更准确。

第二节 手腕骨骨龄

骨骼年龄测定的部位包括手腕部、肘关节、膝关节、踝关节、髋关节及足，也有学者用颈椎（Cervical Vertebrae）和额窦（Frontal Sinus）。多数学者认为手腕骨（Hand-Wrist）是确定骨龄理想的部位。Greulich 认为手腕骨骨骺的骨化、骨骺与骨干的融合都有一定的顺序，这种顺序由基因决定，在健康儿童身上是非常有规律的。

也有学者对手腕骨评估颅面生长的有效性提出怀疑。Mellion 等学者对不同生长发育评价方法和相关面部生长发育指标进行分析，发现手腕骨骨龄有如下问题：①在用于评价现阶段的生长期和预测生长发育高峰期时，手腕骨龄和年龄有类似的误差。有些患者的骨龄评价误差有 1 年，有些患者经过几年的时间，骨龄评价才会增长 1 级。②手腕骨片通常 1 年拍 1 次或者 2 年拍 1 次，间隔时间过长。Moore 指出身体的许多骨预先由软骨形成，随后软骨骨化,而面部骨骼由膜内骨化形成,没有软骨前体;另外,颅面结构包括几个功能性区域,对不同的环境因素有各自不同的生长反应。

但是,绝大多数学者认为手腕骨骨龄是广泛用来评估颅面部发育阶段、估计生长速率、预测生长剩余百分比的方法。因为手腕部集中了大量的长骨、短骨、圆骨,腕骨 8 块,掌骨 5 块,指骨 14 块,加上尺、桡骨共 29 块,此外拇指内侧籽骨也是骨骼发育的重要标志,各骨化中心的出现、融合各有不同时间,便于区别,集中反映全身骨骼的生长成熟状况,且 X 射线图像的获取较为方便。

一、手腕骨骨龄的评估方法

(一) 图谱法

以 Greulich-Pyle 图谱法为代表,由美国人 Greulich 和 Pyle 1950 年出版,1959 年重新修订,取材于 1931—1942 年出生的美国白种儿童,拍摄手腕部系列 X 线片图谱,从小到大排列,每张 X 线片代表一个年龄标准骨龄,评估时只需将未知 X 线片与图谱对照,找出其中最相近者即可确知该儿童的骨龄。制图的依据是儿童在不同年龄手腕部萌出相应的骨化中心和发生干骺愈合(图 9-2)。

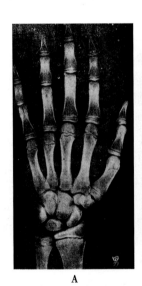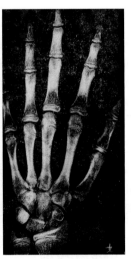

图 9-2 X 线示手腕骨龄
A. 男性手腕骨龄 12 岁 6 个月 B. 女性手腕骨龄 13 岁

(二) 计分法

以 Tanner-Whitehouse(TW)系列为代表,Tanner 以 50 年代英国伦敦中产阶层儿童 2 700 人为对象,横向观察 2 200 人,纵横结合 500 人。于 1962 年提出 TW_1 骨龄评分法,1975 年修改为 TW_2 法,2001 年修改为 TW_3 法,在国际广泛采用。TW_1、TW_2、TW_3 总称为 TW 系列,TW 系列都是取左手腕部拍摄 X 线片,从中选取 20 块骨,按 X 线征象特点将每一块骨从开始到成形的发育过程划分为 8~9 期,每一期给予一定分值,分值多少依性别、系列而不同,通过对 20 块骨骼独立评分并相加,最后综合出评价结果。每一系列的骨发育分数(skeletal maturity score,SMS)从 0 到 1 000 分,然后查骨龄得分表,求得骨龄。共分为三个系列:①R(radius,ulna and short finger bones,RUS)系列,含桡骨远端、尺骨远端、第 1、3、5 掌指骨共 13 块骨;②C(Carpals)系列,含腕骨 7 块,除外豌豆骨;③T(TW 20-bones)系列,为上两系列之综合,共 20 块骨。

为了适应欧洲、北美儿童的生长发育状况,Tanner 于 2001 年参考了新的实验数据和结论,在 TW_2 法的基础上作修改,创立了 TW_3 法。

TW_3 法较 TW_2 法改动如下:①Tanner 认为 T 系列只是 R、C 系列的综合,本身无特殊用途,故在 TW₃ 法中,T 系列标准不再使用;②Tanner 认为 R 系列标准会因时代、人群等因素的改变而改变,故参考了最新生长发育资料重新制订了 R 系列标准;③TW₂ 法预测成年身高使用 R 骨龄,Tanner 认为 R 骨龄的标准因人群而异,而 R-SMS 是人类通用的,故在 TW₃ 法预测成年身高的公式中不再使用 R 骨龄,改用 R-SMS。

TW₂ 法中的其余部分,如评分系统、C 系列标准、非标准儿童的身高预测、预测女童初潮年龄等内容未做改动,在 TW₃ 法中予以保留。

(三) 重点标志观察法

重点标志观察法是用特殊的指标使骨成熟和青春期生长曲线相联系,这种方法强调手腕部单个骨的骨成熟,而不是平均值,许多指标在文献中被描述,包括籽骨的骨化、钩状骨的发育、第三指中节指骨的状况等。

Fishman 等学者于 1982 年观察 334 位个体(男 164,女 170)从出生到 25 岁每半年一次头颅侧位定位片、后前位片和手腕骨片,加上 1 040 位个体的手腕骨片,纵横资料结合,发明了一种骨成熟评价系统,该系统采用骨成熟的四个阶段,分别是骨骺与骨干等宽、籽骨骨化、骨骺形成骺帽、骨骺与骨干融合,而且四个阶段集中于六个解剖部位,即拇指、桡骨、第五指、第三指(近节指骨、中节指骨、远节指骨),提出了 11 项骨成熟指标(skeletal maturity indicators,SMI)(图 9-3)。Fishman 认为 SMI 6~7 期上下颌生长加速,SMI 7~9 期生长减速,男女在相应的 SMI 阶段结束整个生长相似的百分比,在 SMI 6 期,上下颌约 50% 的生长结束。

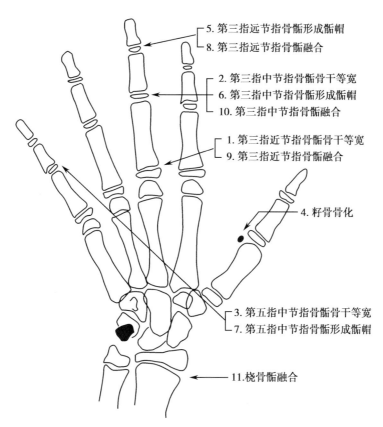

图 9-3　Fishman 手腕骨龄分期法、手腕骨骨化标志和区域

二、影响手腕骨龄评估的因素

（一）种族差异

Mansourvar 等学者使用图谱法对 4 个不同种族的人群进行骨龄研究,发现图谱法适用于白种人、拉丁美洲人,尤其是 10~16 岁年龄段的白种人和 15~18 岁年龄段的拉美人;在评价亚洲人群时,2~7 岁年龄段儿童的骨龄比实际延迟 0.2~2.3 年,8 岁后则会提前;评价 8~15 岁年龄段的美国黑人骨龄会不准确。Arboleda 等学者对哥伦比亚混血儿童进行生长发育研究表明,男性在 14 岁左右达到生长发育高峰,女性在青春低谷期后有一个小的生长发育高峰,有些甚至没有明显的生长发育高峰期。Hawley 等使用 TW_3 计分法对南非黑人 9~10 岁儿童的骨发育进行研究,发现男性骨龄滞后年龄平均为 0.66 年,而女性骨龄滞后年龄平均为 1 年。

（二）生长发育趋势

世界卫生组织在 2007 年重新绘制 5~19 岁儿童青少年的身高-年龄曲线、体重-年龄曲线,并将其与 1977 年绘制的曲线进行比较,发现 1977 年与 2007 年的身高-年龄曲线差异不大,这说明 2007 年与 1997 年的儿童群体相比,身高的差别很微小。Parent 等学者于 2002 年对儿童青春期是否提前进行了文献回顾和前瞻性研究,发现美国白人女孩的月经初潮时间分别为:1973 年 12.8 岁,1985 年 12.7 岁,1997 年 12.9 岁,2001 年 12.2 岁,不能说明青春期较以往有明显的提前。对欧洲人种、亚洲人种的文献回顾同样可以得出这个结论。但是 Parent 等学者同时发现,从发展中国家移民至发达国家的儿童显示出青春期的明显提前。这些文献说明人类的生长型和青春期开始时间基本已经确定,旧的骨龄评价方法依旧适用于现代正常人群,但使用时仍应考虑种族、性早熟、移民等的差异。

（三）骨龄评定方法自身的特点

学者们对图谱法(Greulich-Pyle)、计分法(Tanner-Whitehouse)进行了比较,认为图谱法是使用最广泛的方法,简单、直观,可以快速估算出患者的骨龄。计分法的使用同样也很广泛,但它包含了三个版本(TW_1、TW_2 和 TW_3),由于在使用中需要进行计算,所以在实践中使用的频率不如图谱法。该研究同时指出,在评价白种人和黄种人的骨龄与年龄的相关程度中,TW_2 法和 TW_3 法比图谱法的相关程度高。Turchetta 等学者比较 3 种手腕骨龄评价方法和面部生长发育的关系,发现使用 Fishman 手腕骨龄预测颅面部诸骨的生长要优于其他方法。该研究同时指出,Fishman 手腕骨龄的建立是基于颅面骨的发育,所以较其他方法更适合颅面骨发育的评价。有学者使用图谱法(GP)和计分法(TW_2、TW_3)评价意大利人的骨龄,发现评价男性的骨龄时,图谱法、TW_3 法有相似的准确度,而女性更适合用 TW_3 法,TW_2 法导致骨龄的高估,不适用于意大利人群。

三、手腕骨龄与面部生长发育的关系

骨成熟和面部生长发育存在明显的联系,大量研究证明面部生长最大速率与骨成熟和身高最大速率有关,个体生长滞后或提前的,骨成熟和面部生长也相应地滞后或提前;相反,也有研究认为骨成熟和颅面生长特殊部位没有联系。

Verma 等学者于 2009 年对图谱法(Greulich-Pyle)预测面部生长进行评价,使用颅底、上颌骨、下颌骨共 5 个指标对面部的生长发育进行评价。结果发现,下颌体的生长与图谱法相关性强,而颅底、上颌骨、下颌升支与图谱法未观察到明显的相关性。Mellion 等学者于 2013 年重新绘制了青春期的身高生长曲线、面部生长曲线和下颌骨生长曲线,并将其与 Fishman 手腕骨龄分期法的关联程度进行分析。结果证实,Fishman 手腕骨龄分期法与青春期身高、面部、下颌骨的生长都有很强的相关性。

也有学者持反对意见,Moore 认为无论男女,身高和手腕骨成熟状况都高度相关,但面部生长的加速、减速与身高、骨成熟相关性较低,不能用手腕骨骨龄对面部生长进行预测。同时他认为用 S-Gn 来评估整个面部生长是不准确的,因为下颌长度的变化、颅底的改变、关节窝的重新定位和下颌的旋转都将影响 S-Gn 长度。

综上所述,可以发现:①手腕骨龄确实可以用来评价个体发育所处的阶段,为正畸临床选择矫治时机(treatment timing)和预测颅面生长发育潜力(growth potential)提供依据;②颅面结构包括几个功能性区域,对不同的环境因素有不同的反应,其生长加速(accelerating velocity)、高峰(high velocity)、减速(decelerating velocity)的规律也各有其特点,不应一概而论;③不同的骨成熟评定方法影响其与面部生长关系的探讨,Fishman 分期法的 SMI 较 TW 计分法的各参数敏感,是一种有机的、相对简单并可靠的骨龄评估方法,更有临床应用价值。

第三节　颈椎骨骨龄

1972 年,Lamparski 等学者研究了颈椎生长发育过程中颈椎大小和形状的改变,创立 Lamparski 颈椎骨龄分期法,该分期法依赖于颈椎图谱,能定性分析而不能定量。2005 年,Baccetti 等学者在 Lamparski 颈椎骨龄分期法的基础上进一步研究,简化颈椎骨龄评价方法。2008 年,陈莉莉、林久祥等学者创立了颈椎骨龄定量分期法(QCVM),并随后推出计算机辅助颈椎分析系统(CACVA),颈椎骨龄分析进入了数字化时代。

颈椎骨龄评价较手腕骨龄评价有以下优点:①正畸诊断治疗中常用头颅侧位片,颈椎可以在头颅侧位片上看到。颈椎骨龄评价可以避免多拍摄手腕骨 X 线片对患者造成的二次放射伤害,并减少患者的经济支出;②与手腕骨相比,颈椎的骨化中心较少,生长发育过程中变化明显,容易观察;③颈椎骨龄分期法基于下颌的生长而建立,与下颌生长的关系比手腕骨更密切。

一、颈椎骨的生长发育

颈椎由 7 个椎体组成,其中第一颈椎(寰椎)和第二颈椎(枢椎)形状独特,第三颈椎(the third cervical vertebra,简称 C3)到第七颈椎(the seventh cervical vertebra,简称 C7)在形状上非常相似,头颅侧位片上可观察到从出生到完全成熟的颈椎发育过程。

Hassel 等学者研究了出生前后颈椎的发育情况,发现颈椎的形状在不同的骨骼发育阶段是不同的,颈椎的生长发生在每一椎体的上下表面的软骨层,软骨内骨化结束后的椎体通过骨膜沉积而生长,通常只发生在其前方和两侧。

Remes 等学者研究了新生儿~39 岁共 441 位儿童、192 位成人的颈椎侧位片（图 9-4），测量 C2~7 颈椎体高度（H）、深度（D）、矢状椎管直径（S），发现颈椎体高度的增长大于深度的增长，尤其在青春期更活跃，H/D 始终小于 1，表明椎体的深度大于高度，S/D 保持稳定到 7~8 岁，然后缓慢下降。Remes 认为颈椎存在三个软骨生长区，允许儿童生长时椎管逐渐增大，椎管直径在 6~8 岁时达到成人水平，以后仅有少量生长。在青春期 H/D 增长迅速，说明激素对垂直生长影响较大，对水平生长并无同样影响，因为水平生长更多依赖机械因素。

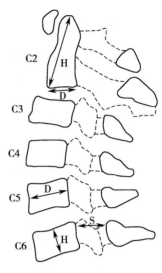

图 9-4　颈椎形态和测量指标

Kasai 等学者研究了 1~18 岁共 18 组 360 位日本儿童头颅侧位片，男女各半，观察 C3~7 颈椎体深度（D）、正中高度（H）、颈椎体前后高度比（BHI），发现男女颈椎体深度和正中高度均随年龄增大而增加，1~3 岁时生长第一次加速，男性 11~14 岁、女性 10~13 岁时再次加速；而 C3~7 颈椎体前后高度比（BHI）一直减小到 9 岁，随后开始迅速增加，男性 16 岁、女性 14 岁时这种增加停止。

二、颈椎骨骨龄的评估方法

（一）Lamparski 颈椎骨龄分期法

1972 年，Lamparski 从 500 名就诊的个体中选出了面型正常、中性𬌗关系的 69 名男性和 72 名女性，年龄范围在 10~15 岁，参照手腕骨，对颈椎骨的发育进行了研究，将颈椎骨形态变化分成 6 个阶段，得出颈椎骨龄（cervical vertebral stages，简称 CVS）的划分标准 CVS1~6，建立了 6 阶段的颈椎骨龄分期法（图 9-5）。

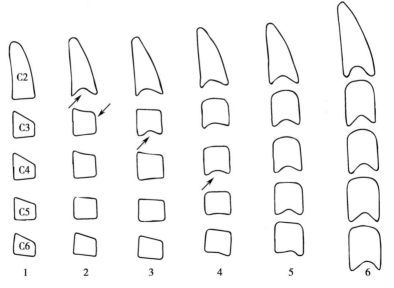

图 9-5　Lamparski 6 阶段颈椎骨龄分期法

具体描述如下。

1. 第一期（CVS1） 各椎体下表面平直，上表面由后向前倾斜，呈锥形。

2. 第二期（CVS2） 第二颈椎下表面凹陷，椎体前部垂直高度增加。

3. 第三期（CVS3） 第三颈椎下表面凹陷，其余下表面仍然平直。

4. 第四期（CVS4） 所有椎体呈矩形，第三颈椎凹陷增加，第四颈椎有明显凹陷，第五和第六颈椎凹陷开始形成。

5. 第五期（CVS5） 所有椎体近似正方形，椎体间间隙减小，6 个椎体均出现明显凹陷。

6. 第六期（CVS6） 所有椎体的垂直高度均超过宽度，下缘凹陷很深。

（二）Baccetti 颈椎骨龄分期法

Baccetti 和 McNamara 等学者于 2002 年对 30 位未经正畸治疗儿童连续 6 年，每年至少一次的共计 214 张头颅侧位片，进行了颈椎与下颌骨之间的对应研究，认为以 C2 椎体下缘凹陷作为 CVS1 和 CVS2 的分界不太清晰，建议将 Lamparski 等的 6 阶段颈椎骨龄分期法（CVS1~6）中的 CVS1 和 CVS2 合为一个阶段 CVMSⅠ，并集中观察第二、三、四颈椎，提出了改良的 5 阶段颈椎骨龄分期法（cervical vertebrae maturation system，简称 CVMS）；2005 年 Baccetti 等进一步完善，重新提出了 6 期颈椎骨龄分期法（CS 1~6）。具体描述如下（图 9-6）。

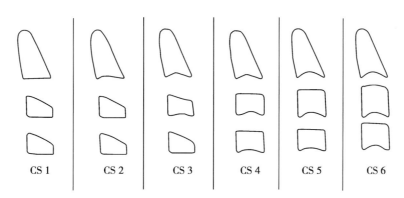

图 9-6 Baccetti 颈椎骨龄分期法

1. 第 1 期（CS 1） 第二、三、四颈椎体底部平坦，第三、四颈椎体由后向前呈梯形，即后面高大于前面高。下颌生长高峰一般在此期 2 年后出现。

2. 第 2 期（CS 2） 第二颈椎体底部出现凹陷，第三、四颈椎体呈梯形。下颌生长高峰将于该期 1 年后发生。

3. 第 3 期（CS 3） 第二、三颈椎体底部出现凹陷，第三、四颈椎体呈横向矩形。下颌生长高峰发生在该期。

4. 第 4 期（CS 4） 第二、三和四颈椎体底部仍存在凹陷，第三、四颈椎体为横位矩形。下颌生长高峰的出现在该期前的 1~2 年。

5. 第 5 期（CS 5） 第二、三、四颈椎体底部均为凹陷，第三、四颈椎体至少有一个呈正方形，另一个如果不是正方形，则为横向矩形。下颌生长高峰至少在此 1 年前结束。

6. 第 6 期（CS 6） 第二至第四颈椎的下缘均为凹陷。第三和第四颈椎的椎体至少有一个为纵向矩形。另一个颈椎的椎体如果不是纵向矩形,则为正方形。下颌生长高峰至少在此 2 年前结束。

Baccetti 颈椎骨龄分期法的优点是对每个阶段颈椎形态的特征准确定义,让临床医师可在一张头颅侧位片上,较准确地评价下颌骨的成熟度,不必非要两张连续的定位片进行比较评估。

(三) QCVM 颈椎骨龄定量分期法

陈莉莉教授在导师林久祥和许天民教授的指导下,对北京大学口腔医学院颅面生长发育研究中心的 83 位正常猞汉族个体(女 55,男 28)X 线头颅侧位片、手腕骨片,连续追踪 5~6 年的混合纵向资料进行了研究,追踪的初始年龄范围为 8~12 岁,参照 Fishman 手腕骨龄分期法(SMI),对上述资料进行了对比、统计分析。找出了与颈椎骨龄关系最为密切、影响最为突出的三个指标参数,分别是:H4/W4(第四颈椎高度与宽度之比)、AH3/PH3(第三颈椎前面高与后面高之比)及@2(第二颈椎底角即第二颈椎基底部凹陷与颈椎下缘所成的角度),提出了颈椎骨龄定量分期法(quantitative cervical vertebral maturation,简称 QCVM),发表于美国正畸学杂志(AJODO,2008)。

QCVM 分期法包含一个计算颈椎骨龄的公式:

颈椎骨龄 = -4.13 + 3.57×H4/W4 + 4.07×AH3/PH3 + 0.03×@2

该分期法将颈椎骨龄分为四期,即高峰前期、高峰期、高峰后期及结束期,每期具有量化指标,具体介绍如下:

1. 高峰前期(加速期)(QCVM Ⅰ)　颈椎骨龄值<1.74。
2. 高峰期(QCVM Ⅱ)　1.74<颈椎骨龄值<2.62。
3. 高峰后期(减速期)(QCVM Ⅲ)　2.62<颈椎骨龄值<3.52。
4. 结束期(QCVM Ⅳ)　颈椎骨龄值>3.52。

临床应用时,先测得患者 X 线头颅侧位片上颈椎的 H4/W4、AH3/PH3 及@2 三个参数的数值,然后代入上述颈椎骨龄公式,即得到该患者颈椎骨龄值,与上述四期对照,属于哪期一目了然。显而易见,QCVM 颈椎骨龄定量分期法不仅可以定性,而且可以定量获得个体生长发育所处的具体阶段,还可对各阶段上下颌骨生长的量、生长完成百分比、相对生长速率进行较为精确的计算,相关研究发表于美国正畸学杂志。

陈莉莉教授课题组进而研发出计算机辅助颈椎分析系统(CACVA),采用快速行进算法、抛物线拟合等分析方法,分割颈椎图像,对颈椎骨边缘进行多段曲线拟合,自动标记出具有几何特征的颈椎标志点,自动计算颈椎骨龄,评估颅面生长发育的阶段(图 9-7)。

三、颈椎骨评价颅面生长发育常用指标

(一) 第三、四颈椎体

学者们常选择第三、四颈椎体来预测下颌生长,原因是:①第一颈椎(寰椎)在侧位片上不显示椎体;②第二颈椎(枢椎)显示非常小的形态变化,很难被测量;③患者穿上防辐射衣后,第五颈椎体在侧位片上看不到。

Baccetti 等学者总结了颈椎骨生长发育过程中的两个重要变化:①第二、三、四颈椎下缘的凹陷从无到有、从浅到深;②第三、四颈椎的形状有一系列的改变(梯形→横长方形→正方

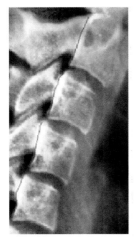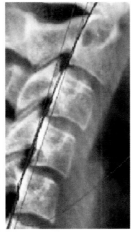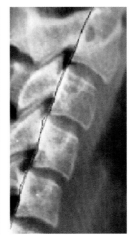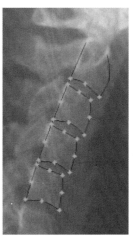

图 9-7　用快速行进算法和抛物线拟合得到的颈椎左边轮廓,进而标记 27 个颈椎标志点

形→竖长方形)。对第三、第四颈椎的生长发育指标的研究基本上基于这两点。

　　Mito 等学者认为用图谱来评估颈椎骨龄虽然直观方便,但颈椎骨的生长发育是一个连续的过程,把颈椎骨的形态归为 6 类不能详细地评价生长,他更倾向于定量分析。因此他采用横向资料,研究了 176 位日本少女,选择第三、四颈椎体来预测生长,相关参数为 AH、PH、AP、H,推导颈椎骨龄公式为: $-0.20+6.20\times AH3/AP3+5.90\times AH4/AP4+4.74\times AH4/PH4$。进而使用此公式预测下颌生长潜力,生长潜力 $=-2.76\times$ 颈椎骨龄 $+38.68$(单位为 mm)。并认为用颈椎骨龄预测下颌生长潜力的可靠性明显高于年龄,与用 TW2 法预测的准确性相似。

(二) 第一颈椎前、后弓高度

　　第一颈椎位于颅骨和颈椎之间的枢纽位置,其前后弓高度与面部垂直高度的相关性反映了面部垂直生长与颈椎体的协调程度。

　　Sandikcioglu 等学者横向资料研究 103 名 22~30 岁男性第一颈椎形态与颅面及头位的关系(图 9-8)。认为寰椎前弓高度与上面高、下面高、全面高相关,也与上后面高相关。Huggare 等学者纵向资料研究 20 位男性和 16 位女性,亦表明寰椎后弓高度与下颌生长方向相关,但在女性,寰椎后弓高度+颈平角(OPT/HOR)与下颌生长相关性增加,在男性,寰椎后弓高度+颅垂角(NSL/VER)与下颌生长相关性增加。说明通过对第一颈椎形态的评价来预测下颌骨生长趋势已成为可能。

(三) 自然头位状态下颈椎与头颅的位置关系

　　生长发育的评价主要观察解剖结构的改变,但有一点不能忽略的是功能性的指标,其也可以预测生长发育,如自然头位状态下颈椎与头颅的位置关系可以预测颅面骨的生长发育。

　　Solow 等学者通过头颅侧位片上颈椎和颅颌面上相关点线所构成的颅颈角、颅水平角和颅垂直角,研究颅颈姿势

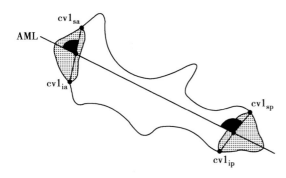

图 9-8　第一颈椎形态和指标参数

与牙、面部发育及功能的关系,发现颅颈姿势和上气道的阻塞、颅面形态、错𬌗畸形都有相关。进而提出,颅颈角<79°的个体会有向前的面部生长方向;颅颈角>113°的个体会有垂直向的面部生长方向,并用软组织延伸理论来解释他的观点。

Springate 等学者使用最新的方法对头颈姿势和颅面生长的相关性进行研究,发现单独的颅颈姿势与面部的生长无相关,而颅颈姿势的改变和面部生长有相关。颅颈姿势的改变和以下相关:下颌骨的生长方向(r=0.72)、上颌骨向前生长(r=0.49)、颅底向后生长(r=0.45)、颞下颌关节(r=0.56)、舌的姿势位(r=0.5)。

四、手腕骨和颈椎骨评价颅面生长发育的相关性研究

(一) 手腕骨和颈椎骨评价颅面生长发育相关性的肯定观点

Fishman 手腕骨龄评价指标(Skeletal Maturity Indicators,简称 SMI),是将手腕骨在生长发育过程中某些特殊的指标(籽骨的骨化、第三指中节指骨的状况等)与青春期生长曲线相关联,强调手腕部单个骨的骨成熟,具有指标单一、直观、不用计算或比照图谱、方便使用等优点,被多数正畸医师所接受。正因如此,Hassel、陈莉莉等学者多使用 Fishman 手腕骨龄评价方法与颈椎骨龄评价方法进行比较和参照。

Hassel 等学者研究了 8~18 岁 11 组共 220 位儿童头颅侧位片和手腕骨片,依照 Lamparski 颈椎骨龄划分法将颈椎成熟分为六个阶段:起始阶段(initiation)、加速阶段(acceleration)、过渡阶段(transition)、减速阶段(deceleration)、成熟阶段(maturation)、完成阶段(completion),比较其与 Fishman 手腕骨龄划分法(SMI1~11)的相关性。发现起始阶段对应 SMI1~2,此时尚有 80%~100% 的生长潜力;加速阶段对应 SMI3~4,此时尚有 65%~85% 的生长潜力;过渡阶段对应 SMI5~6,尚有 25%~65% 的生长潜力;减速阶段对应 SMI7~8,尚有 10%~25% 的生长潜力;成熟阶段对应 SMI9~10,此时尚有 5%~10% 的生长潜力;完成阶段对应 SMI11,此时基本没有生长潜力。

陈莉莉等学者对 87 名儿童颈椎骨和手腕骨的发育进行了纵向研究,使用了 42 个可以表示颈椎骨成熟的指标,并与 Fishman 手腕骨龄(SMI)进行相关性分析,结果表明 42 个指标中,30 个正相关,4 个负相关,8 个不相关。这表明颈椎骨形态的变化与手腕骨龄有着高度的一致性。

(二) 手腕骨和颈椎骨评价颅面生长发育相关性的质疑观点

Fishman 认为骨龄需要从骨发育阶段(maturational stage)和骨发育水平(maturational level)两个方面来表达。骨发育阶段可以参阅手腕骨和颈椎骨上特定的发育标志,其与儿童和青春期发育的进程直接相关,每个发育阶段代表整个面部骨发育完成的百分比(percentage of facial growth remaining),这些发育标志被称为骨成熟指标(skeletal maturity indicators,简称 SMI),颈椎骨相对于手腕骨来说 SMI 明显减少。骨发育水平通常需要把骨发育阶段和患者的生物龄相结合来说明发育是提前(advanced)、中等(average),还是滞后(delayed)。相同的发育阶段、不同骨发育水平的两名儿童,整个上颌和下颌生长完成百分比也表现出明显的差异。骨发育水平的差异导致上下颌生长速率、上下颌生长增加的量和时机明显不同。所有这些变化均可以在手腕骨片上观察到,还可进一步评估未来面部生长的模式和面部生长的终止,颈椎成熟度虽然在评估生长大概阶段上有用,并不能提供复杂的发育概况。

同时,Fishman 认为手腕骨所用的骨龄评价系统,包括 6 个儿童晚期 SMI、11 个青春早期 SMI 和 6 个青春中期 SMI,对评估和预测骨发育水平提供了一套非常详尽的临床和科研方法。手腕骨的每一个 SMI 代表了一个生长完成百分比,该百分比进一步由骨发育水平来决定。手腕骨龄将所有与发育阶段和发育水平相关的因素都考虑在内,上下颌生长结束的时机也能被较准确地估计,而颈椎骨评估骨龄仅包括 6 个骨成熟指标,不能提供如此精细的估计。

针对 Fishman 的观点,现代颈椎骨龄的代言人 Baccetti 做了相应的回答,Baccetti 认为:①CVM 对于正畸诊断和将正畸患者按骨成熟度分组是非常有效的;②CVM 和 H-W 对于评估个体骨成熟没有区别,而且 CVM 不用接受额外的 X 线照射;③CVM 描述了头颅生长整个青春发育期间(包括青少年期和年轻的成人期)所有的重要阶段,同时对男女都有效。

综上所述,因其自身的生长发育特点和规律,及与颅面部较为密切的关系,颈椎骨不但成为骨龄评定的一个指标,而且可用于颅面部生长发育的预测,从而为正畸临床提供重要的依据。颈椎骨龄分期法的优势在于:①易于观察下颌生长高峰期(到目前为止,只有颈椎骨龄、手腕骨龄、身高的变化能有效观察下颌生长高峰期);②除了正畸患者常规拍照的头颅侧位片外,不用接受额外的 X 线照射;③虽然存在性别差异,因为男孩和女孩激素水平不同影响骨的骨化、身体发育和第二性征,但是颈椎骨龄对男女同样有意义;④QCVM 颈椎骨龄定量分期法减少了直观颈椎图谱分期法和横向资料推导颈椎骨龄公式的局限性,其颈椎骨龄公式能准确评估颅面部发育阶段、估计生长速率、预测生长剩余百分比。并且自主研发出计算机辅助颈椎分析系统(CACVA),该系统可自动标记出具有几何特征的颈椎标志点,计算出颈椎骨龄,从而评估颅面生长发育的分期,适应当今影像数字化的趋势,克服手工定点测量的不足,进一步提高其准确性和实用性。

(陈莉莉)

参 考 文 献

1. 林久祥,许天民. 现代口腔正畸学——科学与艺术的统一. 4 版. 北京:北京大学出版社,2010.

2. 林久祥. 口腔正畸学. 北京:人民卫生出版社,2011.

3. 沈晓明,王卫平. 儿科学. 7 版. 北京:人民卫生出版社,2008.

4. ENLOW D H,HANS M G. Essentials of Facial Growth. Philadelphia:W. B. Sauders,1996.

5. PROFFIT W R,FIELDS H W,SARVER D M. Contemporary Orthodontics. 5th ed. ST Louis:Mosby,2012.

6. MALMGREN O,OMBLUS J,HÄGG U,et al. Treatment with an orthopedic appliance system in relation to treatment intensity and growth periods. Am J Orthod Dentofacial Orthop,1987,91:143-151.

7. BACCETTI T,FRANCHI L,TOTH L R,et al. Treatment timing for Twin-block therapy. Am J Orthod Dentofacial Orthop,2000,118(2):159-170.

8. FRANCHI L,PAVONI C,FALTIN K,et al. Long-term skeletal and dental effects and treatment timing for functional appliances in Class II malocclusion. Angle Orthod,2013,83(2):334-240.

9. DEMIRJIAN A,BUSCHANG P H,TANGUAY R,et al. Interrelationships among measures of somatic,skeletal, dental,and sexual maturity. Am J Orthod,1985,88(5):433-438.

10. BAŞARAN G,OZER T,HAMAMCI N. Cervical vertebral and dental maturity in Turkish subjects. Am J Orthod Dentofacial Orthop,2007,131(4):447. e13-20.

11. BOONPITAKSATHIT T,HUNT N,ROBERTS G J,et al. Dental age assessment of adolescents and emerging

adults in United Kingdom Caucasians using censored data for stage H of third molar roots. Eur J Orthod,2011, 33(5):503-508.

12. SAHIN S A M,GAZILERLI U. The relationship between dental and skeletal maturity. J Orofac Orthop,2002,63 (6):454-462.

13. FLORES-MIR C,NEBBE B,MAJOR P W. Use of skeletal maturation based on hand-wrist radiographic analysis as a predictor of facial growth:a systematic review. Angle Orthod,2004,74(1):118-124.

14. MELLION Z J,BEHRENTS R G,JOHNSTON L E. The pattern of facial skeletal growth and its relationship to various common indexes of maturation. Am J Orthod Dentofacial Orthop,2013,143(6):845-854.

15. MOORE R N. Principles of dentofacial orthopedics. Semin Orthod,1997,3(4):212-221.

16. GREULICH W W,PYLE S I. Radiographic Atlas of Skeletal Development of Hand and Wrist. 2nd ed. Stanford, Calif:Stanford University Press,1959.

17. TANNER J M,WHITEHOUSE R H. Assessment of skeletal maturity and prediction of adult height(TW1 Method). London:Academic Press,1962.

18. TANNER J M,WHITEHOUSE R H. Assessment of skeletal maturity and prediction of adult height(TW2 Method). 2nd ed. London:Academic Press,1983.

19. TANNER J M. Assessment of skeletal maturity and prediction of adult height(TW3 method). London:Saunders,2001.

20. FISHMAN L S. Radiographic evaluation of skeletal maturation. A clinically oriented method based on hand-wrist films. Angle Orthod,1982,52:88-112.

21. MANSOURVAR M,ISMAIL M A,RAJ R G,et al. The applicability of Greulich and Pyle atlas to assess skeletal age for four ethnic groups. J Forensic Leg Med,2014,22:26-29.

22. ARBOLEDA C,BUSCHANG P H,CAMACHO J A,et al. A mixed longitudinal anthropometric study of craniofacial growth of Colombian mestizos 6-17 years of age. Eur J Orthod,2011,33(4):441-449.

23. HAWLEY N L,ROUSHAM E K,JOHNSON W,et al. Determinants of relative skeletal maturity in South African children. Bone,2012,50(1):259-264.

24. DE ONIS M,ONYANGO A W,BORGHI E,et al. Development of a WHO growth reference for school-aged children and adolescents. Bull World Health Organ,2007,85(9):660-667.

25. PARENT A S,TEILMANN G,JUUL A,et al. The timing of normal puberty and the age limits of sexual precocity:variations around the world,secular trends,and changes after migration. Endocr Rev,2003,24(5):668-693.

26. SERINELLI S,PANETTA V,PASQUALETTI P,et al. Accuracy of three age determination X-ray methods on the left hand-wrist:a systematic review and meta-analysis. Leg Med (Tokyo),2011,13(3):120-133.

27. TURCHETTA B J,FISHMAN L S,SUBTELNY J D. Facial growth prediction:a comparison of methodologies. Am J Orthod Dentofacial Orthop,2007,132(4):439-449.

28. PINCHI V,DE LUCA F,RICCIARDI F,et al. Skeletal age estimation for forensic purposes:A comparison of GP,TW2 and TW3 methods on an Italian sample. Forensic Sci Int,2014,238:83-90.

29. VERMA D,PELTOMÄKI T,JÄGER A. Reliability of growth prediction with hand-wrist radiographs. Eur J Orthod,2009,31(4):438-442.

30. TURCHETTA B J,FISHMAN L S,SUBTELNY J D. Facial growth prediction:a comparison of methodologies. Am J Orthod Dentofacial Orthop,2007,132(4):439-449.

31. GOMES A S,LIMA E M. Mandibular growth during adolescence. Angle Orthod,2006,76(5):786-790.

32. HÄGG U,TARANGER J. Maturation indicators and the pubertal growth spurt. Am J Orthod,1982,82(4):299-309.

33. HÄGG U,PANCHERZ H. Dentofacial orthopaedics in relation to chronological age,growth period and skeletal

development. An analysis of 72 male patients with Class II division 1 malocclusion treated with the Herbst appliance. Eur J Orthod,1988,10(3):169-176.

34. HASSEL B,FARMAN A G. Skeletal maturation evaluation using cervical vertebrae. Am J Orthod Dentofacial Orthop,1995,107(1):58-66.

35. REMES V M,HEINÄNEN M T,KINNUNEN J S,et al. Reference values for radiological evaluation of cervical vertebral body shape and spinal canal. Pediatr Radiol,2000,30(3):190-195.

36. KASAI T,IKATA T,KATOH S,et al. Growth of the cervical spine with special reference to its lordosis and mobility. Spine (Phila Pa 1976),1996,21(18):2067-2073.

37. LAMPARSKI D G. Skeletal age assessment utilizing cervical vertebrae. Master of Science Thesis,University of Pittsburgh,1972.

38. O'REILLY M T,YANNIELLO G J. Mandibular growth changes and maturation of cervical vertebrae-a longitudinal cephalometric study. Angle Orthod,1988,58(2):179-184.

39. BACCETTI T, FRANCHI L, MCNAMARA J A. An improved version of the cervical vertebral maturation (CVM) method for the assessment of mandibular growth. Angle Orthod,2002,72(4):316-323.

40. BACCETTI T,FRANCHI L,MCNAMARA J A. The cervical vertebral maturation method:some need for clarification. Am J Orthod Dentofacial Orthop,2003,123(1):19A-20A.

第十章　矫治设计

正畸矫治设计就是根据存在的错𬌗畸形问题提出相应解决办法的过程。明确的诊断是矫治设计的前提,其需要充分收集患者的信息和数据,并提取关键有用的部分。矫治设计应考虑治疗的时机、治疗的复杂性、治疗的可行性和患者(及家长)的目标和期望,由此选择早期矫治、综合性正畸治疗或正畸-正颌联合治疗。

第一节　现代矫治设计基本理念

正确的矫治设计是治疗成功的基础,也是体现正畸医师临床水平的关键点。矫治设计的内容较多,主要包括:分析临床资料、设定矫治目标、确立间隙分配或提供的方案、选择适合的矫治器和支抗形式、制订保持策略等。

一、矫治设计步骤

矫治设计步骤(图 10-1)的第一步是问诊,其目的是了解患者就诊动机,增进互信关系,探求发病机制和可能影响治疗的因素。紧接着是临床检查,其内容已在前面章节中作了详述,检查应结合患者的视诊、触诊、模型、X 线片、照片等资料,包括:全身健康状况、面型、颌骨形态和关系、牙齿排列和咬合关系、口颌功能、周围软组织等。

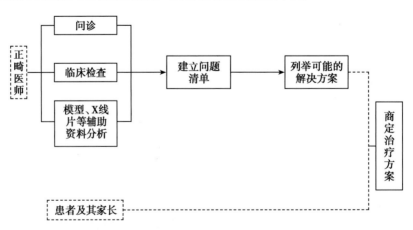

图 10-1　矫治设计步骤流程

通过上述过程,可以检查出患者的一系列问题,把这些问题集合起来,与患者沟通,然后按照这些问题的优先顺序排列问题,建立清单(表10-1),这样做可以使患者和医师都有清晰的目的。结合问题清单,设计各种可能的治疗方案,进一步与患者沟通,要做到知情同意,制订设计方案。应该改变过去由正畸医师做主的家长式的方案制订策略,而应由正畸医师结合患者的问题,考虑出可能的几个治疗方案,描述出各种治疗方案的预期目标、注意事项和优缺点等,再由患者结合自身情况和正畸医师协商确定方案。在治疗之初,还要与患者达成共识。由于正畸治疗的复杂性,在正畸矫治过程中,最初制订的治疗计划可能根据具体情况而作出更改,如在矫治过程中偶尔会把非减数矫治改为减数矫治。患者对矫治计划能做到知情同意,这样在后期的治疗中更容易得到患者的配合和信任,减少医患矛盾。

表 10-1 某患者的问题清单

1. 面形比例和美观	颏部发育不足,下颌发育不足
	轻度面下 1/3 短
	上切牙舌侧倾斜,牙冠短
2. 牙齿排列及对称性	上牙列中度拥挤
	中线不齐,上切牙错位
3. 横向关系	正常牙弓宽度,无反𬌗
4. 前后向关系	下颌中度发育不足
	Ⅱ类错𬌗,浅覆盖
5. 垂直向关系	深覆𬌗,下切牙过度萌出
	轻度短面型
6. 病理性问题	轻度龈炎,轻度牙龈增生
	左侧上颌前磨牙发育不全
7. 生长发育问题	下颌发育不足

二、非减数与减数矫治设计

临床治疗中绝大多数患者需要提供间隙,以解决拥挤、前突、深覆𬌗等常见问题。提供间隙的方法可以分为两类:非减数和减数。

1. 非减数设计 其方法包括:邻面去釉、牙弓宽度扩大、前牙唇向开展、推磨牙向远中等。

(1)邻面去釉

适应证:Ⅰ度牙列拥挤;成年患者;牙冠形态呈钟形的牙齿;上下牙弓大小比例不调;口腔卫生状况好,不易患龋的患者。

邻面去釉可以避免拔牙,调整牙弓大小比例不调。邻面去釉受到牙齿邻面釉质厚度及牙冠颈缘近远中宽度等解剖条件的限制,获得的间隙是有限的。一般而言,一颗牙齿可以去除的邻面厚度是 0.25mm。此外邻面去釉要严格选择适应证。在操作过程中注意保持牙齿之间邻接关系的正确，并对去釉面涂氟处理。在去釉后要告知患者注意口腔卫生的维护，以防止龋病的发生。

（2）牙弓宽度扩大（图 10-2）：研究表明，在个体生长发育高峰前进行上颌扩弓，产生的骨性改变更显著。根据密歇根大学生长发育中心的研究提示：如果替牙期患者牙弓宽度小于 31mm，牙弓宽度很难仅依靠生长发育达到正常值，此时扩弓治疗就显得尤为重要。

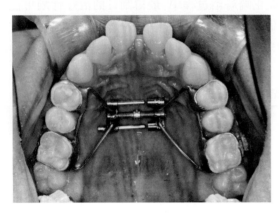

图 10-2 牙弓宽度扩大

牙弓扩展有矫形扩展、功能性扩展和正畸扩展。主要适用于因牙弓狭窄导致的牙列拥挤，或者后牙反𬌗的患者。矫形扩展及功能性扩展一般适用于有生长发育潜力的患者，而正畸扩展还可以用于成年人。有研究发现，在 12 岁之前，可以打开腭中缝，通过骨沉积的方式使牙弓增宽。16 岁之后，更多的是牙齿的变化，腭中缝的变化逐渐减小。

在牙弓扩展的过程中，无论是打开腭中缝还是牙齿的变化，后牙难免都会颊向倾斜，舌尖下垂导致𬌗干扰，使下颌向后下旋转。因此对于牙齿颊向倾斜大、有开𬌗倾向及高角病例须慎重应用扩弓。

扩弓后为防止复发，首先强调过矫正，同时最好使用原扩弓装置保持 3 个月。

（3）前牙唇向开展：适用于解决轻度前牙区牙列拥挤且前牙较为直立或者舌倾的病例。在固定矫治器上可以使用垂直扩大曲唇向开展前牙；或者在磨牙颊面管近中使用欧米伽曲，曲前部的弓丝在未入槽时与前牙唇面离开 1mm 间隙，弓丝结扎入槽后，对前牙施以唇向倾斜的力（图 10-3）。

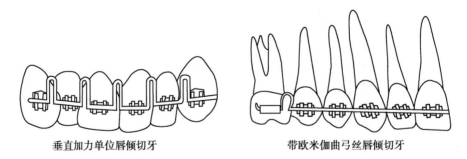

垂直加力单位唇倾切牙　　　　　带欧米伽曲弓丝唇倾切牙

图 10-3 前牙唇向开展

（4）推磨牙向远中：（图 10-4）是通过各种矫治装置将磨牙向远中直立或整体移动以增加牙弓长度，获得间隙解除牙列拥挤的一种方法。推磨牙向远中适用于轻度牙列拥挤的病例；或者前牙深覆盖，磨牙远中关系，推磨牙向远中可以矫正磨牙至中性关系，并内收前牙至正常覆盖。使用推磨牙向远中时，第二磨牙尚未萌出，第三磨牙最好缺如。

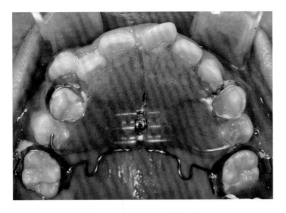

图 10-4 推磨牙向远中

推磨牙向远中常用的装置是口外弓,但是需要患者的配合。使用口外弓的牵引力每侧约 300~500g,每天至少戴用 12 小时。如果戴用时间不足,则起不到推磨牙向远中的作用。除了口外弓,还可以使用口内腭侧固定式矫治器,比如 Pendulum,此类矫治器不需要患者的配合,但是或多或少会有前牙支抗丧失的情况。除了传统的矫治装置以外,现在还可以使用种植体支抗推磨牙向远中。

2. 减数设计 是指通过拔牙来提供间隙,这是临床上常采用的方案。决定减数或不减数的因素是多方面的,包括牙列拥挤度、上下切牙唇倾度、牙弓宽度、生长发育潜力、面部侧貌及患者对面部侧貌的要求等,这些因素的分析见本书第五章至第九章。经过全面的分析之后再决定是否拔牙,一般需要间隙 4~8mm 为临界患者,超过 8mm 则应考虑减数矫治。根据拔牙保守原则,病患牙优先拔除原则,左右对称原则及上下协调原则来确定拔牙牙位。

减数牙位的选择有以下几种。

(1)减数 4 个第一前磨牙:第一前磨牙位于牙弓中段,由于第一、第二前磨牙形态相似,拔除后对美观和功能的影响较小,第一前磨牙更接近常需要提供间隙的牙弓前段,所以拔除第一前磨牙是临床上最常采用的矫治方案。适用于牙弓前部拥挤或者双牙弓前突、前牙区需要较多间隙的病例。

(2)减数 4 个第二前磨牙:适用于牙弓中度拥挤、牙弓前突稍轻的病例,或者第二前磨牙有严重扭转或畸形中央尖的病例。

(3)减数上颌第二、下颌第一前磨牙:适用于Ⅲ类关系,利于磨牙关系的调整。

(4)减数上颌第一、下颌第二前磨牙:适用于Ⅱ类关系,利于磨牙关系的调整。

(5)减数上颌第一前磨牙:适用于上颌前牙前突,或者拥挤明显的Ⅱ类 1 分类病例,且下牙弓基本整齐,下颌生长潜力较小。

(6)减数下颌第一前磨牙:适用于上牙弓基本整齐,下前牙拥挤的Ⅲ类患者。

(7)下切牙:适用于单纯下前牙拥挤,后牙咬合关系良好,拔除一颗下切牙后就可以排齐下牙列。

(8)减数第二磨牙:部分学者认为减数第二磨牙比减数第一前磨牙有利于防止"碟形脸"的发生。需要注意时机,常在第三磨牙牙冠钙化而牙根未形成时拔除第二磨牙。

(9)其他牙位:拔除切牙将影响治疗中和治疗后的美观;尖牙牙根粗壮、较少病变,保留它有利于患者的义齿修复和口腔健康,而且尖牙支撑口角,拔除后可能导致口角塌陷、面型衰老等问题;第一磨牙是最主要的功能牙。所以这些牙齿较少拔除。但如果有中切牙严重外伤、侧切牙严重畸形、尖牙水平阻生或者第一恒磨牙残根残冠等情况时,也可以考虑拔除这些牙齿。

三、支抗的设计

支抗的设计(图 10-5)是正畸治疗的关键,失败病例大多数是由于支抗控制不好所导致。根据部位可将支抗分为颌内支抗、颌间支抗、软组织支抗和口外支抗等四种。对于一个拔牙治疗的患者,结合拥挤度、牙弓突度、Spee 曲线深度、中线、骨面型、生长发育等情况,进行间隙分析,确定间隙分配方案。如果需要前牙尽可能远移,则选择强支抗;如果需要后牙前移为主来占据间隙,则选择弱支抗。矢状向支抗控制不好,常常导致深覆盖等支抗丧失情况的出现。当然,支抗控制是矢状、冠状、垂直三个方向的,冠状向支抗丧失常见下后牙舌倾、后

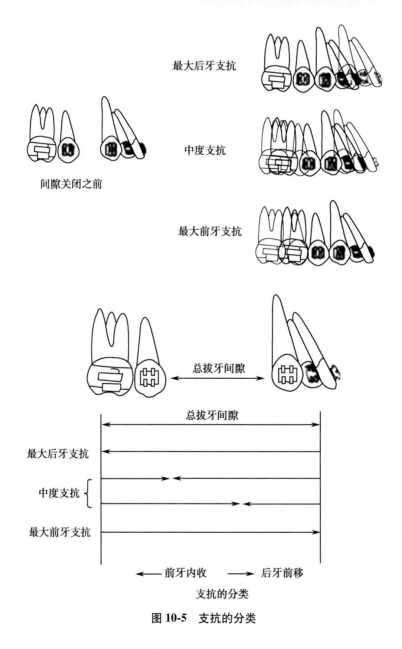

图 10-5　支抗的分类

牙覆盖加大等;垂直向支抗丧失常见磨牙伸长、覆𬌗加深等。支抗丧失常给临床治疗增加许多难度,有些甚至是难以挽救的,所以支抗在正畸治疗中应得到广泛的重视。

四、矫治器的选择

患者的年龄阶段和错𬌗畸形的严重程度与矫治器的选择关系较大。

青春期前矫治的主要目的是预防错𬌗畸形发生,或者阻止已表现出的错𬌗畸形的进一步发展,并将其导向正常。这段时期的矫治又被称为早期矫治。此期矫治针对的是乳牙期和替牙期的患者,这时相关组织和细胞的功能也较活跃,有利于牙齿和颌骨移动所需要的组织改建,故可利用患者自身的生长潜力对颅面部畸形进行矫治,与后期的矫治相比,有时可取得事半功倍的效果。此期是矫治早期轻度骨性畸形的最佳时期。

在乳牙列期,主要矫治一些严重的颌骨关系不调以及去除影响牙、颌、面发育的不良习惯。一般选用活动矫治器或功能矫治器进行矫治。

在替牙期,由于牙颌处于调整阶段,在此期可能会出现暂时性错𬌗,随着生长发育会自行调整成正常𬌗。因此我们要了解替牙期暂时性错𬌗(图10-6)有哪些表现,对于这些情况可以暂时观察,不作矫治。替牙期暂时性错𬌗表现有:上颌中切牙萌出早期有间隙;上颌侧切牙萌出时牙冠向远中倾斜;恒切牙萌出时有轻度拥挤现象;上下颌第一恒磨牙为远中尖对尖关系;前牙深覆𬌗。此期同乳牙列期,主要矫治一些严重的颌骨关系不调以及去除影响牙、颌、面发育的不良习惯。一般也多选用活动矫治器或功能矫治器进行矫治。

青春期前矫治还应注意矫治器戴用的时间不宜太长,否则影响患者的生长发育。矫治力要温和,避免影响恒牙胚的发育和萌出。总的来说,青春期前治疗以活动矫治器为主,可使用功能矫治器及矫形矫治器,一般不提倡使用固定矫治器。

青春期前矫治常用的活动矫治器有不良习惯矫治器如舌栅矫治器(图10-7)、𬌗垫矫治器(图10-8)等。比如对于一些可能造成或已经造成错𬌗畸形的不良习惯,可以选择矫治不良习惯的简单矫治器。如使用腭刺、腭网、唇挡矫治器矫治吮指、咬物、咬唇、吐舌习惯;使用前庭盾矫治口呼吸习惯。

𬌗垫矫治器可分为双侧后牙𬌗垫矫治器及单侧后牙𬌗垫矫治器。青春期前出现的简单

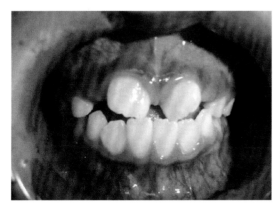

图10-6 暂时性错𬌗

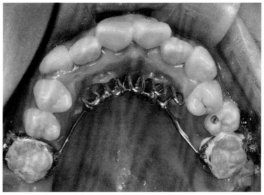

图10-7 舌栅矫治器

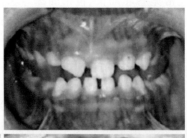

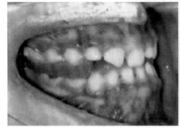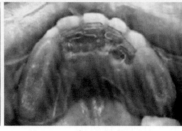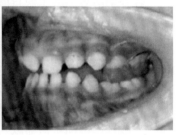

图 10-8　殆垫矫治器

乳前牙或恒前牙反殆,可以使用上颌殆垫附双曲舌簧活动矫治器推上前牙向唇侧。单侧后牙殆垫矫治器主要用于矫治单侧后牙反殆或者锁殆。

青春期前矫治常用的功能矫治器有肌激动器(图 10-9)、功能调节器(图 10-10)、Twin-block 矫治器(图 10-11)等。肌激动器的矫正力来源于咀嚼肌和口周肌,戴入矫治器后,下颌因矫治器牙导面的引导被迫固定在新的位置上,咀嚼肌群的平衡被打破,由于下颌-矫治器-上颌已联为一体,由此刺激咀嚼肌兴奋产生的力传递至牙、颌骨,上下颌骨受到相互作用,产生改建的矫形力。肌激动器常用于治疗安氏Ⅱ类 1 分类的患者。

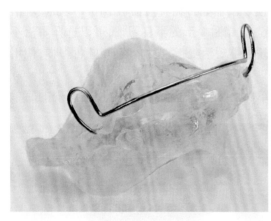

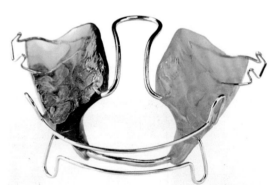

图 10-9　肌激动器　　　　　　　　图 10-10　功能调节器

功能调节器又称 Fränkel 矫正器,其主要作用部位在口腔前庭区,通过肌功能训练,改变下颌位置,使髁突产生适应性改建。功能调节器分四型,临床上常使用 FR-Ⅲ治疗安氏Ⅲ类患者。

Twin-block 矫治器使用上下颌两块斜面导板咬合在一起,通过殆力使下颌功能性移位,

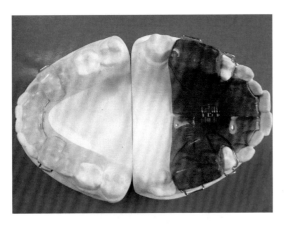

图 10-11　Twin-block 矫治器

能全天戴用,对支持骨产生持久的功能刺激。Twin-block 矫治器一般用于替牙期或恒牙早期的安氏Ⅱ类患者。

青春期前矫治常用的矫形矫治器有上颌前方牵引矫治器、口外后方牵引矫治器等。对于骨性反𬌗,可使用上颌前方牵引矫治器(图 10-12),促进上颌骨生长发育,并使下颌向下后方旋转;对于上颌发育正常而下颌发育过度或前伸导致的反𬌗,可考虑使用头帽颏兜(图 10-13);对于上颌发育过度的患者,可考虑使用上颌口外弓(图 10-14),抑制上颌骨的发育。

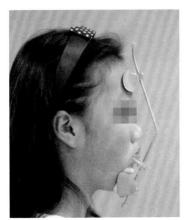
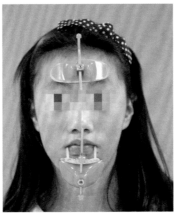
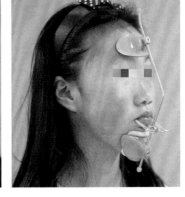

图 10-12　上颌前方牵引矫治器

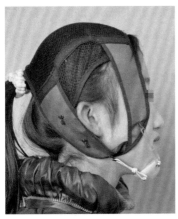
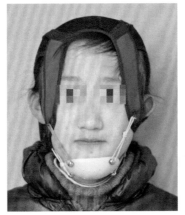
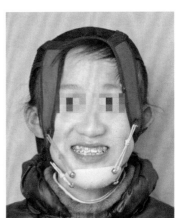

图 10-13　头帽颏兜

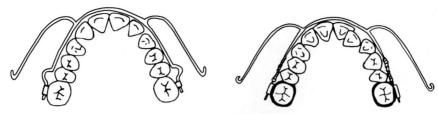

口外弓推上磨牙向远中
A

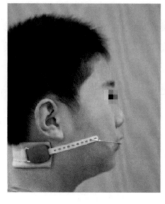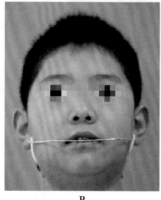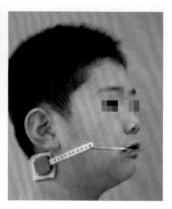

B

图 10-14　上颌口外弓
A. 口外弓推上磨牙向远中　　B. 使用上颌口外弓

　　青春期的患儿正处于生长发育高峰,是矫治的最佳时期。此期牙齿已完全替换,牙颌面的畸形已很明确。此期的矫治目的是矫治已产生的畸形,并利用生长趋势引导牙颌面向正常方向发育。此期的矫治一般都选择固定矫治器,并根据情况配合口外装置、扩弓装置、活动矫治器或者种植体支抗。目前常用的固定矫治技术有方丝弓矫治技术、直丝弓矫治技术、Tip-edge 矫治技术、舌侧矫治技术等。正畸医师可根据自己对各项技术的掌握程度来进行选择。

　　青春期安氏Ⅰ类错𬌗畸形的病例,因为不存在上下颌骨的前后向不协调,可以直接使用固定矫治器进行矫治。如果是双颌前突或者牙列拥挤的病例需要拔牙矫治,可以选择使用口内 Nance 弓、种植体、口外弓或者 J 钩作为支抗。需要注意的是,使用固定矫治器一定要在恒牙牙根发育完成之后,否则在牙根未发育完成之前过早的加力容易导致牙根吸收。

　　对于青春期安氏Ⅱ类错𬌗畸形的矫治首先要矫正已经存在的上下颌骨前后向不调。如果存在不良习惯导致的上颌牙弓前突,应首先破除不良习惯,并可使用功能矫治器引导下颌向前生长。但是如果患者已经处于青春生长后期,因为生长发育接近结束,矫治效果会不理想。如果上下颌骨前后向不调不明显,或者经过第一期矫治以后,根据情况的不同可以选择拔牙或者不拔牙,使用固定矫治器继续矫治。

　　安氏Ⅲ类错𬌗畸形的矫治一般在青春期前就应该开始。如果从青春期才开始矫治,此时畸形已经很明显,矫治效果可能会不理想。根据上下颌骨的发育情况,可以选择上颌前方牵引诱导上颌向前、抑制下颌生长;头帽颏兜抑制下颌生长;或者功能性矫治器促进上颌向前生长、导下颌后退。对于严重的骨骼畸形,可以等待至生长发育完成后进行正畸-正颌外科联合治疗。

20世纪90年代末期,自锁矫治器(图10-15)在临床上应用越来越广泛。自锁托槽不同于传统矫治器,其特点是不需要传统的不锈钢结扎丝或者弹力橡皮圈结扎,而是利用滑盖或弹簧夹将弓丝限制在槽沟内,显著降低了托槽与弓丝之间的摩擦力。自锁托槽使患者感觉更舒适。对于正畸医师而言,自锁托槽操作简便,明显节省了椅旁操作时间。目前,自锁托槽都属于直丝弓矫治系统,可分为主动自锁和被动自锁两类,临床的操作步骤与传统直丝弓矫治器大致相同。

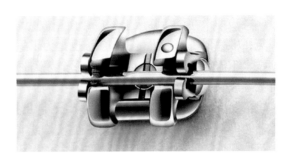

图 10-15　自锁矫治器

随着种植义齿技术的成熟,种植钉(图10-16)作为一种稳定的支抗单位,或者称为"绝对支抗",渐渐被正畸医师所重视。种植支抗能承受的正畸力比天然牙能承受的大,其稳定性优于天然牙,使正畸治疗过程中控制矫治力大小的精确度和方便程度得以提高。1969年,Linkow等第一次报道了将叶状种植体作为支抗用于临床的病例。20世纪90年代末期,意大利和韩国医师同时报道了微型种植体支抗在正畸中应用的临床病例。因为微型种植体支抗体积小、植入方便及成本低等优点,被越来越多地应用于正畸临床。目前很多厂家都在生产正畸专用的微型种植体支抗,此类种植体一般由钛合金制成,直径1~2mm,长度在5~12mm之间。

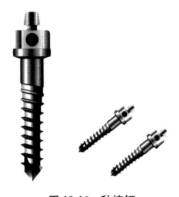

图 10-16　种植钉

成年人的生长发育已经完成,细胞代谢相对青少年要缓慢,并不是正畸矫治的最佳时机。但是随着生活水平的提高,人们对生活质量的要求越来越高。在人的社会交往中,美好的容貌可以增加自信和他人信任感。牙齿前突、拥挤等错𬌗畸形使患者不愿微笑和大笑,造成一定心理问题。因此拥有整齐的牙齿和美丽的容貌成为成年人新的目标。由于成年人存在复杂的社会心理因素,他们对于矫治器的美观和舒适度要求比青少年高。为适应成年人的正畸要求,不断出现新型的正畸材料和技术。比如陶瓷托槽、镀金托槽以及舌侧矫治技术、无托槽隐形矫治技术。对于成年人严重的骨骼畸形,必须辅助外科手术才能达到理想的治疗效果。

相对于青少年,成人对美观的要求更高,唇侧矫治器使他们丧失了对矫治的信心,他们希望使用"看不见"的矫治器,把矫治对人际交往的影响降到最小。随着间接粘接技术的进步和相关生物力学机制的明晰,舌侧正畸技术解决了这一问题。舌侧正畸与唇侧正畸不仅仅是托槽放置位置的不同,两者属于不同的矫治体系。准确的托槽粘接位置是舌侧矫治技术的基础,间接粘接技术保障了舌侧托槽准确定位。舌侧矫治虽然具有美观上的优势,但由于操作复杂、价格昂贵、对正畸医师技术要求高、对舌体的刺激以及对发音和口腔卫生的影响等原因,在一定程度上妨碍了舌侧矫治技术的进一步推广应用。近年来,计算机技术

CAD/CAM 被引入舌侧矫治。借助软件在三维方向上灵活设计个性化托槽和带环,甚至制作个体化弓丝。这种个体化矫治器具有体积小、准确预成第二、第三序列弯曲、基底与牙面更贴合等优点,明显减少了对舌体的刺激和对发音的影响,增加了粘接强度,缩短了疗程。由于托槽和带环的基底与牙面基本一致,甚至可以在口内进行直接粘接,简化了临床操作。这使舌侧矫治技术在今后临床上的广泛应用成为可能。

无托槽隐形矫治技术(图 10-17)也是为了适应成年人对美观的要求应运而生的。采用这项技术不需要戴用托槽,而是由上下全牙列透明树脂牙套来完成。矫治器制作是通过计算机三维成像,对错殆畸形模型进行模拟矫治,在模拟牙齿移动过程中制作多副上下全牙列牙套矫治器,利用矫治牙套的弹性,每 2~3 周更换一副,逐渐矫治错位的牙齿。无托槽隐形矫治器治疗要求患者处于恒牙期,并且第二磨牙完全萌出。目前 Invisalign 无托槽隐形矫治技术可治疗恒牙期各类非骨性牙颌畸形,主要用于不拔牙矫治,比如前牙间隙和牙列轻度拥挤、反殆等简单的错殆病例。

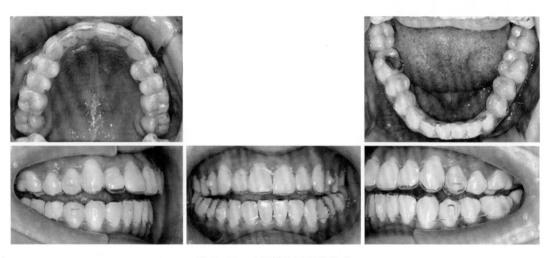

图 10-17　无托槽隐形矫治技术

成年人矫治和青少年矫治相比,尤其要注意以下一些问题。首先成年人的口腔问题多于青少年,比如龋病、牙周病、部分牙列缺失的可能性及程度均大于青少年。在制订矫治计划时均要考虑到这些因素。其次,成年人骨代谢及牙槽骨改建比青少年要慢,因此牙齿移动速度也相对较慢,治疗时间会相应增长。最后,成年人对矫治器、矫治环境及正畸医师服务等各方面的要求也高于青少年。

五、现代矫治设计的困惑和争议

1. 双期矫治与单期矫治的效果　长期以来,正畸学者一直对双期矫治的必要性存有争议。20 世纪初期,正畸有两大理论体系:欧洲以功能矫治和活动矫治为主导,美国则主要运用固定矫治技术。很长的一段时期内,欧美两大体系争论的焦点是双期矫治的必要性。欧洲学者认为,乳牙期或替牙期患儿生长潜力较大,可采用功能矫治或矫形矫治较快地纠正某些骨骼畸形。早期矫治的患者往往需要后期的固定矫治进一步排齐牙齿,即双期矫治。但是主流的美国学者认为,青春期前患儿的治疗效果有时难以预料,其快速生长可能使畸形复发,一些研究表明双期矫治和单期矫治(只进行恒牙期的固定矫治)的治疗效果无明显差异,而且双期矫治增加了复诊次数、费用和疗程,加重了患儿的负担,这个时期的患儿不太配合,所以许多学者对早期矫治的意义存在质疑。在双期矫治和单期矫治患者的拔牙率高低的问题上,不同的学者甚至得出了相反的结论。不过比较公认的是,早期矫治可以在患儿较年幼时减小覆盖、改善面型,进而有利于患儿自尊心的维护;另外上前牙前突的患儿容易因外伤而损伤上前牙,早期矫治减小了这种损伤发生的可能性。尽管早期矫治的疗效受到质疑,其仍在临床中大量应用。

2. 拔牙矫治与不拔牙矫治的选择 理想𬌗是由 Angle 提出的,是建立在全副牙齿基础上的完美的𬌗关系。20 世纪初,作为现代正畸技术之父的 Angle 特别强调牙列的完美性,坚持不拔牙矫治,这可能是受一些理念的影响所致。当时,随着牙髓治疗等牙科技术的发展,一些龋坏病损的牙体通过治疗已经可以得到保存,尽可能保存牙齿的理念成了当时牙科学的主流,所以正畸拔除正常牙齿的方案似乎令人难以接受。"Wolff 法则"的提出,使 Angle 认识到骨组织受外力时可发生改建,他认为扩弓后的复发是由于𬌗关系不好,𬌗关系正确则不会引起复发。但同时代的 Case 则反对 Angle 的观点。Case 认为扩弓患者的美观和治疗的长期稳定性欠佳,并与 Angle 的追随者进行了争论,虽然现在看来 Case 的观点更科学,但当时 Angle 的理念占了主流地位。

Angle 去世后不久,他的两个学生 Tweed 和 Begg 分别在美国和澳大利亚背叛了理想𬌗的矫治目标。Begg 研究古人牙颌而创建了磨耗𬌗理论;Tweed 受不拔牙矫治所带来的大量复发病例的挫折后,采用了拔牙矫治技术,取得了稳定的效果,并作了大胆的展示。这些患者矫治后属于正常范畴内的个体𬌗,即个别正常𬌗,而不是理想𬌗。尽管 Tweed 受到当时部分 Angle 的追随者的批判,但拔牙矫治在 20 世纪中期逐渐被推广和应用。

但是,近期部分正畸医师开始强调在临床中应减少拔牙矫治的使用。北卡罗来纳大学的研究表明 20 世纪 60 年代至 70 年代是拔牙矫治率最高的时期,此后开始明显下降。对于重新提倡不拔牙矫治的原因较多,有人认为拔牙矫治的病例同样可能复发;现代部分患者更喜欢饱满的嘴唇形态;直接粘接技术减少了全带环矫治器所需的间隙;部分颞下颌关节方面的学者认为拔牙矫治可能与颞下颌关节紊乱有关;现代矫治技术的发展使推磨牙向远中、扩弓、邻面去釉等提供间隙的方案较之从前更易于开展。

追求理想𬌗并不是指所有的患者都采取不拔牙矫治的方案,目前能实现的情况是临界患者应尽可能进行不拔牙矫治,而牙齿严重拥挤、面型明显前突等情况仍需采用拔牙方案。临界患者的理想𬌗意味着良好的牙颌功能,但可能导致面型较突和错𬌗畸形的复发。因此在确定是否以理想𬌗为矫治目标时,主要从美观和长期稳定性两个方面来考虑。

3. 年轻成人的上颌快速扩弓的可行性 矫治时机中另一个广泛重视的争议是年轻成人的上颌快速扩弓的问题。传统的观点是青少年的腭中缝尚未闭合,这时较适合扩弓。但部分学者认为年轻成人仍可有效扩弓,他们认为腭中缝融合程度在 95% 以下时均可通过快速扩弓打开中缝,一般 25 岁以下的患者融合程度均低于 95%,而且已有多篇临床成功病例的报道。有人观察到多数年轻成人扩弓后出现了中切牙间隙,所以近年来年轻成人扩弓得到了一定的重视。但相对于青少年,年轻成人扩弓时牙性效应较大,骨性效应较小,其长期稳定性也有待研究。

4. 骨性错𬌗的矫治限度 Proffit 提出牙齿移动的三维限度图,内圈代表单纯正畸治疗的牙齿可移动范围,中圈代表正畸治疗结合矫形治疗的牙齿可移动范围,外圈代表正畸和正颌外科所能实现的牙齿的移动限度。三维限度的数值不是绝对的。根据医师水平、所用技术、患者个体等具体情况而有变动。经常有展示突破限度矫治患者的报道,如某些骨性反𬌗的成功保守治疗。但三维限度存在争议,主要是掩饰治疗和正颌外科等的争议。

正畸的掩饰性治疗就是对于部分骨性错𬌗的患者,不通过正颌手术,而是通过牙齿移动,尽可能达到正确的覆𬌗、覆盖和咬合关系。轻中度的骨性Ⅱ类患者和轻度的骨性Ⅲ类患者是掩饰性治疗的适应证;重度的骨性Ⅱ类患者和中、重度的骨性Ⅲ类患者则适宜采用正颌外科的方案。掩饰性治疗的患者要考虑治疗后是否需要颏成形术、掩饰性治疗是否会导致切牙过度舌倾或唇倾而影响牙颌健康,以及是否有明显根吸收的危险性等问题。一般来说,覆盖大于10mm、明显小下颌畸形的青少年Ⅱ类患者不适合掩饰性治疗,高角患者的掩饰性治疗也常常因面型恶化而失败。

目前对于各种骨性错𬌗的矫治限度还很难有统一的标准可遵循,问题的解决最终还依赖于大量足以符合统计学意义的临床对照研究的结果。目前由于条件的限制,已开展的许多研究还难以得出绝对可信的结论,限制因素包括难以收集到足够数量的高质量试验组和对照组患者,双盲法等研究方法不适于正畸临床等。

第二节 矫治设计中的功能分析

错𬌗畸形常起因于或伴发着异常的牙颌面功能,所以功能分析是矫治设计中的重要环节。

一、下颌功能位置的确定

患者下颌姿势位、肌位和牙尖交错位的确定,以及颌位间运动轨迹的观测是正畸临床中下颌功能分析的重点。下颌姿势位是下颌自然放松状态时的位置,此时上下颌之间常有一息止颌间隙;下颌从姿势位运动到上下牙刚开始接触时的位置即为肌位;上下颌牙齿达到完全咬合时位置为牙尖交错位。正常情况时,颌位间的运动轨迹是一段向前上方向的平滑弧线;存在功能性错𬌗时,此运动轨迹常发生偏斜。

观测矢状面上下颌运动轨迹的方法有目测、X线片、模型蜡𬌗记录及仪器分析等,X线片、模型蜡𬌗记录是临床上常采用的较直观和可记录的方式。神山分析法是常用来判断有无功能性错𬌗的X线法,拍摄下颌姿势位和牙尖交错位两张头颅侧位片,描出头影测量图,将两张描图重叠,连接两个颌位时下切牙切点做连线,该连线代表运动中下颌的运动轨迹,其与前颅底平面的夹角应为76.6°左右,如果夹角明显增大,则表明闭合过程中有功能性前伸;夹角明显减小,则表明有功能性后缩。

模型蜡𬌗记录的方法是取模型,作患者紧咬牙即牙尖交错𬌗的蜡𬌗,将其放在模型上,标出牙尖交错𬌗时上下颌第一磨牙的咬合关系线;再取牙齿刚接触时即肌位时的蜡𬌗,将其放在模型上,标出肌位时上下颌第一磨牙的咬合关系线。如果没有𬌗干扰,两条线应该大致重叠;如果两条线差距较大,则提示咬合轨迹存在功能性前伸或后退。

在分析Ⅲ类错𬌗时,需要判断反𬌗是由于下颌功能性前伸还是由于骨性下颌发育过度所致。如果下颌姿势位和牙尖交错位下切牙切点连线与前颅底平面的夹角明显小于76.6°,模型蜡𬌗记录的牙尖交错位时上下颌第一磨牙的咬合关系线比肌位时明显前移,则表明该患者反𬌗存在一定的功能性前伸因素,相对而言治疗的预期较好;如果角度和模型咬合线基本无偏倚,则表明是骨性反𬌗,治疗难度较大;还一种较少见的情况是,下切牙切点连线与前颅底平面的夹角明显大于76.6°,模型蜡𬌗记录的牙尖交错位时上下颌第一磨牙的咬合关系线比肌位时明显后移,表明下颌有功能性后缩,使反𬌗的量得到了一定程度的掩饰,而实际情况更严重,相对于前面两型,反覆盖量相同的此型患者治疗难度最大。功能性Ⅲ类错𬌗常采用功能矫治器治疗;骨性Ⅲ类错𬌗常采用矫形治疗或正颌外科治疗。

Ⅱ类错𬌗也可按上述方法分为三类,但功能性和骨性Ⅱ类错𬌗的分类在临床上的意义比功能性和骨性Ⅲ类错𬌗的分类意义要小一些,这是因为下颌功能性后退比前伸的量要小。临床常需考虑是下颌发育不足还是上颌发育过度或者是两者兼有所导致的Ⅱ类错𬌗。若是以下颌后缩为主的患者,常采用功能矫治器导下颌向前;若是以上颌发育过度为主的患者,可采用矫形治疗限制上颌发育。如果有𬌗干扰则需进行调磨。

从冠状面观察下颌的功能运动,可以判断下颌偏斜是功能性的还是骨性的。牙尖交错位时下牙中线不齐和颏部偏斜,肌位时不偏,表明是功能性下颌偏斜,这类患者常伴有上牙弓宽度发育不足,可扩弓治疗,其预后较好;若两种颌位都偏斜,则提示为骨性偏颌,治疗难度较大,可进行掩饰治疗或正颌外科治疗。

二、𬌗干扰和早接触

并非所有的错𬌗畸形都会造成咀嚼系统功能紊乱,只有存在阻碍下颌功能运动的病理性𬌗因素的错𬌗畸形才有致病的可能。早接触是指下颌沿自然闭合道闭口时,由于个别牙或少数牙先接触,致闭口肌需要加大收缩力才能达到牙尖交错位。长期强力收缩将造成早接触牙的松动和肌功能失调。𬌗干扰可分为下颌前伸及侧方运动中的𬌗干扰和下颌后退接触位与牙尖交错位之间的𬌗干扰。前伸咬合时,如果后牙有咬合接触,则会改变下颌的杠杆类型,重点在切牙,力点在升颌肌,支点则从关节向前转移到后牙咬合接触处,形成Ⅰ类杠杆。侧方咬合时,如果非工作侧后牙接触,有两种情况:一种是非工作侧后牙𬌗干扰,需要非工作侧升颌肌收缩来克服,以便工作侧能够咬紧,力点转移到非工作侧,形成Ⅱ类杠杆;另一种是非工作侧后牙𬌗干扰严重,力点和支点均转移到对侧,形成Ⅰ类杠杆,改变后的杠杆类型,力臂短,重力大,可能超过受力牙齿及支持组织的承受能力而造成创伤,支点的转移也会影响关节稳定。此外,为了克服𬌗干扰,咀嚼肌需要过度收缩。由于大多数人的下颌都能从牙尖交错位后退到后退接触位,在后退接触位时双侧后牙接触,向前对称性滑到牙尖交错位。如果在后退接触位时只有一侧牙有接触,则会使下颌向前的滑动发生偏斜,导致髁突与关节窝的正常关系以及肌功能的协调和对称性遭到破坏,最后产生功能紊乱。早接触及𬌗干扰需要进行调𬌗。

三、咀嚼功能分析

咀嚼功能分析包括相关的肌功能分析、咀嚼效能检测、咬合状态的测定等。

咀嚼相关的肌肉主要包括开口肌和闭口肌两大类,这两组肌肉与错𬌗畸形的发生发展关系密切。咬肌功能过度,可形成低角、深覆𬌗、宽面型等情况;咬肌功能不足可伴发高角、开𬌗等情况。幼儿期翼外肌功能不足,下颌前伸不够,可能产生远中错𬌗;功能过强可能形成近中错𬌗。另一方面,主要进食精细食物者,咀嚼肌功能退化,咀嚼器官缺乏必要的功能性刺激,则常导致颌面发育不足,易引起错𬌗畸形的发生;相对而言,常进食粗糙和耐嚼的食物者,则有利于牙颌面的协调发育,错𬌗畸形的发生率较低。可以通过望诊、触诊、肌电图分析等检测肌功能。

对于某些可能影响咀嚼效能的患者有必要进行咀嚼效能的检测(特别是治疗前后咀嚼效能的比较),传统且简单的方法有吸光度法、筛分法等。吸光度法的应用很广泛,让患者咀嚼炒花生米 3g,30 秒,漱口,调漱口水至 500mL,搅匀再静置 2 分钟,悬浊液在分光光度计中比色得出数值。

咬合状态的检测方法包括蜡𬌗法、T-scan 等。观测蜡𬌗记录上各个牙尖处的透光情况可简易地了解牙齿咬合情况。T-scan 咬合分析仪是近年来在临床中推广应用的计算机化的咬合动态分析仪器,可显示牙齿咬合面的咬合力与时间的关系,记录咬合过程的信息。

四、唇肌、颏肌功能分析

开唇露齿是临床常见的问题,上颌前牙切缘在近远中向和垂直向的位置和上唇的形态是其主要影响因素。正常情况下,患者放松时上下唇自然闭合,上唇长度为下面高的 1/3。如果上前牙唇倾或上前牙牙槽过高或者上唇过短,都可能导致开唇露齿。轻度的开唇露齿可通过向后上方内收前牙来改善,重度的开唇露齿则可考虑正颌外科治疗。

咬下唇和咬上唇是常见的唇功能障碍。咬下唇可导致上前牙唇倾、下前牙舌倾和拥挤、远中错𬌗等。相反,咬上唇可导致前牙反𬌗、上前牙舌倾、下颌前突等畸形。这两种不良习惯可通过引导、前庭盾、唇挡丝等纠正。

颏部软组织形态有许多种,常可分为正常、颏肌功能亢进伴颏唇沟过深、颏肌功能不足伴颏唇沟过浅等三种。颏肌功能亢进时,颏唇沟较深,颏部软组织肥厚成半球状,常伴发于咬下唇习惯或下唇内陷于深覆盖内等情况,亢进的颏肌可限制下颌的发育,导致下颌后缩等畸形。颏肌功能不足常伴发于高角、反𬌗等情况。

鼻、唇、颏三者的相互关系直接关系到面部侧貌的美观性。鼻和颏部较突出者,切牙和唇的位置可适当偏前;鼻和颏部不突出者,需适当放宽拔牙适应证。

五、舌功能分析

舌是维持牙弓内外压力平衡的重要器官,其大小、姿势和功能的异常是许多患者错𬌗畸形发生发展的关键因素。

舌大致可分为短宽、窄长、宽长三种。舌体过大称为巨舌，这种舌体常挤压牙齿，所以舌边缘有齿印。可让患者伸舌，舌尖如能触及颏或鼻，就能定性为巨舌症，它可以引起下牙弓过宽、下牙间隙、下切牙唇倾、下颌前突等错𬌗畸形。对于巨舌症的患者，可以手术切除部分舌体后再进行矫治，否则内收下前牙后可能复发和影响发音。小舌症的表现是舌体明显小、前伸时舌尖仅能触及下切牙、口底被抬高、舌系带短，它可引起下牙弓的塌陷和缩小，导致前磨牙的拥挤和全牙弓的牙冠舌倾，常伴有远中错𬌗畸形，这种情况下常需对症治疗。

舌姿势是指下颌在下颌姿势位和牙尖交错位时舌尖、舌体、舌根等的位置和形态，一些学者认为舌姿势在错𬌗畸形的发生发展中起着重要作用。目前研究舌姿势的常见方法是拍摄头颅侧位片，以下颌第一磨牙远中颊尖和下切牙切缘连线的延长线为半圆底边，以下颌第一磨牙远中颊尖为圆点，用 5 个半径线将半圆按角度分为六等份，制作成透明测量板，各半径上的尺寸用来测量舌背各部位的位置。通常相对于远中错𬌗而言，近中错𬌗的舌尖位置偏后、舌体偏低。

吞咽、发音时的伸舌习惯或平时不自主的伸舌习惯是最常见的舌功能障碍，可以引起局部开𬌗、上切牙唇倾、上牙弓狭窄等畸形，可以采用舌栅、舌刺等活动矫治器纠正。

六、吞咽功能分析

牙齿未萌时的婴儿在吞咽时，将舌体伸在上下牙床之间，通过口周肌肉和舌肌的收缩完成吞咽动作，称为婴儿型吞咽。出生 1 年左右，乳牙陆续萌出，固有口腔和口腔前庭有了明确的隔离，舌体位置后缩，吞咽的方式也随之发生了变化，舌尖与上腭前部和上切牙舌面接触，颞肌和咬肌收缩，上下牙咬合，而口周肌无明显收缩，这是成熟型吞咽。如果牙齿萌出完成后仍保持婴儿型吞咽，则是异常吞咽，可能导致开𬌗、上牙弓狭窄等错𬌗畸形。可以通过在吞咽时观察舌尖的位置、观察口周肌的收缩情况、触摸颞肌和咬肌的收缩情况以及舌背染色法等方法，来判断是正常吞咽还是异常吞咽。对于有异常吞咽的患者，可以制作舌刺、舌栅等来纠正异常吞咽的舌位置。

七、呼吸功能分析

正常情况下人是经鼻呼吸的，但如果某种原因引起鼻咽部气道狭窄，患者可能通过口呼吸。口呼吸可能引起腭盖高拱、上牙弓狭窄、后牙反𬌗等错𬌗畸形，严重者可呈现典型"腺样体面型"，除了上述表现外，还有切牙萌出不足、面形狭长、高角、口腔卫生差和牙龈增生等。判断患者的呼吸方法可采用口镜法或棉絮法等。将两个口镜分别置于两个鼻孔下，呼吸时双侧镜面有雾气，表明正常鼻呼吸；单侧有雾气，表明可能另一侧鼻孔不通畅；均无雾气表明口呼吸。也可在鼻孔处放置棉絮，观察呼吸时棉絮的飘动。

口呼吸的患者可请五官科会诊，对于轻、中度气道阻塞的患者可使用前庭盾（制作三个通气孔，逐渐将其封闭）来改正；重度患者需在五官科治疗后，再考虑使用前庭盾。

（王　林）

参 考 文 献

1. GRABER T M，VANARSDALL R L，VIG K W L. Orthodontics：Current Principles & Techniques. 4th ed. St.

Louis:Mosby,2005:3-70.

2. PROFFIT W R,FIELDS H J,SARVER D M. Contemporary Orthodontics. 4th ed. St Louis:Mosby,2006:167-330.

3. TWEED C H. The diagnostic facial triangle in the control of treatment objectives. Am J Orthod,1969,55(6):651-657.

4. COZZA P,BACCETTI T,FRANCHI L,et al. Mandibular changes produced by functional appliances in Class II malocclusion:a systematic review. Am J Orthod Dentofacial Orthop,2006,129(5):599. e1-12.

5. PETROVIC A,STUTZMANN J,LAVERGNE J,et al. Is it possible to modulate the growth of the human mandible with a functional appliance? Int J Orthod,1991,29(1):3-8.

6. RICKLEMAN R F. Summary of information gained from survey relating to materials and aids used in the Begg technique. Aust Orthod J,1967,1(1):18-20.

7. DE FREITAS M R,DE LIMA D V,DE FREITAS K M,et al. Strategic maxillary second-molar extraction in Class II malocclusion. Am J Orthod Dentofacial Orthop,2009,136(6):878-886.

8. BLAKE M,BIBBY K. Retention and stability:a review of the literature. Am J Orthod Dentofacial Orthop,1998,114(3):299-306.

9. RINCHUSE D J,KANDASAMY S. Centric relation:A historical and contemporary orthodontic perspective. J Am Dent Assoc,2006,137(4):494-501.

10. DAHAN J S,LELONG O,CELANT S,et al. Oral perception in tongue thrust and other oral habits. Am J Orthod Dentofacial Orthop,2000,118(4):385-391.

11. FALK M L,WELLS M,TOTH S. Am J Orthod. A subcortical approach to swallow pattern therapy,1976,70(4):419-427.

12. ZICARI A M,ALBANI F,NTREKOU P,et al. Oral breathing and dental malocclusions. Eur J Paediatr Dent,2009,10(2):59-64.

第十一章 数字化技术在口腔正畸学的应用与展望

现代口腔正畸在追求美观、功能、稳定的同时,日益强调诊断和矫治中的沟通、个性需求、精确、高效及自动化。口腔数字医学与口腔材料学的发展是推动包括口腔正畸学在内的口腔医学进步的直接动力,其应用将扩展口腔正畸临床评价及治疗的广度和深度,将引发口腔正畸的变革。

第一节 数字化头影测量

一、X 线颅面影像资料数字化的意义

1. 原始影像的保护 实物 X 线片在储存年代长久以后,会出现霉斑、褪色等问题,而将其数字化储存在光盘等介质中,可定期复制,永久保存。平时使用数字化复印件本身也是对原件的一种保护。

2. 检索的便利 储存在计算机中的数字化 X 线片比实物 X 线片的检索要方便得多。

3. 远程病例会诊的便利性 数字化 X 线片可以通过网络立即传输到世界上任何一个医疗单位或医学专家的手中,对于远程医疗无疑具有重要的意义。

4. 科学研究的客观性 X 线片除了用于医疗这一主要目的外,还有一个重要的用途就是科学研究。科学研究的一个重要特征是试验对象要经得起重复测量、重复试验,而实物 X 线片的主要使命是供临床医师随时调看,显然不应离开患者所在的医疗单位,这对其他学者的验证测量造成了客观上的障碍;而数字化 X 线片可以放在国际互联网上,供任何一个医学机构或实验室的学者去重复验证。借助于软件设计,可以轻松实现对多人定点坐标的平均,而手工头影测量则很难实现这一功能。

5. 科学数据库与资源共享 科学发展史告诉我们,任何一个学科要想获得快速的发展,一般需要具备两个重要条件:一是具有共同的研究对象,即该学科或领域公认的中心问题;二是具有共享的研究模型或环境。因此建立能够共享的科学数据库对于口腔正畸学的发展具有十分重要的意义,而数字化医学影像无疑有益于共享数据库的建立和运用。

二、影像资料数字化的要求及具体方法

1. 反映原始 X 线片的真实尺寸 数字化头颅正侧位片最常用的方法是使用投射式平

板扫描仪,一般扫描仪都提供不同的扫描分辨率供使用者选择,选用不同分辨率扫描出的 X 线片大小是不同的。虽然市场上的商业头影测量软件可以通过指定扫描分辨率去换算比例,但不同品牌、不同质量、不同档次的扫描仪却很难取得统一的标准。因此,将 X 线片数字化的第一个关键步骤是确定放大比例。

确定放大比例最简单的方法是在实物 X 线片上标定比例标尺,对于拍摄 X 线片时已经将比例标尺投影到 X 线片上的片子,这一步可以省略。但大多数传统的 X 线片均不带比例标尺,因此我们在这里需介绍比例模板的标定方法。目前在北京大学口腔正畸科使用的比例模板是由美国著名正畸临床研究专家 Baumrind 教授提供的标准模板(图 11-1),该模板已在美国 UCSF、UOP、CWR、NJMDU 等大学的正畸研究室使用多年,具体使用方法如下。

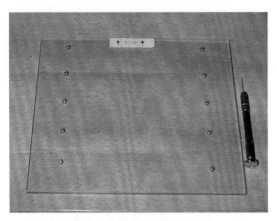

图 11-1 实物 X 线片标准模板

(1)将模板覆盖在待标定的 X 线片上,使模板四周的四个点尽可能包含头颅正侧位片上可能测量到的解剖范围,并使模板上的第一对标定点尽量与眼耳平面平行。

(2)用大头针粗细的扎眼针在患者治疗前 X 线片上扎 5 对(10 个)针眼;在该患者以后的片子上都只扎四周的 2 对(4 个)针眼,中间的另外 3 对标定点留待将来做重叠计算时由第一张片子转移到以后的片子上,分别代表颅底重叠、上颌重叠和下颌重叠。

2. 图像清晰 实物 X 线片经过扫描后一般会有不同程度的信息丧失,因此,扫描仪的条件设置应以既能够获得最清楚的 X 线片影像,又不占用太大的、不必要的磁盘空间为目标。对于扫描仪的基本要求是具有透扫功能,输入分辨率至少在 600ppi 以上,灰度级在 12bit 以上。

扫描获得的 X 线片影像以 tif 格式保存,具体使用某个计算机头影测量程序时,可根据程序的要求在 photoshop 软件中转换图像格式,一般将 600ppi 以 TIFF 格式保存的图像转换为 144ppi 以 JPGE 格式保存的图像,就足以满足在屏幕上进行计算机头影测量定点的需要。

3. 检索便利 扫描图片的文件名对将来的检索十分重要,比如可以用患者的 X 线片号命名该患者的所有影像资料,在该号前方加 X 代表 X 线片,加 F 代表面貌像,加 M 代表模型照片;在该号后方加下划线和数字等可区分治疗前、中、后等时间点的影像;如果一个时间点有数张照片,则再加横杠和数字,如 F1234_1-2 代表 X 线片号为 1234 的患者治疗前的第二张面貌像。

上面介绍的 X 线片数字化的过程不依赖任何计算机头影测量系统,即使不打算使用计算机头影测量,也可以通过上述方法将患者资料储存在计算机中,供随时查看或者通过互联网与同行进行病例讨论、交流。

三、计算机头影测量

无论是数字化的头颅侧位片还是数字化 X 线机拍摄的数字影像,如果要进行测量,就需要一个头影测量软件,市场上头影测量软件很多,最著名的有 QuickCeph、Dolphin 等头影测量系统,国内部分院校也有自己编写的头影测量软件。通常这类软件包含以下基本功能:患者基本信息、影像资料管理、图像处理功能、头影测量功能、结果输出功能、治疗前后头影测量描迹图重叠功能、疗效预测功能、与患者沟通的功能,现代头影测量软件更是包含了三维影像分析功能等,当然功能越多,软件成本越高,使用者应该根据自己的实际需求选择合适的软件。

第二节 数字化模型及其临床应用

一、牙𬌗模型数字化的意义

牙𬌗模型数字化是指通过特定的三维测量方法和设备,获取牙𬌗石膏模型表面一系列离散点的空间三维坐标数据——"点云"数据,在此基础上进行数据处理和曲面重建,获得一个接近原型、包含形状信息的三维数字化牙𬌗模型(图 11-2)。与传统的石膏模型相比,数字化牙𬌗模型储存安全、方便,易于管理、检索、交流和修改编辑,随着科学技术的发展,数字化牙𬌗模型已经广泛应用于正畸临床、科研和教学等各个方面。

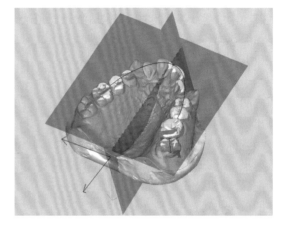

图 11-2 三维数字化牙颌模型

二、牙𬌗模型数字化的方法

目前国际上常用的牙𬌗模型数字化方法主要有光学测量法和逐层扫描法。

(一)光学测量法

光学测量法可以分为两类:被动式和主动式。前者不需要额外的光源,在自然光照明下通过一定技术来检测物体的三维信息;后者是指对被测物体投射特定的结构光,使之被物体调制,再经过解调得到被测物体表面形态的三维信息。

1. 光学被动式测量 主要包括双目立体视觉法,其原理(图 11-3)是采用视差原理来获得同一场景的 2 幅不同图像。通过对物体上同一点在 2 幅图像上 2 个像点的匹配和检测,可以得到该点的坐标信息。坐标点 $W(X, Y, Z)$ 分别成像于摄像机镜头 1 和镜头 2,两个像点在各自的摄像机坐标系中的坐标分别为 (x_1, y_1) 和 (x_2, y_2),全局坐标系的 X 轴穿过两个摄像机的镜头中心,并且其原点在两个镜头中心连线(称为基线)的中心,基线的长度为 B,同时两个镜头的光轴都相对于世界坐标系 Z 轴倾斜一个相同的角度 θ,两个镜头的焦距为 f,并设镜头焦点到光轴与全局坐标系 Z 轴焦点之间的距离为 r,不难得到

$$Z = -x_1 x_2 \frac{B}{fD}$$

(公式 11-1)

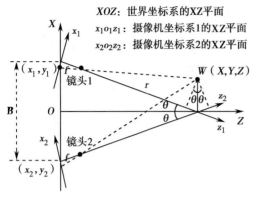

XOZ：世界坐标系的**XZ**平面
$x_1o_1z_1$：摄像机坐标系1的**XZ**平面
$x_2o_2z_2$：摄像机坐标系2的**XZ**平面

图 11-3 双目立体视觉法成像原理

上式中，$D = x_2 - x_1$，称为视差。由上式可以看出，如果 B 和 f 等摄像机参数已知，就可以利用视差，由二维图像得到物体的深度信息。

双目立体视觉法成像原理简单，拍摄的时间很短，可在 1 秒内完成，能够得到软组织表面的纹理信息，拍摄使用的自然光源对人体安全，因此在面部的三维重建中应用较多，其测量精度约为 0.5mm。由于重建过程需要在两幅图像中寻找对应点的匹配，对于缺乏具有明确几何边界（明显的边缘、角点）的牙𬌗模型，计算量很大，很难做到精确匹配。Ayoub 等根据该方法开发了专用于牙𬌗模型的三维重建系统，其精度约为 0.2mm。由于该方法测量精度的局限性，在牙𬌗模型三维重建中较少单独应用。

2. 光学主动式测量　主要包括激光三角法和结构光法。

（1）激光三角法：激光三角法成像原理（图 11-4）是将激光束投射到目标上并成像于另一台摄像机，在发射点、物点、像点之间形成一个三角形，利用几何原理计算出物点的深度信息。

激光源发出的光束自全局坐标系的原点射出，沿 Z 轴入射到 W 点 (X, Y, Z) 上，并在摄像机镜头中成像于摄像机坐标系中的 (x, y, z) 点。α 是光轴与投影线的

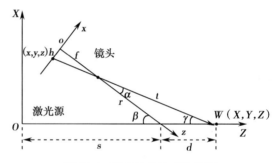

图 11-4 激光三角法成像原理

夹角，β 是 z 和 Z 轴间的夹角，γ 是投影线与 Z 轴间的夹角，f 是摄像机焦距，h 是成像高度（像偏离摄像机光轴的距离），r 是镜头中心到 z 和在 Z 轴交点的距离，可以得到

$$Z = s + d = s + \frac{rh}{f\sin\beta - h\cos\beta} = s + \frac{rx}{f\sin\beta - x\cos\beta} \qquad \text{（公式 11-2）}$$

这种方法具有原理简单、成本较低、测量速度较快和精度高等优点。其缺点是对被测物体的表面特性比较敏感，物体表面粗糙度过大、光泽过于明亮、颜色太深、曲率半径太小和倾斜度过大都会造成测量误差，对于激光照射不到的位置，如突变的台阶和深孔结构易发生数据丢失。激光三角法是目前临床上模型数字化最常用的方法，根据其采用光源的特点可以分为点激光和线激光（图 11-5）。

1）点激光：用极细的激光光束在物体上形成照射点，通过三角测量法得到物体在此点的空间坐标。将物体固定于旋转工作台上，激光头按照一定的方向对物体进行数据采集，直至取得物体的全部数据。扫描操作简便，数据质量有较好的结构性。由于其扫描方式为逐点扫描，扫描速度受到限制，采点密度越高，扫描时间越长。

2）线激光：激光光源发出的光束经过一个柱面镜后变成线条状投射到待测物体的表

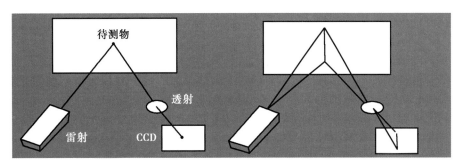

图 11-5　点激光(左)和线激光(右)投射原理

面,形成一条或多条随着物体表面高低而起伏的投射线,通过 CCD 记录得到投射线上的点坐标。激光束沿一定方向连续扫描物体表面,直至获得物体的全部数据。线激光在保证一定精度的前提下明显提高了扫描效率,显著减少了模型扫描所需的时间。

(2)结构光扫描:结构光扫描技术是一种基于光学干涉计的相位测量技术。采用一般的白光照明,将光栅产生的结构光投射到物体表面,由于物体表面形状的凸凹不平,光栅条纹受物体表面形状的调制,其条纹间的相位关系会发生变化,光栅图形产生畸变而携带有物体表面轮廓信息。用 CCD 把变形后的相移光栅图摄入计算机内,数字图像处理、解析出光栅条纹图像的相位变化量,从而获取被测物体表面的三维信息。

该方法扫描时间较快,精度高。缺点是由于采用的是普通白光光源,反射较弱,对物体表面的反光性要求较高,对于表面反光性不好的被测物体需进行预处理(喷洒显像剂),可能会带来一定的误差,对测量环境的要求比较高,一般要求在较阴暗的环境中操作。

(二) 逐层扫描法

1. 实物层析扫描　是将物体用特殊材料进行包埋,用数控机床把包埋物逐层切削成薄片,使用平面扫描仪获取每个薄片的数码图像,通过软件将各层图像进行叠加,获得完整的数字化模型。层析扫描测量精度很高,可以获得被扫描物体内部的三维信息,消除了三维光学测量法由于模型凹陷出现的扫描盲区,但缺点是破坏了被扫描的实际物体。该技术获取数字化模型的精度由切削加工的层片厚度、平面扫描仪分辨率以及层片叠加重构的精度所决定,比较好的层析扫描仪的切削片层厚度可在 0.012 5~0.025mm。

2. X 线工业 CT 扫描　CT 的原理是使用 X 射线穿过成像物体的某个断层后投射至探测器,X 射线和探测器围绕物体旋转进行多角度的扫描。所得扫描数据结果由计算机进行处理,通过相应的投影图像重建算法可以得出断层的二维 CT 图像。将一系列断层影像通过软件进行处理,获得物体的三维影像。目前的 CT 技术已经发展到采用螺旋或锥形束 X 射线扫描,可实现多层同时扫描,减少了扫描时间。同时相邻断层的间距不断减少,获取数据越来越精细。工业 CT 的主要优点是能够在不受人体射线剂量的限制下,无损测量内外表面,尤其适用于内部结构复杂的物体;缺点是价格昂贵。

三、数字化牙𬌗模型的临床应用

牙𬌗模型数字化最直接的应用是安全、有效的储存和管理大量的牙𬌗石膏模型,然而随着计算机科学技术的发展,其应用也从最初的单纯用于资料存贮和医患交流,深入到𬌗关系的三维诊断、托槽间接粘接、个体化托槽和弓丝的制作，以及无托槽隐形矫治器制作等正畸临床的各个方面。

1. 牙殆模型的三维诊断 数字化的三维模型为在计算机上实现模型的三维测量奠定了基础，除了简单的牙弓长度、宽度、牙齿大小等的测量之外，数字化牙殆模型还为面积、体检测量、排牙试验等复杂诊断提供了新的手段，实现了在实物模型上无法完成的三维重叠测量，为更全面的评价正畸疗效提供了一条新的途径（图 11-6）。

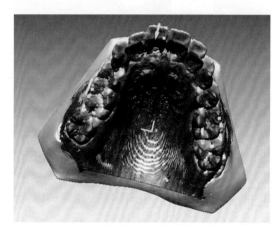

图 11-6 数字化的三维模型

2. 托槽间接粘接 间接粘接可以节省正畸医师大量的椅旁操作时间，提高托槽定位的准确性，有效缩短治疗末期精细调整的时间，其在欧美发达国家应用十分普遍。然而，传统间接粘接的托槽定位是在治疗前排列不齐的牙殆模型上完成，即使最有经验的医师也无法保证百分之百的准确率。为了提高准确性和效率，OrthocadIQ 服务是利用数字化模型的虚拟牙齿移动功能模拟治疗结合最新的计算机传感技术，提高托槽定位的准确性。

3. 个体化托槽及弓丝的制作 从 Andrew 的直丝弓时代开始，许多医师致力于寻找一种可以适合每一位患者的托槽系统。数字化模型的出现使这种愿望成为现实。个体化舌侧托槽正是利用了数字化模型的特点，利用软件可以高效准确的制作出最适合个体患者的数字化托槽，并通过逆向工程技术将其还原成实物。在托槽制作的同时，弓丝的形态也随之确定，并通过机械手臂加工成形。极大简化了正畸医师的临床操作，提高了临床效率。

4. 无托槽隐形矫治器的制作 数字化模型技术的成熟是无托槽隐形矫治器研发的基础。无托槽隐形矫治器使用数字化牙殆模型模拟正畸治疗中的牙齿移动，并将其分解形成多个阶段性模型，通过逆向工程的方法还原成实物模型，最后获得许多不同阶段的透明压模矫治器。

第三节　三维照相技术及其临床应用

一、面部三维照相的意义

随着正畸和正颌外科的发展，口腔医师改变面部形态的能力增强了，因而也更加重视面部美观评价的客观指标。既往研究面部软组织形态特征的方法主要是通过 X 线头影测量和彩色面像分析。其中使用 X 线头影测量来分析面型特征仅限于对正中矢状面上的软组织侧貌进行分析,虽然发展出一些软组织头影测量分析法,能够一定程度上反映出某些软组织的侧貌特征,但仅限于正中矢状面,而人的面部是三维的立体结构,对其进行评价不能局限在某一平面上。另外使用 X 线片来评价面部软组织,不仅要接受一定量的辐射,而且在拍摄时还要掌握好曝光量,才能相对清晰的显示软组织侧貌。彩色面像能够更加直观的显示面部的轮廓和结构,且不存在辐射的问题。但至今面像分析并不被大多数研究者接受,被认为是"不可测量"的,有关面像测量分析的研究也相当有限。由于无论是拍照还是分析都缺乏标准技术,所以面像仅被作为定性参考,极少被作为定量测量。

在过去二十年中,随着计算机科学和光电技术的飞速发展,面部三维照相设备和技术也从研发实验阶段逐步成熟并开始应用于临床。面部三维照相的意义在于能以一种安全、快捷、无辐射的方式采集面部三维数据,通过三维重建,真实、客观的反映面部的三维形态,并能通过非接触的方式对面部进行三维几何测量,实现定量分析。

二、面部三维成像的方法

1. 莫尔云纹法(Moiretopography)　莫尔云纹法是最早解决人体三维测量的方法,其用点光源或平行光源照射基准光栅,并在另一侧通过基准光栅观察物体,基准栅和试件栅之间的干涉形成莫尔云纹,所得的条纹图是等高线,即获得了物体的三维信息。此方法的缺点是莫尔云纹法的测量范围必须小于所使用基准光栅的范围,而制作大面积、高精度的基准光栅十分困难,所以只适合测量较小尺寸的物体。另外,当被测物体表面梯度变化较大时,投影到表面的栅线易发生散射而变得模糊,限制了被测物体的可测景深,所以只适合测量表面变化较为缓慢的物体。准确的说,莫尔云纹法不是一种三维扫描技术,其只能够获得被测物体表面上较少部分点的三维坐标,不能够重建出整个物体表面的三维信息。

2. 立体摄影(stereophotogrammetry)　立体摄影采用视觉原理来获得同一场景的 2 幅不同图像。通过需要对物体上同一点在 2 幅图像上的 2 个像点的匹配和检测,可以得到该点的坐标信息。原理同上面介绍的模型光学被动式测量法。此方法的优点在于拍摄的时间很短,拍摄使用自然光源对人体较为安全,而且由于这种方法是基于图像的,所以数据的软组织纹理信息非常形象逼真;缺点在于两幅图像上点的匹配问题,由于面部表面的曲面圆滑,匹配有一定的困难。这类三维照相设备通常至少由 3 个照相机组成,2 个普通照相机用于拍摄图像,重构三维数据;1 个彩色照相机用以获得彩色纹理信息。扫描的精度大约在 0.5mm 左右。

3. 激光扫描(laser scanning)　面部激光三维成像设备的原理同上面介绍的模型激光扫描设备。此方法的优点在于测量准确、原理简单、精度高、可重复性好。对曲面变化比较大的部位,如面中部也可以获得较为准确的信息。但缺点是扫描时间比较长,扫描面部的时间大约是几秒钟,在此期间患者头部任何位置的微小变化都会影响到测量结果的准确性。另外,物体表面特性和反射率、复杂程度等均会影响成像效果。

早期的激光扫描仪不能获得面部的纹理信息,随着技术的发展,很多激光扫描仪增加了彩色 CCD,同步获得面部的二维图像,通过图形学的方法,映射到扫描的三维数据上,增加了面部数据的真实感。同时扫描的速度和光源的安全性能也在不断提高。

4. 结构光技术(structured light techniques) 上文已介绍结构光三维扫描设备的原理,此方法用于面部照相的优点在于所用光源为白光,较为安全,扫描的速度较快,适用于很多特殊人群。方法本身是基于图像处理的方法,可以在拍摄光栅图像的同时获得纹理信息,获得的三维数据图像真实感较好。此方法的缺点在于对软硬件两方面要求都较高,扫描仪本身的价格较为昂贵。

无论使用激光还是结构光三维成像设备,要想获得精确的面部影像都有特别要求。不同组织的反射性、头发和眉毛的干扰、不同拍摄时的姿势改变以及拍摄过程中发生移动(例如面部随时间的推移而发生的自然变化)等原因,都会影响影像质量,进而影响测量精度。另外,特殊结构如眼和耳成像欠佳,因为存在强反射或光和激光不能进入的凹陷。通过计算机后处理的方法来处理这些影像,可以减少伪影、平滑表面并保存细节,但在拼接各个面以形成完整模型的同时也会引入误差。

三、三维面像的临床应用

由于三维面像可被看作面部三维形态及结构的客观真实记录,并且成像安全迅速、无辐射,因而在临床上具有广阔的应用空间。首先,可以进行非接触性的面部三维测量,将个体的测量结果与正常样本的均值进行比较,从而发现存在的异常情况。其次,可以采集治疗前、治疗过程中各个阶段以及治疗后的三维面像,通过三维配准重叠,比较治疗前后面部各部分结构的三维变化(图 11-7,图 11-8)。另外,可以将三维面像的数据与其他来源的颅面结构如骨骼、牙齿的三维数据整合在一起,形成完整的数字化三维颅面模型,用于正畸或正颌治疗的矫治设计及模拟分析,并能方便与患者进行直观的交流沟通。此外三维面像还能用于为颅面畸形的婴儿(3~18 个月)制作颅部塑形绷带,避免了以往直接用石膏给患儿取模所带来的不适。

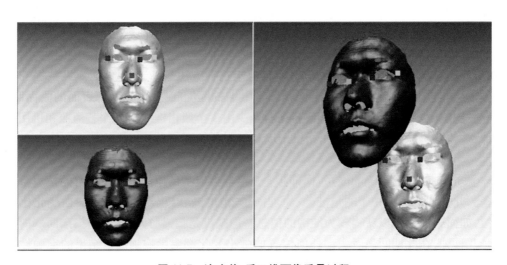

图 11-7 治疗前、后三维面像重叠过程

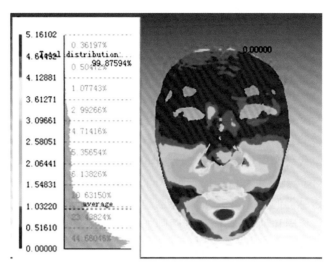

图 11-8　面上部不受手术影响的部位重叠后,显示上、下颌的治疗变化部位及变化量(红色区域变化量最大,其次是黄色、绿色等)

第四节　锥形束 CT 及其临床应用

一、锥形束 CT 的特点

CT 在牙科领域中的应用可追溯到 20 世纪 80 年代,但传统医学 CT 在牙科中应用时存在一些不足,例如:放射剂量大,虽可用于口颌面部肿瘤,但不适用于牙科常规应用;扫描时间长;金属修复体会产生伪影从而使影像质量下降。一些研究表明,需要比常规医学 CT 更新、更可靠的设备,才能满足牙科应用中对测量精度方面的要求。

锥形束 CT(cone beam computed tomography,CBCT)采用锥形 X 射线束和二维探测器,取代传统 CT 的扇形束和一维探测器(图 11-9)。进行扫描时,锥形 X 射线束只需围绕患者旋转一周,即可获得三维重建所需的所有数据,实现所谓的直接体积重建。扫描过程中所获得的数字信息为原始数据(raw data),通过计算机软件可以对其进行一次重建和二次重建,重现不同方向上的三维图像,从而提高了获取投影数据的速度和 X 射线的利用率;同时重建的体积图像的轴向分辨率也得到了很大的提高。与传统 CT 比较,锥形束 CT 具有以下特点。

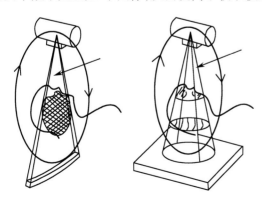

图 11-9　扇形射线和锥形射线投射原理

1. 一次旋转扫描即可获得三维图像,减少了放射线暴露剂量　Hashimoto 的研究表明,3DX 锥形束 CT 皮肤放射线剂量约为多层 CT 的 1/400,Mah JK 对锥形束 CT 的放射剂量进行测量,得出锥形束 CT 的放射剂量远远小于传统 CT,但与常规的口腔二维 X 线片相比仍然较大,临床上应严格掌握适应证。

2. 图像质量　Hashimoto 采用放射科医师、颌面外科医师和口腔通科医师主观评价的方法,比较了某公司的 3DX 锥形束 CT 和某公司最新的多层探测 CT,结果显示,所有医师均认为 3DX 锥形束 CT 的三维影像要优于多层探测 CT。其他研究也表明,锥形束 CT 的三维图像空间分辨率高,尤其是纵向分辨率,完全可以满足牙科需要。

3. 数据采集时间　几家公司的锥形束 CT 的扫描时间均在 10 秒左右。这样患者很容易在采集数据时保持静止不动,明显减少了影像误差,同时减少了曝光剂量。值得注意的是扫描时间长并不一定代表辐射剂量就高,曝光时间决定了 CBCT 的有效辐射剂量。

4. 扫描视野　不同锥形束 CT,扫描视野不同,对于正畸医师来说,这是一个非常重要的指标。扫描视野由传感器的尺寸决定,而传感器越大,设备的成本就越高。视野小的锥形束 CT 一般应用于牙体、牙周和种植科,而正畸医师如果需要从 CBCT 重建头颅侧位片,则需要足够大的视野。

另外多数锥形束 CT 采用了立位扫描的方式,包括站位和坐位两种。立位的设计可以使操作过程简化,患者也更容易接受,并且机器占地面积相对小,更适合牙科使用。

总结起来,锥形束 CT 具有空间分辨率高,数据采集时间短,射线利用率高,曝光剂量少等显著优点。但是锥形束 CT 的图像噪声与传统螺旋 CT 比起来较大,有待进一步完善。

二、锥形束 CT 的临床应用

口腔正畸学是一门协调颅、颌、面三维空间关系的口腔医学学科,受技术的限制,正畸医师一直在用二维 X 线片(头颅正位片、侧位片)进行三维诊断,带有很大的主观性,传统螺旋 CT 由于剂量高,不可能用于没有生命威胁的颅颌面畸形的常规诊断,因此 CBCT 的出现第一次使正畸医师可以用低放射剂量获得高空间分辨率的三维颅、颌、面影像,为该领域的研究提供了有力的工具。

CBCT 单次扫描获得的锥形束容积数据同时包含了软硬组织,并允许计算机对数据进行二次重建,可分别在垂直于轴向、冠状向和矢状向的平面上生成二维多层重建影像,并提供"实时"显示模式,能同时显示某一部位在三个平面上的情况及变化,便于观察。CBCT 数据的基本显示窗口(图 11-10)。

通过增加每层的层厚到约 130~150mm,可以实现二维头颅侧位片的重建(图 11-11)。与此相似,沿着牙弓曲线创建不同层厚(0.40~150mm)的斜行多层重建影像,就可以生成全口牙位曲面体层 X 线片(图 11-12)。用上述方法获得的头颅侧位片和全口牙位曲面体层 X 线片与传统头颅侧位片(图 11-13)和全口牙位曲面体层 X 线片相比(图 11-14),最大的不同在于这种拍摄模式下投射角度是始终垂直于体表的,射线进出颅面各部分的放大率是相等的。另外,由于生成的层厚为所选体积的断层,因此就能避免发生解剖结构的重叠,从而精确定位骨性标志点。

对比传统的二维方法,CBCT 的最大优势在于能够进行三维重建,可以在重建的颅面部结构(图 11-15)的影像上进行直观评价和三维测量。

CBCT 作为一种有效三维数字化工具,是颅面部数字化的重要方式。从 CBCT 图像中可以提取颅面部软硬组织结构。理论上可以分割任意的部位,如骨骼、牙根、气道、关节等。

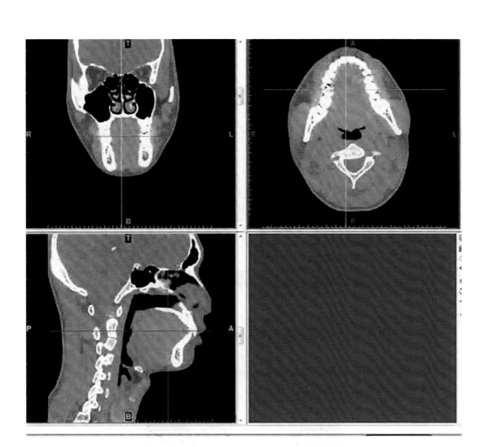

图 11-10 CBCT 数据的基本显示窗口

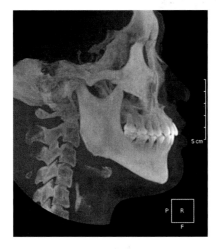

图 11-11 CBCT 数据重建获得的头颅侧位片

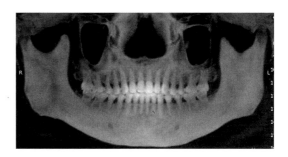

图 11-12 CBCT 数据重建获得的全口牙位曲面体层片

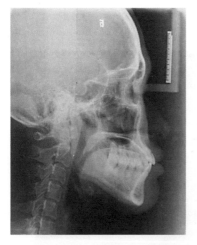

图 11-13　同一个体的传统头颅侧位片

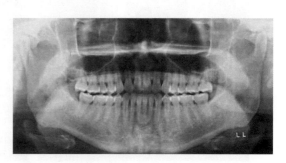

图 11-14　同一个体的传统全口牙位曲面体层片

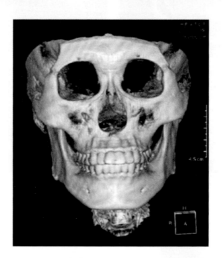

图 11-15　CBCT 数据三维重建后获得的颅面部结构

此外,CBCT 还可以用于正畸临床上阻生牙和额外牙空间位置的判断(图 11-16)以及评估颞下颌关节(图 11-17)及气道(图 11-18)的情况。

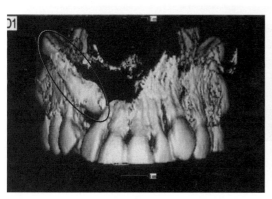
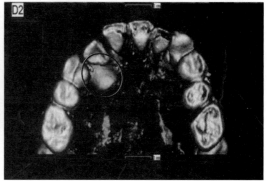

图 11-16　通过 CBCT 数据三维重建可以清晰显示阻生牙的位置和冠根方向

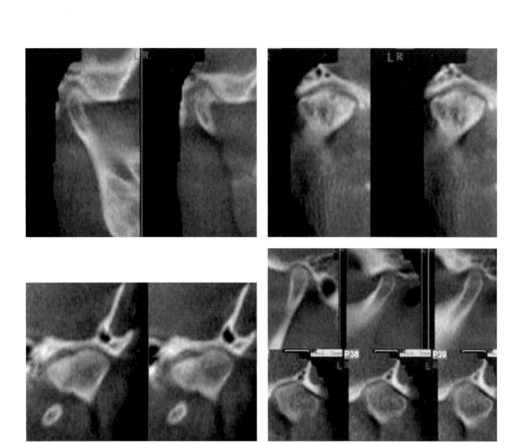

图 11-17 在 CBCT 图像上可观察任一层面的髁突影像,以便评估髁突形态

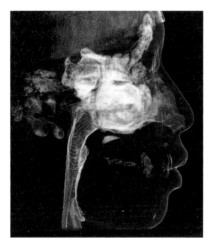

图 11-18 通过三维重建显示气道情况

CBCT 还可以用于牙槽骨缺损,如骨开窗、骨开裂的诊断,最新的研究表明,CBCT 对骨开窗诊断的阳性预测值为 0.71;对骨开裂的阳性预测值为 0.75。说明在 CBCT 诊断为阳性时,有大约 3/10 和 1/4 为假阳性。CBCT 诊断牙槽骨缺损的阴性预测值高达 0.99,说明在 CBCT 诊断为阴性时,牙槽骨开窗和骨开裂出现的几率极小。

第五节 数字化技术在治疗学中的应用

数字影像技术对提高正畸诊断水平的推动作用是显而易见的,但计算机技术对正畸学的促进作用并不局限于此。近年来,借助于计算机虚拟现实技术所开发出的各种矫治系统不断涌现,其中比较有影响的包括数字化口腔正畸诊断及治疗系统——SureSmile 矫治系统、隐适美矫治系统,以及德国 Wiechmen 教授推出的个体化舌侧矫治系统。

一、SureSmile 矫治系统

SureSmile 矫治系统是美国正畸学家 Sachdeva 医师于 2000 年正式推出的基于数字化三维图像获取技术、计算机辅助设计和辅助制作技术及网络支持的一种全新的正畸诊断和治疗系统,它使传统的由正畸医师手工完成的临床操作大多数由计算机取代,从而实现了临床正畸学从手工到计算机化的飞跃。

SureSmile 的关键技术是微型口内牙弓形态三维扫描仪,通过该扫描仪,正畸医师不需要借助于印模材获取患者的牙𬌗模型,而是直接获得能够储存在计算机中的数字化三维牙𬌗模型。其他诊断资料则通过数码相机、扫描仪、数字病历等获取。

临床医师将上述各种常规的正畸诊断资料收集完毕后,储存在诊室的临床资料服务器中,正畸医师在各自的计算机终端对这些资料进行诊断、设计后,将治疗计划通过因特网传输至矫治器制作中心,矫治器制作中心在计算机上确定托槽最佳位置后,在计算机上完成间接托槽定位托盘的制作和系列矫正弓丝的弯制,然后寄回给正畸医师,由正畸医师完成在患者口腔内的矫治器粘接和弓丝更换。具体临床过程可分为以下五个阶段。

1. 初诊咨询及诊断 在使用上述数字化设备获得初诊患者的面𬌗像、三维牙𬌗模型、各种 X 线片及病例记录后,正畸医师即可对错𬌗畸形进行诊断,并与患者讨论治疗方案和各种方案的预后估计,由于可以在计算机屏幕上直观看到各种方案可能的治疗结果,显著促进了正畸医师与患者之间的沟通。一旦患者理解了正畸治疗的益处并同意接受治疗,该患者的电子病历也就同时形成,此病历包含了常规正畸诊断所需要的一切资料,比起分散的、传统的实物资料更加容易检索。

2. 数字化治疗计划 SureSmile 矫治系统软件包含常规的头影测量分析和三维模型测量分析,模型测量主要包括牙弓长度及宽度测量、每颗牙的三维空间位置、牙量骨量协调与否的间隙分析以及针对各种治疗方案的排牙试验。在选定了具体的治疗方案以后,正畸医师可以根据自己的喜好选择某种角度的托槽,由计算机将这种虚拟的托槽粘接在三维数字化模型的准确位置上,然后再根据排牙试验获得的目标弓形选择弓丝弓形及粗细,并可根据需要增加第一、第二、第三序列弯曲和反 Spee 曲以及各种矫治曲的设计。应该说数字化的治疗计划使正畸医师第一次有可能设计真正个体化的矫治器。

3. 矫治器的制作　一旦个体化的矫治器设计完毕,这些设计数据即可通过因特网传送到矫治器制作中心,中心将依据这些数据和数字模型制作间接粘接托槽的托盘,并通过由计算机控制的机械手来完成所需矫治弓丝的弯制。中心可一次提供矫治需要的所有弓丝,也可以根据治疗进程不断提供各种矫治弓丝。中心制作的间接粘接托槽的托盘和个体化矫治器在患者第二次就诊前寄至正畸医师处。

4. 正畸治疗及疗效观测　第二次就诊时患者就可戴上个体化的固定矫治器,此时可以用微型口内扫描仪将托槽粘接位置扫入计算机,并与原先设计的托槽位置进行比较,以判断托槽位置的准确性,一旦发现错误,可以及时纠正,或者在弓丝上做细微的调整,以避免不良的治疗结果。

以后的常规复诊,正畸医师可根据需要扫描阶段牙弓变化,并随时与治疗前及目标牙弓进行对比,使医师可以随时了解治疗进程、治疗效率及治疗的副作用等,从而可以及时调整、及时纠错。

5. 保持　牙弓排列整齐后,在拆除固定矫治器之前,再次扫描牙弓形态,并将扫描结果传送到矫治器制作中心,中心会根据此数字牙弓的形态将制作好的保持器寄至医师处,使医师在拆除固定矫治器后,能够随即给患者戴上保持器。

二、隐适美矫治系统

如果说 SureSmile 矫治系统明显减少了正畸医师临床手工操作的随意性和复杂性,使正畸医师由传统的主要操作钳子和弓丝转变为主要操作计算机键盘,那么,隐适美矫治系统则彻底改变了正畸矫治器的面貌。

隐适美矫治系统并非由正畸医师推出,而是硅谷的一家计算机公司推出的。简单地讲,隐适美就是一种用无色高分子材料制作的一系列正畸定位器,其作用原理与定位器的原理相同。传统的正畸定位器是用来对刚刚结束正畸治疗患者的牙做精细调整的,由于制作定位器时要求在模型上将单颗牙分离并重新排列,工作量很大,因此在计算机三维图像处理技术不够发达的时代,没有人敢想象用这种方法矫治明显的牙位异常。但近年来,随着数字化技术的迅猛发展,人类已经可以在计算机上进行非常精细的三维图像操作,使在计算机上进行任意次数的细微牙位调整成为可能。隐适美正是利用这一原理将在计算机上逐渐矫治的牙位变化反映到类似正畸定位器的无色透明的塑胶“牙套”上,通过这一系列的“牙套”作用,使错位牙逐渐得以矫治。因为没有托槽,所以这一矫治器被称为无托槽隐形矫治器。这一矫治器的优点有以下方面。

(1)简化了医师操作,正畸医师只需将患者模型或口内扫描数据寄到公司,由公司完成矫治器的制作。

(2)患者摘戴方便,每次复诊正畸医师只要给患者若干“牙套”,让患者按要求顺序戴用即可。

(3)无色透明,特别受成年人患者的喜爱。

缺点是无托槽隐形矫治器与牙面之间的固位关系,决定了其力的传导能力比固定矫治器弓丝与托槽之间的力传导弱。因此,设计在“牙套”上的移动量不能百分之百地传递给牙齿。而这种差距会逐渐累积,变得越来越大,导致后期的“牙套”无法完全就位,从而使牙齿移动脱离正常轨道。因此,治疗复杂病例效率不高。

　　该矫治器目前已进入中国,随着其专利即将到期,国产的类似矫治系统也将得到快速的发展。

三、个体化舌侧矫治器

　　舌侧矫治器是传统的"隐形"矫治器,但由于牙齿舌侧形态复杂、操作空间狭小等原因,使正畸医师对它的接受程度大打折扣。但近年来,人们开始借助于计算机虚拟现实技术制作符合不同牙齿舌侧形态的个体化舌侧矫治器,包括个体化预成舌侧弓丝,使舌侧正畸技术得到简化,其典型代表是德国 Wiechmann 教授提出的个体化舌侧矫治器系统。该系统使用光学扫描设备获取手工排牙后的牙列舌侧三维形态,在计算机上设计个体化舌侧托槽及其粘接位置,然后用快速成形技术制作出托槽的原型,最后用金合金铸造出个体化的舌侧托槽。由于托槽底板完全按照牙齿舌侧形态设计,所以粘接时不像其他间接粘接技术那样需要辅助装置,同时由于底板与牙齿舌侧完全贴合,所以整个托槽的高度得以明显降低。该技术用机械手完成矫治弓丝的弯制,显著降低了正畸医师的操作难度,充分显示了 CAD/CAM 技术在正畸学应用的优越性。

　　随着现代虚拟现实技术的发展,计算机在口腔正畸的应用越来越广泛,为正畸医师提供了越来越多的辅助诊断和辅助治疗手段,这一趋势正在逐渐影响着当今的正畸诊疗模式(图11-19)。

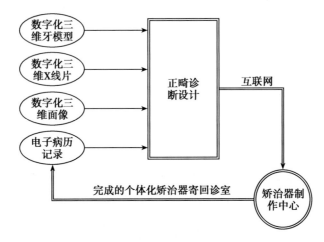

图 11-19　现代化的正畸诊疗模式

（许天民）

参 考 文 献

1. SACHDEVA R C L. SureSmile technology in a patient-centered orthodontic practice. Journal of Clinical Orthodontics,2001,35(4):245-253.
2. SACHDEVA R C. A total orthodontic care solution enabled by breakthrough technology a computer-aided fixed appliance system is introduced. Journal of Clinical Orthodontics,2000,34(4):223-232.
3. BAUMRIND S. Integrated three-dimensional craniofacialmapping:Background,principles,and perspectives. Sem-

inars in Orthodontics. WB Saunders,2001,7(4):223-232.

4. BOYD R L,WASKALIC V. Three-dimensional diagnosis andorthodontic treatment of complex malocclusions with the invisalign appliance. Seminars in Orthodontics. WB Saunders,2001,7(4):274-293.

5. CURTIS T J,CASKO J S,JAKOBSEN J R,et al. Accuracy of a computerized method of predicting soft-tissue changes from orthognathic surgery. Journal of clinical orthodontics:JCO,2000,34(9):524.

6. MOZZO P,PROCACCI C,TACCONI A,et al. A new volumetric CT machine for dental imaging based on the cone-beam technique:preliminary results. European radiology,1998,8(9):1558-1564.

第三篇

矫治治疗篇

第十二章 传统固定矫治技术的现状及历史地位

第一节 Tweed-Merrifield 标准方丝弓矫治理念及技术

Tweed-Merrifield 标准方丝弓矫治技术又简称为经典方丝弓矫治技术或标准方丝弓矫治技术,起源于 1925 年,由 Angle 发明的方丝弓矫治器,后经不断总结和发展,特别是经过 Tweed 和 Merrifield 两位大师的提炼、改进和完善,形成了理论完备、技术操作精炼、准确的经典矫治体系。经典方丝弓矫治技术是目前临床应用的大多数固定矫治技术的源头技术。

一、历 史 回 顾

(一) Angle 系统及方丝弓矫治器

Edward Hartley Angle(1855—1930 年)(图 12-1)于 1878 年从牙科学校毕业,之后由于兴趣,在正畸矫治技术及其临床应用上进行了大量的探索和研究,在经历了许多技术困扰和挫折之后,他总结出了正畸矫治器应具备的五个特点。

1. 简单　能推、拉、旋转牙齿。
2. 稳定　应固定在牙齿上。
3. 高效　遵循牛顿第三定律和支抗原理。
4. 精致小巧　被机体接受,不引起炎症和疼痛。
5. 不显眼　不影响美观。

根据以上原则,1888 年 Angle 设计了一种标准的矫治器,又被称为 Angle 系统(图 12-2),该矫治器由几个基本部件组成,他将这些部件量产,部件组装起来就成了简单、牢固、高效、小巧的矫治装置。组装过程简单快捷,治疗中患者舒适,疼痛少。由于量产使得 Angle 系统被广泛应用,并促进了矫治水平的显著提高,而且医师可以矫治更多的患者,矫治费用也随之下降。这种矫治器的出现也开启了生产商、销售商和正畸医师之间合作的先河。

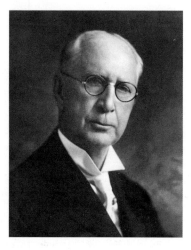

图 12-1　Angle 医生

为了贯彻不拔牙理论和实现对牙齿的三维控制,

Angle 又分别设计了 E 形弓矫治器(图 12-3)、钉管弓矫治器(图 12-4)、带状弓矫治器(图 12-5)等矫治装置。

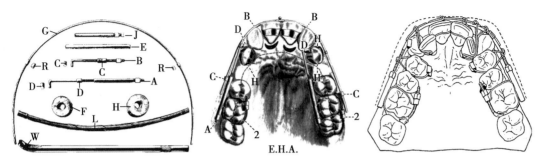

图 12-2　Angle 标准矫治器的基本组件

图 12-3　E 形弓矫治器

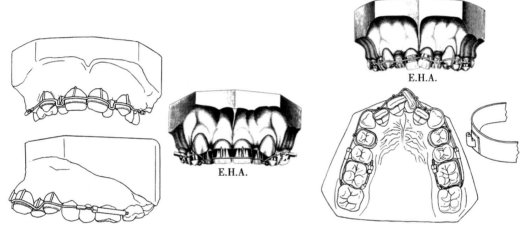

图 12-4　钉管弓矫治器

图 12-5　带状弓矫治器

　　1928 年,Angle 在他去世前两年发布了一种新型矫治器,即方丝弓矫治器(Edgewise Appliance)(图 12-6),根据以往发明的知识和经验,方丝弓矫治器不但克服了以往的困难,而且比以往的矫治器更易达到"完美"的效果。他将带状弓矫治器的带状槽沟从垂直向改为水平向,槽沟置于托槽的中心,尺寸为 0.022 英寸×0.028 英寸(0.055 9mm×0.071 2mm),槽沟水平向开放。最初,弓丝是用铜丝结扎固定的,后来改成了不锈钢结扎丝,这种新的设计提供了更准确、更有效的转矩控制机制。

　　由于 Angle 在发布了方丝弓托槽仅仅 2 年之后就去世了,他没有足够的时间指导他人如何使用掌握,也没来得及进一步开发改进完善。

(二) Tweed 的卓越贡献

　　Charles H. Tweed(图 12-7)于 1928 年毕业,当时他 33 岁,Angle 已 73 岁。Angle 这时正在为方丝弓矫治器未被一致接受而苦恼,他对某些学生对方丝弓矫治器的任意篡改而愤怒。为了保存方丝弓矫治器的完整性,Angle 决定在 *Dental Cosmos* 上发表一篇介绍这种矫治器的文章。他邀请 Tweed 和他一同完成这篇文章,当时 Tweed 刚完成 Angle 课程,Angle 很赏识他的才能,他们用 7 周时间完成了这篇文章并成为密友。在合作期间,Angle 建议 Tweed 在

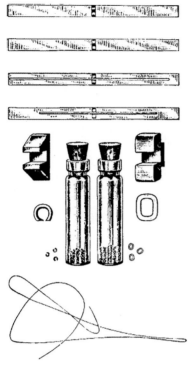

图 12-6　方丝弓矫治器原型

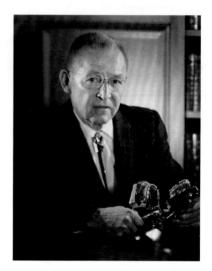

图 12-7　Tweed 医生

临床上只用方丝弓矫治器,否则他无法掌握这种矫治器,Tweed 听从了他的意见,开设了全美第一个纯粹应用方丝弓矫治器的专科门诊。

在接下来的 2 年中,Tweed 和 Angle 联系密切,Tweed 诊治患者,Angle 进行指导,Angle 对治疗效果非常满意。2 年中他们通信超过 100 封,这些信现存于 Tweed 基金会图书馆,在此期间,Angle 期望他的这位门徒完成他的 2 个重要请求:①贡献毕生于方丝弓矫治器的研究与发展;②尽其所能将口腔正畸发展为牙科领域的一个专科。

Tweed 实现了 Angle 的请求,首先在他不懈的鼓动宣传下,全美第一个口腔正畸专科法在亚利桑那州议会获得通过,Tweed 在亚利桑那州获得了证书编号为 No. 1 的正畸专科医师执照,这也是全美史上第一。

1930 年 8 月 11 日 Angle 去世,终年 75 岁。去世前 Angle 心中非常清楚,他的工作必须继续,但他心中也一定很平静,因为他知道已找到了正确的人选继续完成他的理想。

1932 年,Tweed 在《Angle 正畸》杂志上发表了他的第一篇文章,题为"经方丝弓机制矫治的病例报告"。他坚持了 Angle 的永不拔牙的坚定信念,但这个信念他只坚持了 4 年。

这时 Tweed 开始观察自己矫治患者治疗后的面部美观,结果非常令人沮丧,以致他几乎放弃了正畸职业。他知道他有高效的矫治器,他也有相应的能力,但矫治结果在美观上差强人意,还不稳定。之后,他用 4 年的时间研究自己成功与失败的病例,结果有一个非常重要的发现:矫治后面部平衡美观和牙列稳定通常与直立的下切牙相关。他推断认为,为了直立下切牙在很多情况下需拔牙和支抗预备。于是 Tweed 选择矫治失败的病例,拔除 4 个第一前磨牙后再次矫治,再次矫治没有收患者分文。

1936 年,Tweed 向 Angle 协会递交并随后发表了他的第一篇有关拔牙矫治的论文。但

Angle 的妻子"Angle 妈妈",当时《Angle 正畸》杂志的编辑,也是 Angle 学会的会员,拒绝参加他的论文演讲。Tweed 的老师,即当年为他提供机会参加 Angle 学习班的 George Hahn 也对他进行了严厉的批评。这使 Tweed 受到重创,但此时他已下定决心,回去后继续自己的研究。

到 1940 年,Tweed 完成了由 100 例连续治疗的病例组成的病例报告,病例包括 4 套模型,这些病例首先经不拔牙矫治,之后又经历了拔牙矫治。Tweed 设法出席了这一年在芝加哥举行的 Angle 矫治学会大会,在大会上他发表了一篇论文并展示了这 100 例病例。

大约从这以后,Tweed 形成了一个习惯,当有人质疑他的病例或认为他不该拔患者的牙时,他总会说:"请把模型放到桌上(Just put your plaster on the table!)",也就是让治疗结果,让事实提供证据。从此,这一做法在 Tweed 基金会中形成了规矩和传统,在每次会议上,会员都会把模型等病例资料带来展示。

Tweed 的很多贡献已成为口腔正畸专业理论和治疗的规范,其中最重要的有以下几点。

1. 强调了正畸治疗的 4 个目标,即美观、健康、功能、稳定,并特别关注面下部的平衡协调。

2. 提出了将牙齿特别是下切牙置于基骨上的概念。

3. 使拔牙矫治被广泛接受。

4. 强化了头影测量的临床应用。

5. 提出了面部诊断三角,使得头影测量成为一种诊断工具(图 12-8),并成为指导治疗和疗效评价的手段。

6. 提出了有顺序的治疗程序的概念,并把支抗预备作为一个重要的治疗步骤。

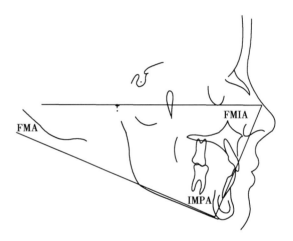

图 12-8　Tweed 诊断三角

7. 提出了可靠的拔除乳牙和恒牙的序列拔牙程序的指导原则。

以上成就贡献形成了系统的 Tweed 理论(Tweed Philosophy)。此外,Tweed 对更多正畸医师的指导、鼓舞和引领作用是他那个时代无人可比的。由于 Tweed 医师的高超技术和坚韧毅力,使方丝弓矫治器在全球普及,也使正畸临床治疗成为公众的一项健康服务需求。

1941 年 Tweed 成立了方丝弓矫治技术研究俱乐部,并举办了第一期学习课程。在1947 年的学习课程期间举行的会议上,决定于次年成立 Tweed 正畸研究基金会(Charles H. Tweed Foundation for Orthodontic Research),地点在亚利桑那州图森市(图 12-9)。基金会定期举办课程并开展正畸临床研究。到 20 世纪 80 年代,来自世界各地的正畸医师慕名来到这里。

Angle 为口腔正畸专业创造了方丝弓托槽,而 Tweed 将其发展为系统的矫治器。Tweed 被认为是他那个时代首屈一指的应用方丝弓矫治技术的正畸医师。他无愧为 20 世纪最伟大的临床正畸学家。Charles Tweed,信守了他对导师 Edward Hartley Angle 的承诺,将 1928 年到他去世 1970 年 1 月 11 日共 42 年的余生贡献给了方丝弓矫治技术的发展。

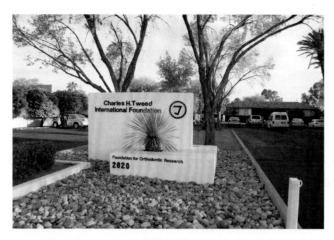

图 12-9 位于美国亚利桑那州图森市的 Tweed 基金会

（三）Merrifield 的革新

Levern Merrifield（图 12-10）于 1951 年在美国密苏里州堪萨斯城大学完成正畸研究生教育，之后在俄克拉荷马州庞卡城开业。Merrifield 于 1953 年参加 Tweed 课程，1955 年成为Tweed 矫治学会的工作人员，1960 年 Tweed 力邀 Merrifield 与他一起担任 Tweed 课程的共同主任，1970 年在Tweed 去世后接任课程主任。Merrifield 将生命中剩余的 45 年献给了正畸诊断和方丝弓矫治器使用的研究，他的贡献主要包括以下几方面。

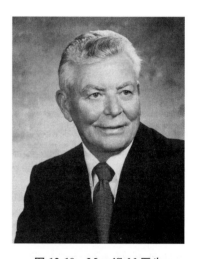

1. 诊断理论

（1）牙列空间尺寸范围概念的基本内容框架。

（2）面下部的空间尺寸范围。

（3）全牙列间隙分析。

（4）为达到下述目标须遵循的间隙管理决策指导原则：①获得最大限度的正畸矫治；②确定骨骼、面型、和牙列不调的部位。

2. 治疗理论与方法

图 12-10 Merrifield 医生

（1）治疗中的方向性力控制。

（2）有顺序的移动牙齿。

（3）有顺序的下颌支抗预备。

（4）将治疗过程设计为有特定目标的 4 个顺序阶段。

Merrifield 在诊断和治疗设计上的革新，以及他在使用方丝弓矫治器中的经验，强化了Tweed 的贡献，也完善了 Tweed 的理论，给现代正畸医师提供了更加准确、可靠、清晰和可操作的诊断、治疗设计和治疗程序。遵守这一程序使正畸医师能做到以下三点。

1. 确定面型、牙列、和骨骼类型的矫治目标。

2. 针对错𬌗畸形进行正确的诊断和矫治设计。

3. 应用方丝弓矫治技术有效地达到预设的矫治目标。

Merrifield 在治疗理论和技术上的贡献：简化了治疗程序，他将 Tweed 时代需要的 12 组弓丝减少到 4~5 组；方向性力控制、顺序移动牙齿和顺序支抗预备等理论技术使治疗更加精确可控和可靠。Merrifield 的贡献让方丝弓矫治技术深深打上了他的烙印，也就有了 Tweed-Merrifield 方丝弓矫治技术。

二、Tweed-Merrifield 标准方丝弓矫治技术理论

（一）牙列的空间范围（dimension of the dentition）

牙列的空间范围是 Tweed-Merrifield 矫治技术理论中最重要的基本原理之一，无论是在诊断设计还是在治疗过程中都要遵循这一概念的内涵要求。

正畸治疗必然涉及牙列空间范围的不同方向，包括：高度、宽度、长度（垂直向、冠状向、矢状向），这也意味着牙齿可在六个方向移动，即近中、远中、唇颊向、舌向、压低和伸长。正畸牙移动受到骨骼、肌肉和其他组织构成的生理环境的制约。自从有了正畸专业，人们就一直在设法确定这个生理环境的终极界限。每种矫治器的设计生产变化似乎都在挑战牙列环境的生理界限。

在面颌肌肉功能正常的情况下，牙列在空间上有 4 个界限。

1. 前方界限　牙齿不应被过度前移到基骨之外，否则无法保障矫治目标的实现。

2. 后方界限　牙齿不应被过度远中移动超出上颌结节或被埋入下颌第一磨牙之后的骨内。

3. 侧方界限　如果牙齿唇颊向移动距离过大，超出颊肌或咬肌的范围，远期的复发将很难避免。

4. 垂直向界限　除了深覆𬌗低角病例，垂直向牙列扩张对矢状面型的平衡协调将是灾难性的。

总之，正畸医师在诊断设计时应明确牙列的环境界限，不应侵犯这些界限。

（二）个体化诊断（differential diagnosis）

以 Merrifield 为首的 Tweed 基金会在 Tweed 成果的基础上，逐渐研究建立了一套系统的诊断和治疗理论。这些诊断理论可以帮助临床医师回答是否拔牙和拔哪些牙的问题，也就是做到个体化诊断（differential diagnosis），而不是像 Tweed 医师那样通过拔除 4 个第一双尖牙来解决所有的拔牙问题。

Merrifield 的诊断理论总结如下：①确定牙列的空间范围并在牙列的空间范围内矫治错𬌗，对面颌肌肉平衡者不应扩弓。②确定面下部的空间范围，通过治疗最大限度地实现面部协调和平衡。③确定并了解患者的骨骼生长型，尽可能使诊断和治疗与正常生长发育相协调，引导改善不正常的生长型。在主要的不协调问题和部位被确定后，应用所有必要且可行的方法解决问题。

1. 面部不调（facial disharmony）　Tweed-Merrifield 诊断理论强调"面型第一"的原则。在进行个体化诊断的时候，医师首先必须研究判断患者的面型是否平衡，并对协调平衡的面型有直觉的印象。

从正面观，对于面下 1/3，正常情况下，下唇唇红缘应平分颏下点到鼻下点间的距离；上唇唇红缘应平分下唇到鼻下点间的距离。这种比例关系是被普遍接受的具有平衡协调面型

的正畸临床标准。

（1）三个基本要素决定了面型侧貌是否平衡协调，分别是牙齿的位置、骨骼类型，以及软组织厚度。

1）牙齿的位置：面部平衡受到牙齿突度和拥挤度的影响。上下唇都受上切牙的支撑，上唇受上切牙唇面上2/3的支撑，下唇受上切牙唇面下1/3的支撑。由于上切牙的位置直接与下切牙的位置相关，因此唇的突度是切牙突度的反映，进而影响着面部的协调平衡。

2）骨骼类型：面部是否协调平衡还与骨骼类型有关，临床医师常需要通过改变牙齿的位置来代偿不正常的骨骼关系，下颌平面角（FMA）是个体化诊断中用来反映面部骨骼关系的一个关键测量项目。对于高角患者，为了显著改善面型往往需要更多地竖直下切牙。相反，对于低角患者，则不必较多竖直下切牙。医师首先应对患者的骨型进行全面的研究，之后确定牙齿的目标位置。

3）软组织厚度：如果患者的面型不调不是牙齿和骨骼因素造成的，则通常是软组织分布异常所致，在个体化诊断时应判断是否存在软组织分布异常，并将所需的牙代偿考虑到矫治设计中。上唇厚度和颏总厚度是两个反映软组织分布的重要测量指标，测量是在头颅定位侧位片上进行的（以 mm 为单位）。上唇厚度的测量是从上中切牙唇面弧线最突点到上唇唇红缘之间的距离；颏总厚度为 NB 线到软组织颏前点的水平距离（图12-11）。正常情况下颏总厚度应等于上唇厚度，如果颏总厚度小于上唇厚度，就应进一步直立切牙以获得更加平衡的面型侧貌，因为上下唇会随着牙齿的内收而内收。

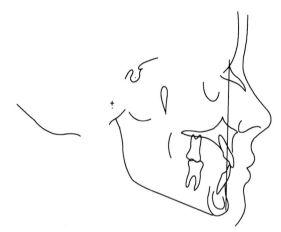

图 12-11　上唇厚度等于颏总厚度

通过完善的牙齿位置、骨骼型和软组织分布测量分析，可获得关键的面部信息，并指导决定是否通过牙代偿来改善面部平衡。

（2）几种常用的评价面型侧貌的方法

1）侧貌线（profile line）：是与软组织颏前部以及最突处的上唇或下唇同时相切的直线。侧貌线与面部结构以及眶耳平面的关系被正畸医师用来反映唇的突度。对于协调平衡的面型，理想的侧貌线应同时与颏以及上下唇唇红缘相切并通过鼻前1/3（图12-12）。几个世纪以来，具有这种侧貌线与唇、颏以及鼻的关系的面型被认为是令人愉悦且协调平衡的。如果侧貌线不经过鼻前部，而是位于鼻子之外，则说明面型较突（图12-13）。

2）还可以用一些头影测量中的角度来描述面部是否平衡协调，其中有两个角度最为有效，分别是 Z 角和眼耳平面-下中切牙角（FMIA）。

①Z 角：是侧貌线与眼耳平面形成的后下角（图12-14）。正常值是 70°~78°，理想值是75°~78°，其受年龄和性别影响。此角用于表现面部的美观，并与 FMIA 互为补充，Z 角更多地反映了软组织侧貌，它对上切牙的位置较敏感，通常上切牙内收4mm，下唇和上唇可分别

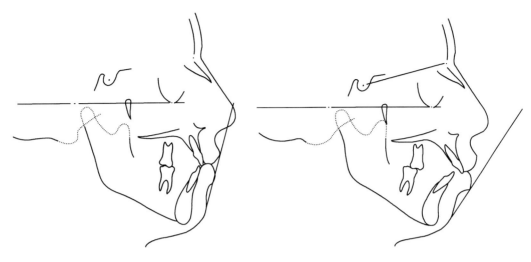

图 12-12　平衡协调面型的侧貌线
图 12-13　突面型的侧貌线

内收 4mm 和 3mm；下颌的水平位移也会导致 Z 角的改变，垂直向面高的增加，无论是前面高和/或后面高，都会影响 Z 角。Z 角是 FMA、FMIA 和软组织厚度的综合量化反映，这些指标正常与否都会直接影响和表现在面部平衡性或 Z 角上。Z 角测量值给前牙位置的调整提供了直接的指导。

②FMIA（Frankfort mandibular incisor angle）：是眼耳平面与下中切牙牙体长轴的交角（图 12-14）。Tweed 通过研究确定了 FMIA 的正常值标准，当 FMA 在 22°～28°时，FMIA 应为 68°；当 FMA ≥30°时，FMIA 应为 65°；而当 FMA < 20°时，FMIA 应适当增大。Tweed 相信，FMIA 对建立协调平衡的面下部非常重要。

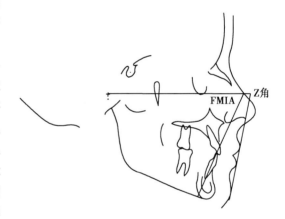

图 12-14　Z 角和 FMIA

Tweed 用 FMIA 作为反映面部平衡的指标，Merrifield 用 Z 角量化面下部的平衡

2. 骨骼不调（cranial disharmony）分析观察骨骼型是诊断的重要部分。评价并理解以下头影测量项目的信息，是详细的骨骼分析的重要内容。

（1）眼耳平面-下颌平面角即 FMA（Frankfort mandibular plane angle）：又称下颌平面角，可能是骨骼分析中最重要的测量项目，因为它表达了面下部在水平向和垂直向的生长特征。根据 FMA 的大小将人群分为三类，FMA 在 22°～28°为均角的面部生长方向的正常个体，表明个体的水平及垂直向生长相对均衡；高于此范围为高角，表明个体有过度的垂直向生长；低于此范围为低角，表明个体垂直向生长不足。

（2）下中切牙-下颌平面角即 IMPA（incisor mandibular plane angle）（图 12-15）：此角以下中切牙牙体长轴与下颌平面间的关系定义了下中切牙的轴倾度。在维持或改变下中切牙与基骨的位置关系时，此角测量值可提供较好的指导和参考。IMPA 的标准值是 88°，表明

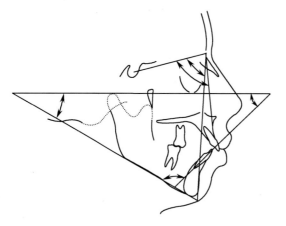

图 12-15　头影测量平面、角

下中切牙直立于下颌基骨,此时如果个体的 FMA 在正常范围,面下部就可获得最佳的平衡协调。如果 FMA 是高于正常值的高角,治疗中就需要进一步代偿内收下中切牙;而如果 FMA 为低于正常值的低角,通常的代偿是保留下中切牙矫治前的位置,甚至在个别情况下唇向倾斜移动下中切牙,但不应打破原有的肌平衡。

（3）SNA（sella-nasion-subspinale angle）（图 12-15）:SNA 角代表上颌骨相对与颅底的水平位置,对于已无生长潜力者其正常值范围在 80°~84°。

（4）SNB（sella-nasion-supramentale angle）（图 12-15）:SNB 代表下颌骨相对于颅底的水平位置,其正常值范围是 78°~82°。如果此角小于 74°或大于 84°则可能需要正畸-外科联合治疗。

（5）ANB（subspinale-nasion-supramentale Angle）（图 12-15）:ANB 角代表上下颌骨的水平位置关系,其正常值范围是 1°~5°。对于Ⅱ类患者,随着 ANB 角的增大,矫治难度也会成比例增大,如果该角大于 10°,通常须结合手术治疗。ANB 角负值反映了更严重的上下颌水平向不调,对于Ⅲ类患者,如果在正中关系位时该角为-3°或更小,则常常需要辅以手术治疗。

（6）AO-BO:AO-BO 也是代表上下颌骨矢状关系的指标,但比 ANB 角更敏感,因为此项目是在𬌗平面上测量的（图 12-16）。当 AO-BO 超出正常值范围（0~4mm）,则正畸治疗的难度加大。AO-BO 的大小与𬌗平面的倾斜度直接相关。

（7）𬌗平面角（occlusion plane）:代表𬌗平面与眼耳平面之间的牙和骨的关系（图 12-16）。正常值范围是 8°~12°,男女之间有 2°的差异,女性的均值为 9°,男性的均值为 11°。𬌗平面角大于或小于正常值范围均会增加治疗难度,在大多数正畸治疗中都应维持或减小该角。如果矫治中𬌗平面角增大表明有垂直向失控,且矫治结果不稳定,因为𬌗平面是由肌肉,

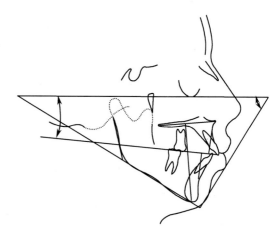

图 12-16　头影测量平面、角、线距

特别是咀嚼肌控制决定的。如果矫治中𬌗平面角增大,在主动矫治结束后该角会恢复到矫治前的角度,这种变化还会导致被矫正的咬合关系的复发。

（8）后面高即 PFH（posterior facial height）:PFH 是代表下颌升支高度的线距指标,它的测量是关节点经下颌升支后缘的切点与下颌平面交点间的距离（图 12-16）。它的测量值与

面部形态的水平及垂直向均相关。后面高与前面高的关系决定了 FMA 的大小以及面下部的比例。对于处于生长期的Ⅱ类错𬌗患者，升支变化与前面高变化间的关系，无论在比例上还是在变化量上都对治疗结果产生关键的影响。

（9）前面高即 AFH(anterior facial height)：AFH 是颏下点到硬腭平面间的垂直距离(图12-16)，12 岁儿童前面高的正常值约为 65mm。如果 AFH 的测量值比正常值大或小 5mm，甚至更多，就必须受到特别的关注和控制。在Ⅱ类错𬌗的矫治过程中，控制前面高的增加至关重要，这可以通过控制上下颌磨牙的伸长结合作用于上颌前部 J 钩高位牵引实现。

（10）面高指数(facial height index)：法国医师 Andre Horn 在研究了前后面高间的关系后，提出了面高指数，并发现正常情况下，后面高是前面高的 0.69 倍或 69%；后面高与前面高比的正常范围是 0.65~0.75，如果测量值超出此范围，表明治疗的复杂性和难度增加。

（11）面高变化比(facial height change ratio)：是评价矫治变化有价值的指标。对于Ⅱ类 1 分类和前突的病例，治疗期间理想的后、前面高增加变化比是 2:1。然而，比比值更重要的是变化的量，例如，后、前面高分别增加 6mm 和 3mm 的临床效果比后、前面高分别增加2mm 和 1mm 的更加显著，虽然两种情形的变化比都是 2:1。Merrifield 和 Gebeck 在对大量治疗成功和不成功的Ⅱ类病例进行评价对比后认为，治疗成功的病例表现出有利的下颌变化，这些变化的部分原因是由于在前面高得到控制的同时后面高增加所致，而不成功的病例表现出更多的是前面高的增加。

3. 颅面分析　直到 1993 年去世，Jim Gramling 医师担任 Tweed 基金会的研究主任将近15 年。在此期间，他收集了大量治疗成功和不成功的Ⅱ类错𬌗病例，对比研究的结果见表12-1。他发现，治疗成功病例的 FMA 得到了控制，FMIA 增加，IMPA 减小；治疗不成功病例的 FMA 增加，FMIA 保持或小幅减小，IMPA 增加或保持不变。Z 角在成功病例中显著增加，而在不成功病例中增加幅度不显著。SNA 在两组病例中均减小且幅度接近，而 AO-BO 在不成功病例中减小的幅度不及成功病例。两组病例的 Y 轴角和 SNB 均保持不变。综合两组病例的信息发现，在治疗不成功病例中，下切牙的位置没有得到有效的矫正。

表 12-1　Gramling 对矫治成功与不成功安氏Ⅱ类病例的对比

	成功		不成功	
	治疗前	治疗后	治疗前	治疗后
FMA	27	27	29	30
FMIA	58	63	56	55
IMPA	95	90	95	95
Z angle	66	75	62	69
Y axis	62	62	65	65
SNA	82	79	81	79
SNB	76	76	75	75
ANB	6	3	6	3
AO-BO	4	−1	7	5

根据以上研究,Gramling 提出了可能性指数(probability index)以达到 3 个特定的目的:①强化诊断过程;②指导治疗;③预测治疗成功与否。

Gramling 的可能性指数是以以下结论为前提的,即控制 FMA、ANB、FMIA、殆平面和 SNB 是 Ⅱ 类错殆治疗成功的关键。可能性指数提示,以下状况是 Ⅱ 类错殆治疗成功的必要条件:①FMA 应在 18°~35°;②ANB 应≤6°;③FMIA 应>60°;④殆平面角应≤7°;⑤SNB 应≥80°。

Gramling 经过统计学研究又提出了难度系数,并赋予每个测量指标特定的系数值见表 12-2。

表 12-2　可能性指数指标以及各指标根据统计计算的难度系数

头影测量角度指标	难度系数	头影测量角度指标	难度系数
FMA	5 分	Occlusal plane	3 分
ANB	15 分	SNB	5 分
FMIA	2 分		

1989 年 Gramling 用 40 例治疗成功的病例和 40 例治疗不成功的病例验证研究了可能性指数,经过研究他将 FMA 的治疗成功前提范围从 18°~35° 修改为 22°~28°,见表 12-3。

表 12-3　将治疗前 FMA 范围下调为 22°~28° 的可能性指数

	难度系数	头影测量值	可能性指数
FMA 22°~28°	5	——	——
ANB≤6°	15	——	——
FMIA≥60°	2	——	——
合平面≤7°	3	——	——
SNB≥80°	5	——	——
合计			

之后又结合 Merrifield 和 Gebeck,Andre Horn 和其他学者的临床研究,开发出了作为个体化诊断系统重要组成的颅面分析(表 12-4)。颅面分析的 6 个头影测量指标中,每个指标都有独特的意义。各指标间的关系根据各个指标的意义和数值被赋予了统计权重。在确定治疗难度时,各方面因素都被考虑其中,例如必要的诊断决策,以及治疗管理的复杂性和重要性。

当把 FMA、PFH/AFH 比以及殆平面角作为一组指标来使用时很有意义。这些指标是颅面分析中用来表现垂直向特征的,垂直向骨型异常可能是前面高过大伴后面高过小造成的,相反也可能是后面高过大伴前面高过小导致的。无论是前面高还是后面高异常导致面高比超出正常范围,治疗都会更加困难,治疗过程中必须格外谨慎防止垂直向不调进一步加重。

表 12-4　颅面分析

正常范围	头影测量值	难度系数	难度值
FMA 22°~28°	——	5	——
ANB 1°~5°	——	15	——
Z 角 70°~80°	——	2	——
𬌗平面角 8°~12°	——	3	——
SNB 78°~82°	——	5	——
FHI(PFH-AFH)0.65~0.75	——	3	——
颅面总难度值			——

颅面分析中反映水平向特征的指标有 SNB 和 ANB。由 SNB 过小导致的 ANB 过大,比由 SNA 过大导致的 ANB 过大难处理得多,过小的 SNB 常需要疗效的妥协,如果期望获得理想的治疗结果则往往需要正颌手术治疗。

Z 角是颅面分析中唯一的非骨性测量项目,是颅面平衡异常的面部指征。

4. 牙列不调　全牙列分析(total space analysis)。

除了面型和骨型,正畸医师还应考虑牙列。全牙列分析由 Merrifield 总结提出(表 12-5),他将牙列分为 3 个区段:前段,中段和后段。这样分段出于 2 个原因:①在区分间隙不足或过剩时简单易行;②在进行个体化诊断时更准确。

表 12-5　总间隙分析

牙列区段	测算值	难度系数	难度值
前牙段			
拥挤度	——	1.5	——
竖直下切牙间隙	——	1.0	——
合计			——
中牙段			
拥挤度	——	1.0	——
Spee 曲线	——		——
合计	——	1.0	——
咬合调整(安氏Ⅱ类或Ⅲ类)	——	2	
后牙段			
拥挤度	——		——
预期生长量(-)	——		——
合计	——	0.5	——
间隙分析合计	——	间隙分析难度合计	——

（1）前牙段间隙分析（anterior space analysis）：前牙段由六个下前牙组成，其测量分析由两项指标组成。

第一项为前牙拥挤度（tooth arch discrepancy），为牙列中六个下前牙间的牙列间隙与六个下前牙近远中宽度之和的差，以毫米计算。第二项为头颅侧位片中下切牙位置不调（head film discrepancy），竖直下切牙所需的间隙，即在头影测量的 Tweed 诊断三角上计算纠正下切牙位置不调所需的间隙，其原则有三点。

FMA 21°~29°，FMIA 应为 68°。

FMA ≥30°，FMIA 应为 65°。

FMA ≤20°，IMPA 应为 94°。

以上两项测量的和组成前牙段不调，每一项都被赋予了难度系数或权重，用于计算前牙段间隙分析的难度值。

（2）中牙段间隙分析（midarch space analysis）：中牙段由下颌两侧的第一、第二前磨牙和第一磨牙组成。中牙段是牙列的重要区域，需仔细分析有无以下问题：近中倾斜的第一磨牙、扭转牙、间隙、过深的 Spee 曲线、反𬌗、缺失牙、不良习惯、错位牙、牙大小异常，以及𬌗关系异常等。中牙段间隙分析首先是计算拥挤度，计算方法为分别计算下牙列两侧尖牙远中到第一磨牙远中的距离与第一、二前磨牙及第一磨牙牙冠近远中宽度之和的差，计算出两侧中牙段的拥挤度，之后将两侧中牙段拥挤度相加作为患者中牙段拥挤度；第二是整平下牙列两侧 Spee 曲线所需的间隙。以上两项测量计算的和就是矫治中牙段不调所需的间隙，此两项测量也被赋予了难度系数。

𬌗关系不调不是中牙段间隙测量的组成部分，但无论是矫治Ⅱ类还是Ⅲ类错𬌗，𬌗关系都会大幅增加治疗的难度，所以要测量以计算其难度值。𬌗关系不调的测量如下，将患者的上下颌模型按自然咬合关系咬合对位，之后测量上颌第一前磨牙颊尖至下颌第一、第二前磨牙间外展隙的水平距离。两侧测量值相加再除以 2 得到均值，均值乘以难度系数 2 后再乘以 2 就得到了𬌗关系不调的难度值。𬌗关系不调的难度值加间隙分析难度值就得到了中牙段分析难度值。

（3）后牙段间隙分析（posterior space analysis）：后牙段非常重要，但在临床诊断中易被忽视。我们知道，牙列有后界，而无论年龄多大，后界都应在升支前缘。后牙段的必需间隙是第二、第三磨牙的近远中径之和；而对有生长潜力的患者现有间隙较难测量确定。现有间隙或可获得的间隙的测量是从第一磨牙的远中沿𬌗平面向远中到升支前缘，此界限通常还可以向升支前缘之后延伸 2~3mm，因为舌侧骨隆突可容纳部分下颌磨牙。可获得的间隙还要加上根据年龄性别估计的后牙段长度的增加值，而某些不可预测的因素会对后牙段现有间隙增长产生影响，这些因素有：①下颌第一磨牙近中迁移的速度；②下颌升支前缘吸收的速度；③磨牙停止迁移的时间；④升支前缘停止吸收的时间；⑤性别；⑥年龄。

根据文献，比较一致的观点是，在女性 14 岁、男性 16 岁之前，后牙段牙弓长度每年增加3mm。也就是在下颌第一磨牙完全萌出后牙弓两侧每年各增加 1.5mm。如果女性超过 15岁、男性超过 16 岁，直接测量沿𬌗平面从第一磨牙的远中到升支前缘的距离就是牙列后段的现有间隙。

在治疗中将中牙段或前牙段不调转移到后牙段，或忽视后牙段的间隙，在解除前或中牙段的间隙不足时利用后牙段间隙，都是不明智的。最容易发现的后牙段间隙不足的指征就是第二磨牙迟萌,如果到了这些牙萌出的年龄还没有足够的间隙,后牙段间隙问题就显而易见了。因为后牙段的间隙不足很容易通过拔除第三磨牙解决,因此其难度系数只被赋予0.5。

(三) 个体化诊断分析系统

将上述颅面分析和全牙列间隙分析组合成一个整体,就是个体化诊断分析系统。应用这一诊断工具可显著提高临床医师的诊断、设计和治疗能力。颅面分析难度值与全牙列分析难度值的和被称为总难度值,它为临床医师提供了一个量化的评价每个错𬌗病例的方法;也可以确定患者主要不调发生的部位,如面部、骨骼或牙齿,从而指导治疗策略的选择。

在诊断过程中,正畸医师还应充分考虑和评价其他的一些因素,例如不良习惯、颞下颌关节健康、肌肉平衡、牙齿或骨骼关系异常,以及其他的头影测量项目。此外,还应考虑患者寻求正畸治疗的动机和愿望。我们将总难度的范围做以下划分来指导治疗:轻度:0~60;中度:60~120;重度:120以上(表12-6)。

表 12-6　个体化诊断系统

颅面分析			
正常范围	头影测量值	难度系数	难度值
FMA 22°~28°	——	5	——
ANB 1°~5°	——	15	——
Z 角 70°~80°	——	2	——
𬌗平面 8°~12°	——	3	——
SNB 78°~82°	——	5	——
FHI(PFH-AFH)0.65~0.75	——	3	——
颅面难度总数			
总间隙分析	测算值	难度因素	难度值
前牙区			
拥挤度	——	1.5	——
竖直切牙间隙	——	1.0	——
合计			——
中牙区			
拥挤度	——	1.0	——
Spee 曲线	——	1.0	——
合计	——		——
咬合调整(安氏Ⅱ类或Ⅲ类)	——	2.0	——
后牙区			
拥挤度	——		

续表

预期生长量(-)	——		
合计	——	0.5	——
间隙分析合计	——	间隙分析难度总值	——
颅面难度合计			
间隙分析难度合计			
总难度			

三、Tweed-Merrifield 标准方丝弓矫治技术、治疗原则及基本步骤

(一) 矫治器

1. 托槽、带环和颊面管　矫治器是实现矫治目的的工具。正如 Angle 当年所言,矫治器应具备以下特点:简单、高效、舒适、易清洁、美观和较好的多功能性。Tweed-Merrifield 标准方丝弓矫治器的托槽无转矩无倾斜角度,槽沟尺寸为 0.022 英寸×0.028 英寸,除第一磨牙托槽为双翼外,其他托槽均为单翼,6 个上颌前牙托槽为宽翼,尖牙前磨牙托槽为中等宽度,下切牙托槽为窄翼。第二磨牙使用 0.022 英寸×0.028 英寸的颊面管并有近中牵引钩。通常前牙托槽为网底通过粘合剂粘接在牙面上,前磨牙和磨牙通过带环固定在牙齿上,带环的舌侧有舌侧夹或钩用于矫治或控制扭转。托槽和颊面管粘接的位置与牙体长轴垂直,托槽的高度以切牙的切缘、尖牙和后牙的牙尖为参照,按照他们之间的相对关系定位。托槽和颊面管底板厚度一致(图 12-17)。

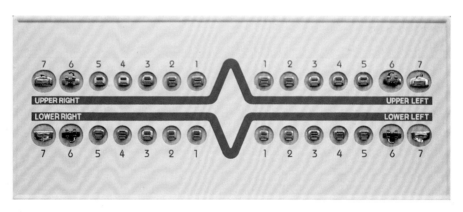

图 12-17　Tweed-Merrifield 标准方丝弓矫治器托槽和颊面管

2. 弓丝　使用的弓丝为弹性不锈钢方丝。常用的钢丝尺寸为 0.017 英寸×0.022 英寸、0.018 英寸×0.025 英寸、0.019 英寸×0.025 英寸、0.020 英寸×0.025 英寸和 0.021 5 英寸×0.028 英寸,这些尺寸的弓丝与 0.022 英寸×0.028 英寸的槽沟配合使用有很大的可变性,允许按不同矫治目标的需要顺序地使用不同的矫治力,目的是在适当的时机使用合适的弓丝

促进和控制牙齿的移动。

3. 第一、第二、第三序列弯曲 有关弓丝的弯曲与牙齿之间的作用力、反作用力以及它们之间的交互作用的知识对正确使用矫治器非常重要。Tweed-Merrifield 标准方丝弓矫治技术通过第一、二、三序列弯曲矫治或表达牙齿的空间位置和牙齿之间的空间位置关系。

（1）第一序列弯曲：是弓丝在水平向或唇颊舌向的弯曲，用于矫治或表达牙齿在唇颊舌向的位置。牙齿的水平向移动较容易控制。弓丝的第一序列弯曲与牙齿之间的作用力和反作用力的交互作用可能会产生扩弓或缩弓的作用，而用弓丝扩大牙弓时，会改变牙齿的转矩。

（2）第二序列弯曲：是弓丝在垂直向的弯曲，常规的第二序列弯曲包括下颌及上颌后牙的后倾弯和上颌切牙的前倾弯。下颌弓丝后牙段的第二序列弯曲对下切牙产生不利的压低和唇展作用，如果没有方向性力的良好控制以及以顺序备抗的方式进行备抗，下前牙很容易发生垂直向支抗失控。下颌弓丝后牙段的第二序列弯曲还会对下前牙的转矩产生不利的影响。因而，下颌弓丝的前牙段通常需要弯制冠舌向转矩来对抗弓丝后牙段后倾弯产生的冠唇向的转矩力。以上特点在弓丝弯制和施加矫治力时应格外注意。

上颌后牙段的第二序列弯曲为加大的 Spee 曲，对前牙会产生有利或互补的作用；弓丝对后牙的后倾作用力产生的反作用力对前牙产生压低力和根舌向转矩的作用，这些作用往往对治疗都是有利的。

（3）第三序列弯曲：是方丝上弯制的转矩。

下颌弓丝的第三序列弯曲对所有下颌牙齿的反应是互补的，目的是弓丝对所有下颌牙齿具有一定的冠舌向转矩。弓丝的前后段的作用力、反作用力和相互作用是一致的。理想的下颌弓丝的转矩均为冠舌向转矩，切牙 7°、尖牙和第一前磨牙 12°、第二前磨牙和磨牙 20°。

而上颌的情况相反，上颌弓丝的第三序列弯曲在前、后牙区是相互拮抗的。上颌前牙的转矩为零度或较小的根舌向转矩，而后牙区是冠舌向转矩：尖牙和第一前磨牙 7°、第二前磨牙和磨牙 12°。在弓丝弯制时同时在牙列的不同区段加相反的主动转矩是不明智的，应有序地对上颌不同区段施加主动转矩且一次只加一个方向的转矩。

4. 辅助装置 Tweed-Merrifield 方丝弓矫治系统的常规辅助装置是弹力橡皮圈和定向控制的头帽口外弓，主要是高位牵引头帽 J 钩和水平牵引头帽 J 钩。在应用过程中，患者的配合至关重要。

（二）治疗原则（Treatment Principles）

任何治疗原则程序都有与之配套的诊断理论。根据 Tweed 的治疗原则理念，Merrifield 开发了矫治力系统用于简化方丝弓矫治器的治疗程序。例如，Tweed 当年治疗一位患者要用 12 套弓丝（24 根），而如今的现代方丝弓矫治技术只需要 4~5 套弓丝。Tweed-Merrifield 治疗原则主要由以下 5 个理论概念组成：①顺序安装矫治器；②顺序的牙齿移动；③顺序的下颌支抗预备；④方向性力控制；⑤恰当的治疗时机。

1. 矫治器的顺序安装 Tweed-Merrifield 矫治技术非常重视矫治器的安装顺序。在第一前磨牙拔除的病例，矫治器初戴时第二前磨牙和第二磨牙分别粘接了托槽和带环颊管，而第一磨牙没有粘接托槽,中切牙、侧切牙和尖牙这时也粘接了托槽,但因牙列不齐弓丝没有入槽或只是被动结扎。这种序列安装矫治器的方法对患者创伤较小、操作简单,且费时更少。在治疗的最初几个月,因为这种方法使后牙段的托槽间距增加而明显增加了弓丝的效率,加大的托槽间距使弓丝储存了能量,能更快的移动第二磨牙。顺序安装矫治器也使医师能选择更大尺寸的弓丝,提高弓丝的抗形变能力,防止咬合力或结扎力使弓丝变形。

当已粘接托槽、带环的牙受弓丝和附件装置的力产生相应的变化后就要粘接第一磨牙托槽了。一般情况下第一次复诊,可先粘接上颌第一磨牙托槽,第二次复诊粘接下颌第一磨牙托槽。

2. 顺序的牙齿移动 治疗中牙齿移动也是顺序进行的,而不像 Tweed 时代多个牙同时移动。单个牙或少数小单位的组牙移动速度快而准确。

3. 顺序下颌支抗预备 Tweed 曾用Ⅲ类牵引对抗弓丝的反作用力进行下颌支抗预备,并在临床上获得了不同程度的成功。他把下颌后牙的第二序列弯曲同时弯制到弓丝中,在这种力系的作用下,下颌后牙在获得后倾备抗的同时,经常会出现下前牙唇倾和压低的不利结果。顺序的下颌支抗预备是 Merrifield 提出的,这种备抗系统每次只向远中倾斜两颗后牙到支抗预备的位置,同时使用头帽 J 钩高位牵引提供支持力,而不是用Ⅲ类牵引。

这种备抗系统不像 Tweed 时代的组牙备抗,其使牙的移动在控制中顺序、准确的实现。由于通常用 10 个牙作为支抗单位倾斜 2 个牙,所以被称为 Merrifield"10-2"系统。在矫治初期的牙列准备阶段,下颌第二磨牙通常已后倾到了需要的支抗预备位置,因此,在间隙关闭之后要在弓丝的第二磨牙之前弯制补偿曲用以保持第二磨牙的后倾,同时通过第一磨牙后倾弯将第一磨牙后倾到支抗预备的位置;当第一磨牙已后倾到位以后,要在弓丝的第一磨牙之前弯制补偿曲以保持第一磨牙的后倾,再将第二前磨牙后倾到支抗预备的位置。

4. 方向性力 应用不同的方向性力系统移动牙齿是 Tweed-Merrifield 方丝弓矫治技术的标志性特征。方向性力可以被定义为将牙齿移动到与其环境达到最协调关系的有控制的力。方向性力可以是在矫治过程中使用的一组力的综合。

通过力系统控制下颌后牙和上颌前牙是治疗的关键。在矫治前突的Ⅱ类错𬌗病例的过程中,所有施加的力的综合向量应该是向上向前的,才可以增加有利的骨骼变化的机会(图 12-18)。应用方向性力系统要求将下前牙直立于基骨,以便向后向上内收上前牙(图 12-19)。实现向上向前的方向性力系统的关键是垂直向控制。临床治疗中必须控制好下颌平面、腭平面和𬌗平面。

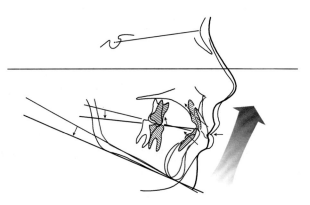

图 12-18 向上向前的矫治力系统

如果下牙槽座点 B 向下向后移位，患者的脸就会拉长，下切牙会前倾到基骨之外，上切牙内收下垂而不是向上向后移动到具有良好功能和美观的位置。失去控制的治疗会使患者脸变长，出现露龈笑、开唇露齿和颏部后缩（图 12-20）。

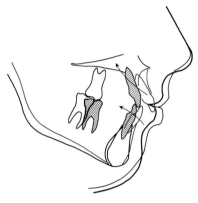

图 12-19　下切牙被内收直立，上切牙被内收压低　　　**图 12-20**　向下向后的矫治力系统

5. 治疗时机　治疗时机的选择是矫治理念的重要组成。治疗应在治疗目标最易达到时开始。具体来讲就是在混合牙列期进行阻断性矫治和序列拔牙，在第二磨牙萌出后开始主动的综合矫治。要根据诊断分析作出治疗决定。

（三）治疗步骤

Tweed-Merrifield 方丝弓方向性力治疗的过程可被组织为四个明确的步骤：牙列准备（denture preparation）、牙列矫治（denture correction）、牙列完成（denture completion）和牙列恢复（denture recovery）。

1. 牙列准备（denture preparation）　牙列准备阶段是为下一步错𬌗的矫正做准备，此阶段的目标包括四个。

（1）整平牙弓。

（2）个别牙齿的移动及扭转的矫正。

（3）上、下尖牙远中移动。

（4）末端磨牙的支抗预备。

牙列准备阶段大概需要 6 个月，上下颌各使用一根弓丝；下颌和上颌分别使用尺寸为0.018 英寸×0.025 英寸和 0.017 英寸×0.022 英寸的弹性不锈钢方丝。在按顺序安装的原则进行初次托槽、带环粘接后，分别将上下颌弓丝放入槽沟并结扎。在上下颌弓丝的第二磨牙之前均弯制阻挡曲，要求阻挡曲要紧贴第二磨牙颊面管近中。下颌弓丝在阻挡曲的远中弯制后倾弯，要求对下颌第二磨牙产生 15° 的有效后倾，上颌弓丝第二磨牙近中要有足够的后倾弯，对第二磨牙产生 5° 的有效后倾。这样弯制弓丝的目的分别是为了保持上颌磨牙的远中后倾和开始向远中倾斜下颌第二磨牙进行支抗预备（图 12-21）。

在上下颌弓丝的第二前磨牙之前均弯制一个小的外展，目的是为了稍减小第二前磨牙之前的牙弓宽度，使尖牙在被远中牵引移动的过程中牙根保持在牙槽窝松质骨内。此阶段

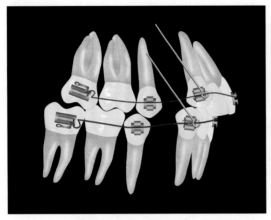

图 12-21　牙列准备：第一套弓丝，上颌 0.017 英寸×0.022 英寸，下颌 0.018 英寸×0.025 英寸

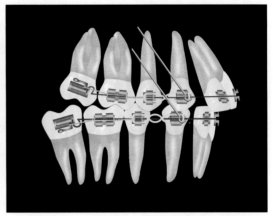

图 12-22　牙列准备：尖牙远中移动尖牙被头帽 J 钩向远中移动

的第三序列弯曲是被动的。高位牵引头帽 J 钩被用来牵引上下颌尖牙向远中移动。每次复诊都要拆下上下颌弓丝调整，并增加下颌弓丝的第二磨牙后倾弯保持 15°的有效后倾。经第一个月治疗后，要粘接上颌第一磨牙托槽，第二个月后粘接下颌第一磨牙托槽，并增加上下弓丝第一磨牙外展弯。随着尖牙的逐渐远中移动和牙弓的逐渐整平，要结扎侧切牙托槽并用橡皮链协助远中牵引尖牙（图 12-22）。

　　值得注意的是，在牙列准备阶段每次复诊都要拆下弓丝仔细匹配，检查第一、二、三序列弯曲，然后再次结扎。尖牙是利用橡皮链和头帽 J 钩向远中牵引移动的。到此阶段结束时，上下牙弓已整平，尖牙已远中移动到位，扭转牙已被矫正，下颌末端磨牙已远中倾斜到支抗预备的位置（图12-23）。

　　2. 牙列矫治（denture correction）治疗的第二阶段被称为牙列矫治。此阶段首先用有关闭曲的弓丝关闭上下颌间隙。上下颌弓丝的尺寸分别为 0.020 英寸×0.025 英寸和 0.019 英寸×0.025 英寸；上颌关闭曲的高度为 7.5mm，下颌的为 6.5mm，关闭曲均位于侧切牙托槽远中。上下颌弓丝的阻挡曲均紧贴第一磨

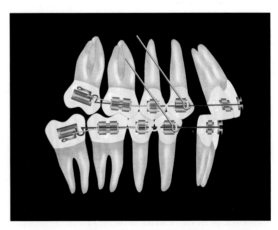

图 12-23　牙列准备：末端磨牙支抗预备在牙列准备阶段结束时，下颌第二磨牙已被倾斜到了支抗预备的位置

牙托槽的远中，为了保持下颌第二磨牙的 15°后倾，下颌弓丝在阻挡曲的部位弯制了高度补偿（图 12-24）。每次复诊都要取出上下颌弓丝，对下颌弓丝要降低阻挡曲远中臂补偿曲的高度，使阻挡曲在加力关闭间隙逐渐后移的过程中始终被动地插入已后倾的第二磨牙颊面管，上颌弓丝要与下颌弓丝调整匹配。每次复诊均要通过向远中结扎上下弓丝的阻挡曲加力打开关闭曲逐渐关闭拔牙间隙。在此期间，通过高位头帽 J 钩牵引于上颌弓丝中切牙与侧切

牙之间焊接的牵引钩对上牙列提供垂直向控制,同时通过上下前牙间的垂直牵引提供对下前牙的垂直向控制。当上下牙列间隙已关闭时,上牙列𬌗曲线仍被保持,下牙列𬌗曲线已被完全整平且下颌第二磨牙仍保持有15°后倾,这时就可以开始下颌支抗预备了(图12-25)。要通过下颌支抗预备使下牙列中后段的牙齿获得特定的远中轴倾,这种状态使治疗末期上下牙列可以相互调整协调建立正常的功能𬌗。

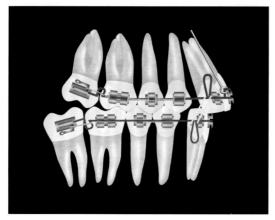

图12-24 牙列矫正:应用关闭曲关闭已远中移动的尖牙之前的间隙

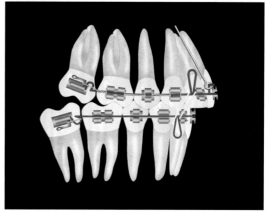

图12-25 间隙关闭:间隙已关闭,牙列保持整平,末端磨牙保持在已支抗预备的位置

顺序的下颌支抗预备(sequential mandibular anchorage preparation)来自顺序移动牙齿的理念。在支抗预备过程中,弓丝每次只对2个牙齿产生主动矫治力而在牙列中的其他牙齿是被动入槽沟(或颊面管),不产生矫治力。因而在2个牙齿被远中倾斜的同时,剩余的牙齿起到了稳定或支抗单位的作用。这一方法被称为"10-2"(10个牙齿对抗2个牙齿)支抗系统。这一系统在不产生明显副作用的前提下允许牙齿产生有控制的快速移动。"10-2"系统由挂在下颌弓丝两侧中切牙与侧切牙之间焊接的龈向垂直刺上的高位头帽J钩提供辅助支持。

顺序的下颌支抗预备从牙列准备阶段就开始了,此阶段将下颌第二磨牙移动到向远中倾斜15°的目标位置。在关闭完下牙列间隙后,医师要检查并确认下颌第二磨牙已向远中倾斜15°,这个过程被称为"读出"。这时就可以开始顺序下颌支抗预备的第二步,也就是第一磨牙的支抗预备了。这时,要重新弯一根0.019英寸×0.025英寸的下颌弓丝,弓丝的阻挡曲顶住下颌第二磨牙颊面管近中并弯制理想的第一、第三序列弯曲。之后要在弓丝第一磨牙托槽近中1mm处弯制10°的后倾。为了保持第二磨牙15°的后倾,要在弓丝两侧紧贴阻挡曲的近中部位弯制补偿曲。这时,将弓丝插入颊面管托槽,弓丝将被动入第二磨牙颊面管,但与第一磨牙的槽沟有10°的偏差;第二磨牙是10个稳定单位中的两个牙齿,第一磨牙是接受方向性力和弓丝作用力的两个牙齿。弓丝作用1个月后患者复诊,医师取出弓丝,这时第一磨牙的读出值应该是5°~8°的后倾,而第二磨牙的读出值仍然是15°(图12-26)。

序列下颌支抗预备的第三步也是最后一步,是对第二前磨牙进行支抗预备。方法与前两步相似,具体做法是首先在弓丝的第二前磨牙托槽近中1mm的位置弯5°的后倾,然后在第一磨牙近中弯制补偿曲以维持第一、第二磨牙已有的支抗预备。此时,弓丝将被动入第二

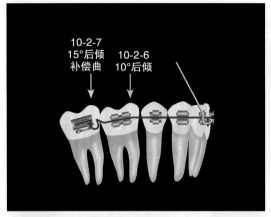

图 12-26 下颌支抗预备:10-2-6 下颌第一磨牙被后倾到支抗预备的位置

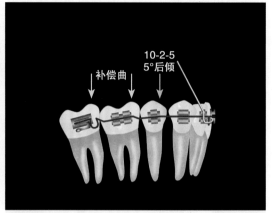

图 12-27 下颌支抗预备:10-2-5 下颌第二前磨牙被后倾到支抗预备的位置

磨牙颊面管和第一磨牙托槽,但与第二前磨牙托槽槽沟形有一定角度的偏差。弓丝将被结扎入牙列槽沟,并要求患者戴头帽 J 钩高位牵引,此阶段患者只要睡觉时戴头帽就有足够的效果了。在这一阶段,第一、二磨牙以及 6 个前牙是 10 个稳定单位的组成部分,2 个第二前磨牙是方向性力系统的接受者。在下颌支抗预备结束后,下颌第二磨牙的读出值应该是远中倾斜 15°,第一磨牙的读出值应该是 5°~8° 的远中倾斜,第二前磨牙的读出值应该是 0°~3° 远中倾斜(图 12-27)。

对于 Ⅰ 类错𬌗的病例,牙列矫治阶段到此结束。牙列矫治阶段的目标包括:①完全关闭上下牙列的间隙;②顺序地进行下颌支抗预备;③加大上牙列𬌗曲线;④建立尖牙以及前磨牙 Ⅰ 类咬合关系,上颌第一磨牙近中颊尖应咬合于下颌第一磨牙近中颊沟,上下第一磨牙的远中尖以及上下第二磨牙的所有牙尖应无𬌗接触。

Ⅱ 类错𬌗矫治力系统(class Ⅱ force system),对于在关闭间隙后后牙仍是尖对尖或完全远中关系的病例,就必须用一种新的矫治力系统来继续完成牙列矫治阶段的治疗。选择哪种矫治力系统要根据咬合关系决定。应根据以下三个方面的情况作出最终的诊断和矫治设计决定:①ANB 角反映的上下颌矢状关系;②上颌牙列后段的间隙分析;③患者的合作程度。以下是具体指导原则。

(1)如果第三磨牙缺失或者 ANB≤5° 且患者很合作,使用后文将要讨论的矫治力系统将会获得很好的效果。如果第三磨牙存在并即将萌出应将其拔除,以利于上牙列的远中移动。

(2)如果患者很配合且具备:①轻度的 Ⅱ 类关系;②垂直向骨骼关系正常,(FMA 为 28 度或以下);③ANB 角 5°~8°;④上颌第三磨牙正常且正在萌出,则拔除第二磨牙最为有利。要选择使用矫治力系统将上牙列向远中移动占据拔除的第二磨牙的空间。

(3)如果①ANB>10°;②上颌第三磨牙存在;且/或③患者的配合有问题,应在关闭拔除的上下第一前磨牙间隙后,考虑拔除上颌第一磨牙,或考虑正颌外科矫治。但无论是选择拔除第一磨牙还是正颌外科治疗都要事先做好面部平衡与协调的预测。

注意,如果患者不能严格遵循治疗所需的配合就不能选择应用 Ⅱ 类错𬌗矫治力系统,否则患者的上颌前牙会被向前推到基骨之外。

Ⅱ类错𬌗的矫治方法(orthodontic correction of class Ⅱ dental relationship),在完成了顺序下颌支抗预备之后,下颌弓丝要换成全尺寸(0.021 5×0.028 英寸)的稳定弓丝,弓丝有理想的第一、第二和第三序列弯曲。阻挡曲要离开第二磨牙颊面管近中 0.5mm 且弓丝可被动进入所有托槽槽沟。在弓丝的两侧侧切牙远中焊接龈向垂直刺。稳定弓丝要完全入槽并结扎,阻挡曲与第二磨牙颊面管上的牵引钩紧密结扎。

上颌换成了另一根 0.020 英寸×0.025 英寸的弓丝,这根弓丝带有理想的第一、第二序列弯曲,在紧贴第二磨牙颊面管近中弯制带圈开大曲,开大曲在弯制时由近中向远中且向舌向弯制。弓丝前牙的转矩是 0°,尖牙、第二前磨牙和第一磨牙的转矩分别是理想的-7°、-12°和-12°,弓丝带圈开大曲远中的第二磨牙段的转矩增加 7°的冠舌向转矩,因而是-19°,目的是为了防止在推第二磨牙向远中移动的过程中发生颊倾。

在弓丝紧贴第二前磨牙托槽远中的位置焊接龈向垂直刺,在中切牙远中焊接龈向的头帽牵引钩,在侧切牙远中焊接Ⅱ类牵引交叉(lay on)牵引钩。弓丝在结扎之前要将两侧闭合的带圈开大曲分别打开 1mm,此时当弓丝放入上牙列,弓丝的前牙段应离开托槽 1mm。之后将弓丝结扎入槽。要求患者在上颌弓丝交叉牵引钩的𬌗向牵引钩和下颌第二磨牙牵引钩之间挂 8 盎司的Ⅱ牵引橡皮圈(24 小时佩戴)、在下颌弓丝垂直刺和上颌弓丝交叉牵引钩的龈向垂直刺间行前牙垂直牵引(每天戴 12 小时)。高位头帽 J 钩挂在上颌弓丝的头帽牵引钩上,力量 12~16 盎司,每天戴 14 小时(图 12-28)。

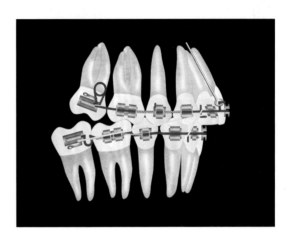

图 12-28　Ⅱ类𬌗矫治力系统
矫治牙列:推上颌第二磨牙向远中,垂直开大曲顶住上颌第二磨牙颊面

使用这种矫治力系统仍为每月复诊一次,每次复诊时要取下上下弓丝,检查下颌弓丝是否有变形,并将带圈开大曲再打开 1mm。每次复诊重复给上颌弓丝加力直到上下第二磨牙建立Ⅰ类咬合关系(图 12-29)。当第二磨牙建立Ⅰ类咬合关系后即停止推第二磨牙并开始移动第一磨牙向远中,方法如下:分别将一段螺旋推簧旋到弓丝两侧第二前磨牙托槽远中垂直刺的远中,推簧的长度是第二前磨牙与第一磨牙托槽间距的 1.5 倍。当弓丝结扎入槽后推簧被压缩到垂直刺与第一磨牙托槽之间对第一磨牙产生向远中的推力。同时在第二磨牙牵引钩和第一磨牙托槽的远中翼之间挂橡皮链牵引第一磨牙向远中。在此阶段要继续前述的Ⅱ类牵引、前牙垂直牵引并配戴高位头帽 J 钩,方法同前。这种矫治力系统能很有效的远中移动上颌第一磨牙(图 12-30)。

当上下第一磨牙达到过矫治的Ⅰ类关系,就要开始远中移动上颌第二前磨牙和尖牙了(图 12-31)。首先去除第二前磨牙托槽远中的垂直刺,再将螺旋推簧前移到交叉牵引钩与尖牙托槽之间。结果上颌第二前磨牙和尖牙被橡皮链和头帽远中移动(图 12-32)。这个过程一般需要 4 个月,经过每个月的重复加力,上颌后牙段的牙齿以及上颌尖牙会达到过矫治的Ⅰ类咬合。如果患者能配合配戴前牙垂直牵引,且上颌后牙段有足够的间隙,这种矫治力系

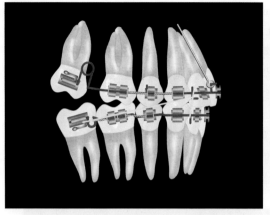

图 12-29 Ⅱ类殆矫治力系统

矫治牙列:推上颌第二磨牙向远中,垂直开大曲已将上颌第二磨牙推向远中

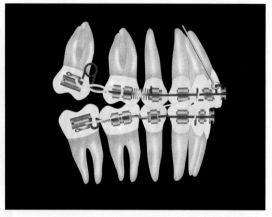

图 12-30 Ⅱ类殆矫治力系统

牙列矫治:螺旋弹簧被压缩到上颌第一磨牙

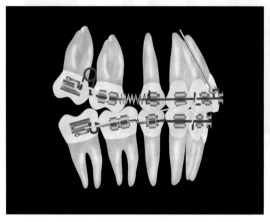

图 12-31 Ⅱ类殆矫治力系统

牙列矫治:上颌第一磨牙已被远中移动

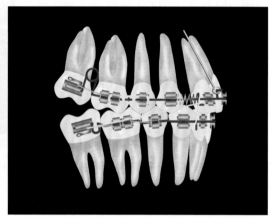

图 12-32 Ⅱ类殆矫治力系统

当第一磨牙被远中移动后,第二前磨牙和尖牙也被远中移动

统不会使下牙列发生移动变化。

当后牙段及尖牙的Ⅱ类咬合被过矫治以后,上颌弓丝又要换成 0.020 英寸×0.025 英寸在侧切牙托槽远中有 7.5mm 高的关闭曲的弓丝(图 12-33)。弓丝包含理想的第一、二、三序列弯曲,在中切牙远中焊头帽牵引钩。每月复诊时通过将阻挡曲向后结扎打开关闭曲 1mm。患者仍要挂Ⅱ类牵引,但力量减小到 4~6 盎司。前牙垂直牵引和高位头帽 J 钩亦仍要求患者配戴。当上牙列间隙再次被关闭后,牙列矫治阶段就完成了,此时患者的牙列已做好进入下一个治疗阶段—牙列完成的准备。

3. 牙列完成(denture completion) 治疗的第三阶段被称为牙列完成。此阶段使用的弓丝为最后一组完成弓丝,上下弓丝的尺寸均为 0.021 5 英寸×0.028 英寸,包含有理想的第一、二、三序列弯曲。下颌弓丝重复使用前一阶段使用的下颌稳定弓丝。上颌弓丝前牙段有艺术曲,并焊接头帽牵引钩和用于垂直牵引和Ⅱ类牵引的交叉牵引钩。如果需要还可以在上下弓丝焊接其他垂直刺(图 12-34)。

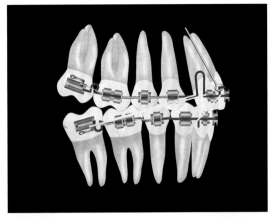

图 12-33　Ⅱ类𬌗矫治力系统
关闭上颌前牙区间隙，再次用有关闭曲的
0.020 英寸×0.025 英寸的弓丝关闭间隙

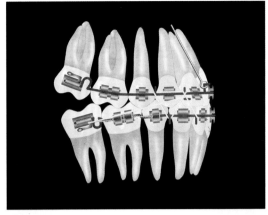

图 12-34　牙列完成
上下颌稳定弓丝配合使用适当地牵引和头
帽牵引力完成主动矫治

　　此阶段要根据对上下牙列牙齿的位置及排列仔细研究选择矫治力。医师必须研究上下牙列之间以及牙列与周围环境之间的关系，并根据需要做第一、二、三序列弯曲的调整。也可以拍摄矫治中的头颅侧位片并描图测量评价以确定下切牙的最终位置，并对腭平面、𬌗平面和下颌平面做必要的微调。描图测量也可以告诉我们是否需要增加上切牙的根舌向转矩。也可以通过临床视诊评价患者的唇线、上切牙间的关系、以及评价为了获得稳固的牙尖交错𬌗关系和切牙的美观需要调整的量。

　　牙列完成阶段可以被看作是微型治疗(minitreatment)。在此阶段，医师使用各种必要的矫治力直至达到对原错𬌗的过矫治。此阶段结束后，患者应表现以下特征。

　　(1) 切牙排列整齐。

　　(2) 过矫治的Ⅰ类咬合关系。

　　(3) 前牙有最小的切导。

　　(4) 上颌尖牙和第二前磨牙达到紧密的Ⅰ类咬合关系。

　　(5) 上颌第一磨牙的近中颊尖咬合在下颌第一磨牙的近中颊沟。

　　(6) 第一磨牙的远中尖及第二磨牙的牙尖略脱离咬合接触。

　　(7) 第二前磨牙之前的间隙应完全关闭。

　　4. 牙列恢复(denture recovery)　Tweed-Merrifield 矫治过程的最后一个阶段是被动的，因而被称为牙列恢复。经过长期的观察实践，Tweed-Merrifield 理念认为，正畸治疗后的复发是不可避免的，因而在主动矫治过程中应设计并达到过矫治的目标。当患者的矫治器被拆除并配戴保持器后就进入了非常关键的"复发"阶段，也就是牙列恢复阶段。复发的动力主要来自患者口面部肌肉以及牙周膜等环境因素。如果经主动矫治达到了过矫治的目标，进入牙列恢复阶段后，在各种功能以及其他环境因素的作用下最终会达到理想稳定的牙颌位置关系。

　　经 Tweed-Merrifield 矫治技术主动矫治获得的𬌗关系是一种过矫治的𬌗关系，有时也被称为"Tweed 𬌗"(Tweed occlusion)更确切的应被称为"过渡性𬌗"(transitional occlusion)。这种咬合状态的特征是第一磨牙远中尖及第二磨牙所有的牙尖脱离咬合接触，上颌第一磨牙的近中舌尖咬合于下颌第一磨牙的中央窝,且上颌第一磨牙近中尖的近中斜面咬合于下颌第二磨牙近中尖的远中斜面(图12-35)。进入牙列恢复阶段,这种咬合状态使中牙段在咀嚼过程中产生最大的力量;而被远中倾斜并略压入的上下第二磨牙会"再萌出"并达到没有创伤没有早接触的功能𬌗。深覆𬌗的Ⅰ、Ⅱ类患者被矫治到了过矫治的前牙对刃的无覆𬌗、覆盖关系,这种过矫治关系是暂时性的,很快会被调整到理想的覆𬌗、覆盖关系(图12-36)。

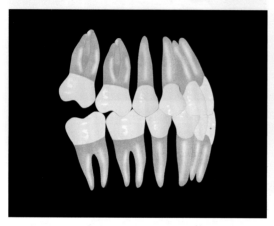

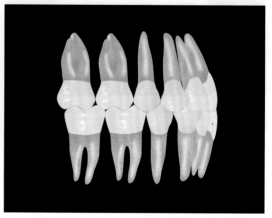

图12-35 过度性𬌗
咬合必须达到Ⅰ类关系,前牙应为对刃关系,上下第一磨牙建立稳固的Ⅰ类关系,上下第二磨牙由于远中倾斜脱离咬合

图12-36 最终的咬合
上下牙列已达到最健康、高效、和最稳定的位置关系

参与吞咽、表情和咀嚼的肌肉在实现最终美观、稳定的功能𬌗的过程中也起了积极的作用。这种过渡性𬌗的理论相信,每个个体的口腔环境决定了牙列的最终位置,过矫治为患者获得最大的稳定和功能效率提供了最大的机会。

(四)病例展示

病例一:患者女性,11岁。

主诉:牙齿不齐、嘴突。

诊断:患者面像(图12-37)显示侧貌为中度突面型,颏部后缩。口内像(图12-38)显示

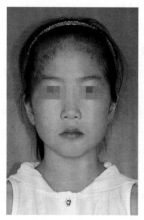
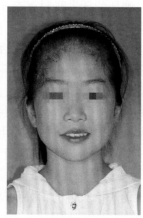
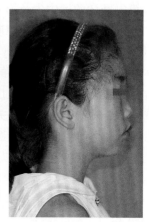

图12-37 矫治前面像

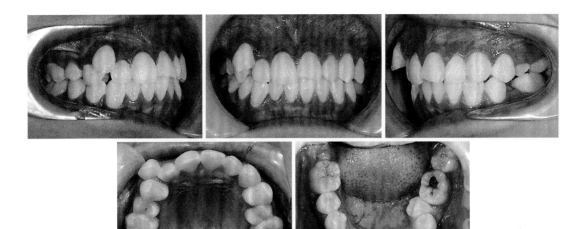

图12-38 矫治前口内像

患者为Ⅱ类咬合关系,上下牙列中度拥挤。头影测量(图12-39)显示 ANB 角 6°,FMA 36°,OP19°表明患者为中度Ⅱ类骨面型、高下颌平面角,𬌗平面顺时针旋转;而 FMIA 47°,Z 角 57°均反映患者为较严重的突面型;IMPA 97°表明下切牙严重唇倾;根据头颅定位侧位片中颈椎的形态,患者处于下颌发育高峰期前至少一年。

治疗计划:拔除上下第一前磨牙,排齐上下牙列,内收并直立下前牙,内收并压低上前牙;通过定向力系统使下颌及咬合平面发生逆时针旋转,同时矫治两侧Ⅱ类咬合关系,结合以上治疗变化矫治咬合关系改善面型。

治疗效果:矫治后,患者面像(图12-40,图12-43)正面观比例协调,侧貌由突变直,颏部凸度正常,颏唇沟明显自然,上下唇曲度正常;口内像(图

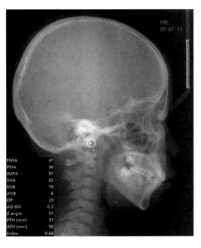

图12-39 矫治前头颅定位侧位片及头影测量

12-41)显示两侧磨牙为中性关系,前牙覆𬌗、覆盖正常,牙列拥挤解除牙弓形态正常;头影测量(图12-42)显示,FMA 由 36°减小为 32°,OP 由 19°减小为 12°,表明下颌平面及𬌗平面都发生了有利的逆时针旋转;ANB 角由 6°减小为 4°,反映患者的Ⅱ类骨骼关系有所改善;IMPA 由 97°减小为 85°,反映下切牙发生了有利的内收直立;而 FMIA 由 47°增加到 63°,Z 角由 57°增加到 68°,均反映患者面型侧貌明显改善,矫治前后头颅定位侧位片描记重叠图(图12-44)证实了以上的变化。重叠图也显示,由于较好的垂直向控制使下颌骨逆时针旋转,同时借助下颌的生长使颏部有效前移,对患者侧貌的改善起到了关键作用。

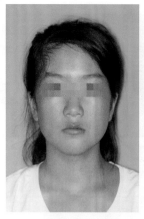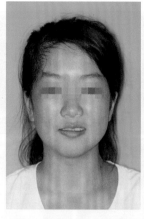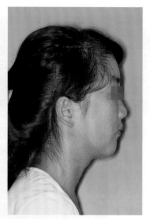

图 12-40 矫治后面像

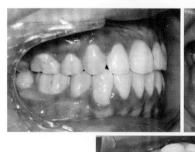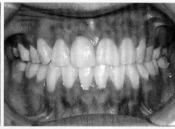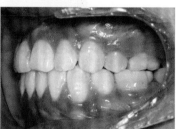

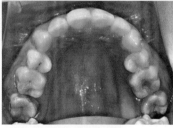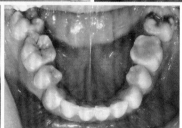

图 12-41 矫治后口内像

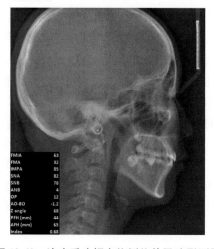

FMIA	63
FMA	32
IMPA	85
SNA	82
SNB	78
ANB	4
OP	12
AO-BO	-1.2
Z angle	68
PFH (mm)	44
AFH (mm)	65
Index	0.68

图 12-42 治疗后头颅定位侧位片及头影测量

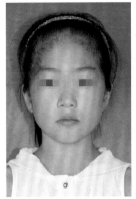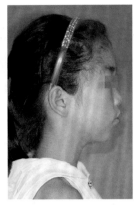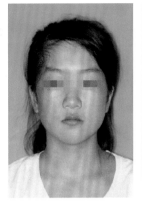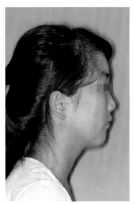

图 12-43　治疗前后面像对比

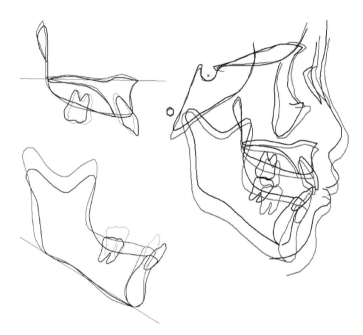

图 12-44　矫治前后头颅定位侧位片描图重叠

病例二：患者男性，12 岁。

主诉：牙突、嘴突。

诊断：患者面像（图 12-45）显示侧貌为严重突面型，颏肌紧张，闭唇困难，微笑露龈。口内像（图 12-46）显示患者双侧磨牙为远中关系，前牙深覆𬌗、深覆盖，上下牙列轻度拥挤。头颅定位侧位片及头影测量（图 12-47）显示 ANB 角 6°、FMA 38°、OP 17°，表明患者为中度 Ⅱ 类骨面型、非常高的下颌平面角，𬌗平面顺时针旋转；而 FMIA 49°、Z 角 55°，均反映患者为严重的突面型；IMPA 94° 表明下切牙有一定程度唇倾。

治疗计划：拔除上下第一前磨牙，排齐上下牙列，内收并直立下前牙，内收并压低上前牙。通过定向力系统做好垂直向控制并引导利用下颌的生长，使下颌及咬合平面发生逆时针旋转，同时矫治两侧 Ⅱ 类咬合关系，通过以上治疗变化矫治咬合关系改善面型。

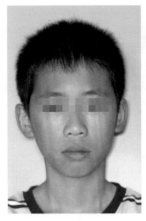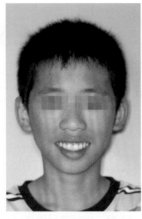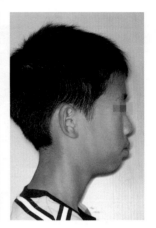

图 12-45　患者矫治前面像

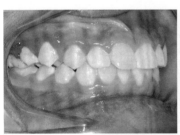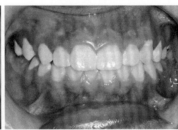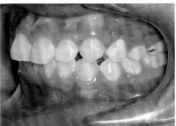

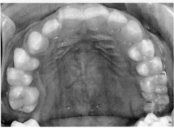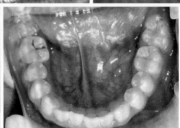

图 12-46　矫治前口内像

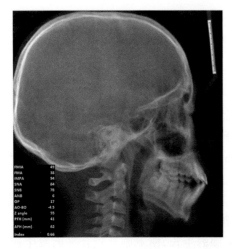

图 12-47　治疗前头颅定位侧位片及头影测量

治疗效果:治疗后,患者面型明显改善,侧貌更协调、平衡,闭唇自然,颏肌放松(图 12-48,图 12-51)。口内像(图 12-49)两侧磨牙关系已矫治为中性𬌗,前牙关系为过矫治的接近对刃关系。头颅定位侧位片及头影测量(图 12-50)显示面型明显改善,突度减小,FMIA 由 49°增大到 64°,Z 角由 55°增加为 61°;ANB 角由 6°减小为 4°,反映上下颌的Ⅱ类矢状关系有改善;FMA 由 38°减小为 32°,OP 由 17°减小为 14°,反映下颌骨及𬌗平面均发生了逆时针旋转;IMPA 由 94°减小为 86°,说明下切牙被明显内收直立,这些变化都直接或间接促进了患者面型的改善。治疗前后

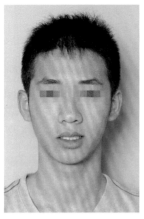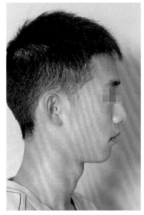

图 12-48 治疗后面像

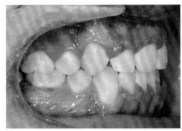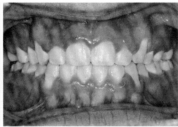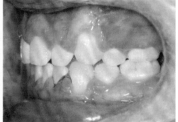

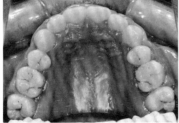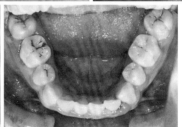

图 12-49 治疗后口内像

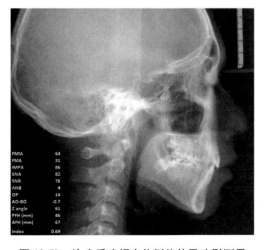

图 12-50 治疗后头颅定位侧位片及头影测量

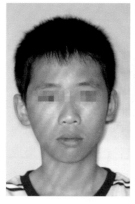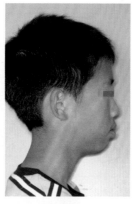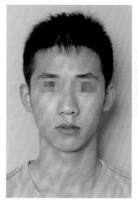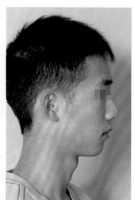

图 12-51　治疗前后面像对比

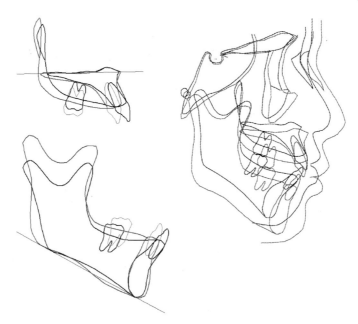

图 12-52　治疗前后头颅定位侧位片描图重叠

侧位片重叠描图(图 12-52)证明了以上的变化,特别是直观地表现了下颌平面的逆时针旋转以及下颌骨的生长导致的颏部前移对面型改善的作用。

　　当 Angle 发明了标准方丝弓矫治器后,他决心用该矫治器在保留患者所有的牙齿的同时矫治错𬌗。Angle 幸运的选择了与 Tweed 合作并作为自己的继承者,Tweed 经过无数的失败与尝试,提出并普及了拔除 4 个第一前磨牙的矫治,还提出了应用支抗预备来获得面部的平衡,由于 Tweed 的努力和贡献使标准方丝弓技术自成体系。Merrifield 经过多年的临床应用与研究对方丝弓矫治技术的理论及技术操作进行了革新,他提出了:①个体化诊断,用于指导通过拔除不同的牙齿矫治,以达到颅面部的最佳平衡、协调及比例关系;②方向性力技术;③有顺序的使用不同的方形弓丝。方丝弓矫治器是矫治常规错𬌗的一种精确工具。虽然 Tweed-Merrifield 方丝弓矫治器直接来自 Angle 发明的矫治器,但应用的理念已不能同日而语。业界的持续努力使其不断完善。方丝弓矫治器经历了时间的检验,将长期在口腔正畸领域占有重要的一席之地。

四、Tweed-Merrifield 标准方丝弓矫治 技术对当代及未来正畸的影响

Angle 经过毕生不懈努力的探索为现代口腔正畸创造了良好的开端,因而被誉为现代正畸学之父。目前 Angle 提出的安氏错𬌗分类法仍然是口腔正畸界公认,并使用最广的错𬌗分类方法的基础。Angle 晚年发明的方丝弓矫治器汇集了他一生的经验和智慧,他期望并实现了通过方形槽沟与弹性方丝之间产生的三维方向上的力矩对牙齿在三维空间上进行精确控制和矫治。然而由于 Angle 对牙列和面部的生理界限没有充分地研究和理解,他的"永不拔牙"的信条是理想化和超现实的"不可完成的任务"。

方丝弓矫治器经过以 Tweed 和 Merrifield 为代表的后人的不断发展完善,形成了理论系统完备、技术操作精确可靠的 Tweed-Merrifield 方丝弓矫治技术和理论体系。其中,以美观、健康、功能、稳定四要素组成的正畸治疗目标的原则、牙列的界限范围、个体化诊断、下颌顺序支抗预备、方向性力控制(特别是矫治中的垂直向控制)等是 Tweed-Merrifield 方丝弓矫治技术的理论和技术精髓。Tweed-Merrifield 方丝弓矫治技术及理念对正畸治疗的限度和矫治机制有最系统而深刻的理解,其技术操作也非常准确高效。因而经规范的 Tweed-Merrifield 矫治技术治疗的病例可达到最合理的治疗目标,并获得非常显著的面型改善和长期稳定性的满意疗效。Tweed-Merrifield 矫治技术已成为现代矫治技术的经典,其理论和技术精髓已成为口腔正畸专业的原则和规范。

然而,由于 Tweed-Merrifield 方丝弓矫治技术全程使用方丝,技术操作相对复杂精确,医师要经过较严格的训练才可掌握,在一定程度上限制了该矫治技术的广泛使用。20 世纪 70 年代,美国医师 Andrews 根据本人研究提出的正常𬌗六要素(the key to optimal occlusion),发明了直丝弓矫治器(straight wire appliance)。该矫治器把方丝弓矫治器弓丝弯制中的第一、二、三序列弯曲通过改变方丝弓托槽槽沟与底板间的角度、托槽体的近远中倾斜度以及托槽底板的厚度,预设到了托槽中,目的是减少甚至避免弓丝的弯制,简化临床操作。之后又有生产商根据不同医师的观点和数据设计生产了许多不同数据和设计的直丝弓矫治器,其中影响比较大的有 Burstone、Lindquist、Alexander、Roth 和 MBT 系统等。有的系统还根据是否拔牙和患者的颅面形态结构特点,分类设计了系列的直丝弓矫治器。由于简单易学,直丝弓矫治器很快在全球普及,提高了医师的工作效率,降低了费用,促进了口腔正畸的普及和发展。然而这些系统的治疗原理仍然是通过方形槽沟和方形弓丝对牙齿进行三维移动和控制,在诊断和治疗过程中必须遵循经典方丝弓矫治技术的理论和治疗原则。

近些年结合数字三维影像技术和计算机辅助设计/计算机辅助制造技术,出现了无托槽隐形矫治技术。无托槽隐形矫治器具有美观、患者可自行摘戴等优点,因而受到了患者的欢迎。然而由于该矫治器不使用托槽,脱离了通过弓丝与托槽间的相互作用来控制移动牙齿的原理。因而不能也无法沿用经典方丝弓矫治技术等固定矫治技术的技术操作规范,但由于治疗的对象没有改变,所以在治疗中仍应遵循正畸治疗的目标原则、严守牙列的范围界限、实施个体化诊断和方向性控制原理等 Tweed-Merrifield 方丝弓矫治技术的核心原则原理。

值得注意的是,目前随着 3D 打印技术的兴起和发展,个性化的矫治器设计制作在不久

的将来将会得到普及,这也将是对 Tweed-Merrifield 理念中个体化诊断和治疗理论更好、更全面的表达。

Tweed-Merrifield 方丝弓矫治技术是各种固定矫治技术的源头,其理论原则和技术操作规范将长期指导口腔正畸临床工作。正畸医师应系统学习经典方丝弓矫治技术的理论和操作,以便深刻理解、熟练掌握和恰当地使用各种矫治器和矫治技术。

(吴建勇)

第二节 传统细丝弓矫治技术理念

一、传统细丝弓矫治技术形成的历史渊源

传统细丝弓矫治技术是口腔正畸矫治体系的重要分支,它来源于传统的方丝弓矫治技术,但不依赖于传统方丝弓矫治技术中的方形弓丝与方形槽沟,而是以细丝轻力为主要特征的一类矫治技术。Begg 细丝弓矫治技术是其主要代表。

1924 年 3 月至 1925 年 11 月,Begg 医师在美国加利福尼亚州的 Angle 口腔正畸学院学习,师从现代正畸学创始人 Angle 医师,参与了方丝弓矫治器的研制工作。随后,Begg 医师回到澳大利亚独立从事正畸门诊工作。在前两年的实践中,使用方丝弓(edgewise)矫治器,忠实地遵循 Angle 医师倡导的不拔牙矫治原则。但是,许多患者矫治后的侧貌令他不满意,且面临着严重复发的问题。1928 年他开始对牙量过多的患者采用拔牙矫治。Begg 医师在这方面的经验与美国 Tweed 医师 10 年后所作的减数矫治工作,具有相同的意义。在拔牙病例的矫治中,Begg 医师开始发现 edgewise 矫治器在快速关闭拔牙间隙和减轻深覆𬌗方面的效果不太理想。于是,他在 1929 年开始使用圆丝弓替代方丝弓。但他很快认识到,在方托槽上即使使用圆丝也会引起不利的牙根运动,以至于明显加重口内支抗的负担,且会延长打

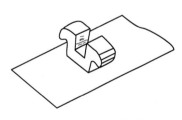

图 12-53 Begg 托槽

开前牙咬合的时间。为了避免这些问题,Begg 医师放弃了宽翼方托槽,开始使用过去曾使用过的带状弓托槽,只是其槽沟口方向是龈向,而不是𬌗向,这就是所谓的 Begg 托槽(图 12-53)。

20 世纪 40 年代墨尔本大学主持金属冶炼研究计划的 Wilcock 经多年对高弹性不锈钢丝的研究和实践,生产出一种冷拉伸、热处理,硬度和弹性之间趋于平衡,具有独特的零应力衰减特征的弓丝。使 Begg 医师能迅速打开咬合,并控制牙弓形态,还保持了支抗磨牙的稳定性。此外,Wilcock 还生产了改进的带状弓托槽、拴钉和特殊的颊面管,以配合 Begg 医师临床矫治的需要。

在 Begg 医师研制新矫治器的同时,他还以澳洲土著人头颅骨为对象,研究了人类牙齿的自然磨耗。于 1954 年发表了"石器时代的人类牙列"一文,并在其中首次提出他的细丝弓技术。2 年后,1956 年在美国牙医学会杂志(JADA)上介绍了差动力概念,为他设计的新矫治器奠定了又一个理论基础。并发表了用 Begg 细丝弓技术矫治的病例,证实他的技术和理论能够产生满意的结果,而且在所有类型的错𬌗畸形矫治中均缩短了疗程。

在随后的时间里,Begg 医师又在以下几方面发展了他的技术:将该技术分为三期,每期

有一定的矫治目标;发明了前牙控根附件;介绍了近远中正轴簧,达到了个别牙的根运动;建议制取阶段模型,以便更容易教和学。

二、Begg 细丝弓矫治技术理念的精髓

(一) Begg 细丝弓矫治技术的理论基础

1. 磨耗𬌗理论 基于对澳大利亚土著居民的牙齿磨耗与石器时代人类牙列的磨耗情况进行了深入细致的研究后,Begg 医师发现土著人的牙列磨耗主要表现在𬌗面和邻面。Begg 医师推测这是由于土著人长期咀嚼粗糙食物,牙齿的切缘、牙尖及邻面区磨平,而牙齿的不断垂直萌出和近中移动,使得𬌗面和邻面得以保持接触。这种磨耗所致牙列的获得性解剖特征为:前牙切刃相对,后牙呈近中关系,并随年龄的增长,横𬌗曲线方向逆转。现代人则由于食物变得非常精细,使牙列磨耗程度大大降低,牙量和骨量之间的配比关系发生了变化。现代人牙齿由于缺乏生理性磨耗,因此牙列拥挤常常是由于牙齿体积在萌出后没有减少,而颌骨演化变小所致。

Begg 医师认为这些石器时代人类的磨耗𬌗实际反映了人类真正的牙列情况,而非病理现象。由于牙齿的不断垂直萌出和近中生理性移动,若不减小牙量,通常会由于牙总量过大而不能与颌骨相适应。原始人类通过自然磨耗完成了这种牙量的减少;而现代人类只能通过有计划的拔牙或近远中减径的方法,而不应采用推磨牙向远中的方法以阻止后牙向近中移动的自然趋势。而且他也认为扩大牙弓后牙根不可能恰当地位于基骨内,所以会造成牙位置不稳定。因此 Begg 医师主张用减数和或减径的办法来解决牙量大于骨量的不调,来矫治牙列拥挤,而不提倡扩弓或推磨牙向远中的方法。

2. 差动力理论 Begg 医师从 20 世纪 30 年代开始致力于研制 Begg 细丝弓矫治技术,这种矫治技术使用了一套非常巧妙的矫治力学体系。受到 Story 和 Smith 测力试验的启发,Begg 医师在 1956 年提出差动力的概念。Story 和 Smith 的测力试验结果是当一个相对轻微的力量同时施加在前后牙上,牙根面积较小的前牙产生相对快速的移动,而牙根面积较大的后牙则保持相对静止不动;相反,当一个相对较大的力量同时施加在前后牙上,前牙会产生相对抵抗性的静止不动,而后牙会产生近中向的移动。潜行性骨吸收被认为是这种前牙抵抗性静止的原因。虽然潜行性骨吸收导致的前牙抵抗性静止和后牙近中移动在理论上是可能的,但是这种情况很少会在临床中出现。因为潜行性骨吸收并非理想的生理性改变,事实上几乎没有医师在临床实践中验证过这种理论,所以这种特定形式的牙齿移动是否真的存在尚存在争议。

Story 和 Smith 的试验所表现的牙齿移动现象,其基础是牙根单位表面积所承受的压力(压强)。如果牙根表面所受的压强在生理范围内,牙齿就会顺利移动;若牙根表面积所承受的压强过大,则妨碍理想的生理变化,导致牙齿产生病理性的抵抗性静止。

牙齿整体移动时,施于该牙的力能均匀地分散到整个牙根表面,这时牙根表面所承受的压强最小;而当牙齿倾斜移动时,只有部分牙根表面受压,所以只需很轻的力就可以达到符合生理性范围的压强,使牙齿顺利移动。

所谓差动力,是 Begg 矫正技术的力学体系。这个力学体系包括巧妙地利用交互支抗的原理,如应用颌间牵引,并通过调整被牵引的前后牙段各自牙根表面积的压强,使支抗牙段

的牙根所承受的压强低于移动阈值,而移动牙段的牙根承受的压强在生理性范围内,促使上下颌前后牙差动移动,从而快速矫治错𬌗。

差动力的概念包括两个主要因素:一是交互支抗的概念;二是利用调整牙齿根表面积的压强来实现保护支抗牙和快速矫治的目的。以矫治Ⅱ类 1 分类错𬌗为例,差动力主要体现在以下方面。

(1) Begg 技术在第一期矫治中,将下后牙和上前牙建立起交互支抗关系,无论下后牙前移或上前牙后移,都有利于矫正Ⅱ类 1 分类错𬌗的矢状关系。同时利用后倾曲控制下磨牙,使牵引力均匀地分配到下磨牙的牙根表面积,使下磨牙能够提供足够的支抗,配合轻力的Ⅱ类牵引,使上前牙迅速的倾斜移动(图 12-54,图 12-55)。

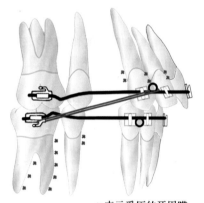

※表示受压的牙周膜

图 12-54　Begg 技术第一期初期差动力作用

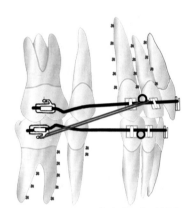

※表示受压的牙周膜

图 12-55　Begg 技术第一期中期差动力作用

(2) 随着上前牙直立,上前牙受压的牙根表面积逐渐增大,成为相对的支抗牙,下后牙在Ⅱ类牵引的作用下逐步前移达到磨牙中性关系(图 12-56)。

(3) 为快速打开咬合,分别将上后牙和上前牙、下后牙和下前牙建立起交互支抗关系。在后倾曲的作用下,可以产生压入前牙和升高后牙的作用,但无论是前牙的压入还是后牙的升高都能有效、快速的打开深覆𬌗(图 12-57)。另一方面,施加于磨牙的力能均匀分配到磨

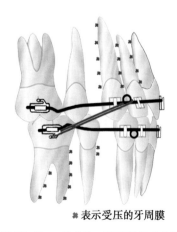

※表示受压的牙周膜

图 12-56　Begg 技术第一期后期差动力作用

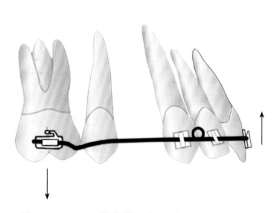

图 12-57　Begg 技术第一期差动力打开咬合(1)

牙的根表面,使其能提供足够的支抗,而后倾曲产生对前牙的压入力,由于前牙根尖只有较小的根面积受压,所以只需很轻的力就能将前牙压低(图 12-58)。

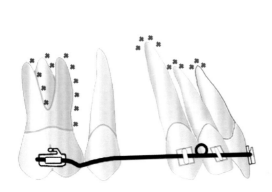

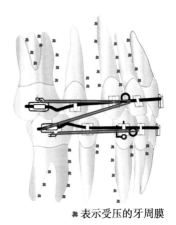

✳ 表示受压的牙周膜

图 12-58　Begg 技术第一期差动力打开咬合(2)　　　图 12-59　Begg 技术第二期差动力作用

(4) 第二期矫治开始时,采用"Z"牵引关闭剩余的拔牙间隙。这是因为此时磨牙已变为中性关系,覆𬌗、覆盖正常,所以该阶段的任务是关闭剩余的拔牙间隙。这时上后牙与上前牙、下后牙与下前牙为交互支抗关系,通过颌内水平牵引关闭剩余间隙;无论是前牙向后移动还是后牙向前移动都可以快速的关闭拔牙间隙(图 12-59)。

(二) Begg 细丝弓矫治技术的特点

1. 采用轻微而持续的矫治力量　Begg 医师认为使牙齿移动的力量是整体移动者较倾斜移动者所需的力量大,所以他只使用可使牙齿倾斜移动的最小的持续性力量(一般为 60~90g),先使牙冠倾斜移动,再使牙根倾斜移动,达到整体移动牙齿的目的。由于此种力量轻微且持续施予,所以牙周组织不致发生变性坏死。即使在最大的受力点也能维持其活力,血液供应良好,所以骨的吸收和增生得以顺利进行,牙齿能迅速移动,患者很少发生痛苦和牙根吸收等不良反应。

2. 通过倾斜移动实现矫正错𬌗　这主要依靠单点接触式托槽、特殊的细丝、牵引橡皮圈和较大的托槽间距而实现的。以两个连续的倾斜移动来完成牙齿整体移动:先倾斜移动牙冠,再倾斜移动牙根,最后达到整体移动。在矫治设计上选用圆形细丝弓(直径 0.4~0.45mm),窄托槽(槽沟宽 0.508mm,深 1.143mm),磨牙颊面管内径为 0.9mm。因此圆形弓丝在托槽和圆颊面管内可自由滑动,达到牙齿快速移动的目的。

3. 对支抗的设计主张不用口外支抗,而采用差动力、拔牙部位和支抗弯曲原理来控制支抗　利用差动力原理移动牙齿,不需要口外支抗;依靠牙根的支持面积、咀嚼肌力和𬌗力,来提供生理性的支抗。Begg 医师认为使用口外支抗力是有害的,避免使用口外支抗是正畸临床学的一个重大改进。

4. 过度矫治以防止复发　主张过度矫治牙颌错位畸形。如安氏Ⅱ类错𬌗常可矫治至中性偏近中𬌗、安氏Ⅲ类错𬌗可矫治至中性偏远中𬌗关系,前牙的覆𬌗和覆盖应尽可能地减小到对刃𬌗关系,错位牙、转位牙均需过度矫治,以防止畸形复发。

5. 矫治牙列拥挤主张拔牙或减径来获得间隙,以便排齐牙齿,不以磨牙向远中移动或扩大牙弓的方法矫治 Begg 医师认为扩大牙弓后牙根不可能恰当地位于基骨内,所以牙位置不稳定,而且推磨牙向远中,是与后牙向近中生理性移动相违背的。为此需拔牙,一般多拔除四个第一前磨牙,根据支抗设计和拥挤具体情况也可拔除第二前磨牙或磨牙。至于拔什么牙则应根据间隙的需要量和支抗的情况而决定。拔除第一前磨牙可得到较大的支抗,前牙后移最多,解除前牙拥挤最好。如果前牙需要间隙不多,需前移后牙者则拔除第二前磨牙。边缘性病例可先不拔牙,若疗效无进展或效果不好,可以再改为拔牙矫治。

6. 患者复诊间隔时间长 患者 6~12 周复诊 1 次,而不会延误诊治。

（三）Begg 矫治器的组成

1. 托槽(图 12-60) Begg 技术使用的托槽类似于 Angle 的带形弓托槽,但槽沟开向龈方。槽沟大小为 0.020×0.045 以容纳 0.020 英寸的弓丝。必要时还可加入一根 0.016 英寸的辅弓,托槽的竖管内可插入栓钉以固定弓丝。这种托槽的最大特点是允许牙齿在各个方向上自由地倾斜移动,还容许牙齿沿着弓丝滑动。

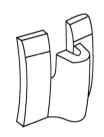

图 12-60 Begg 矫治器托槽

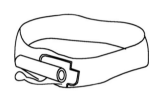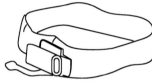

图 12-61 Begg 矫治器磨牙颊管

2. 带环与颊面管(图 12-61) Begg 技术要求在支抗磨牙上粘接带环、颊面管,要求带环与牙齿的解剖形态一致,与牙面密合,固位好。颊面管有圆管和卵圆管两种,圆管的内径为 0.036 英寸、长为 0.025 英寸,卵圆管内径为 0.072 英寸×0.024 英寸、长为 0.020 英寸,卵圆管与唇弓末端双折相作用,可控制支抗磨牙颊舌向的倾斜度。

3. 弓丝澳丝是本技术矫治的重要基础 澳丝是一种高张力不锈钢丝。这种弓丝硬度大、应力衰减极慢,临床实验 6 个月应力衰减几乎为零。这种特性保证了 Begg 技术在迅速打开咬合的同时,又能控制牙弓形态和保持磨牙的稳定性。

4. 栓钉 栓钉主要用作将弓丝固位于托槽槽沟内。常用的栓钉有四种类型。

（1）安全栓钉:多用于第一、二期,这种栓钉不妨碍牙齿的近远中倾斜移动。

（2）常规栓钉:主要用于第三期,对牙齿各个方向的移动作较为严格的控制。

（3）沟形栓钉:也用于第三期,可牢固地将弓丝和转矩辅弓锁在槽沟内。

（4）T 型栓钉:可阻止牙齿自由地近远中倾斜,主要用于正轴后,对牙齿起稳定作用。

5. 弹力皮圈 主要用于颌间牵引和颌内牵引,以便于打开咬合、关闭牙弓的间隙及纠正牙齿扭转。

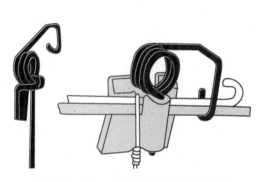

图 12-62 Begg 矫治器辅助装置竖直簧

6. 正轴簧和扭转簧　由 0.012 英寸或 0.014 英寸的细澳丝弯制而成：一种为矫治近远中倾斜的正轴簧（图 12-62）；另一种为矫治牙齿旋转的扭转簧（图 12-63）。这两种簧多用于第三期的治疗。

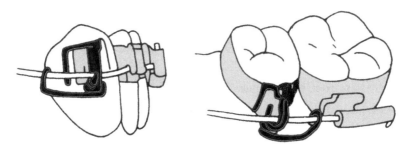

图 12-63　Begg 矫治器辅助装置扭转簧

7. 转矩辅弓　由 0.014 英寸或 0.016 英寸的不锈钢丝弯制，常与 0.020 英寸的主弓配合使用。在 Begg 技术的第三期对上下颌前牙进行控根移动，临床上常用的转矩辅弓有以下几种。

（1）四曲突切牙控根辅弓：Begg 技术第二期结束后，上前牙常表现为舌向倾斜，采用四曲突切牙控根辅弓（图 12-64）。可将上切牙矫治至正常唇倾度。

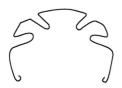

图 12-64　Begg 矫治器辅助装置转矩辅弓

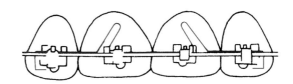

图 12-65　Begg 矫治器转矩辅弓安装

（2）交互转矩辅弓：由两个龈向中切牙曲突和两个𬌗向水平臂组成。通过中切牙和侧切牙之间辅弓的方向逆转，可产生交互控根或转矩的作用，用于中切牙舌向倾斜、侧切牙唇向倾斜时的矫治（图 12-65）。

（3）一对一交互转矩辅弓：由两个形状相同、方向相反的水平臂组成，主要适用于两个相邻牙齿需要相互反向转矩移动的病例。

（4）下切牙唇向控根辅弓：由四个𬌗向水平臂组成，用于对四个下切牙的根唇向转矩，该辅弓入托槽时，无需先去除主弓，可直接置于主弓的𬌗方，其两侧末端应通过尖牙托槽沟，加控根力的短曲应插在主弓的舌侧。辅弓一般不需要固定结扎，但出于安全起见，可在中间一个牙齿上结扎固定。

（5）排齐辅弓：由 0.012~0.016 英寸的镍钛丝制成，与澳丝主弓同时，使第一期的治疗既可有效地打开咬合，又可排齐前牙。

（四）Begg 技术各组成部分的协同作用模式

1. 鉴于所有牙齿有向近中移动和垂直向生长的趋势，要作出正确的诊断和恰当的治疗计划，矫治时要达到过矫治错位的牙齿和颌骨，这些都是矫治成功的关键。

2. 所有牙齿的同步运行。从矫治一开始，每个牙齿就应朝着最终预期的位置移动，各个牙齿的同步运动和同步消除𬌗干扰,将有助予保证矫治后的牙位稳定。

3. 在矫治第三阶段,控根的力与主弓上的力有所不同,控根辅弓用于唇舌向的控根;单个正轴簧用于近远中向的控根。

4. 应用适当的牵引力,使牙齿差动力移动,此时牙齿通常沿其在颌骨内抵抗力最小的正常位置方向移动。应用的力应较小,使其在口内可以得到较好的控制。

5. 尽可能用细的、圆形的、连续的弓丝,唇弓不仅要求质量高,而且应具有良好的弓形,包括打开咬合的支抗弯,以控制垂直高度。

6. 磨牙上的附件应防其自由地近远中向倾斜移动,同时又应使唇弓能近远中向自由滑动,这样可保证前牙的迅速内收。

7. 除了支抗磨牙,所有其他牙上均应使用正畸附件,这些附件可以控制牙齿的旋转移动,也可在需要时调整唇弓,使牙齿向任何方向自由倾斜移动。如果没有这些附件,Begg 矫治技术的优点就无从体现。

三、传统细丝弓矫治技术的历史地位及对未来正畸产生的影响

自 1960 年以来,数百个 Begg 学习班在世界各地举行。由 Begg 医师和 Kesling 医师合著的《Begg 正畸理论和技术》(1977)一书已翻译成多国文字。1964 年北美 Begg 正畸协会成立,接着欧洲、日本和澳大利亚也成立了 Begg 正畸协会。在当时,Begg 矫治器成为与方丝弓矫治装置并列的主流矫治技术。我国也于 20 世纪 80 年代开始引进开展 Begg 矫治技术。

作为一套完整的矫治体系,Begg 矫治技术具有:①打开深覆𬌗快,矫治效率高;②前牙内收迅速,患者美观改善较快速;③对硬、软组织损伤少;④疗程较短;⑤巧妙地运用差动力原理控制支抗,不需要戴用口外弓、头帽,减轻了患者的负担等诸多优点。

但是,Begg 矫治器应用的最大难点在于在矫治的最后阶段,很难准确控制牙齿的位置,这也成为该技术发展的一个瓶颈。Kesling 医师在使用 Begg 技术 30 年后,发现托槽的设计应该使每一个牙齿做到自由地近中移动和自由地远中移动,而且从临床便利程度考虑,弓丝应该从水平方向入槽,而不是从垂直方向入槽。因此对 Begg 托槽进行改良,以 Begg 技术为理论基础,结合当代直丝弓矫治器的槽沟特点,于 20 世纪 80 年代后期提出的一种结合型矫治器— Tip-Edge 托槽。

此外,目前广泛应用的各种方丝弓矫治技术中都包含对细丝弓的应用,在开始矫治的第一阶段使用细圆丝排齐牙齿,而在这一阶段应用方形弓丝时远较应用细丝复杂。还有一些学者则在拔牙矫治病例拉尖牙向远中时,亦采用细丝弓,而仅在最后关闭间隙时,利用方丝能控根移动牙齿的特点,矫治牙轴及完成理想牙弓形态。虽使用方丝弓托槽,但在整个矫治技术中同时包含了细丝弓和方丝弓的原理。

经过几十年的发展,方丝弓矫治器已逐步被直丝弓矫治器所取代,而 Begg 矫治器亦逐步被 Tip-Edge 矫治器所取代。但这两种简单而有效的设计,堪称经典,至今仍很流行。相信在方丝弓、细丝弓矫治技术的不断发展和应用过程中,趋于将两种矫治技术互相取长补短,利用各自的优点,摒弃其缺点,设计出更出色的托槽和更完善的矫治体系。

（王大为）

第三节 如何认识传统固定矫治技术

一、传统固定矫治技术是现代直丝弓矫治技术形成与发展的基石

正畸矫治技术发展至今（图 12-66），现代直丝弓矫治技术（MBT 直丝弓技术、平直弓丝矫治技术、亚历山大直丝弓矫治技术、Tip-Edge 直丝弓矫治技术等）已成为目前固定正畸矫治的主流。回顾正畸矫治技术的发展历程，传统固定矫治技术的产生与发展对现代直丝弓矫治技术仍具有重要的指导意义，是现代直丝弓矫治技术形成与发展的基石。这其中，又以方丝弓矫治技术尤为重要。

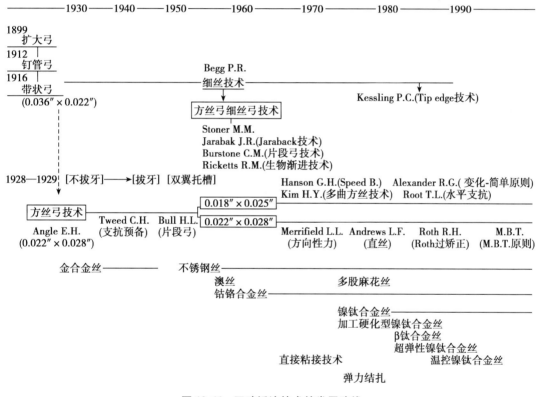

图 12-66 正畸矫治技术的发展路线

方丝弓矫治技术的基本设计思想，源于 Edward H. Angle 对牙齿三维方向控制移动的追求。Angle 医师的理念是以唇侧方形弓丝作为力源，托槽作为传力装置，利用长方形唇弓丝的形变力带动牙列排齐。为此，Angle 医师进行了长达 40 多年的不断探索与改革。1899 年，Angle 医师设计了具有扩弓作用的 E 形弓矫治器。但临床发现，这种扩弓装置只能使牙齿做唇向倾斜移动，并不能达到牙的理想移动。于是，1912 年 Angle 医师又提出了钉管弓矫治器——在弓丝上焊接垂直钉，各个牙上做带环并在带环的唇（颊）面焊垂直于切缘（𬌗面）的垂直小管，弓丝戴入时将垂直钉插入小管。该装置能较好地控制牙齿移动，但临床使用不方便且经常脱焊。1916 年，Angle 医师又进一步设计出了带状弓矫治器。而后经过无数次的

研究改进,终于在 1928 年,Angle 医师首次将方丝的窄面放入托槽槽沟中,使弓丝的窄面与牙面接触,并改良了托槽的设计,称为方丝弓(edgewise)技术。Edgewise 原词有"沿边"、"沿切"的意思,方形弓丝主要通过其边缘与托槽方形槽沟间的作用而施力,方形矫治弓丝是这类矫治器的一个重要特点,因而称之为方丝弓矫治器,它奠定了现代方丝弓矫治技术的基础,从此正畸矫治才真正进入了固定矫治时代。

Angle 医师认为,要建立口、面间最和谐的比例关系必须保留全部牙齿,这样才能发挥口颌系统的正常功能,使之正常发育,因此提出了牙弓决定基骨的理论。在此观点的引导下,他采用了无限制地扩大牙弓的方法以排齐牙列。Angle 医师的学生 Charles H. Tweed 医师,曾经以老师 Angle 医师的理想𬌗为治疗目标,依从其不拔牙的治疗理念,但在临床实践中发现不少错𬌗畸形的复发病例,因此在 1940 年提出了拔牙矫治。同时,Tweed 医师结合拔牙矫治发展了方丝弓矫治技术,从矫治器的支抗、牙齿的移动控制、软组织侧貌的改善各方面提出了一套 Tweed 矫治理念,使口腔正畸的治疗水平明显提高。1969 年 Tweed 医师所著的《临床正畸学》一书中用大量的病例介绍了他所应用的 edgewise 矫治技术,以后很多学者进一步推进和发展了 edgewise 技术和方法,例如,如 Ball H. L. 的局部弓丝(sectional arch wire)移尖牙向远中,然后再用连续弓丝矫治的方法;美国西北大学的学者介绍了 Northwest 法,即先用上颌𬌗垫式活动矫治器去除干扰,移尖牙向远中,以后再用 edgewise 矫治器等。

澳大利亚的正畸先驱 Begg 医师,曾于 1924—1925 年在美国加利福尼亚州的 Angle 口腔正畸学院学习口腔正畸方丝弓矫治技术和 Angle 的矫治理念。但是在之后的临床工作中,Begg 医师发现许多患者矫治后的侧貌并不理想,并且相当一部分患者出现了严重的复发现象。1928 年他开始对牙量过多的患者采用减径或拔牙的矫治方法,这与美国 Tweed 医师 10 年后所做的工作意义一致。在拔牙病例的矫治中,Begg 医师又发现 edgewise 矫治器在打开咬合、减轻深覆𬌗和快速关闭拔牙间隙方面的效果都不够理想。于是,他在 1929 年开始使用圆弓丝代替方弓丝,并放弃使用宽翼的方托槽,开始使用带状弓托槽,只是使其槽沟口朝向龈方,即 Begg 矫治器托槽。这种托槽和圆弓丝配合可使牙冠作近远中倾斜,易于使牙齿后移,关闭拔牙间隙和打开前牙咬合。这种设计克服了 edgewise 托槽槽沟限制牙齿自由移动的缺陷,增加了牵引力量和弓丝力,并采用口外支抗来帮助控制牙齿移动的方向。这项技术为牙颌畸形的矫治开辟了新的途径。

Kesling 医师在学习和了解了 Begg 技术的矫治原理、矫治器设计和矫治步骤后,认为该技术可在很小的力作用下使牙齿快速移动,打开咬合比较容易,消耗的支抗少,但他同时也发现 Begg 托槽和栓钉不利于推广使用,从龈方放入弓丝不方便且容易使托槽脱落,于是着手研制新的矫治技术和托槽。他认为理想的托槽应像方丝弓托槽一样易于操作,既能使牙齿自由地倾斜移动,又能使辅弓、弹簧和较硬的圆丝、方丝放入槽沟,进行控根移动,该托槽上能顺利应用差动力技术并能预设最终牙冠的倾斜度和转矩角度。根据这些理念,在 20 世纪 80 年代,Kesling 医师设计出 Tip-Edge 托槽并提出了差动直丝弓技术,这种技术是将方丝弓技术、直丝弓技术和 Begg 细丝弓技术的优点巧妙的结合在一起,去除了两种技术的不足之处,被许多学者视为 21 世纪的矫治技术。

1970 年,Andrews 医师在方丝弓托槽的基础上,依据研究 120 例正常𬌗测量数据,设计出标准型直丝弓矫治器(standard SWA)用于不拔牙病例。他的初衷是使这种矫治器能做到

"全程式化"并适于每一种骨面型的特定患者,但结果却事与愿违。他依据患者的 ANB 角、拔牙或不拔牙及支抗需要等条件,设计出十余种托槽系列,每一系列各个牙齿的设计又各不相同,这使其矫治系统非常繁杂,临床使用很不方便。

1976 年,Roth 医师根据功能𬌗治疗目标和临床经验,对 Andrews 托槽进行了改良。Roth 医师改良后的直丝弓矫治器的托槽是一套拔牙病例过矫正的托槽,改良后的直丝弓矫治器很快得到广泛应用,并且成为目前国际上最常用的直丝弓矫治系统。

此后,Bennett 与 McLaughlin 医师根据自己多年使用直丝弓矫治器的经验,特别是他们提出的滑动法关闭拔牙间隙的新的矫治方法,于 1994 年对直丝弓矫治器的托槽设计进行了改良。在此基础上,1997 年,McLaughlin,Bennett 和 Trevisi 医师将之发展成为 MBT 直丝弓矫治器,极大地简化了临床中为了达到理想牙弓与咬合关系而进行的复杂的弓丝弯制和严格而精细的技术操作,使之更加方便、省时和容易掌握。

直丝弓矫治技术的以上优点使其迅速发展起来,近年来已成为正畸固定矫治的主流技术。直丝弓矫治技术的方形托槽槽沟及使用方丝的情况与方丝弓矫治技术相同,不同之处是把方丝弓矫治技术在矫治过程中要在弓丝上制作的三个序列弯曲预制在托槽上,因而在矫治过程中一般不再弯制弓丝。但是,直丝弓矫治技术必须要以方丝弓矫治技术的训练为基础,否则就难以掌握和应用。

二、传统固定矫治技术在现代正畸临床中的应用

随着直丝弓矫治技术的迅速发展,标准方丝弓矫治技术、Tweed-Merrifield 矫治技术、Begg 细丝弓矫治技术等传统固定矫治技术在目前正畸临床应用中所占的比例越来越小,但传统固定矫治技术诊断及治疗理念的精髓仍然在现代正畸临床中起到重要的指导意义,并在解决正畸临床问题中发挥着不可替代的作用。传统固定矫治技术在正畸临床中的应用主要有如下几个方面。

(一) 支抗的控制

1. Tweed-Merrifield 矫治技术　Tweed 医师发现后牙倾斜可使牙根面积增加 13.4%,故为防止其后牙在治疗中前倾及伸长,以磨牙作为支抗,提倡进行支抗预备,并将其分为三度。

与传统 Tweed 技术不同,Merrifield 的 10×2 技术强调上、下颌力系统相互独立的作用。传统 Tweed 技术主张以上颌牙弓作为稳定牙弓,用口外弓加强上颌支抗的同时采用Ⅲ类牵引、组牙支抗预备和下颌整体支抗;以下颌牙弓作为稳定牙弓,利用Ⅱ类牵引矫治Ⅱ类错𬌗的磨牙关系。10×2 技术很少使用Ⅲ类牵引,上下颌同时完成前牙内收、间隙关闭和最后的磨牙备抗,治疗时间至少缩短了 4 个月。

2. Begg 细丝弓矫治技术　Begg 细丝弓矫治技术支抗设计充分利用差动力原理来移动牙齿,支抗损失小,不需要用口外支抗。Begg 医师认为使用口外支抗力是有害的。避免使用口外支抗是正畸临床学的一个重大改进。

以上支抗控制技术各有特色,任何一种均有其相当数量的追随者,仍是目前正畸临床支抗控制的重要方法。

（二）远中移动尖牙

1. 方丝弓矫治技术　方丝弓固定矫治器的托槽没有预成的轴倾角,因此减小了尖牙远移的阻力。同时,方丝弓矫治技术在关闭拔牙间隙时常分次后移前牙,先远中移动尖牙,然后内收四个切牙。远中移动尖牙主要有以下三种方法。

（1）用弹力牵引使尖牙沿弓丝滑动:可用各种弹力圈或闭合螺旋弹簧。此方法在临床中最常应用。其优点是简单,不需经常更换弓丝,可以保持相对持续的轻力;缺点是摩擦力和成角阻力会妨碍尖牙移动,增加后牙支抗负担。

（2）用片段弓拉尖牙向远中:可直接单独后移尖牙或者用越过切牙的节段弓单独后移尖牙。其优点是没有弓丝与托槽槽沟之间的摩擦力和成角阻力,减轻了后牙支抗的负担。

（3）直接用口外力推尖牙往远中:用J形钩在尖牙托槽近中行高位、水平或联合牵引。此方法不消耗后牙支抗,且可同时压低上前牙,帮助矫治深覆𬌗,但此方法对患者配合度要求高,且头帽不能在白天戴用,故疗程较长。

目前常用的直丝弓矫治器在尖牙托槽上均存在预成的轴倾角,使尖牙远中移动过程中的阻力加大,而传统固定矫治技术在远中移动尖牙时有明显的优势。

2. Tweed-Merrifield 矫治技术　用高位牵引头帽附 J 钩挂在尖牙托槽近中的弓丝上,利用口外力拉尖牙向远中。弓丝除弯制成带有常规第一序列弯曲的理想弓形外,还应在第二前磨牙托槽近中弯制加大的外展弯,以引导尖牙在颊、舌侧骨皮质之间后移。矫治初期就使用牵引力拉尖牙向远中是 10×2 技术的又一特点。

3. Begg 细丝弓矫治技术　Begg 矫治技术使用改良式带形弓托槽,它含有槽沟和竖管。这种托槽的最大特点是允许牙齿在各个方向上自由地倾斜运动,既容许三维空间运动,又容许牙齿沿着弓丝滑动。在尖牙远移过程中,可使其在较短的时间内发生远中倾斜移动,缩短矫治疗程,但治疗后期需要对倾斜尖牙进行控根,达到正常轴倾度。

（三）关闭拔牙间隙

1. 标准方丝弓矫治技术　标准方丝弓矫治技术关闭拔牙间隙采用二步法,先拉尖牙向远中,然后再用关闭曲关闭侧切牙和尖牙之间的间隙。关闭曲的选择由个人的经验及使用弓丝的粗细等因素决定,一般对于 0.022 英寸×0.028 英寸的托槽系统,选用 0.018 英寸×0.025 英寸或 0.019 英寸×0.025 英寸的不锈钢弓丝就可以实现对前牙位置的较好控制。但使用垂直关闭曲时,加力 1mm 时以上两种尺寸的弓丝所产生的水平力分别为 392 克/侧和429 克/侧,远大于内收前牙所需要的矫治力,而使用 T 形曲时,两者所产生的矫治力分别为268 克/侧和 296 克/侧,基本符合内收前牙所需矫治力(每侧 250g)的要求。两者加力弹簧曲的开张度都以不超过 1mm 为宜。此时不需要其他附加支抗装置,只需在磨牙近中弯制20°~25°的后倾曲及外展弯(offset)和舌倾弯(toe-in),以防止磨牙的前倾和近中舌向扭转。这些弯曲的位置应紧靠第二前磨牙托槽远中,在关闭间隙过程中,当这些弯曲妨碍加力时则需拆下弓丝重新调整。同时,还需在关闭曲前后分别弯制 15°~20°的人字形曲,在间隙关闭后,使得间隙前后牙的牙根能相互平行。关闭曲的位置通常位于距前牙托槽远中 1~2mm 处。

2. Tweed-Merrifield 矫治技术　上颌采用 0.020 英寸×0.025 英寸直径的弓丝(下颌用0.019 英寸×0.025 英寸),弯制理想弓形及第一序列弯曲,附垂直关闭曲内收切牙。在第一磨牙的远中弯 Ω 曲。关闭曲近中臂位于侧切牙托槽远中 1mm,高度在上颌为 7~7.5mm,下颌为 6~6.5mm。在中切牙与侧切牙之间焊接朝向龈方的拉钩,用于戴用高位牵引头帽的 J 钩。通过每个月打开关闭曲 1mm、在第二磨牙牵引钩与 Ω 曲之间结扎及 J 钩口外力的支持,使前牙内收并间隙关闭。

3. Begg 细丝弓矫治技术　使用 0.45mm(0.018 英寸)或 0.51mm(0.020 英寸)直径的弓丝,弯制带牵引圈的平直唇弓,其支抗后倾曲的角度要适当减小,以维持前牙对刃关系并保持适当的牙弓形态。用金属丝作尖牙结扎,进行上下颌颌间牵引和颌内牵引,即"Z"形牵引。如果希望前牙持续后移,则牵引力需维持在 50~70g;如果需要后牙前移以关闭剩余拔牙间隙和调整磨牙关系,则牵引力应加大至 200~280g,必要时,尖牙可加"制动闸",以阻止前牙进一步后移。

(四) 平整牙弓

1. 标准方丝弓矫治技术　根据不同的错𬌗畸形的发生机制和患者的生长发育采取不同的方法。在压低前牙时要使用持续轻力,且要防止前牙牙冠的唇向倾斜移动。整平牙弓、打开咬合可以用以下方法。

(1) 调整托槽的位置:深覆𬌗患者的前牙托槽更靠近切缘;开𬌗患者的前牙托槽更靠近龈方,弓丝入槽后自然地使牙弓得以整平。

(2) 摇椅形唇弓:深覆𬌗患者上颌唇弓用加大 Spee 曲线的唇弓,下颌用反 Spee 曲线的唇弓。从镍钛弓丝开始,以后每次换弓丝均做此处理。注意弓丝的末端应回弯,防止前牙唇倾。如此即可通过压低前牙,升高后牙来整平牙弓的纵𬌗曲线,使深覆𬌗得到矫治。这种方法适用于一般的深覆𬌗患者,对于后牙槽过低,下颌平面角偏小且具有生长发育潜力的患者,可以在 0.018 英寸的不锈钢弓丝上同时加轻微的 Ⅱ 类牵引摇椅形唇弓,但 Ⅱ 类牵引不适用于下颌平面角较大而生长发育已基本停止的患者。

(3) Ricketts 多用途弓:弓丝在前磨牙区形成龈向的阶梯,前段直接结扎入切牙托槽槽沟。尖牙处可用弹力线结扎,后倾曲以不超过 30°~40° 为宜。一般使用 0.016 英寸×0.016 英寸的方丝,可以同时施加冠舌向转矩。若使用圆丝,末端应稍回抽加力,以防止前牙唇倾。应用多用途弓应注意加力不宜过大,否则易造成支抗磨牙𬌗向升高、后倾和舌向移位。多用途唇弓只要使用得当,前牙压低和后牙升高的成效大于摇椅形唇弓。

(4) Burstone 片段弓:在牙弓初步排齐之后,两侧后牙段和前牙段分别用片段弓连成三个单位。后牙片段采用与托槽槽沟尺寸相当的方丝,必要时还可再用舌、腭杆将左右侧后牙连在一起。压低辅弓在第一磨牙近中形成曲,插入磨牙带环的辅助管,末端回弯。压低辅弓产生的矫治力以每牙 15 克为宜。用此法可使前牙压低与后牙升高的比值达到 4:1。片段弓法适用于下颌平面角较大或生长发育已基本停止的病例。

(5) 利用口外力压低上前牙:适用于上颌前部牙槽过高,上颌前牙牙龈暴露过多患者,对青少年患者还可以起到矫形作用。其方法是使用头帽和 J 形钩在尖牙近中部位进行高位牵引。

(6) 亦可同时戴用前牙平面式导板压低下前牙,但不适用于下颌平面角过大的患者。

2. Tweed-Merrifield 矫治技术　Dr. Merrifield 在研究比较了颈牵引面弓、直拉型头帽、复合型头帽及高位牵引头帽的力量分布以及它们对颅、颌、牙、面的作用效果后认为,方向在𬌗平面上 30°~40° 的高位牵引头帽使上前牙产生有效的向上、向后的作用,对前牙后移及转矩的控制较好;在下颌,与传统 Tweed 技术仅用Ⅲ类牵引相比,高位牵引头帽能更有效地对抗全部牙齿同时备抗所造成的下前牙区不利的牙齿移动,如压低和唇向倾斜;同时还克服了Ⅲ类牵引造成的上颌磨牙伸长。这样既有利于水平向殆关系不调的矫治,也有利于垂直向控制。同时,使得腭平面、殆平面、下颌平面保持稳定或向有利的方向旋转,面下 1/3 高度得到控制,面型也良好改善。因此在 Tweed-Merrifield 技术中常规应用高位牵引头帽打开咬合。

3. Begg 细丝弓矫治技术 于尖牙托槽近中 0.5mm 至尖牙远中做外展弯曲,第二前磨牙与第一恒磨牙邻间隙处做一向龈方的后倾曲,约为 35°~45°。弓丝对前牙产生垂直向压力,并使磨牙牙冠向远中倾斜。两侧用 3/8 英寸橡皮圈进行Ⅱ类牵引,使上前牙舌向移动并倾斜,同时下颌磨牙伸长,向近中移动,整平牙弓。

(五) 个别牙齿调整

由于传统固定矫治装置中没有预成的牙齿数据,因此需要在弓丝上弯制各种形状的弹簧曲作为加力单位,该特点使其在个别牙齿的调整中具有一定的优势。

1. 方丝弓矫治技术 在方丝弓矫治器的应用过程中,个别牙齿的调整常用到以下一些弹簧曲。

(1) 水平曲(horizontal loop):用于压低、升高及扭正牙齿,单个水平曲常与其加力单位组合使用,对拥挤错位牙齿进行矫治,并可作为颌间牵引的牵引钩来使用。

(2) 带圈水平曲(horizontal helical loop):比水平曲的弹性更好,并使矫治力较温和而持久。

(3) 匣形曲(box loop):主要用于牙齿的压低、升高及斜轴矫治。

2. Begg 细丝弓矫治技术 Begg 细丝弓矫治器的托槽没有方形槽沟,矫治弓丝为细丝,因此对牙齿位置的精细调整均依赖于设计精良的辅弓及弹簧。Begg 细丝弓矫治技术中常用的调整个别牙位置的弹簧曲主要有三种。

(1) 正轴簧和扭转簧。

(2) 排齐辅弓。

(3) 转矩辅弓。

三、传统固定矫治技术在口腔正畸教学培训中的作用

传统固定矫治技术的原理及其操作精髓不仅是现代直丝弓矫治技术及其衍生支系的源泉及基石,而且在正畸专业学生的教学及临床医师的培训中仍起着不可替代的作用,主要体现在三个方面。

(一) 理论体系

目前,人们习惯于将现今流行的弓丝/托槽式固定矫治技术表述为方丝弓矫治技术、直丝弓矫治技术、Begg 细丝弓矫治技术、Tip-edge 矫治技术等。但追溯其本源,直丝弓矫治技术变革于方丝弓托槽的改进,Tip-edge 矫治技术派生于 Begg 轻力滑动的原理,而所有技术的分支和发展,都溯源于 20 世纪 30 年代初 Angle 医师的早期唇侧方丝/托槽的设计思想和多托槽固定矫治的创意,其牙移动的方法,仍难脱离 Angle 医师所设计的通过弓丝/托槽系统进行牙移动的技术理念。可以说,传统固定矫治技术体系的精髓起源于 Angle 医师的带状

弓原理,演化于 Begg 医师的细丝弓学说,完善于 Tweed-Merrifield 医师的经典方丝弓理念。20 世纪 80 年代初我国学者将 edgewise 技术翻译为"方丝弓矫治器",而至今国际上通用的"edgewise appliance"来表述这一技术。该矫治技术除保留使用标准型方丝弓托槽为主外,早已将圆丝、细丝、轻力、滑动等概念引入到治疗过程中,发展成不仅是"方丝弓"的运用,而是各种圆形丝、方形丝运用技术的交融,或可称之为"细丝-方丝技术",并逐步形成了有普遍应用价值的常规步骤、方法和共通的程式。无论当代正畸学理论及临床技术水平发展到何种高度,也无论其未来前景发达到何种程度,正畸领域的从业人员,特别是正畸专业在校就读的研学生,都不能跨越这些经典理论。纵观国内外的正畸教科书,都把传统固定矫治技术体系作为重要基础部分加以突出,使学生在充分理解和消化这些理论的前提下,更好的掌握当代直丝弓技术体系的原理,对正畸临床工作起到理论上的指导作用,促进执业过程中的理解和反思,推动正畸学科的整体发展。

(二) 模拟训练

弓丝弯制练习与模拟殆架训练是正畸学生临床前教学的重要一环。参考发达国家正畸专业本科后教育的课程设置,模拟训练中的核心部分应当侧重在掌握标准方丝弓矫治技术的基本操作流程上。一些学院甚至把难度更高的 Tweed 技术作为模拟殆架训练的必修课程。一般新生要用近三个月的时间进行弓丝弯制及殆架模拟矫治。弓丝弯制包括基本弓丝形态及三个序列弯曲,而殆架模拟训练包括应用经典标准方丝弓矫治技术矫治安氏Ⅰ类拥挤减数病例及安氏Ⅱ类上颌第一前磨牙减数病例的水浴模拟全过程。模拟训练结束时的考试内容是用 0.018 英寸×0.025 英寸弓丝弯制包括三个序列弯曲及内收弯在内的综合弓形。目前,现代直丝弓矫治技术以及新兴技术,如 Speed 自锁托槽技术,也被纳入模拟殆架的训练项目。

(三) 临床应用

随着当代直丝弓矫治技术的发展,传统固定矫治技术在临床中的实际应用所占比例越来越少,直接影响到经典矫治体系在正畸临床教学中所占据的比重。但这并不意味着可以不进行传统固定矫治技术的临床训练而直接跨越到直丝弓矫治技术的培训上,如果这样,学生将无法完整地认识和掌握当代各种正畸矫治技术体系。由于正畸治疗主要是针对不同个体、不同牙-牙槽异常及不同骨性不调的代偿性治疗,目前临床常用的牙弓及托槽的标准化预成设计解决不了千变万化的个性化治疗的要求,也难以避免"利前不利后"或"利此不利彼"的矫治过程。同时,在实际的临床工作中,很多疑难病例的矫治仍需要借助于传统固定矫治技术,而缺乏这方面临床培训的学生在遇到这些问题时往往会束手无策。因此当代所有技术都不能取代方弓丝的弯制技术;正畸学的系统学习,也仍旧离不开对方丝调整施力原则和方法的学习,离不开对力学原理的掌握。只有熟练掌握传统固定矫治技术后,再学习其他矫治技术如直丝弓、双丝弓、自锁系列等,才会让学生"触类旁通",对临床实践工作中遇到的各类病例进行系统化、个性化的分析和设计,从而快速提高专业水平。因此,学习传统固定矫治技术,是正畸入门必须掌握的基础,所以在培养正规正畸专业执业医师的课程中,在临床上选择少量典型病例进行传统固定矫治技术——如标准方丝弓矫治技术进行全程操作训练是完全必要的。

(张　杨)

参 考 文 献

1. PROFFIT W R. Contemporary Orthodontics. St. Louis：Mosby-Year Book，2000.

2. GRABER T M，VANARSDALL R L，VIG K W L. Orthodontics：Current Principles and Techniques. St. Louis：Mosby，2000.

3. BISHARA S E. Textbook of Orthodontics. philadelphia：Saunders，2001.

4. WAHL N. Orthodontics in 3 millennia. Chapter 1：Antiquity to the mid-19th century. Am J Orthod Dentofacial Orthop，2005，127（2）：255-259.

5. WAHL N. Orthodontics in 3 millennia. Chapter 2：entering the modern era. Am J Orthod Dentofacial Orthop，2005，127（4）：510-515.

6. WAHL N. Orthodontics in 3 millennia. Chapter 6：More early 20th-century appliances and the extraction controversy. Am J Orthod Dentofacial Orthop，2005，128（6）：795-800.

7. WAHL N. Orthodontics in 3 millennia. Chapter 11：the golden age of orthodontics. Am J Orthod Dentofacial Orthop，2006，130（4）：549-553.

8. 林久祥. 现代口腔正畸学-科学与艺术的统一. 3 版. 北京：中国医药科学出版社，1998.

9. 曾祥龙. 现代口腔正畸学诊疗手册. 北京：北京医科大学出版社，2000.

10. 徐芸. Tweed-Merrifield 标准方丝弓矫治理论与实用技术. 天津：天津科技翻译出版公司，1998.

第十三章 现代矫治技术的理念及发展

第一节 直丝弓矫治器的理念与发展

一、Andrews 初创直丝弓矫治器的理念

从 Angle 医师发明方丝弓矫治器以来,人们一直寻求正畸结果的标准化,研究如何通过托槽、弓丝和辅助装置的改进而达到正畸效果的稳定,直丝弓矫治器就是在这样的背景下形成的。美国正畸学家 Lawrence F. Andrews 在 20 世纪 70 年代通过对 120 位未进行任何治疗的理想正常殆进行的研究,发现了其共同具备的六个要素,也就是著名的正常殆六要素(Six keys)。Andrews 认为正畸治疗后的殆关系应该追求这个目标,并且在这个基础上对方丝弓矫治器的技术进行了改进,由于 Andrews 的矫治技术不需要在弓丝上弯制各种曲,仅仅弯成与牙弓形态相适应的弧形即可,所以又被称为直丝弓矫治技术,也成为美国"A"公司生产的 Andrews 矫治器的商品名。随着众多正畸材料公司都开始生产类似的矫治器,直丝弓矫治器成了这一类矫治器的代名词。虽然,直丝弓矫治器的概念在国内已经传播了若干年,但还有许多正畸医师对直丝弓矫治器的理解尚停留在三个序列弯曲从弓丝上转移到托槽上的水平,而实际上在方丝弓托槽上增加第一序列、第二序列甚至第三序列角度的托槽,在 Andrews 发明直丝弓矫治器之前即已存在,为何它们没有被称为直丝弓矫治器呢? 显然,直丝弓矫治器并不只是简单地在托槽槽沟上增加了三个序列弯曲的数据,它是一种具有自己理论基础的新型矫治器,其最重要的理论基础之一是最佳自然殆的六要素,经典直丝弓托槽数据以此为基础产生,而 Andrews 随后设计的 11 套系列托槽也以此为治疗目标。

（一）正常殆六要素

1. 在讨论六项标准以前,有必要解释下列概念。

（1）Andrews 平面(Andrews plane):当所有的牙齿处于正常位置时,每个牙冠殆龈向的中央横断面所形成的平面。这个平面也可能出现轻微的凹面或凸面。

（2）临床牙冠(clinical crown):Andrews 所指的临床牙冠是指在替牙晚期或恒牙期,牙龈健康情况下,牙冠在口腔中或研究模型上可见的部分。一般认为,临床牙冠比解剖牙冠短 1.8mm。

（3）临床牙冠面轴(FACC,facial axis of the clinical crown):指前牙和前磨牙牙冠唇颊面正中部最突出的一条长轴线,对磨牙而言,该轴线为分隔两大颊尖的颊侧发育沟。

（4）牙冠角或牙冠斜度:临床牙冠面轴与殆平面垂线在近远中方向的交角,代表牙冠的

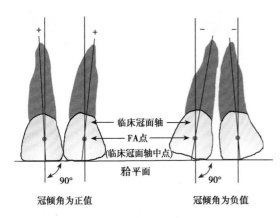

图 13-1 牙冠角

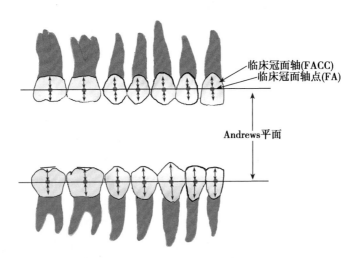

图 13-2 最佳殆位时每颗牙齿临床牙冠面轴点位于 Andrews 平面上

近远中倾斜度。当临床牙冠面轴的殆向部分相位于近中时,冠角为正值,反之为负值(图 13-1)。该角度反映了牙齿在近远中方向上的倾斜度。

(5) 面轴点(FA point,facial-axis point):是指临床牙冠面轴在殆龈向上的中点。在一个牙弓内每颗牙齿唇颊侧的牙冠面轴的殆龈向末端点间的距离是不相等的,但相对于面轴点而言,每颗牙齿面轴点至牙冠面轴的殆龈向末端点间的距离是相等的。当牙齿处于最佳殆状态时,所有牙齿的面轴点都应位于 Andrews 平面上(图 13-2)。

(6) 冠倾度或转矩度:是指面轴点的纵向切线与殆平面垂线的交角,反映了牙冠的唇(颊)舌向倾斜度。牙冠向唇(颊)向倾斜时,冠倾度为正值;向舌向倾斜时,冠倾斜度为负值(图 13-3)。

2. Andrews 从 120 副最佳自然殆样本中发现共同具有的六项特征。

(1) 牙弓间关系

1) 上颌第一恒磨牙的近中颊尖咬合于下颌第一恒磨牙的近中颊沟。

2) 上颌第一恒磨牙的远中边缘嵴咬合于下颌第二恒磨牙的近中边缘嵴。

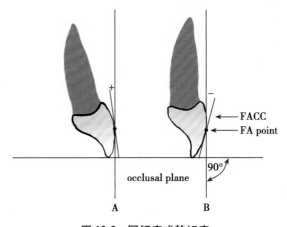

图 13-3 冠倾度或转矩度
A. 正值 B. 负值;FACC:临床冠面轴;FA point:面轴点

3）上颌第一恒磨牙的近中舌尖咬合于下颌第一恒磨牙的中央窝。

4）上下颌前磨牙颊尖咬合于对颌牙的邻间隙。

5）上颌前磨牙舌尖咬合于下颌前磨牙的中央窝。

6）上颌尖牙咬合于下颌尖牙与第一前磨牙的邻间隙,且其牙尖略偏近中。

7）上颌切牙覆盖下颌切牙,上下颌牙弓中线一致。

Andrews 在标准一牙弓间关系中包含了所有的牙齿,而不仅仅是第一恒磨牙。从临床角度来看,许多磨牙关系Ⅰ类的患者其咬合关系并不十分理想,事实上下牙弓之间的关系不仅取决于磨牙关系,前磨牙、切牙的正常与否也直接影响到牙弓间关系。

对于前磨牙,标准一要求上颌前磨牙颊尖咬合在对颌牙的邻间隙,而舌尖咬合在下颌前磨牙的远中窝,应该注意的是上颌前磨牙的舌尖位于它们颊尖的近中。

上颌尖牙必须咬合于下颌尖牙与第一前磨牙邻间隙的偏近中部位,以实现尖牙保护𬌗。

上颌切牙必须覆盖下颌切牙约 1~2mm,而且上下颌切牙间应有少许间隙,上下牙弓中线应对齐。

要想完成前磨牙Ⅰ类关系,上颌第一磨牙的远中边缘嵴必须咬合在下颌第二磨牙的近中边缘嵴,否则会影响前方的牙齿达到Ⅰ类关系。当上下颌第一磨牙尖窝关系正确,但与下颌第二磨牙近中边缘嵴未建立咬合关系时,上颌第一磨牙的冠角可能为负值或小的正值,这时上颌第一磨牙的近中龈方占据了第二前磨牙的部分空间,导致其前、后向牙齿均不能达到最佳位置的连锁反应(图13-4)。

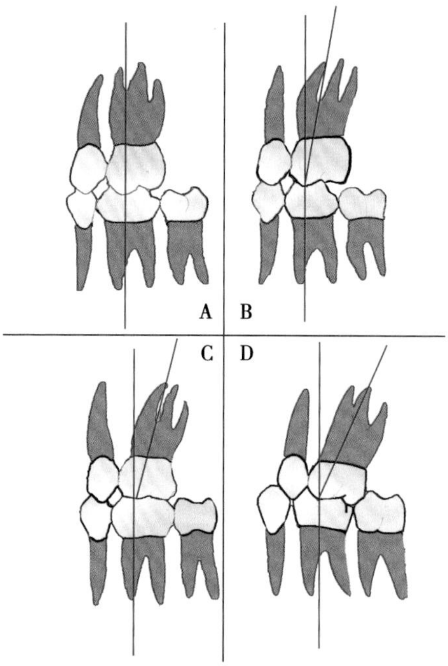

磨牙Ⅰ类关系的第三个方面是上颌磨牙的近中舌尖咬合在下颌磨牙的中央窝。这要求上颌磨牙的近中舌尖略长于其颊尖,但要避免磨牙舌尖过分𬌗向伸长,以防止𬌗干扰、磨牙症、颞下颌关节问题及牙周病变等的发生。

图 13-4 后牙冠倾角的大小与牙齿咬合之间的关系

A~C.上颌磨牙过度直立,即使近中颊尖咬在下颌磨牙的近中颊沟内,仍不能获得良好的咬合关系,前磨牙为远中关系 D.上颌磨牙冠倾角适宜,远中颊尖下移与下牙接触,形成良好的咬合关系,前磨牙建立中性关系

牙尖占据息止𬌗间隙的问题通常不能自行解决,而必须借助于正畸、调𬌗、𬌗重建或外科手段。在治疗阶段,我们通常情愿上颌磨牙被压低而不要被伸长,因为压低的磨牙在其他牙齿𬌗关系正常的情况下更容易自行调整到正常位置。方丝弓上弯制 Spee 曲度可以改变牙齿的𬌗龈向位置,但其副作用是在弓丝上增加了正的冠倾度,而可能引起上颌磨牙舌尖下垂,因此必须注意控制弓丝的冠倾度或转矩度。

临床上的一个例外情况是只拔除上颌前磨牙,治疗结果是磨牙Ⅱ类关系,但是其他牙齿仍保留为Ⅰ类关系,这种结果也是可以接受的。

上颌第二磨牙刚刚萌出时,常为负冠角,随着牙冠的不断萌长,在第一磨牙远中面的引

导下逐渐直立并推动上颌第一磨牙远中边缘嵴与下颌第二磨牙近中边缘嵴接触。在矫治中，许多医师常常忽视第二恒磨牙，将第二恒磨牙排除在矫治的体系外，由此造成的不利主要有以下两点：①第二恒磨牙位置异常可导致功能性𬌗干扰；②拔牙病例出现第一、二磨牙间的食物嵌塞。

（2）冠角或牙冠斜度（Tip）：最佳自然𬌗的所有牙冠角均为正值，即近中倾斜，且同类牙的牙冠角大致相同。按照标准二，所有临床冠的面轴角（或冠角）都应该为正角，不同牙型角度的大小不同，而且上颌牙的冠角型与下颌牙的冠角型也不同，上颌中切牙、侧切牙和尖牙的冠角分别为5°、9°和11°，前磨牙最为直立，冠角为2°，上颌磨牙冠角为5°；下颌牙的冠角均较小，除了尖牙为5°外，其他均为2°。

由于花费时间和精力，一些正畸医师并不把上颌尖牙的牙冠角调整到11°，但如果治疗目标包括了功能𬌗，正确的尖牙角度就很重要了，尖牙保护𬌗的概念要求下颌侧方运动时，只有工作侧的切牙和尖牙相接触。

直立的上颌尖牙不能保护工作侧的后牙脱离接触关系，因为上颌尖牙牙尖在侧方运动时正好在下颌尖牙与下颌前磨牙的邻间隙内穿过；而在下颌前伸运动时，上颌尖牙的远中斜面咬合在下颌前磨牙颊尖的近中斜面，使后牙脱离𬌗接触，这一任务在尖牙冠角正常时，应由尖牙和切牙共同承担，而不是由尖牙单独承担。

上下颌前磨牙仅需要2°的冠角，以便前磨牙在侧方运动时能穿过对𬌗牙的邻间隙，前磨牙行使最佳功能的起始位置是颊尖与对𬌗的邻间隙咬合，而舌尖与对𬌗的舌面窝咬合。

上颌第一磨牙应有5°的冠角，使其远中边缘嵴咬合在下颌第二磨牙的近中边缘嵴上，同时，5°的冠角也使得上颌磨牙颊尖的𬌗平面与下颌磨牙颊尖的𬌗平面相平行，防止了下颌工作侧的𬌗干扰，下颌磨牙的冠角为2°。

（3）冠倾度或转矩度（torque）

1）大多数上切牙牙冠倾度为正值，而下切牙牙冠倾度为轻度负值，上下切牙间冠交角小于180°。

2）上中切牙冠倾度大于上侧切牙；尖牙和前磨牙的冠倾度为负值而且大小相同；上颌第一和第二恒磨牙冠倾度相同，均为负值，且都大于尖牙和前磨牙。

3）下颌牙牙冠倾度均为负值，且从切牙到第二磨牙逐渐增大。

上牙弓牙冠倾度具有明显的牙型特征，切牙通常为正的冠倾度，后牙冠几乎总是负的冠倾度。Andrews的测量表明，上中切牙的冠倾度平均为7°，侧切牙为3°，尖牙与前磨牙为-7°，而磨牙为-9°。

下牙弓牙冠倾度也表现出一定的牙型特征，下切牙的冠倾度一般为负值，但也不尽然；尖牙和前磨牙冠倾度总是负值，而且从尖牙到磨牙其负值逐渐增大。测量表明，下切牙冠倾度平均为-1°，尖牙为-11°，第一前磨牙为-17°，第二前磨牙为-22°，第一磨牙为-30°，第二磨牙为-35°。

最佳自然𬌗标准要求所有牙冠，而不仅仅是切牙牙冠要有适当的冠倾度。上颌磨牙的冠倾度应该能使其舌尖超出颊尖的水平，而咬合于下颌磨牙的中央窝；相反，下颌磨牙的冠倾度应该能使其舌尖低于颊尖水平。

使用临床冠面轴作为参考标志的优越性是标志明确。不像使用牙长轴，看不见、摸不着。切牙间冠交角和切牙间交角的关系（图13-5），在最佳自然𬌗样本中，切牙间冠交角平均

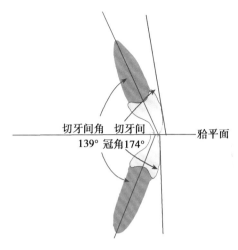

图 13-5　切牙间冠角与切牙间角

为 174°,而切牙间交角平均为 139°。在头影测量分析中,中切牙的牙长轴被用于测量切牙的倾度,但从托槽设计的角度讲,切牙面轴相对于殆平面的倾度却更为重要。

(4) 旋转(Rotation):最佳自然殆中牙齿没有扭转。牙弓中磨牙和前磨牙如果旋转会占据较大的间隙,易造成其他牙齿的拥挤;旋转的尖牙一般不会占据较多的间隙,因为尖牙的形态为圆锥形,但是尖牙的旋转影响美观和殆平衡;切牙旋转后占据的间隙较小,但会破坏牙弓的拱形结构,使牙齿之间拥挤错叠、舌向倾斜、伸长等,从而影响到自然殆标准的实现。

旋转牙通常应在治疗早期就开始矫治,一般用细的弓丝矫治牙扭转,如果弓丝太硬,也可应用旋转簧和其他装置。

需要整体移动的牙,在治疗结束时,常可见发生了旋转。因为正畸力不能直接作用于牙齿的抗力中心,整体移动的力间接传至抗力中心而产生旋转力矩,因此,为了保证牙齿整体移动后的最后位置的准确性,治疗必须通过过矫治来补偿治疗后的复发。过矫治的量应该与牙齿移动的距离成正比。

(5) 无牙弓间隙:相邻牙应该紧密接触,无间隙,除非牙齿有近远中宽度不协调。治疗后若仍有间隙,表明治疗不完全,牙冠大小不协调或治疗受到某种限制。大多数情况下,牙弓内的牙齿可以排列得符合标准五。Andrews 认为,大多数治疗后的牙间隙并不是由于牙齿大小不协调,而是由于治疗不完全造成的。如上切牙冠角度不足,切牙冠倾度不正确,或近远中向牙齿位置不正确。

(6) 殆曲线正常:殆曲线较为平直,或稍有曲度。对于正常殆的个体,殆曲线不应超过 2.5mm。整平 Spee 曲度会加长正中矢状线和周长线,但不加长核心线。因治疗而形成的平的核心线和 Spee 曲线是一种过矫治,这样的治疗使下颌牙冠殆面暴露较多,允许上颌牙有足够的空间与下颌牙完全接触。凹陷的核心线使下颌牙殆面暴露给上颌牙殆面较少。如果上颌核心线由于牙冠小而稍短于正常时,下颌核心线曲度略大于正常曲度是较适宜的治疗目标。凸形的下颌核心线暴露出过多的下颌殆面(图 13-6)。对于正常殆的个体,核心线深度超过 2.5mm 则不可能达到最佳殆的六要素。

(二) 标准方丝弓存在缺陷与问题

1. 方丝弓托槽的组成和各部件的作用(图 13-7)

(1) 托槽基点:托槽基底的中点。

(2) 托槽基板:托槽与牙冠粘接的部分。

(3) 托槽干:包括托槽基底、槽沟舌侧半及两者之间的部分。

(4) 托槽水平边:托槽的殆、龈边。

(5) 托槽垂直边:托槽和结扎翼的近、远中边。

(6) 磨牙补偿角:牙冠邻间隙连线与磨牙颊尖连线的交角(图 13-8)。

(7) 托槽定位:托槽定位受托槽设计和牙冠形态的影响。

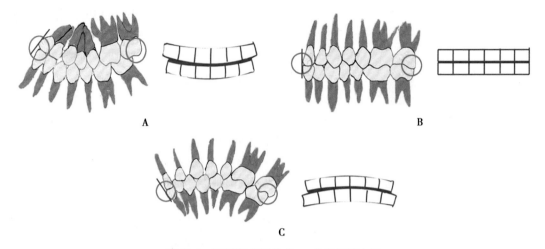

图 13-6 凹形和凸形的 Spee 曲线与核心线

A. 过凹的 Spee 曲线及下颌核心线使下牙弓殆面暴露给上牙弓殆面较少 B. 平的或稍凹的 Spee 曲线及下颌核心线使上下牙弓殆面建立最好的殆接触关系 C. 凸形的 Spee 曲线和下颌核心线暴露过多的下颌殆面

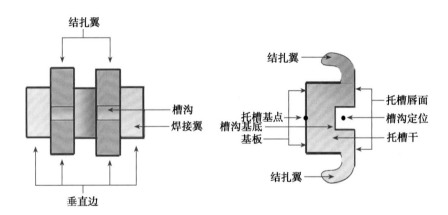

图 13-7 非程序化托槽的形态

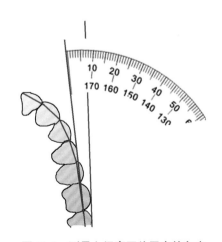

图 13-8 测量上颌磨牙外展弯的角度

（8）槽沟基底:槽沟最邻近牙齿的一面。

（9）槽沟点:槽沟的中点。

（10）槽沟定位:槽沟定位受托槽设计、托槽定位和牙冠形态的影响。

2. 传统方丝弓托槽的缺陷 Andrews 医师发现对于不需要整体移动的牙列,有 6 个因素导致了传统方丝弓托槽在定位后总是需要弯制弓丝,其中任何一个因素都可能导致槽沟的近远中和唇颊舌向角度比正常偏差 2° 以上,而殆龈向、近远中向和唇舌向的误差超过 0.5mm。这 6 个因素包括:①托槽基板与托槽干垂直;②托槽基板没有殆龈向曲度;③槽沟没有角度;④托槽干的唇舌向厚度都是相同的;⑤上颌磨牙补偿角没有做在托槽上；⑥托槽定位技术不满意。Andrews 认为用这种传统的方丝弓托槽即使粘接在排列理想的牙弓上，如果要让一根全尺寸的方丝弓被动入槽，需要 76 个弓丝弯曲，这其中包括了牙冠近远中向角度、唇颊舌向倾斜度和补偿弯的 46 个弯曲（总计 484°）和由于牙冠突度和殆龈向槽沟位置的不一致所需要的 30 个弯曲，这里的总计还不包括平行移动和过矫治所需要的弯曲，也不包括在治疗过程中一些不计其数的各种弯曲。所以，使用标准的方丝弓矫治器，如果要让牙齿排列在理想的位置，矫治过程中就需要弯许许多多的曲，占用大量的椅旁时间。

（三）Andrews 直丝弓矫治器的基本理念

Andrews 医师对 120 位未经正畸治疗的正常殆个体自然牙列的研究得出了正常殆六项标准（参见本章正常殆要素）。Andrews 医师设计的直丝弓矫治器中包含的各项数据，源于正常殆自然牙列的平均数值。正常殆六项标准是直丝弓矫治器的理论基础。在此基础上，于 70 年代设计出直丝弓矫治器的系列托槽与颊面管。新的矫治器源于方丝弓矫治器，而消除了在弓丝上弯制第一、二、三序列弯曲的必要，一根有基本弓形的平直弓丝插入托槽，就可完成牙齿三维方位的移动。治疗结束时，完成弓丝也完全是平直的。

Andrews 医师致力于去除所有弓丝弯曲的托槽设计理念，他按照临床不同情况的需要设计出 11 套直丝弓托槽，他的理想是让正畸医师根据不同牙齿移动的需要选择出合适的 1 套托槽，然后正畸医师只要按程序换弓丝和牵引皮圈，牙齿就能移动到正畸医师所设计的位置，就像执行计算机程序一样自动达到设计的目标，Andrews 医师将这种矫治器称为完全程序化直丝弓矫治器。并将其分为两大类，即完全程序化标准托槽和完全程序化整体移动托槽。前者有 8 项托槽特征，后者再增加 3 项而形成 11 项托槽特征。

特征一：托槽槽沟、托槽干的正中横断面与牙冠的正中横断面相一致（图 13-9）。

特征二：托槽基板的倾度必须与牙冠面轴点的纵向切线倾度一致（图 13-9）。

特征三：托槽基板在殆龈向的曲度必须与牙冠唇面的曲度一致（图 13-10）。

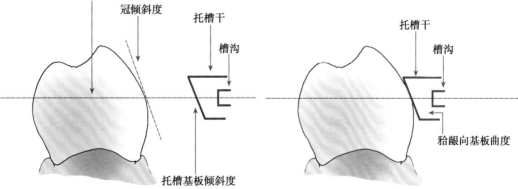

图 13-9　槽沟、托槽和牙冠的正中横断面是一致的，托槽基板与牙冠面轴点的切线具有相同倾度

图 13-10　托槽基板与牙冠唇（颊）面的殆龈向基板曲度一致

特征四：托槽槽沟、托槽干的正中矢状面与牙冠的正中矢状面一致（图 13-11）。

特征五：托槽基板的殆向水平面与牙冠在面轴点的近远中向水平面必须一致，该角度在

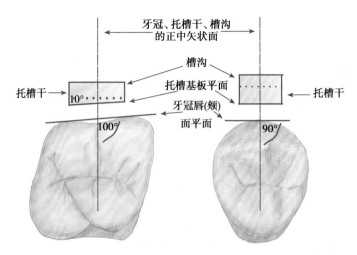

图 13-11　槽沟、托槽干和牙冠的正中矢状面是一致的,托槽基板与牙冠唇(颊)面的𬌗向倾斜度一致,在上颌磨牙,这个角度为 100°,其他牙为 90°

上颌磨牙为 100°,其他牙为 90°(图 13-11)。

特征六:托槽基板的近远中向曲度与牙冠唇(颊)面的近远中向曲度必须一致(图 13-12)。

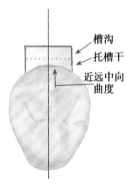

图 13-12　托槽基板与牙冠的近远中向曲度一致

特征七:槽沟与托槽垂直边的夹角与牙冠正中横断面与牙冠正中矢状面或面轴的夹角一致(图 13-13)。

特征八:同一个牙弓内,所有托槽槽沟点与邻间隙点连线的距离相等(图 13-14)。

对于需要整体移动的牙齿,其托槽上又增加了"抗近远中倾斜"、"抗旋转"以及上颌磨牙上的"抗颊舌向倾斜"三个特征。

特征九:抗近远中倾斜指在槽沟中增加第二序列弯曲的角度,以对抗牙齿整体移动时的近、远中倾斜,并使之过矫治。

特征十:抗旋转指在槽沟中增加第一序列弯曲的角度,以对抗牙齿在整体移动时出现的旋转,并使之过矫治。

特征十一:抗颊舌向倾斜指上颌磨牙槽沟中增加的第三序列弯曲的角度,以对抗牙齿整体移动时的颊舌向倾斜,并使之过矫治。

完全程序化标准型托槽用于不需要整体移动牙齿的情况,每个牙型都有一套标准型托槽,但切牙有 3 套标准型托槽,上颌磨牙有 2 套标准型托槽。切牙的 3 套标准型托槽分别适用于Ⅰ类、Ⅱ类和Ⅲ类错𬌗,它们的临床冠面轴的唇舌向倾斜度分别为 7°,2° 和 12°(上切牙);4°,-1° 和 -6°(下切牙)。上颌磨牙的 2 套标准型托槽分别适用于治疗结果磨牙为Ⅰ类关系和Ⅱ类关系两种情况,后者出现在仅仅拔除上颌前磨牙的病例,此时上颌磨牙要求比较直立,而Ⅰ类关系时,上颌磨牙有 5° 的前倾(图 13-15)。

完全程序化整体移动托槽适用于需要整体移动牙齿的情况,整体移动型托槽除了具有标准型托槽的所有特点外,其槽沟一般还带有另外两个特点:一个是抗近远中倾斜的角度,

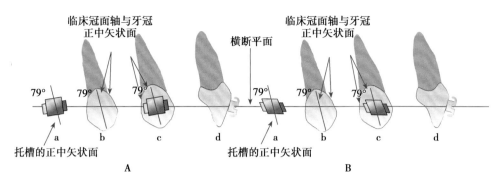

图 13-13 托槽的角度设计

A. 方形托槽 B. 平行四边形托槽;槽沟与托槽正中矢状面的角度(A 中 a,B 中 a)与牙冠正中横断面与牙冠正中矢状面或面轴的夹角(A 中 b,B 中 b)一致。当托槽定位正确时,托槽与牙冠的正中矢状面和正中横断面是一致的(A 中 c、d,B 中 c、d)

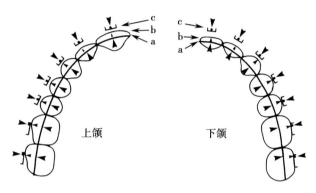

图 13-14 托槽突度的设计

在同一牙弓内,邻间隙点连线(a)与所有托槽槽沟点(c)之间的距离是相等的,图中 b 为牙冠唇(颊)面的最突点,ab 之间的距离与 bc 之间的距离成反比

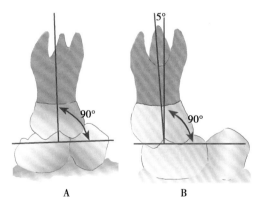

图 13-15 不同磨牙关系冠面轴与殆平面角度

A. Ⅱ类磨牙关系,上颌磨牙临床冠面轴与殆平面的交角为 90° B. Ⅰ类磨牙关系,上颌磨牙临床冠面轴与殆平面的交角为 95°

另一个是抗扭转的角度。这些特点再加托槽上伸向龈方的力臂,可以确保牙齿的整体移动及过矫治。Andrews 医师根据牙齿需要整体移动的距离,把整体移动型托槽分为三种,分别是最小整体移动托槽(牙齿整体移动的距离小于 2mm),托槽上增加 2°抗倾斜角和 2°抗旋转角;中度整体移动托槽(牙齿整体移动的距离在 2~4mm 之间),托槽上增加 3°抗倾斜角和 4°抗旋转角;最大整体移动托槽(牙齿整体移动的距离大于 4mm),托槽上增加 4°抗倾斜角和 6°抗旋转角。

Andrews 医师的直丝弓矫治器是唯一由诊断确定矫治器类型的固定矫治系统,从 14mm 牙间隙到 14mm 牙列拥挤,均可选择不同类型的托槽进行矫治而不需要做弓丝弯制。Andrews 托槽有 5 个类型:标准型(S),最小整体移动型(T1),中度整体移动型(T2),最大整体移动型(T3)和Ⅱ类磨牙关系型(T4)。这 5 型托槽交互搭配可产生 11 套常见的托槽组合,分别适合不同的情况。

(四) Andrews 直丝弓矫治器在现代正畸学中的地位

直丝弓矫治器问世之前,Angle 理想正常𬌗标准"牙齿排列完全理想,咬合关系完全理想"是正畸治疗的追求目标。然而,这一标准并不具体,也缺乏可操作性,不同的人在理解上存在一定的差异。直丝弓矫治器是 Dr. Andrews 对正常𬌗进行了深入研究、以正常𬌗六项标准为基础发明的,他明确将正常𬌗六项标准作为正畸治疗中𬌗的追求目标。Andrews 直丝弓矫治器消除了方丝弓矫治器的弓丝弯制,不仅简化了临床操作、缩短了就诊时间,而且避免了因弓丝弯制误差造成的牙齿往返移动,使牙齿定位更为精确、迅速。疗程也得以缩短。

直丝弓矫治器问世至今,不断改进换代、更新,出现多个种类、多种技术。目前仅国内教科书和临床上见到的就有 Andrews 直丝弓矫治技术、Roth 直丝弓矫治技术、滑动直丝弓矫治技术、MBT 直丝弓矫治技术、自锁托槽直丝弓矫治技术、Alexander 直丝弓矫治技术、OPA-K 直丝弓矫治技术,Tip-Edge 滑动直丝弓矫治技术等。这说明了 Andrews 医师当初提出的直丝弓矫治器的理念和核心内容被广泛接受,也反映了直丝弓矫治技术的繁荣发展。

(周 洪)

二、Roth 直丝弓矫治理念

20 世纪 70 年代,美国口腔正畸学家 Lawrence F. Andrews 在正常𬌗六项标准的基础上发明了全程序化直丝弓矫治器,实现了不同牙位托槽的个性化设计。1976 年,美国另一位正畸学家 Ronald Roth 根据自己多年使用 Andrews 矫治器的经验和功能𬌗目标,对 Andrews 托槽进行了改良设计,研发出了 Roth 直丝弓托槽,同时提出了 Roth 矫治理念和矫治技术。Roth 矫治理念强调𬌗架的使用,以此来确定髁突在颞下颌关节凹中的正确位置。并且将其贯穿于整个诊断记录、治疗早期的咬合板制作,以及结束阶段牙齿正位器制作的全过程之中。Roth 技术的托槽定位采用 Andrews 倡导的临床冠中心,但矫治弓丝所使用的弓形比 Andrews 的弓形宽,其目的是为了避免治疗过程中,尖牙牙尖可能导致的𬌗创伤,并获得良好的前伸𬌗功能。学习和研究 Roth 功能𬌗矫治理念和矫治技术,对于在正畸实践中的错𬌗畸形的诊断和治疗都具有重要的临床意义。

(一) Roth 直丝弓矫治理念概述

1. Roth 功能𬌗理论 Roth 医师是功能𬌗理论的倡导者,他和 Williams 医师十分重视下颌髁突在颞下颌关节凹中的正确位置。两人结合𬌗学理论和修复学中的𬌗架的应用技术,发展出了一整套错𬌗畸形的诊断、治疗流程,用于确定理想的髁突位置,最终达到功能𬌗矫治目标。

(1) 功能𬌗是下颌在功能运动时𬌗的状态,是正常𬌗的动态标准,Roth 功能𬌗标准(criteria for Roth functional occlusion)要求达到五点。

1) 上下颌牙齿在最大牙尖交错位(maximum intercuspation)时,两侧的下颌髁突位于颞下颌关节凹中的最上、最前部,且水平向位于正中位置。

2) 修复学上理想的上、下颌对应牙的尖窝咬合关系,在正畸病例中应该为一颗牙与对颌两颗牙邻间隙的咬合关系。

3）在闭口达到最大牙尖交错位咬合时，后牙应均衡、平稳地接触，𬌗力应当尽可能地沿后牙的牙长轴方向传递。前牙应为无接触（0.005″间隙）或轻微的接触关系，从而使后牙在正中咬合时能够保护前牙免受唇舌向咬合力。

4）前牙应该有一定的覆𬌗、覆盖关系，以便下颌在脱离最大𬌗接触关系而做任何方向运动时，所有前牙（特别是尖牙）的斜面能引导后牙迅速地脱离𬌗接触，从而保护后牙免受侧向咬合力。下颌前伸运动时，上颌切牙与下颌切牙均匀接触，后牙分离；下颌侧方运动时，下颌尖牙沿上颌尖牙舌斜面滑动，其余牙齿无接触，形成尖牙保护𬌗。

5）𬌗面形态，如牙尖高度、窝的深度、沟和嵴的方向、尖的位置，应该尽可能地与下颌各种运动相协调，以便下颌运动时，上、下颌牙列的牙尖总是能通过𬌗面窝沟运动，避免出现𬌗干扰。

（2）在 Roth 矫治理念中，首先需要获取每一位正畸患者髁突正中关系位记录，然后将模型上𬌗架分析并监测髁突的位置。以下简要介绍髁突位置记录和模型上𬌗架的过程。

1）面弓转移：通过解剖式面弓记录上颌𬌗平面相对于上颌骨或颅部的三维位置关系，具体过程与𬌗学、修复学面弓转移方法相同（图 13-16）。

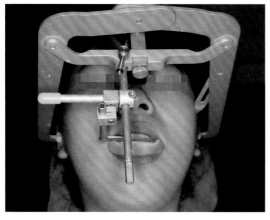
图 13-16 面弓转移

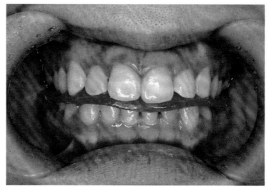
图 13-17 牙尖交错位咬合记录

2）最大牙尖交错位咬合记录：通常使用薄层软蜡片来记录患者最大牙尖交错位的咬合位置。注意牙列的功能尖处要将蜡片咬穿，这对以后利用髁突位置测量仪来记录颞下颌关节层面的髁突偏移很重要（图 13-17）。

3）正中关系位咬合记录：是指在确定患者治疗计划前，获得其髁突正中关系位置时的蜡片记录。使用 CR 蜡片、应用 Roth 正中肌力法或双手法获取患者正中关系位的蜡片记录。先取得前牙区的蜡片记录，然后获取后牙区第二段蜡片记录，并进行重复性检验（图 13-18）。

4）模型上𬌗架：先安装𬌗叉转移杆，稳定𬌗叉位置；再安装上颌模型，并应用分裂基托检验准确性；然后再根据上颌模型和 CR 蜡片记录，安装下颌模型，检查 CR 位模型上𬌗架记录（图 13-19），再次应用分裂基托检验准确性。

5）髁突位置检测：利用牙尖交错位咬合记录蜡片和正中关系位咬合记录蜡片，在髁突位置测量仪（condylar position indicator，CPI）上检查髁突在三维方向上的偏移情况。两种咬

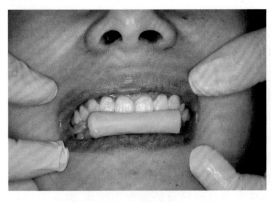

图 13-18 正中关系位咬合记录

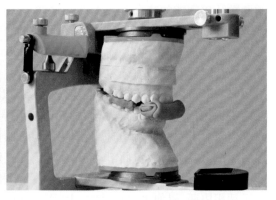

图 13-19 CR 位模型上𬌗架记录

合蜡片的修整、模型的精确度、安装𬌗架的准确度,以及前面的每一步过程都必须精细操作,否则其中的任何一个环节都会影响到测量的准确性和可靠性(图 13-20)。

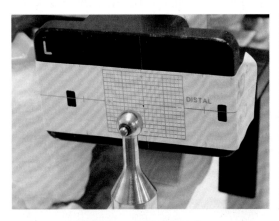

图 13-20 髁突位置检测

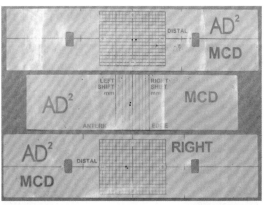

图 13-21 CO-CR 差异 CPI 数据记录

6) CPI 数据:是来自于𬌗架上的图标,该图标是由左右两个垂直面的图表和一个中间的横向关系图表三部分组成。左右两个图表测量两侧髁突中心垂直向和矢状向的偏移;横向关系图表测量两侧髁突连线中心的横向偏移。牙尖交错位时髁突位置用红点表示;正中关系位时髁突位置用蓝点表示。红点和蓝点间的距离就是两种𬌗位时髁突的位置差异(图13-21)。

7) CO-CR 不调的评价:初诊时口腔内的咬合位照片或牙尖交错位蜡片咬合时的模型,均显示的是患者习惯性咬合位置,即 CO 位。CR 蜡片上𬌗架展示的是同一患者根据其正中关系位 CR 所制作的上下牙列的模型。根据初诊时口内 CO 咬合位照片与获取的 CR 位𬌗架上模型的咬合位置差异,正畸医师便可以获得该患者很多的口颌系统功能信息。在 CPI 记录上,垂直向和矢状向偏移超过 1.0mm、横向偏移超过 0.5mm 以上要引起重视,提示该患者可能存在着髁突位置关系异常。

8) 𬌗垫制作:对两种𬌗位髁突位置差异较大的患者,为了保持颌骨位置的稳定性,需首先使用稳定型𬌗垫进行先期治疗。稳定型𬌗垫(图 13-22)是把石膏模型固定在 CR 位的𬌗架上进行制作的,并按功能𬌗的要求,在𬌗架上模拟患者下颌运动时的口内情况,对𬌗垫进

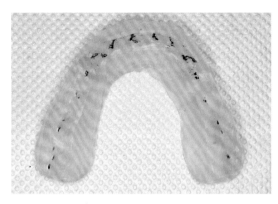

图 13-22　调磨完成后的稳定型𬌗垫

行初步调改。调改的原则是:下颌向前方、侧方运动时,在𬌗垫上要达到"前牙引导"和"尖牙引导"的要求,且在前牙引导和尖牙引导时,下颌磨牙与𬌗垫不发生接触;在闭口位咬合时,两侧下颌磨牙功能尖与𬌗垫呈均匀接触,前牙相互只轻接触,以减轻其𬌗力负担。

当𬌗垫调磨按上述原则在𬌗架上完成以后,就可在患者口内进行试戴,并根据口内真实情况进一步对𬌗垫进行精细调磨,形成良好的功能性咬合,保证正中位咬合以及下颌前伸、侧方运动时的功能要求(图 13-23)。

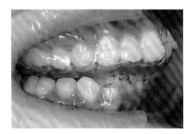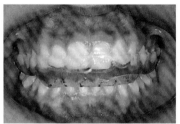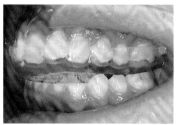

图 13-23　𬌗垫在口内戴入状态

在𬌗垫的治疗过程中,患者要定期复诊,并根据𬌗垫上的咬合印迹变化不断进行调改。当咬合纸检查印迹无明显变化时,就表示髁突位置基本稳定,然后还需进行数次正中关系位的𬌗架检查。当 CPI 数据显示 CR 位记录稳定无明显变化时,就可以对固定正畸治疗前的头颅侧位片进行 Jarabak 测量分析,开始制订详细的正畸治疗计划。

2. Roth 矫治技术的矫治目标　Roth 医师提出,良好的正畸治疗目标应该包括三个主要方面:①面部美观;②牙列整齐;③功能咬合。静态上整齐的牙列并不一定具有良好的咬合功能和美观面型,必须有足够好的骨型、理想的牙弓关系,才能达到令人满意的美观面型和良好的功能咬合。正畸治疗的目标是要在这三个方面都取得尽可能好的矫治效果,而且每个方面都有一定的标准来明确其最佳效果。

Roth 矫治目标中理想的面部美学是,在头影测量中,以 Rickett 测量法为标准,下中切牙切点位于 A-Pg 平面之前 1mm,并尽可能达到最好的上下颌骨关系;在牙列形态方面,因 Roth 矫治器及其技术是在 Andrews 的基础上进行改进的,故其牙列整齐的治疗目标与 Andrews 的"正常𬌗六标准"是一致的;在建立功能咬合目标方面,首先要检查患者髁突偏移情况,当髁突 CO-CR 值超出正常范围时,需要考虑先进行稳定型𬌗板治疗,调整患者下颌位置,以保证髁突处于正中关系位时牙齿形成如前所述的功能咬合关系。

3. 面部评价和目标引导的矫治设计　Roth 矫治理念强调治疗后口腔颌面部、牙列咬合及颞下颌关节功能的协调、平衡与稳定,尽量达到功能和美观的统一。其最基本的特征就是将治疗目标明确化、可视化。其矫治设计首先要根据 Jarabak、Ricketts 分析法评估患者生长型,以及用 VTO 分析法来进行治疗结果的预测。

Jarabak 分析法(图 13-24)是由 Jarabak 医师于 1972 年提出,其在头影测量描记的时候,首先根据模型上殆架后检查的 CO-CR 差异数值,将髁突在颞下颌关节凹中的位置调整为 CR 位,同时将下颌旋转到自然的覆殆位置,以便得到正确的后面高,然后再进行面型分析。Jarabak 分析法主要是基于面后部结构的分析,可提供良好的生长型判断,用于预测面部的生长方向,研究治疗前后对下颌骨的影响。在 Jarabak 分析法中最重要的测量指标是后面高与前面高的比率,主要用以分析患者下颌骨的生长趋势是顺时针、逆时针旋转或者属于平均生长型。此外,Jarabak 分析法还使用一些特征性的角度(蝶鞍角、关节角、下颌角)和线距(前颅底平面、后颅底平面、下颌体长度、下颌升支高度)来分析预测患者不同部位的生长量。该分析法需要总体考虑这些测量值,理解这些数值之间的关系,而不能只通过一个测量值得出相应的结论。对测量值进行全面分析得出的生长型判断和生长预测,在治疗过程中将帮助临床医师注意不同的生物力学效能对下颌骨生长方向的影响,从而作出合理的规避或取舍。

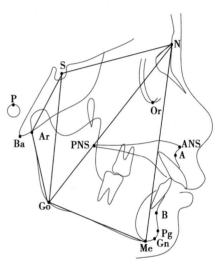

图 13-24 Jarabak 分析法常用的平面和角度

平面:N-S:前颅底平面;S-Ar:后颅底平面;Ar-Go:下颌升支高度;Go-Me:下颌体长度;N-Me:前面高;S-Go:后面高;Go-N:分下颌角为两个部分,分别为下颌角上部和下颌角下部　角度:N-S-Ar:蝶鞍角;S-Ar-Go:关节角;Ar-Go-Me:下颌角;Ar-Go-N:下颌角上部;N-Go-Me:下颌角下部

Ricketts 分析法是由 RM Ricketts 医师于上世纪中期提出的生物渐进技术的重要组成部分,体现了该矫治技术所包含和运用的生物力学机制,共包括约 50 余项测量项目,分别从上下牙间关系、上下颌骨间关系、牙与颌骨间关系、口唇位置关系、颅骨与颜面部关系及内部结构间关系六个方面的内容进行了探讨。目前国外应用较广的是简化的 Ricketts 分析法,从下颌骨位置、上颌骨凸度、牙齿位置及侧貌四个方面共 11 项指标进行头影测量分析。Roth 矫治技术在确定治疗计划时要根据 Ricketts 分析法制定出"可视性治疗目标(VTO)"。其最常用到的测量平面有 A-Pg 平面及审美平面(Ricketts esthetic plane,E 平面),这两个平面可以用于诊断分析上、下唇的位置。在 Roth 矫治技术治疗中,首先要确定下中切牙的切点要位于 A-Pg 平面之前 1mm,以使矫治结果符合面部美学。通过头影测量分析和 VTO(包括生长预测 VTO 和治疗 VTO)的制作,可以帮助我们判断:牙齿的移动量、移动方式与方向;需要采取的支抗类型;合适矫治方法与整形方法的选择;疗效评价和预后稳定性的预测。

Ricketts 的可视性治疗目标(VTO)与 Jarabak 分析法的结合,可以提示正畸医师全面地分析患者问题所在,清楚了解牙齿的移动方向和距离、患者的生长量和方向以及矫形治疗的要求等。医师根据这些需求,可考虑选择不同的拔牙或非拔牙治疗方案、支抗强弱、后牙垂直向控制手段、以及如何实现下颌生长方向的引导与控制。明确患者最终在牙齿、下颌位置和面部美观方面应该达到的目标。在进行头影测量分析的同时,临床医师还需要对患者的颞下颌关节、面型、牙周、牙列、下颌功能运动、软组织侧貌、气道状况进行全面检查分析,然后选择适当的矫治技术和方法,以达到一个尽可能理想的矫治结果。在治疗中,需要理解不同生长型对不同生物力学机制的反应,以及采用什么样的治疗手段可以使矫治后的咬合具有稳定的髁突位置。

在 Roth 矫治技术的设计理念中,最重要的一个特点就是要始终检测髁突位置的变化,在适宜的髁突位置上进行诊断、治疗和保持。诊断设计时需要将患者髁突在颞下颌关节凹中的实际位置转换到 CR 位进行测量分析。在固定矫治治疗阶段,可通过手法引导检查 CR 位时口内的咬合情况,以此为依据来进行后续的牙齿移动,尽力促使髁突在矫治过程中逐渐向 CR 位接近。在固定矫治治疗结束后,对于还存在少许 CO-CR 不调的患者,可以通过殆学牙齿正位器进行进一步咬合调整,或者通过调殆治疗达到髁突的理想位置,最后配戴合适的保持器。

Roth 矫治技术要常规地使用殆架。对某些患者在 CR 位殆架上观察模型,或在殆垫治疗后的口内观察中,都会发现有上下颌牙列的覆殆减小、覆盖增加,下颌向后下旋转的现象,这与 CR 位时后牙区出现咬合支点相关(图 13-25,图 13-26)。当患者髁突存在偏移、CO-CR 不调时,下颌闭口运动至牙齿接触的瞬间,会出现某个后牙最先接触的咬合干扰点,这个早接触通过牙周膜的本体感受神经传递至中枢,引起神经肌肉反射,指挥下颌发生偏移运动避开咬合干扰而咬合至最大牙尖交错位,从而出现髁突 CO-CR 不调。这种磨牙支点效应会表现为牙齿的咬合发生变化,我们在诊断、设计时就需要考虑到这种变化的影响,从而制定出最佳的方案。

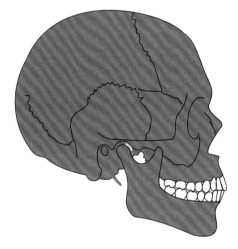 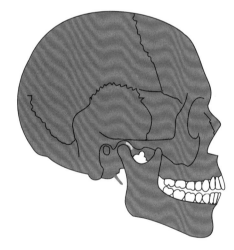

图 13-25 磨牙支点效应(最大牙尖交错位)　　**图 13-26 磨牙支点效应(正中关系位早接触)**

另外,在固定矫治治疗过程中,在生物力学机制的应用上也需要时刻注意这种效应的影响。对于某些殆垫治疗的患者,在殆垫治疗结束时往往存在后牙的早接触,会引起前牙开殆的现象。治疗过程中,医师需要注意这些患者后牙区的垂直向控制,及早消除这种殆干扰,以尽早解除这种咬合干扰导致的开殆。对于那些长面型、前后面高比例不佳的患者,下颌多有不利的顺时针生长趋势,在治疗过程中尤其要注意这一点。

4. 有关 Roth 功能殆理论的评价和争议　Roth 医师认为,正畸治疗的首要问题是诊断的准确性。他根据功能殆理论研究结果提出,由于错殆的存在,很多患者牙齿咬合在牙尖交错位时其髁突并非处于生理性正中关系位置,若不加区别地根据患者的牙尖交错位作为诊断设计的前提并进行正畸治疗,治疗效果往往不稳定,而且存在诱发 TMD 的风险。他提出在正畸治疗开始前,应该对患者进行髁突正中关系位的检查,对于 CO-CR 差异超出正常值范围的患者,必须通过特殊设计的𬌗垫来消除神经肌肉的程序化干扰,逐渐将下颌调整到正中关系位,然后以此位置进行诊断设计和实施正畸治疗。Roth 医师提出的口腔功能𬌗概念,以及将错𬌗畸形的形态学检查和功能𬌗分析相结合的综合检查诊断方法,得到了部分国际口腔正畸学者的认同。

但是由他提出并推荐使用的调整正中关系位的方法,因其有操作方法复杂,成本较高等原因,很难作为常规方法在正畸临床实践中推广。长期戴用𬌗垫往往也有可能造成患者前牙开𬌗、下颌向后下旋转,增加了矫治的难度。目前,对于 Roth 功能𬌗矫治技术,正畸学术界内存在着较大的争议,主要集中在两个方面:一是在临床实践中,正中关系位的获取是否稳定有效还有待商榷;二是在正畸患者的诊断与设计时,对上𬌗架分析是否必要也有不同看法。

支持的观点认为:①髁突正中关系位是一个稳定的、可重复的生理性范围,是由与患者下颌有关的神经、肌肉、骨骼等所确定的一个稳定位置。当下颌在牙尖交错位咬合时,如果髁突也同时处于正中关系位,则相对而言,颞下颌关节不容易出现问题。②由于神经肌肉程序化的干扰,手持模型不能真实地反映患者颞下颌关节凹中髁突位置与牙齿咬合的真实关系。而𬌗架作为一个临床诊断工具,有助于获得更加全面、完整的诊断信息,可更好地帮助我们作出最佳的治疗方案。③𬌗架模型能更加准确地反映上下颌牙列的动、静态的𬌗状态,使临床医师能更直观、准确地评价患者静止的牙尖交错位和正中关系位,以及动态的侧方𬌗和前伸𬌗关系,进而使正畸治疗在改善面部美观的同时,能够从治疗一开始就有可能按照𬌗学的观念来调整上下颌牙齿的咬合关系,改善口腔生理功能。④观察和比较正畸治疗过程中 CR 位的咬合变化,可以帮助我们在治疗计划的制定和实施中,及早地考虑去除 CR 位早接触、以及从 CR 到 ICP 间的𬌗干扰。⑤对于错𬌗畸形伴 TMD 的病例,𬌗架模型记录也可能保证我们的治疗目标是建立在消除早接触、尽量缩小 CO-CR 差异等𬌗学理论之上。⑥对于单纯正畸手段不能解决 CR 位咬合关系的病例(如伴牙齿磨耗的患者),𬌗架记录能使牙体选磨及调𬌗可以更为精准地进行,从而达到理想的功能咬合目标。

反对的观点认为:①基于循证医学的理念,尚缺乏充分的证据证明𬌗以及髁突位置与 TMD 相关,正畸治疗既不会导致 TMD 的发生也不会改善 TMD,因此正畸治疗无需上𬌗架进行分析。CO-CR 应该一致的观点也缺乏足够的循证医学证据。而流行病学调查显示,许多人群自身就能够较好地适应 CO-CR 不一致,CO-CR 的三维关系也不能用于预测 TMD 的发生,结束正畸治疗的患者也无需强调两者的一致性。②CR 位一直以来就是一个存在争议的概念,其记录的有效性还未被充分证实,而且 CR 的记录并未被充分证明就是髁突最理想的位置。CR 位记录是一个静态的结果,不能反映患者的下颌生理性运动状况。咀嚼运动以及相应的功能运动并未在 CR 位记录中得到很好的体现。③𬌗架的使用是基于一个过时并且不正确的概念,即"终末铰链轴"。然而在 20mm 内的小开口时,髁突不仅只有旋转运动,还有平移运动,故"多中心轴"概念也许要比铰链轴概念更好。𬌗架的形态及功能与人类颞下颌关节也不一样,人类颞下颌关节的大小、形状在个体间,以及同一个体左右两侧都有差异。𬌗架无法完全进行模拟。④蜡𬌗记录的获取以及上𬌗架的过程都有可能会出现偏差和错误。⑤对于儿童而言,颞下颌关节会随着生长发育而改变,而𬌗架仅仅只是记录了一个时间点的颞下颌关节的某些特征。功能𬌗理论对髁突位置的强调还忽略了颞下颌关节本身的代偿性适应功能。⑥尚无循证医学数据证实，𬌗架的使用可以提高正畸诊断的正确性和治疗的效果，反而可能会降低矫治的效率。

（二）Roth 矫治器的设计和托槽定位

1. Roth 托槽数据及弓丝简化设计　　Roth 在使用 Andrews 最初的标准型直丝弓矫治器时，发现两个问题：第一，上下牙弓分别需要补偿曲线及反 Spee 曲线；第二，用于拔牙病例时，颊侧后牙前倾移动。为了解决第一个问题，Roth 前牙托槽的定位略偏切方，并在托槽制作方面做了相应的调整，目的是使完成阶段的弓丝上不再需要反 Spee 曲线或补偿曲线。对于第二个问题，Roth 医师不相信牙齿可以在方丝上整体滑动而不必计较摩擦力的问题，但他同时也不希望牙齿经过过度的倾斜移动后再直立它们，因为他发现这样会付出更大的努力和更多的矫治时间。因此，他的矫治方法是允许牙齿少量倾斜。这个倾斜的量应该能够在 3 个月时间以内，经连续弓丝的作用而直立。在此前提之下，Roth 托槽不再需要根据牙齿移动的距离确立不同的抗倾斜量。最后一个考虑是关于复发的问题。Roth 医师认为既然牙齿都可能向原来的位置复发，就可以在所有需要后移的前牙托槽上加上抗牙根前移的角度，而在所有需要前移的后牙托槽上加上抗牙根后移的角度，从而使所有牙齿在治疗结束时都处于一种轻度的过矫治状态。上述考虑是 Roth 医师统一 Andrews 的 11 套托槽为一种主要托槽的思想基础。Roth 托槽与 Andrews 标准型直丝弓托槽的对比见表 13-1。

表 13-1　**Roth 托槽与 Andrews 标准型托槽的差异**

		中切牙	侧切牙	尖牙	第一前磨牙	第二前磨牙	M_1	M_2
Andrews 标准型	倾斜	5°	9°	11°	2°	2°	5°	5°
	上颌转矩	7°	3°	-7°	-7°	-7°	-9°	-9°
	旋转	0°	0°	0°	0°	0°	10°	10°
	倾斜	2°	2°	5°	2°	2°	2°	2°
	下颌转矩	-1°	-1°	-11°	-17°	-22°	-30°	-30°
	旋转	0°	0°	0°	0°	0°	0°	0°
	托槽粘接高度	临床冠面轴点						
Roth	倾斜	5°	9°	13°	0°	0°	0°	0°
	上颌转矩	12°	8°	-2°	-7°	-7°	-14°	-14°
	旋转	0°	0°	4°	2°	2°	14°	14°
	托槽粘接高度（切缘或牙尖至槽沟中点的毫米数）	4.0	4.0	5.0	4.0	3.5~4.0	3.0	2.5
	倾斜	2°	2°	7°	-1°	0°	-1°	-1°
	下颌转矩	-1°	-1°	-11°	-17°	-22°	-30°	-30°
	旋转	0°	0°	2°	4°	4°	4°	4°
	托槽粘接高度（切缘或牙尖至槽沟中点的毫米数）	4.0	4.0	4.5	3.5	3.5	3.0	3.0

从表中可见,Roth 托槽在上颌前牙增加了 5°的冠唇向转矩,因为这些牙在拔牙病例中均需要内收,增加的转矩可防止这些牙舌倾并提供过矫治,上颌后牙段直立至 0°并增加抗扭转角,以抵抗其矫治过程中的前倾及近中旋转。上颌的两个特例情况是,第一,在治疗安氏 Ⅱ^{2}时,上颌前牙需要使用更大的冠唇向转矩的托槽;第二,在治疗仅拔除上颌第二前磨牙的病例时,上颌磨牙应使用 0°抗扭转角托槽,即允许上颌磨牙有适度的近中旋转,以占据更多的间隙。

在下牙弓,切牙托槽同经典的 Andrews 托槽相比较,下颌尖牙增加了 2°的近中倾斜及抗远中旋转角。下颌后牙段增加了 3°的远中倾斜及 4°的抗近中旋转角,而转矩没有变化,以避免产生殆干扰。

从以上数据可见,Roth 托槽的角度设计更多地考虑了拔牙病例。

Roth 医师在统一了托槽角度的同时,又统一了直丝弓矫治器的弓丝形态。Roth 医师是正畸功能殆理论的倡导者,他认为正畸治疗后,前牙的切导应与平均的下颌运动型相一致,下颌前牙唇面与上颌前牙舌面的曲度应与下颌侧方边界运动时的弧度相协调,根据 Lee 和 Lundeen 的下颌运动研究,73%的人群需要比较宽的前牙弓形,剩下的 27%的人群中,13%需要更宽的弓形,只有 14%需要正畸医师常用的比较窄的前牙弓形。因此 Roth 医师建议使用这种弓形(图 13-27)。

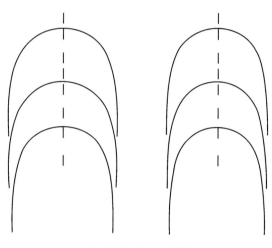

图 13-27　Roth 弓形

这一弓形在前牙区较平坦,尖牙与前磨牙区弧度较大,然后以较小的弧度延伸至最后一颗磨牙。弓丝前段的最突点在第一前磨牙区,后段的最突点,也是全弓形中最宽的部位,在第一磨牙的近中颊尖。

Roth 直丝弓矫治器的设计思想部分来源于 Andrews 直丝弓、部分来源于他的矫治方法、部分来源于功能殆理论,并结合了 Jarabak、Burstone 和 Ricketts 的矫治方法,从而形成了一套与 Andrews 滑动力学机制不同的直丝弓矫治技术。

2. Roth 系统的托槽定位　在 Roth 技术中,关于托槽放置位置也有特殊要求,与 Andrews 提倡的托槽位置略有不同。从托槽粘接高度看,Roth 直丝弓采用了距切缘或牙尖等距离值的定位方法,并可根据患者的牙齿大小、以及是深覆殆还是开殆等作适当调整。Roth 托槽定位标准参见表 13-1。

Roth 医师认为,决定全口托槽高度的关键是尖牙和前磨牙。理想状态下,在后牙应将托槽中心置于牙冠的表面最凸处。在牙龈附着高度均匀时,这就是临床冠的中心。但是,若要使托槽位置适合于用一根平直弓丝整平 Spee 曲线,还要考虑到后牙与尖牙和切牙在牙冠高度上的差异。通常这需要调整尖牙托槽,最好的方法是使尖牙牙尖比邻近的侧切牙高出 1mm(下颌高出 0.5mm)。另外,上颌中切牙的托槽位置与上颌侧切牙等高。这样,按照 Roth 托槽高度定位,一根平直、无曲、最大尺寸的方丝可以作为结束弓丝,而不需要弯制反向

Spee 曲线或补偿曲线。

在使用任何一种技术时,如果要获得最佳矫治效果,矫治器安放位置是极为重要的。Roth 医师认为,只要矫治器托槽位置安放正确,使用直丝弓矫治器效果会更好,牙齿位置会更理想,治疗时间会更短、更省力。

(三) Roth 直丝弓矫治技术矫治程序

1. 第一期

(1) 矫治目标

1) 排齐牙齿至 0.018″不锈钢丝可以完全扎入所有牙齿的托槽。

2) 关闭前牙或后牙段可能存在的间隙。

3) 完成所有个别牙齿的牙冠移动。而将成组牙的移动、牙齿的整体移动及根移动等留待第二及第三期完成。

(2) 矫治方法与弓丝

1) 首先使用高弹性、低刚度的正畸弓丝,如多曲不锈钢丝、麻花丝、镍钛丝。

2) 随着牙列不齐程度的减轻,逐渐换用刚度较大的不锈钢丝至 0.018″澳丝。

3) 用链状皮圈关闭前牙段或后牙段可能存在的间隙。

4) 重粘位置不正确的托槽。

第一期完成的标志为 0.018″不锈钢丝不打任何弯曲可以完全进入所有牙齿的托槽槽沟,前牙段或后牙段没有间隙,但前、后牙段之间可有间隙。

2. 第二期

(1) 矫治目标

1) 完成所有成组牙在前后向、水平向和垂直向的移动。

2) 协调牙弓宽度及对称性,矫治反𬌗。

3) 矫治深覆盖和深覆𬌗。

4) 内收前突的前牙。

5) 矫治Ⅱ类或Ⅲ类𬌗关系。

6) 关闭拔牙间隙。

7) 完成牙齿的整体移动或控根移动。

(2) 矫治方法和弓丝

1) 第二期要求刚度大的不锈钢丝,从细的方丝换至粗的方丝。

2) 以 0.019″×0.019″的不锈钢方丝弯制多用途弓打开咬合。

3) 以 0.019″×0.025″或 0.021″×0.025″不锈钢丝弯制双钥匙曲(double keyhole loops),同时内收 6 个前牙。

4) 间隙关闭后,常会出现覆𬌗加深,拔牙间隙邻牙的牙根不平行等,因此常需再回到 0.018″的澳丝或 0.018″×0.025″的镍钼合金丝(蓝 Elgiloy),必要时可使用 0.016″×0.022″镍钼合金丝弓丝(黄 Elgiloy)加小圈曲来直立尖牙和第二前磨牙。

第二期完成的标志为所有主要的牙移动均已完成。

3. 第三期

(1) 矫治目标

1) 在放置第三期初始弓丝前,调整不正确的托槽定位,目的是让最终的粗方丝能够不弯任何曲进入所有的托槽。

2）完成所有牙齿的过矫治。

（2）矫治方法和弓丝

1）调整托槽位置后，用弹性较大的 0.021″×0.025″镍钛方丝整平。

2）换用 0.0215″×0.0275″镍钛方丝，再换为不锈钢方丝若干月。

3）在粗方丝的作用完全表达出来以后，换 0.021″×0.025″麻花丝，选用短Ⅱ类、短Ⅲ类、三角形牵引等上下颌间的牵引，建立良好的咬合关系。

第三期完成的标志为所有牙位及上下牙关系均已达到过矫治。

在 Roth 直丝弓矫治中的间隙关闭阶段，最常用的技术就是著名的"双钥匙曲"关闭技术（图 13-28）。双钥匙曲（double keyhole loop）常由 0.019″×0.025″英寸的方丝弯制而成，尖牙近远中均弯制钥匙形的关闭曲。尖牙近中的关闭曲除用于关闭间隙外，还可用于挂牵引皮圈，达到关闭间隙或者调整中线等目的，此外还可以辅助关闭可能存在的前牙间隙，而尖牙远中的关闭曲主要用于关闭拔牙间隙。

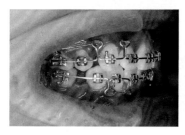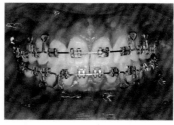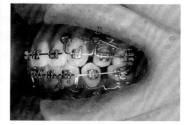

图 13-28 双钥匙曲弓丝

双钥匙曲常常联合 Asher 面弓使用。当前牙排齐后，需要强支抗时，前牙可以用改良的 Asher 面弓配合使用颈带，后移上下前牙，而不用激活双钥匙曲。如果需要压低上颌前牙，可同时配合高位头帽牵引，这样不仅可后移上颌前牙，还有压低上颌前牙的作用。若不希望前牙后移，而是后牙前移时，则不使用口外唇弓，而在磨牙颊面管后方回抽弓丝、打开尖牙远中关闭曲，从而使后牙前移，关闭拔牙间隙。在有少量间隙的非拔牙病例，双匙孔曲技术仍可使用。

（邓　锋）

三、MBT 直丝弓矫治器

继 Andrews 和 Roth 医师之后，众多正畸医师对直丝弓托槽做了进一步的改良，其中比较有影响力的是 MBT 直丝弓矫治器，1997 年由 Mclaughlin、Bennett 和 Trevisi 三位医师推出，并以他们姓氏的首字母命名。MBT 直丝弓系统不仅仅对直丝弓托槽的设计做了改良，还提出和完善了直丝弓矫治的理论，称之为"系统化直丝弓矫治技术"，包括正畸治疗的四个关键内容：矫治理念和体系；直丝弓托槽；托槽定位技术；弓形和弓丝使用顺序。虽然直丝弓技术随后一直在不断更新和发展，但其中相当部分是继承了 MBT 系统的治疗理念和托槽设计原理。例如，由直丝托槽、轻力和滑动法三要素构成的滑动直丝技术，已成为当代直丝弓矫治技术的核心之一。

（一）MBT 直丝弓矫治的理念和矫治程序

MBT 系统化直丝弓矫治技术凝聚了 3 位倡导者和众多医师 20 多年的临床经验和研究成果,提出了其治疗理论体系。

1. 正畸治疗是基于牙槽骨的改建 虽然处于生长期的患者在治疗中可能出现某些"矫形"变化,但这些"生长改良"和大部分患者的治疗效果主要还是发生在牙和牙槽骨。因此,正畸治疗应立足于牙的移动和牙槽骨的改建。

2. 持续轻力 使用持续性轻力能最大限度地激发牙周组织的生物学反应,并提高牙移动效率。

3. 0.022″×0.028″双翼托槽 双翼托槽可以获得最大化的牙齿三维方向的控制。其缺点是托槽间距小,导致相邻托槽间弓丝的刚度增加。超弹性热激活镍钛丝的出现弥补了这一不足,即使在严重牙列拥挤的情况下,0.014″或 0.016″的热激活弓丝也能完全结扎入槽沟。与 0.018″托槽系统相比,0.022″的托槽可以有更多的弓丝尺寸的选择。矫治初期,细圆丝在宽托槽内产生的矫治力更轻柔。矫治后期,能使用较粗的不锈钢方丝稳定牙弓形态。

4. 合适的弓形 为了在获得稳定治疗效果的同时减少弓丝的弯制,设计了尖圆形、椭圆形和方圆形三种弓形,主要区别是尖牙间宽度的不同,而磨牙间宽度需根据患者的牙弓宽度作调整(图 13-29)。尖圆形尤其适合于牙弓狭窄、尖牙和前磨牙区有牙龈退缩的患者;方圆形适合于牙弓宽大的患者或在治疗初期下颌后牙需颊向直立和上颌需扩弓的患者。三种弓形后牙段略带弧形,介于呈直线的 Bonwill-Hawley 弓形和有明显弧度的 Brader 弓形之间,前磨牙区略宽大,以符合 Roth 医师提出的功能𬌗,同时可避免拔牙病例前磨牙区的狭窄。

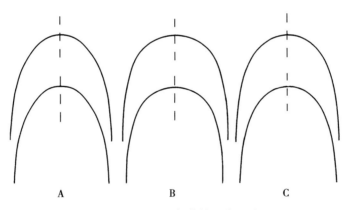

图 13-29 MBT 推荐的 3 种弓形
A.尖圆形 B.方圆形 C.椭圆形

5. 早期支抗控制 支抗控制应从矫治初期开始,可以联合使用各类口外支抗(如口外弓、J 钩)和口内支抗装置(如横腭杆、舌弓、Nance 弓、Ⅱ类和Ⅲ类牵引、多用途弓等)。为防止前牙唇倾与覆𬌗加深,使用尖牙向后结扎(laceback)(图 13-30)和弓丝末端回弯(cinch-back)(图 13-31)进行早期支抗控制。

6. 牙列排齐与整平 早期使用热激活镍钛圆丝排齐牙列,通过 laceback 控制和远中移动尖牙,利用镍钛推簧为牙列外的牙齿提供间隙,早期确立和维持牙弓形态。每 4~6 周再

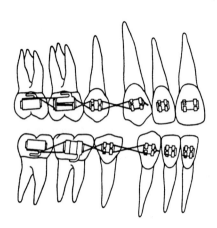

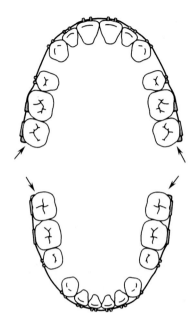

图 13-30　尖牙 laceback 远中移动尖牙和控制前牙唇倾

图 13-31　弓丝末端回弯限制前牙唇倾

次结扎直至更换 0.019″×0.025″热激活镍钛丝,逐步完成牙列排齐和初步的整平。大多数病例需使用 0.019″×0.025″不锈钢方丝数月后,牙弓才能完全整平。早期将第二磨牙纳入治疗有利于纠正深覆𬌗。通过功能矫治器、口外弓或颌间牵引等共同完成 Ⅱ 类或 Ⅲ 类错𬌗的矫治。

7. 滑动直丝技术　采用直丝托槽和平直的弓丝使滑动法关闭间隙成为可能,而使用轻力是滑动技术的关键。在 0.022″×0.028″的槽沟内使用 0.019″×0.025″不锈钢方丝,使主弓丝有足够的刚度维持牙弓形态,在轻的弹性牵引力下不会发生形变,同时保证弓丝和托槽间有足够的间隙允许弓丝滑动。轻力结合双翼托槽的使用,可以避免牙齿过度倾斜或扭转造成托槽在弓丝上"卡死"。滑动法关闭间隙使用弹力圈向后结扎(tie back)的方法,将结扎圈拉伸至静止状态的 2 倍,产生 150g 牵引力。通过托槽预制转矩或弓丝弯制控制前牙转矩,通过支抗控制来调整磨牙关系。

8. 完成和精细调整　完成阶段主要矫治在治疗初期由于托槽位置、转矩、支抗控制不当等产生的问题,必要时过矫治。在拆除托槽前使用细圆丝进行至少 6 周的垂直向尖窝关系的定位,必要时配合垂直牵引。使用细弓丝也有利于根据舌和口周肌群的平衡建立更生理的牙弓形态。

（二）MBT 托槽的设计特点

直丝弓矫治器是将弓丝的 3 个序列弯曲预制在托槽的设计中,每个托槽的预制参数是由正常𬌗牙列的位置和治疗过程中需要的过矫治这两个主要因素来决定的。与 Andrews 和 Roth 直丝弓矫治器相比,由于 MBT 技术使用了轻力和滑动技术,显著减少了不利的牙移动和过矫治的量,所以需要对其托槽的预制参数做调整。只有理解了这些参数设计的缘由,才能真正把握矫治力学和相应的牙移动生物机械原理,从而在实际治疗中根据不同的临床状况做正确的处理。

1. 托槽预制转矩的调整（表 13-2）

表 13-2　三种直丝弓托槽预制转矩度数的比较

牙位	上颌							下颌						
	1	2	3	4	5	6	7	1	2	3	4	5	6	7
Andrews	7°	3°	−7°	−7°	−7°	−9°	−9°	−1°	−1°	−11°	−17°	−22°	−30°	−35°
Roth	12°	8°	−2°	−7°	−7°	−14°	−14°	−1°	−1°	−11°	−17°	−22°	−30°	−30°
MBT	17°	10°	−7°	−7°	−7°	−14°	−14°	−6°	−6°	−6°	−12°	−17°	−20°	−10°

（1）增加上切牙根舌向转矩和下切牙根唇向转矩：在内收前牙和关闭间隙的过程中，上颌切牙的转矩容易丧失；而在整平 Spee 曲线和解除下颌切牙拥挤的过程中，下颌切牙易发生唇倾。因此，MBT 托槽增加了上颌切牙的根舌向转矩和下颌切牙的根唇向转矩。上颌中切牙的转矩为+17°，侧切牙为+10°，下颌切牙的转矩为−6°。

（2）减小下颌尖牙、前磨牙和磨牙的冠舌向转矩：MBT 托槽减小下颌尖牙和后牙的冠舌向转矩，主要基于以下三个原因：①下颌尖牙和前磨牙常发生牙龈退缩，减小其冠舌向转矩有利于牙根位于牙槽骨中央；②许多上牙弓狭窄的病例，下牙弓也表现出代偿性的狭窄，需要下颌前磨牙和磨牙的直立；③下颌第二磨牙常出现牙冠过度舌向倾斜。

2. 托槽预制轴倾角的调整（表 13-3）

表 13-3　三种直丝弓托槽预制轴倾角的比较

牙位	上颌							下颌						
	1	2	3	4	5	6	7	1	2	3	4	5	6	7
Andrews	5°	9°	11°	2°	2°	5°	5°	2°	2°	5°	2°	2°	2°	2°
Roth	5°	9°	13°	0°	0°	0°	0°	2°	2°	7°	−1°	−1°	−1°	−1°
MBT	4°	8°	8°	0°	0°	0°	0°	0°	0°	3°	2°	2°	0°	0°

（1）减小上下前牙的轴倾角：Andrews 直丝弓托槽前牙的轴倾角大于正常𬌗的测量值，主要是为了减少"车轮效应"（即前牙转矩增加时轴倾角会减小）。MBT 技术由于使用轻力和滑动机制，可以避免前牙不利的倾斜，因此不必增加额外的轴倾角。MBT 托槽前牙的轴倾角接近于 Andrews 研究中的原始测量值，这符合理想静态咬合的要求，当髁突位于正中关系位时，也符合 Roth 所描述的理想功能𬌗。减小前牙轴倾度有利于减小治疗初期覆𬌗、覆盖的加深，降低支抗的需求；减小尖牙的轴倾角同时可以避免治疗完成时尖牙与前磨牙的牙根距离过近。

（2）减小上颌后牙的轴倾角：在 MBT 直丝弓矫治器中，上颌前磨牙托槽的轴倾度设定为 0°，而不是以往的 2°，这种改变使上颌前磨牙更加直立，有利于形成Ⅰ类磨牙关系，同时稍稍减小了对支抗的需求。对于上颌磨牙，其颊沟与𬌗平面的垂线有 5°的夹角。因此，将颊面管与𬌗平面平行放置时，使用轴倾度为 0°的颊面管，实际使上颌磨牙产生 5°的近中倾斜。同样，下颌磨牙的颊沟与𬌗平面的垂线有 2°的交角，使用 0°轴倾度的颊面管与𬌗平面平行，即对下颌磨牙产生 2°的近中倾斜。对于下颌前磨牙，MBT 直丝弓矫治器保留了 2°的轴倾度，使下颌前磨牙略向近中倾斜，有利于建立Ⅰ类关系。

3. MBT 托槽系统的多用性　MBT 技术延续了 Roth 医师使用单一托槽系统的简单化原则,但 MBT 托槽的多用性设计,可满足错𬌗类型复杂多变的临床情况。

（1）上颌侧切牙托槽的倒置:用于腭向错位的上颌侧切牙,需要根唇向转矩来获得稳定的牙根位置。

（2）尖牙托槽的选择:许多正畸医师喜欢用带牵引钩的尖牙托槽,MBT 另有 0°转矩带牵引钩的尖牙托槽,适合拔牙病例使用,可以使尖牙牙根离开骨皮质更易内收。牙根唇向凸出或腭向错位的尖牙,需将托槽倒置粘接,使尖牙牙根从骨皮质调整到牙槽骨的中央。

（3）可互用的托槽:下颌 4 个切牙托槽的转矩相同并且没有轴倾角,所以可互换。同样上颌 4 个前磨牙的托槽也可互用,有利于减少库存并降低托槽定位的复杂性。

（4）以磨牙完全远中关系作为完成目标的病例:可将下颌第二磨牙的颊面管用于上颌对侧的第一和第二磨牙上,下颌第二磨牙的颊面管是 0°旋转和-10°的转矩,有利于建立完全远中的磨牙关系。

（5）上颌第二前磨牙的托槽:大约有 30% 的病例出现上颌第二前磨牙较上颌第一前磨牙偏小的情况,在上颌第二前磨牙上使用稍厚 0.5mm 的托槽来补偿两者颊舌向位置的差异,以使过小的上颌第二前磨牙与其他牙齿建立良好的中央窝排列关系。

（三）托槽定位技术

方丝弓矫治技术中托槽的定位是利用托槽定位器从牙齿的切缘或𬌗面开始测量,将托槽定位于某个特定的高度。直丝弓矫治技术则要求将托槽置于牙齿的临床冠中心,许多正畸医师由此不再使用定位器,仅依靠肉眼观察。由于牙龈和牙冠解剖形态的变异,这种肉眼的定位方法常常导致垂直向定位的一些严重偏差(图 13-32)。MBT 技术提出了结合以上两种方法的托槽定位技术,现已被广泛应用。

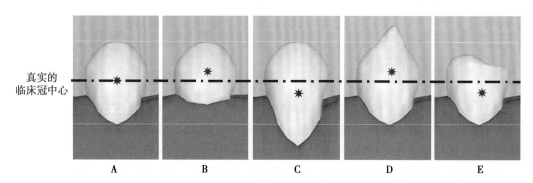

图 13-32　牙龈和牙冠解剖形态的变异导致临床冠中心(＊)偏离
A. 正常的牙冠和牙龈　B. 牙龈增生　C. 牙龈退缩　D. 牙尖未磨耗　E. 牙尖/切缘缺损

1. 牙冠和牙龈的准备　托槽粘接前首先对解剖形态异常的牙冠和牙龈作修整,以减少这些异常导致的定位误差。需要作调磨的牙齿包括过大牙(如上颌中切牙)、尖锐的牙尖、切缘或𬌗面有缺损或磨耗不均的牙。对过小牙(如上颌侧切牙)、牙冠严重缺损的牙可作临时的树脂修复。对个别牙的牙龈增生,可作牙龈修整术。

2. 托槽定位

（1）垂直向定位:MBT 提出了以临床冠中心为基础的个体化托槽高度定位法,显著提高了托槽定位的准确性和实用性。首先确定患者每个牙临床冠中心的高度,然后从托槽定位表(表13-4)中选取一组最符合患者临床冠中心高度的值,如果是深覆𬌗或开𬌗的病例,可根据需要减小或增加上下前牙托槽的高度,由此作为患者个体的托槽高度定位值,再借助托槽定位器粘接托槽。通过这种简单而有效的定位方法,最大程度减少了托槽垂直向定位的偏差。

表 13-4　MBT 托槽高度定位表

单位:mm

牙位		7	6	5	4	3	2	1
上颌	+1.0mm	2.0	4.0	5.0	5.5	6.0	5.5	6.0
	+0.5mm	2.0	3.5	4.5	5.0	5.5	5.0	5.5
	平均	2.0	3.0	4.0	4.5	5.0	4.5	5.0
	−0.5mm	2.0	2.5	3.5	4.0	4.5	4.0	4.5
	−1.0mm	2.0	2.0	3.0	3.5	4.0	3.5	4.0
下颌	+1.0mm	3.5	3.5	4.5	5.0	5.5	5.0	5.0
	+0.5mm	3.0	3.0	4.0	4.5	5.0	4.5	4.5
	平均	2.5	2.5	3.5	4.0	4.5	4.0	4.0
	−0.5mm	2.0	2.0	3.0	3.5	4.0	3.5	3.5
	−1.0mm	2.0	2.0	2.5	3.0	3.5	3.0	3.0

(2) 水平向定位:尖牙、前磨牙、磨牙及扭转的切牙应通过口镜从𬌗面或切方观察来确认托槽位于牙冠水平向的中央。

(3) 轴向定位:托槽翼与牙齿临床冠长轴平行且跨越长轴的两侧,避免以切牙切缘为参照来定位。

(唐国华)

四、直丝弓矫治技术的发展方向

直丝弓矫治技术是由经典方丝弓矫治技术发展而来,已形成众多的技术流派,医师通常遵从适合自己的才是最好的原则,选择自己熟悉的矫治技术完成病例,取得令患者满意的效果。

作为一种为患者进行矫治的工具,从广义角度,其发展方向应满足患者、医师及制造厂家三方面的需求。对矫治患者而言,应具备舒适、安全、价廉、矫治时间短及效果好的特征;对矫治医师而言,程序简捷、高效、可控及矫治材质价格合理是其考虑的重点;对厂家而言,为满足医患双方要求,重点考虑的是研发、制造、运营成本及利润空间。

从医师角度,直丝弓矫治技术发展趋势可概括为两点。

(一) 目标为导向的矫治策略

直丝弓矫治技术作为一种矫治手段,广泛应用于错𬌗畸形中,应当明确的是所有矫治手段必须受到错𬌗畸形的矫治目标的引领,做到有的放矢非常重要。错𬌗畸形的矫治目标涉及多方面内容,包括:美观、功能、协调、稳定、口颌系统(牙周支持组织、颞下颌关节、上气道)

健康及患者的主诉等。正畸医师应在充分理解个体患者矫治目标的前提下,分析患者存在的问题,制订适宜的矫治计划,采用恰当的矫治手段,解决患者的问题,实现个体的矫治目标。

(二) 符合力学生物学和生物力学是直丝弓技术发展的必然要求

Andrews 设想的理想的直丝弓矫治器应具备:当托槽正确地定位在牙齿上时,将一根全尺寸未经弯制的弓丝置入所有的托槽,弓丝只在位置不正确槽沟和牙齿部位发生弯曲,并直到牙齿和槽沟均处在最佳位置时,弓丝才变得平直。因此直丝弓矫治器是人类将复杂问题简单化的产品,过分简单化会造成潜在的不符合力学生物学和生物力学的问题,如过度整平 Spee 曲线会不利于生理性𬌗曲线的维持及恢复,会造成上磨牙支抗的丢失。在整平早期,如存在尖牙过度直立,切牙区弓丝直接进入托槽会受尖牙托槽产生力矩的不利影响,造成覆𬌗加深;如存在尖牙过度前倾,切牙区弓丝直接进入托槽会造成开𬌗趋势。目前直丝弓矫治器预成托槽三维设计是基于平均测量数据,可以帮助正畸医师减少弓丝弯制。由于患者个体的差异、托槽定位误差及牙移动方式等原因,一套托槽角度不可能满足所有个体的需要,即使是使用 Andrews 11 套托槽的方法也不能完全避免弓丝的弯制,因此,正畸医师应该评价分析平均数据托槽与错𬌗牙弓实际矫治情形的一致性,在直丝弓上采用弓丝弯制或采用新的预成角度托槽系统仍然是重要的矫治选择。为提高矫治的效率,直丝弓矫治技术为滑动法移动牙齿提供了实现的基础,然而托槽沿着弓丝滑动,必然存在摩擦力问题,如何减少摩擦力,提高矫治力的效率,对于使用滑动技术类的矫治器设计必然产生重要的影响,而自锁托槽类矫治器为减少摩擦力提供了一条新的途径。

(三) 数字技术的应用对直丝弓矫治技术的发展产生直接的影响

由于传统直丝弓矫治技术存在平均数据托槽、托槽定位主观性强、手工调整托槽及弓丝等问题,所以更加简单、可控、高效的矫治技术成为正畸医师的追求。数字成像设备(扫描仪、CBCT 等)、后处理软件及三维打印技术的应用将有助于医患可视化沟通、托槽精确定位、弓丝个性化定制、缩短矫治疗程、疗效多维评价实施等,来实现以患者为中心治疗模式的转变。

(刘东旭)

第二节　低摩擦矫治原理及其矫治器的发展

一、概　　述

当今正畸学界不少学者提倡轻力矫治的理念。要使轻力矫治行之有效,首要的是减小矫治系统的摩擦力。自 20 世纪 90 年代后期,国际上陆续推出了一些新的固定矫治器,其改进或更新的方向之一是减少托槽槽沟的摩擦力,以便有利于实现轻力矫治。

1997 年,Kusy 和 Whitley 提出滑动摩擦力(resistance to sliding,RS)可包括三部分:经典摩擦力(classical friction,FR)、约束力(elastic binding,BI)和刻痕阻力(physical notching,NO)。同时,Kusy 等还提出了临界角(θ_c)概念,即当牙齿发生倾斜、弓丝刚开始同时接触龈𬌗两端槽沟壁时的托槽槽沟与弓丝之间的角度定义为临界角(θ_c)(图 13-33),每类托槽均有自己的临界角范围。当牙齿倾斜移动处于托槽的临界角以内被称为被动状态或范围(即 θ <

θ_c,passive frictional configuration)的滑动;如果牙齿移动超出了托槽的临界角(θ_c),则牙齿处于主动状态或范围(即 $\theta \geq \theta_c$,active frictional configuration)的移动。不同状态下滑动摩擦力的组成不同,大小也不同。已证实,当牙齿倾斜移动时,弓丝在槽沟内处于 $\theta < \theta_c$ 的被动状态或范围时,所要克服的滑动摩擦力主要是结扎丝或结扎皮圈的结扎摩擦力。然而,在 $\theta \geq \theta_c$ 的主动状态或范围时,可出现弓丝被迫弯曲,移动的摩擦力则显著增加,需要克服较大的摩擦力——约束力(elastic binding, BI)。如果发生弓丝不可恢复的弯折时,则会出现刻痕阻力(physical notching, NO),以至于牙齿移动被迫停止(图 13-34)。

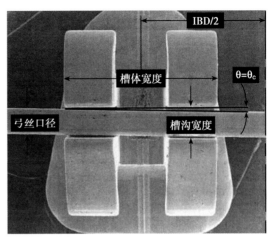

图 13-33　托槽与弓丝倾斜成角
当托槽与弓丝倾斜成角(θ)与临界角(θ_c)相等时,为被动低摩擦力状态或范围($\theta < \theta_c$)(RS = FR = μFN)

因此,不仅消除结扎摩擦力是减少牙齿移动显而易见的措施,而且设法扩大托槽槽沟的被动状态或范围,以便在移动牙齿时,尽量避免进入摩擦力较大的主动状态,是托槽改进的更重要的方面。可以将消除或克服上述两个摩擦力(即结扎摩擦力和主动高摩擦力)中的一个或一个以上视为低摩擦力矫治器或托槽。例如,自锁托槽消除了结扎摩擦力;Tip-Edge 托槽显著扩大了槽沟的被动状态或范围;用于尖牙的传动托槽兼容

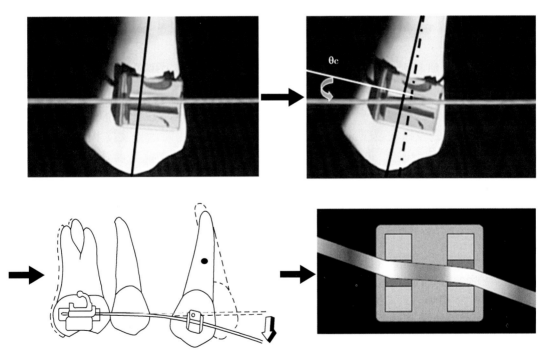

图 13-34　托槽与弓丝倾斜成角(θ)与临界角(θ_c)的关系
主动摩擦力状态或范围($\theta > \theta_c$);RS = BI(高摩擦力)RS = NO

了自锁托槽和 Tip-Edge 托槽的优点,不仅消除了结扎摩擦力,而且明显扩大了槽沟的被动状态或范围。下面分别介绍 Tip-Edge 直丝弓矫治器及技术、自锁托槽矫治技术、传动矫治器及技术。

(林久祥)

二、Tip-Edge 直丝弓矫治器及技术

(一) Tip-Edge 直丝弓矫治技术的起源与发展——化繁为简,追求精确

1925 年,Edward Angle 医师(图 13-35A)基于不拔牙矫治的理念发明了使牙齿整体移动的 edgewise 方丝弓托槽,后来他的学生 Tweed 医师(图 13-35B)继承了 edgewise 方丝弓托槽,并进行了改进,创立了既适用于不拔牙矫治,又可用于拔牙矫治,并具有完整理论的 Tweed 方丝弓技术,开启了现代口腔正畸学的新篇章。从 edgewise 托槽衍生出的各种固定矫治器成为现代正畸的主要矫治手段。

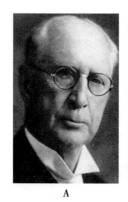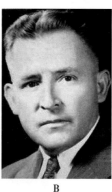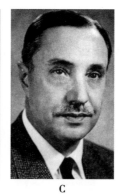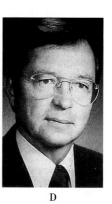

A　　　　　B　　　　　C　　　　　D

图 13-35　对 Tip-Edge 直丝弓矫治技术具有重大影响的四位医师
A. Angle　B. Tweed　C. Begg　D. Andrews

1954 年,Angle 医师的另一位学生,澳大利亚的 Raymond Begg 医师(图 13-35C),经历了 20 余年的临床实践及探索,发明了"圆丝技术",即 Begg 细丝弓矫治器及技术。他展示的病例,以意想不到的矫治速度、灵活轻巧的牙齿移动、明显降低的支抗需求,震撼了整个正畸界。Begg 医师认为,弓丝入传统的方丝弓托槽槽沟后,每颗牙齿牙根的近远中向整体移动会受到很大的阻力。因此,他提出了一种与传统牙齿整体移动理论截然相反的牙齿移动方式——应用圆形细弓丝及持续轻力,先使牙冠倾斜移动至正确位置,再竖直牙根,即差动移动理论。

Begg 矫治技术颠覆了传统的矫治方法。虽然 Begg 托槽自身还有缺陷,如有时牙根无法从过大的倾斜角恢复直立,不能像方丝弓那样实现精确的转矩控制等,但是,Begg 技术的出现,促进了正畸医师们对于传统矫治技术的思考和创新,让固定矫治技术的发展基础产生了两个分支,即让牙齿"整体移动"还是"差动移动"。

1970 年,现代正畸历史上,最重要的创新设计出现了——Lawrence Andrews 医师(图 13-35D)的直丝弓矫治系统。他将传统方丝弓必须通过各种复杂弓丝弯制达到的效果,预制在托槽上,简化了正畸的治疗过程,极大地提高了正畸矫治的效率。经过 Roth 医师在 1976 年

的第二代改良；Mclaughlin、Bennett、Trevisi 三位医师在 1997 年推出的第三代直丝弓矫治技术——"MBT"直丝弓矫治系统,不断完善和改进的 MBT 矫治技术已经成为目前世界上应用最广的矫治系统。与此同时,基于同样理论基础、方便使用且低摩擦力的自锁托槽也得到了快速发展。

1987 年,"差动移动"的托槽系统在直丝弓矫治技术理念的影响下,也同样迎来了重大变革。Begg 技术的使用者 Peter Kesling 医师,在自家车库里,用一把金属锯将传统单翼直丝弓的托槽锯掉了两个角,完成了"Tip-Edge"托槽的原始设计(图 13-36)。

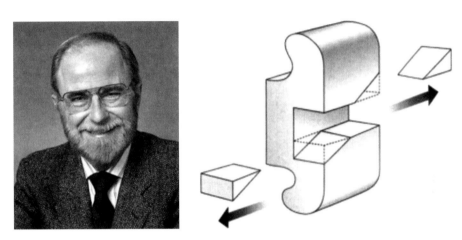

图 13-36　Kesling 和"Tip-Edge"托槽的原始设计

2003 年,随着镍钛丝工艺和技术的发展,Kesling 医师又推出了新一代的"Tip-Edge PLUS"托槽,通过一根简单的镍钛辅弓,代替原本需要给每个牙齿上弯制和安装的辅簧,使得原本略显繁琐的 Tip-Edge 技术变得更加简洁高效。

回顾历史,医疗技术的革新就是一个不断化繁为简、追求精确的过程。各种简洁高效的直丝弓矫治技术,必将成为未来正畸矫治技术的主流。

(二) Tip-Edge 直丝弓矫治技术的优势——与众不同,独树一帜

Tip-Edge 直丝弓矫治技术从技术原理、托槽特点、弓丝使用、牵引要点、支抗设计等方面都与传统直丝弓矫治技术有着很大的不同,因此,在以下方面有着自己独特的优势。

1. 迅速排齐错位前牙　由于允许牙齿的倾斜移动,可以更快排齐前牙,增加患者的信心。

2. 优先纠正覆𬌗、覆盖　初期面型即可得到大量改善,增加患者的信心;结束时其软硬组织的变化更明显。

3. 容易获得Ⅰ类关系　其在治疗复杂Ⅱ类和Ⅲ类病人时具有更加明显的优势。

4. 支抗消耗小且可变　磨牙支抗不易丢失且可用 SW 辅簧灵活地改变支抗,极少需要额外支抗装置,使得医师治疗设计更简洁,患者治疗过程更舒适。

5. 转矩得以全部表达　全尺寸方丝的运用使得托槽转矩得以全部表达。在托槽选择或后期治疗时,不需要考虑补偿转矩丧失的问题。

(三) Tip-Edge 直丝弓矫治器的构成——命名形象,设计巧妙

1. 新一代"Tip-Edge PLUS"托槽

（1）"Tip-Edge"动力槽沟：历史告诉我们，最好的发明往往是最简单的。善于思考的Kesling医师仅仅是靠一把锯子将0.022英寸的传统单翼直丝弓托槽的对角线上去掉了两个角（这就是托槽名称中"Tip-Edge"一词的由来），就完成了对"Tip-Edge"系列托槽最主要的设计和创新——"动力"槽沟系统 dynamic Tip-Edg archwire slot（图13-37）。

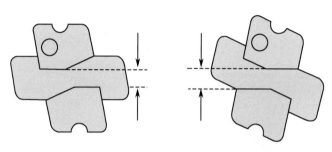

图13-37 槽沟宽度可变的"动力"槽沟系统

在矫治的开始阶段，通过这种"动力"槽沟系统的设计，槽沟的垂直距离可从0.022英寸逐渐增加到0.028英寸，实现牙齿移动中的最大轴倾角，有利于牙齿快速地倾斜移动。此后，槽沟的垂直距离又可以随着牙齿结束阶段轴倾角的纠正，从0.028英寸逐渐减少到0.022英寸，实现牙齿结束时应该表达的轴倾角和转矩。而"Tip-Edge PLUS"矫治器，和其他直丝弓矫治器一样，将轴倾角和转矩都预制在了托槽上（表13-5）。

表13-5 "Tip-Edge PLUS"矫治器预制在了托槽上的轴倾角和转矩

单位：度

		移动中最大轴倾角	结束时轴倾角	结束时转矩
上颌	1	−20	5	12
	2	−20	9	8
	3	−25	11	−4
	4和5	−20或+20	0	−7
下颌	1和2	−20	2	−1
	3	−25	5	−11
	4和5	−20或+20	0	−20

（2）"PLUS"形辅管：那么"PLUS"又指的是什么？从托槽的舌面观（除去粘接底板），托槽的底部由水平走向和垂直走向的两条辅管相交，构成类似于"加号"的结构（图13-38），这就是托槽名称中"PLUS"一词的由来。垂直辅管的槽沟直径为0.020英寸，两端呈漏斗形开口，可以用于放置SW辅簧或动力栓钉。水平辅管的槽沟直径也为0.020英寸，可以穿行竖直牙齿需要的镍钛丝。

2. 双管型的Easy-Out颊管 "Tip-Edge PLUS"矫治器的颊管采用的是双管设计（图13-39），由位于常规位置的方管和靠近牙龈的圆管构成。方管尺寸为0.022英寸×0.028英寸，与

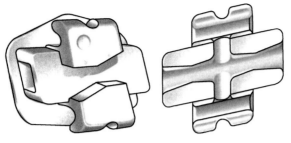

图 13-38　"Tip-Edge PLUS"托槽正面观和背面观

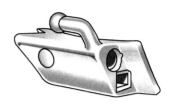

图 13-39　颊管的双管型设计

传统直丝弓矫治技术使用的颊管一样,预制角度。而圆管来自于 Begg 技术,直径为 0.036 英寸。

同时,"Tip-Edge PLUS"矫治器的颊管全部采用了 Easy-Out 设计(如图 13-40)。当弓丝从颊管中拔出的时候,向龈方轻微开大的方管内腔,能逐渐履平弓丝上末端回弯的痕迹,使其更加容易滑出。

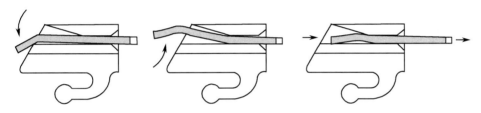

图 13-40　Tip-Edge PLUS 颊管的 Easy-Out 设计

3. SW 辅簧与动力栓　Side-Winder 辅簧(简称 SW 辅簧)由 0.014 英寸不锈钢圆丝弯制而成,在上一代"Tip-Edge"矫治器里,牙齿倾斜移动完成后,需要非常繁琐地在每颗牙齿上安装 SW 辅簧,结合方丝的作用,纠正牙齿的轴倾度,并同时实现牙齿的转矩(图 13-41)。

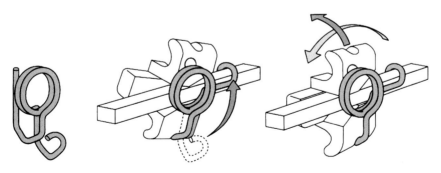

图 13-41　SW 辅簧

而新一代"Tip-Edge PLUS"矫治器只需要一根 0.014 英寸的 NiTi 圆丝,就可以完成之前每个牙齿上安装 SW 辅簧的工作。所以 SW 辅簧现在仅仅在牙齿需要改变支抗时使用,实现牙齿"制动"或是"动力倾斜"。动力栓钉是一种放在垂直辅管内的牵引钩,从龈端插入,末端需要 90°回弯(图 13-42)。

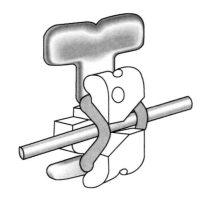

图 13-42　动力栓钉

4. 弓丝　在矫治开始牙齿倾斜移动阶段,为了更好地打开咬合和维持弓形,Tip-Edge 直丝弓矫治技术需要选用硬度和弹性平衡、且应力衰减少的 Wilcock 澳丝或 Bow-Flex 不锈钢圆丝,且需要 0.016 英寸、0.020 英寸和 0.022 英寸三种不同的型号。而竖直磨牙阶段,使用普通的 0.0215 英寸×0.028 英寸的不锈钢方丝即可。

辅弓一般不需要使用昂贵的热激活镍钛丝或含铜镍钛丝,普通 0.012~0.016 英寸的镍钛圆丝即可达到治疗效果。

（四）Tip-Edge 直丝弓矫治技术的矫治原理——颠覆传统,灵活运用

1. 差动牙移动的方式　先移动牙冠,再竖直牙根。

不同于传统直丝弓矫治技术的整体移动,由于"Tip-Edge PLUS"矫治器的动力托槽的设计,开始阶段当弓丝刚置入托槽时,牙根不会移动而是允许牙冠随牵引力倾斜(图 13-43)。

因为只是简单的倾斜移动牙冠,与"整体移动"的传统直丝弓矫治技术相比,Tip-Edge 矫治技术实现移动所需的力和支抗都要小很多,这在很大程度上避免了患者使用头帽、种植体支抗等增加支抗的特殊装置,提高了患者的舒适性。同时,由于初期就可以开始牵引,使得解除拥挤和减少覆𬌗、覆盖的治疗过程明显简化,缩短了治疗时间,让患者的面型在短时间内得到大量改善,从而显著增加了患者对于正畸治疗的信心和对正畸医师的信任。

与此同时,在治疗早期就能获得后牙 I 类关系,行成相对牢固的牙尖交错𬌗关系,切牙迅速回到正常位置而避免了持续闭唇的副作用,这些都增加了后续竖直牙根的稳定性。

由于"Tip-Edge PLUS"矫治器的动力托槽设计,随着牙齿的倾斜移动,托槽的垂直宽度可以从 0.022 英寸逐渐增加到 0.028 英寸,因此,在竖直牙根阶段开始时,0.0215 英寸×0.028 英寸的不锈钢方丝可以轻松置入槽沟,而此时没有转矩表达(图 13-44)。

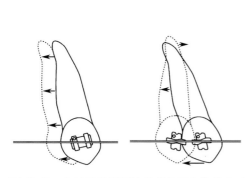

图 13-43　传统直丝弓矫治技术的牙齿整体移动
Tip-Edge 技术允许牙冠随牵引力倾斜

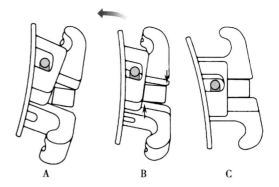

图 13-44　"Tip-Edge PLUS"托槽的转矩实现
A. 开始时,0.0215 英寸×0.028 英寸的不锈钢方丝置入 0.028 英寸槽沟,有很大余隙,没有转矩的表达　B. 水平辅弓开始关闭托槽槽沟垂直向弓丝空间,形成弓丝的两点接触(小箭头),转矩移动(大箭头)得已实现　C. 当托槽的垂直高度减小到 0.022 英寸时,托槽所有的转矩得以全部表达

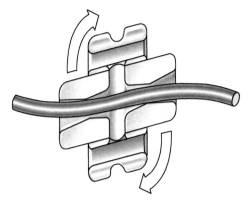

图 13-45 镍钛丝排齐牙齿,倾斜角得到纠正

当 0.014 英寸的镍钛圆丝插入辅管内时,由于镍钛丝的排齐作用,牙齿倾斜移动时造成的倾斜角得到逐渐纠正(图 13-45)。随着倾斜角的纠正,托槽的垂直高度又开始逐渐减小,使得 0.0215 英寸×0.028 英寸的不锈钢方丝在槽沟内产生了 2 个接触点,从而产生了转矩(图 13-44B)。当 0.014 英寸的镍钛圆丝完全排齐牙列,倾斜角全部得到纠正时,托槽的垂直高度也由 0.028 英寸减小到了初始的 0.022 英寸,此时 0.0215 英寸×0.028 英寸的不锈钢方丝与槽沟完全接触,没有"转矩间隙",托槽所有的转矩得以全部表达(图 13-44C)。

2. 差动牙移动的奥妙 可变的支抗。

在新一代"Tip-Edge PLUS"矫治器中,我们还可以通过非常简单的添加 SW 辅簧,对个别牙进行第二序列弯曲的方向的控根,来增加支抗即"制动作用",或是反向运用来减少支抗即"动力倾斜"。

下面我们以需要使用颌内牵引关闭下颌拔牙间隙的例子,说明如何使用 SW 辅簧增加支抗。如果我们决定以前牙段后移关闭拔牙缝隙,我们可以让 6 个下前牙为一组,当其自由倾斜移动时,第一磨牙足以提供支抗,颌内牵引的结果是前牙内收关闭缝隙(图 13-46A)。如果我们决定以后牙段前移来关闭拔牙缝隙,我们可以在两侧尖牙上安装 SW 辅簧形成制动,使得尖牙牙根向远中的力量阻止前牙段远中倾斜,从而增加了前牙的支抗,使得颌内牵引后牙向前移动(图 13-46B)。

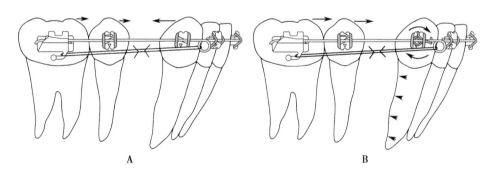

图 13-46 使用 SW 辅簧增加支抗
A. 以 6 个下前牙为一组,自由倾斜移动,第一磨牙提供支抗,颌内牵引的结果是前牙内收关闭缝隙
B. 在尖牙上安装 SW 辅簧,使得其牙根向远中的力量阻止前牙段远中倾斜,增加了前牙的支抗,颌内牵引的结果是后牙向前移动

3. 差动牙移动的精髓 细丝轻力。

由于 Tip-Edge 矫治技术允许牙齿的倾斜移动,比传统直丝弓矫治技术实现整体移动所需要的力要小很多,2 盎司足矣。施加太大的力对牙齿的倾斜移动是有害的,不仅会使得后牙支抗过度消耗,还会损害牙周膜。同时,太大的颌间牵引力还可导致不利的切牙和磨牙伸长。

(五)Tip-Edge 直丝弓矫治技术的矫治程序——有的放矢,步步为营

Tip-Edge 直丝弓矫治技术可以用于各种复杂的错𬌗畸形矫治,但是与传统直丝弓矫治技术相比,由于允许牙齿的倾斜移动,Tip-Edge 矫治技术在治疗 Ⅱ 类和 Ⅲ 类患者时,具有更加明显的优势。下面以一个典型的深覆𬌗、深覆盖的 Ⅱ 类 1 分类病例,来说明 Tip-Edge PLUS 直丝弓矫治技术的治疗程序及其 Tip-Edge PLUS 矫治器的使用方法。

Tip-Edge PLUS 直丝弓矫治技术的矫治程序,一般可以分作 3 期,6 个阶段,治疗过程层层递进,步步为营,而每个阶段都有自己明确的治疗目标,能做到有的放矢(表 13-6)。

表 13-6　Tip-Edge PLUS 直丝弓矫治技术的矫治程序

阶段	目的
第 1 期初	前牙:排齐、关闭散在间隙,纠正覆𬌗、覆盖 后牙:纠正反𬌗
第 1 期末	粘接前磨牙托槽,排齐前磨牙
第 2 期初	关闭拔牙和其他散在间隙,调整中线
第 2 期末	排齐整平第一磨牙
第 3 期初	控制转矩和轴倾
第 3 期末	第二磨牙纳入矫治系统,调整咬合

1. 第 1 期

(1) 第 1 期初:主要目标是针对前牙的排齐、关闭散在间隙,纠正覆𬌗、覆盖,及针对后牙反𬌗的纠正。

第 1 期初的技术要点包括四个方面。

1) 主弓丝方面

①使用 0.016 英寸不锈钢圆丝,插入颊管的圆管。

②在第一磨牙的近中 2mm 处做一后倾弯,阻止第一磨牙近中移动,压低切牙(图 13-47)。高角病例慎用,因为会引起磨牙不利的伸长。

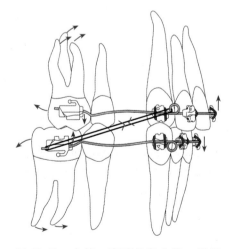

图 13-47　在第一磨牙的近中做一后倾弯,阻止第一磨牙近中移动,同时压低切牙,但是过大的牵引力会抵消其对上前牙的压入力,导致上前牙伸长,甚至还会导致下颌第一磨牙伸长

③随着治疗的进展和牙齿的移动,后倾弯要不断向近中调整,避免后倾弯部分进入颊管的圆管内。

2) 辅弓丝方面

①0.012~0.016 英寸镍钛圆丝,位于主弓丝下方。

②此时的镍钛圆丝不能置入水平辅管,因为镍钛圆丝进入水平辅管将会起到竖直牙根的作用,将减少牙齿的倾斜移动,支抗增加,甚至导致前牙唇倾。

3) 牵引方面

①Ⅱ 类牵引从上颌小圈曲挂到下颌弓丝末端。

②牵引力量约为 2 盎司,过大的牵引力会抵消主弓丝上后倾弯对上前牙的压入力,导致上前牙伸长,甚至还会导致下颌第一磨牙伸长。

③随着治疗的进展和牙齿的移动,需要使用细丝钳的圆喙将小圈曲的位置不断向远中调整(图 13-48),有利于尖牙向远中移动,继续排齐错位的切牙。

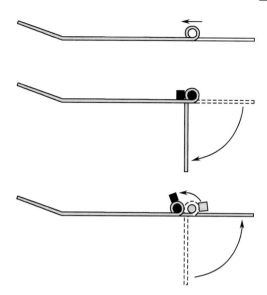

④主弓丝末端伸出 2mm,舌向回弯,如果采取龈向回弯,由于后倾弯导致第一磨牙远中倾斜,弓丝将会朝远中滑动,导致前牙舌倾。

4) 托槽方面

①暂时不粘接前磨牙托槽,有利于后倾弯的力量直接作用于前牙。

②不粘接第二磨牙托槽,避免增加前期牙齿倾斜移动时不必要的摩擦力。

③不使用尖牙向后结扎,因为尖牙可以自行远中移动。

图 13-48　调整小圈曲的位置,保持其紧贴在上颌尖牙的近中

④上颌左右两侧尖牙之间使用链状皮圈关闭散在间隙,注意Ⅱ类牵引也有一定关闭间隙的作用。

(2) 第 1 期末:主要目标是粘接前磨牙托槽,排齐前磨牙。

第 1 期末的技术要点包括四个方面。

1) 主弓丝方面

①仍然使用 0.016 英寸不锈钢圆丝,但开始插入颊管的方管。

②不再使用后倾弯,在尖牙和前磨牙区做摇椅弓,摇椅弓的深度使得弓丝在前牙中线处低于槽沟 1~2mm 即可,维持第 1 期打开咬合的效果。

③注意要先确定弓丝长度再做摇椅弓,避免摇椅弓的弧度入颊管内,导致磨牙永久倾斜。

2) 辅弓丝方面:与传统直丝弓矫治技术不同,切记不能单独使用镍钛丝来排齐牙齿,镍钛丝刚性不足,会导致覆𬌗、覆盖复发。

3) 牵引方面:只需在夜间使用Ⅱ类牵引,维持上切牙与下切牙托槽𬌗缘接触的状态。

4) 托槽方面

①粘接前磨牙托槽,前磨牙托槽根据其需要分为近中或远中移动两种,按照需要进行选择。

②使用弹性链状皮圈矫治扭转和舌侧移位的前磨牙(图 13-49)。

近中扭转:加力于第一磨牙颊管的牵引钩上。

远中扭转:加力于主弓丝上的小圈曲。

舌侧移位:将前磨牙吊扎在主弓丝上。

③尖牙与小圈曲结扎在一起:避免再次出现散在间隙,并防止弓丝滑动。

2. 第 2 期

(1) 第 2 期初:主要目标是关闭拔牙和散在间隙,调整中线。

第 2 期初的技术要点包括四个方面。

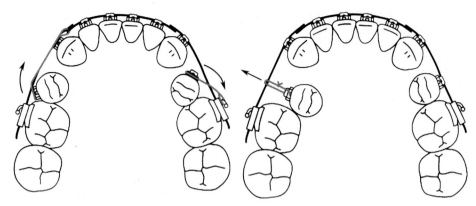

图 13-49　使用弹性链状皮圈矫治扭转和舌侧移位的前磨牙

1）主弓丝方面

①更换为 0.020 英寸不锈钢圆丝,插入颊管的方管。

②有时可以使用 0.022 英寸不锈钢圆丝,插入颊管的方管,当拔除第一磨牙或上颌后牙需颊向扩展时需要使用更硬的弓丝。

2）辅弓丝方面:此阶段不需要使用。

3）牵引方面:只需在夜间使用Ⅱ类牵引,维持上切牙与下切牙托槽殆缘接触的状态。

4）托槽方面

①使用弹性链状皮圈关闭拔牙和散在间隙,从小圈曲挂到第一磨牙颊管的牵引钩上。

②用 SW 簧改变支抗,如前文矫治原理里所述,利用 SW 簧的制动作用,实现可变的支抗,决定是由前牙向后或是后牙向前来关闭拔牙间隙。

③用 SW 簧矫治中线,如果中线正确,右侧的拔牙间隙已经关闭,则在左侧尖牙上加 SW 簧,形成制动,保持中线正确(图 13-50A);如果中线偏左侧,双侧都有拔牙间隙,则在右侧尖牙和侧切牙上加 SW 簧,形成制动,使得左侧拔牙间隙由前牙内收关闭,右侧拔牙间隙由后牙移动关闭(图 13-50B);如果中线偏右侧,右侧的拔牙间隙已经关闭,则随着左侧间隙的关闭,中线将自动矫治,而不需要使用 SW 簧(图 13-50C)。

(2)第 2 期末:主要目标是排齐整平第一磨牙。

第 2 期末的技术要点为四个方面。

1）主弓丝方面

①继续使用为 0.020 英寸或 0.022 英寸不锈钢圆丝,插入颊管的方管。

②在第二前磨牙和第一磨牙间,做 1mm 外展弯和 10°内收弯,使第一磨牙去扭转。

③在第二前磨牙和第一磨牙间,做小于 10°前倾弯,使第一磨牙整平,远中尖建殆。

④末端此时可以龈向回弯,避免再次出现散在间隙,防止弓丝滑动。

2）辅弓丝方面:此阶段不需要使用。

3）牵引方面:只需在夜间使用Ⅱ类牵引,维持上切牙与下切牙托槽殆缘接触的状态。

4）托槽方面:无特殊。

3. 第 3 期

(1)第 3 期初:主要目标是控制牙齿转矩和轴倾。

第 3 期初的技术要点为四个方面。

1）主弓丝方面:更换为 0.0215 英寸×0.028 英寸的不锈钢方丝,插入颊管的方管,如前

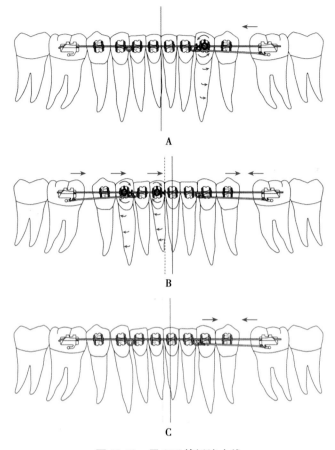

图 13-50　用 SW 簧矫治中线

文矫治原理里所述，全尺寸的方丝配合镍钛辅弓，能很好地控制牙齿的转矩和轴倾。

2）辅弓丝方面：0.012~0.016 英寸镍钛圆丝，置于水平辅管中，如前文矫治原理里所述，全尺寸的方丝配合镍钛辅弓，能很好的控制牙齿的转矩和轴倾。

3）牵引方面：只需在夜间使用Ⅱ类牵引，维持上切牙与下切牙托槽殆缘接触的状态，同时防止竖直牙根过程中导致的前牙前突（图 13-51）。

4）托槽方面："Tip-Edge PLUS"矫治器的设计可以使得托槽的转矩完全表达，不用考虑传统托槽转矩丧失的问题。

（2）第 3 期末：主要目标是将第二磨牙纳入矫治系统，调整咬合。

第 3 期末的技术要点为四个方面。

1）主弓丝方面

①继续应用 0.0215 英寸×0.028 英寸的不锈钢方丝，但只用插入第一磨牙颊管的方管，并使用 0.016 英寸不锈钢圆丝弯制 Rocke 片段弓，排齐第二磨牙。

②可将主弓丝在尖牙远中截断，便于垂直牵引，调整

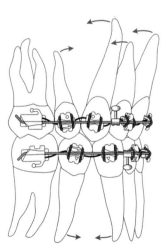

图 13-51　竖直牙根过程中可能造成前牙前突

咬合。

2）辅弓丝方面：此阶段不需使用。

3）牵引方面：此时不再需要Ⅱ类牵引，改为垂直牵引，调整咬合到最佳状态。

4）托槽方面：粘接第二磨牙颊管，使用普通直丝弓矫治系统的 0.022 英寸×0.028 英寸的颊管即可。

值得注意的是，与传统直丝弓矫治器及技术相比，Tip-Edge 矫治技术缩短了疗程，故其保持时间应适当延长。

（六）Tip-Edge Plus 直丝弓矫治技术的病例报告

病例一：男，开始矫治年龄 14 岁。

诊断与检查：安氏Ⅲ类错𬌗畸形，凸面型，双颌前突，上下牙列中重度拥挤，前牙对刃，磨牙为完全近中关系。患者及家属拒绝将来手术治疗，要求非手术矫治。

设计及矫治：减数 4 个第一前磨牙，应用"Tip-Edge PLUS"矫治器及Ⅲ类牵引进行矫治。疗程 18 个月，矫治后侧貌明显改善，牙列排齐，覆𬌗、覆盖正常，磨牙中性关系（图 13-52~图 13-54）。

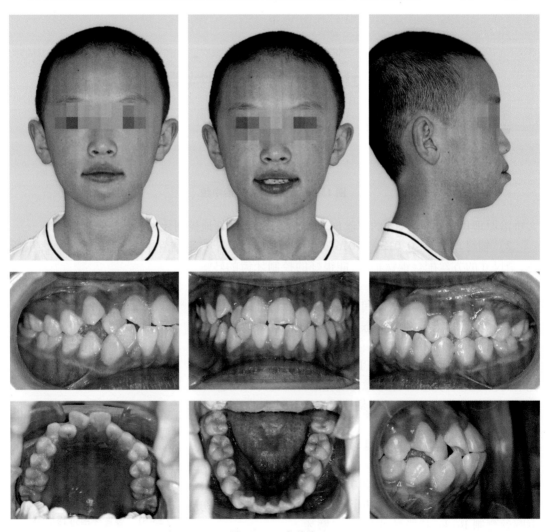

图 13-52　术前像

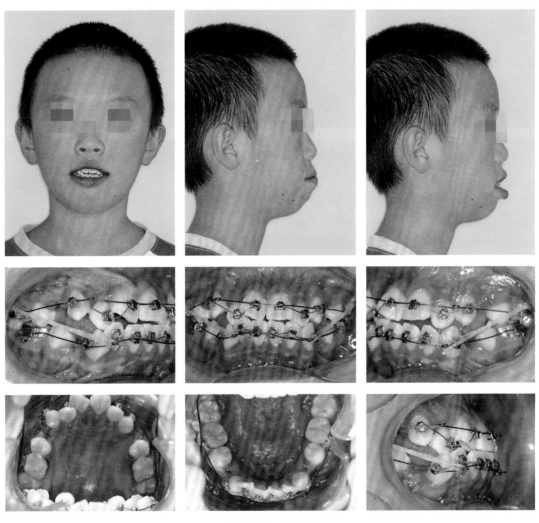

图 13-53　术中像

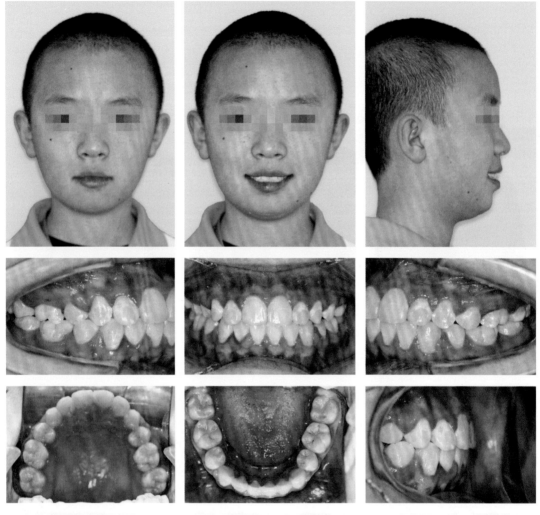

图 13-54 术后像

病例二:女,开始矫治年龄 13 岁。

诊断与检查:安氏Ⅱ类错殆畸形。患者侧面观上颌前突,面下 1/3 后缩,呈骨性Ⅱ类凸面型,开唇露齿,上下颌牙列散在间隙,前牙深覆殆Ⅲ度,深覆盖 8mm,双侧磨牙及尖牙为Ⅱ类关系。患者及家属要求矫治上颌前突。

设计与矫治:减数 4 个第一前磨牙,应用 Tip-Edge Plus 直丝弓矫治器及Ⅱ类牵引进行矫治。疗程 14 个月,矫治后侧貌明显改善,牙列排齐,覆殆、覆盖正常,磨牙中性关系(图 13-55 至图 13-57)。

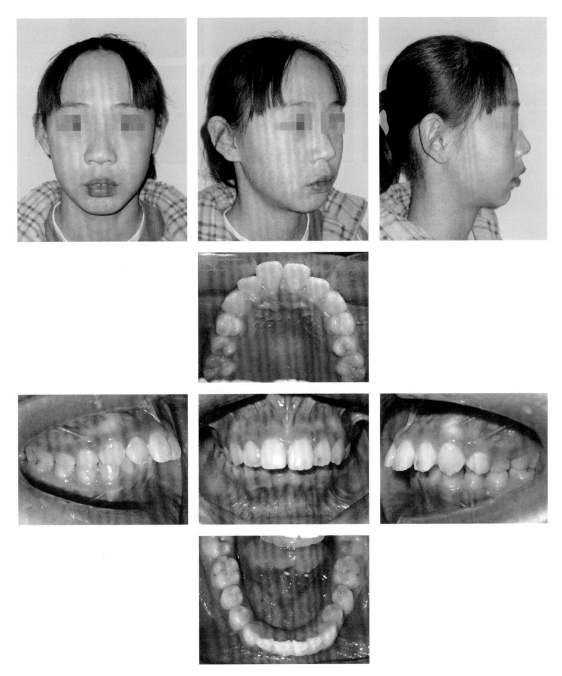

图 13-55　术前像

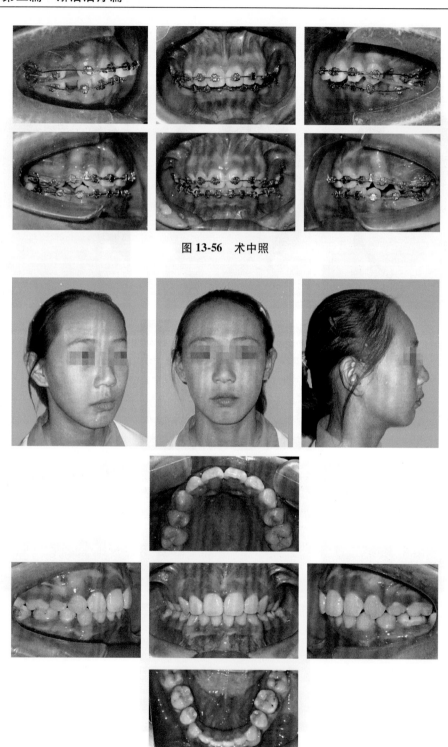

图 13-56　术中照

图 13-57　术后像

（陈莉莉　王大为）

三、自锁托槽矫治技术

（一）自锁托槽的起源和分类

1. 起源　目前,自锁托槽的应用极为流行,其种类繁多,因此有必要回顾一下发明这种结扎方式的动机及其起源。

不锈钢丝发明后,便开始用于托槽结扎。不锈钢丝有几个优点:廉价、耐用,更重要的是很难形变和降解,而且在一定程度上能够对弓丝进行松结扎和紧结扎,也可以在舌侧对托槽进行结扎。但它不足之处在于结扎和拆除弓丝耗时太多,另一个潜在危险就是结扎丝末端容易扎伤患者的口腔黏膜。20世纪60年代晚期,弹性结扎橡皮圈诞生并成为最普遍的结扎形式,这主要是因为其相对于不锈钢丝结扎能够极大地减少拆除和结扎弓丝所需的时间,但其也有明显缺点,结扎橡皮圈常常不能使弓丝在槽沟内完全就位,尤其是当需要弓丝完全就位时。20世纪50年代,Begg医师发明了轻力矫治技术,该技术的一个重要特点是利用铜制锁栓作为弓丝结扎方法。弹性橡皮圈的所有缺点在使用Begg锁栓时都不存在,而且相比结扎丝,Begg锁栓结扎和去结扎更为快捷。但后来当Tip-Edge矫治技术集成Begg矫治技术后,反而放弃了以锁栓为代表的低摩擦力金属结扎方式,而采用弹力结扎。因此,自锁托槽产生的动机就是希望出现一种快速和应用简单的结扎系统。自锁托槽不需要使用弹性结扎圈或结扎丝,而是通过托槽内装置的打开和关闭来固定弓丝。正畸学界很早就有这种托槽。早在1935年Stolzenberg医师所描述的Russell Lock方丝弓矫治器就是一种自锁托槽,用现代的标准看,它是一种非常原始的自锁托槽,通过其唇侧的平头螺帽固定弓丝。Stolzenberg医师在1946年报告,使用这种托槽的患者感觉更舒适,复诊次数减少同时总疗程缩短。当然这种"Russell Lock"自锁托槽使用起来并不是很方便,在当时没有引起正畸医师们的太多关注。今天,人们越来越多地发现自锁托槽最可贵的优势在于它明显减少了托槽与弓丝之间的束缚,降低了系统内的摩擦力,从而颠覆了传统正畸的矫治力水平,使矫治力减低到传统结扎式托槽难以达到的程度。从这个意义上来说,自锁托槽在矫治器家族应该占有重要的一席之地,而不再仅仅是附属和小的分支。

2. 自锁托槽的种类　当代自锁托槽都属于直丝弓矫治器。目前使用较为广泛的有约十余种自锁托槽,根据托槽的粘接部位可分为唇侧和舌侧自锁托槽;按照托槽与弓丝之间的受力状况,可以分为主动自锁托槽和被动自锁托槽两大类。下面将着重介绍唇侧矫治常用的自锁托槽。

（1）唇侧自锁托槽矫治器:目前绝大多数自锁托槽为唇侧矫治器,其共同特点为托槽均有水平向的方槽沟,弓丝由唇侧入槽,托槽的唇侧均有某种与托槽连接的活动部件,可以在需要取放弓丝时张开及关闭,从而替代了传统的结扎方式。

1）主动型自锁托槽（图13-58）:主动型自锁托槽包括SPEED、Time、In-Ovation、Quick等,弓丝纳入槽沟后,在某些特定条件下其与槽沟唇侧的弹性或非弹性滑盖接触,如弓丝大于一定尺寸或牙齿严重扭转倾斜,弓丝会受到来自滑盖的持续轻柔的向槽沟底部的推力,此推力可帮助牙齿实现转矩、正轴,但此时托槽与弓丝间的摩擦力相对被动自锁托槽大,有时甚至与传统的结扎丝(圈)结扎托槽相似甚至更大。

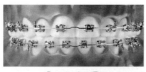

In-ovation R

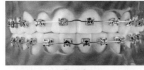

Quick

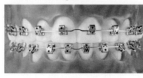

T3

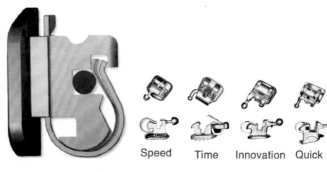

Speed　Time　Innovation　Quick

图 13-58　主动型自锁托槽

2）被动型自锁托槽（图 13-59）：包括 Damon，特点是弓丝纳入槽沟后，任何时候托槽本身不会对其内的弓丝主动施力，槽沟与弓丝间的摩擦力极低，上述两种托槽都可以通过结扎主动加力。

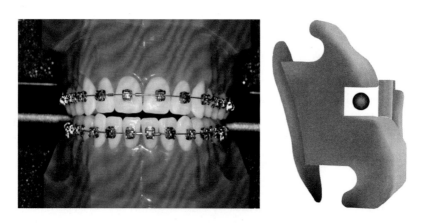

图 13-59　被动型自锁托槽

对于主动型与被动型自锁托槽究竟哪种更有利于临床矫治，学术界还没有公认的结论。

（2）舌侧自锁托槽矫治器（图 13-60）：1976 年由 Craven Kurz 医师发明的舌侧矫治器很好地解决了唇面托槽影响美观的不足，但是舌侧托槽也存在一些固有的缺陷，如关闭间隙时弓丝受到的牵引力总是倾向于使弓丝脱出槽沟或变形，这使得原本就比较困难的结扎操作的效果难以保证，如果结扎过紧又会导致过大的摩擦力。采取自锁结扎方式的舌侧矫治器，就能很好地解决上述难题。

目前常用的舌侧自锁托槽矫治器主要有 Adenta Evolution、Forestadent 3D Torque-Lingual、In-Ovation-L 舌侧金属自锁托槽、Phantom 舌侧陶瓷自锁托槽，这些矫治器均能对牙齿进行三维空间控制，还有一种使用比较简单但仅能在二维空间控制牙齿的 Philippe 2D 舌侧自

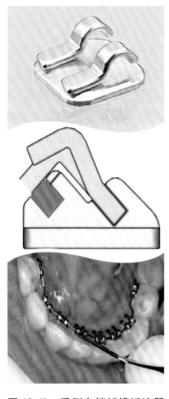

图 13-60　舌侧自锁托槽矫治器

锁托槽。舌侧自锁托槽是一种更为复杂的舌侧矫治器，一种舒适的自锁弹力夹或滑盖所带来的可靠结扎和低摩擦力更为重要。

（二）自锁托槽矫治技术的力学特点

1. 低摩擦

（1）与摩擦力相关的力学概念：一般常说的矫治力是指医师主动施加或通过矫治器间接赋予的，指向希望牙齿移动的方向的力，如牵引力、弓丝形变产生的力等；移动阻力仅指在矫治器层面上一切阻碍牙齿移动的力（不包括牙根周围组织的阻力）。矫治力减去移动阻力才得到真正作用到牙齿牙周膜组织上的引起牙齿最终移动的力，可称之为移动力。以牙齿与弓丝间的滑动运动为例分析移动阻力的构成，当需要牙齿与弓丝相对滑动时，移动阻力主要表现为摩擦力。一旦弓丝与槽沟间开始出现相对运动，就产生了摩擦力，当弓丝与托槽间成角小于临界接触角时，移动阻力主要以经典摩擦力为主，此时可以通过减小摩擦系数、正压力和接触面积的方法减小摩擦力；当牙齿发生倾斜、旋转后，弓丝与托槽成角增大，约束阻力开始随着接触角的增大而迅速增大，直至产生刻痕阻力，此时滑动停止，理论上，增加托槽宽度，弓丝弹性和增大托槽间距均可以减小约束阻力。

（2）托槽类型与摩擦力：有研究显示，Damon 自锁托槽中弓丝与托槽间的摩擦力较传统结扎式托槽减低约 400~609 倍，Berger 医师 1990 年的研究也显示 SPEED 矫治器比常规结扎矫治器减小 93% 的摩擦力。由于托槽宽度和托槽间距之间呈负相关，不可能同时增大或减小，比如如果使用同样规格的弓丝时，窄的托槽会使约束阻力增大，但同时增加托槽间距有利于减小约束阻力，所以其对摩擦力的影响会相互抵消，已经有实验室研究表明托槽宽度对摩擦力的影响很小。常见的自锁托槽中 SPEED 和 Damon 属于窄托槽，Damon 托槽宽不足3mm，SPEED 更窄，约 2.3mm，可能是为了更好地控制牙齿扭转；In-Ovation，Quick 和 Smart-Clip 的宽度则基本与其同类的结扎式托槽相似，宽约 3~3.5mm。不过无论哪种自锁托槽，由于没有了两侧的结扎丝或结扎圈，都可以在不改变托槽宽度的同时相应地增加托槽间距，这是有利于约束阻力的减小的。

（3）弓丝选择与摩擦力：在使用同一种托槽的情况下，虽然增加弓丝弹性在牙齿开始移动时有利于减小弓丝托槽接触角，从而减小约束阻力，但是如果弓丝刚性过小，使倾斜的牙齿不能及时直立，则进一步倾斜的后果会导致刻痕阻力的出现使牙齿滑动停止，所以弓丝还需要有足够的刚性，这样只要保证牵引力不要太大，牙齿就不会很快倾斜到较大的弓丝托槽接触角，而是在牙齿刚刚发生倾斜时就将其直立，使弓丝托槽接触角维持在临界接触角，也可以减小约束阻力。虽然大部分自锁托槽都有 0.018 英寸和 0.022 英寸两种槽沟系统，但是后者的工作弓丝可以选择刚性更大的 0.019 英寸×0.025 英寸的不锈钢方丝，因而更有利于降低移动阻力。

2. 轻力　纵观正畸矫治技术的发展,可以看出固定正畸治疗中使用的力值一直在不断降低,这恐怕是因为正畸医师们越来越意识到轻力矫治的重要性和必要性。首先,轻的矫治力会使患者的疼痛感减轻;其次,越来越多的研究表明降低矫治力可以减少牙根吸收的发生或者减轻其程度,并且能以更接近生理性的牙槽骨改建代替相对较慢的潜行性骨吸收,加快牙齿移动速度,减小支抗牙受力从而降低支抗损失等。Proffit医师对最适矫治力是这样描述的:"牙齿移动的最适矫治力应该是足以激活细胞活性而不至于大到将牙周膜内血管压迫闭塞;过大的矫治力将使牙周膜毛细血管血流阻断,牙槽骨出现坏死的无血管透明样变区,等待再血管化之后牙齿才能移动"。理论上认为,如果受到生理性的最适矫治力,则牙槽骨会产生活跃的改建,牙齿移动更快,牙槽骨会跟随牙齿移动改建,矫治后健康丰满的牙槽骨将会保证矫治结果的稳定性。轻力矫治也会使牙根吸收的发生率明显降低。加力后疼痛减轻或消失或时间缩短,患者不适感减低。

上述最适矫治力的概念应该说是为大多数正畸医师接受的,至于最适矫治力的具体数值,现在还没有国际上公认的标准,普遍的观点是认为它应该是一个较宽的个体化的范围。Scwartz医师的研究认为最适矫治力在牙周膜上产生的压强应该接近毛细血管的压强,20～26g/cm²,在此范围之外的力不是不足以引起牙周膜反应,就是可能压迫牙周毛细血管至塌陷导致组织坏死,出现玻璃样变性。根据牙周膜面积估算,面积最小的下前牙上毛细血管压力约21g,上中切牙约50g,面积最大的第一磨牙约87g。可以看出,这些数值明显较临床常用的力值要小。

如何尽可能地做到轻力矫治或者说最适矫治呢？应该是在确保能够实现牙齿有效移动的前提下,尽可能降低主动施加的矫治力,同时减小影响牙齿移动的阻力。降低矫治力和减小阻力是相辅相成的,如果不减小阻力而仅仅降低矫治力,降到一定程度以后,矫治力不足以克服移动阻力,牙齿就不会发生移动。如果减小了阻力后还维持较大的矫治力,就可能会发生不应有的支抗牙移动。

由此可见,多数自锁托槽矫治器都能减低系统中的摩擦力,从而实现轻力矫治,轻的矫治力在某些方面也有助于减小摩擦力,从而形成一个良性循环。

（三）自锁托槽矫治技术的特点

1. 主动型自锁托槽矫治技术的步骤与弓丝顺序　主动型自锁托槽的特点在于其系统内摩擦力的可变性,随着弓丝尺寸的增加,托槽弹簧夹对弓丝的正压力(相当于结扎力)从无到有、由小而大,弓丝与槽沟间的摩擦力也逐渐增大。其力学性能在矫治的不同阶段有不同的特点:初期细弓丝阶段摩擦力很低,牙齿移动阻力小;中后期的粗弓丝阶段,弹簧夹的正压力有利于托槽中预置数据的表达,同时也会使系统中的摩擦力增大。多数研究认为使用相同尺寸弓丝时,此摩擦力高于被动自锁托槽系统,但低于结扎托槽系统。

基于以上特点,多数主动自锁托槽技术的矫治步骤及弓丝使用顺序与结扎式托槽直丝弓矫治技术的大体相似,分为排齐整平、关闭间隙、调整牙弓关系阶段和精细调整阶段。弓丝使用顺序也应遵循由细到粗、由软到硬的原则。

不过,如果要充分利用主动自锁托槽不规则形槽沟的特点,发挥其摩擦力可调的优势,更好地协调牙齿的滑动性与可控制性,也可以有针对性地选用弓丝。如 SPEED 主动型自锁托槽矫治技术,在关闭间隙阶段,建议使用前牙区为正方形,后牙区为圆形的 Hills 不锈钢丝,这样可以兼顾前部的转矩控制及后部的良好滑动;在精细调整阶段,推荐使用形状为四分之一圆的 SPEED 完成弓丝,这种弓丝更容易放入槽沟,托槽弹簧夹更易于关闭,转矩表达也更加有效。In-Ovation R 主动型自锁托槽的使用者则建议使用 0.018″×0.018″,甚至 0.022″×0.018″规格的弓丝,以减小摩擦增加转矩控制。Quick 主动型自锁托槽技术则建议更多使用更窄更细的弓丝,如 0.016″×0.022″的镍钛丝或不锈钢丝,也可以减小滑动摩擦力,而保持对转矩及扭转的控制。

2. 被动型自锁托槽矫治技术的步骤与弓丝顺序　被动型自锁托槽的特色在于,从开始排齐到最后精细调整的全部矫治过程里,系统中的摩擦力可以始终保持在尽可能低的水平,因此其矫治力学特点较传统的结扎托槽系统有一定的差别。下面以 Damon 自锁托槽为例介绍被动型自锁托槽矫治技术。

(1) 排齐整平:该阶段分为两个步骤,第一步,镍钛圆丝阶段,初步排齐整平明显错位牙齿,不要求完全纠正扭转牙,为下一步骤作准备;一般 8~10 周复诊一次。第二步,镍钛方丝阶段,实现完全排齐(转矩、扭转、轴倾角);继续整平,为进入不锈钢方丝做准备;一般 6~8 周复诊一次。

切忌频繁更换弓丝加力,只要弓丝没有永久性形变,并且入槽后对牙齿仍有矫治力存在,就可以一直使用。

弓丝顺序:第一根:0.013″CuNiTi(严重拥挤时)、0.014″CuNiTi(轻中度拥挤时);第二根:0.016″CuNiTi(扭转严重时用,极少用到);第三根:0.014″×0.025″CuNiTi(常规)、0.016″×0.025″CuNiTi(扭转明显时,较少用到);第四根:0.018″×0.025″CuNiTi(常规);0.017″×0.025″或 0.019″×0.025″前牙段加入正转矩的 CuNiTi(上前牙内倾或过长时)。

值得注意的是,初期为了有效地排齐,应该使用细的镍钛圆丝以尽量增加弓丝与托槽间的余隙,使系统中的摩擦力尽可能地小,减低牙齿移动阻力,此时的矫治力也会相对较轻;而为了有效地纠正扭转牙,在第二步时,被动型自锁托槽矫治技术需要早期使用唇(颊)舌向直径达 0.025″的镍钛方丝(如 0.014″×0.025″或 0.016″×0.025″的镍钛丝),结合其一般设计为 0.0275″甚至 0.027″的槽沟深度,就可以尽量减小弓丝与托槽之间的余隙,有利于托槽数据在三维空间的表达。

(2) 间隙关闭及颌间关系调整:主要进行拔牙间隙的关闭,及上下颌牙弓间咬合关系的调整。多需要使用不锈钢方丝,配合相应的颌内及颌间牵引。一般每 4~6 周复诊一次。

由于被动型自锁托槽不论使用哪种尺寸的弓丝,托槽都不会主动对弓丝加力,即便使用较大尺寸的不锈钢方丝,系统内的摩擦力仍然可以维持在较低水平,因此使用的牵引力可以较同样情况下结扎托槽的轻,如滑动法关闭间隙时,一般认为每侧 50~60 克力就可以完成 6 颗前牙的内收。

弓丝使用:不锈钢方丝。弓丝的唇(颊)舌向直径必须达到 0.025″或以上,否则可能出现扭转牙复发。龈𬌗向直径可根据需要选择,上颌多使用 0.019″×0.025″SS,下颌可选用 0.018″×0.025″SS 或 0.017″×0.025″SS,甚至 0.016″×0.025″SS。这样配置弓丝的理由主要是因为一般上颌前牙需要更多转矩控制,尤其在减数病例中更是如此。

（3）精细调整:咬合关系、牙位的细调,实现上下颌牙齿良好的尖窝相对关系。多需要配合颌内及颌间牵引。

弓丝使用:根据需要精调的内容选择合适的弓丝。如需要调整转矩等,应继续使用不锈钢方丝;如需要较多的牙位调整,可能镍钛丝、TMA 丝或麻花丝更适合。甚至必要时调整托槽位置。

（四）自锁托槽矫治器的临床特点

1. 椅旁时间,复诊次数与矫治疗程　自锁托槽矫治器的使用可以缩短椅旁取放弓丝的时间,及减少患者的复诊次数。在排齐整平阶段,由于自锁托槽能提供可靠的"结扎",只要矫治弓丝还有形变就可以持续地释放矫治力,而不需要患者为更换弹力圈来复诊,一般复诊间隔可以为 8~10 周,甚至更长。不过在需要密切观察咬合变化的阶段,仍需每 4~6 周复诊一次。

利用自锁托槽进行矫治也有助于缩短总的矫治疗程。这主要是由于低摩擦力可以使牙齿的相对位移效率提高,同时,自锁托槽中的弓丝的可靠就位也可以很好地控制牙齿而节省治疗时间。以往许多回顾性病例的对照研究验证了上述观点,Harradine 医师的研究发现使用 Damon SL 自锁托槽矫治疗程平均缩短 4 个月,复诊次数减少 4 次。Eberting 医师等比较 Damon SL 自锁托槽与传统矫治器的治疗,发现平均疗程由 30 个月缩短至 25 个月,复诊次数由 28 次减为 21 次。但是,近期的一些随机对照试验却发现自锁托槽并没有提高矫治效率,这种完全不同的结果需要医师重新审视这一问题。

导致这些截然相反结论的原因可能是:①回顾性研究中发现自锁托槽治疗的高效性,有可能是实验分组的病理类型、复杂性不匹配,实验分组存在问题;②可能有其他因素干扰了治疗(如拔牙与否,不同托槽的不同复诊之间);③还有可能是病例选择有混淆(如复杂病例和一般病例)。目前唯一明确的是,自锁托槽可以有效地缩短弓丝结扎时间和减少椅旁协助。

2. 口腔卫生维护　虽然在口腔卫生维护的问题上,起决定作用的因素主要是医师的宣教与患者的主观意愿,不过一般认为,使用自锁托槽可以相对减少结扎丝或结扎圈的菌斑蓄积作用,托槽周围也相对更容易清洁。

当然有些自锁托槽其牙龈侧的结构复杂,也很容易造成菌斑堆积导致龈炎,带有唇侧外盖的自锁托槽其槽沟内也经常有软垢残留,如果不能及时清理,甚至会影响托槽的使用。

3. 疼痛不适感　大量研究都在调查使用自锁托槽是否比传统托槽和其结扎方式更让患者感觉舒适。Tagawa 医师发现使用 Damon SL 托槽,可明显减小患者的痛苦。Pringle 医师等使用 Damon 托槽,也有类似的结果。然而也有研究发现,治疗第一周或第一个月,患者的舒适度没有明显差异。甚至有一项研究表明使用 SmartClip 托槽后,患者反而更加难受。Yamaguchi 研究炎症标记物和正畸力所致疼痛的关系,他们测量龈沟液中的神经多肽 P 物质,发现弓丝放入的最初 24 小时,Damon 托槽组的疼痛标记物和炎症水平明显小于传统托槽组。他们推测之所以自锁托槽组患者的疼痛更小,是因为牙齿的矫治力较小。

4. 牙周组织反应 一些被动型自锁托槽的使用者认为这种低摩擦的被动型自锁托槽与高效能镍钛丝的结合使用,加上轻力矫治的理念,能保证正畸矫治全过程中的牙齿都只受到尽可能低的矫治力;轻力有益于正畸过程中牙周组织的改建,因而可以使牙槽骨改建得更快、更活跃;牙龈组织更健康;牙根吸收的现象更少等。不过这些推论还需要科学试验研究的验证。

(五) 病例报告

患者,女,12岁。

诊断:安氏Ⅲ类,毛氏Ⅱ^1+Ⅰ^{1}类。

矫治计划:直丝弓矫治技术,利用自锁托槽扩展牙弓,不拔牙矫治(图 13-61~图 13-63)。

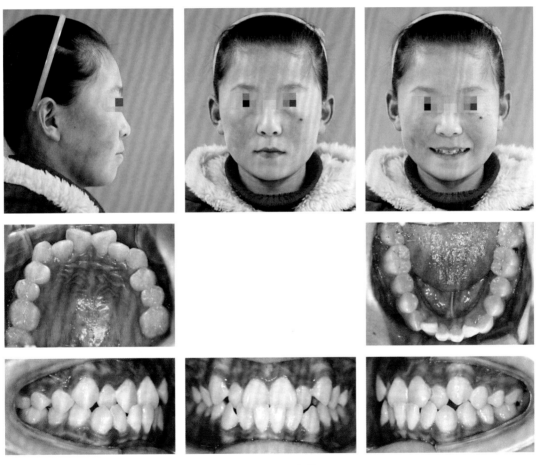

图 13-61 矫治前

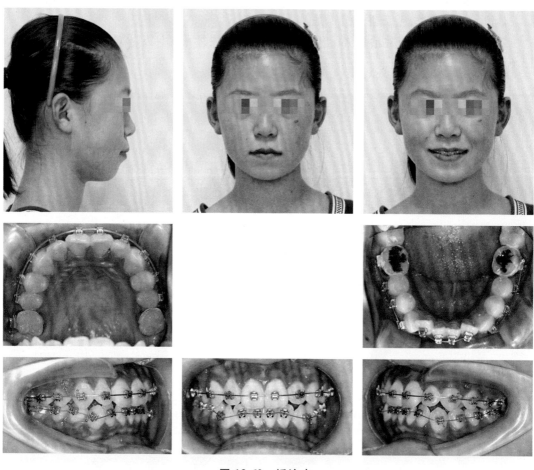

图 13-62 矫治中

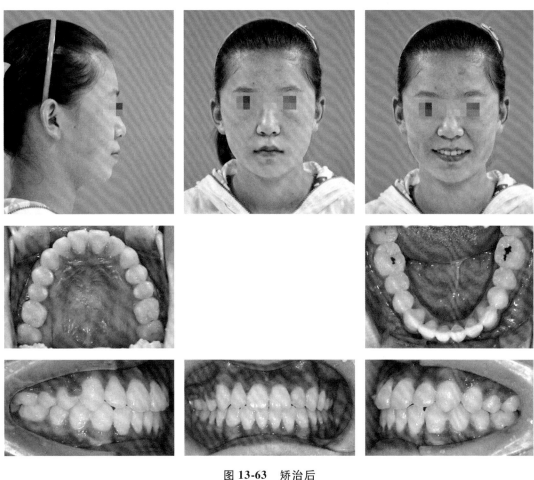

图 13-63 矫治后

（王 林）

四、传动直丝弓矫治器及技术

（一）传动直丝弓矫治器及矫治技术的研发背景

自从 1925 年 Angle 医师公布 edgewise 矫治器,固定矫治器及其矫治技术发生了巨大的变化。20 世纪 40 年代,Tweed 医师将 Angle 医师发明的仅用于不拔牙原则的 edgewise 矫治器改进到既可用于不拔牙矫治,又适于拔牙矫治的成熟地步。后来又改良成 Tweed-Merrifield edgewise 矫治技术,可称为标准方丝弓矫治技术,成为整个 edgewise 矫治器系统的基础。20 世纪 50 年代,Begg 医师异军突起,发明了与 edgewise 系统完全不同原理的差动细丝弓矫治器,即 Begg 细丝弓矫治技术,其是差动技术的基础。到 20 世纪 60 年代,这两种技术已成为正畸领域固定矫治技术的两大支柱。这两类技术的显著不同之一体现在牙齿移动的方式和作用力上。Edgewise 矫治系统追求牙齿整体移动,用力相对较大,稳定性好。Begg 矫治系统则强调在持续轻力作用下,实现快速而较大范围的牙移动(即先倾斜移动,后正轴)。在许多病例的治疗上,两者均能达到杰出的效果,可谓异曲同工。

在 20 世纪 70 年代初期,Andrews 医师在最佳自然骀六标准理念的基础上,创立了直丝弓矫治器及其技术。直丝弓矫治器的突出优点是临床操作十分便捷,深受正畸医师的欢迎。但是,其牙齿移动并没有什么优势,托槽槽沟的被动范围仍比较小,需要施以比较大的口内牵引力,对支抗的要求更高。因此,学者们对直丝弓矫治器进行了不断的改进。设法降低托槽的滑动摩擦力,使实施轻力成为可能,是直丝弓矫治器改革的重要方面。

到了 20 世纪 80 年代末,Kesling 医师提出了 Tip-Edge 直丝弓矫治器及其技术。虽然该技术的托槽形状类似于 edgewise 托槽,但是其槽沟的被动低摩擦范围明显加大,其临界角(θ_c)为 17°~28°,可以在持续轻力作用下,比较容易地产生较大范围的远中倾斜移动,只是还存在结扎摩擦力。Tip-Edge 托槽使所有牙齿均较大范围的快速倾斜移动,使多数熟悉应用双翼宽托槽控制牙齿移动的医师不太习惯甚至有些无处着手。Tip-Edge 托槽要求矫治末期使用充满槽沟的粗方丝弓,这对初学者或缺乏经验的正畸医师而言,可能有一定的安全隐患。

随着制作工艺的改进,自锁托槽近些年越来越引人注目。该托槽的一大优势就是消除了结扎摩擦力。已经研究证实,橡皮圈的初始结扎的正压力约为250g,金属结扎丝结扎的正压力与结扎松紧有关,范围为 0~300g。文献已报道,牵引上尖牙远中移动的最佳力值约为150g。可见,自锁托槽消除结扎摩擦力是颇具意义的。然而自锁托槽槽沟的低摩擦被动范围仍然相当小,例如 Damon 托槽临界角(θ_c)为 3.1°、SPEED 托槽为 3.6°等,在拔牙病例矫治移动牙齿的过程中,很容易进入高摩擦的主动范围(见图 13-34)。因此,自锁托槽的最佳适应证是不拔牙病例,而面对拔牙病例就存在加强支抗的问题了。Damon 自锁托槽的发明人就声称,Damon 托槽用于拔牙病例时,最好借助于种植体支抗。自锁托槽槽体较窄,不利于牙齿排齐的矫治和结果的稳定。

多年来,较多的正畸医师已习惯于使用传统形态和结构的方托槽或直丝弓托槽。如果在尽量保留原硬件的基础上,修改软件或改进机制,使矫治器制作成本不高,矫治技术使用方便,将会更具意义。

中国正畸学者林久祥经过 20 余年的探索,研发出了新的固定矫治器及其技术——传动直丝弓矫治器及技术,简称传动矫治器及技术。

(二) 传动直丝弓矫治器及技术提出的依据与原理

1. 尖牙位置的特殊性　如果应用细圆弓丝,上切牙唇面受力后,主要以舌向倾斜移动为主;而尖牙处于牙弓的拐角或转弯处,则以远中移动为主,然而上尖牙的近远中倾斜度最大、牙根最长,远中整体移动阻力最大。当牙冠被施予远中向的力后,却容易发生向后倾移趋势。只是,传统方托槽槽沟的被动范围(即临界角,θ_c)较小,难以使该牙齿产生有效的倾斜运动(图 13-64),从而妨碍尖牙迅速而有效地远中移动。换言之,如果尖牙的高效倾斜移动解决了,其他牙的移动将迎刃而解了。

2. 传动力及传动效应　牵引力通过唇弓作用于中切牙牙冠唇面,随着中切牙牙冠舌向倾斜移动,该力通过牙冠邻面接触点转变为传动力,逐个传给每一牙冠的邻面接触点,直到最后一颗牙,最后这颗牙齿的牙冠近中邻面接触点受力后,只要力大小合适,必然有远中移动的倾向。

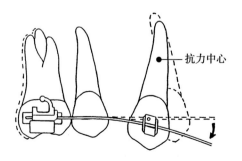

抗力中心

图 13-64　传统方托槽妨碍牙齿倾斜移动

这一颗牙齿一旦发生远中倾斜移动,就会出现类似于数个悬吊的圆球的第一个球受力后、最后一个球发生移动的现象(图 13-65A),从而可使牙齿逐个向后倾移,将其称为传动效应(图 13-66)。由于是倾斜移动,起始传动力只需 50~60g。因此口内支抗足矣。这与拱桥受力原理一致(图 13-65B)。

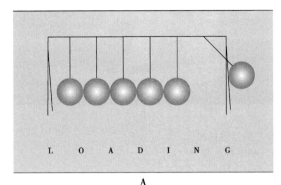

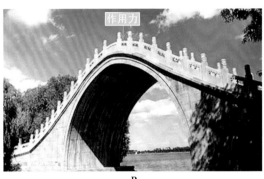

图 13-65　悬吊球——模拟传动效应(A)及拱桥受力原理(B)

3. 传动效应存在于所有固定矫治器及技术中　要使传动效应达到高效,尖牙的移动是关键。由于传统方托槽槽沟的被动范围(即临界角,θ。)较小,妨碍尖牙有效而较大范围地远中移动,因此,传动效应往往终止于此。鉴于此,传动尖牙托槽设计为超低摩擦力模式,十分有利于尖牙在持续轻力作用下,大范围倾斜后移,前磨牙暂时不粘接托槽,摩擦力为零,从而可使传动效应达到最高效(图 13-66)。

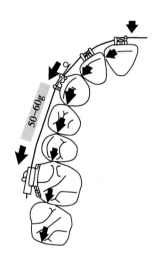

图 13-66　传动力及其传动效应

(三)传动直丝弓矫治器设计理念及组成

1. 优势组合理念　传动直丝弓矫治器由尖牙托槽、其他牙托槽及颊面管等组成。根据尖牙与其他牙的特点不同,托槽设计有所区别。尖牙托槽着眼于移动,其他牙托槽强调稳定,均是双翼宽托槽,以利于牙齿排齐、稳定及扭转矫治等,体现出优势互补理念。

(1)尖牙托槽(图 13-67A):程序化超低摩擦设计模式;模仿 Tip-Edge 托槽槽沟,被动低摩擦范围显著增大,有利于牙齿大范围倾斜移动;托槽基部有一"十"字形的沟管,如果将 TiNi 弓丝插入其基部横管,由于是双翼宽托槽,故可进行有效的正轴矫治。竖管根据需要可插入各种附件。其独特之处在于托槽水平两翼之间有一台阶,高出槽沟底部,当上下双翼对角斜行结扎时,可避免结扎丝与弓丝接触,能产生超低摩擦力的自锁滑动效果(图 13-68);当紧结扎时,两个宽翼可有效的保证牙齿排齐及扭转的矫治。显然,这种设计模式不仅兼具 Tip-Edge 托槽和自锁托槽的优点,克服了各自的不足,而且在性能上明显优于二者,具有超累加效果。

(2)非尖牙托槽(图 13-67B):除了尖牙外,其他牙所粘接的传动托槽,其槽沟类似于传统直丝弓托槽。除槽沟外,其他结构如同尖牙托槽。

2. 托槽槽沟预成数据设计　对于与外观关系密切的上颌前牙,即上颌切牙和上颌尖

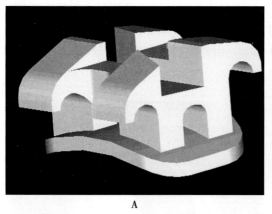
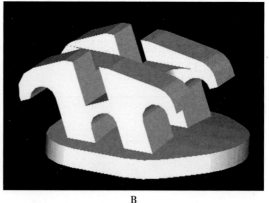

图13-67　传动直丝弓矫治器托槽

含程序化槽沟,基部具有横管及竖管

A.尖牙托槽:双槽沟　B.非尖牙托槽:单槽沟

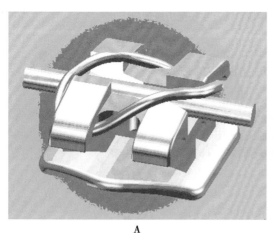
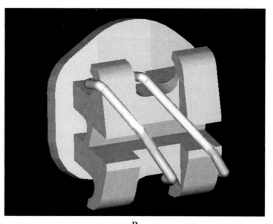

图13-68　托槽上下双翼对角斜行结扎

A.尖牙托槽　B.非尖牙托槽

牙托槽槽沟,参考最佳自然殆,坚持高标准设计预成数据;其他牙托槽槽沟的数据,结合矫治后满意殆的平均值、支抗需求及错殆类型等科学设计。以置于 0.019 英寸×0.025 英寸方丝为基础进行设计,分为标准型及Ⅲ型,前者适于安氏Ⅰ、Ⅱ类错殆畸形;后者适于安氏Ⅲ类错殆畸形。

（1）标准型(近远中倾斜度/转矩度,tip/torque)

U7	U6	U5	U4	U3	U2	U1
1.5/−10	1.5/−10	3/−7	3/−7	13/−3	6/16	4/22
6/−30	6/−30	2/−20	2/−15	1.5/−10	1/−2	1/−2
L7	L6	L5	L4	L3	L2	L1

（注:U:上牙,L:下牙,以下同）

（2）Ⅲ型（tip/torque）

U7	U6	U5	U4	U3	U2	U1
8/−12	8/−12	5/−5	5/−5	14/0	6/15	4/24
0/−35	−2/−35	−2/−25	−2/−25	0/−10	0.5/−5	0.5/−5
L7	L6	L5	L4	L3	L2	L1

3. 支抗磨牙颊面管　上牙为双管，龈向是圆管，其长度为6.0mm以上，直径为0.71mm；方管位于𬌗方，与传统的一致。下牙为单方管，上下方管与托槽槽沟应处于一个水平。

（四）传动直丝弓矫治技术的矫治程序

1. 第一期

（1）矫治目标

1）牙量骨量不调的矫治（排齐前牙）。

2）垂直向的矫治（打开咬合到正常覆𬌗）。

3）水平向的矫治（矫治深覆盖到正常覆盖）。

（2）第一期措施

1）使用0.016英寸直径的硬不锈钢圆丝做唇弓，利用托槽竖管结扎或配合钛镍辅弓，排齐前牙（图13-69）。

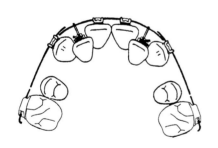

图 13-69　托槽竖管结扎

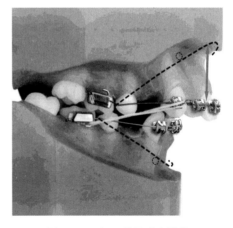

图 13-70　打开前牙咬合措施

2）使用硬不锈钢主弓，在距磨牙颊面管近端3~5mm处弯制合适的后倾弯，当唇弓无力时，前端可达口腔前庭底部，有助于打开前牙咬合（图13-70）。

3）采用合适的Ⅱ类牵引（50~60g）（图13-70），有助于打开咬合和前牙远中移动；如果是Ⅲ类错𬌗畸形，则进行Ⅲ类牵引。

4）采用托槽上下双翼对角斜行结扎，可使之呈现自锁托槽滑行的状态（图13-68）。

2. 第二期

（1）矫治目标

1）保持第一期结果。

2）关闭剩余间隙。

3）调整磨牙关系等。

（2）第二期措施

1）使用0.016英寸硬不锈钢圆丝,作为唇弓。

2）采用"Z"字形牵引,即上下牙弓合适的颌内Ⅰ类或水平牵引,加上合适的颌间Ⅱ类牵引(50~60g)。如果希望前牙继续舌向移动,则上下牙弓颌内牵引力为60g左右;假如想让后牙前移,以调整磨牙关系并关闭剩余间隙,颌内牵引力可在200g左右。

3. 第三期

（1）矫治目标

1）保持第一、二期结果。

2）牙齿近远中轴的调整(tip)。

3）牙齿唇(颊)舌向轴的调整(转矩矫治)(torque)。

（2）第三期措施

1）使用钛镍圆弓丝,由细到粗,逐步置换,插入托槽基部横管内,进行尖牙等牙齿的正轴;可将预成的钛镍圆弓丝,从中央克断,然后从牙弓中央分别插入托槽的横管即可。

2）首先采用0.016英寸×0.022英寸直方丝弓,开始转矩矫治,每次复诊逐步置换更粗的直方丝弓,直至直观效果满意为止。

（五）病例报告(图13-71)

患者,女,14岁。

主诉:要求矫治"兜齿"及改善侧貌。

临床检查:下颌前突合并前牙反𬌗及开𬌗,磨牙关系:完全近中,下切牙明显舌倾,下颌完全不能后退。

诊断:被正颌外科诊断为骨性Ⅲ类错𬌗畸形及手术适应证,但患者不愿手术,希望非手术矫治。

牙型:Ⅲ类。

骨型:Ⅲ类合并高角。

面型:Ⅲ类凹面型。

矫治设计:①拔除2个下颌第二磨牙;②应用传动直丝弓矫治器(Ⅲ型)及技术实施非手术矫治。

疗程:2年。

疗效:覆𬌗、磨牙关系及侧貌正常,患者及家属满意。

矫治后追踪:追踪6年至成人(22岁),牙𬌗疗效相对稳定,侧貌疗效稳定,患者十分满意。

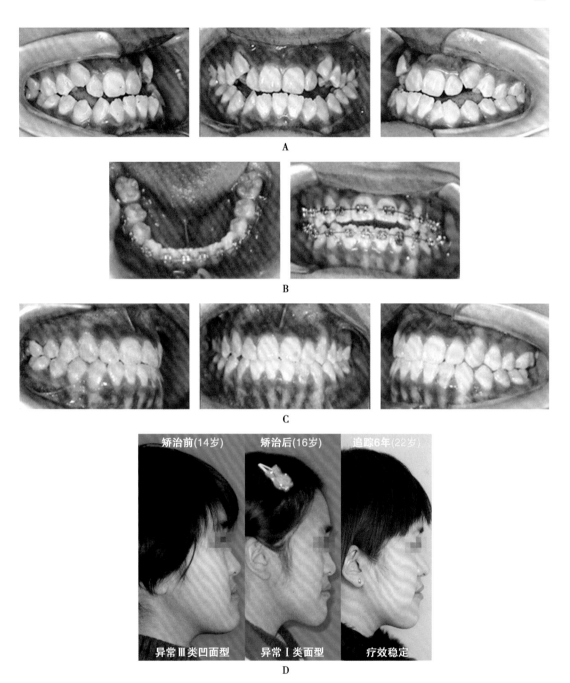

图 13-71　传动直丝弓矫治器矫治病例

A.矫治前𬌗像　B.矫治中:拔除 2 个下颌第二磨牙,应用传动直丝弓矫治器(Ⅲ型)及技术　C.矫治后𬌗像　D.侧面像

（林久祥）

第三节 隐形矫治器的意义及进展

一、无托槽隐形矫治技术

（一）概述

纵观口腔正畸矫治技术100多年的发展,在注重矫治效率提高的同时,对矫治过程美观性的追求也从未停止,如何让矫治器更加"隐形"也逐渐成为美观性矫治的发展目标。

当代无托槽隐形矫治技术的历史可以追溯到1945年,当时美国医师Kesling设计出了一种用橡胶制作的牙齿正位器(positioner),用于固定矫治结束后的精细调整和保持。它虽然是一种保持装置,但由于是在模型上将牙齿位置进行微量移动后制作的,所以又具有一定的矫治功效。进入20世纪60年代后,随着真空热压膜技术的发展,透明保持器开始在正畸临床推广应用,因此许多学者也效仿上述做法,对于矫治未达理想位置和矫治后稍有复发的病例,通过在模型上重新排列牙齿而制作出具有一定矫治作用的透明覆盖式保持器来做相应牙齿位置的调整。这就是"无托槽隐形矫治器"的雏形。之后Sheridan教授提出了Raintree Essix技术,他将模型排牙技术、邻面去釉技术以及热压膜技术从材料、操作等方面进一步地发展和规范,并于1994年开始生产用于治疗简单错𬌗的透明覆盖式矫治器—Aligner。值得一提的是,为了尽量减少采集印模来排列牙齿以制作新矫治器的次数,Raintree Essix技术通过使用Hilliard热成形钳(图13-72)和牙齿表面树脂堆积法改变原有矫治器的形态来获得更多的矫治量。但因矫治器材料延展性欠佳,对于较复杂的错𬌗问题还是避免不了频繁的灌制模型和耗时费力的手工排牙操作。因此,Raintree Essix技术在工作效率、准确度和适应证范围上都无法实现真正意义上的矫治功能。

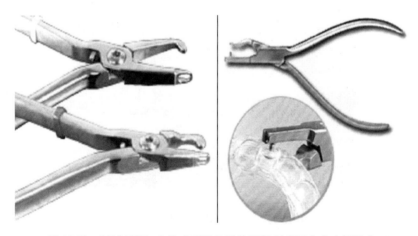

图13-72 通过Hilliard热成形钳使矫治器局部改形来产生矫治力

1997年,美国的Align公司将数字化模型重建技术和激光快速成形技术应用到矫治理念中,使得牙齿移动的设计和矫治阶段的模型制作都无需手工生成。至此,美观式矫治器进入了一个崭新的阶段—无托槽隐形矫治时代。

无托槽隐形矫治技术首先是以数字化三维牙颌模型为依托进行牙齿移动的分步设计,

再通过快速成形将各步骤的数字模型进行实体输出,最后以此实体模型为母版经热压膜成形技术制造出矫治器。Align 公司将这项技术命名为"invisalign",意即:invisable aligner。由此可见,无托槽隐形矫治技术是一项基于计算机辅助设计和制造,并由一系列透明活动矫治器完成的正畸治疗技术。

2002 年,具有我国知识产权的国产化无托槽隐形矫治技术也完成了研发工作并开始进入到正畸临床,技术的研发和临床应用推广由首都医科大学口腔医学院、清华大学激光快速成形中心和北京时代天使生物科技有限公司合作完成。开发的新技术包括了层析扫描技术、快速成形技术等无托槽隐形矫治必须的关键技术组分,并开发了无托槽隐形矫治设计的软件系统。自 2004 年开始临床推广应用至今,国产无托槽隐形矫治技术的经治患者已有 10 万余例,相关的基础研究和临床应用研究在不断开展,临床适应证也在不断扩大。

(二) 无托槽隐形矫治技术基本原理

无托槽隐形矫治技术主要基于以下几项关键技术。

1. 牙颌模型数字化技术 牙颌模型数字化是无托槽隐形矫治技术的基础。错𬌗畸形的分析诊断,牙齿的移动设计以及无托槽隐形矫治器的批量生产都要通过数字化的牙颌模型来实现。目前,激光扫描技术(laser scanning)、层析扫描技术(destructive scanning)、计算机化断层扫描技术(computerized tomography,CT)和口内扫描技术(intraoral scanning)是牙颌模型数字化的主要方法。

第一个无托槽隐形矫治病例的牙颌三维信息是通过激光扫描技术获得的。但由于这种方法在扫描速度,倒凹及较小邻接间隙数据的获取能力方面都存在问题,所以,真正当无托槽隐形矫治技术投入商业化运行时,则是采用了层析扫描技术。

层析扫描是一种破坏式扫描技术,工作流程包括:①灌制石膏模型;②模型预处理:包括清除或恢复局部缺失的信息;③模型包埋:将数个石膏模型放置于一个加工台面上并用一种黑色聚合物包埋;④破坏性扫描:包埋后的模型被装入铣床,由附有旋转刀片的专用扫描设备开始从顶端逐层切削和扫描;⑤数字化模型成像:之后由处理软件提取出各层石膏模型的二维图像并按顺序叠加生成三维模型。这种破坏式扫描技术很适合于用来重构像石膏模型这样的几何形状复杂的物体,但还是存在操作耗时,成本高等问题。

目前,工业化 CT 技术已经逐渐成为了牙颌模型数字化的首选方法。工业化 CT 技术采用 X 线直接对牙颌印模进行扫描,先建立印模的三维模型,再经图像处理和逆向工程软件获得牙颌的三维模型(图 13-73)。这种直接扫描阴模的方法免去了模型灌制过程中可能产生的形变误差,从而提高了模型重构的精度,同时,还具有速度快和非破坏性等优势。

近些年,口内扫描技术也得到了极大的发展。这种技术通过将光学扫描探头伸入患者口内直接对牙齿、黏膜等软硬组织进行扫描,实时重建数字化模型,是一步获取数字化模型的新方法。口内直接扫描不仅避免多步骤操作产生的误差,同时有效避免了传统印模采集过程中咽反射敏感患者的不适以及唇腭裂患者误吸印模材料而窒息的危险。同时,该技术还具有实时直观、快捷精确、患者体验良好等优势,因而深受患者和医师的青睐,目前已应用于口腔医学的多个分支,在现代化诊断、设计、治疗等方面发挥了重要作用。然而,现有的各种口内扫描系统尚存在探头体积大、扫描及重建速度较慢等问题。在今后的发展中,通过软硬件升级来提高扫描精度、减小口内环境的影响、提高扫描舒适度及速度、增强不同系统兼

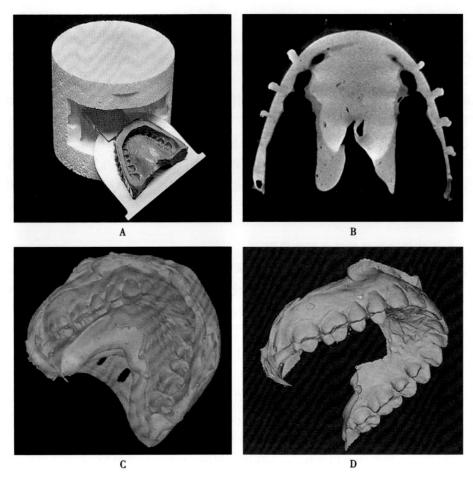

图 13-73　基于工业化 CT 技术重建的三维牙颌模型
A. 印模被放入泡沫固定夹具中　B. CT 扫描断层图像　C. 印摸的三维模型　D. 翻转后
的三维牙颌模型

容性以及与 CBCT、面部软组织三维信息等其他颅面部数据的自动化三维立体整合，这将为口内直接扫描技术带来更广阔的应用前景。

2. 矫治过程计算机辅助设计技术　数字化模型建立以后，无托槽隐形矫治技术所需要的是能够提供正畸矫治器设计的 CAD 软件，即矫治过程计算机辅助设计系统。该系统应能实现以下功能：①进行数字模型的测量和错𬌗的诊断分析；②切分牙齿形成独立的可移动单元；③设计牙齿从原始位置到最终位置的移动路径；④生成用于实体模型加工的阶段虚拟模型(virtual models)。严格意义上讲，这是一种"翻译"过程，即把临床医师所确定的矫治方案翻译成可由计算机描述的虚拟矫治过程，其翻译的思想不仅来源于临床医师对病例的认识与判断，还要遵从牙齿移动的生物力学、无托槽隐形矫治器的作用方式等相关原则。

以 invisalign 为例，它的技术中就包含了进行牙齿分割处理的 Tooth Shaper 软件，编辑牙齿移动的 Treat 软件，以及能输出符合加工用数字模型的 Fab 软件等。

3. 光固化快速成形技术　通过上述矫治设计软件可以对数字模型进行牙齿的移动重排，生成由一系列中间步骤组成的从初始到目标位置的虚拟矫治过程。这些含有牙颌渐变量的中间步骤就是未来矫治器的模板,但必须要转化为实体模型后才能进行加工制作,这个转化过程是通过光固化快速成形技术(stereolithography,SLA)完成的。SLA 是一种快速制造技术,是指在数小时内不借助任何工具制作具有复杂几何形态模型的过程。具体流程是:首先将牙颌三维电子图像(CAD 模型)分割成薄的横截面,再将各个横截面信息传递到装有液态光敏树脂的 SLA 机器中,这些液态光敏树脂在特定波长激光束的照射下就会按照指令横截面的信息逐层固化,最终生成与三维电子图像一致的固体形态。

至此,计算机辅助设计和制造技术在无托槽隐形矫治器的生产中得到了完美的体现,这些带有矫治信息的 SLA 模型就可以进入最后的压膜程序了。

4. 热压膜成形技术 无托槽隐形矫治器生产过程的最后阶段就是在光固化快速成形制作出的树脂实体模型上,通过热压膜成形技术加工出系列的透明矫治器。

所谓热压膜成形技术,是指通过使用压缩空气产生的正压力或者真空装置产生的负压力,将热塑性塑料加热、软化,再成形的一种加工技术。具体制作时,首先由类似 Biostar 的这类热压膜成形装置将置于其上的热塑性膜片加热软化(具体温度值与材料种类有关),然后施加一定的压力,软化的膜片就会沿着模型的表面塑形。近年来,热压膜成形设备已发展到了高度自动化和精密计算机控制的程度,同时,各种新型压膜材料也不断研制成功,这将对无托槽隐形矫治器的生产效率和矫治能力的提高大有帮助。

(三)无托槽隐形矫治技术工作流程

在传统的固定矫治技术中,尽管在治疗前已确定了总体方案,但牙齿具体的移动变化都是在每次复诊时由主诊医师按照当时的牙𬌗状况来设计的。

无托槽隐形矫治技术则是一种前瞻性的治疗,相当于把本应在每次复诊当下实施的设计全部提前预置于每一步的矫治器中,将医师的工作重心更多地放在了矫治开始前的设计环节。同时,由于该技术是以三维数字化模型为依托,还要通过计算机语言进行"翻译",所以治疗中还需要有专门的设计人员参与。无托槽隐形矫治技术实际上是医师、患者、加工生产公司三方共同合作的一项错𬌗畸形诊疗技术。作为主诊医师,除了要熟悉正畸专业知识外,还需掌握无托槽隐形矫治特殊的作业模式。

1. 提交牙颌印模及检查资料 和其他任何的正畸治疗一样,无托槽隐形矫治技术在实施前也要对患者进行各项常规检查,不同的是,需要获取硅橡胶(poly-vinyl siloxane,PVS)印模和最大牙尖交错位的咬合记录。临床医师可使用一步法或两步法获取患者的牙颌印模。由于目前的技术还无法获得能模拟铰链轴的虚拟化 Typodont 𬌗架,因此,所有的咬合记录都是在正中𬌗位取得的。此外,还需提交患者的面像、𬌗像资料以及医师的详细治疗方案。

无托槽隐形矫治器的加工生产公司负责模型的三维数字化重构,并通过相应软件的处理同时再现出上下颌牙列的咬合接触状态(图 13-74)。近年来,随着口内扫描技术的发展,医师也可以用口内扫描仪对患者牙列进行直接扫描来获取虚拟牙颌模型和咬合关系。

2. 设定虚拟矫治进程 无托槽隐形矫治技术得以实现的一个重要前提,是要将医师的矫治设计方案在三维数字化牙颌模型上以量化的移动分步骤表现出来,这一过程是由临床医师和无托槽隐形矫治器加工生产公司的技术人员共同完成的。

首先由医师确定矫治目标,并制订出具体的实施方案,包括诸如邻面去釉的分布,矫治牙移动的方式、附件及辅助装置的设计等相关内容,然后,公司的技术人员再应用矫治设计软件将矫治过程由初始到目标,细化成一定数量的移动步骤。其中最关键的是要制订出矫

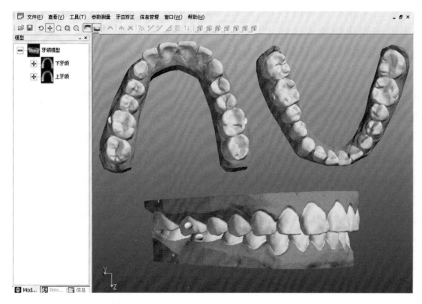

图 13-74 上下颌模型及其咬合关系的重建

治牙移动的顺序、单位牙齿的最佳移动路径和最合适位移量。上述设计都必须以临床医师制订的治疗计划为根据。

随着无托槽隐形矫治技术的发展和病例复杂程度的不断提升,也越来越体现出了临床医师在矫治设计中的主导地位,因此,开发出能让医师参与设计的软件就变得十分必要。目前,无论是 Invisalign 技术的 Clincheck 软件,还是国产无托槽隐形矫治系统的软件(图13-75)都可以在个人计算机上进行安装,以便让医师审核设计方案并向技术人员反馈修改意见。一旦医师接受了由技术人员"翻译"完成的具体矫治步骤,就可以进入最终的无托槽隐形矫治器加工生产环节了。

3. 矫治的临床指导与监控 无托槽隐形矫治技术除了拥有美观、舒适、可摘戴的透明矫治器外,还能节省临床医师的椅旁操作时间,减少患者的复诊频率。但从另一个角度来看,这些优势似乎又可能是潜在的隐患,因此,患者的认真充分配戴和医师的及时监控则显得尤为重要。

(1)指导患者配戴:临床医师在交付患者矫治器的同时,必须强调以下事项。

1)除去进食和清洁牙齿等时间外,应保证每日戴用不少于 22 个小时。

2)为了使矫治器充分就位,在每次更换新矫治器后的前几天应尽可能主动地将上、下牙齿轻轻咬合在一起。

3)每副矫治器戴用时间为 2 周,但若每日戴用时间不足,则应酌情延长戴用天数。

4)不可无顺序混乱地戴用矫治器。

5)如果发现在规定戴用时间完成后矫治器与牙齿仍存在空隙,则应再延长戴用一段时间,直至所有牙齿与矫治器之间的空隙消失,若空隙仍持续存在,则需及时就诊解决。

6)不排除会发生矫治器丢失或无法就位等情况,此时应再次戴入上一步矫治器,并等待当前矫治器的再输出,所以一定要保存好刚使用过的至少 3 步以内的矫治器,以备上述不测。

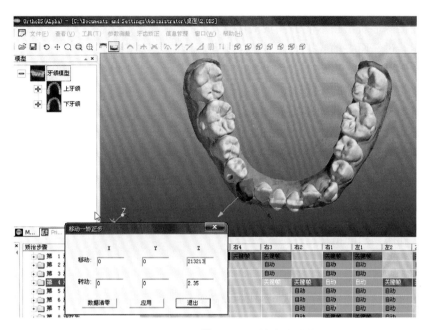

图 13-75 国产无托槽隐形矫治技术中的软件

（2）核查矫治进程：在治疗设计合理的前提下，医师可以一次交付患者几副甚至十几副矫治器，使复诊间隔时间明显延长。但对于设计步数较多的治疗或者经验尚不丰富的医师，很可能会在矫治进程中遇到某一副矫治器就位不良或牙齿移动滞后的情况，临床医师必须要有能力来分析和解决这些问题，以下几点原因和相应的处理建议可供参考。

1）牙齿或牙弓形态的问题引起倒凹过大或不足会使得矫治器固位过紧或固位松散，此时可以通过局部调磨矫治器和增加附件的方法获得合适的固位。

2）邻面去釉量不足或去釉部位形态不良易造成牙齿移动受阻，这就需要医师掌握正确的邻面去釉操作，保证去釉部位是在牙齿邻面的最突处，对于拥挤或扭转严重的牙齿，建议在适当排齐以后再行邻面去釉。

3）当牙齿进行颊舌向移动时，邻面接触过紧会影响预期移动的充分表达，这种情况下可用金刚砂条对移动牙的近远中面进行打磨处理来松解牙齿的接触关系。

4）如果预设的牙齿移动超过了生理承受量也会导致矫治器就位不良，此时表现为矫治器与牙齿之间出现空隙。如果空隙尚未影响咬合，可嘱患者延长戴用时间直至完全密贴后再换至下一副；但若空隙过大影响到咬合就要考虑是否修改设计重新输出。

总之，无托槽隐形矫治的每一副矫治器都包含了向目标位递进的一颗或多颗牙齿移动，如果有一个步骤出现了问题，也许还可以忽略跳过，但若连续两、三个步骤出了问题，恐怕就必须中断治疗进行方案修改了。所以，临床医师必须密切监控矫治实施的情况，以便及时发现问题进行调整。

（四）无托槽隐形矫治技术适应证的选择

无托槽隐形矫治的适应证范围是随着技术的完善而不断扩展的，从最初只能胜任简单的解除拥挤、关闭间隙，到后来能完成牙齿位置的大范围调整，以至近来在复杂的拔牙矫治案例中的成功应用。对这项技术在治疗理念、治疗手段方法等方面都有了更变通、更成熟的认识。

1. 无托槽隐形矫治技术能够实现的治疗

（1）能通过邻面去釉或扩大牙弓解决中等程度的牙列拥挤。

（2）后牙段的扩弓治疗。

（3）中等程度间隙的关闭。

（4）只涉及 1 或 2 颗牙齿的压入移动。

（5）能通过拔除下颌切牙解决的重度牙列拥挤。

（6）磨牙的远中倾斜移动。

（7）前牙的浅覆𬌗或开𬌗的控制（通过覆盖后牙𬌗面产生类似𬌗垫的矫治效果）。

（8）深覆𬌗上、下颌的同期治疗。

2. 无托槽隐形矫治技术难以解决的问题（*表示或许能通过附件实现）

（1）后牙闭锁𬌗的治疗。

（2）切牙的伸长*。

（3）低位尖牙的矫治。

（4）重度扭转牙的治疗（尤其对于圆钝牙齿）。

（5）需通过某些牙齿的相对压入来整平 spee 曲度的治疗。

（6）磨牙或任何有较大倒凹牙齿的直立。

（7）磨牙的整体平移*。

（8）前磨牙拔牙间隙的关闭*。

3. 无托槽隐形矫治技术所具有的特殊优势　当错𬌗患者合并以下牙齿及牙颌问题时，无托槽隐形矫治技术具有比其他技术更多的优势。

（1）适用于对金属过敏或存在釉质缺陷的患者：对金属过敏或牙釉质发育异常都可能影响固定矫治器的使用，此时无托槽隐形矫治器可作为替代的选择。

（2）适用于有短根牙或对牙根吸收具有易感性的患者：有研究表明，经过无托槽隐形矫治的患者很少观察到可测量性牙根吸收的发生。这主要是因为无托槽隐形矫治能通过对不同病例针对性地设计牙齿移动来有效地预防牙根吸收的发生。

（3）适用于牙周状况不良或是对龋病易感性的患者：有研究表明，经过无托槽隐形矫治以后，患者口内的菌斑量和牙龈炎程度都比矫治前有很大程度地减低。相对于固定矫治器而言，无托槽隐形矫治器在一定程度上减少了菌斑的附着，并使牙齿的邻面更容易清洁，因此，更适合于对龋病较敏感的患者。

（4）适用于需要修复治疗的患者：无托槽隐形矫治系统中的设计软件可以模拟不同的修复治疗方案并将效果图展示给患者，为主诊医师和患者建立了良好的沟通渠道，也便于患者更好地理解并配合后续治疗的实施。

（5）适用于口内已有多个修复体或多数牙齿存在充填物的患者：如果患者口内已经有多个烤瓷冠、合金冠或者其他类型的修复体，那么一旦要在其上粘接或者去除固定矫治器的各种部件，势必会给这些修复体带来一定的损害，而可摘的无托槽隐形矫治器则可以避免这些情况的发生。

（6）适用于有重度牙齿磨耗的患者：由于无托槽隐形矫治器覆盖在后牙𬌗面上起到了类似𬌗垫的作用，一定程度上可以防止牙齿磨耗的发生。因此，对于具有重度牙齿磨耗或者有夜磨牙习惯的患者来说,无托槽隐形矫治器也是一个可以考虑的选择。

(7) 可在矫治过程中同时进行牙齿漂白:透明矫治器可以充当漂白托盘来提供全面的美观性治疗。

(五) 无托槽隐形矫治器中的附件

1. 附件的意义 在固定矫治技术中,由矫治弓丝等部件产生的矫治力是借助于托槽、颊面管等部件传递到错位牙齿上的,而无托槽隐形矫治技术则是通过矫治器包裹牙面的方式,起到了将材料形变力传递至牙齿的作用,所以,通常有人会认为不再需要在牙齿表面粘接任何部件。但情况并非如此,首先,无托槽隐形矫治器对牙齿的覆盖仅限于唇舌面和咬合面,对于形态圆钝的牙齿更是难以良好贴合;其次,有些类型的牙齿移动,如伸长、压入等移动仅靠矫治器本身难以实现。在这种情况下,就要靠在牙齿上粘接具有增强固位和辅助移动功能的部件才能完成矫治,这样的部件统称为附件(attachment)。

2. 附件的设计与粘接

(1) 附件的设计:在数字模型上,附件是添加于相应牙齿上的额外的几何结构,在计算机的牙齿影像上表现为一个突出于牙面的部件(图13-76)。附件具有独立的数据文件格式,在无托槽隐形矫治病例的设计中,临床医师可根据需要在不同牙位或不同治疗阶段设计附件,并确定附件的形态大小以及在目标牙齿上的粘接方向和位置。

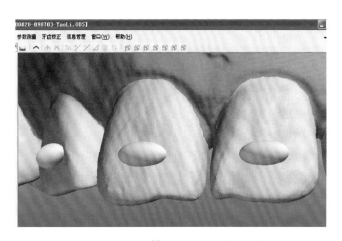

图 13-76 无托槽隐形矫治器中的附件

(2) 附件的粘接:对于设计了附件的矫治步骤,在输出的相应矫治器上就会为附件预留空间。由于目前尚无成品附件,因此在临床上是将复合树脂以间接粘接的方式固定于牙齿上的。当附件第一次纳入某个牙齿时,作为粘接模板的相应矫治器往往不含有该牙齿的移动量,目的是使附件能更准确地粘接在初始位置上,保证固位及后续矫治的启动。如果在矫治进程中出现附件脱落的现象,可直接以当前或回退一步的矫治器为模板再次粘接。

3. 附件的类型 根据作用不同,附件可分为三种类型。

(1) 加强固位型附件:针对一些固位力不强的情况,如临床冠短、倒凹不足、牙齿间大小差异明显等。这类附件可作为一些相对固定的支撑点,使无托槽隐形矫治器借此获得充分就位并发挥矫治效应。

(2) 协助移动型附件:这类附件能引导或帮助相应牙齿按矫治软件设计的路程重新定

位,使牙齿更顺利地移动到矫治设计的目标位置。

（3）辅助型附件:辅助型附件往往设计在牙弓内需要提供支抗或加载牵引装置(如弹力牵引圈)的牙齿上。

（六）无托槽隐形矫治技术中的邻面去釉问题

1. 邻面去釉(interproximal enamel reduction,IPR)的特殊意义　对于无托槽隐形矫治技术而言,邻面去釉的特殊性在于两个方面。

（1）为牙列拥挤开拓间隙:这是因为临床医师往往会把轻、中度牙列拥挤的病例作为最初尝试这种技术的首选,而邻面去釉在针对这类错𬌗的治疗上又似乎比其他方法更快捷、更有效。

（2）为牙齿移动解除阻力:与固定矫治器相比,无托槽隐形矫治器移动牙齿的效率受牙尖交错情况及接触紧密度的影响更大,合理的实施邻面去釉能松解邻接关系或解除移动阻碍,有助于矫治量的充分表达。

2. 邻面去釉的适应证与禁忌证

（1）适应证

1）解除前后牙区的轻、中度牙列拥挤。

2）改善因牙周病等造成的牙龈间隙。

3）纠正上、下颌牙齿之间的牙量不调。

4）协调牙弓两侧牙齿的形态。

5）减轻牙弓前突的程度来避免拔牙治疗。

（2）禁忌证

1）过小牙或牙冠形态异常的牙齿(如牙冠最宽处在龈方而不是𬌗方)。

2）对冷热刺激较敏感的患者。

3）口腔卫生较差的患者。

4）重度牙列拥挤或者牙弓前突程度严重的患者。

3. 邻面去釉部位的分配　原则上是尽可能使去釉部位与需要间隙部位接近,但前牙的牙釉质相对较薄,所以当拥挤只存在前牙区时,也可通过前磨牙的邻面去釉来提供间隙,这样会使得需要移动的牙数增多,导致矫治疗程延长。在 Tuncay 教授编著的 *The Invisalign System* 一书中,列出了 Fillion 医师提供的各个牙齿适宜的去釉量,可作为临床医师在进行邻面去釉时的参考。

此外,为了使邻面去釉更加合理有效,建议临床医师通过诊断性排牙实验来获得所需间隙的准确数据。

（七）无托槽隐形矫治技术临床应用要点

无托槽隐形矫治技术所依赖的几项基本技术的进步是其成熟和完善的前提,但临床医师在设计和矫治过程中的合理安排与灵活运用也是该技术成功的关键。对以下环节的深入了解有助于提高无托槽隐形矫治技术的使用效率。

1. 附件的应用　选择性地在牙齿上粘接附件能明显提高无托槽隐形矫治器移动牙齿的可能性,某些特定方向的矫治力必须要借助附件才能施加(图 13-77)。

2. 支抗的考虑　和固定矫治技术一样,无托槽隐形矫治技术中也要涉及到支抗的问题。鉴于矫治器覆盖牙齿的特点,可以将其分割,以形成不同的支抗单元来进行颌内或颌间

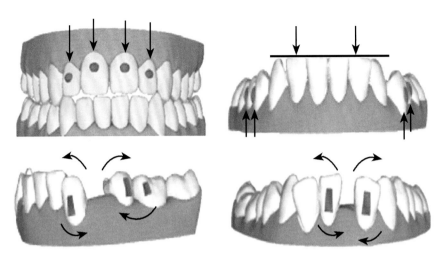

图 13-77　附件的作用

的牵引。种植体支抗的应用也是该技术未来发展的一种趋势。

3. 矫治量的设计　与直丝弓矫治技术一样,多个牙齿在轻力下进行同时移动的理念也适合于这种矫治模式。

4. 与固定矫治技术的结合　对于复杂病例结合固定矫治是该技术日益增加的趋势,在整体疗程中短期或局部使用固定矫治器以及在无托槽隐形矫治器中辅以固定装置,可以弥补无托槽隐形矫治技术治疗的局限性,从而拓宽该技术的应用范围。

5. 过矫治的设计　不同于固定矫治技术中"矫枉过正"的概念,无托槽隐形矫治技术的过矫治,是指在虚拟矫治设计时将牙齿排列至超过目标位置的状态,从而使实际的结果恰好落在目标位置处,也可以说是对牙齿移动滞后情况的一种补偿。由于过矫治是通过追加一定数量的矫治器实现的,因此,临床医师对过矫治与否和追加量大小的判断极为关键。

（八）无托槽隐形矫治技术的前景展望

毫无疑问,无托槽隐形矫治技术从矫治原理、技术手段和治疗效率上都称得上是一种先进的美观矫治技术。但不难看出,不管是固定矫治技术中的陶瓷托槽或者舌侧固定矫治技术,还是透明可摘的无托槽隐形矫治器,所有以提升矫治器美观性为目的改进似乎都要在另外的方面接受一些妥协。无托槽隐形矫治技术的妥协则主要表现为其对牙齿移动的控制和垂直向关系调整的局限性。

自 1997 年无托槽隐形矫治技术诞生至今,这项技术在所有技术流程环节都一直进行着不断改进和完善,但作为一种覆盖式矫治器,这种不同于固定矫治装置的独特矫治模式,对其确切生物力学机制的研究仍然是一个巨大的挑战。无托槽隐形矫治力系统的复杂性不仅表现在无托槽隐形矫治器与牙齿之间动态变化的作用方式上,还在于技术本身同时受到矫治器材料性能、矫治牙移动方式和矫治量大小等一系列因素的影响。

对于任何一种正畸矫治器,只有在充分理解其移动牙齿的机制后才能更科学地辅以手段提高其工作效率,这是掌握任何正畸矫治技术的共通原则。固定矫治技术历经 100 多年才发展到今天的程度,而无托槽隐形矫治技术在短短的 10 多年间就已经具备了相当的技术基础和临床应用前景。相信会有更多现代机械工程领域的先进技术与口腔临床治疗需求相结合,帮助我们来进一步获知无托槽隐形矫治技术的奥秘,使这种美观性正畸治疗技术能为更多患者服务。

（九）无托槽隐形矫治典型病例介绍

1. 病例一（图 13-78～图 13-81）

患者,女,30 岁。

主诉:上下牙不齐。

临床检查共计三项。

（1）颜面:协调、对称,侧貌正常。

（2）牙颌:恒牙列,14 缺失,48 水平阻生;右侧磨牙完全远中关系,左侧磨牙远中尖对尖关系;上颌中线右偏 3mm,下颌中线左偏 1mm;23、33 反𬌗,22 及 33 拥挤外翻。

（3）颞下颌关节:开闭口运动无异常,无弹响。

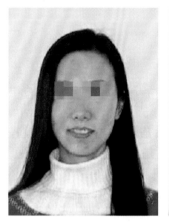
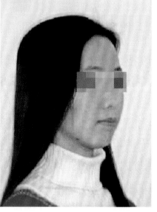
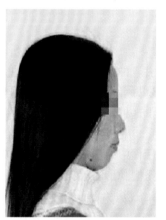

图 13-78 病例一治疗前面像

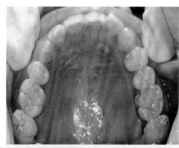
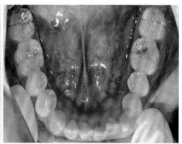
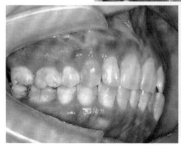
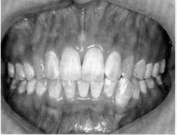
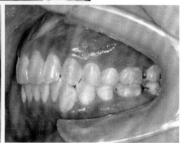

图 13-79 病例一治疗前口内像

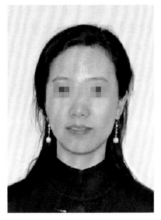
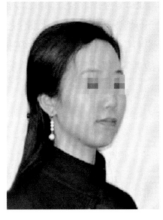
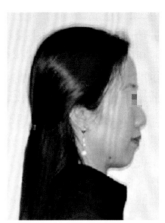

图 13-80 病例一治疗后面像

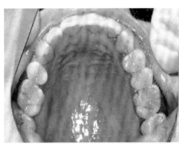
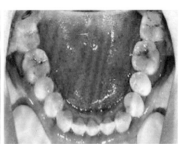

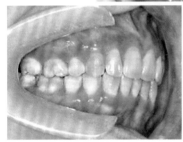
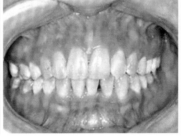
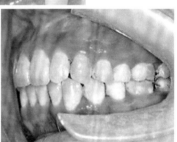

图 13-81 病例一治疗后口内像

X 线检查:未见明显牙体及牙周组织异常。

诊断:安氏 Ⅱ 类,毛氏 Ⅰ¹+Ⅱ²。

矫治目标:邻面去釉排齐上牙列,拔牙矫治排齐下牙列,保持磨牙关系不变。

具体设计共计三项。

(1)拔除 31 及 48。

(2)去釉部位及去釉量:22 及 23 之间去除 0.5mm;23 及 24 之间去除 1mm。

(3)附件:32、41 矩形附件垂直粘接。

矫治疗程:国产无托槽隐形矫治器治疗 8 个月,矫治器步数:上颌 10 步,下颌 12 步。上下颌的最后一副矫治器作为保持器使用。

分析小结:本病例为成人患者,要求用无托槽隐形矫治技术治疗。患者希望排齐牙列且不增大前牙的唇倾程度。治疗设计为上颌邻面去釉、下颌拔牙,由于右侧磨牙的完全远中关系为 14 缺失造成,故不予纠正,治疗以改善拥挤为目的。为了不影响上前牙的形态,上颌的邻面去釉选在尖牙的近远中及第一前磨牙的近中。上颌经邻面去釉后牙齿均能平移排齐,且牙冠高度充分,故在上颌未设计附件。下颌拔除 31 后在拔牙间隙的两侧均设计了垂直粘接的矩形附件。该患者依从性好,故疗程仅为 8 个月。治疗后全口牙位曲面体层片未发现可见的牙槽骨吸收及牙根吸收。

2. 病例二(图 13-82~图 13-85)

患者,女,20 岁。

主诉:上下牙不齐。

临床检查共计三项。

(1) 颜面:协调、对称,侧貌正常。

(2) 牙颌:恒牙列;双侧磨牙中性关系;下颌中线右偏 1mm;12、42 反𬌗;上下牙列轻度拥挤。

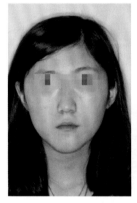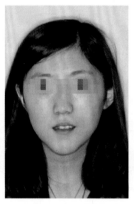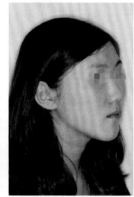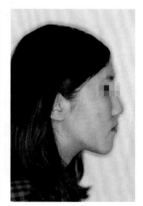

图 13-82 病例二治疗前面像

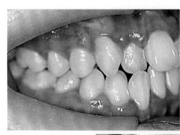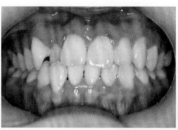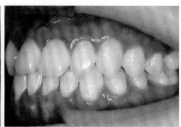

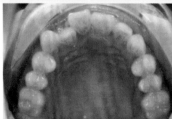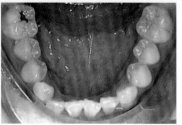

图 13-83 病例二治疗前口内像

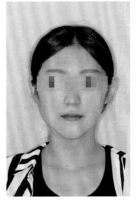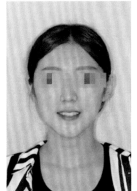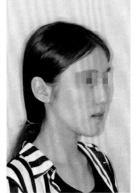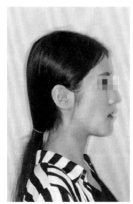

图 13-84　病例二治疗后面像

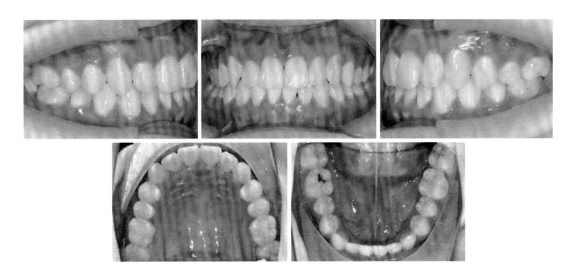

图 13-85　病例二治疗后口内像

（3）颞下颌关节：开闭口运动无异常，无弹响。

X 线检查：未见明显牙体以及牙周组织异常。

诊断：安氏Ⅰ类，毛氏Ⅰ¹。

矫治目标：排齐上下牙列，解除局部反𬌗，纠正下颌中线。

具体设计共计三项。

（1）非减数治疗。

（2）去釉部位及去釉量：13 和 12、12 和 11、21 和 22、22 和 23、33 和 32、32 和 31、31 和 41、41 和 42、42 和 43 之间去釉 0.4mm；11 和 21 之间去釉 0.5mm。

（3）附件：13、12、33、34、35、42、43、44、45 优化附件。

矫治疗程：invisalign 矫治器治疗 20 个月，矫治器步数：第一套 17 副，精细调整 13 副。

分析小结：对于腭向错位的牙齿，在唇向移动的过程中，容易表达过大的正转矩，因当在 12 矫治器舌侧靠近龈缘处设计 power ridge 来控制转矩。另外，对于扭转牙齿的纠正，优化附件能起到较好的去扭转作用。

3. 病例三（图 13-86～图 13-89）

患者,男,12 岁。

主诉:上下牙不齐。

临床检查共计三项。

（1）颜面:协调、对称,侧貌正常。

（2）牙颌:恒牙列;右侧磨牙中性关系,左侧磨牙远中尖对尖关系;下颌中线右偏 2mm;23 唇向错位;上牙列重度拥挤,下牙列轻度拥挤。

（3）颞下颌关节:开闭口运动无异常,无弹响。

X 线检查:未见明显牙体及牙周组织异常。

诊断:安氏Ⅱ类,毛氏 I ^{1}。

矫治目标:远中移动左上磨牙,解除拥挤,排齐上下牙列,纠正下颌中线。

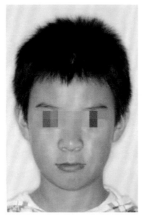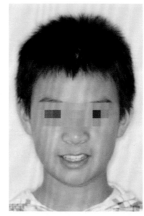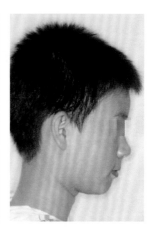

图 13-86　病例三治疗前面像

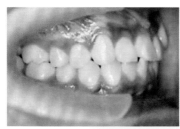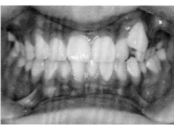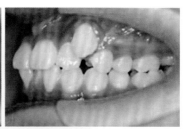
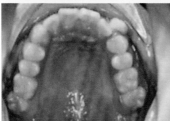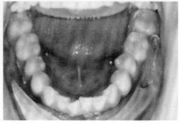

图 13-87　病例三治疗前口内像

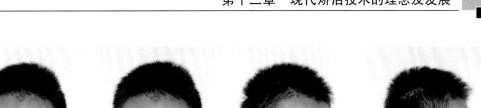

图 13-88　病例三治疗后面像

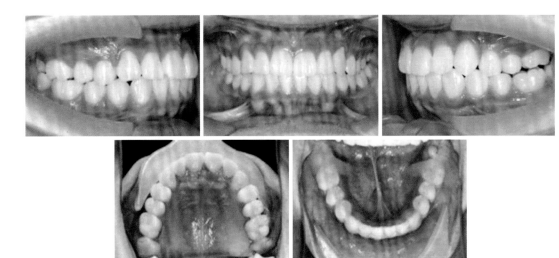

图 13-89　病例三治疗后口内像

具体设计共计三项。

（1）非减数治疗。

（2）去釉部位及去釉量:41 和 42 间去釉 0.3mm(去除"黑三角")。

（3）附件:13 优化附件远中秴向移动,27 优化附件伸长移动,22～25、34、43、44 优化附件去扭转。

矫治疗程:上颌活动慢速扩弓矫治器治疗 8 周,invisalign 矫治器(Teen 系列)治疗 25 个月,矫治器步数:50 副。

分析小结:对于需要伸长移动的牙齿,附件的应用是非常必要的,否则矫治器无法进行有效的抓握和施力。另外,无托槽隐形矫治器对于磨牙的远中移动有较为理想的效果。

（厉　松）

二、舌侧矫治器及技术

（一）概述

经过了约半个世纪的发展,在 20 世纪 70 年代到 80 年代,各种正畸矫治器及技术,如唇侧方丝弓矫治器及技术、Begg 细丝弓矫治器及技术等已经日趋完善,可以矫治各类错𬌗畸形并取得了良好的矫治效果。直丝弓矫治器及技术的问世,使唇侧固定矫治器及技术又发生了划时代的变化,矫治更加高效而便捷。正畸矫治技术的长足发展,使成人正畸不仅成为了可能,而且日益成熟。随着社会经济与文明的发展和进步,成人对正畸矫治的需求日趋显著增多。然而,由于工作或职业的要求,一些成人患者对于矫治期间唇侧矫治器外露,难以接受,还有些成人患者把矫治视为个人隐私,不希望外人知道自己在矫治牙齿,因而对暴露在外的唇侧矫治器有所顾忌,甚至望而却步! 于是"隐形矫治"理念应运而生。最初,一些医师应用颜色接近牙齿的树脂托槽,在美观矫治方面,有一定的进步。但是,树脂托槽存在着变色、强度不足等方面的缺陷,弓丝仍是金属的,并不能真正满足成人患者对美观矫治的需求。而舌侧矫治器的问世,达到了名副其实的隐形矫治,实现了真正的美观矫治理念。然而,舌侧矫治器及技术的发展道路并不平坦。

（二）舌侧矫治器及技术的发展历史

舌侧矫治技术(lingual orthodontics)起源于 20 世纪 70 年代初,美国加州大学洛杉矶分校 Craven Kurz 医师最初将唇侧托槽直接粘接于牙齿舌面进行矫治,但不久他就意识到舌侧矫治和唇侧矫治差异显著,需要设计适合舌侧矫治的托槽。于是他与美国 Ormco 公司合作,于 1975 年研发出专用于舌侧矫治的 Kurz 舌侧树脂托槽,1976 年获得美国专利局世界上第一个固定舌侧矫治器的专利,同年由 Ormco 公司制作出了第一代 Kurz 舌侧托槽,于 1979 年正式投入生产 Kurz-Ormco 舌侧托槽。Kurz 医师使用这种矫治器,3 年内完成了 100 余例舌侧病例的矫治,并建立了标准的舌侧矫治程序,到 1990 年已发展成第七代 Kurz 舌侧托槽。与此同时,20 世纪 60 年代末到 70 年代初,日本 Kinya Fujita 医师提出了舌侧矫治理念,并应用于临床,1979 年在美国正畸杂志(AJO)发表了使用舌侧矫治器矫治牙颌畸形取得良好疗效的论文,首次提出蘑菇状舌侧弓丝(mushroom arch wire),证明了舌侧矫治技术的可行性和科学性(图 13-90,图 13-91)。

这种隐形的"舌侧矫治技术"随即受到广大患者,尤其是成人患者的热烈欢迎,成为美国口腔正畸的热点之一,并成立了舌侧矫治协会,为舌侧矫治技术的推广应用起到了积极的推动作用。1983 年 Ormco 公司在欧洲举办舌侧矫治技术学习班,并展示了一些舌侧矫治完成病例,为此技术在欧洲的发展奠定了基础。舌侧矫治技术在发展初期迅速普及,据统计 1983 年世界的舌侧矫治病例约为 5 000 例。

然而,舌侧矫治技术与唇侧矫治技术存有许多不同之处,初次开展此项技术的正畸医师对舌侧矫治技术独特的力学机制以及临床特点常常不能完全掌握,很快在临床中就遇到了不少困难,例如,上前牙托槽难以精确定位且易于脱落,临床医师操作困难,矫治的精确性差等;再加上早期舌侧托槽体积较大,往往导致患者舌体强烈的不适感甚至疼痛,发音障碍等,使一些患者望而生畏,或矫治开始不久,要求拆除,致使舌侧矫治的发展遇到了瓶颈。此时兼顾美观和稳定的陶瓷唇侧托槽问世,受到越来越多的正畸医师和患者的欢迎,致使舌侧矫

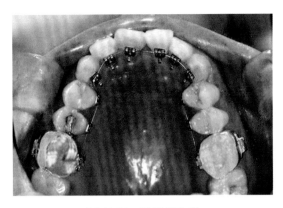

图 13-90　舌侧矫治器

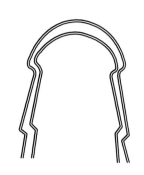

图 13-91　蘑菇状舌侧弓形

治器及技术的发展进入了低谷。

20 世纪末至 21 世纪初,意大利 Scuzzo 医师和日本 Takemoto 医师合作研制出的 STb 舌侧矫治器及技术,德国 Wiechmann 医师创建的个性化舌侧矫治器及技术(incognito),有效地解决了传统 Kurz 舌侧矫治器及技术中存在的问题,创立了当代舌侧矫治器及技术,使舌侧矫治技术的发展掀开了新的一页。

(三) 舌侧矫治器及技术的特点

1. 优点

(1) 隐蔽性及美观性:舌侧矫治器粘接在牙齿的舌面,完全隐蔽。如果矫治得当,患者在整个正畸治疗过程中可完全不暴露矫治器,故称作隐形矫治器,名副其实。因此,深受社交活动较多成人患者的青睐。有人称之为"美丽的矫治"。

(2) 保持牙齿唇面美观性:由于矫治器位于牙齿的舌面,避免了因口腔卫生不良导致牙齿唇面脱矿现象的发生,从而有效地保持了牙齿唇面的美观性。

(3) 矫治深覆𬌗的高效性:与唇侧矫治器相比,舌侧矫治器位于牙齿舌面,更加接近牙齿的阻抗中心,易于压低前牙。

(4) 易于扩大上颌牙弓:舌侧矫治器的上颌扩弓作用优于唇侧矫治器,而且因扩弓所导致的牙齿唇倾也较少,但是其原理尚不十分明了,可能由于:①与作用力接近牙齿阻抗中心相关;②矫治器位于牙齿舌侧,易于扩弓;③托槽间距小,有利于扩弓等。

(5) 易于远中移动上颌磨牙:上颌磨牙的阻抗中心偏牙齿舌侧,因而从舌侧加力易于牙齿的整体远中移动,同时也有利于保持支抗。

(6) 种植体支抗的选择空间明显优于唇侧固定矫治器。

2. 缺点

(1) 患者舌体的不适感比唇侧矫治器明显:传统 Kurz 舌侧矫治器的体积较大,患者的不适感强烈,有些患者甚至不能坚持而放弃矫治。而当代舌侧矫治器的体积均明显减小,有效地改善了患者的舒适性,尤其以个性化舌侧矫治器最为突出,不仅减小了托槽体积而且降低了托槽的厚度,极大地改善了患者的舒适性,患者的不适症状一般在 4 周内均可完全消除。

(2) 与唇侧矫治相比,舌侧临床操作相对较复杂,其椅旁时间较长。当代舌侧矫治器及技术在这方面有明显的改善。

（3）与唇侧矫治相比，舌侧矫治费用明显较高。

（四）舌侧矫治器的组成

舌侧矫治器主要由舌侧托槽、舌面管、矫治弓丝、带环、舌侧扣，以及美观义齿等组成。

1. 舌侧托槽分类及其特征　舌侧托槽的种类繁多，根据托槽的大小、槽沟尺寸、槽沟开口方向以及结扎方式等各有其特点。

（1）托槽大小：由于舌侧矫治的托槽间距比唇侧小，因此，舌侧矫治器均为单翼托槽。其中常见的体积较大的舌侧托槽有 Kurz 舌侧矫治器以及 kelly 舌侧矫治器；而体积较小的舌侧托槽有个性化舌侧矫治器（incognito 及 eBrace）、STb 舌侧矫治器、Fujita 舌侧矫治器以及 Forestadent 舌侧矫治器等。

（2）托槽槽沟：舌侧托槽按槽沟方向可分为水平向槽沟和垂直向槽沟两种。

1）水平向槽沟型舌侧托槽（图 13-92A）：以传统 Kurz 舌侧矫治器和当代的 STb 舌侧矫治器为代表，这类舌侧托槽虽然有利于牙齿水平向移动的控制，但是内收前牙时，由于矫治弓丝易于从槽沟中脱出，影响对前牙转矩的控制。另外，不能在直视下放置弓丝，临床操作不便。

2）垂直向槽沟型舌侧托槽（图 13-92B）：以个性化舌侧托槽（incognito 及 eBrace）为代表，由于前牙舌侧托槽槽沟是垂直向的，内收前牙时弓丝不易从槽沟中脱出，有利于前牙转矩的控制，而且可以在直视下安放弓丝，利于临床操作。其后牙托槽设置水平向槽沟。

另外，还有组合槽沟型带状弓舌侧托槽，其前牙垂直向槽沟、后牙水平向槽沟、舌侧带状弓矫治器，弓丝以带状弓方式入槽沟。

（3）托槽底板：托槽底板是托槽直接和牙齿接触的部分，分为预成式底板和个性化底板两类。前者以传统 Kurz 舌侧矫治器和当代的 STb 舌侧矫治器为代表，需要在舌侧技工加工室根据排牙结果制作树脂后进行粘接；后者的代表性矫治器是个性化舌侧托槽（incognito 及 eBrace）（图 13-93），

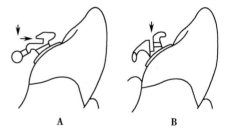

图 13-92　舌侧托槽类型
A. 水平向舌侧托槽　B. 垂直向舌侧托槽

此设计是应用计算机辅助设计和制作技术（CAD/CAM），根据每位患者每个牙齿的舌面形态，为患者的每颗牙齿"量体定做"的个性化托槽底板的舌侧矫治器，是当今舌侧矫治的主流技术。这种一对一的关系使得托槽脱落后可以采用和唇侧矫治技术相同的直接粘接技术，极大地节约了临床操作时间。

（4）其他：舌侧自锁托槽，由于口腔舌侧空间十分有限，操作比唇侧矫治器困难得多，因而其应是发展方向之一。目前已有 eBrace 舌侧自锁托槽问世。

2. 舌面管　磨牙舌面管的形态和磨牙颊面管的形态类似，其近中采用了喇叭口设计，易于矫治弓丝的放置。舌面管可以焊接在磨牙带环上使用，也可以直接粘接在磨牙的舌侧面。

3. 带环　常用于磨牙。随着粘接技术的发展目前逐渐被舌面管所取代，但是，对于需要使用 Nance 弓、口外弓以及 TPA 等加强支抗时还需要使用带环。此外，对于牙齿大面积缺

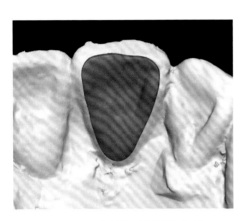

图 13-93　个性化舌侧托槽底板

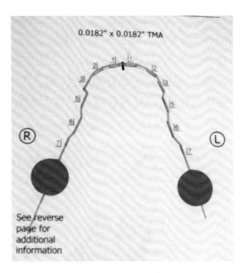

图 13-94　个性化矫治弓丝

损或者使用 Herbst 矫治器矫治安氏Ⅱ类错𬌗时也需要使用带环。

4. 矫治弓丝

（1）标准舌侧弓形：其形状呈蘑菇状，在尖牙和第一前磨牙之间弯制第一内收弯；在第一磨牙近中和第二前磨牙远中弯制第二内收弯。对于临床冠较短的患者，还需要在尖牙和前磨牙之间弯制第二序列弯曲。使用标准舌侧弓形的技术有传统的 Kurz 舌侧矫治技术。

（2）直丝弓：STb 舌侧矫治技术置入直丝弓。为此，前牙 STb 托槽槽沟设置比较接近龈缘，以补偿尖牙与前磨牙舌侧之间的台阶，以有利于实施直丝弓矫治。

（3）个性化弓形：根据患者的排牙模型确定每位患者的个性化弓形，其形态因人而异，因此又称为"个性化舌侧弓形"（图 13-94）。使用个性化舌侧弓形的代表是个性化舌侧矫治技术（incognito）。

（4）个性化直丝弓：eBrace 个性化直丝弓矫治技术要求前牙段及后牙段弓丝满足直丝弓原则，而在尖牙与第一前磨牙之间设置个性化弯曲，即蘑菇状直丝弓形。这样便于临床操作，且有利于后牙滑动。

5. 其他附件　舌侧矫治技术中常用的附件有：美观义齿、舌侧扣等。

美观义齿主要用于拔牙矫治病例，用来遮挡拔牙间隙，最大限度地降低拔牙对于患者矫治过程中美观性的影响。粘接美观义齿时，义齿的龈向需要保留少量间隙，以利于口腔卫生的清洁；其𬌗向也应该保留少量间隙，防止义齿与对𬌗牙齿接触而脱落。

使用美观义齿时，必须注意避免防碍牙齿移动以及拔牙窝的愈合。通常，对于拔除第一前磨牙的患者，酸蚀第二前磨牙的近中面，粘接美观义齿。随着前牙的内收，逐渐调磨美观义齿，每次将义齿磨小 2mm，以免防碍尖牙和前牙的移动。当间隙过小时，则去除美观义齿。

6. 常用的辅助装置　舌侧矫治中常用的辅助装置有横腭杆、口外弓以及 Nance 弓等，这些辅助装置是传统舌侧矫治技术加强支抗的主要方式，目前随着微种植支抗的普及和应用，这些辅助装置应用的频率正逐渐减少。

（五）舌侧矫治技术的生物力学

1. 生物力学机制　在舌侧矫治技术中，由于矫治力的作用点从牙齿的唇面移至舌面，导致作用力与牙齿阻抗中心的相对位置发生了变化,因此,在两种矫治系统中(舌侧和唇侧)施加同样大小的力,其结果是不同的。

在唇侧矫治时,由于压入力通过阻力中心,仅产生对切牙的压低效果;而同样的压入力在舌侧矫治时,从阻力中心舌侧通过,除了产生压低效果,还可使切牙舌向倾斜移动。因此,舌侧矫治整体内收前牙时,应该减小内收力的大小,而适当增加压低力以及前牙转矩(图 13-95)。

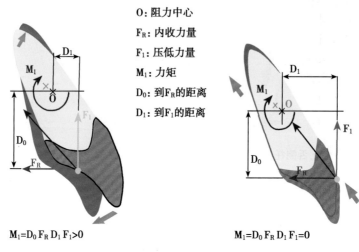

O: 阻力中心
F_R: 内收力量
F_1: 压低力量
M_1: 力矩
D_0: 到 F_R 的距离
D_1: 到 F_1 的距离

$M_1 = D_0 F_R D_1 F_1 > 0$

$M_1 = D_0 F_R D_1 F_1 = 0$

图 13-95　同样的压入力在唇侧矫治与舌侧矫治的效果不同

2. 支抗控制与支抗失控的处置　良好的支抗控制是取得正畸矫治成功的关键因素之一。舌侧矫治中支抗失控的表现主要有两种:水平向弓丝弯曲现象和垂直向弓丝弯曲现象。

(1) 水平向弓丝弯曲现象:在整体内收前牙时,磨牙将持续受到远中舌向旋转的力量,因此会出现前磨牙区变宽而第二磨牙区宽度变窄的现象,称为"水平向弓丝弯曲现象"。这种现象常见于上颌,下颌由于牙槽骨较窄,较少发生。

预防措施包括四点。

1) 充分进行牙弓整平、直立磨牙后,再开始关闭间隙。

2) 关闭间隙时要使用不锈钢方丝,其尺寸不小于 0.016 英寸×0.022 英寸。

3) 在弓丝上弯制内收弯时,从前磨牙的远中开始弯制向外的弧形,并在上颌第二磨牙区扩宽一个牙尖的宽度。

4) 防止使用过大的力量关闭间隙。

(2) 垂直向弓丝弯曲现象:如果整体内收的力量过大,则会导致上下前牙舌倾,后牙近中倾斜,前牙之间形成早接触,侧方咬合接触丧失的现象,称为"垂直向弓丝弯曲现象"。

预防措施包括四点。

1) 关闭间隙时要使用不锈钢方丝,其尺寸不小于 0.016 英寸×0.022 英寸。

2) 由于舌侧矫治较唇侧矫治容易引起前牙的舌向倾斜,因此,需要在弓丝上弯制摇椅弓以增加压低的力量,同时在前牙区增加冠唇向转矩。

3) 防止使用过大的力量关闭间隙。

(六) STb 舌侧矫治器及技术

由意大利正畸学者 Scuzzo 和日本正畸学者 Takemoto 于 1995 年联合提出,按照直丝弓理念设计制作的舌侧矫治器。最初称之为舌侧直丝弓矫治器（lingual straight wire appliance，LSW），后来使用二位学者姓氏的第一个字母，即 S（cuzzo）及 T（akemoto）加上托槽或矫治器（bracket）一词，故称之为 STb 舌侧矫治器。

1. STb 舌侧矫治器的组成及特点

（1）托槽：STb 托槽属于水平入槽的单翼窄托槽。虽然 STb 矫治器没有为每颗牙齿配备个性化的托槽，但是也分几种类型供选择。即上颌切牙和尖牙托槽、下颌切牙和尖牙托槽、前磨牙托槽、下颌磨牙托槽及上颌磨牙托槽。与下颌磨牙的不同在于上颌磨牙托槽有 10° 的远中外展。托槽设计了台阶，以防止结扎丝和弓丝之间产生接触，可降低摩擦力。上切牙托槽槽沟底部向两侧伸出侧翼，以利于结扎时控制牙齿扭转（图 13-96）。后来进行了改进，将 STb 托槽向牙龈侧延伸，形成补偿性水平向横槽沟，使前牙舌侧托槽槽沟近于牙龈缘（图 13-97），便于应用直丝弓，有利于牙齿在滑动过程中减少摩擦力。槽沟尺寸仍为 0.018 英寸×0.025 英寸；托槽宽度减小以增加托槽间距。上尖牙托槽槽沟底部更靠近牙龈线的位置，显著降低尖牙和第一前磨牙的厚度差异，使实施直丝弓成为可能。要求尖牙及切牙托槽可粘接于牙冠龈三分之一的顶部位置，前磨牙及磨牙托槽可粘接到舌侧临床冠中心以上位置。STb 托槽都是由奥氏体不锈钢合金制成，底板上有一层 80um 厚的单层网纹确保最好的复合渗透。由于托槽底板不是个性化设计，因此技工的配合十分重要，以保证前牙较合适的转矩控制。

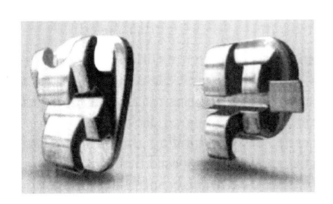

图 13-96　STb 舌侧托槽

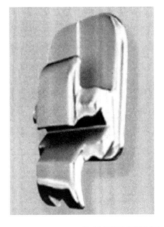

图 13-97　STb 直丝弓舌侧托槽

（2）矫治弓丝：符合直丝弓原则。

2. STb 舌侧矫治器临床矫治程序及弓丝应用　矫治可分为四个阶段。

（1）排齐整平：可使用 0.012 英寸或 0.013 英寸的镍钛丝。

（2）扭转和转矩控制：通过 0.016 英寸的 TMA 丝对扭转进行控制。在需要转矩控制的病例中，应使用 0.017 英寸×0.017 英寸的镍钛方丝或者或者 0.0175 英寸×0.0175 英寸的 TMA 丝。

（3）关闭间隙：可用 0.017 英寸×0.025 英寸方丝或者 0.0175 英寸×0.0175 英寸的 TMA 丝。由于 0.016 英寸的 TMA 丝可弯制一些曲，因此也可能会使用到。

（4）完成阶段：可用 0.016 英寸镍钛 TMA 丝进一步精细调整。

由于 STb 舌侧矫治器应用了直丝弓原则，因而在牙齿移动方面比个性化舌侧矫治器有一定的优势。然而,由于 STb 托槽底板不是个性化设计,故比个性化设计的托槽要厚,在舒适度及粘接力方面仍有不足之处。

（七）个性化舌侧矫矫器及技术(lingual incognito appliance)

由德国正畸学者 Wiechmann 于 2000 年提出,应用计算机辅助设计和制造技术(CAD/CAM),根据个体牙冠舌侧解剖形态而"量体定做"的舌侧矫治器,称为个性化舌侧矫矫器。

1. 个性化舌侧矫治器的组成及特点

（1）个性化托槽:前牙为垂直向槽沟,后牙为水平向槽沟。属于 0.018 英寸托槽。托槽底板采用个性化设计,与传统舌侧托槽相比,底板薄而面积较大,并和相应牙齿舌面形态完全吻合,托槽体则相对较小,因而舒适度及粘接力大为改善(图 13-98)。

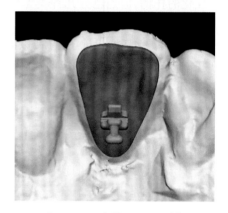

图 13-98 个性化舌侧托槽

（2）个性化舌面管:舌面管的形态和磨牙颊面管的形态类似,其近中采用了喇叭口式设计,易于矫治弓丝的安放。与传统舌侧矫治器不同,磨牙不使用带环,舌面管直接和个性化底板铸造在一起,直接粘接使用。

（3）矫治弓丝:采用个性化弓形,通过弯制弓丝的第一序列弯曲补偿托槽厚度的差异,显著降低了托槽的厚度,提高了患者的舒适度。计算机根据患者的排牙模型计算出每位患者的个性化舌侧弓形,然后由机械手弯制矫治弓丝,确保了弓丝的精确性(图 13-99)。

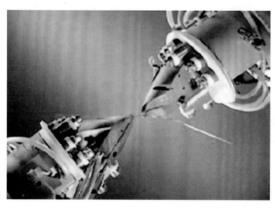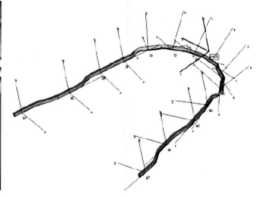

图 13-99 机械手弯制个性化弓丝

（4）附件或辅助装置:常用的附件有美观义齿、舌侧扣等。美观义齿主要用于拔牙矫治病例,使用美观义齿来填补拔牙间隙,最大限度地降低拔牙对于患者美观性的影响。随着前牙的内收,逐渐调磨美观义齿,以免防碍牙齿的移动。对于需要强支抗的患者则使用微种植体等辅助装置。

2. 个性化舌侧矫治器的加工制作 个性化舌侧矫治技术采用计算机辅助设计和制造技术(CAD/CAM)生产加工出舌侧矫治器。基本过程如下。

（1）制取印模:临床上需要制取精确的硅橡胶印模,然后灌注石膏模型(图 13-100)。

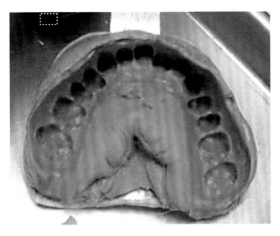

图 13-100 制取精确的硅橡胶印模

（2）技工排牙：在技工室根据患者的矫治设计进行模型排牙（图 13-101）。

（3）激光扫描：采用高分辨率的三维激光扫描仪扫描排牙模型，数据经过计算机处理后，在计算机内三维再现每颗牙齿的立体结构。设计托槽之前，需要先在计算机上确定槽沟平面，并将所有牙齿按照此平面进行排列，即"数字模型排牙"应与技工排牙相对一致。

（4）设计个性化托槽底板：根据牙齿舌面解剖形态，为每颗牙齿"量体定做"的"个性化托槽底板"。托槽底板面积大，和相应牙齿舌面完全吻合。

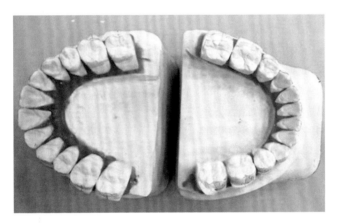

图 13-101 模型排牙

（5）托槽体及槽沟设计：前牙托槽采用垂直向槽沟设计，弓丝垂直进入槽沟；后牙托槽采用水平向槽沟设计，弓丝呈带状，水平进入槽沟（图 13-102），所有托槽的槽沟均排列在预定的弓丝平面上，并在槽沟内预置相应的轴倾度以及转矩角度。

（6）精密铸造托槽：采用精密铸造技术生产加工托槽。

（7）制作间接转移托盘：技师使用树脂粘着剂直接将托槽粘接在患者的错𬌗模型上，并制作间接转移托盘（图 13-103），供临床间接粘接托槽使用。常用的间接转移托盘有硅橡胶转移托盘和压模转移托盘两种。硅橡胶转移托盘是由两层硅橡胶组成，内层为较柔软的硅橡胶，外层为超硬型硅橡胶，仅适用于化学固化技术；压模转移托盘也是由内层和外层组成，既可以使用光固化技术，也可以使用化学固化技术。

（8）临床粘接过程：①粘接前准备：对所有牙齿进行洁治和喷砂处理；②安装舌侧开口器；③酸蚀牙齿舌面；④冲洗、干燥牙齿舌面；⑤在牙齿舌面上涂抹粘接渗透液；⑥将粘接糊剂涂于间接托盘托槽底板上；⑦将间接托盘置于患者口中，待托盘完全就位后，光照使树脂固化；⑧取下间接托盘，使用涡轮手机去除牙齿周围剩余的粘接剂；⑨使用牙线，确保牙齿邻接面无粘接。

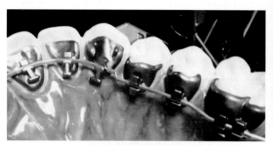

图 13-102　带状弓丝入槽
带状弓丝在前牙竖直入槽,后牙水平入槽

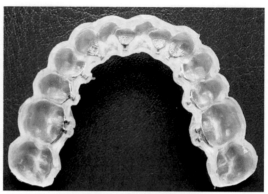

图 13-103　间接转移托盘

（9）个性化矫治弓丝的弯制:计算机根据排牙模型确定每位患者的"个性化舌侧弓形",使用机械手弯制个性化矫治弓丝。

3. 个性化舌侧矫治技术的临床实施

（1）适应证:凡是能用唇侧矫治的病例,原则上也适用于舌侧矫治。

（2）矫治器的安放:采用间接粘接技术:①试戴间接托盘就位合适后,对托槽底板进行喷砂处理,并用丙酮小棉球彻底擦干净每个托槽的底板;②对所有牙齿进行洁治和喷砂处理;③粘接矫治器;④放置预成矫治弓丝。

（3）临床矫治步骤:一般分为五个阶段。

1）排齐和整平阶段:排齐是指矫治牙齿唇(颊)向、舌(腭)向、近远中向、高低位以及扭转、斜轴的牙齿,使之形成良好的牙弓形态。牙弓整平是指整平牙弓的𬌗平面,一般要使Spee 曲线变平。另外,对于后牙的反𬌗或者锁𬌗、上颌骨宽度不足、埋伏牙等的矫治,也通常在第一阶段解决。

与唇侧矫治技术相比较,舌侧矫治技术的托槽间距小,因此,需要选择口径较细而弹性柔和的弓丝,如热激活镍钛丝以及铜镍钛丝等。可从 0.012 英寸或 0.014 英寸镍钛圆丝开始,逐步加粗。

在排齐整平阶段,矫治低位尖牙、远中倾斜的尖牙或者低位并远中倾斜的尖牙时,要特别注意防止出现垂直向支抗的失控。

2）确立前牙适当转矩阶段:由于舌侧矫治独特的力学作用机制,在前牙内收时容易舌倾,转矩容易丢失,因此,内收前牙之前,确保前牙适当转矩的建立非常重要。

建立前牙适当转矩的关键是要确保方丝弓能够完全入槽沟后,紧密结扎。推荐前牙采用不锈钢丝的对折结扎。弓丝通常使用 0.016 英寸×0.022 铜镍钛丝或者 0.0175 英寸×0.025 英寸 TMA 丝。上颌弓丝上可适当弯制人字型曲以打开咬合,而下颌通常使用平直弓丝。

3）内收前牙、关闭拔牙间隙阶段:由于舌侧矫治技术对美观性的要求高,推荐使排齐的6 个前牙一起移动。关闭间隙期间,6 个前牙不宜再出现间隙,即贯彻美观矫治原则。

关闭间隙推荐使用滑动法。其优点是弓丝弯制简单,患者较舒适;缺点是其内收力量不易精确控制。因此,使用适当的力量关闭间隙是非常重要的,力量过大则会导致垂直向以及水平向的支抗失控。弓丝通常使用 0.016 英寸×0.022 英寸或者 0.016 英寸×0.024 英寸不锈钢方丝。使用滑动法关闭间隙时,强调充分整平弓丝,以减小系统滑动摩擦力,矫治力不可过大,以防止弓丝变形,支抗丢失。在弓丝上弯制摇椅弓以及弓丝末端开展,防止磨牙旋转,但是,弓丝曲度不宜过大,以免影响滑动效果。每月间隙关闭速度不大于 1.5mm,以防止力量过大,并为倾斜牙齿的直立提供足够的恢复时间。前牙要保持适当的转矩,以免在内收前牙时导致后牙支抗丧失。

关闭间隙阶段的注意事项:①为了防止弓丝从前牙槽沟中脱出,影响对前牙转矩的有效控制,前牙采用不锈钢丝的对折结扎;②内收前牙之前一定要充分建立前牙转矩;③内收前牙时的转矩控制非常重要,一旦丢失很难恢复,因此,间隙关闭的速度每月不超过 1.5mm;④关闭间隙的力量不可过大,否则会导致支抗失控,出现水平向弓丝弯曲现象以及垂直向弓丝弯曲现象;⑤下颌磨牙近中移动时,容易舌向倾斜。

4)精细调整阶段:整体内收前牙,关闭拔牙间隙后,需要进行精细调整以获得稳定的尖窝咬合关系以及良好的上下牙弓的匹配。要使用理想弓丝进行精细调整,常用 0.016 英寸不锈钢丝、0.016 英寸 TMA 丝或者 0.0182 英寸×0.0182 英寸 TMA 丝。此阶段不宜使用硬度大的不锈钢方丝。

5)保持阶段:由于舌侧患者对美观性的要求较高,往往不喜欢明显可见的保持器。常用的保持器有:透明压膜保持器、舌侧固定粘接式保持器、正位器以及 Hawley 保持器等。患者在开始保持的半年内,应该无间断戴用,之后可以逐渐减少戴用时间,持续一年或者更长的时间。

4. 舌侧矫治的常用器械 包括:①45°结扎丝切断钳:主要用于剪断结扎丝;②霍氏钳:用于把持、安放弓丝等;③长柄末段切断钳:用于剪断主弓丝;④持针器:常用 45°中号持针器;⑤去托槽钳:用于舌侧托槽的去除;⑥舌侧推子:用于弓丝入槽、结扎等;⑦舌侧专用开口器及吸唾器。

5. 个性化舌侧矫治器及技术特点 个性化舌侧矫治器是为个体"量身定做"的,底板薄而面积大,与牙冠舌面完全吻合,粘接度强,托槽体积小而薄,矫治弓丝按照个体牙齿舌侧牙弓形态,应用机械手"量体弯制",因而患者舒适度大为改善,医师临床操作明显便捷。需要特别指出的是,当制作完全个性化舌侧矫治器时,需要为每位病人设定矫治目标。这对复杂病例尤为重要,使正畸医师对潜在疗效有准确认识。

不足:在牙齿移动方面不如 STb 直丝弓矫治器。

(八) eBrace 个性化直丝弓舌侧矫治器及技术(eBrace costumed and straight-wire lingual appliance)

其由中国正畸学者林久祥及广州瑞通生物技术公司于 2012 年联合提出,将直丝弓理念与个性化设计结合而形成的舌侧矫治器及技术。

1. 原理 前牙牙冠舌侧解剖形态个体变异或差异较大,故托槽底板及槽沟"量体定制"个性化设计为妥。后牙牙冠舌面解剖形态与颊面类似,个体变异或差异较小或甚微,故托槽槽沟按直丝弓理念设计可行,而与牙齿舌面接触的托槽底板可采取个性化设计。

2. eBrace 个性化直丝弓舌侧矫治器的组成及特点

(1)前牙托槽:竖直槽沟的转矩及托槽底板根据个体的特征,实施"量体定制"的个性化设计及制作。

（2）后牙托槽：水平槽沟的转矩及近远中倾斜度等根据直丝弓理念设计，槽沟底可消除第一序列弯曲的补偿。托槽底板根据个体牙冠舌面的表面弧度，实施"量体定制"的个性化设计及制作。

（3）矫治弓丝：舌弓的前牙部分及后牙部分均体现直丝弓原则。尖牙与第一前磨牙之间按其解剖特征体现个性化设计，即整个弓形呈蘑菇状。

3. eBrace 个性化直丝弓舌侧矫治器的加工制作　参见个性化舌侧矫治器及技术。

4. eBrace 个性化直丝弓舌侧矫治技术的临床实施　基本类似于个性化舌侧矫治器及技术。临床矫治程序有其特点。以减数4个第一前磨牙为例，简述如下。

（1）排齐和整平阶段：选择直径较细而弹性柔和的蘑菇状标准弓形的预制圆丝弓，除了尖牙远中有内收弯外，前牙段及后牙段均呈直丝弓状态。可从 0.012 英寸或 0.014 英寸镍钛圆丝开始，逐步加粗。必要时，可在弓丝上附加阻挡装置，以利于前牙段的扩弓排齐。前牙一旦排齐，不得再出现间隙，贯彻美观矫治原则始终。

（2）内收前牙、关闭拔牙间隙阶段：推荐使用预制的标准弓形的不锈钢方丝或镍钛方丝，例如 0.016 英寸×0.022 英寸或者 0.016 英寸×0.024 英寸不锈钢方丝或 0.016 英寸×0.022 英寸铜镍钛丝或者 0.0175 英寸×0.025 英寸 TMA 丝。6个前牙一起移动，用力不宜过大，既可维持前牙转矩，同时不易丢失支抗，必要时使用腭部种植体支抗。

5. 特点　矫治器设计兼容了个性化舌侧矫治器及 STb 舌侧矫治器的优点，摒弃了二者的不足。体现了个性化设计原则，托槽较大面积的薄底板与牙齿舌侧面完全吻合，弓丝呈蘑菇状，按个体牙弓形态定做，使患者舒适度显著改善，托槽不易脱落。同时由于弓丝后牙部分呈直丝弓状态，有利于后牙滑动，前牙直丝弓便于临床操作，矫治效率高。

eBrace 个性化直丝弓舌侧矫治器的制作及临床实施操作如下。

（1）前期准备：由医师完成。

根据患者的牙弓形态，选择合适的托盘，建议托盘的边缘比牙齿的唇面或颊面宽约 5mm，托盘应能覆盖过第二磨牙或者萌出的第三磨牙。

快速混合硅橡胶初印材料均匀填入托盘内。然后将一片稍大于托盘的树脂薄膜铺盖在初印模材料上，整个过程中注意保持患者口腔干燥。

将托盘戴入患者口内，后部先就位，并由后向前逐步就位以避免产生气泡，握住患者口腔，对托盘加压，一般固化过程4分钟左右。

初次印模固化后取出托盘，去除树脂薄膜，如果有必要的话，可以修去牙龈线 3mm 以外的硅橡胶材料。

将调和均匀的高流体双组分硅胶印模注入初印模托盘中，注入时应将注射头埋入流体终印模材料中，避免产生气泡。

将托盘旋入患者口内，就位后轻力加压，待固化 3~4 分钟后取出，印模的牙冠解剖形态应清晰，特别是牙齿的舌侧面不能有气泡和缺损，牙龈线清晰光滑连续，精确的取模是个性化舌侧矫治成功的第一步。

填写设计单：应将各种要求尽量填写清楚，避免出现不必要纠纷。

（2）生产制作：由厂商或公司完成。

厂商收到印模托盘后首先会取石膏模型，并根据模型的清晰程度判断是否需要再次取模。

然后根据医师要求选择电脑排牙或者手工排牙,医师可在设计单上对排牙做具体要求,比如牙齿的移动量、转矩、轴倾等。

排牙完成后,厂商会将排牙的结果发送给医师确认,医师可以提出修改意见,填写到设计单上。只有在医师确认排牙结果后才能在电脑上进行托槽的设计制作。

厂商会发送托槽设计结果给医师确认,同样只有在医师确认设计正确时,才能进行托槽制作。

托槽的制作最好使用3D打印技术,以确保托槽底板的形状与牙齿舌面完全吻合。

托槽制作完成后,技术人员会将托槽精确的置于间接安装定位托盘内。除了托槽和间接定位托盘,厂商还会提供一套预制的矫治弓丝,医师可以根据需要选择不同型号的弓丝,或者根据弓丝图纸自己弯制需要的弓丝。

最后,厂商将一整套的舌侧矫治器包括舌侧托槽、间接安装托盘,配套弓丝、托槽设计截图、排牙理想模型等,寄送至医师。

(3)临床粘接及操作:由医师完成。

个性化舌侧矫治器安装过程中,保持口腔干燥是安装成功的关键,整个安装过程应尽量保证口内干燥,有条件者可使用舌侧矫治专用的吸唾器。

酸蚀过程中应注意不要酸蚀到牙齿的邻面,酸蚀后至少要冲洗15秒保证去除所有酸蚀剂,清洗后应再次干燥牙面。

在托槽上涂抹粘接剂之前可在托槽底板上预先涂抹一层预处理剂,涂抹在底板上的粘接剂应适量,以免造成在安装时过量溢出,造成结扎困难或者槽沟堵塞。

在将间接安装托盘安装在牙齿上之前,还需要在牙面涂抹一层预处理剂,间接安装托盘就位后,可从𬌗面适当加压,以保证托盘充分就位。

间接安装托盘分为硬质托盘和软质托盘两层,可分层取下。取下时从后牙向前牙方向,并由外向内轻轻的摘取。

取下间接安装托盘后可以再次光固化保证粘接牢固。

安装弓丝时,先将弓丝插入末端的舌管,再根据前牙中心标记点确定弓丝的具体位置,然后从前牙往后牙方向依次结扎,保证每段弓丝都能准确入槽。剪掉弓丝末端避免弓丝刺伤患者,注意剪断的弓丝应用牙钻磨圆滑,也可以回弯末端弓丝。

(林久祥)

参 考 文 献

1. BENNETT J C,MCLAUGHLIN R P. Orthodontic Treatment Mechanics and the Preadjusted Appliance. England:Wolge Publishing,1993.

2. BENNETT J C,MCLAUGHLIN R P. Orthodontic Management of the Dentition and the Preadjusted Appliance. Oxford:lsis Medical Media,1997.

3. 曾祥龙,许天民. 系统化正畸治疗技术. 天津:天津科技翻译出版公司,2002.

4. KUSY R P,WHITLEY J Q. Friction between different wire-bracket configurations and materials. Semin:Orthod,1997,3:166-177.

5. KESLING P C. Expanding the horizons of the edgewise arch wire slot. Amer J Orthod Dentofac Orthop,1988,94:26.

6. KESLING P C. Tip-Edge plus Guide and differential straight-arch technique. 6th ed. Westville:TP Orthodontics

Inc,2003.

7. 林久祥. Tip-Edge 矫正技术. 中华口腔医学杂志,1992,27:375.

8. 林久祥. 现代口腔正畸学——科学与艺术的统一. 3 版. 北京:中国医药科技出版社,1999.

9. LIN J X,GU Y. Preliminary Investigation of Nonsurgical Treatment of Severe Skeletal Class Ⅲ Malocclusion in the Permanent Dentition. The Angle Orthodontists,2003,73(4):401-410.

10. LIN J X,GU Y. Lower Second Molar Extraction in Correction of Severe Skeletal Class Ⅲ Malocclusion. The Angle Orthodontist,2006,76,(2):217-225.

11. 陈莉莉,林久祥,许天民. Tip-Edge Plus 直丝弓技术矫治安氏Ⅱ类错的临床应用初探. 中华口腔医学杂志,2008,43(12):719-722.

12. 陈莉莉,林久祥,许天民. Tip-Edge Plus 直丝弓技术矫治Ⅲ类错的临床初探. 中华口腔医学杂志,2009,44(10):588-593.

13. THORSTENSON G A,KUSY R P. Effect of archwire size and material on the resistance to sliding of self-ligating brackets with second-order angulation in the dry state. Am J Orthod Dentofacial Orthop, 2002, 122: 295-305.

14. THOMAS S,BIRNIE D J,SHERRIFF M. A comparative in vitro study of the frictional characteristics of two types of self ligating brackets and two types of preadjusted edgewise brackets tied with elastomeric ligatures. Eur J Orthod,1998,20:589-596.

15. PIZZONI L,RAUNHOLT G,MELSEN B. Frictional forces related to self-ligating brackets. Eur J Orthod,1998, 20:283-291.

16. BERGER J L. The influence of the SPEED bracket's self-ligated design on force levels in tooth movement:a comparative in vitro study. Am J Orthod Dentofacial Orthop,1990,97:219-228.

17. HARRADINE N W T. Self-ligating brackets and treatment efficiency. Clin Orthod Res,2001,4:220-227.

18. EBERTING J J,STRAJA S R,TUNCAY O C. Treatment time,outcome and patient satisfaction comparisons of Damon and conventional brackets. Clin Orthod Res,2001,4:228-234.

19. FUJITA K. New orthodontic treatment with lingual bracket mushroom arch wire appliance. Am J Orthod,1979, 76(6):657-675.

20. FUJIATA K. Multilingual-bracket and mushroom arch wire technique. Am J Orthod,1982,82(2):120-140.

21. KURZ C. The use of lingual appliances for correction of bimaxillary protrusion(four premolars extraction). Am J Orthod Dentofacial Orthop,1997,112(2):357-363.

22. ROMANO R. Lingual orthodontics. Hamilton:B. C. Decker Inc,1998.

23. GERON S,ROMANO R,BROSH T. Vertical forces in labial and lingual orthodontics applied on maxillary incisors-A theoretical approach. Angle Orthodontist,2004,74(2):195-201.

24. WIECHMANN D,RUMMEL V,THALHEIM A,et al. Customized brackets and archwires for lingual orthodontic treatment. Am J Orthod Dentofacial Orthop,2003,124(5):593-599.

25. 徐宝华. 隐形口腔正畸治疗——当代舌侧正畸学的新概念与治疗技术. 北京:中国医药科技出版社,2005.

26. GERON S. Anchorage considerations in lingual orthodontics. Seminars in Orthodontics,2006,12(3):167-177.

27. ROMANO R. Concepts on control of the anterior teeth using the lingual appliance. Seminars in Orthodontics, 2006,12(3):178-185.

28. GERON S. Finishing with lingual appliances,problems,and solutions. Seminars in Orthodontics,2006,12(3): 191-202.

第十四章　矫形矫治

第一节　概　述

矫形矫治(dentofacialorthopedics)又称生长改良(growth modification),是指通过特定的治疗使颅面及颌骨发生形态或空间位置改变,从而协调改善患者面型美观的正畸治疗。矫形治疗的矫治机制主要包括通过功能矫形治疗或使用口外矫形力使颌骨发生有利的形态学生长改建,以及在正畸治疗中通过控制和改变某些牙齿的位置从而使上颌骨和/或下颌骨发生有利的旋转或位置改变从而改善患者面型等情形。矫形治疗一直伴随着现代正畸的发展,Angle 医师在上世纪初已在正畸治疗中使用口外弓。上世纪初在欧洲出现了功能矫形治疗。而矫形治疗的盛行出现在正畸界,并对矫形治疗的效果有了肯定认识是在上世纪七、八十年代至今,且对口腔正畸学的理论和矫治技术产生了深远的影响。矫形治疗的方法主要包括功能矫形治疗、上颌扩弓、口外弓、上颌前方牵引以及颏兜等。另外 Tweed-Merrifield 方丝弓矫治技术中的方向性力控制系统,通过矫治控制下颌后牙和上颌前牙的位置使下颌骨产生有利的旋转和位移,也是一种有效的矫形治疗。近十余年,随着种植支抗的广泛应用,有学者将其运用到矫形治疗特别是上颌前方牵引、上颌扩弓和方向性力控制系统中,提高了矫形治疗的效率和效应。

目前在临床应用的矫形矫治方法主要包括功能矫形治疗、上颌扩弓治疗、口外弓与口外力矫形治疗、面具前牵引矫治以及颏兜牵引治疗;上颌扩弓治疗以及功能矫形治疗后续会叙述,本章将不再重复。

第二节　口外弓与口外力

口外弓是利用口外力进行后方牵引的一种辅助装置,1866 年,Kingsley 医师首先使用了口外弓,Angle 医师也将口外弓应用到了临床,认为其合理而有效。后来 Baker 医师提出口内弹力牵引也可以产生同样效果,口外弓渐渐不再使用。20 世纪 40 年代,由于头影测量技术的产生和发展,Oppenheim 医师重新评价了口外弓的作用,并提出口内牵引力并不能使颌骨的生长有明显的变化,口外力仍是矫治过程中有效的重要组成部分。20 世纪 50 年代以后,口外力,尤其是口外弓技术得到了飞速发展,许多矫治技术如 Tweed-Merrifield 方丝弓矫治技术、Alexander 矫治技术等,都把口外弓作为矫治技术的一部分,正如 Merrifield 医师所说,在固定矫治技术中,口外弓就像船舵,能较好地控制航行于大海中的船的方向。20

世纪 90 年代,美国北卡罗来纳大学的随机临床试验表明,头帽有明显抑制上颌 A 点的作用。现代口腔正畸学已从单纯的牙齿矫治,发展到牙、颌、面的矫形,口外力的使用不仅用于加强支抗,而且更重要的是利用口外力可以抑制或促进上下颌骨的生长发育,改变颌骨的生长方向,从而改善上下颌基骨的关系,产生颌骨改型作用。本节主要介绍口外弓的矫形作用。

一、口外弓的种类与组成

（一）口外弓的组成
常用的口外弓矫治装置由 3 部分组成。

1. 支抗部分　主要为头帽或颈带,其上附有供弹性牵引的拉钩。颈带主要作用于颈部,是颈牵引的主要着力点;头帽则作用于头顶部和枕部,是高位牵引的主要着力部分;如果将颈部和枕部牵引联合起来,即颈部和枕部联合受力,形成一个合力,称为联合牵引。

2. 连接部分　主要为面弓和 J 钩,面弓又分为对称面弓和不对称面弓。面弓由内弓和外弓两部分组成,内弓的末端插入磨牙带环的口外弓管,并在口外弓管近中管口处形成阻挡曲或 U 形曲。J 钩是成对使用,其口内部分一般是通过 J 钩末端的小圈或圈形小钩挂在弓丝前牙区的牵引钩上或套挂在弓丝的前牙区发挥作用。

3. 力源部分　主要为橡皮圈、弹力带或弹簧。

（二）口外弓的牵引类型
1. 高位牵引　口外弓连接头帽,作用于头顶部和枕部的牵引,称高位牵引,其牵引力方向向上向后,对上颌牙齿和上颌骨施加远中和向上的力(图 14-1)。

2. 低位牵引　口外弓连接颈带,作用于颈部的牵引,称低位牵引,其牵引力方向向后向下,对上颌牙齿和上颌骨施加远中和向下的力(图 14-2)。

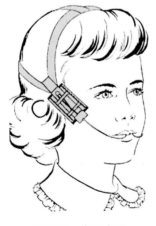

图 14-1　高位牵引

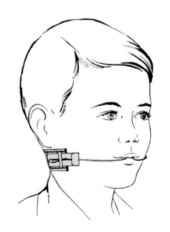

图 14-2　低位牵引

3. 联合牵引　将枕部和颈部联合起来牵引,称联合牵引,其牵引力方向取决于头帽和颈带的合力方向(图 14-3)。

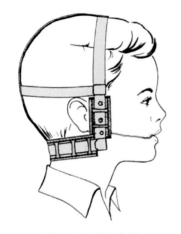

图 14-3 联合牵引

二、口外弓矫形的力学特点

上颌骨的生长方向是向前向下生长的,实验研究表明,在生长发育阶段,由于上颌骨的颧额缝、颧颞缝、额颌缝和腭中缝未完全融合,此时如果使用较大牵引力的口外弓,可以改变上颌骨骨缝的骨沉积方式,进而减小上颌向前、向下的生长量,从而达到矫形治疗的目的。口外弓还可结合功能矫治器,使作用力分布于整个上颌牙弓,对上颌向前的发育产生抑制作用,增强功能改型作用。

方向性力系统是 Tweed-Merrifield 方丝弓矫治技术的标志之一,J 钩头帽所产生的口外力是方向性力中的一个重要组成部分。Merrifield 医师等经过对多种口外弓头帽的作用力的研究,选择了作用于牙弓前部的高位牵引或联合牵引头帽来施加口外力。应用方向性力系统,可以最大限度的控制上下颌磨牙的伸长,使上颌前牙区的牙齿压低并内收,从而很好的控制前面高,使𬌗平面发生逆时针旋转,促进面型的改善(图 14-4)。

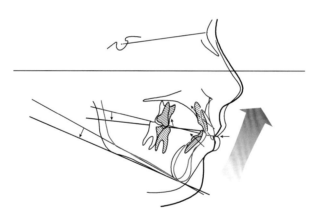

图 14-4 方向性力系统

Shirai H 医师等的研究表明 J 钩可以抑制上颌骨在矢状向和垂直向的发育。因为上颌复合体及上颌牙弓的阻力中心均位于尖牙处与咬合平面成−37°角的线上,故作用力线应位于尖牙的前方,并与咬合平面成 40°~45°角,以阻止上颌向前下方生长(图 14-5)。

在对于处于青春快速发育期的上颌前突和上颌过度发育者,可抑制上颌复合体额颌缝、颧颌缝、翼腭缝向前下生长,从而改善患者的侧貌外观。高位牵引时上颌牵引方向经过上牙弓的阻力中心的前方,可防止𬌗平面顺时针旋转从而控制前面高。而置于下颌的高位牵引头帽 J 钩牵引,可以使下颌磨牙得到有效的直立甚至压低,上述作用的综合效应使下颌骨发生逆时针旋转,𬌗平面及下颌平面均得到控制,从而有效的控制垂直向的距离,有助于下颌切牙的内收及面型的改善。

上颌复合体的矫形治疗是生长发育期儿童骨性畸形矫治的主要手段之一。在上颌复合体的矫形治疗中,因矫形力的作用部位和方向不同,会使上颌复合体产生水平向后移动的同

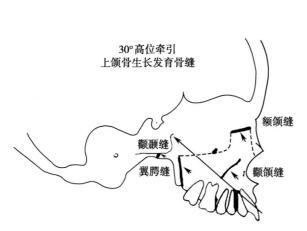

图 14-5　高位牵引的方向性力有利于控制上颌骨缝生长产生的前下方生长

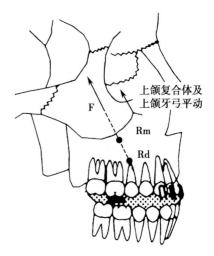

图 14-6　矫形力牵引线经过上颌牙弓及上颌复合体阻力中心
Rm:上颌复合体阻力中心　Rd:上颌牙弓阻力中心

时,发生垂直向上或向下的移动。上颌复合体受矫形力后的移动趋势,取决于力的作用线和阻力中心的位置关系,一般认为:当外力力线穿过骨块阻力中心时,骨块将发生平动;当外力力线不穿过骨块阻力中心时,骨块将发生平动和转动的复合运动,这一性质与牙体阻力中心和外力力线的关系一致。长期以来,正畸医师们迫切希望了解上颌复合体和上颌牙弓阻力中心的确切位置,便于有效地根据畸形机制施加矫治力,以达到最佳的矫形效果。相关研究表明,上颌复合体和上颌牙弓阻力中心位置与矫形力牵引线的关系,可以归纳为以下三种情况。

1. 牵引线同时经过上颌牙弓及上颌复合体的阻力中心,上颌牙弓及上颌复合体将发生平动而无转动(图 14-6)。例如,有研究表明,经过尖牙斜向后上 37° 牵引时,牵引线既经过上颌牙弓的阻力中心,又经过上颌复合体的阻力中心,沿此方向牵引,上颌牙弓和上颌复合体将沿牵引线平动,此时的矫形力将发挥最大的效应。

2. 牵引线经过上颌牙弓及上颌复合体阻力中心的同侧,上颌牙弓及上颌复合体将发生同向的逆时针或顺时针旋转(图 14-7)。例如,临床上对伴有深覆𬌗倾向的 Ⅱ 类患者进行口外弓牵引时,因为深覆𬌗的机制不仅伴有上颌骨的顺时针旋转,而且伴有前牙牙槽骨高度生长过度,因此进行矫治时就需要针对其机制使上颌牙弓和上颌复合体同时逆时针旋转。

3. 牵引线经过上颌牙弓及上颌复合体阻力中心之间,上颌牙弓及上颌复合体将发生相对旋转(图 14-8)。

综上所述,在临床上应根据畸形的骨性和牙性机制,来决定矫形力的牵引线和上颌复合体及上颌牙弓阻力中心的关系。牵引角度由 +30°～-30° 时(用口外弓从上颌第一前磨牙牵引),上颌骨与颧骨呈顺时针旋转,旋转的量逐渐增大。因此,对覆𬌗较深或上颌骨生长方向顺时针旋转者,为避免后牵引时的顺时针旋转,应采用向后上 30° 以上的矫形力;而对有开𬌗倾向或上颌骨生长方向逆时针旋转者,为借助后牵引时的顺时针旋转,应采用与功能𬌗平面平行或向下的牵引角度。

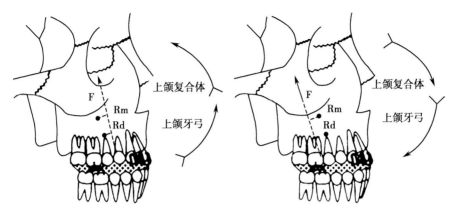

图 14-7　矫形力牵引线经过上颌牙弓及上颌复合体阻力中心同侧
Rm:上颌复合体阻力中心　　Rd:上颌牙弓阻力中心

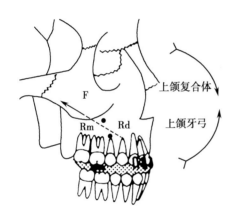

图 14-8　矫形力牵引线经过上颌牙弓及上颌复合体阻力中心之间
Rm:上颌复合体阻力中心　　Rd:上颌牙弓阻力中心

三、口外弓的临床应用

对于处于生长发育期的上颌前突及有上颌过度生长倾向的青少年患者,利用口外弓牵引,来抑制上颌骨的生长是一种有效的治疗方法。另外,口外弓与功能矫治器联合使用,可获得更好的临床效果,并能有效控制上颌前部牙槽骨和切牙的垂直位置。

年龄:对于上颌生长改型的患者,要在生长发育比较快的阶段进行,一般最佳年龄在10~12岁。此时戴用口外弓进行生长改良,能有效抑制上颌骨的生长,使下颌顺利生长,达到改型的目的。

牵引力方向:要根据患者的骨骼型和诊断设计来选择牵引力方向。在使用口外力抑制上颌骨向前生长时,要注意考虑不同方向的牵引对上颌骨尤其是上颌骨后部垂直向生长的影响。低位牵引(颈牵引)将限制上颌骨的向前生长,同时也会促使上颌后部牙槽骨的向下生长,因此,下颌平面角大的高角型患者,应禁用颈牵引。同样,高位牵引限制了上颌后部的垂直向生长,对短面型的低角患者,也不应长时间使用。对于高角患者(SN-MP>38°),要选择高位牵引头帽,牵引力方向高于上颌磨牙的抗力中心;对于低角患者(SN-MP<27°),要选择颈带低位牵引,牵引力方向低于上颌磨牙的抗力中心;对于均角患者,一般选择低位牵引

或者联合牵引,牵引力方向经过上颌磨牙的抗力中心。

牵引力大小与作用时间:对于生长改型的治疗,通常需要较大的矫形力,要达到较好的矫形效果,一般来说,单侧牵引力应大于 500g。对于 ANB 角小于 3°的患者,要求每日配戴 8小时;对于 ANB 角在 3°~5°的患者,要求每日配戴 10 小时;对于 ANB 角大于 5°的患者,要求每日配戴在 14 小时以上。

口外弓与功能矫治器相结合。临床上,对替牙期颌间关系严重失调的患者,常常采用功能矫治器与口外力牵引联合治疗。例如,骨性Ⅱ类畸形用头帽及肌激动器进行联合治疗,其目的是加强对颌骨生长的调控。功能矫治器可前移下颌并控制牙齿伸长;口外力则可控制上颌的生长,并可使力量传递到整个上颌骨。高位牵引口外力的作用方向接近于上颌抗力中心,当它与功能矫治器结合后,便可对上颌骨产生较好的整体控制作用,同时,又能加强功能矫治器的固位效果。口外弓与功能矫治器相结合,其目的是以口外力通过功能矫治器对上颌骨进行控制,且应使牵引力的作用线接近上颌骨的抗力中心,因此,面弓的内弓部分应放置并固定于𬌗板的前磨牙区,内弓的前部应位于上下唇之间,外弓部分就向上弯,通过橡皮圈或弹力带与头帽相连,形成高位牵引。每侧牵引力大约为 400g。

第三节　上颌前方牵引矫治

我国Ⅲ类错𬌗人群患病率为 5%~12%,其中 42%~63%存在上颌骨发育不足,常表现为面中部凹陷,并且大部分患者会随着生长发育而逐渐加重,对患者的口腔功能、颜面美观和心理健康产生较为严重的影响,故提倡积极进行早期治疗,以改良颌面生长型,防止或减缓畸形加重。上颌前方牵引矫治作为一种治疗上颌后缩的方法早在 100 多年前就已用于临床,取得了较好的疗效。20 世纪 70 年代法国正畸及颌面外科医师 Delaire 通过动物试验和临床应用发现,前方牵引可以使上颌骨前移,并能促进上颌骨生长,从而能治疗因上颌骨发育不足造成的骨性Ⅲ类错𬌗。据文献报道,在矫治骨性Ⅲ类错𬌗的诸多方法中,上颌前方牵引较其他技术,如颏兜、功能性矫治(如 FR-Ⅲ)、掩饰性治疗等更为有效。因此,上颌前方牵引矫治技术在正畸临床得到了较为广泛的应用和发展。

一、上颌前方牵引矫治器的组成和分类

上颌前方牵引矫治器包括三部分:上颌口内承力部分、支抗部分以及力源部分。根据上颌口内承力部分的不同分为牙支持式或牙及黏膜混合支持式的传统上颌前牵引矫治器以及结合种植体的骨支持式上颌前方牵引矫治器。根据支抗部分的不同分为头帽颏兜前牵引矫治器(图 14-9)、面具前牵引矫治器和辅助种植体支抗颌间牵引矫治器。力源部分为弹性橡皮圈,经拉伸后同时连接承力部分与支抗部分,并产生回弹力发挥作用。目前,传统面具前牵引矫治器在临床应用最为广泛;骨支持式的面具前牵引矫治器因其良好的矫形效果及舒适性日渐兴起,因此本文着重介绍这两种方法。

(一)传统的面具前牵引矫治器

面具由额垫和颏兜构成,通过金属支架相连。根据连接方式不同分为 Delaire 面具前方牵引矫治器(图 14-10)、面罩式前方牵引矫治器(图 14-11)及双杆式前方牵引矫治器(图 14-

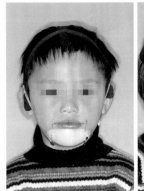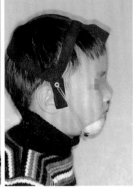

图 14-9 颏兜前牵引矫治器

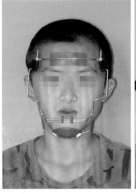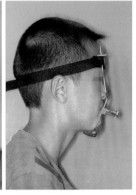

图 14-10 Delaire 面具前牵引矫治器

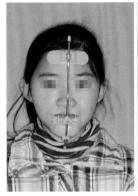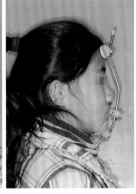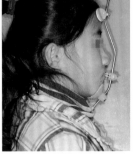

图 14-11 面罩式前牵引矫治器

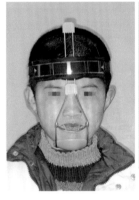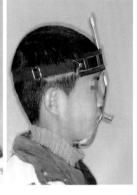

图 14-12 双杆式前方牵引矫治器

12)等。其中以 Delaire 面具式及面罩式前方牵引器制作最为简便,患者配戴舒适,效果较为可靠。

传统的面具前牵引矫治器的口内承力部分可分为牙支持式或混合支持式,根据固位方式的不同分为活动型和固定型。活动型口内承力部分结构类似后牙殆垫矫治器(图 14-13),因其主要用钢丝弯制卡环固位,当临床牙冠较短时固位不良,易脱位;固定型口内承力部分可分为树脂粘接式(图 14-14)和支架式两种。树脂粘接式通过粘着剂固定,固位力较好,但缺点是较难清洁,易导致上颌腭侧牙龈炎症,甚至糜烂。支架式可分为带环式(图 14-15)和铸造式(图 14-16)。带环式口内承力部分通常选择在上颌第一磨牙和第一前磨牙或第一乳磨牙上制作带环,通过舌腭弓将上颌牙弓连成整体。其存在腭侧支抗不足、焊点多等不足。针对上述缺陷或不足设计了铸造支架式前牵引器口内承力部分,其不仅能够避免使用传统自凝树脂导致的不易清洁等缺点,且其刚性大,不易变形,同时制作简单、轻巧,能满足临床需要。

传统的前牵引矫治器口内承力部分以天然牙列及腭部黏膜作为支抗,通过固位的牙齿及腭黏膜间接地将矫形力传至上颌骨并通过上颌骨传递到周围骨缝以达到矫形目的,即以牙支抗解决骨性问题。这种矫治器存在着口内支抗容易丢失的问题。间接的力传导方式使得矫治效果很大程度上得益于牙性代偿,包括上前牙唇倾、下前牙舌倾、磨牙的伸长和前

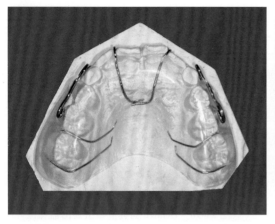

图14-13 活动型前牵引矫治器口内部分

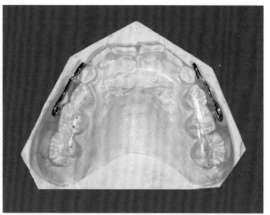

图14-14 树脂粘接式前牵引矫治器口内部分

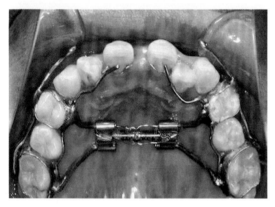

图14-15 带环式扩弓前牵引矫治器口内部分

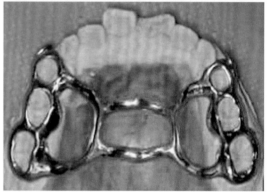

图14-16 铸造支架式前牵引矫治器口内部分

移、𬌗平面发生不利的顺时针旋转等牙性变化,这都是口内支抗丢失的表现。牙性代偿越多,骨性效应越有限。另外,这种牙支持式的矫治器对于固位力欠佳如先天缺牙、唇腭裂等患者而言使用起来较为困难,常导致临床效果不佳。

(二)骨支持式的面具前牵引矫治器

近年来,种植体支抗作为一种可靠的支抗形式,在正畸界迅速发展,它以骨骼作为牵引力的直接承受者,将牵引力直接传递至上颌骨及其周围骨缝,在对上颌骨实施有效的矫形治疗的同时,又不会引起不利的牙齿移动,相对于传统面具前牵引而言,更加有利于实现真正的矫形治疗。

Smalley医师最早研究了Brånemark种植体对于棕色短尾猴前方牵引的作用,将种植钉对称植入短尾猴上颌骨和颧骨,并进行上颌前方牵引,结果显示上颌骨骨缝得到刺激而改建,上颌骨显著地矢状向前移位。该试验认为颌骨内的种植体可支持提供稳定持久的矫形力,进而产生矫形效果,说明了种植体支抗用于颌骨矫形治疗的可行性。1999年Henry医师等首次报道了临床使用种植体支抗进行前方牵引矫治腭裂术后上颌骨发育不足的病例。通过比较治疗前后的变化发现,上颌骨在牵引力作用下向前、向下显著移位。传统面具前牵引容易产生上前牙唇倾、上磨牙伸长及近中移动等副作用,而各种类型骨支抗的应用,可减少甚至避免传统前牵引器易引起的牙性改变,有利于控制面下三分之一垂直高度,减少下颌顺时针旋转、开𬌗等并发症的发生概率,还可显著改善患者的咬合状态,建立良好的覆𬌗、覆盖以及磨牙关系。且有研究显示,传统面具前牵引的治疗时机多在生长发育期高峰前期或高峰期,而微种植体支抗辅助上颌前方牵引对于已过发育高峰期的反𬌗患者而言,也可取得满意的效果。目前临床上用于上颌前方牵引的种植体支抗的种类主要有钛板种植体、Brånemark 型骨整合种植体、骨膜下种植体(onplant)、微螺钉种植体。

1. 微钛板种植体支抗面具前牵引 微型钛板是骨性支抗常用的一种种植体,由于能支持较大的牵引力,受到临床医师的欢迎。微型钛板种植体通过螺钉固定,具有良好的初期稳定性,且无需达到骨性整合,一般在术后 2~3 周即可施加矫治力(图 14-17)。为正畸医师和患者节约了宝贵的时间,在临床上应用最为广泛。国内外学者应用微钛板对上颌骨发育不足的安氏 Ⅲ 类患者进行前牵引,均得到了良好的矫治效果。另外,微钛板类骨性支抗前方牵引应用于替牙晚期或恒牙期的患者时,较传统面具前牵引可以产生更多的骨骼改建,因而从一定程度上拓宽了上颌前牵引的适应证。然而,由于植入和取出时都需要进行翻瓣手术,创伤较大,定位不好容易伤及邻牙,患者通常难以接受,这在一定程度上影响了微型钛板前牵引在临床上的应用和发展。

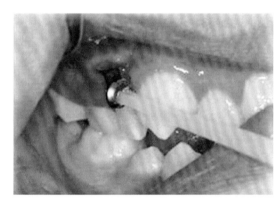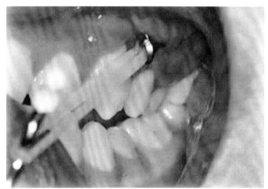

图 14-17 微钛板种植体支抗面具前牵引

2. Brånemark 型骨整合种植体支抗面具前牵引 骨整合种植体主要植入部位是腭部和上颌颧牙槽嵴基骨处,植入后需要 4 个月骨整合的时间,另外还需与磨牙或前磨牙等连为整体,方能发挥加强支抗的作用。应用 Brånemark 型骨整合种植体对上颌骨发育不足的患者进行前方牵引,可以使上颌骨向前下方显著移位,有效改善面部美观,且不易出现牙性不良效应。但是,由于 Brånemark 型骨整合种植体必须植入上颌骨颧突的无牙区,具有一定的手术风险及创伤,而且需要良好的骨性愈合及软组织适应后方可进行前方牵引加力。同时,由于种植体出现了骨性融合,术后还需要通过钻孔等创伤较大的方式取出,因此其临床应用受到了一定限制。

3. 骨膜下种植体支抗面具前牵引 骨膜下种植体植入于上颌腭中缝处,最早由 Block 医师和 Hoffman 医师提出。该种植体外形似一粒纽扣,直径约 8~10mm,由纯钛制成,与骨膜相贴的一面粗糙并经羟基磷灰石喷涂表面以利于骨结合。经外科手术将种植体植入于骨膜与颌骨之间,术后加压 10 天以促进骨整合。应用 onplant 矫治上颌后缩患者,可以有效刺激上颌骨向前生长、改善面中部凹陷,且不会出现不利的牙性变化。

但是,onplant 需要与骨组织愈合 4 个月后方可进行前方牵引,而且制作种植体的上部结构需要二期手术的暴露。有研究报道,onplant 种植体脱落率仍较高,其主要原因在于 onplant 植入后常会出现软组织激惹现象,并进一步诱发种植体周围炎症,且这种软组织激惹现象通常出现在种植体植入后 2 个月。此外,施加过大的转矩力也易导致种植体的松动。因此目前临床应用较少。

4. 微螺钉种植体支抗面具前牵引 微螺钉种植体支抗植入和取出操作均简单、创伤小、价格较低,在临床应用广泛。将微螺钉种植体支抗应用于上颌前方牵引时能提供较恒定的支抗力量,有助于打开骨缝刺激骨质的沉积,促进上颌骨的生长。但需要考虑的是,微螺钉种植体支抗的稳定性不够理想,抗扭转能力有限,在承受矫形力后易出现松动、脱落,故较少用于前牵引治疗。如何提高其在前方牵引时的稳定性仍有待于进一步研究。

结合种植支抗的面具前牵引较传统面具前牵引具有诸多优势。

(1)骨性效应更明显,可能提高前牵引矫治的疗效及远期稳定性。

(2)减少甚至避免传统前牵引不利的牙性效应。

(3)对错过传统前牵引矫治最佳时机的患者,可能仍然适用。

(4)尤其适用于牙量不足及无法获得足够牙支抗的患者。

(5)口内暴露附件少,明显提高了患者的舒适度和依从性。

(三)骨支抗颌间牵引

面具及颏兜前方牵引矫治器由于口外支抗部分体积较大、舒适感较差、影响美观,对于某些患者还存在意外性损伤的可能,所以只能夜间戴用,这势必影响矫治效果。近年来,为了增加前牵引作用时间、提高矫治效率,许多学者尝试将种植体作为支抗代替面具及颏兜,分别在上颌骨后牙区颊侧及下颌骨前牙区唇侧植入种植体支抗(通常为微钛板种植体支抗),利用种植体支抗进行颌间牵引(图 14-18)。这种矫治舒适、美观且无需依赖患者的依从性。有学者对比研究了骨支抗颌间牵引矫治(bone anchorage maxillay protraction,BAMP)与辅助快速扩弓的传统面具前牵引矫治(RME/FM)两组病例之间的差异,发现 BAMP 组上颌骨前移量较 RME/FM 组多 2~3mm;下颌骨顺时针旋转量较少;下前牙直立量更少。证明骨支抗颌间牵引矫治骨性前牙反𬌗较传统面具前牵引更有优越性。

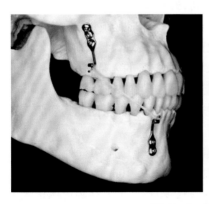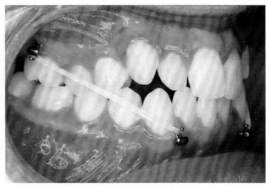

图 14-18 辅助种植体支抗颌间牵引

二、生物力学基础

（一）矫治机制

具有上颌骨发育不足的骨性Ⅲ类错殆患者的上颌骨往往在三维方向上均发育不足，且上颌骨前后向及垂直向发育不足均能导致前牙反殆。如果上颌骨过小或位置靠后，显然会导致反殆；如果上颌骨垂直向发育不足，下颌将向上和向前旋转，使下颌显得前突，造成前牙反殆，所以治疗前牙反殆不仅要解决矢状向的问题，还要解决垂直向的问题。颌骨的生长主要通过表面骨的生长和骨缝沉积两种方式，对于上颌骨前后向和垂直向发育不足的儿童，最好的治疗是利用上颌骨本身的自然生长潜力，对上颌骨进行前方牵引。前牵引矫治的原理是：向前下的矫形力作用于上颌骨周围的额颌缝、颧颌缝、颧颞缝、翼腭缝4条骨缝，使其因受到刺激得以扩展（图14-19），产生新骨沉积，相关各骨的位置发生向前下位移，以增加上颌骨的矢状向长度及垂直向高度（图14-20）。

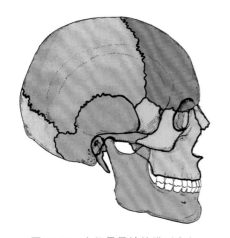

图 14-19　上颌骨骨缝的排列方向

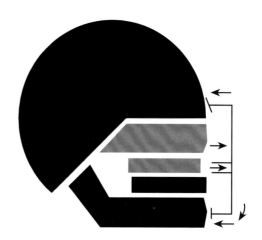

图 14-20　上颌前方牵引的作用

（二）力学分析

1. 牵引力加载方向的选择及其对前牵引效果的影响　进行上颌骨复合体前方牵引时，如何选择合适的牵引方向一直存在争议。牵引方向的控制直接影响到矫治的效果，当加力方向通过抗力中心时，能够使上颌骨接近水平前移，但当牵引力方向没有通过抗力中心时，其前方牵引的垂直方向变化较大，也将会导致颌骨发生旋转。目前，对上颌骨抗力中心的说法不一。Tanne医师认为，上颌复合体的阻力中心在经过第一磨牙和第二前磨牙之间。赵志河医师等认为，在前磨牙处牵引方向为−37°角时，牵引力线既经过上颌复合体抗力中心，又经过上颌牙弓的抗力中心。三维有限元研究发现：牵引方向为与上颌殆平面成−30°角时，可以更好的使颅面受力后在面中1/3的上1/2出现应力集中区，该角度引起的应力可以打开鼻额−额颌缝，牵引鼻梁周围骨骼、鼻翼外骨骼向前下移位，达到改善三类凹面型的目的，最大的实现骨骼效应，同时，没有引起上颌牙齿出现大范围的应力集中，可以减小牙齿的支抗丧失。因此认为与上颌殆平面呈30°角为最好的前牵引方向。但有学者以上颌后缩的青少年颅面骨为研究对象，认为上颌后缩可能导致上颌复合体抗力中心较正常人有前移的趋势，建议在临床治疗中牵引力的方向以−40°角为宜。总之，目前大多数学者均认同上颌前方牵引最适宜的方向是与上颌殆平面成−30°～−40°角。

2. 牵引力值大小的选择及其对前牵引效果的影响　对前牵引力值大小的探讨,一直以来都认为没有方向问题重要。只要间歇性地使用重矫形力就能产生明显的骨改建效果。这种现状使得临床前牵引矫治力运用存在较大的盲目性,没有比较和参考的力学依据,应用范围从每侧 200g~1 000g 大小不等。但是学术界达成的共识是:矫治力值过大,容易造成牙和骨骼的不等量吸收且很难保证口内活动矫治器的固位;矫治力值过小,则起不到刺激骨缝生长的矫治效果。结合细胞分子生物学研究成果得出:当每侧牵引力大于 400g 时,颅颌缝才能被牵张,新骨沉积,上颌骨才能向前生长改建。Delaire 医师认为前方牵引的矫形作用力每侧应该在 500~1 000g,否则骨效应改建甚微。

值得注意的是,牵引力的大小应与牵引力的方向相匹配。前牵引角度越大时,牵引力的选择越要慎重,要避免选择过大的牵引力,否则,将造成牙齿受力过大,出现上颌牙列支抗丧失。因此在临床实践中,在牵引力方向和力值大小的调节上,不能把二者割裂开来,要同时考虑才能得到最佳矫治效果。

3. 牵引力的作用点对前牵引效果的影响　牵引力的作用点太靠后,在促进上颌骨向前移动时,也伴随着上颌骨逆时针旋转,下颌骨顺时针旋转,上颌磨牙近中移动且伸长。这对于低角反深覆𬌗的病人是有益的。然而,对高角有开𬌗倾向的患者来说,这无疑是危险的。为了减小这种趋势,牵引的着力点应尽可能靠前,通常设计在尖牙处;而前牙反覆𬌗深的低角患者可靠近上颌牙弓后部。

三、上颌前方牵引的临床效应

(一) 上颌骨的变化

前牵引上颌骨可以打开上颌骨骨缝,使新骨形成,A 点前移。早有学者通过对于颅骨的研究分析证明了向前的矫形力能够促使上颌骨前移位。头颅侧位片测量研究显示,前牵引治疗后,代表上颌复合体后界的翼上颌裂点、后鼻棘点都发生显著前移,提示整个上颌向前移位,也就是说,上颌骨后部的颧颞缝发生了骨质沉积。上颌前方牵引可以增加上颌骨长度,前移上颌骨并抑制下颌骨生长,从而协调上下颌的关系,改善面型。进一步的研究还发现,上颌前牵引还可以使鼻骨、颧骨也发生向前移位,更大程度上改善了Ⅲ类错𬌗颅面部中份发育不足现象。

(二) 下颌骨的变化

以额、颏为支抗的前牵引,除了上颌复合体是主要治疗对象外,根据作用力与反作用力的原理,颏部受到向后、向下的力量,对下颌产生向后的矫形作用。因此研究前牵引对下颌复合体的作用也是前牵引研究的另一重要问题。

研究发现,前方牵引在刺激上颌骨生长的同时,还对下颌骨存在抑制增长的压应力,但这种抑制因素究竟会产生怎样的生物学效应,产生的规律如何还有待其他生物力学试验研究的结果数据证实。目前对于前方牵引对下颌骨的作用,一般认为,前牵引使下颌整体发生顺时针旋转,改变了下颌的生长方向,不能抑制下颌骨的发育。上颌前方牵引更适宜低角型患者,而高角型患者易引起开𬌗。但高角患者并不是前牵引的决对禁忌证,一方面可通过调整牵引力的方向使上颌不发生过多逆时针旋转;另一方面可以改变颏部支点的位置,利用颧骨等其他部位做支抗,避免下颌的过度旋转;还可以利用前方牵引配合颏兜联合治疗。

（三）前牵引对牙齿的影响

上颌前方牵引过程中，牙齿同样受到牵引力的作用而产生移动。前牵引的承力方式有牙支持式和骨支持式。在前牵引矫治后，会出现一定程度的牙性效应，如上前牙唇倾、上颌磨牙伸长及近中移动、下前牙后退及舌倾，尤其在牙支持式的传统面具前牵引中多见。研究表明，牙支持式的面具前牵引存在牙齿承接力的支抗丧失现象，所产生的牙性效应比骨性效应大，从而影响了整个矫治效果，故有其局限性。其局限性进一步表现在牵拉力量受到限制，过大的力易造成牙移位和骨移动不等量，发生牙齿倾斜移位，导致牙槽骨开窗。各种类型种植支抗的应用，均可减少甚至避免传统前牵引器易引起的牙性改变，且能增加骨性效应，有利于控制面下三分之一垂直高度，减少下颌顺时针旋转、开𬌗等并发症的产生概率，还可显著改善患者的咬合状态，建立良好的覆𬌗、覆盖以及磨牙关系。

（四）前牵引对软组织的影响

软组织面型会伴随着上、下颌骨的位移而改变。其变化规律为：软组织变化是相应上颌硬组织的50%~79%，是相应下颌硬组织变化的71%~81%。上颌前牵引治疗后，随着上颌骨的向前生长以及下颌骨的旋转，上颌的软组织标记点均向前移动，下颌的软组织标记点在矢状向的表现量减少，从而减轻了面中部凹陷，极大地改善了软组织侧貌。

四、前牵引疗效的影响因素

（一）应用时机

上颌骨发育不足矫形治疗的最佳时机一直是口腔正畸界争论的话题。近年来学者们一致认同的观点是在替牙早期就应开始进行前方牵引治疗，这样能够得到最大的骨性效应，此阶段在矢状方向上引起的牙列前移位并不明显，因而可以达到最大促进骨缝生长的目的。而等到恒牙期再进行前方牵引，实质上是引起了牙及牙槽骨的改变，对于骨缝的生长作用十分有限。虽然有学者宣称面具前牵引治疗对大年龄组青少年也同样有效，但也同意替牙早期的效果大于替牙晚期及恒牙列早期的论点。临床上早期开始治疗，对于大多数轻、中度，甚至重度面中部发育不足的患者都能取得治疗的成功，若早期得不到可靠的矫形治疗，上颌后缩现象则可能随生长发育而逐渐加重。

替牙晚期及恒牙早期的上颌骨发育不足患者疗效如何，目前争议很大。多数学者认为此阶段进行前牵引上前牙明显唇倾，下切牙舌倾，对上颌骨矫形作用并不大，且可引起腭平面发生逆时针旋转、下颌骨向后、向下旋转，抑制下颌生长量的作用十分有限。因此强调骨性前牙反𬌗早期矫治的重要性，生长发育高峰期前进行治疗不但短期疗效好，而且长期疗效稳定。

但患者的骨龄可能与生理年龄不相符，患者的发育有早有晚，10岁的患者可能处于生长发育高峰前期，也可能正处于生长发育高峰期，严格意义上年龄不能作为区分生长发育阶段的金标准，因此临床上应该结合手腕骨X线片及颈椎片分析，在患者生长发育高峰前期或高峰期进行矫治，才能取得事半功倍的临床疗效。

（二）是否联合快速扩弓上颌前牵引

通常情况下，上下颌骨矢状向不协调的患者，多半有不同程度的横向不调。对于上颌牙弓狭窄需要扩弓的患者，还应该配合采用快速螺旋扩弓（rapid maxillary expansion，RME），以矫治牙弓宽度不足的情况。扩弓前牵引矫治器主要分为𬌗垫式（图14-21）、带环支架式（见图14-15）和铸造支架式（图14-22）三种，其中𬌗垫式扩弓前牵引矫治器制作相对简单，口腔

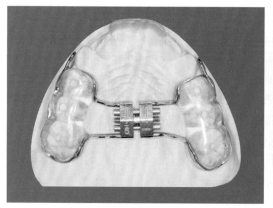
图 14-21 殆垫式扩弓前牵引矫治器

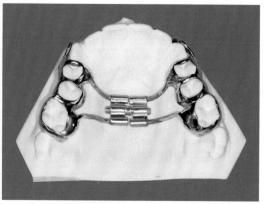
图 14-22 铸造支架式扩弓前牵引矫治器

卫生较易维护,临床使用越来越多。

研究表明,RME 不仅可以解决牙弓宽度不调的问题,还倾向于打开上颌复合体的骨缝系统,进而达到促进上颌骨向前发展的效果,而且还可以扩大腭穹隆,使鼻腔增宽,有效消除口呼吸,使软组织功能得到改善,有助于治疗后的疗效稳定。配合 RME 进行前牵引能够获得较大的骨骼效应,更好的改善软硬组织面型。RME 联合前牵引获得更多骨效应的原因有以下三方面。

1. 由于上颌与 9 块颅面骨相连,RME 可松解与邻骨的连接并能激发骨缝区的细胞反应,从而更有利于前牵引装置发挥矫形力,促进上颌骨前移。因此上颌快速扩弓矫治器配合前方牵引是临床中矫形治疗以上颌后缩为主的前牙反殆的常用方法之一,尤其推荐用于伴有唇腭裂的患者。然而,关于扩多宽才能松解骨缝,扩多宽最合适,目前仍存在争论。有部分患者,当上颌需要矢状向前移的时候,其实并不需要牙弓的横向增宽,扩弓的目的只是为了松解骨缝。为了松解骨缝而不扩上颌牙弓,有学者提出通过反复扩缩几次来松解骨缝,然后配合前方牵引,结果发现,上颌反复快速扩缩的患者 A 点前移约 3mm,明显大于单纯扩弓的患者(A 点平均前移 1.6mm),因此认为 RME 有协同前牵引矫治的作用。

2. 上颌前牵引同时联合 RME 治疗可以纠正在前牵引上颌过程中腭前部受压变窄的倾向。这一现象在唇腭裂患者中得以直观的体现:RME 使腭前部裂隙加宽,甚至出现鼻腔口腔相通,扩弓后进行前牵引,在两个月之内就可以完全关闭裂隙,甚至,裂隙处的软组织因为前腭部的压缩,出现挤压后的组织充血红肿现象。这一现象反向证明了前牵引的前腭部的压缩问题,所以在前牵引过程中配合 RME 可以避免腭前部受挤压力而妨碍骨前移。

3. 上颌横向扩弓本身也可使上颌前移,导致上颌骨 A 点前方移位。RME 引起上颌骨周围骨缝和颅面骨骼的变化,促使上颌骨向前移位和向后旋转,联合前牵引可以使上颌骨产生向前和向下的旋转,从而解除前牙反殆,这与上颌骨的自然生长方式相似。

五、上颌前牵引的复发与保持

虽然上颌前牵引治疗骨性Ⅲ类错殆患者效果较明确,但有关其治疗结束后的长期稳定性仍然是需要正畸医师关注的问题。从随访研究看,上颌前方牵引后有 25%～30% 的患者会复发到前牙反殆的状态。Delaire 医师认为复发现象与错殆畸形的病因有直接关系。如果骨性Ⅲ类错殆是由于唇、舌和颊肌功能异常或继发有这些肌肉的功能异常,则这些功能异常将成为复发的原因。克服的办法是矫枉过正和保持,他建议使用"舌抬高"(lingual elevator)保持器,在休息及进食时均戴用以保持舌体经常抬高处于腭部而防止复发。如骨性Ⅲ类错𬌗是由于生长型造成的,换而言之是由于下颌骨的过度生长所造成的,那么复发的概率将会比较大。研究表明上颌前牵引治疗结束后2年,上颌骨仍保持着显著的向前生长趋势,面中1/3硬软组织处于较为正常的生长发育状态中,但下颌骨的生长表现出较快的趋势,这可能是因为下颌骨的生长主要是髁突软骨的生长,上颌骨主要是骨缝的生长,软骨的生长较骨缝的生长晚且持续时间长。因此当上颌骨停止生长后,下颌骨还有可能继续生长,当下颌骨水平向生长超过上颌骨时就导致了复发的出现。因此,为减少治疗后的复发,需要一定时间的保持,保持时间的长短与复发程度成反比。建议过度矫治获得较大覆盖,甚至矫治成Ⅱ类关系,在主动矫治后保持3个月,在保持期间维持一定时间的前牵引。对于下颌前突较明显的患者,可稍微延后矫治,在接近或进入恒牙早期,即10~11岁开始治疗,既可刺激上颌骨发育,又可控制下颌向前生长,必要时还可相应延长治疗时间,以获得对下颌的良好控制,减少复发风险。

六、典 型 病 例

患者,女,9岁。

主诉:要求矫正"地包天"。

检查:替牙列,前牙反𬌗,前牙反覆盖3mm,双侧磨牙均为完全近中关系,下颌不能后退至前牙切对切位,侧貌凹面型。X线头影测量:SNA为74.0°,SNB为77.0°,ANB为-3.0°;颈椎影像示患者处于CVMS Ⅰ期(图14-23)。

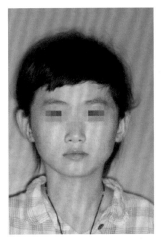
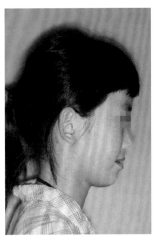
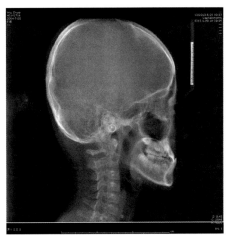
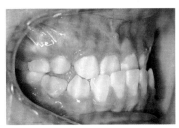
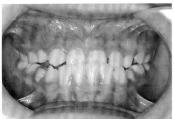
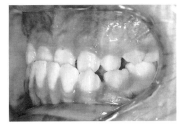

图14-23 矫治前面像、头颅定位侧位片及口内像

家族史:母亲有类似病史。

诊断:安氏Ⅲ类、骨性Ⅲ类错𬌗,上颌骨发育不足。

治疗设计:面具前牵引矫形治疗。

治疗过程:采用铸造式扩弓前牵引矫治器,以每次¼圈,每日 2 次的频率进行上颌扩弓,持续 1 周后以相同的频率进行缩弓,持续 1 周。以此方法反复扩缩,并同时进行上颌骨前方牵引治疗,时间为 6 个月。

结果:患者前牙反𬌗被矫正,前牙覆盖为 2mm,双侧尖牙及磨牙关系均为中性偏远中关系,SNA 为 81.5°,SNB 为 79.6°,ANB 为 1.9°,面型侧貌明显改善(图 14-24,图 14-25)。

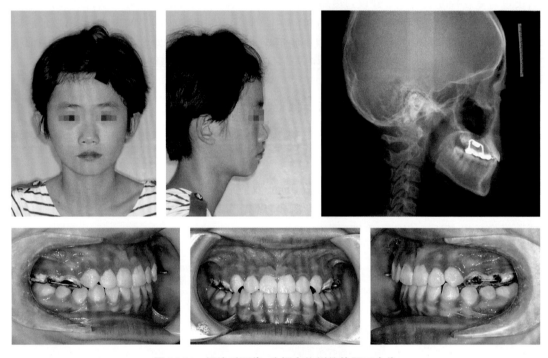

图 14-24　矫治后面像、头颅定位侧位片及口内像

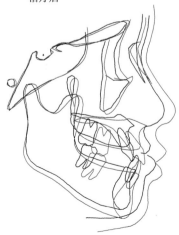

——治疗前
——治疗后

图 14-25　矫治前后头颅定位侧位片头影测量重叠图

第四节　颏　兜

　　颏兜是一种利用口外力牵引的矫治装置,它由与颏部形态相适应的颏兜、头帽以及连接前两者的弹性牵引圈组成。颏兜最初的用途是用于固定骨折的下颌骨和脱臼的颞下颌关节。早在 1802 年,法国 Cellier 医师等设计的矫治器类似今天的颏兜。1822 年,Gunnel 医师首先使用颏兜向后的力来控制功能性下颌前伸。19 世纪初,由于当时对下颌骨的生长和颏兜产生的力都不甚了解,施加的矫治力较弱,而且往往在面部骨骼生长完成后才开始治疗,所以当时应用颏兜矫治下颌前突常常失败。直到 1967 年,Graber 医师提出颌骨矫形力的概念,颏兜的作用才得到了较好的发挥。目前,颏兜常用于功能性下颌前突、骨性下颌前突和骨性开𬌗等的矫形治疗以及快速扩弓时的垂直向控制。

一、颏兜的力学分析

　　目前,学者们研究认为不同方向的牵引力,对颏兜矫治会产生不同的疗效。

　　1. 牵引力从颏部斜向后上通过髁突,使下颌向下、向后旋转,主要适用于下颌骨生长过度和有过度生长倾向的骨性Ⅲ类错𬌗病例(图 14-26)。当力的方向通过颞下颌关节时,尚未见抑制上颌垂直向发育的报道。周学东等通过三维有限元模型研究,当颏兜作用力方向通过髁突中心时,颏兜牵引力的大小不能改变髁突软骨表面的应力分布趋势:前上部出现明显的压应力集中区,外上份出现以张应力为主的应力集中区;颏兜牵引力的大小也不能改变下颌骨及髁突的顺时针向旋转趋势,且牵引力的增大使旋转的趋势更明显;颏兜牵引力使下颌骨顺时针向旋转的同时将使下颌骨发生如

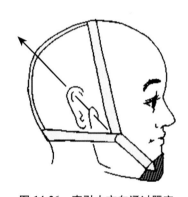

图 14-26　牵引力方向通过髁突

下变形:下颌支向前弯曲,下颌体向下弯曲,且牵引力越大变形越明显。

　　2. 牵引力从颏部斜向后上通过髁突前方,使下颌向前、向上旋转,主要适用于有开𬌗倾向的高角患者(图 14-27)。当力的方向通过蝶鞍点时,有研究认为头帽颏兜可抑制上颌前后部的垂直向生长发育,且对后部的抑制大于前部,使面中部及上颌顺时针旋转。对上牙而言,头帽颏兜会使其前倾。1996 年,Omatsu 医师与 Kawamoto 医师进行儿童头颅骨试验。将通常沿颏-髁方向牵引的力再顺时针转 20°,可使之通过磨牙的𬌗平面,发现这种垂直牵引颏兜能产生更大的上颌磨牙压入力,并使下颌逆时针旋转,认为该方法可能对高角的Ⅲ类错𬌗患者治疗有效。

　　3. 牵引力从颏部斜向后通过髁突下方,主要适用于下颌前伸习惯引起的功能性前牙反𬌗(图 14-28)。

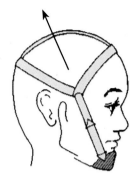

图 14-27　牵引力方向通过髁突上方

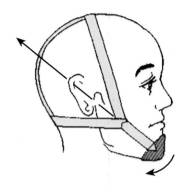

图 14-28　牵引力方向通过髁突下方

二、颏兜的疗效机制

（一）颏兜对上颌骨的影响

通常认为头帽颏兜对颅底、上颌的矢状发育无影响，但也有学者认为头帽颏兜的作用力可通过上下牙列的咬合传递到面中部，可能导致面中部出现生长改良。

（二）颏兜对下颌骨的影响

有研究表明，颏兜可使下颌的生长位移方向由前下变为后下、下颌向后移位、下颌角减小、升支角增大、下牙及下牙槽舌倾、下颌生长受限等。头帽颏兜对前下面高的影响视情况而异，Graber 医师使用每侧 3~4 磅的力量，发现下颌向前生长位移受到抑制，转为垂直向生长位移，导致面下高增加。Mimura 医师通过颏兜治疗前后的头影测量分析结果与其相类似，认为下颌骨向下向后旋转。De Alba 医师和 Mimura 医师的研究显示头帽颏兜产生的张力沿下颌体、下颌角、下颌磨牙后三角区发散，向后上辐射，在髁突颈部集中，压力集中在下颌髁突颈部及下颌升支后缘。

（三）颏兜对颞下颌关节的影响

Mimura 医师的研究表明，患者经头帽颏兜治疗后出现关节头向前弯曲、关节窝加深加宽、关节头同关节窝之间的空隙减少、关节髁突颈部稍变长等。但是，Tanne 医师等用三维有限元研究发现，颏兜的应力主要见于下颌骨的中心结构。髁突表面的应力明显小于下颌体的应力，相差约 3~5 倍。也有学者利用 MRI 研究戴用头帽颏兜患者的颞下颌关节盘的位置和形态的改变时发现，若在生长发育早期使用不超过生理限度的力（如 600g）进行治疗，不会造成明显的关节盘的形态和结构的改变。

三、颏兜的临床应用

（一）适应证

头帽颏兜的作用可抑制下颌的向前生长，同时又不可避免地会出现下颌产生向下、向后旋转，下切牙舌倾等问题。因此，其适应证包括四点。

1. 轻度下颌发育过度的安氏Ⅲ类错𬌗，且下颌可后退至前牙对刃或近对刃关系。
2. 前下面稍短的低角Ⅲ类错𬌗。
3. 下颌切牙位置基本正常或稍唇倾。

4. 无明显颞下颌关节症状。

对高角长面型Ⅲ类错𬌗或有严重的下颌发育过度的患者,不宜使用头帽颏兜矫治器。

（二）临床应用

1. 牵引力的大小和牵引时间　以前有学者认为牵引力方向通过髁突上方的矫治力,力值应较大,需要每侧500g以上;牵引力方向通过髁突下方的矫治力,力值较小,一般300~500g,幼儿为200~300g。治疗应尽早开始,疗程较长,一般男孩要治疗到16~17岁;女孩要治疗到14~15岁以后再停止使用颏兜,这样才能有较稳定的疗效。但是2010年,Yasser L. 医师等通过研究50位使用颏兜治疗的骨性Ⅲ类患者,发现使用颏兜矫治,其骨性效果不明显,并且大小不同的矫治力,无论是每侧300g,还是每侧600g,矫治的效果都是一样的,只有高位牵引的患者对下颌升支的抑制效果比较明显。

目前认为,颏兜要获得较好的临床效果,需要较长的治疗时间及患者良好的配合。但是,对颏兜矫治力的持续时间而言,我们很难让需要治疗的幼儿与试验动物一样长时间戴用矫治器。在动物试验中,我们可以观察到颏兜的矫治力能抑制下颌骨的生长发育,但是,对于这些动物而言,它们需要全天戴用矫治器。同样,对于颞下颌关节粘连的患者,如果髁突持续受到限制,使其脱离关节窝,那髁突的生长也会受到抑制。在试验中,猴子是无法选择的被动要求全天一直戴用矫治器,但我们的患者无论有多好的依从性,一天中也只能是仅部分时间戴用矫治器,而无法全天戴用。口外弓作用于上颌骨,每天戴用12~14个小时,就能有良好的效果,但是下颌骨不一样。试验中我们研究发现,如果要限制下颌骨的生长发育,就需要全天戴用矫治器或者说接近全天戴用。这就说明在限制下颌生长发育上,力的持续时间比力的大小更重要。

2. 颏兜治疗的远期疗效　Sugawara医师等研究认为,尽管在使用颏兜矫治Ⅲ类病人的治疗初期,会有一定的骨骼形态改善,但是随着患者的生长发育,这种改善很难保持,尤其对于严重骨性Ⅲ类的患者。同样,Toshio医师等,在研究24位骨性Ⅲ类的日本女孩时,也发现尽管在青春期前她们通过颏兜治疗,ANB角平均增加了1.8°,但是在青春期后复查时发现,骨骼畸形比治疗完成时更严重。而Deguchi T医师发现对比短期戴用颏兜的患者,长期戴用颏兜者,会使ANB及wits值产生更有利的变化,认为颏兜的矫形效果可以达到满意的结果,并在治疗后一段时期内保持稳定。遗传因素中下颌生长型是复发的主要因素,在治疗前正确判断骨龄,从而选择合适的治疗时机是确保远期疗效的重要因素。

综上所述,尽管颏兜矫治要获得较稳定的治疗效果是比较困难的,但是对于反𬌗患者,通过较长时间戴用颏兜,能获得较好的疗效,尤其是对于减轻青春前期、青春期的骨骼畸形及改善软组织侧貌,颏兜矫治仍是一种可行的方法。

（吴建勇）

参 考 文 献

1. 林久祥,许天民. 现代口腔正畸学——科学与艺术的统一. 4版. 北京:北京大学医学出版社,2011.

2. 赵美英,罗颂椒,陈扬熙. 牙颌面畸形功能矫形. 北京:科学技术文献出版社,2010.

3. 陈扬熙. 口腔正畸学——基础、技术与临床. 北京:人民卫生出版社,2012.

4. 徐宝华. 现代临床口腔正畸学. 北京:人民卫生出版社,2000.

5. 赵志河. 上颌复合体和上颌牙弓阻力中心位置研究. 口腔正畸学杂志,1994,1（1）:15.

6. GRABER T M,RAKOSI T,PETROVIC A G. Dentofacial Orthopedics with functional appliances. 2nd ed. St Louis:Mosby Co,1998.

7. PROFFIT W R,FIELDS H W,SARVER D M. Contemporary Orthodontics. 4th ed. St Louis:Mosby Co,2007.

8. MERRIFIELD L L,CROSS J J. Directional forces. Am J Orthod,1970,57(5):435-464.

9. KLONTZ H A. Tweed-Merrifield sequential directional force treatment. Semin Orthod,1996,2:254-267.

10. DELAIRE J. Maxillary development revisited:relevance to the orthopaedic treatment of Class Ⅲ malocclusions. Eur J Orthod,1997,19(3):289-311.

11. NANDA R. Biomechanical and clinical considerations of modified protraction headgear. Am J Orthod,1980,78(2):125-139.

12. CHA B K,NGAN P W. Skeletal Anchorage for Orthopedic Correction of Growing Class Ⅲ Patients. Seminars in Orthodontics,2011,17(2):124-137.

13. HENRY P J,SINGER S. Implant anchorage for the occlusal management of developmental defects in children: a preliminary report. Pract Periodontics Aesthet Dent,1999,11(6):699-702.

14. CEVIDANES L,BACCETTI T,FRANCHI L,et al. Comparison of two protocols for maxillary protraction:bone anchors versus face mask with rapid maxillary expanxion. Angle Orthod,2010,80(5):799-806.

15. CAUNT J A,DALMASES F. Effeets of maxillary Protraction determined by laser metrology. Eur J Orthod,1990,12(3):340-345.

16. NANDA R. Protraction of maxilla in rhesus monkeys by controlled extraoral forces. Am J Orthod,1978,74:121-141.

17. HASS A J. Palatal expansion:just the beginning of dentofacial orthopedics. Am J Orthod,1970,57:219-255.

18. LIOU E,SAI W. A new protocol for ma xillary protraction in cleft patients:repetitive weekly protocol of alternate rapid maxiⅡary expansion and constrictions. Cleft Palate Craniofac J,2005,42:121-127.

19. TURLEY P. Orthopedic correction of the class Ⅲ malocclusion with palatal expansion and custom retraction headgear. J Clin Orthod,1998,22:324-325.

20. BACCETTI T,FRANCHI L,MCNAMARA J A. Cephalometric variables predicting the long-term success or failure of combined rapid maxillary expansion and facial mask therapy. Am J Orthod,2004,126:16-22.

21. HÄGG U,TSE A,BENDEUS M,et al. Long-term follow-up of early treatment with reverse headgear. European Journal of Orthodontics,2003,25:95-102.

22. 曾祥龙. 口腔正畸直丝弓矫治技术. 北京:中国科学技术出版社,1994.

23. 周学军,赵志河,赵美英,等. 不同大小颏兜牵引力的下颌骨三维有限元分析. 北京口腔医学,2004,12(3):125-129.

24. PROFFIT R W,FIELDS H W,SARVER D M. Contemporary orthodontics. 5th ed. Amsterdam:Elsevier,2012:398-400.

25. GRABER L W. Chin cap therapy for mandibular prognathism. Am J Orthod,1977,72:23.

26. TANNE K,LU Y C,TANAKA E. Biomechanical changes of the mandible from orthopedic chin cup force studied in a three-dimensional finite element model. Eur J Orthod,1993,15(6):527-533.

27. TOSHIO D,ASAHI K. Stability of changes associated with chin cup treatment. Angle orthod,1996:66(2):139-146.

28. YASSER L,ABDELNABY,ESSAM A,et al. Chin cup effects using two different force magnitudes in the management of Class Ⅲ malocclusions. Angle Orthodontist,2010,80(5):959-962.

29. MIMURA H,DEGUCHI T. Morphologic adaptation of temporomandibular joint after chin cup therapy. Am J Orthod Dentofacial Orthop,1996,110(5):541-546.

30. SUGAWARA,ASANO,ENDO. Long-term effects of chin cap therapy on skeletal profile in mandibular prognathism. Am J Orthod Dentofacial Orthop,1990,98(2):127-133.

31. DE ALBA J A,CHACONAS S J,CAPUTO A A. Orthopedic effect of the extraoral chincup appliance on the mandible. The Angle Orthodontist,1982,52(1):69-78.

第十五章　功能矫治器

第一节　概　　述

一、功能矫治发展史

功能矫治是指通过改变口腔颌面部肌肉的功能,从而促进牙、颌、面生长发育来达到治疗或预防畸形的一种正畸治疗方法。功能矫治的理念来源于口腔正畸医师对口颌系统在正畸治疗中作用的认识。口颌系统是一个由牙、牙周支持组织、颌骨、颞下颌关节、口腔颌面部神经、肌肉以及其他相关组织组成的,相互协调同时又相互制约的综合体。口颌系统在人的一生中不断发生多种形式的适应性改建,这种变化在人的生长发育高峰期尤为明显,而唇、舌、颌面肌肉等组织的功能不良也是许多错𬌗畸形的病因和发展的重要因素。

功能矫治器的应用最早可以追溯至 1726 年,被誉为"现代牙科学之父"的 Pierre Fauchard 发明了一种功能调节矫治器(regulation appliances)。该矫治器可以通过神经肌肉的变化促进颌面部的发育,开展牙弓达到"理想"的弓形。在 1879 年被美国正畸界尊之为"正畸之父"的 Kingsley 设计了一种上颌斜面导板以引导下颌向前生长,确立了下颌向前的治疗思想,并于 1880 年发表文章,正式提出斜面导板矫治器可以治疗下颌后缩畸形,开展了功能矫形治疗的先河。

1902 年法国的 Robin 医师受 Kingsley 思想的启蒙,设计了一种上下连体矫治器,又称为"monoblock appliance",通过改变下颌矢状位置来影响肌肉。他的方法在法国和比利时被广泛应用,如 Watry 医师就很推崇这种 monoblock 矫治技术,他认为该矫治器可以作为一种面部肌肉的训练器,当今广泛应用的生物调节器(bionator),其设计原理就是用其来改变舌的位置达到矫治的目的,这无疑应归于 Robin 医师的 monoblock。

1910 年,丹麦的 Andresen 医师设计了肌激动器(activator),该矫治器被誉为功能矫治器发展的里程碑。Andresen 医师与 Haupl 医师在 1936 年发表《功能性颌骨矫形学》,进一步奠定了功能矫治器的基本理论。该书提出"functional jaw orthopedics"以区别"dentofacial orthodontics",形成了所谓的挪威系统。所谓挪威系统的基本思想,是颌面的构成既不是简单的"正常理想概念",也不是生物统计学的平均值所能反映的。该理论认为个体变异是正常现象,提出了"个体化的功能和美观是最适宜的"的概念。该系统的矫治目的不仅是达到正常𬌗,而是要使患者终身有健康的牙周功能。同时,该系统总结了功能矫治器的 23 条优点,认为功能矫治器是一种被动式改变下颌的位置和患者的咀嚼型的矫治装置。其可以使下颌适应于新的位置和使牙齿重新定位,改变下颌的生长方向,它们还观察到功能矫治器有"振动骨质"(shaking bone substance)的作用,增加成骨细胞活动,导致骨形成增加。

1967年德国医师Fränkel研发了Fränkel功能调节器(function regulator or Fränkel appliance)。该矫治器主要是由颊屏和唇挡构成,其特点是颊屏离开牙弓,阻挡唇颊肌的压力,使牙弓扩大。他将颊屏和唇挡视为一种肌肉训练器,称为与牙弓形态相适应的"功能性基质"。Fränkel功能调节器除了阻隔对牙弓发育过程中具有潜在抑制影响的颊肌和口周软组织,使牙槽骨扩大,牙弓整体向颊侧移动外,还可解决不良的姿势行为型,建立正常的口腔功能间隙。另外,功能矫治器还可以很好的引导生长,调控面部生长方向,建立良好的功能形态型。1967~1987年,Fränkel医师先后在欧、美等国家发表文章、讲学并展示病例,受到美国正畸学界的热烈欢迎和高度评价,消除了美国正畸学界对于功能矫治器的偏见。1985年,著名美国正畸学者Graber编著了《牙面功能矫形与功能矫治器》一书,进一步推动了功能矫形学的发展。

与上述的活动功能矫治器相对应,固定功能矫治器也经历了逐渐发展的过程。其中Herbst矫治器的发展很具有代表性。Herbst矫治器最早由德国学者Herbst于1909年在柏林国际牙医大会上提出,之后在1934年先后发表了一系列文章介绍使用该矫治器的经验,然而在1934年后,很少有关于Herbst矫治器的文章发表,这种矫治方法慢慢地淡出了人们的视野。直到1979年Pancherz医师在美国正畸学杂志上发表论文,阐述了Herbst矫治器的临床应用及生物学作用,才重新引起了人们对Herbst矫治器的关注。Herbst矫治器是一种用于治疗安氏Ⅱ类错𬌗的固定式咬合前移装置。它在不同的口腔功能状况下,始终保持下颌骨处于前伸位,刺激下颌骨的生长,从而达到矫治安氏Ⅱ类错𬌗畸形的目的。

20世纪80年代以来,各公司在Herbst矫治器的基础上进行了改进先后推出了Jasper Jumper矫治器、MARA矫治器、AdvanSync2矫治器、focus矫治器和SUS2矫治器,以及在activator矫治器的基础上研发的Twin-Block矫治器,这些功能矫治器正在日益受到正畸医师的关注。

二、功能矫治器的定义及分类

(一) 定义

功能矫治器(functional appliance),又称功能性矫治器,是指通过改变口腔颌面部肌肉的功能位置和功能状态,从而达到促进或抑制颅、颌、面,以及牙槽骨生长发育来达到治疗或预防错𬌗畸形的一类矫治器。

(二) 分类

1. 简单功能矫治器 矫治器直接将肌力传递到牙齿,包括平面导板、斜面导板、口腔前庭盾和唇挡等。

2. 肌激动器类 矫治器通过改变下颌骨的位置,刺激其上附着的肌肉,发挥功能性颌骨矫形的作用。Graber医师于1984年将此类矫治器分为2型。

(1) 肌张力型:下颌移位较小,主要依赖于肌肉、腱膜静止的张力。

（2）肌动力型：下颌移位较大，主要依赖于肌肉、腱膜运动产生的收缩力。

3. 功能调节器类 矫治器主要通过改变口周肌肉的动力平衡，调整唇、舌、颊肌的功能使其相互协调，从而促进牙槽以及颌骨的改建。

三、功能矫治器的适应证及非适应证

（一）功能矫治器的适应证

功能矫治器主要适用于生长发育期口面肌肉功能异常所引起的功能性错𬌗和部分轻度骨性错𬌗畸形，通常是在青春生长发育迸发期前 1~2 年开始，并持续至高峰期，利用患者自身的生长发育潜力，达到有效而稳定的矫治目标。其主要作用机制是通过改变口颌系统功能状态以利于牙、颌及颅面的发育。

主要适用的错𬌗类型为安氏Ⅱ类和安氏Ⅲ类矢状向不调的错𬌗畸形，也可用于垂直向不调的深覆𬌗和开𬌗，还可用于矫治后牙的宽度不调。正畸医师在确定功能性矫治方案时应充分考虑患者的颅面生长方向和生长型，以采用最为适宜的功能矫治器和矫治方案。

（二）功能矫治器的非适应证

非生长发育期的错𬌗畸形及重度骨畸形的患者；有关节损伤、关节异常及明显关节病患者均为功能矫治的非适应证；患有神经系统疾病，如脊髓灰质炎和脑瘫的儿童，以及不合作及精神异常者，由于功能矫治器有赖于神经肌肉系统的反应，所以治疗难以成功。

值得注意的是，目前有研究表明，某些功能矫治器（如 Herbst 矫治器），对于年轻成人也可产生一定的作用，但要慎重选择患者，并随时观察患者的反应，如果出现关节不适，以及双重𬌗等症状，应及早停止使用功能矫治器或者改用较小的下颌移动距离。

四、功能矫治器的作用原理

功能矫治器不同于传统常规矫治器那样利用弹簧、橡皮圈、弓丝等机械因素对牙齿产生作用，它的独特之处在于其力的作用方式，功能矫治器通过矫治装置改变下颌姿势位，改善口颌系统肌群的功能，利用自身所引起的肌力、咬合力等激活口周及面部肌肉的功能，刺激颌骨、牙周组织的生长改建。功能矫治器辅以口外矫形力引导颌骨生长，改变颌骨的生长率、生长量、生长方向，传递、消除和引导自然力。是利用机体自然的生长潜力来矫治生长发育期儿童、青少年的肌性和轻度骨性错𬌗畸形的手段。

（一）力学原理

矫治力根据作用力的类型，分为两类：力的应用和力的消除。

1. 有效力的应用 当压应力和张应力作用于有关结构时，可改变组织内部的应变效应而产生相应功能性的组织改建。例如肌激动器可以通过咬合重建改变下颌的位置，引发神经、肌肉反射，产生肌肉的收缩，肌肉的收缩力通过矫治器部件传导到牙、牙槽骨、颌骨、关节等软、硬组织，促进下颌骨的生长发育。另外可以通过上下牙列间的𬌗垫控制牙齿的萌出，选择性改变牙齿的萌出道，调整𬌗平面，从而改变咬合力的方向，促进牙槽骨的改建。

2. 不利的力消除　消除不正常的和约束性的环境影响,以获得最理想的发育。当功能恢复后,口颌系统产生继发性的形态适应。如 Fränkel 功能矫治器中的唇挡、颊屏等装置可以消除唇、颊肌对牙列的作用,重建牙列内外的动力平衡,达到扩弓、移动牙列的效果。同时唇挡、颊屏等在口腔前庭伸展,牵拉骨膜,骨膜粘弹性的改变和受作用区域的成骨反应可导致张力应变,增强作用区的成骨效应,刺激这些部位的骨生长。

以上两种基本的治疗原理都能改变骨的张应力和压应力的分布,促进骨的改建和牙齿的移动。除了这些物理性力效应外,功能矫治器还能激活感觉性刺激,引起神经肌肉系统的反应。如果下颌的姿势位,因功能矫治器重建咬合关系而改变,神经肌肉系统在感觉性冲动输入的协助下,对新的空间骨骼关系起适应性变化。

（二）生理学原理

1. 功能与形态相互影响、相互制约　1883 年,Roux 医师首次报道了从海豚尾鳍试验中认识到自然力和功能刺激对形状有着重要影响。他的假设成为一般矫形及功能性牙矫形的基础。目前认为,功能和形态存在相互影响、相互制约的生物学规律。各种组织结构正常功能的行使,对促进形态的正常发育有直接影响,特别是在儿童生长发育阶段,功能与形态的密切关系表现的更为突出。

2. 口面功能间隙及功能状态是颅颌面形态发育的条件　口面复合体作为极其活跃的多功能区,口鼻、鼻咽功能的正常行使是功能矫形治疗重要的生理学基础。功能矫治器通过调控肌群间协调性,阻断异常的生长发育,使牙弓、颌骨的异常形态得到纠正和改善,并且通过维持新的肌功能平衡和协调,使功能矫形效果达到长期稳定。

3. 正常的呼吸、吞咽功能是建立口腔功能的基础　正常的呼吸和吞咽功能才能建立起正常的口腔功能间隙和正常的颌骨生长发育。例如长期口呼吸,可导致口呼吸面容,上牙弓前突,牙弓狭窄,腭盖高拱,开𬌗等。因此功能矫治的目的是去除口周功能紊乱,恢复正常的口腔功能间隙,从而建立起新的正常的功能和形态。

（三）生物学原理

功能性矫治器可通过咬合重建引发一系列神经、肌肉收缩力的变化,该力传递到口腔周围的软硬组织,包括牙周膜、牙槽骨、颞下颌关节、上下颌骨等,促进软硬组织发生适应性变化,刺激颌骨、牙周组织的生长改建,改变颌骨的生长率、生长量、生长方向,充分发挥机体的自然生长潜力,从而达到矫治错𬌗畸形的目的。

颞下颌关节是一个具有独特代谢性质的器官,其具有粘弹性。粘弹性影响细胞外基质的合成,从而影响髁突生长潜力。在髁突功能前伸过程中,粘弹性比翼外肌的过度活动起着更为显著的作用。研究发现,下颌的前伸姿势促进颞下颌关节的生长代谢,减弱了分解代谢,为引导下颌向前提供了功能矫形中关键的生物学基础。

20 世纪 80 年代末开始,功能矫形在许多国家临床中得到了广泛的开展和应用,已经成为早期治疗的主要手段,在理论研究上也有了新的发展。Moss 医师在他的"功能基质"假说的基础上进一步提出"渐成控制"(epigenetic control)这一概念。他认为生长发育是内源性因素(即遗传)和外源性因素(渐成因素,epigenetics factor)共同作用下进行的。也就是说颅面部各生长区的生长改建是整组基因信息和渐成信息的综合反应,发育的生物体的生物机械和生物物理参数可以受任何功能性机械力的影响。这一概念的提出,使我们对颅面形态形成的理解更加深入,也为矫形治疗提供了理论基础。

第二节 临床常用的经典功能矫治器

一、肌激动器

（一）Andresen 肌激动器

肌激动器（activator）由 Andresen 医师设计，所以又称 Andresen 矫治器。肌激动器对安氏Ⅱ类 1 分类错𬌗有很好的治疗效果，矫治器通过使下颌前移，以及选择性控制牙齿萌出，使颌骨的矢状关系及垂直关系得以改善。

1. 矫治器的组成　用于矫治安氏Ⅱ类 1 分类错𬌗的肌激动器（图 15-1）是最常见的一种类型。矫治器由一块树脂基托组成，没有固位卡环，也没有产生机械力的加力装置。基托的上颌部分覆盖整个腭盖，下颌部分向下延伸至口底。基托的远中达第一恒磨牙远中。上、下颌基托相连，在前牙区形成下切牙树脂帽包压住下前牙，其作用为防止下切牙垂直萌出及唇向倾斜。上颌尖牙之间附有一双曲唇弓，可将肌肉的矫治力传导至上前牙，如果上前牙唇倾，需将齿槽部分的基托进行调磨缓冲，则上前牙在唇弓的影响下将向腭侧倾斜移动。基托的后牙有牙齿的导面，通过调磨树脂导面，可以控制、引导后牙的垂直萌出。矫治器与上颌牙弓相适应，下牙弓只有在下颌处于向前、向下的位置时才能戴入。

2. 肌激动器适应证　应用肌激动器矫形的患者应处于生长发育期，最好的矫形时期是患者刚进入青春生长高峰期时。

（1）安氏Ⅱ类 1 分类患者，下颌后缩，面下 1/3 高度不足或基本正常，临床及 VTO 分析（visual treatment objective）观察下颌前伸后面型显著改善者。

（2）安氏Ⅱ类 2 分类患者，伴有下颌后缩，面下 1/3 高度不足者，可先改正上切牙长轴后，再换为肌激动器矫治上、下颌骨的矢状关系不调。

（3）安氏Ⅱ类患者伴有上颌牙弓中段狭窄，下颌牙弓宽度正常，下颌前伸时，形成咬合干扰，妨碍下颌前伸者，可先用活动或固定矫治器扩大上牙弓后，再换为肌激动器矫治上、下颌骨的矢状关系不调。

（4）安氏Ⅲ类错𬌗患者。下颌支发育不足，下颌有向下、向后旋转趋势的生长期开𬌗患者，或牙源性开𬌗患者。

3. 咬合重建

（1）矢状方向：下颌在矢状方向上移动的目的是建立磨牙中性关系。安氏Ⅱ类错𬌗患者下颌应向前移动，两侧移动相等距离。下颌前移的数量，以磨牙关系达到中性关系为准，一般为 5mm 左右，若深覆盖严重，下颌应分次前移。

（2）垂直方向：下颌垂直打开距离应超过息止𬌗间隙，一般在磨牙区分开 4mm 左右。覆𬌗越深，垂直打开越大；反之，覆𬌗越浅，垂直打开越小。

安氏Ⅱ类患者下颌前移和垂直打开距离的量有一个原则，下颌在两个方向上移动之和能够激活足够的、但又不过分的肌肉活动即可。肌肉活动不足将影响疗效，但过度增加肌肉的活动并不能增加矫治作用。覆盖较大时，下颌前移多，垂直打开不宜过大；覆盖较小时，下颌前移较少，垂直打开应适当增加。一般而言，下颌前移量与垂直打开量之和在

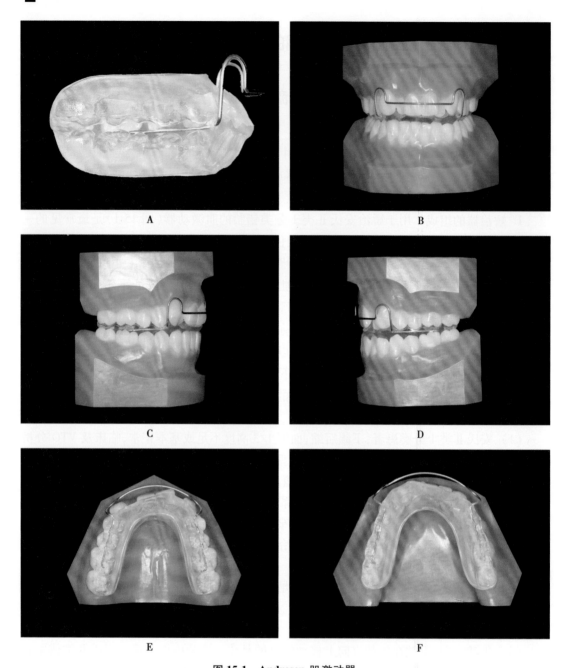

图 15-1 Andresen 肌激动器

A. 侧面整体结构 B. 戴入后正面观 C. 戴入后右侧面观 D. 戴入后左侧面观 E. 戴入后上颌𬌗面观
F. 戴入后下颌𬌗面观

8~10mm。

（3）中线考虑：牙齿原因和骨骼原因造成的中线偏斜不是功能性矫治器的适应证。𬌗干扰等功能因素造成的下颌偏斜，在咬合重建时应使上、下中线保持一致。

蜡𬌗完成之后，应放在模型上检查其与上、下颌牙弓的接触是否紧密，核对并记录下颌前移的数量，切牙区及磨牙区垂直分开的数量，上、下颌牙弓中线的对称性。如果与设计不符,应重新取蜡𬌗直至建立正确的咬合关系。

（4）调磨：基托是与牙齿接触并传导矫治力的部分。根据矫治需要,通过调磨可以形成不同的诱导面。诱导面与牙齿相接触,肌肉和软组织产生的力量通过矫治器传导至牙齿,从而引起牙齿移动。调磨计划包括垂直向控制的调磨和矢状向控制的调磨。

对于安氏Ⅱ类错𬌗,activator 垂直向控制的调磨主要体现在调磨下颌后牙与基托的接触点上,目的是使下颌后牙萌出,下颌后牙萌出方向向上向前,一方面有利于整平 Spee 曲线;另一方面有利于建立安氏Ⅰ类关系。另外,根据替牙情况,调磨妨碍恒牙萌出的基托。垂直向的控制还包括下颌切牙的切牙帽,起到防止切牙伸长和唇倾的作用。矢状向的控制主要是切牙的前移、后移,以及后牙的近远中向移动。唇弓与牙面接触加力,同时调磨缓冲切牙舌侧基托,可以使切牙舌向移动。

4. 病例（图 15-2,图 15-3）

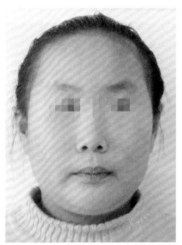
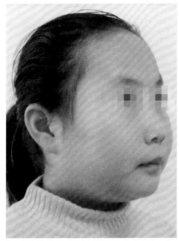
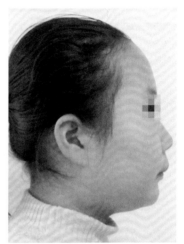
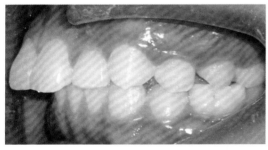
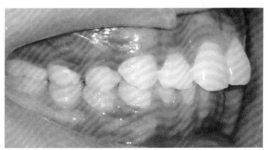
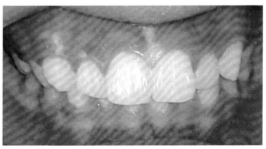

图 15-2　肌激动器矫治病例患者初诊面像及口内像

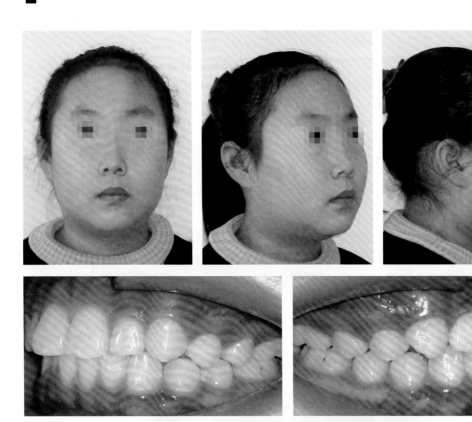

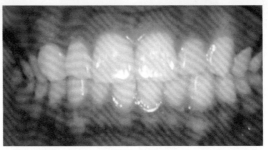

图 15-3　肌激动器矫治病例患者,功能矫治器治疗结束后的面像及口内像

（1）基本信息:姓名:赵某;性别:女;年龄:10 岁。

（2）主诉:上前牙突,前牙咬不上,要求矫治。

（3）诊断及矫治:该患者下颌发育不足,处于生长发育高峰期,计划先行 activator 功能矫治器促进下颌发育,下颌到正常位置后再根据患者情况选择进行固定矫治。

（二）口外弓联合肌激动器

肌激动器是早期治疗安氏Ⅱ类 1 分类的一种有效方法,然而临床应用中发现它有以下两点需要注意。

1. **垂直控制**　肌激动器促进下颌后牙的萌出,矫治前牙深覆𬌗,由于下颌后牙的萌出造成𬌗平面𬌗和下颌平面的顺时针旋转、使得面高增加,这种改变有利于安氏Ⅱ类低角患者的面型改善,但对安氏Ⅱ类高角患者却十分不利。

2. 矢状控制　肌激动器虽可明显地促进下颌向前生长,但对上颌向前发育的抑制作用较弱,因此对合并有上颌前突趋势的Ⅱ类患者治疗效果有限。

口外弓是早期治疗安氏Ⅱ类1分类错𬌗的另一种方法,对上颌有较强的抑制作用,并可通过改变牵引力的方向对上颌后牙的萌出起到抑制作用,然而口外弓并不直接促进下颌向前发育。

口外弓和肌激动器联合应用,利用两者的优点,可以矫治安氏Ⅱ类1分类上颌前突伴下颌后缩的高角患者(图15-4)。

3. 病例(图15-5,图15-6)

(1) 基本信息:姓名:李某;性别:男;年龄:12岁10个月。

(2) 主诉:下巴小,要求矫治。

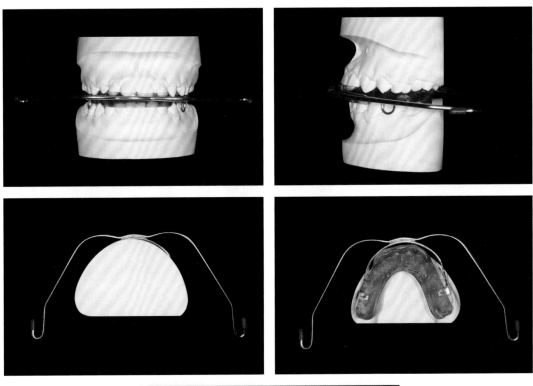

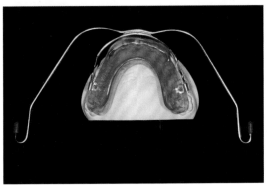

图 15-4　口外弓联合肌激动器

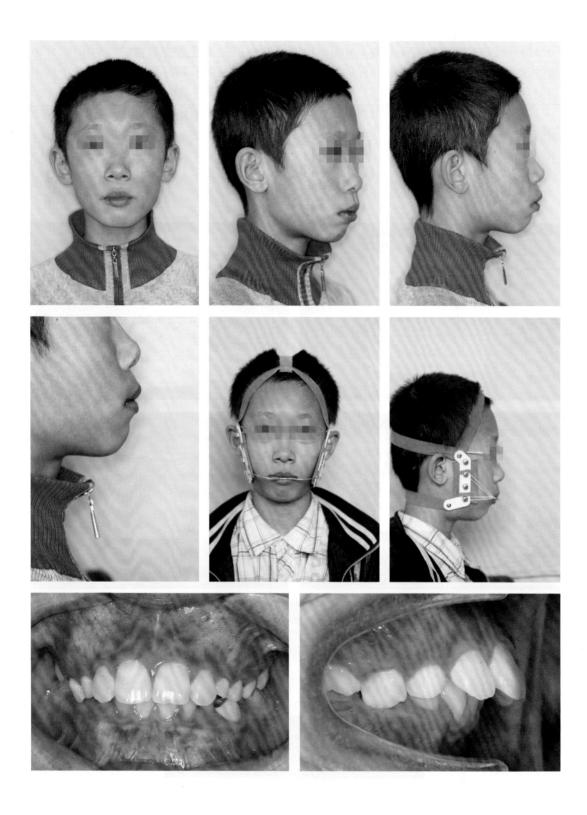

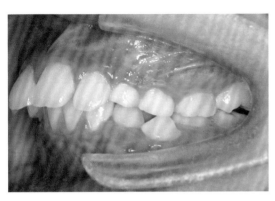
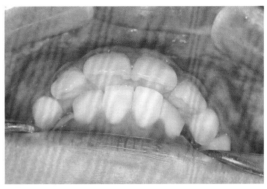

图 15-5 口外弓联合肌激动器矫治患者初诊面像及口内像

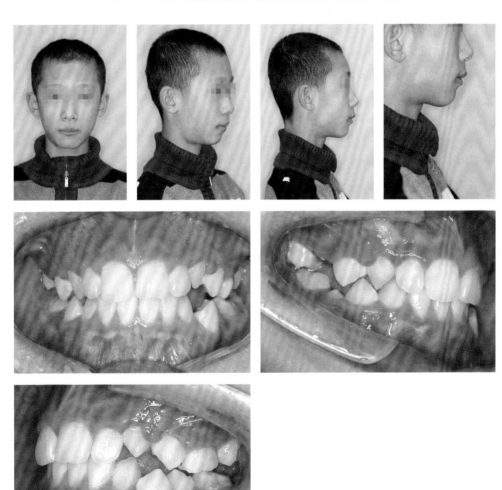

图 15-6 口外弓联合肌激动器矫治患者功能矫治结束后的面像及口内像

（3）主要问题：前牙Ⅱ度深覆𬌗；Ⅲ度深覆盖；上下牙列均Ⅲ度拥挤；上下前牙牙轴唇倾；下颌后缩；一侧磨牙中性关系，一侧为开始远中关系；口呼吸及异常吞咽习惯。

（4）矫治计划：由于患者处于生长发育高峰期前，采用双期矫治。

第一期：采用口外弓联合肌激动器抑制上颌生长并导下颌向前。

第二期：采用固定矫治器排齐整平牙弓，使前牙建立正常覆𬌗、覆盖，后牙尖窝交错，后期精细调整，保持。

建议尽早纠正口腔不良习惯并治疗鼻部疾病。

二、生物调节器

肌激动器因为其体积大，只能夜间戴用，所以在临床应用上受到了一定的限制。针对这些缺点，正畸医师们通过不断的改进来完善肌激动器，生物调节器（bionator）便是其中的一种。生物调节器（图15-7）是balters医师于1965年设计的。他认为舌功能在开𬌗、安氏Ⅱ类、安氏Ⅲ类错𬌗畸形的形成过程中起重要作用。于是设计了通过调节舌的位置、促进唇闭合、改善牙弓形态和牙弓关系，以明确中性𬌗关系的一种颌骨功能矫治器。生物调节器体积小巧，它的下半部分很狭小，上半部分仅有两侧的伸展和一个起稳定作用的腭杆。舌与腭部并不受影响，左右两侧的颊侧曲可将异常的肌肉活动支撑起来，除进餐外生物调节器可全天戴用。

（一）生物调节器的矫治原理

设计者认为舌是口腔反射活动的中心。舌与唇颊肌的功能平衡对牙的发育有重要影响。例如：舌位后移会导致安氏Ⅱ类错𬌗；前下移位会导致安氏Ⅲ类错𬌗；牙弓狭窄及其继发的拥挤（尤其在上颌牙弓）则是由于颊肌的力量相对强，舌对于牙弓施加的向外的压力减弱的缘故；而开𬌗则是由于舌活动过度和前伸姿势造成。生物调节器的治疗原理不是刺激而是调节肌肉的活动，在促进固有生长型正常发展的同时，去除异常的上下颌周围潜在的形变因素。由于其唇弓和侧方伸展的颊屏的阻挡使肌肉离开了牙槽区，舌侧延伸的翼迫使下颌骨处于前伸位，上、下颌牙齿之间的树脂𬌗板或𬌗垫，提供对牙齿垂直向的控制。因此矫治器可以对舌和口周肌肉施以持续的影响。生物调节器能够全天戴用，其能更长时间地阻止内外部的肌力对牙弓及其周围组织施加的不适宜的限制性影响，因此其作用要快于传统的肌激动器。

（二）生物调节器的咬合重建

与肌激动器的咬合重建不同，生物调节器不是打开咬合而是使前牙达到对刃关系。一般下颌前伸量为3~4mm，后牙垂直打开距离为2~3mm。如果覆盖过大则应使下颌逐步前伸但仍不打开咬合。Balters医师的理论认为过高的咬合重建有损舌的功能，当下颌下降，咬合打开时，为了保持气道通畅舌会本能的前伸导致患者养成伸舌习惯。因此不应大量的打开咬合。

（三）生物调节器的类型

1. 标准型，治疗安氏Ⅱ类错𬌗患者，矫治舌后位。

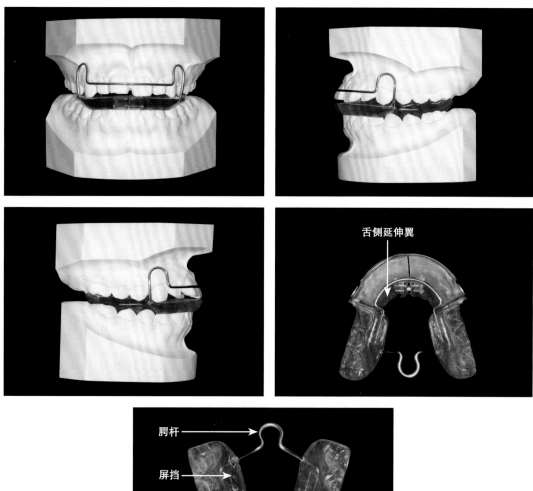

图 15-7 生物调节器（bionator）

2. 安氏Ⅲ类型，治疗安氏Ⅲ类错𬌗患者，矫治舌前位。

3. 开𬌗型，用于开𬌗患者；用于颞下颌关节功能紊乱病患者时，后牙区应做𬌗垫。

（四）生物调节器的适应证

生物调节器在大多数情况下需要多种方法相结合才能产生最佳效果。应用标准型生物调节器对混合牙列期安氏Ⅱ类1分类错𬌗进行矫治的指征是：治疗前牙齿排列良好；下颌处于功能性后退位；骨性不调不十分严重；上切牙唇倾明显。

生物调节器的适用范围比较局限，对因上颌前突引起的安氏Ⅱ类关系、垂直生长型、下切牙明显唇倾的患者,不宜采用生物调节器。

1. 前牙深覆𬌗,可以通过调磨生物调节器基托树脂,使磨牙及前磨牙自由萌出而得以纠正,但这种深覆𬌗只是由于磨牙和前磨牙萌出不足而非切牙过度萌出所致,而这种萌出不足的主要原因又是舌体的舌缘阻碍所致者,矫治才能成功。而水平生长型明显的深覆𬌗患者不适于用生物调节器进行治疗。

2. 牙源性开𬌗患者,一般是由于吮指习惯及舌习惯所致。生物调节器对上下颌前牙萌出不足的患者,有一定疗效。生物调节器可通过加载颊侧段牙齿,尽可能抑制其萌出,以治疗开𬌗。

3. 因上前牙舌倾而导致下颌由下颌姿势位到牙尖交错位时向前移位的假性Ⅲ类错𬌗,可使用反转型生物调节器。这类矫治器的作用是加载下颌牙齿并对上颌牙弓前面的牙槽部分进行卸载,以促进其生长,通过腭杆对舌的前伸引导来刺激舌功能,从而使切牙和牙槽骨支持组织唇向移动。

4. 生物调节器有治疗颞下颌关节问题的特殊疗效,成人患者尤为明显,大多数的颞下颌关节问题都伴有快速动眼睡眠期的夜磨牙和牙关紧咬,夜间戴用生物调节器有助于缓解肌肉的痉挛,尤其是翼外肌痉挛。以此为目的的矫治器在设计上与标准型相似,但在咬合重建时不需要使下颌过于前伸,主要目的是防止关节滑动超过关节盘的后缘而产生关节弹响。

(五) 生物调节器使用的注意事项

1. 为使生物调节器最大限度的发挥效力,必须全天戴用。复诊间隔为 3~4 周,可根据牙齿萌出情况而定。

2. 颊曲则应离开乳磨牙区,但又不能刺激颊黏膜。若唇弓需扩大,可在颊曲处加力打开。牙弓内少量的间隙,在治疗的最后阶段可通过加力回收弓丝来关闭。

3. 安氏Ⅱ类错𬌗患者因舌位靠后,U 形丝的开口应设计在前方;Ⅲ类错𬌗患者舌位靠前,U 形丝的开口应向后方。嘱患者戴矫治器后舌舐 U 形丝的开口,可引导舌回到正常位置。

4. 根据支抗和生长诱导的设计,基托加载和卸载的区域应视牙齿移动的方向而定。任何的修整都应从第一磨牙开始,其次为下颌前磨牙,最后为上颌前磨牙。

5. 在治疗的最后阶段,通常会出现下颌位置在水平向和垂直向的快速变化。这种变化是肌肉对于新的咬合位置的适应性改建,同时伴有翼外肌痉挛。咬合关系以及牙槽骨的改建则要随着神经肌肉的改建才能建立,因此这种快速的改变会导致后牙段的开𬌗,加上乳磨牙区牙槽的改变往往不充分,所以在这一部位出现的开𬌗要一直持续到前磨牙萌出至𬌗平面为止。

三、Twin-Block 矫治器

Twin-Block 矫治器(Twin-Block appliance,TBA)是 William Clark 教授于 1982 年发明的一种改良的 activator 矫治器。该矫治器将𬌗垫、功能矫形力、夜间牵引力、口外力巧妙地结合,通过覆盖后牙的咬合斜面将适宜的𬌗力传递到牙列以及颌骨上,可最大限度地增加功能性下颌前伸后所引起的生长变化,从而对错𬌗进行快速而有效地矫治。该矫治器可 24 小时戴用,对支持骨组织产生较为持久的功能性刺激。而且具有制作简单、戴用方便、不影响咀嚼进食、适应证广、疗效快而显著及美观等优点。

（一）Twin-Block 矫治器的组成

1. 主要装置 矫治器由上、下颌两部分组成。上颌部分由固位于上颌第一恒磨牙上的箭头卡环（卡的桥部焊圆管，用于放置口外弓）、前牙区 U 形曲唇弓、𬌗垫、扩弓装置（用于上牙弓狭窄的患者）组成。下颌部分由固位于下颌第二前磨牙上的三角形卡或箭头卡、唇弓（附有防止下切牙唇倾的唇侧挡）、𬌗垫组成。

Twin-Block 矫治器发挥功能作用的关键结构是𬌗垫。上颌的𬌗垫覆盖磨牙和第二前磨牙𬌗面，并在第二前磨牙处将𬌗垫制成向远中呈 45°～70°的导斜面。下颌𬌗垫覆盖前磨牙区𬌗面，在第二前磨牙远中边缘嵴处形成向近中与上颌导斜面相适应的 45°～70°斜面。上下颌𬌗垫在第二前磨牙区 45°～70°斜面的咬合接触关系，将下颌引导并保持在前伸位置。一般来说，垂直生长型患者导斜面角度偏小，而水平生长型患者导斜面角度偏大，可达 70°左右，以便更好地阻止下颌后退（图 15-8）。

2. 辅助装置 对伴有上颌发育过度的患者，可增加口外牵引，对上颌施加矫形力，抑制上颌生长。此时，口外弓管焊接在上颌第一磨牙的改良箭头卡上，或在箭头卡卡臂上弯制螺旋管以插入口外弓。口外弓每晚戴 8～10 小时，每侧牵引力 300～500g。

口外牵引还可用于伴垂直向生长不调的安氏Ⅱ类错𬌗患者，口外牵引的垂直分力通过上颌矫治器对上颌磨牙及腭侧施加压入力，限制上颌向下生长，从而矫治垂直向的不调。

（二）Twin-Block 矫治器的适应证

Twin-Block 矫治器适应证广泛，可用于安氏Ⅱ类 1 分类、安氏Ⅱ类 2 分类伴下颌后缩及安氏Ⅲ类错𬌗。最佳治疗时机为生长发育期。

1. 安氏Ⅱ类 1 分类伴下颌后缩，牙弓无拥挤或轻度拥挤。可较快地纠正安氏Ⅱ类𬌗关系。有拥挤者可先纠正上、下颌牙弓的矢状向关系，再通过二期固定矫治器解除拥挤、排齐牙列。也可同期共同矫治。

2. 安氏Ⅱ类 2 分类，可在上颌矫治器上增加推切牙向唇侧的前牙舌簧，同时解决下颌后缩及上颌前牙舌倾的问题。

3. 安氏Ⅲ类错𬌗，当用于此类错𬌗时，上下颌矫治器的导斜面关系及口外牵引的方向正好与治疗安氏Ⅱ类错𬌗者相反。

4. 改良的 Twin-Block 矫治器还可用于深覆𬌗、前牙开𬌗、上颌牙弓狭窄及严重的上颌前突病例的矫治。

（三）咬合重建

咬合重建是制作 Twin-Block 矫治器的第一步，也是最重要的一步。首先要根据矫治计划，确定下颌的最佳位置，用蜡𬌗确定并记录这个位置，用以达到纠正远中𬌗关系的目的。

1. 对于生长发育期前牙覆盖为 10mm 左右的患者来说，如果在配戴矫治器时可以前伸下颌并保持正确的咬合关系，就可以使下颌前伸至切牙切对切的关系位置，并获得 2mm 的上、下颌切牙间间隙。在垂直方向上，这 2mm 的切牙间隙大约在第一前磨牙区产生 5～6mm 的垂直向间隙，而在磨牙远中区域垂直向有 2mm 左右的间隙，该间隙可保证后牙萌出所需的垂直向间隙，从而减小前牙覆𬌗。

2. 前牙覆盖大于 10mm 时，下颌的前伸应当分为两次：第一次加力范围在 7～10mm；第二次加力应使切牙达到对刃的咬合关系。

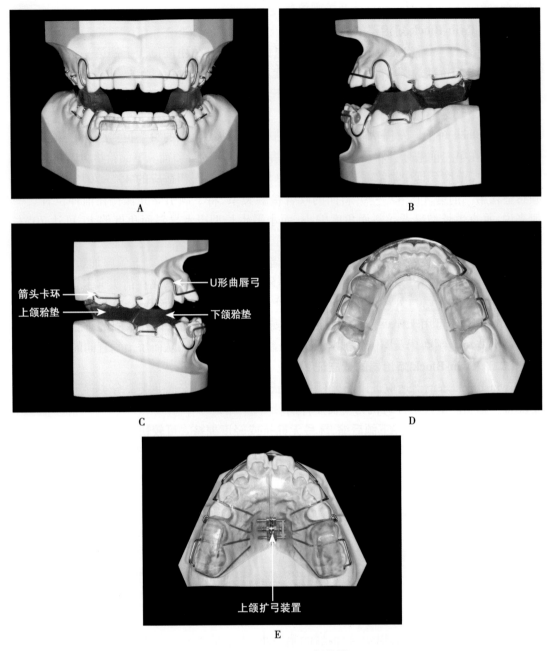

图 15-8　Twin-Block 矫治器
A. 正面观　B. 左侧面观　C. 右侧面观　D. 下颌部分　E. 上颌部分

3. 对垂直生长型的患者,应当少量逐步前移下颌,这样才能保证下颌骨有足够的时间进行代偿性的生长。

对于功能矫治器加力的量的问题,下颌最大前伸的位置并不是一个生理性位置,通过对颞下颌关节的功能检查发现,下颌的生理运动范围应该是不超过下颌最大前伸量的 70%。这样,功能矫治器的最大加力量应该不超过下颌最大前伸量的 70%。

（四）调磨

Twin-Block 矫治器在临床应用中分为主动矫治阶段和支持矫治阶段。

1. 主动矫治阶段　此阶段中应当全日配戴 Twin-Block 矫治器,主要目的是在矢状向、垂直向和水平向上矫治上下牙弓的关系。通常情况下,前牙的覆𬌗和覆盖可以在 6 个月内得到矫治,下颌磨牙可在 9 个月之内萌出至咬合位置。此阶段平均配戴 Twin-Block 的矫治时间为 6~9 个月。

（1）试戴 Twin-Block 矫治器,配戴矫治器的前几天内,应该适当地将下颌矫治器的下切牙舌侧基托部分进行少量调磨,以避免矫治器刚戴入时对黏膜的刺激。

（2）第二次复诊约在 10 天后,患者此时应能适应配戴矫治器进食,如患者仍不能持续下颌前伸,应通过对上下颌咬合斜面导板进行部分调磨而适当减少矫治器的前伸作用力。对于伴有前牙深覆𬌗的安氏 II 类患者,4~6 周后前牙建立正常咬合关系便可分次磨低上颌𬌗垫使下颌磨牙伸长,一般经 4~6 次复诊将上颌𬌗垫逐步磨除,使上、下颌磨牙建𬌗,之后的 2~3 次复诊中再分次磨除下颌𬌗垫,使前磨牙建𬌗,以打开前牙咬合。对于前牙咬合浅、有开𬌗倾向的患者,上、下颌的𬌗垫都不能进行任何的调磨,从而防止后牙的萌出。

（3）第三次复诊约在 4 周后,每次复诊时应通过测量前牙的覆𬌗、覆盖,后牙咬合关系及面部软组织形态,来观察治疗的进展。如果需要,可以少量调节上颌唇弓让其离开前牙唇面,并少量调磨后牙𬌗垫来纠正前牙的深覆𬌗。

（4）第四次复诊约在 6 周后,按同样的方式检查覆盖及咬合情况等,并按同样的程序调磨上、下颌𬌗垫以改善前牙的深覆𬌗。以后一般是每 6 周左右进行复诊检查,前牙覆盖和后牙的咬合关系应该持续得到纠正,并且随着下颌后牙的萌出,前牙的深覆𬌗也得到改善。需要注意的是,由于分步磨除上、下颌𬌗垫,所以在前磨牙与磨牙之间的𬌗平面会出现台阶,需做后期的调整。

2. 支持矫治阶段　本阶段的治疗目的是保持已经得到纠正的前牙关系,直到后牙的咬合关系达到完全建立。

此阶段继续戴用上下颌 Twin-Block 矫治器,但上、下颌的后牙𬌗垫应完全磨除,使后牙能完全萌出至咬合接触关系,上颌前部的诱导斜面应向远中延伸,使下颌尖牙能咬合在该斜面上,下颌切牙和尖牙应咬合在上颌前牙的基部,而上颌的诱导斜面应刚好位于下颌切牙的舌侧而不干扰咬合。上颌前部的诱导斜面设计成既能有效保持切牙正确关系,又不能对发音等功能造成障碍。

一般在治疗 4~6 个月的时候,上、下颌磨牙通常已经建立了正常的咬合关系,但支持阶段仍应再继续 3~6 个月,使骨骼的小梁系统能够进行功能性改建。

在咬合关系完全建立后,可进入常规的保持阶段,逐步减少矫治器的配戴时间。

（五）典型病例（图 15-9,图 15-10）

患者:龙某;性别:女;年龄:11 岁 5 个月。

主诉:牙齿排列不齐影响美观,要求矫治。

主要问题:颜面部左右不对称,右侧丰满;II 类骨面型,下颌骨发育不足;前牙 III 度深覆𬌗,III 度深覆盖。上前牙牙轴唇倾,下切牙基本正常。

矫治计划:由于患者处于生长发育高峰期前,可先采用 Twin-Block 功能矫治器诱导下颌发育,协调上下颌骨;待下颌发育正常后,恒牙萌出再行固定矫治,解决牙弓内存在的问题。

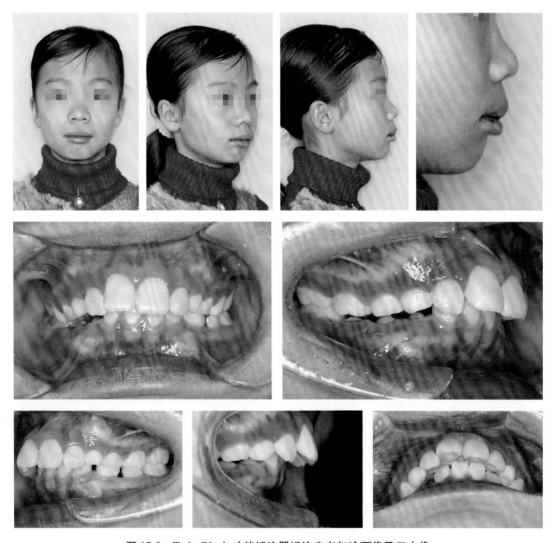

图 15-9 Twin-Block 功能矫治器矫治患者初诊面像及口内像

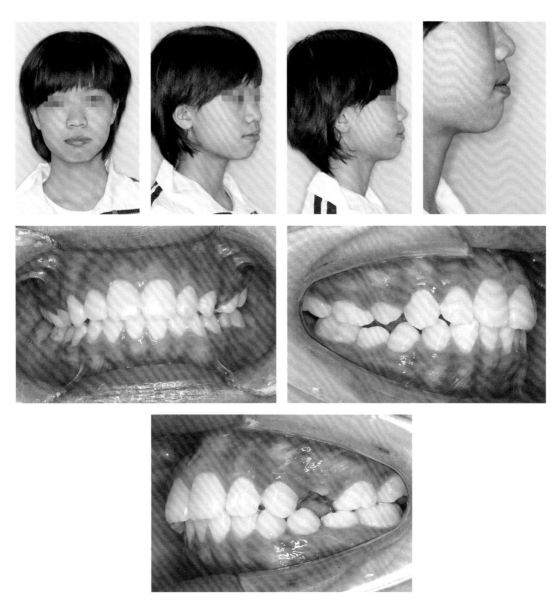

图 15-10 Twin-Block 矫治器矫治患者功能矫治结束后的面像及口内像

四、Fränkel 矫治器

（一）FR 矫治器的原理与组成

1. FR 矫治器的矫治原理　Fränkel 矫治器也称为功能调节器（function regulator, FR），由德国医师 Fränkel 设计并倡导，是功能矫治治疗中一种极具影响力的功能性矫治装置。

FR 矫治器结构上与传统的肌激动器不同，FR 矫治器的装置大部分都位于口腔前庭。FR 矫治器的唇挡和颊屏分别将唇肌和颊肌与牙及其牙周组织隔开，消除了唇、颊肌对牙及牙周组织的限制，同时延伸到前庭沟底的颊屏和唇挡可以刺激骨膜下骨质增生使整体牙弓的牙槽骨扩大。Fränkel医师认为口周肌肉对于牙弓的发育,特别是横向发育有抑制作用,不正常的肌肉功能会影响牙弓的生长潜力。FR矫治器通过人为建立的具有正常功能的口周环境,实现了牙弓正常发育,进而达到扩弓的效果。长时间持续解除口周肌力,特别是解除第二乳磨牙近中之前的口周肌力对牙弓的限制,可以达到扩弓的作用。同样,如果颊肌压力解除,尖牙间的宽度会显著增加,这会解除牙弓前部的拥挤,将降低固定矫治阶段减数四个第一前磨牙的可能性。

FR矫治器同样重视舌肌的作用。Fränkel医师认为舌肌对牙及其支持组织向唇、颊向发育具有决定作用。然而他也认为如果过分强调舌肌的作用则会忽略颊肌的作用。舌肌的多数功能活动只是对现有牙及牙槽形态与位置的适应或代偿,而不是导致错殆畸形的主要病因。Fränkel医师强调形态与功能的关系,主张理解吞咽的生理学。在正常吞咽过程中,口唇封闭,舌肌与软腭配合,口腔内会产生负压,在吞咽末期下颌回到下颌姿势位时颊部软组织吸入殆间间隙,此时肌肉的力量会限制牙及牙槽向前向外发育,后牙的萌出也会受到限制。当用FR矫治器时,颊屏无论是在吞咽还是在休息时都会阻止这种限制牙及牙槽向前向外发育的肌力,并促进后牙萌出,颊屏将牙及牙槽引导到口周正常的位置,因此在最小的阻力作用下,牙及牙槽能够向前、向外得到最大限度的生长发育。

2. FR矫治器的组成　FR矫治器主要包括,树脂和钢丝两部分。

(1) 树脂部分

1) 唇挡:位于切牙区的前庭沟处,左右各一。其作用是消除唇对上、下颌牙槽骨的压力,同时牵拉邻近的骨膜,刺激牙槽骨唇面的骨沉积。

2) 颊屏:左右各一。由上颌前庭沟延伸至下颌前庭沟底,远中盖过最后一颗牙齿,近中达尖牙的远中。

3) 下颌舌托:用于FR-Ⅱ型,厚度一般为3~4mm,上缘离开龈缘2~3mm,是改善口周肌肉不良姿势行为的重要组成部分。

(2) 钢丝部分:钢丝根据FR矫治器不同类型而有所不同,下面介绍两种最常用的FR-Ⅱ型和FR-Ⅲ型矫治器的钢丝部分。

1) FR-Ⅱ型矫治器的钢丝部分(图15-11)

①下颌舌侧支持丝:使用1.2mm不锈钢丝弯制。位于下前牙舌侧龈缘下方2~3mm,并离开黏膜1~2mm,便于树脂充填。

②下前牙舌侧丝:选用0.8mm不锈钢丝,顺着下前牙的舌侧面,位于舌隆突上,末端沿舌侧支持丝向前达尖牙或乳尖牙的远中。

③下唇挡连接丝:选用0.9mm不锈钢丝弯制,可以仍然分成三段,注意避让唇系带,连接丝应位于龈缘下约7mm,离开黏膜1mm。两侧末端对称平行进入两侧的颊屏。

④上颌唇弓:使用0.9mm不锈钢丝弯制。唇弓与上切牙冠唇面中段相贴合,形成圆滑的弓形,不需要与个别排列不齐的前牙接触,唇弓的曲离开黏膜2mm。

⑤上颌舌侧弓:使用0.8mm不锈钢丝弯制,舌侧弓的中部沿上前牙舌面形成一弧形位于上切牙舌隆突上,然后形成曲在尖牙与第一前磨牙或者第一乳磨牙之间越过,进入颊屏。

⑥腭弓:选用1.0mm不锈钢丝弯制,在第二乳磨牙远中位置形成与腭穹窿外形一致的弧形腭弓。

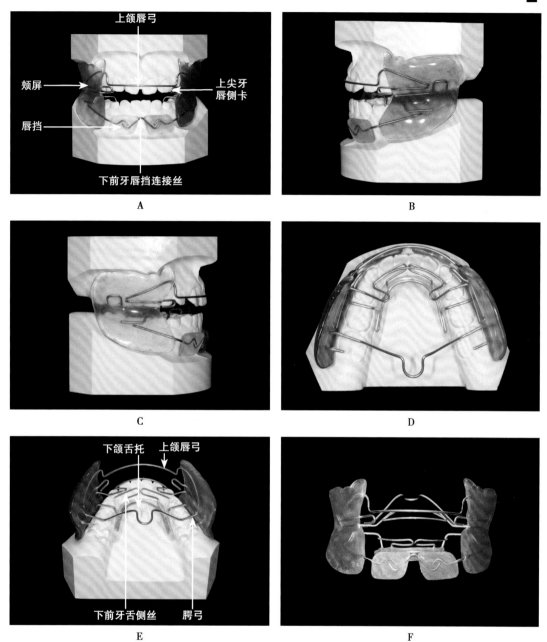

图 15-11 FR-Ⅱ矫治器

A. FR-Ⅱ矫治器戴入后正面观 B. FR-Ⅱ矫治器戴入后左侧面观 C. FR-Ⅱ矫治器戴入后右侧面观
D. FR-Ⅱ矫治器戴入后俯视观 E. FR-Ⅱ矫治器戴入后后视观 F. FR-Ⅱ矫治器

⑦上尖牙唇侧卡：选用 0.8mm 不锈钢丝弯制。由颊屏向前方伸出，曲尖端与上尖牙颊面接触，曲后段直接进入颊屏，包埋于颊屏中。

2）FR-Ⅲ型钢丝部分

①下颌唇弓：使用 1.0mm 不锈钢丝弯制，沿着下切牙唇面龈乳头之上，离开黏膜 1mm，以利于树脂包埋。

②骀支托:分为上颌骀支托和下颌骀支托。下颌骀支托使用0.9mm不锈钢丝,沿着下颌第一恒磨牙或者第二乳磨牙的中央沟形成支托。上颌骀支托,仅用于反覆骀较浅的Ⅲ类错骀,使用0.7mm不锈钢丝,可以在上颌第一磨牙上或者第二乳磨牙上放置支托。

③腭弓:选用1.0mm不锈钢丝弯制,类似于FR-Ⅱ型的腭弓。

④上颌舌侧丝:形态上与FR-Ⅱ型的舌侧丝类似,但其位置放置与作用都完全不同。

⑤上唇挡连接丝:一般选用0.9mm不锈钢丝弯制。弯制类似于FR-Ⅱ型的下唇挡连接丝。

（二）FR矫治器的分类及适应证

Fränkel医师设计了四种FR矫治器,分别为FR-Ⅰ型、FR-Ⅱ型、FR-Ⅲ型、FR-Ⅳ型。4种矫治器中FR-Ⅰ和FR-Ⅲ是基础,FR-Ⅱ和FR-Ⅳ是在以上两型的基础上做了一些修改。目前临床上应用最广的是FR-Ⅱ型和FR-Ⅲ型。

1. FR-Ⅰ型适应证　用以矫治安氏Ⅰ类和安氏Ⅱ类1分类的患者。

（1）替牙期或恒牙早期,覆骀正常,轻度牙量骨量不调,根尖基骨发育不足。

（2）替牙期或恒牙早期,下颌后缩及下颌发育不足,但需伴有:覆骀基本正常或前牙深覆骀、覆盖过大,根尖基骨明显发育不足,有明确口腔不良习惯者;轻度拥挤或中度拥挤须拔牙矫治,可用FR-Ⅰ矫治矢状不调,刺激下颌发育,改善骨骼不调,再用固定矫治器进行拔牙或不拔牙治疗。

（3）伴有轻度开骀,特别是下颌向后旋转者。

2. FR-Ⅱ型适应证　主要适用于替牙期或恒牙早期,下颌后缩,前牙内倾性深覆骀,或下颌向前旋转,牙弓大小不协调的安氏Ⅱ类2分类,在治疗前需要将内倾的上颌前牙唇向开展,以利于下颌前伸,适应证如同FR-Ⅰ型。

3. FR-Ⅲ型的适应证

（1）肌性(功能性)安氏Ⅲ类错骀。

（2）上颌骨后缩、发育不足,下颌基本正常或轻度前突,无牙量不调或轻度拥挤,或上下牙弓大小不协调,需要先经功能性矫治器治疗或严重拥挤须拔牙的轻度骨性Ⅲ类错骀。

（3）安氏Ⅲ类错骀,伴有轻度开骀倾向的患者。

4. FR-Ⅳ型适应证　用于早期骨性开骀和轻度双颌前突的患者。

5. FR矫治器作为保持器和训练器

（1）各型FR矫治器治疗后,均可作为保持器继续使用。

（2）功能性矫治器矫治后,FR作为保持器巩固疗效和维持肌功能平衡。

（3）正颌外科手术后,可用FR作为训练器训练肌肉,预防复发。

（三）FR矫治器的咬合重建

主要介绍FR-Ⅰ型和FR-Ⅲ型矫治器,FR-Ⅱ型和FR-Ⅳ型矫治器的变化很少。

1. FR-Ⅰ型矫治器　对于只有2~4mm矢状不调的患者,下颌再定位时以上、下颌切牙调整到切对切状态为准。下颌必须再定位,以避免让前伸的下颌肌肉和后退的下颌肌肉处于明显的紧张状态,通过让患者反复咬合到需要的位置而消除肌肉的紧张。

Fränkel医师建议下颌前伸最好不要超过2.5~3mm,垂直打开距离仅能够使钢丝通过即可。Schmuch医师在1995年指出,4~6mm的前伸量和垂直打开量对大多数患者都是能够忍受的,而4~6mm的前伸量可以使大多数安氏Ⅱ类错骀者建立切对切关系。

如果后牙是开始远中关系,或者前伸量不超过 6mm,垂直打开量则由切牙咬合关系决定。在 Fränkel 矫治器颊屏处的后牙龄间应该有 2.5~3.5mm 间隙,以便让钢丝通过。如果需要 6mm 的下颌前伸量,则一次前伸 3mm 能够使患者更容易适应,并能够防止在戴用时矫治器脱出,减少肌肉的紧张,防止下切牙唇倾。

尽管 Fränkel 矫治器可以分步前伸下颌,但是垂直打开量不能超过前牙切对切范围,如果超过范围则会影响口唇闭合以及对舌肌的控制。

2. FR-Ⅲ矫治器　Fränkel 医师认为Ⅲ类错𬌗畸形的矢状不调,除由于上颌发育不足和下颌发育过度以外,另外一个原因是下颌前伸所造成的。咬合重建时应使下颌尽量后退,使髁突位于关节窝的后退位。垂直打开的量只要能够解除前牙锁结,消除前牙反𬌗即可。垂直打开应该在消除前牙锁结的条件下尽量最小,避免唇肌过于紧张而影响唇的闭合。

咬合重建时下颌后退量取决于安氏Ⅲ类错𬌗是骨性的还是功能性的,功能性安氏Ⅲ类错𬌗的下颌由于前牙锁结而向前移动,因此咬合重建时下颌后退量较大。

反覆𬌗深时,垂直打开的量也较多,可以让上磨牙萌出较大,促进上颌磨牙萌出,限制下颌磨牙的萌出(可将𬌗支托放在下颌磨牙上)。如限制后牙垂直向发育,𬌗支托的作用可以限制下颌磨牙的萌出,而上颌磨牙可以自由向下前方萌出,这样有利于改正安氏Ⅲ类磨牙关系。

(四) FR 矫治器的调磨

深覆𬌗时,可以逐渐调磨降低上颌矫治器磨牙区𬌗面的树脂,每次调磨约 1~2mm,使下颌后牙和树脂𬌗垫间的距离允许探针自由通过。以利于下颌磨牙向萌出,减少深覆𬌗。

前牙开𬌗时,磨牙区的树脂不能调磨,要始终保持树脂𬌗垫和后牙接触,以抑制后牙的伸长。但后期前牙区开𬌗可通过调磨,去除前牙区间树脂,前牙粘接托槽,垂直牵引,来纠正开𬌗。

五、Herbst 矫治器

Herbst 矫治器最早由德国学者 Herbst 于 1909 年在柏林国际牙医大会上提出的,是一种用于治疗安氏Ⅱ类错𬌗的固定式咬合前移装置。它在不同的口腔功能状况下,始终保持下颌骨处于前伸位,刺激下颌骨的生长,从而达到矫治安氏Ⅱ类错𬌗的目的。

(一) Herbst 矫治器的基本组成

Herbst 矫治器可以看作是安置在上下颌上滑动的一个人工关节。它由两侧焊接在带环上的伸缩装置组成。每个伸缩装置由 1 个金属套管、1 根活塞杆、2 个枢轴及 2 个螺丝组成。

金属管的枢轴常焊在下颌第一前磨牙的带环上。螺丝的作用是防止伸缩部件从枢轴上滑脱。金属管的长度取决于咬合前移的量(一般达到前牙切对切状态)。活塞杆的上部长度应适宜,太短可能从套管中滑脱;太长则可能由于向后穿出套管过多而刺伤颊粘膜。Herbst 矫治器可以使口腔做自由开闭口运动及一定的侧方运动。

现代 Herbst 矫治器(图 15-12)的改进为:带环被钴铬铸造合金𬌗板取代,并用玻璃离子水门汀粘接在牙上。上、下颌前牙通过增加的片段弓丝结合成一组支抗。既结实卫生,又很少引起临床问题,并且能够缩短椅旁操作时间。

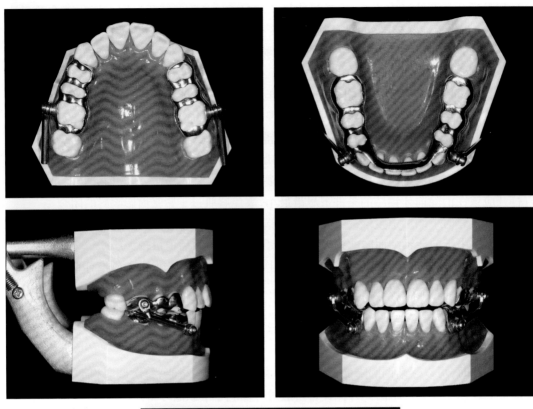

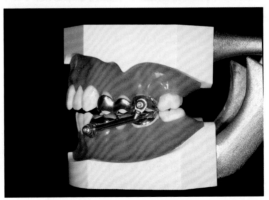

图 15-12　Herbst 矫治器

（二）Herbst 矫治器的适应证

Herbst 矫治器的主要目标是刺激下颌生长,因此对骨性安氏 Ⅱ 类错𬌗尤其适用。另外,对于超过了生长发育高峰期但仍有一些生长潜力的患者,按常规应用活动功能矫治器年龄已偏大,治疗时间会相应延长,而 Herbst 矫治器在 6~8 个月内完成矫治,可以使这些年龄较大患者的剩余生长量得到利用。但这一方法对于已经停止生长的患者应该慎用。

部分口呼吸患者,由于其鼻道阻塞可能无法使用活动功能矫治器。然而,这种阻塞并不干扰 Herbst 矫治器的矫治功能。

Herbst 矫治器被固定在牙齿上,且对患者的配合程度要求不高,因此对一些治疗不合作甚至排斥的患者也是一个有用的方法。

促进下颌生长的活动功能矫治器一般情况下患者只能在一天中的部分时间戴用,故部分患者未能达到适合髁突生长变化的最佳阈值,所以活动功能矫治器没有明显效果,因此可以采用 Herbst 矫治器,通过不间断戴用来达到效果。

（三）Herbst 矫治器多阶段治疗方法

对于安氏 Ⅱ 类错𬌗患者,仅有 Herbst 矫治器能与固定矫治器同时配合治疗。而其他大多功能性矫治器都需要二期固定矫治器进行矫治。正常𬌗的建立一般需要 6~8 个月来完成,在这之前通常会出现矢状牙弓关系的过矫治和不完全的牙尖交错关系。

1. 安氏 Ⅱ 类 1 分类错𬌗的矫治通常有 2 个步骤

（1）矫形阶段:用 Herbst 矫治器把安氏 Ⅱ 类错𬌗矫治成安氏 Ⅰ 类关系。

（2）正畸阶段:用固定矫治器,通过拔牙或不拔牙进一步矫治牙齿不齐和牙弓不协调问题。

2. 安氏 Ⅱ 类 2 分类错𬌗的矫治通常有 3 个步骤

（1）正畸阶段:用固定矫治的方法达到上颌前牙的排齐整平。

（2）矫形阶段:通过 Herbst 矫治器把安氏 Ⅱ 类错𬌗矫治成安氏 Ⅰ 类关系。

（3）正畸阶段:用固定矫治器矫治牙齿不齐和牙弓不协调问题。在治疗过程中,上下颌会出现一定程度的扩弓,下颌切牙唇倾,上颌磨牙远中移动。如果可能安氏 Ⅱ 类 2 分类错𬌗应尽量避免拔牙矫治。

（四）Herbst 矫治器治疗后的保持

治疗结束后,通常由于治疗时间短,咬合尚不稳定,出现过矫治的牙尖交错关系。在治疗结束一年后多可形成稳定的安氏 Ⅰ 类咬合关系。任何治疗后的复发主要是由于上下颌牙齿的变化造成的。矫治后稳定的功能性咬合关系会阻碍这种复发的发生。但临床仍有 30% 的复发病例。因此保持阶段是必要的,直到建立咬合或必须开始用固定矫治器进行第二期矫治。

（五）Pancherz 对 Herbst 功能矫治器的评价

Pancherz 医师认为 Herbst 功能矫治器产生的上下颌骨的改变是支抗丧失的表现,Herbst 矫治器施加在上颌骨的拉力类似于高位牵引使上颌磨牙后移,而下颌牙的前移主要表现在下前牙的唇倾。Herbst 功能矫治器在纠正前牙覆盖时,在安氏 Ⅱ 类 1 分类与安氏 Ⅱ 类 2 分类中表现不同:对于安氏 Ⅱ 类 1 分类的患者,主要是上前牙的舌倾;而对于安氏 Ⅱ 类 2 分类的患者主要是下前牙的唇倾。另外,对于安氏 Ⅱ 类 2 分类的患者,下前牙的唇倾较安氏 Ⅱ 类 1 分类的患者更为显著($p<0.05$）。因此我们在生长高峰期前应用 Herbst 功能矫治器纠正安氏 Ⅱ 类错𬌗畸形时,应充分考虑到其支抗丧失的问题。

六、功能矫治器存在的问题及争议

功能性矫治器自 1726 年第一次使用至今,虽然在临床上已有广泛的应用,但一直饱受争议。很多学者极力推广其应用,肯定其疗效,但也有很多学者认为功能性矫治器不仅毫无作用,甚至会对牙、颌、面的发育有着负面影响。随着矫治技术的发展与众多新型材料的普及,采用固定矫治器也可达到一些较为理想的效果。此时,对于功能性矫治器的质疑声也越来越高。

功能性矫治器的使用存在的问题。功能性矫治器一般针对 9~16 岁之间生长发育期的儿童,他们正处于身心发展最为迅速的时期,也是人生极为重要的年龄阶段,而戴用功能性矫治器的初期会出现发音障碍、口吃,加之缺乏对外界压力适当的调试方法,往往会产生各种各样的心理问题。有的患儿在家长监督下戴用而上学期间就私自摘下,有的患儿在小伙伴的嘲讽下身心受到创伤而出现少言,性格孤僻甚至自闭,更有的患儿一直难以克服发音障碍而在摘下功能性矫治器后仍难以改正,导致终身口吃。许多功能性矫治器都是通过抬高咬合,前伸下颌等产生肌力发挥作用的,这样会对儿童的颞下颌关节产生不利影响。而功能性矫治器的患者一般年龄较小,对关节不适不敏感或表述不清,以致有些功能性矫治器对患儿颞下颌关节造成不可逆性损伤产生关节症状或者产生潜在的颞下颌关节问题。功能性矫治器与青少年牙齿脱矿、龋病、口腔异味、恶心、呕吐及进食困难都有很大程度的影响。

对于功能性矫治器的使用也存在许多争议。例如:功能性矫治器的应用主要是对于处于生长发育期的儿童,这些患者本身就有着一定的生长潜力,其牙、颌、面的发育正在进行,究竟是功能性矫治器的作用还是患者本身的生长潜力在起作用?功能性矫治器并不能完全取代固定矫治器,使用功能性矫治器之后,几乎都需要进行二期矫治。那么患者及家长花费了较多的时间、金钱、精力,是否能够取得到比单纯使用固定矫治器更为理想的效果?再者,通过功能性矫治器的治疗能否减小后期固定矫治器矫治时减数拔牙的概率?

(一)争议焦点一:功能性矫治器都对牙、颌、面的生长发育是否有促进作用

Cochrane 系统评价于 2009 年第 4 期评价了经过功能性矫治器治疗与不进行治疗的安氏 Ⅱ 类 1 分类的患者,发现在仅接受功能性矫治器与没有接受任何治疗的患者间 ANB 值有明显的差异。其中通过比较经过口外弓联合肌激动器治疗的患者与未接受任何治疗的患者发现,经过口外弓联合肌激动器治疗的患者可以使 ANB 角明显减小(-0.72°)。而各种矫治安氏 Ⅱ 类 1 分类患者的功能性矫治器之间没有显著性差异。说明功能性矫治器对于颌骨的生长发育有着一定的作用。

但是是否所有的功能性矫治器都对牙、颌、面的生长发育有着促进作用仍然有争议,而与此同时,我们不能完全忽视患者本身的生长发育潜力。

(二)争议焦点二:双期矫治是否比单期矫治更有效

20 世纪 90 年代,Proffit 医师报道了第一个研究青春期前安氏 Ⅱ 类错𬌗和青春期的安氏 Ⅱ 类错𬌗比较的随机临床对照试验。其研究的核心问题是安氏 Ⅱ 类错𬌗患者早期治疗是否比延缓治疗更有效,前者需要更长的治疗时间和更多的费用。在这项临床试验中,研究者对接受双期矫治和单期矫治的患者进行了比较,发现两组患者在牙、𬌗方面没有不同。这是用 PAR(peer assessment rating index)判定等级指数和组中的非常好的和仅次于最佳结果的样本所占的百分率来判定的。

早期治疗可缩短后续固定矫治疗程的时间,约缩短 25%。但双期治疗在整体的疗程上比单期矫治花费了更长的时间。Proffit 医师得出结论:对大多安氏 Ⅱ 类错𬌗患者,青春期前治疗并不比延迟的治疗更有效,而且它有着更低的效力。

(三)争议焦点三:双期矫治拔牙几率是否比单期矫治更低

Proffit 医师报道的临床试验中的另一个结果是早期治疗有可能减少二期治疗中拔除前磨牙患者的数量。二期治疗中的拔牙率在两组中是相等的,而不管他们是否经过一期矫治。

也有报道指出功能性矫治器通过扩大牙弓能够缓解前牙段的拥挤,从而减小后期固定矫治时减数拔牙的几率。

目前关于功能性矫治器的争议仍然存在,而我们正畸医师所能做的就是提供更多大样本量的临床随机对照试验,以利于进行系统评价,得出更为详实、准确的数据,为功能性矫治器的应用提供更为可靠的证据。

（张　杨）

参 考 文 献

1. 傅民魁. 口腔正畸学. 5 版. 北京:人民卫生出版社,2007.

2. 傅民魁. 口腔正畸专科教程. 北京:人民卫生出版社,2007.

3. 林久祥. 现代口腔正畸学——科学与艺术的统一. 3 版. 北京:中国医药科技出版社,1996.

4. 赵美英,罗颂椒,陈扬熙. 牙颌面畸形功能矫形. 2 版. 人民卫生出版社,2001.

5. THOMAS M G,TOMAS R,ALEXANDRE G P. Dentofacial orthopedics with functional appliances. 2nd ed. USA: Mosby,Inc.,an affiliate of Elsevier Science,1997.

第十六章 支 抗

第一节　正畸支抗概述

一、支抗的概念

支抗(anchorage)是口腔正畸学中的一个专有名词,是指抵抗矫治力的反作用力的结构,可以是头部、颈部、牙齿、颌骨等颅颌面组织,受到与矫治力大小相等、方向相反的作用力。

在矫治过程中,常常把一部分牙作为支抗来移动另一部分牙,所谓的支抗牙和矫治牙其实是相对的。例如,使用滑动法关闭拔牙间隙,当我们需要前牙内收时,磨牙是支抗牙;相反,当我们需要磨牙近中移动时,前牙就成为了支抗牙(图 16-1)。

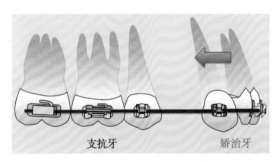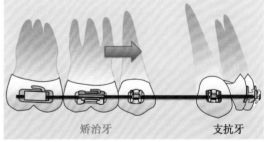

图 16-1　支抗牙和矫治牙

二、支抗控制的意义

正畸治疗的一个重要方面就是最大限度地移动希望矫治的牙齿,同时通过各种方法预防或控制不希望的牙齿移动,即通常所说的"支抗控制"。当原本不希望移动的牙齿发生过度的移动时,称为"支抗失控"或"支抗丧失"。因此,在制订正畸治疗计划时,对整个牙弓的交互作用必须作仔细分析和评估,除了考虑希望移动的牙齿外,还必须设计支抗控制的方法,防止支抗丧失的发生。

在实际临床治疗中,支抗的重要性通常被忽视。当出现支抗丧失的时候,支抗的作用往往才受到重视。例如,利用磨牙作为支抗向拔牙间隙远中移动尖牙,可能会在前牙覆盖加深或拔牙间隙变小而尖牙尚无明显移动时,才注意到已有支抗丧失。值得注意的是,支抗控制并非仅仅局限在近远中方向,在垂直向和横向上也会发生不利的支抗牙移动。而这些支抗失控往往是由于对矫治生物力学的不熟悉。例如,在使用后倾弯压低前牙时,会发生磨牙的颊向倾斜和伸长,这些不利的牙移动可以简单地通过放置横腭杆来控制。

支抗控制是正畸治疗的核心。在正畸治疗中应当时刻关注支抗问题。一旦支抗牙失控就可能在三维方向上发生不利的移动,影响最终矫治效果,甚至可能加重原有的错𬌗畸形。当出现支抗失控的迹象时,应尽早采取补救措施,严重的支抗失控可认为是正畸治疗的失败。

第二节 支抗的来源和类型

一、支 抗 来 源

(一)口内支抗

1. 牙齿 当需要移动部分牙齿时,其余的牙齿可作为支抗。牙齿作为支抗的潜力取决于矫治力方向上牙周膜面积的大小,由牙根的数目、大小和外形共同决定。

2. 牙槽骨和颌骨 当正畸力超过一定大小时,牙槽骨发生骨改建,牙齿才开始移动。所以,牙齿周围的牙槽骨在一定力值范围内可以对抗牙齿的移动。牙槽骨越致密,其支抗力越大。骨支抗则是将种植体植入牙槽骨或颌骨,以获得额外的支抗效果。

3. 黏膜及其覆盖的骨组织 上腭和下颌舌侧有较硬的骨板,硬腭表面覆盖致密的黏膜组织。Nance 弓、摆式矫治器(pendulum)、带腭侧基托的扩弓器(Haas type expander)、活动矫治器和功能性矫治器的舌侧翼缘区都是利用这个区域作为支抗(图 16-2)。这种软组织支抗虽然有限且难以衡量,但仍是临床常用的增强支抗的方法。

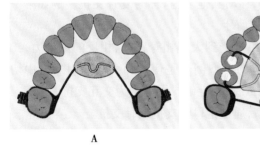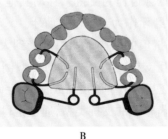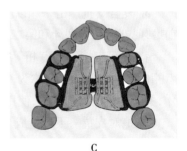

A B C

图 16-2 以腭部黏膜和硬腭作为支抗
A. Nance 弓 B. pendulum 矫治器 C. Haas 扩弓器

4. 肌肉组织 口周肌肉也可被用作支抗,例如唇挡是通过传递唇部的压力来阻止下颌磨牙近中移动;横腭杆可以通过传递舌的压力抑制上颌磨牙伸长(图 16-3)。

(二)口外支抗

1. 颅部和颈后部 口外弓使用颈部、顶部或枕部作为支抗,根据牵引方向可分为高位牵引、低位牵引和联合牵引(见图 14-1~图 14-3),配合使用面弓或 J 钩可限制上颌生

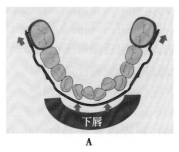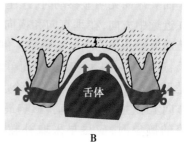

图 16-3　被用于支抗的口周肌肉
A. 唇挡　B. 横腭杆,分别通过传递唇部和舌体的压力获得额外的支抗

长、远中移动上颌骨或牙列。颏兜是使用顶枕部作为支抗,控制下颌骨的生长(见图14-26~图14-28)。

2. 额部和颏部　前牵引是以额部和颏部作为支抗,牵引上颌骨或上牙列(见图14-10~图14-12)。

口外矫治力的反作用力分散在颅颌面部,是增强支抗的有效方法。但口外装置提供的是间歇力,其效果依赖于患者配合戴用的时间。

二、常见的支抗类型

1. 颌内支抗和颌间支抗　若支抗单位和矫治牙位于同一颌骨时,这类支抗称为颌内支抗,如颌内牵引。若支抗位于矫治牙的对颌时,称为颌间支抗,如Ⅱ类和Ⅲ类颌间牵引。

2. 单一支抗　用一颗有较多牙槽骨支持的牙来移动另一颗较少牙槽骨支持的牙,称为单一支抗。例如拔除第二前磨牙后,使用片段弓以磨牙为支抗远中移动第一前磨牙。

3. 复合支抗　由一颗以上的牙齿作为支抗来移动其他牙齿,称为复合支抗。例如第一前磨牙拔除后,以磨牙和第二前磨牙作为支抗内收前牙。

4. 交互支抗　具有相等支抗值的两个或两组牙受到大小相等、方向相反的矫治力,二者相向移动,互为支抗,称为交互支抗。交互支抗的典型例子是使用弹力链牵引左右中切牙,关闭正中间缝。此外,使用交互牵引解除反𬌗或锁𬌗、上颌扩弓等均为交互支抗。

5. 绝对支抗　不会造成牙齿移位的支抗类型,通常指口外支抗或骨支抗。

第三节　微种植体支抗

一、骨支抗和微种植体支抗概述

支抗控制是正畸治疗中的关键,但口内支抗通常不稳定,而口外支抗依赖于患者的配合。正畸医师希望有一种理想的绝对支抗,由此提出了骨支抗(skeletal anchorage)的概念,即利用牙槽骨或颌骨提供更稳定的支抗。骨支抗有以下几种形式:骨粘连牙、颧骨结扎、种植牙、骨膜下种植体、微种植板和微种植体。

1. 骨粘连牙（ankylosis tooth）　牙根发生骨粘连后是一种天然的骨支抗形式。Kokich 医师等（1985 年）报道将 5 岁患有 Apert 综合征男孩的上颌乳尖牙拔出，根管治疗并去除牙周膜后再植入，等待 8 周使牙根发生骨粘连，利用粘连乳牙作支抗前牵引 12 个月，上颌前移了 4mm。虽然骨粘连牙可以提供绝对支抗，但无法作为常规手段应用于临床。

2. 颧骨结扎（zygoma wires）　对一些无法得到支抗来源的特殊病例（如后牙列缺失），Melsen 医师等（1998 年）报道了颧弓结扎的方法。在颧牙槽嵴上方打孔穿入 0.012 英寸不锈钢丝，以此提供上颌支抗。此方法无需特殊的器械，可以即刻加载，结扎丝在局麻下可方便取出。

3. 牙种植体（implant）　早在 1945 年，Gainsforth 医师和 Higley 医师首次将钴铬钼合金种植体植入犬的下颌升支中，用于内收尖牙。就像那个时代的大多数种植体一样，这一尝试也失败了，因为种植体周围发生炎症，最终导致了松动和脱落。自 1969 年 Branemark 医师等报道钛种植体能获得骨结合后，正畸医师再次开始关注种植体支抗。Linkow 医师（1970 年）在下颌后牙区使用叶状种植体结合颌间牵引内收上颌切牙，是应用种植体支抗的首次临床报道。除了提供常规的支抗外，牙种植体可作为牵张成骨、上颌扩弓和前牵引的支抗。

4. 正畸专用种植体（orthodontic implant）　为正畸治疗设计的种植体，主要用于磨牙后区和上颌腭部。Roberts 医师等（1990 年）报道将纯钛种植体植入下颌磨牙后区，通过弓丝将种植体和前磨牙托槽的竖管相连作为支抗，将第二和第三磨牙近中移动了 10～12mm。瑞士 Straumann 公司的 Orthosystem 种植体，直径 3.3mm，长度 4～6mm，是专为正畸设计的上颌腭中部种植支抗体，植入后需等待 10～12 周的愈合期，方可加载牵引力。尽管这些正畸专用种植体的支抗效果是肯定的，但植入手术较复杂，取出时也另需手术。

5. 骨膜下种植体（onplant）　最早由 Block 医师和 Hoffman 医师（1995 年）报导了一种直径 10mm、厚度 2mm 的钛合金盘状种植体，其骨组织接触面呈网格状并有羟基磷灰石涂层，置于腭中部的骨膜下与骨面产生结合。骨膜下种植体不依赖于腭部的骨量，植入方式较简单。一期手术植入后需 12 周的愈合期获得骨结合，然后二期手术暴露并制作上部结构。在随后的 10 年中，骨膜下种植体被商业化生产并得到较广泛的应用。

6. 微种植板（mini-plate）　是呈“Y”形、“T”形或“L”形的微型钛板，通过钛钉固定在上颌或下颌的皮质骨上，其连接臂穿透黏膜与口内的矫治器相连。微种植板与骨面之间的适应性较好，能承受更大的牵引力，对软组织的刺激性相对较小。Umemori 医师和 Sugawara 医师等（1999 年）利用微种植板压低磨牙和整体内收上下牙列，成功治疗了开𬌗、反𬌗等一些较严重的患者。不足之处是植入和取出时需手术翻开骨膜，给患者带来了一定的痛苦。

7. 微种植体（mini-implant）　微种植体是指比普通牙种植体小的植入体。Creekmore 医师和 Eklund 医师早在 1983 年就将外科用铬钴钼合金骨钉植入前鼻嵴，使上颌中切牙压低了 6mm。然而，直到上世纪 90 年代末，微种植体才作为一种临时支抗装置逐渐引入正畸治疗。1997 年，Kanomi 医师报道了采用直径 1.2mm、长度 6mm 的外科用钛螺钉压低下切牙的病例。随后，Costa 医师等（1998 年）设计了直径 2mm、长 9mm 的正畸专用钛微螺钉，直接穿过黏膜植入骨内，并即刻加载，最终 16 枚螺钉中仅 2 枚松动脱落。Park 医师等在 1999 年报道了一系列使用纯钛微螺钉的病例，将直径 1.2mm 的微种植体植入上下颌牙根之间，用于整体内收和压低前牙，或压低磨牙。微种植体的应用由此得到普遍关注，国内外学者陆续对微种植体的设计、骨愈合、稳定性等做了系列研究。

虽然微种植体的稳定性还不够理想，但其以体积小、植入部位灵活、取出方便、创伤小、加力方便等优点，在正畸临床得到广泛应用，几乎取代了其他类型的骨支抗。本节主要介绍微种植体的临床应用，微种植体还有很多其他不同的名称，如微螺钉（mini-screw, micro-screw, micro-implant）、临时支抗钉（temporary anchorage screw/implant）等，本节统一称作微种植体。

二、微种植体的结构和分类

早期商品化的微种植体包括1997年由日本Kanomi医师开发的K-1系统；1998年丹麦Melsen医师与意大利Costa医是设计的Aarhus系统（Aarhus anchorage system）；2001年韩国Park医师等提出的MIA系统（Micro Implant Anchorage）；2002年台湾林政毅医师和刘人文医师与德国Mondeal公司合作推出了LOMAS系统（Lin/Liu Orthodontic Mini Anchor System）。2003年之后，由于微种植体的应用风靡全球，目前市面上出现了各种不同的微种植体系统。了解微种植体的结构、设计参数和分类将有助于正畸医师的合理选择。

（一）微种植体的结构

微种植体可划分为头部、颈部和体部3个部分（图16-4）。大部分微种植体是一体式设计，而分体式微种植体可以更换不同的头部结构（图16-5），方便各种临床需求。

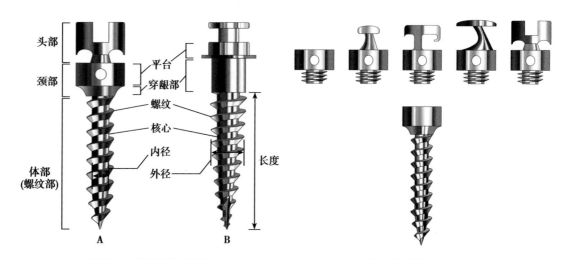

图16-4　微种植体的结构
A. 一字槽沟头部，平台带孔，锥形穿龈部，柱形核心　B. 球形头部，柱形穿龈部，锥形核心，尖端带有垂直切割槽沟

图16-5　分体式微种植体可以连接和更换不同的头部结构

1. 头部　微种植体头部有钩形、球形、孔形等设计（图16-5），用于连接橡皮链、螺旋弹簧等装置。一字槽沟或十字槽沟的设计用于连接辅助弓丝，方便进行三维方向控制。

2. 颈部　颈部是连接头部和体部的部分，可分为平台和穿龈部两个功能部分（图16-4）。平台常呈多角形（三角形、方形、六角形或八角形），用以和植入器械的连接，它的另一功能是防止挂载于头部的弹簧等装置压迫牙龈，并阻止牙龈过度生长而包埋住头部。

穿龈部是平台和体部之间没有螺纹的部分,供与牙龈接触。穿龈部的要求是能和牙龈之间形成封闭区,阻止微生物进入引发感染。因此,穿龈部的直径应等于或稍大于头部,高度可根据植入部位软组织厚度来评估,一般 2mm 的高度足以确保形成良好的牙龈封闭区。而过长的光滑颈部植入牙槽骨,容易造成微种植体边缘骨的丧失。穿龈部可以是圆柱形或圆锥形(见图 16-4),随着植入角度不同,圆柱形颈部可能产生不利的压力区,而圆锥形可以减少压力区的产生,也更加有利于创口的封闭。

3. 体部 体部是指微种植体的螺纹部分,是植入牙槽骨的区域。

(1) 长度:根据不同的微种植体系统,厂商标注的微种植体长度可能是指体部螺纹长度(见图 16-4),也可能是螺纹部和颈部的长度总和。

(2) 直径:微种植体的直径包括外直径和内直径(见图 16-4)。外直径指包括螺纹在内的直径;内直径则为螺纹部核心的直径。通常厂商标注的直径为外直径。微种植体应具有足够的机械强度以对抗植入、加载及取出时所承受的应力。直径过小发生变形和折断的风险更高,外径小于 1.5mm 或内径小于 1.2mm 的微种植体应谨慎使用。

(3) 核心和螺纹参数:微种植体体部的形态取决于其核心部分的形态,主要有圆柱形和圆锥形两种(见图 16-4)。螺纹顶角指经过种植体长轴的纵截面上螺纹上下边所成的夹角。螺纹间距意味着每转动 360°螺钉进入骨或退出骨的深度。螺纹深度则是内外径的差值。螺纹的设计有 V 形、矩形、支撑形和反支撑形(图 16-6)。

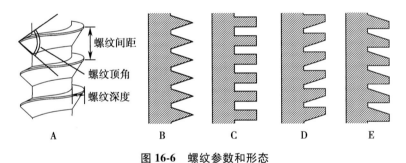

图 16-6 螺纹参数和形态
A. 螺纹参数　B. V 形(V-shaped)　C. 矩形(square)　D. 支撑形(buttress)　E. 反支撑形(reverse buttress)

(二) 微种植体的分类

1. 按材质

(1) 钛合金微种植体:钛合金和纯钛都可以形成骨结合。纯钛质地软,易发生形变。钛合金(Ti-6Al-4V)的机械性能则明显优于纯钛,其屈服强度及抗剪切强度均高于纯钛数倍。因此,钛合金微种植体可以设计得更为小巧,加载后不易发生形变,折断的风险也更低。目前大部分微种植体使用钛合金。

(2) 不锈钢微种植体:高等级不锈钢(316LVM 或 1.441 不锈钢)具有生物相容性,但文献提示不锈钢微种植体的骨结合率低于钛合金。由于微种植体的稳定性主要取决于初期的固位力,不锈钢微种植体也可满足正畸临时支抗的要求。不锈钢的断裂伸长率大于钛合金,因此会发生少量弯曲而不折断。

(3) 其他材质:早期使用的钴铬合金和活合金(钴铬钼合金)虽不被机体排斥,但会产生纤维组织层包绕在种植体周围,不利于微种植体的稳定。由生物降解材料 α-聚乳酸酯制作的正畸微种植体,植入骨内9~12月后可以自动分解成CO_2、H_2O和ATP,但目前尚未应用于临床。

2. 按表面处理方式　正畸微种植体主要依赖机械固位,作为临时性支抗装置要求在治疗结束时容易取出,因此微种植体表面通常进行抛光处理。部分系统的微种植体表面经过阳极氧化来获得厚度不一的氧化层(如Ortho Easy,LOMAS screw),以促进骨结合并增强金属表面抗腐蚀性;也有通过喷砂酸蚀处理(如Orlus mini-implant),以提高微种植体和骨的接触面积。

3. 按植入旋转方向　根据微种植体植入时的旋转方向,有右手螺纹和左手螺纹之分。右手螺纹以顺时针方向植入,而左手螺纹为逆时针方向植入。大部分微种植体系统均是右手螺纹,仅少数提供左手螺纹(如AbsoAnchor、Ancotek Screw)。临床上有时需在微种植体上施加扭转力,例如在后牙区微种植体上固定方丝悬臂梁用于压低前牙时,需要在左、右两侧选用不同螺纹方向的微种植体,避免矫治力将微种植体拧出。

4. 按植入方式　根据微种植体植入时是否需要辅助器械,可分为助攻型(self-tapping)和自攻型(self-drilling)两种。助攻型微种植体植入前需要先用圆钻钻开骨皮质,然后用骨钻形成通道以引导植入(pilot drilling),最后将微种植体顺通道拧入。自攻型微种植体不需要骨钻引导,可以直接钻入骨组织。目前大部分微种植体都是自攻型,其尖端具有特殊的垂直切割槽沟,可以防止植入时骨组织碎屑堆积(见图16-4B)。

三、微种植体的稳定性

(一) 微种植体植入后的组织学变化

1. 骨愈合形式　广义的骨结合是指种植体表面和骨组织的直接接触,光学镜下无可见的软组织长入。骨结合的程度常用骨-种植体接触率(bone-to-implant contact, BIC)和种植体周围骨面积(bone area, BA)来评价。正畸微种植体与骨之间的愈合是纤维性结合与骨结合的混合形式,文献报道的BIC从30%至50%不等,但这种较低的骨结合率足以满足正畸临时支抗的需求。

2. 骨愈合过程　动物实验显示,微种植体植入后初期的骨界面以机化为主,出现胶原纤维包绕及肉芽组织形成;3~4天有纤细的骨小梁向着微种植体方向生长;2周时骨小梁生长明显,重塑骨-种植体接触区域;4~6周新形成的编织骨与板层骨相连,骨改建明显;8周后以成熟的板层骨为主。因此,一般认为微种植体植入后的骨愈合在6~8周后完成。

3. 加载后的骨改建　一旦初期骨结合形成,加载与否不影响微种植体骨结合的进展。临床常常发现正畸力加载后微种植体会发生移位但无明显松动,提示加载后微种植体周围有骨改建。有研究报道,加载后微种植体底部出现更多成熟的骨小梁,伴随骨吸收而出现的新骨形成也明显,提示合适的应力加载有利于微种植体周围的骨改建。

(二) 微种植体稳定性评估方法

种植体稳定性包括初期稳定和二期稳定。初期稳定源自种植体与骨组织嵌合的机械固位力;二期稳定则是愈合后种植体与骨组织的结合。初期稳定是获得二期稳定的先决条件,而足够的二期稳定才能保证其临床功能。微种植体作为一种临时性的支抗装置,其稳定性并非完全依赖于骨结合,良好的初期稳定对于行使临床功能更为重要。

1. 临床评估　临床上主要以有无松动或脱落来判断微种植体的成功和失败。Papageor-

giou 医师等(2012 年)对 52 篇临床研究的 Meta-分析显示,2 281 个病例共 4 987 颗微种植体的总体失败率是 13.5%。

2. 组织学检测 将微种植体周围骨组织作切片和组织学观察,可以对微种植体-骨界面进行定性定量分析,是评估骨结合程度和稳定性的金标准。此外,借助一些特殊的方法可以做更细致的研究,例如硬组织切片结合荧光标记可以反映骨钙化时间和骨形成速率;偏振光法能辨认骨组织磨片上编织骨、层状骨和复合骨的不同胶原特性;X 射线显微照相可以准确判定微种植体周围骨的钙化程度。

3. 扭矩测量 使用扭矩测量仪可以记录微种植体的植入扭矩和旋出扭矩。植入扭矩由植入骨组织时的阻力产生,其峰值越大代表微种植体的微动度越小,相应初期稳定性越高。然而过大的植入扭矩可能损伤周围骨组织,不利于二期稳定。文献建议最佳植入扭矩为 8~10Ncm,而 4Ncm 的扭矩已能提供足够的支抗。有些微种植体系统配有扭矩控制植入手柄,当扭矩超出设定值时就会空转,微种植体不能继续植入。旋出扭矩是检测种植体反方向旋出时骨界面的抗剪切性能,可用于衡量植入后不同时期的骨结合程度。

4. 拉拔试验 通过施加平行于微种植体长轴的作用力,以恒定速度牵拉种植体直至完全拔出,记录这一过程的力值。尽管试验所用的作用力方向在正畸临床很少应用,但拉拔试验仍作为评估微种植体机械固位性能的基本方法。

5. 位移测量 通过激光光学等特殊仪器,测量微种植体在不同负载下的位移量,以此反映微种植体的机械固位力。这种位移有别于体内微种植体在加载后因骨改建而发生的移动。

6. Periotest 分析 Periotest 技术最初应用于检测牙动度,通过测量牙齿阻尼性能来反映其稳定性。测量仪叩击牙齿,记录接触时间并将其转化为 Periotest 值,数值越低表示稳定性越好。有文献报道 Periotest 可运用于微种植体稳定性的评估,但测量值受叩击距离、叩击角度及叩击部位的影响,重复性较差。

7. 共振频率分析 共振频率分析(resonance frequency analysis,RFA)已广泛应用于牙种植体稳定性的临床评估。分析仪发出电磁脉冲,引发连接在种植体上的感应头(smart-peg)发生共振,通过测定共振频率来评估种植体稳定性,测量值以种植体稳定性系数(implant stability quotient,ISQ)显示(图 16-7)。ISQ 值在 1~100 范围内变动,数值越大稳定性越高。文献报道,微种植体的 ISQ 与植入扭矩、Periotest 值以及骨皮质厚度存在高度相关,提示共振频率分析可用于评价微种植体的稳定性。此方法无创、方便、重复性高,但只有匹配内螺纹的分体式微种植体才能连接感应头,因此无法对常规微种植体做检测。

(三) 微种植体稳定性的影响因素

1. 患者因素

(1) 全身情况:临床研究提示,年龄偏小的患者由于皮质骨薄可能伴随较高的失败风险,而性别与微种植体稳定性无明显关联。全身系统性疾病如糖尿病、骨质疏松症等会影响微种植体的稳定性,在术前应特别考虑。

(2) 生活习惯:吸烟是影响骨改建并造成种植体失败的重要危险因素。研究证实,吸烟会导致伤口愈合不良,种植体周围骨组织的吸收率升高。一些不良习惯,如舔舐或触碰微种植体可能导致松动失败。需要注意的是,患者应保持良好的口腔卫生,做好微种植体头部的清洁,周围软组织炎症是导致微种植体松动的主要原因之一。

(3) 牙根的位置:微种植体植入时应避开牙根。临床文献指出,接近或触及牙根是微种

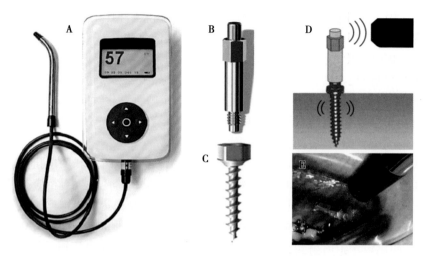

图 16-7 共振频率分析评价微种植体的稳定性
共振频率仪(A)的感应头 smart-peg(B)与分体式微种植体(C)通过螺纹连接,探
头发出电磁脉冲引发微种植体共振(D),探头接收共振频率转化为 ISQ 值,可应
用于临床微种植体稳定性的评估(E)

植体松动失败的一个重要原因。若微种植体触及牙周膜,即使未碰触牙根,被激惹的牙周膜
也会产生炎症反应,微种植体的稳定性就受到影响。由于加载后微种植体本身会有移位,微
种植体应尽量远离牙根。

(4)骨皮质厚度:相对于骨密度,骨皮质厚度与微种植体的稳定性更加相关。临床资料
证实,微种植体的植入扭矩与皮质骨厚度呈正相关。皮质骨厚度在 1mm 以上时,微种植体
的成功率会显著提高。

(5)骨面型:骨性Ⅲ类下颌前突患者通常表现为前牙区骨质致密,后牙根尖区骨皮质厚
度增加。骨性Ⅱ类的情况则相反。Ⅱ类 2 分类患者,在上颌骨的根尖基骨处会有更多的骨
组织。高角型患者上颌骨的骨皮质薄、骨密度低,初期稳定性不佳;均角型及低角型患者,骨
皮质厚度和骨密度的改变随年龄的增长较为明显。

2. 微种植体因素

(1)直径:微种植体直径对其稳定性的影响较为显著。随着微种植体直径的增加,植入
扭矩的增大,其初期稳定性越好。但也有文献指出,直径 1.3～2.0mm 的微种植体成功率没
有明显差异,可能是过大的植入扭矩反而不利于后期骨愈合。原则上,在牙槽骨区域应选择
直径较小的微种植体,以避免损伤牙根;而在无牙区可选用较大的直径的微种植体,以获得
更好的机械固位。

(2)长度:由于微种植体的稳定性主要取决于和骨皮质的嵌合,而不是在骨松质内的长
短,所以微种植体长度对稳定性并不十分重要。一般认为,微种植体植入颌骨大于 6mm 就
可获得足够的固位力,并且骨内部分的长度应不低于骨外部分长度。因此,在选择微种植体
长度时,需综合考虑植入部位的软组织厚度、可植入的骨深度和邻近的解剖结构。在黏膜较
厚的区域,如腭侧牙槽嵴和磨牙后区,应选择螺纹部和颈部均较长的微种植体。

(3)体部(核心)形状:微种植体的体部主要有圆锥形与圆柱形两种,虽然动物实验显
示两者的骨结合率和失败率相似,但圆锥形微种植体植入时与相邻骨组织结合更紧密,植入

扭矩较圆柱形微种植体高,可以获得较大的初期稳定性。植入后圆锥形微种植体的应力,集中于核心部分和近皮质骨处的上部螺纹,而圆柱形微种植体的应力均匀分布于所有螺纹。圆锥形微种植体只要旋出少许即可拧松,易于取出并较少发生折断。

(4)螺纹的设计:由于微种植体的固位主要取决于和骨皮质的接触,所以螺纹的设计相当重要。骨质越致密,螺距应越小。较小的螺距使微种植体在颌骨中所受的应力分布均匀。但由于骨组织相对于金属较软,需要较大的螺纹间距以确保固位。综合考虑,以 0.8mm 的螺距最佳。有些系统的微种植体在颈部下缘的骨皮质区设计较密螺距,以提高其固位力。

为了确保皮质骨区能提供最好的固位,螺纹深度通常为 0.4~0.6mm。有限元分析显示,微种植体的螺纹深度以及锥形螺钉的锥度与初期稳定性相关。当微种植体的锥形核心与外围螺纹直径比为 0.68 时,微种植体的抗拔出力矩最大,提示初期稳定性最佳。

螺纹形态的设计不仅与微种植体的植入方式相关,还影响到植入扭矩及加载后的应力分布。反支撑形设计的螺纹有助于将微种植体植入骨内,在拉拔测试中表现出更好的固位力,但缺点在于其应力分布不佳。与此相反,支撑形或矩形设计的螺纹应力分布更加均匀,但这类微种植体通常较难植入。

3. 植入因素

(1)植入方式:尽管临床研究显示助攻型和自攻型两种植入方式的成功率相似,但自攻型植入可以提供更加紧密的骨接触,并且在植入过程中的产热和骨碎屑较少,骨结合率和旋出扭矩均较助攻型高。由于操作简便、损伤小、初期稳定性好、可以即刻加载、愈合期短等因素,故目前临床主要使用自攻型微种植体。但在骨皮质厚或骨密度较高的区域(如下颌骨和硬腭),建议先用圆钻钻开骨皮质,或采用助攻方式植入,以避免过大的植入扭力导致微种植体折断或对骨组织造成过度挤压引起骨吸收。

(2)植入角度:微种植体垂直骨面植入时,操作较容易。并且垂直植入可以提高微种植体承载水平向牵引力的能力,利于加载转矩力以及方便辅弓或片段弓与微种植体的连接。当微种植体倾斜植入时,骨皮质内的接触面积增大,从而增强了初期稳定性。同时,倾斜植入增加了牙根间可用间隙,减小触及牙根或牙周膜的危险。因此,当邻近牙根间距较小或微种植体较长时,可以倾斜于骨面植入。在上颌可与牙齿长轴成 30°~40°,在下颌与牙长轴成 10°~20°。

4. 加力因素

(1)加力时机:虽然微种植体植入后需 6~8 周才能完成骨愈合,但只要微种植体能获得良好的初期稳定性,即刻加载或延期加载均不影响其骨愈合。甚至有文献报道,即刻加载后微种植体表现出更高的骨沉积率,骨改建加快。因此,从组织学角度考虑,加力时机对微种植体的稳定性无显著影响。但是临床观察显示,早期加载微种植体的移位量大于延期加载,并且植入后第一个月是微种植体失败的好发期。所以,加力时机的选择主要还是考虑临床因素。

(2)加力大小和性质:微种植体可以负载 100~300g 的牵引力而不影响其稳定性。在承载侧方负荷时,应力主要集中分布在微种植体的颈部。除了加载力值大小外,微种植体骨外部分的长度会影响加载后的侧向力矩,进而影响所能承受的最大力值,900Ncm 以下的侧向力矩不会影响微种植体的稳定性。组织学观察显示,负载过大时微种植体周围会出现较多的纤维组织,甚至造成颈部骨组织吸收、骨缺损导致软硬组织间的生物屏障遭到破坏,形成微种植体周围炎,最终导致微种植体的脱落。也有研究认为持续的正畸力可以增加骨皮质密度,提高微种植体的稳定性,而力值大小频繁变化会导致微种植体周围出现"火山口样"

的边缘骨吸收和缺损,从而导致松动失败。

四、微种植体的常用植入部位和临床应用

微种植体植入部位可分为根间牙槽间隔区和无牙区。牙槽间隔区是指上颌颊舌侧和下颌颊侧相邻牙之间的牙槽骨区域(图16-8)。下颌舌侧牙槽骨因无法获得良好的初期稳定和二期骨结合,不宜植入微种植体。牙槽间隔区方便和矫治器连接,是最常用的植入部位,但需要避开牙根,并要考虑邻牙可能发生的正畸移动。无牙区是指不含牙齿的颌骨区域,包括上颌结节、硬腭部、颧牙槽嵴、下颌磨牙后区和外斜嵴。由于没有牙根经过,无牙区的微种植体可以允许邻牙或牙列较大范围的移动,但植入较困难,与矫治器的连接不方便。

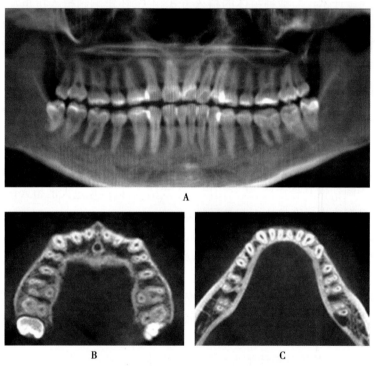

图 16-8　放射影像显示上下牙槽间隔区
A. 全口牙位曲面体层 X 线片　B 和 C. CT

(一)上颌骨

1. 前牙唇侧牙槽间隔区

(1) 解剖特点:这一区域有良好的骨质,能够提供微种植体足够的初期稳定性。如果患者年龄较小,在上中线骨缝处会有一道间隙,需要使用稍粗的微种植体。上颌中切牙牙根之间可用间隙相对较大,允许以更加垂直的角度植入。研究表明,中切牙之间距离釉牙骨质界2~6mm 范围内,约有 7~9mm 的唇舌向宽度及约 3~4mm 的牙根间距。这一部位无损伤切牙管神经血管束的风险。

(2) 临床应用:用于上前牙的压低和转矩控制,将微种植体植入于上颌双侧中切牙和侧切牙之间,有助于纠正倾斜的殆平面(图16-9)。为了压低上颌切牙,需要将微种植体植入到

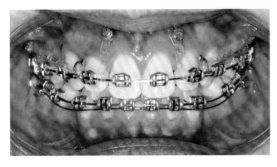

图 16-9　上颌前牙唇侧植入微种植体压低上前牙

较高的位置,常常需要先行切开软组织。当微种植体植入于上中切牙牙根之间时,需根据唇系带位置选择开放或关闭技术。如果唇系带附着过低,微种植体头部易被软组织覆盖,这时使用关闭技术更加合适。由于口周围肌活动频繁,这一部位的微种植体常伴有较多的不适。建议微种植体尺寸为直径 1.3 ~ 1.6mm,长度 6~7mm。

2. 后牙颊侧牙槽间隔区

(1)解剖特点:最常使用的植入部位为第一磨牙和第二前磨牙之间,其次为第一磨牙和第二磨牙之间。这一区域的平均皮质骨厚度为 1 ~ 1.5mm。在距离釉牙骨质界 6mm 水平处,上颌第一磨牙和第二前磨牙牙根之间的平均间距为 3.8mm,颊舌向骨深度约 12.6mm;上颌第一和第二磨牙牙根间距的平均值为 2.35mm,颊舌向骨深度约 14.2mm。

(2)临床应用:这一部位是内收上颌前牙和压低上颌磨牙的最佳区域(图 16-10)。微种植体的垂直位置决定了前牙内收过程中的压低量,近远中位置需根据前后牙的移动比例

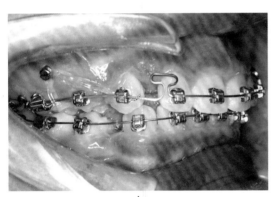

A

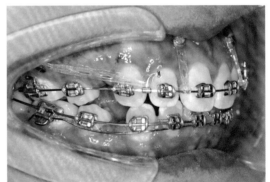

B

C

图 16-10　上颌后牙颊侧微种植体的应用

A. 压低后牙和远移尖牙　B. 短牵引钩内收上前牙　C. 长牵引钩内收上前牙,微种植体置于第一和第二磨牙间,橡皮链易压迫牙龈,使用另一长牵引钩保护牙龈

进行适当的调整。如果牙根间距过小,可以先整平牙列来获得足够间隙。当微种植体植入于稍高的位置时,植入角度应更加垂直,这样可以避免损伤上颌窦。在使用植入第一和第二磨牙之间的微种植体内收前牙时,牵引装置可能会压迫尖牙处牙龈,需要使用引导杆进行保护(图16-10C)。建议微种植体尺寸为直径1.3~1.6mm,长度7~8mm。

3. 后牙腭侧牙槽间隔区

(1) 解剖特点:后牙腭侧牙槽间隔区能给微种植体植入提供更充裕的空间。距离釉牙骨质界6mm水平处,第一和第二磨牙牙根间距约为4.3mm;第一磨牙和第二前磨牙牙根间距约为6.2mm;第一和第二前磨牙牙根间距约为3.2mm。腭侧皮质骨的厚度与对应的颊侧相近。植入时应注意避开腭大动脉和神经,因此植入位点通常选择偏龈方的位置。腭穹窿的坡度因人而异,故而植入角度需根据牙槽骨的轮廓外形进行调整。当牙槽骨较陡时,应以更加垂直的角度植入。

(2) 临床应用:可用于压低上颌后牙和内收前牙。腭侧微种植体压低和腭向的作用力有利于纠正颊向和伸长的磨牙(如正锁𬌗)(图16-11),有时需使用不同的辅助装置来改变牵引力的方向(图16-11B)。当垂直向压低磨牙时,需要在作用力线的颊侧也放置微种植体(图16-12)。用于内收前牙时,主要应用在舌侧矫治技术中,最好将微种植体植入于第一和第二磨牙间,使橡皮链或螺旋弹簧有足够的拉伸范围(图16-13A,B)。在唇侧矫治器辅助内收前牙时,往往需要通过腭杆等辅助装置(图16-13C)。腭侧黏膜的厚度从牙颈部到根尖区域不断变化,应当选择较长的微种植体来弥补较厚的软组织(3~6mm),并确保骨内至少有6mm的长度。建议微种植体尺寸:直径1.5~2.0mm,长度10~12mm。

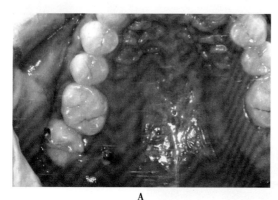
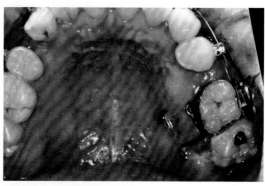

A　　　　　　　　　　　　　　　　　　　　B

图16-11　上颌腭侧微种植体压低和腭向移动磨牙

A. 第一和第二磨牙间微种植体纠正颊向倾斜和伸长的第二磨牙　B. 前磨牙和第一磨牙间微种植体通过连接杆同时压低第一磨牙和纠正颊向倾斜和伸长的第二磨牙

4. 上颌结节区

(1) 解剖特点:皮质骨的质量相对较差,骨质疏松,为了增强稳定性需要使用长的微种植体。由于角度问题,常常需要借助专用的弯头手机植入。

(2) 临床应用:主要用于远中移动上颌后牙,需在上颌第三磨牙缺失或已拔除并且创口愈合完成后植入。虽然此区域没有触及邻牙的风险,但由于稳定性较差和植入不方便,临床较少使用。建议微种植体尺寸:直径1.5~2.0mm,长度8~10mm。

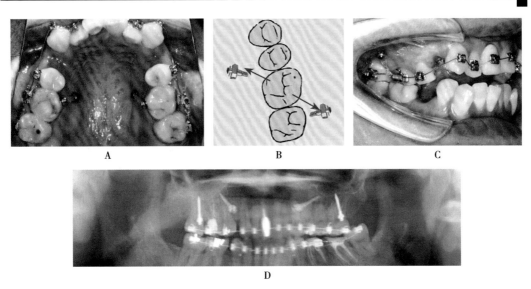

图 16-12 上颌腭侧微种植体压低磨牙

A. 前磨牙和第一磨牙间微种植体压低磨牙 B. 若需磨牙垂直压入,需在腭侧和颊侧的力作用线上同时植入微种植体 C. 颊侧微种植体植入颧牙槽嵴,位于第一磨牙远中 D. X 线显示位于腭侧和颊侧的 4 颗微种植体

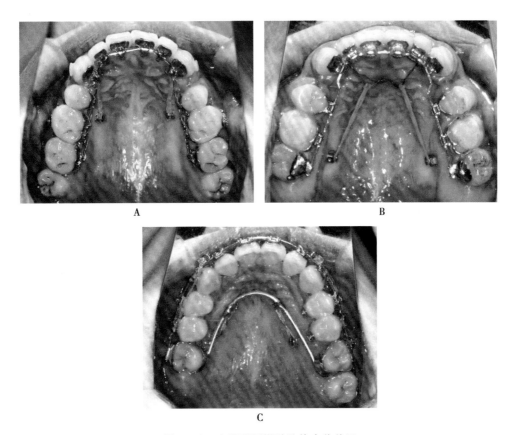

图 16-13 上颌腭侧微种植体内收前牙

A. 舌侧矫治中前磨牙和第一磨牙间微种植体直接内收前牙 B. 第一和第二磨牙间微种植体通过连接杆内收前牙,橡皮链有较长的拉伸距离 C. 前磨牙和第一磨牙间微种植体利用腭杆远移磨牙

5. 颧牙槽嵴区

（1）解剖特点：颧牙槽嵴区具有相当厚的皮质骨，因而能够提供良好的初期稳定性。尽管没有损伤牙根的风险，但这一区域骨深度的变异较大，且受上颌窦底高度的影响，建议植入前借助 CT 确定植入位置、角度和深度。一般后牙区牙槽骨丰满，附着龈范围广的患者有较丰富的骨量，以第一磨牙远中区域更为明显（图 16-14）。

（2）临床应用：可用于内收整个上颌牙列以纠正 Ⅱ 类错𬌗（图 16-15），并可联合腭侧微种植体压低上颌后牙（见图 16-12）。如果用于内收上颌前牙，这一区域允许在内收的同时压低上颌前牙。建议微种植体尺寸：直径 1.5~2mm，长度 8~12mm。

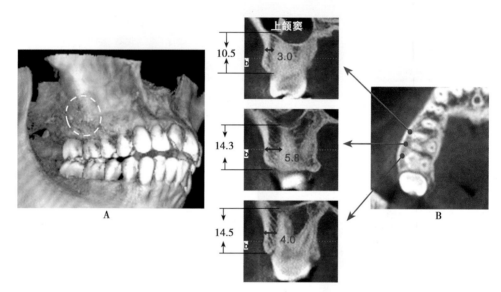

图 16-14 CT 显示上颌颧牙槽嵴的位置
A. 颧牙槽嵴与磨牙和上颌窦的关系 B. 第一磨牙远中的颊侧在垂直向和颊舌向均有较充裕的骨量容纳微种植体

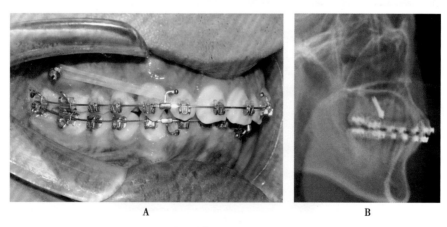

图 16-15 颧牙槽嵴微种植体内收上牙列
A. 直径 2mm 长 12mm 的微种植体于第一磨牙远中植入 B. 侧位片显示微种植体位置

6. 腭中缝和中缝旁区

（1）解剖特点：腭中缝区域具有充足的骨深度（5~17mm），最大处位于中缝周围1mm左右区域，向后及向两侧随之递减，临床上可根据侧位片上腭板高度比实际值低约2mm来确定个体腭中缝处的骨深度，或拍摄CT做较精确定位（图16-16）。过厚的皮质骨给微种植体植入增加困难，并且术中因产热过多或压力过大造成的损伤可能难以愈合。为了方便植入并降低微种植体折断或松动的风险，可以将其植入于中缝旁区域。青少年患者腭中缝为骨缝生长部位，应选择中缝旁区植入。为避免损伤鼻腭管及鼻底，建议植入点位于切牙乳头后方3mm以上。在腭中缝进行操作受限于患者开口度，采用弯头手柄会更加方便。腭中缝区域被覆角化黏膜，平均厚度为3mm，并由前向后递减（3.8~0.9mm）。

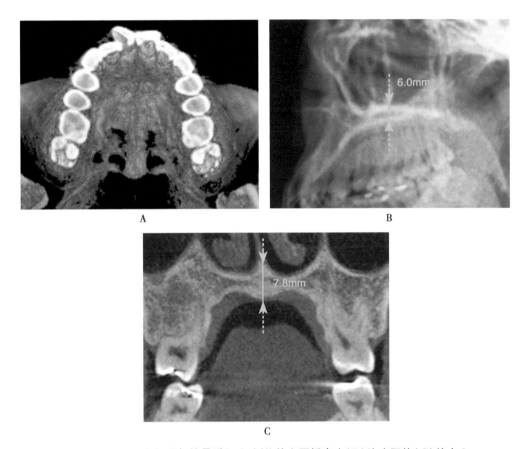

图16-16　CT显示上颌腭部的骨质（A），侧位片上腭板高度（B）比实际值（C）约小2mm

（2）临床应用：可用于上颌各种牙移动，包括内收前牙、近远中移动后牙、压低后牙。腭中缝区域的微种植体直接加力较为困难，通常需要配合使用横腭杆等装置，以间接支抗（图16-17）或直接支抗（图16-18）方式作用于磨牙。建议微种植体尺寸：直径1.5~2mm，长度5~6mm。

（二）下颌骨

1. 前牙唇侧牙槽间隔区

（1）解剖特点：这一区域的骨质通常很好，但由于唇舌向骨深度（约6~7mm）及下前牙

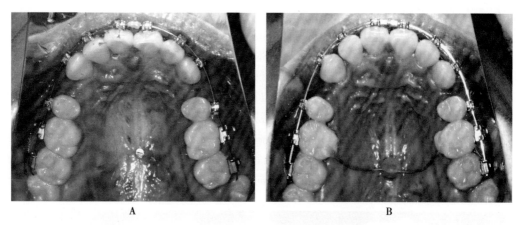

图 16-17 腭中缝区微种植体(A)通过腭杆连接加强磨牙支抗(B)

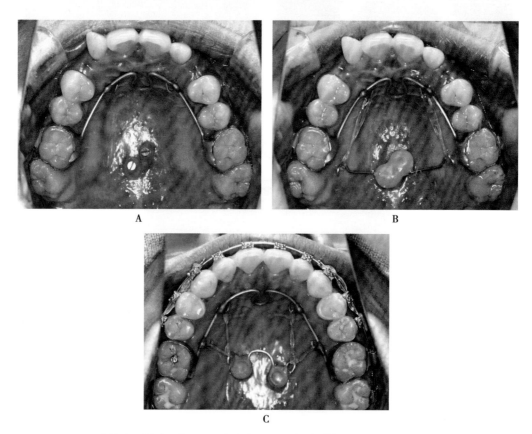

图 16-18 腭中缝旁区微种植体(A)通过腭杆和连接杆远移磨牙(B)或远移同时压低磨牙(C)

牙根间距(约 2mm)较小,需将微种植体倾斜植入。

（2）临床应用:主要用于压低下颌前牙。此区附着龈较窄,为了将微种植体植入于更低位置,一般使用关闭技术。由于口周围肌运动,这一部位的微种植体常带来更多的不适。建议微种植体尺寸:直径 1.3~1.4mm,长度 5~6mm。

2. 后牙颊侧牙槽间隔区

（1）解剖特点：下颌皮质骨厚度明显大于上颌，平均约为 3mm。因此，在植入前最好预先钻孔以降低微种植体折断风险，并且应注意避免过热。距离釉牙骨质界 6mm 水平处，下颌第一和第二磨牙牙根间距约为 5.3mm；第一磨牙和第二前磨牙牙根间距约为 5.6mm；第一和第二前磨牙牙根间距约为 5.2mm。当植入点偏根方时微种植体可以垂直骨面植入。由于下颌神经管距根尖还有一段距离，因此损伤下牙槽血管和神经的风险很低。

（2）临床应用：用于内收下前牙，压低、远中或颊向移动下磨牙（图 16-19）。由于磨牙区附着龈较狭窄，通常将微种植体植入于附着龈根方，这时需要做一小的垂直切口。微种植体易于被软组织覆盖，即便术中微种植体头部可以暴露，仍然需要连接结扎丝。植入前必须考虑咀嚼肌和颊肌可能产生的压力，以降低微种植体失败风险。建议微种植体尺寸：直径 1.3~1.6mm，长度 5~7mm。

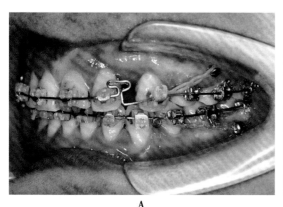 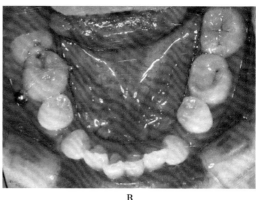

A　　　　　　　　　　　　　　B

图 16-19　下颌后牙颊侧微种植体用于内收下前牙（A），或压入和颊向移动磨牙（B）

3. 磨牙后区

（1）解剖特点：磨牙后区的骨质是所有微种植体植入区域中最为坚硬的，因此植入时伴有更大的手术创伤及种植体折断风险。微种植体可以在拔除第三磨牙的手术中同期植入。植入前应结合影像资料评估下颌神经管等重要解剖结构，另应确认与上颌磨牙间是否有足够的垂直空间。

（2）临床应用：在磨牙后区植入的微种植体可以完成倾斜磨牙的直立、下颌牙或全牙列的后退。当下颌第二磨牙舌倾时，微种植体可以植入于第二磨牙远中颊侧来提供颊向直立磨牙和远移牙齿的支抗。磨牙后区的黏膜像腭部一样较厚，故必须选择相对较长的微种植体。微种植体植入于下颌第二磨牙远中颊侧时易于被软组织所覆盖，所以有时候需要使用关闭技术。建议微种植体尺寸：直径 1.4~1.6mm，长度 5~10mm。

4. 下颌外斜嵴区

（1）解剖特点：一般位于下颌第二磨牙的颊侧，具有相当厚的皮质骨，能够提供良好的初期稳定性。高角患者外斜嵴不明显，而低角患者往往在第一磨牙颊侧就有足够骨量，可以借助 CT 来确定植入位置（图 16-20）。

（2）临床应用：与磨牙颊侧牙槽间隔区相似，因稳定性好，可用于内收下颌牙列。因植入位置在唇颊沟远中，易被黏膜覆盖，所以常用闭合法（图 16-21）。建议微种植体尺寸：直径 1.5~2mm，长度 8~12mm。

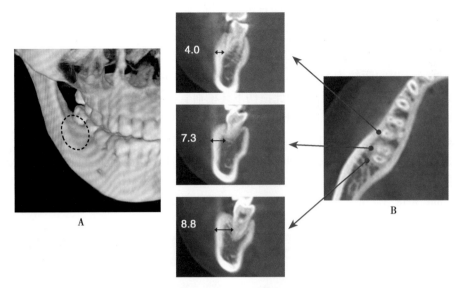

图 16-20 CT 显示下颌外斜嵴的位置(A)及其与磨牙的关系(B)。第二磨牙的颊侧有较充裕的骨量容纳微种植体

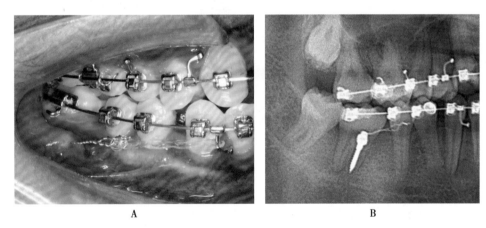

图 16-21 下颌外斜嵴微种植体内收下牙列

A. 闭合法植入的微种植体(2mm×12mm)被黏膜覆盖,通过预留的结扎丝与橡皮链连接内收下牙列 B. X 线片显示微种植体的位置

五、微种植体的植入方法

微种植体的植入方法在不同的植入部位略有不同,但均应遵守无菌操作的原则。

(一)器械准备

根据微种植体的植入部位和选用的微种植体系统,准备以下所需的器械。

1. 一般器械 无菌托盘铺巾;无菌吸引器头;基本口腔器械,如口镜、镊子、探针;表面麻醉膏或局部麻醉剂及注射器。

2. 手动植入器械 手柄、迷你手柄、长杆螺刀、短杆螺刀(图 16-22)。

3. 马达驱动器械 减速弯手机,或牙科种植机。

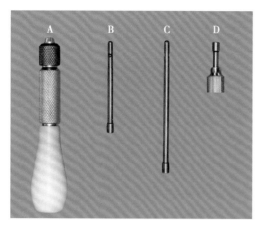

图 16-22　微种植体手动植入器械
A. 标准手柄　B. 短杆螺刀　C. 长杆螺刀　D. 迷你手柄

4. 软组织切开器械　手术刀及骨膜剥离器;或软组织环切刀。

5. 牙科钻头　球钻、先锋钻。

（二）牙槽间隔区微种植体植入步骤

1. 术区准备

（1）麻醉及消毒:麻醉前含漱 15ml 葡萄糖洗必泰漱口液以减少口腔菌群,在植入区使用碘伏等口腔黏膜消毒剂进行消毒,使用开口器、棉卷和吸引器来减少术区污染。植入区域的少量局部浸润麻醉足以满足一般微种植体植入手术的需要,在附着龈区的植入可用表面麻醉完成。

（2）黏膜厚度测量:上、下颌颊侧牙槽骨区附着龈的厚度变化不大,平均约为 1.25mm,无需特意测量。在磨牙后区及上颌腭侧,由于黏膜较厚且变异大,注射麻醉时可用针头探查和测量黏膜厚度,再选择适当长度的微种植体,以确保骨内部分有足够长度。

2. 确定植入点和植入方向　微种植体最终的位置取决于植入点和植入方向,植入点相当于植入后微种植体头部的位置,植入方向则决定微种植体在骨组织内的三维位置。

（1）植入点:选择植入点一般需要参考 X 线片。全口牙位曲面体层 X 线片有助于观察牙根间(牙槽间隔区)有无足够的植入空间,判断植入点的近远中位置时需注意牙根的倾斜和形态,例如第一磨牙的近中颊根常向近中弯曲(图 16-23)。确定垂直向位置时,附着龈的高度通常是决定因素之一。附着龈与骨面附着牢固,角化程度高,对局部刺激抵抗力强,不易感染,因此尽可能将微种植体植入在附着龈上(图 16-24)。在内收前牙时,两侧的微种植体应在同一高度,避免发生𬌗平面倾斜。

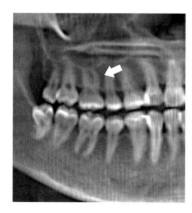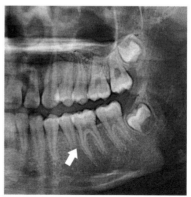

图 16-23　全口牙位曲面体层 X 线片显示上、下第一磨牙近中根弯曲

植入点往往就是牵引力的作用点,除了根据局部解剖学特点选择植入部位外,还应考虑矫治装置的生物力学。例如,在使用微种植体滑动法内收上颌前牙时,常常选择第二前磨牙和磨牙间植入微种植体,微种植体的高度(即植入点的高度)和弓丝上牵引钩的高度决定了

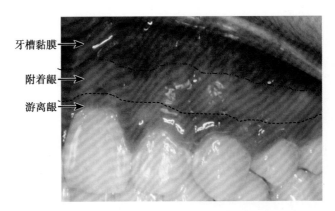

牙槽黏膜
附着龈
游离龈

图 16-24　牙槽黏膜、附着龈和游离龈的位置

牵引力作用线与上前牙阻抗中心的位置关系,上前牙内收过程中将产生不同的转矩和垂直向移动。一般来说,微种植体位置越高,前牙会有压低;牵引钩越长,前牙会有根舌向转矩。如果需要明显的压低前牙和增加冠唇向转矩,可以在前牙区植入额外的微种植体。

(2) 植入方向:包括垂直向和近远中向的倾斜。垂直方向上微种植体可以垂直于骨面植入或倾斜植入;近远中方向的角度主要是要避开相邻牙根。CT 显示,两邻牙间牙槽间隔的平分线从𬌗面到根尖基本都与邻接面平行。因此,植入的近远中方向与相邻牙的邻接面平行时,微种植体不会触及邻牙(图 16-25)。

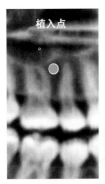
植入点
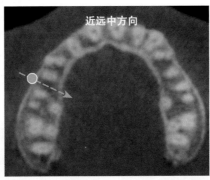
近远中方向
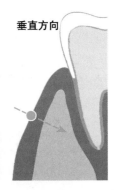
垂直方向

图 16-25　微种植体植入的三维定位

(3) 引导杆辅助定位:使用引导杆结合 X 线片可以较准确地确定微种植体的植入点和植入方向,引导杆的设计多种多样,但总的原则是植入方向应与拍摄 X 线时球管的方向一致,所以需要使用平行投照技术拍摄 X 线片。

3. 软组织切开　当微种植体需要植入在牙槽黏膜上时,需要先切开软组织,以免黏膜组织卷绕于微种植体上。一般在术区做 3~4mm 的垂直切口,或使用组织环切刀去除部分黏膜。当植入于系带附丽处时,应做类似于系带修整术的水平切口。

4. 微种植体植入　以下以临床常用的自攻型微种植体介绍植入牙槽间隔区的方法。自攻型微种植体以其自身作为钻头穿透皮质骨,因而不需要进行预先钻孔。但当皮质骨较厚时建议使用小号球钻钻穿骨皮质,以降低微种植体的植入扭矩和折断风险。使用低的转速(例如 300~500rpm),同时用无菌生理盐水冲洗冷却,防止骨组织过热。

（1）调整植入角度：微种植体开始植入时，保持同骨面垂直拧入骨皮质数圈，以避免微种植体在光滑的骨面打滑。在继续拧入微种植体之前，调整到所需的垂直向和水平向角度，使用口镜从骀面观察确认（图16-26）。

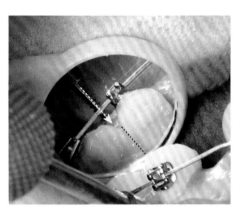

图16-26　微种植体的植入角度

（2）手动植入：是最为简便及常用的微种植体植入技术。握持手柄时，固定手部和腕部，并将手柄底端抵在掌心。在进入骨皮质时，可稍施加恒定的垂直向压力。当穿过骨皮质后，应避免继续施加压力，仅使用拇指和食指转动微种植体，将剩余螺纹拧入。植入时应避免晃动，保持慢而稳定的拧转速度。若转动速度加快，需要使用生理盐水冲洗，防止产热过多。

植入时所受阻力产生的触感有助于医师判断皮质骨的质量。如果微种植体穿过皮质骨板的手感类似蛋壳样，那么微种植体的成功率很低。相反，如果骨阻力十分明显，那么预备先导孔将有助于避免微种植体折断。需要注意的是，自攻型微种植体尖端螺纹通常较为锋利，可以在没有明显阻力地情况下穿透牙根，植入阻力增大和患者出现疼痛提示碰触到牙根。若微种植体需要植入硬腭部，使用弯头手柄或迷你手柄更为合适。

（3）机械驱动植入：需要减速弯手机，产生约25rpm的低转速和低扭矩力。马达驱动植入的优点是可以持续施加恒定扭矩，但其重要缺陷是缺乏对骨阻力的触感，因此当意外碰触牙根时术者可能无法及时感知。

大多情况下植入后微种植体头部是暴露在口腔内的，称为开放式植入。有时需要将微种植体放置在唇颊沟底部，这时牙槽黏膜会覆盖微种植体，所以植入时需切开黏膜组织，将微种植体特意植入在黏膜下，一般不用缝合，软组织就会将微种植体覆盖愈合，称为闭合式植入方法，需使用结扎丝连接微种植体头部并延伸至附着龈区域，以便日后作牵引。

六、微种植体植入的风险和并发症

微种植体支抗虽然较传统的口内和口外支抗有众多优点，但微种植体植入毕竟是一个侵入性手术，正畸医师应充分了解使用微种植体的风险和并发症，并熟悉相应的预防和处理措施。

（一）与全身性疾病相关的并发症

建议对每位患者的一般和特殊病史采用标准化的格式记录，包括全身性疾病、代谢性疾病、血液系统疾病、感染性疾病、用药史和过敏史。

1. 基础性疾病　全身基础性疾病会影响骨代谢和组织修复再生能力，增加微种植体周围感染和过早失败的风险。成年女性必须考虑骨质疏松的可能。高达15%的妇女有骨质疏松，随着年龄增加患病率上升到30%～65%。这些患者的骨密度逐渐降低，皮质骨强度和性能下降，牙槽骨的吸收增加。糖尿病的发病率在现代人群也较高，即使控制良好的糖尿病患者，种植体的成功率也会降低。

2. 血液系统疾病　血小板低、凝血因子缺乏等疾病可造成不受控制的出血，或形成血肿。

3. 心血管疾病　在正常情况下,微种植体的植入也会增加感染的风险。微血管病变和动脉硬化等造成血管变形的因素会延缓伤口愈合,影响骨组织代谢。对于有感染性心内膜炎的患者,医源性的菌血症可危及生命,需考虑预防性使用抗生素。

4. 服药史　服用双膦酸盐药物治疗骨质疏松症的妇女,因破骨细胞受抑制和骨转换率降低,正畸牙移动会有抑制,拔牙等创伤可诱发颌骨坏死,微种植体的使用应谨慎。服用苯妥英钠或硝苯地平等类似药物的患者常发生种植体周围黏膜增生,导致二次炎症和种植体的失败。服用抗凝剂(如阿司匹林)的患者,手术后继发性出血的风险增高,一般停药几天后可有正常凝血。布洛芬也会延长凝血酶原时间,并且抑制血小板聚集。

(二) 微种植体松动和脱落

在使用微种植体前应做好良好的医患沟通,告知失败和再次植入的可能性。导致微种植体稳定性不佳而失败的因素众多,详见"微种植体的稳定性"。明显松动的微种植体只能取出,分析其失败的原因后可以选择其他位置或在下次复诊时再次植入新的微种植体。

(三) 疼痛

微种植体在局麻下植入过程中会有轻度的酸胀感,有时患者会把触觉误以为是疼痛。患者的焦虑情绪可能降低痛阈,应做好说明和安抚。助攻型微种植体需要预备先导孔,在植入过程中产生的张力较小,患者一般在术后很少感到不适。自攻型微种植体由于不需要钻孔,术中出血较少,但植入时所需扭矩更大,因而术后可能会有2~3天的疼痛。

植入术中明显的疼痛或术后咀嚼时的疼痛提示有牙周膜损伤,需要拍摄多个方向的根尖片进行鉴别诊断。如果仅仅是牙周膜受到波及,疼痛可能会在第二天后逐渐消失。如疼痛无法减轻或证实微种植体损伤牙根,应及时取出。

(四) 损伤邻近组织

1. 软组织损伤和炎症　微种植体头部造成的物理刺激会损伤周围软组织,特别是在上前牙的唇侧及系带附着部位。多数情况下这些病损在1~2周后会自发愈合,使用保护蜡覆盖微种植体头部有助于促进愈合。食物和菌斑易于在微种植体和加力部件周围堆积,造成邻近黏膜的炎症,增生和肿胀的软组织会包埋微种植体头部,使得清洁更加困难和炎症加重,最终导致微种植体的松动。将微种植体植入附着龈区域,使用镍钛拉簧替代弹力链做牵引可以有效减少炎症的发生。术后口腔卫生的维护十分重要,一周内可给予氯己定漱口液漱口,指导患者使用冲牙器或软毛牙刷清洁微种植体头部。

2. 损伤牙周膜和牙根　植入于牙槽间隔的微种植体可能伤及邻牙牙根。植入过程中一旦碰触到牙根,术者往往会感受到明显增大的阻力,同时患者会感受到疼痛。然而,疼痛并不一定意味着穿透牙根,因为碰触到牙周膜即有可能产生痛觉。由于图像重叠或变形,在根尖片上可见的微种植体和牙根重合并不意味二者真正的接触。若证实微种植体碰触到邻牙牙根,应当立即取出,并更换植入位点。通常情况下,牙周膜和牙根的损伤是可逆的,牙骨质可以自行修复,只要没有伤及牙髓往往不会影响牙齿的寿命。尽管如此,术者仍应结合根尖片或CT等影像资料,选择合适的植入方案,尽可能地避免损伤牙根。

3. 损伤血管神经　当微种植体植入腭侧牙槽骨区域时,腭大动脉及神经可能受到损伤,在临床上可观察到明显的活动性出血。如果发生这一情况,应当立即取出微种植体并压迫止血。根据此区域的解剖特点选择合理的植入点可以避免这一问题。

4. 侵入上颌窦　在上颌部分区域使用较长的微种植体时,可能穿通上颌窦。临床报道微种植体进入上颌窦可以获得双侧骨皮质固位,一般不会带来明显的并发症,并且可以自愈,但术中应遵守无菌操作。

(五) 微种植体折断

微种植体折断主要发生在植入时,与微种植体特性(材质和设计)、临床状况(骨组织质量和植入角度)和操作者的植入方法(施加的扭矩)有关。由于纯钛和直径过小的微种植体基本不再使用,微种植体的折断大多是植入扭矩过大造成。在皮质骨十分坚硬的区域,应使用球钻预先钻透皮质骨。植入过程中遇到阻力增大,往往是触及牙根,强行植入可导致微种植体折断(图 16-27)。折断的微种植体通常需要外科手术取出。

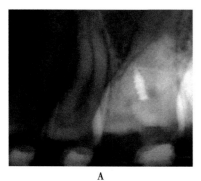
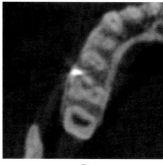
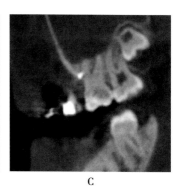

A   B   C

图 16-27 牙片显示折断在牙槽骨内的微种植体(A),CT(B、C)显示微种植体尖端触及第一磨牙近中颊根,这可能是导致折断的主要原因

微种植体辅助非减数正畸病例分析

病例概况:女性,16 岁。主诉牙列不齐(图 16-28)。既往体健,有乳牙龋病早失。直面

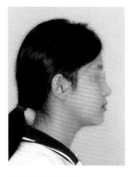
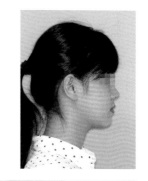
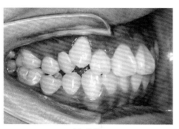
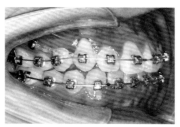
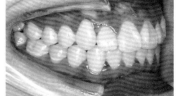

治疗前   治疗中   治疗后

图 16-28 使用上颌后牙颊侧微种植体远中移动磨牙非减数治疗牙列拥挤

型,口唇闭合良好。牙列完整,多个后牙有充填治疗。前牙覆盖 3mm,覆𬌗 2mm,右侧磨牙远中关系,左侧磨牙中性关系,上颌中线右偏,上、下牙列轻中度拥挤。上、下第三磨牙牙胚存在。Ⅰ类骨面型,上下唇齿关系协调。非减数正畸治疗,使用 Damon Q 自锁矫治器,通过微种植体远移后牙解除拥挤,总疗程 11 个月。

第四节 支抗评估和支抗控制

一、支抗需求的评估

支抗的合理设计对成功的正畸治疗十分关键。在开始治疗前,需要仔细评估每个病例的支抗需求,选择合适的治疗方案。根据预期磨牙和切牙的最终位置,可将拔牙病例的支抗需求归为以下三类。

1. 强支抗 这类病例的支抗需求很高,支抗磨牙向拔牙间隙的移动量不超过间隙的 1/4,因此在治疗开始时就需要采取各种措施来避免支抗牙的不利移动。如果采取加强支抗的方法后预计支抗仍然不够,则有必要重新审视治疗目标并决定是否要更改治疗计划,例如额外的拔牙,或借助口外支抗或种植支抗来完成矫治。

2. 中度支抗 支抗磨牙向拔牙间隙的移动量为间隙的 1/4 到 1/2。通常情况下这类病例可利用的支抗是足够的,但是在治疗过程中仍要谨慎控制支抗。

3. 弱支抗 支抗磨牙进入拔牙间隙超过 1/2。这类病例的支抗需求很低,需要增强前牙的支抗,使磨牙近中移动关闭剩余间隙。或可以重新制订治疗计划,如更改为非拔牙治疗。

二、支抗的影响因素

除了和矫治力方向上的牙周膜面积相关外,实际的支抗大小还取决于多个方面的因素。在临床上,每位患者的支抗需求都应根据实际情况而决定。在治疗前和治疗过程中应做综合考虑,采取相应的控制措施。

1. 矫治力大小 根据牙移动的差动力学理论,矫治力达到牙周膜反应的阈值时牙才开始移动。施加轻力达到前牙移动的阈值而小于磨牙移动的阈值时,前牙移动而磨牙不动;施加重力阻碍前牙的移动,而正好达到磨牙移动的阈值时,磨牙移动而前牙不动。事实上,牙齿移动的阈值相当低,并且牙移动受到个体自身因素的影响远大于力值大小的影响,所以实现差动效应的力值大小在实际临床治疗中难以把握,推荐使用轻力的原则。使用轻力不但能避免牙和牙周的损害,也降低了支抗的需求。分散矫治力在更多的牙齿上是减少支抗牙移动的有效方法。

2. 牙齿移动方式 Proffit 医师提出了不同牙齿移动方式的最佳力值:倾斜移动 50~75g,整体移动 100~150g,控根移动 75~125g,扭转移动 50~75g,伸长移动 50~75g,压入移动 15~20g,也说明了不同牙移动方式所需的支抗不同。当需要整体移动时,所需矫治力较大,支抗的消耗将更大。相反,倾斜移动需要的支抗较少。

3. 牙齿移动距离 牙齿需要移动的距离越大,支抗消耗越大。

4. 牙齿倾斜度 当矫治力同其长轴的倾斜方向相反时,牙齿能提供更大的支抗。上颌牙容易发生支抗丧失,因为上颌牙齿有较明显的近中倾斜趋势。

5. 接触点和咬合关系 牙齿的邻接点完好或较宽时可提供更大的支抗,良好的咬合关系也带来更大的支抗潜力。一些拔牙模式,如上颌第一前磨牙和下颌第二前磨牙拔除后,会形成一个咬合锁结,从而防止上颌后牙支抗的丢失。相反,重度深覆盖病例,上颌尖牙咬合于下颌尖牙的近中,这对内收上前牙时上颌的支抗是个威胁。

6. 牙槽骨密度和肌张力 致密的牙槽骨矿化程度高,骨改建慢,牙不易移动,能提供较大的支抗,疏松的牙槽骨则提供较弱的支抗。由于下颌骨较上颌骨致密,所以下颌磨牙相对上颌磨牙的支抗丧失少。颌面部表情肌及咀嚼肌的正常张力对于牙弓和颌骨的发育十分重要。肌张力过低者颅面生长型常表现为高角型,牙齿唇向开展,牙槽骨疏松,更容易发生牙齿的近中移动和支抗丧失;相反,肌张力过高则表现为低角骨面型,牙槽骨密度高,牙不易移动。

7. 不良习惯 其对支抗的影响不容忽视。口唇闭合不全者失去了上、下唇对前牙的正常压力,上、下前牙容易唇向倾斜,内收前牙所需的支抗将会增加。同样,咬下唇或吮指习惯会增加内收前牙的支抗需求。舌体位于下前牙后方者在Ⅲ类病例中多见,下前牙舌向移动的支抗需求会增加。吐舌习惯或吐舌吞咽在双颌前突或开𬌗病例中多见,上、下前牙内收的支抗需求则增加。

三、支抗控制的策略和现实

1. 腭杆及舌弓 腭杆增强近远中向支抗的作用,并不是因为它们将双侧磨牙连在一起而增加了牙周膜的面积,因为两侧磨牙本来就同时受到近中的牵引力。磨牙近中移动受到限制是因为腭杆维持了磨牙间的宽度,磨牙不易向牙弓宽度变小的近中方向移动(图16-29)。舌体对横腭杆产生的压低力还有助于控制磨牙的垂直向高度。然而,对拔牙病例治疗前后磨牙垂直向和前后向移动量的测量发现,使用腭杆患者的移动量仅比不使用者少了0.4mm,没有显著临床差异。实际上,腭杆和舌弓增加支抗的优势在于对磨牙间宽度和对磨

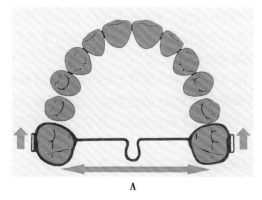
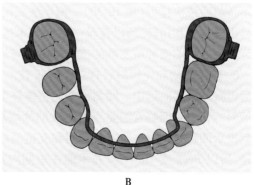

A   B

图16-29 腭杆和舌弓增强支抗的机制

A.腭杆维持了磨牙间的宽度,使其不易向牙弓宽度变小的方向移动　B.舌弓的前部位于下前牙的舌隆突上,维持了牙弓长度

牙扭转、倾斜和转矩的控制。Nance托和舌弓能更好的限制磨牙近中移动和保持牙弓长度，但在内收前牙时需去除。

2. 颌间支抗　颌间牵引是将对颌牙弓中的牙齿加入支抗单元，是增强支抗的常用方法。但颌间牵引力是一个三维方向上的矢量，Ⅱ类、Ⅲ类牵引可伸长前牙和对颌的磨牙，进而导致下面高增加、覆𬌗减小。Ⅱ类牵引可导致下颌磨牙的前移，如果下牙弓存在过剩的拔牙间隙时，磨牙的前移有利于间隙的关闭；如果下牙弓没有间隙，将导致下颌切牙的唇倾。Ⅲ类牵引则产生相反的效果。颌间牵引的横向分量也会导致上下牙弓宽度的变化，需要调整弓丝宽度来补偿。大部分功能性矫治器，如Twin-Block、Herbst等有Ⅱ类牵引类似的效果。

3. 尖牙laceback和磨牙支抗　MBT技术提出使用尖牙laceback和弓丝末端回弯（cinch back）作早期的支抗控制，防止排齐整平阶段前牙的唇倾和覆𬌗加深。其实，镍钛圆丝的回弯无法锁紧在磨牙颊管末端，防止前牙唇倾的作用有限，但回弯能防止弓丝的滑动和对颊侧黏膜的刺激。laceback的效果似乎比cinch back更确切，但laceback对尖牙施加的作用力难于控制，可由0到11N不等。对拔除前磨牙病例的临床研究显示，即使被动的laceback也能阻止上颌前牙唇倾。主动的laceback能有效远移尖牙，虽有支抗的丧失，但与螺旋拉簧相比磨牙发生较少的前移和扭转。有意思的是，排齐阶段下颌前牙没有发现明显的唇倾，使用laceback对下前牙的作用不显著，反而导致下颌磨牙的前移。

4. 骨皮质支抗　致密的皮质骨是良好的支抗来源，微种植体就是主要由皮质骨提供固位和支抗。Ricketts医师提出对牙施加转矩使其牙根接触皮质骨，可以增加支抗。但临床结果发现这一方法没有预想的有效。相反，牙根压迫骨皮质，牙龈退缩、牙髓失活和牙根吸收的风险也增加。虽然骨皮质支抗的应用可能并不实际，但我们可以使需要移动的牙齿避开骨皮质，例如尖牙远中移动时将其牙根移入松质骨内，这样牙移动更为顺利，也就节约了支抗。

5. 组牙移动和分步移动　增加支抗控制的一个常用方法是用一组牙齿来抵抗单个牙齿的运动，而不是把牙弓分成近似相等的区域。例如需要第二前磨牙和磨牙近中移动时，可以先移动前磨牙，然后将其纳入前牙的支抗单位共同牵引磨牙。当以磨牙为支抗来内收前牙时，也可以采用先远移尖牙再内收4个切牙的策略。然而和以上的例子不同，内收6个前牙所需的支抗会小于移动2个尖牙加上内收4个切牙的支抗，因为6个前牙是呈弧形排列而不是前后依次排列（图16-30）。两步法关闭间隙的时间较一步法显著延长，且尖牙单独移动易出现倾斜和扭转，所以直丝弓矫治技术推荐采用滑动法6个前牙整体移动的模式关闭拔牙间隙。目前微种植支抗的推广使组牙移动更加便捷和高效。

6. 整体移动和先倾斜后直立　Begg技术和Tip-Edge技术允许前牙先向远中倾斜移动，然后再将牙根移向远中。倾斜移动比整体移动需要的支抗少，这是毫无疑问的。然而，再直立倾斜的牙齿时面临着需要克服更大的牙周膜面积，因为牙根将做弧形移动。目前有限的文献提示两种移动模式所需的时间和支抗消耗是无差异的。倾斜移动的优势是牙冠的移动迅速，所以Begg或Tip-Edge技术能在短期内获得明显的外貌改善，这对患者是十分有意义的。整体移动的益处是牙周膜受力更加均匀，牙移动也容易控制。

7. 摩擦力和支抗　牙齿沿弓丝滑动时，槽沟同弓丝接触产生的摩擦力损耗了用于牙齿移动的矫治力，因此需要更大矫治力方可达到牙齿移动的阈值。例如，使用磨牙作为支抗牵引尖牙时，施加150g牵引力中50g用于克服摩擦力，100g实际用于牵引尖牙。那么50g额

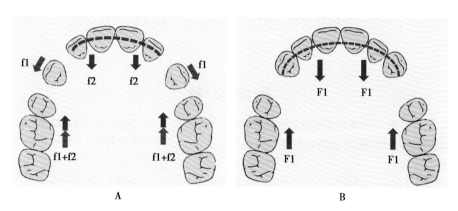

图 16-30 两步法和一步法关闭拔牙间隙的支抗消耗

A. 两步法关闭拔牙间隙:先远移尖牙再内收 4 个切牙,其支抗消耗为尖牙远移的支抗 (f1)加上内收切牙的支抗(f2) B. 一步法关闭间隙:6 个前牙整体内收,其支抗消耗为 F1,由于 6 个前牙呈弧形排列,F1 不等于 f1+f2

外施加的力是否增加了磨牙的支抗消耗呢? 如果托槽能在弓丝上自由滑动,答案是否定的。

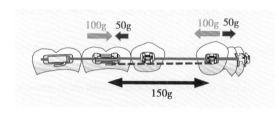

图 16-31 摩擦力和支抗的关系

在磨牙和尖牙上施加 150g 牵引力,100g 实际用于牵引尖牙,50g 用于克服摩擦力。由于 50g 摩擦力在磨牙上是向远中的,磨牙实际受到的力也是 100g

因为 50g 摩擦力在磨牙上是向远中的,磨牙牙周膜实际受到的力还是 100g(图 16-31)。因此,摩擦力并非像想象的那样会消耗更多的支抗。同样,使用低摩擦的自锁矫治器也不能节约支抗。其实,弓丝弯曲变形与托槽产生的成角阻力是弓丝滑动过程中阻力的主要来源。数据显示,使用 0.019″×0.025″的不锈钢弓丝时,自锁托槽的阻力并没有比普通托槽减小。因此,在完全排齐平整的前提下,使用轻力和刚度大的不锈钢弓丝,减少弓丝变形的程度,是实现滑动法关闭间隙的关键。

8. 滑动法和关闭曲法 传统矫治技术中的关闭曲法和直丝弓技术中的滑动法是关闭间隙的 2 个主要方法,两者的主要区别之一是关闭曲法没有摩擦力。如前所述,滑动法关闭间隙过程中的摩擦力其实不会增加磨牙支抗的负担。从生物力学考虑,滑动法较关闭曲法有更多的优势。关闭曲增加了医师弯制弓丝的难度,也容易对患者造成不适。关闭曲使弓丝前牙段和后牙段形成一个不连续的结构,矫治力变得复杂。在滑动法中,整个牙弓是保持完整的,持续轻力也有利于微种植体的使用,牙齿的移动决定于整个牙列的阻抗中心与通过微种植体的力之间的关系,容易分析和控制。

9. 滑动法内收前牙过程中使用微种植体对磨牙的影响 以磨牙为支抗采用滑动法内收前牙时,通常在弓丝上弯制补偿曲抵抗磨牙的近中倾斜和扭转。当内收力由微种植体提供时,后牙区的反应决定于前牙区的移动。例如,施加在前牙区的作用力在切牙阻抗中心的下方,则会导致切牙向舌侧倾斜,这种舌向倾斜会被不锈钢丝的刚度抑制。但是,如果牵引力过大,后牙区就会发生远中倾斜或被压低。使用补偿曲线或是摇椅形唇弓,都会加剧这个副反应。因此,在微种植体辅助的滑动法中,一般不使用补偿曲线或内收弯,并且避免使用过大的矫治力或频繁加力。另外,由于摩擦力的存在,使用微种植体内收过程中磨牙会受到远中的力,即磨牙不但不会前移反而可能远中移动,所以前牙会内收的更多,间隙关闭的时间也会延长。

（唐国华）

参 考 文 献

1. 范莉,缪喆,唐国华.正畸微种植体稳定性的临床共振频率分析.上海口腔医学,2014,23(5):614-618.

2. 张薇,郭佳佳,朱文倩,等.正畸微种植体植入早期骨改建中破骨细胞的观察.上海口腔医学,2013,22(4):368-373.

3. BURROW S J. Friction and resistance to sliding in orthodontics:a critical review. Am J Orthod Dentofacial Orthop,2009,135(4):442-447.

4. DE ALMEIDA M R I,HERRERO F,FATTAL A,et al. A comparative anchorage control study between conventional and self-ligating bracket systems using differential moments. Angle Orthod,2013,83(6):937-942.

5. DEGUCHI T,TAKANO-YAMAMOTO T,KANOMI R,et al. The use of small titanium screws for orthodontic anchorage. J Dent Res,2003,82(5):377-381.

6. HEO W,NAHM D S,BAEK S H. En masse retraction and two-step retraction of maxillary anterior teeth in adult Class I women. A comparison of anchorage loss. Angle Orthod,2007,77(6):973-978.

7. HIXON E H,ATIKIAN H,CALLOW G E et al. Optimal force,differential force,and anchorage. Am J Orthod,1969,55(5):437-457.

8. IRVINE R,POWER S,MCDONALD F. The effectiveness of laceback ligatures:A randomized controlled clinical trial. J Orthod,2004,31:303-311.

9. LIN J C 1,LIOU E J,YEH C L,et al. A comparative evaluation of current orthodontic miniscrew systems. World J Orthod,2007,8(2):136-144.

10. LOTZOF L P 1,FINE H A,CISNEROS G J. Canine retraction:a comparison of two preadjusted bracket systems. Am J Orthod Dentofacial Orthop,1996,110(2):191-196.

11. MORESCA R C 1,VIGORITO J W,DOMINGUEZ G C,et al. Effects of active and passive lacebacks on anteroposterior position of maxillary first molars and central incisors. Braz Dent J,2012,23(4):433-437.

12. PAIK C H,PARK I K,WOO Y J,et al. Orthodontic Miniscrew Implants. St. Louis:Mosby,2009.

13. PAPAGEORGIOU S N,ZOGAKIS I P,PAPADOPOULOS M A. Failure rates and associated risk factors of orthodontic miniscrew implants:a meta-analysis. Am J Orthod Dentofacial Orthop,2012,142(5):577-595.

14. POGGIO P M,INCORVATI C,VELO S,et al. "Safe zones":a guide for miniscrew positioning in the maxillary and mandibular arch,Angle Orthod,2006,76:191-197.

15. PROFFIT W R,FIELDS H W,SARVER D M. Contemporary orthodontics. 5th ed. St. Louis:Mosby,2013.

16. SUERI M,TURK T. Effectiveness of laceback ligatures on maxillary canine retraction. Angle Orthod,2006,76(6):1010-1014.

17. URIAS D 1,MUSTAFA F I. Anchorage control in bioprogressive vs straight-wire treatment. Angle Orthod,2005,75(6):987-92.

18. WILMES B,DRESCHER D. Impact of bone quality,implant type,and implantation site preparation on insertion torques of mini-implants used for orthodontic anchorage. Int J Oral Maxillofac Surg,2011,40(7):697-703.

19. XU T M,ZHANG X,OH H S,et al. Randomized clinical trial comparing control of maxillary anchorage with 2 retraction techniques. Am J Orthod Dentofacial Orthop,2010,138(5):544. e1-9.

20. ZABLOCKI H L,MCNAMARA J A JR,et al. Effect of the transpalatal arch during extraction treatment. Am J Orthod Dentofacial Orthop,2008,133(6):852-860.

第四篇

牙颌畸形治疗篇

第十七章 错殆畸形的早期矫治

大多数错殆畸形是儿童在生长发育过程中,受遗传及环境因素影响所产生的发育畸形。早期预防错殆畸形的发生,及时发现已发生的畸形并实施早期矫治,阻断非骨性错殆畸形的发展,或早期控制骨性错殆畸形,引导牙颌面良性发育,不仅对保障儿童口颌、颅面及身心的健康发育十分重要,而且可以简化治疗方法、缩短治疗疗程,是口腔正畸医师的重要职责和任务,也是口腔正畸学重要的研究内容。

第一节 概　述

一、早期矫治的概念与目标

早期矫治是指在儿童早期生长发育阶段,尤其是生长发育高峰期前后,对可能导致错殆的病因进行预防,对已表现出的错殆畸形、畸形趋势进行阻断、矫治和导引治疗,为日后牙颌面发育创造更有利的环境。对于第二恒磨牙已建殆完成,已过生长高峰期儿童的正畸治疗,一般不列入早期正畸治疗的范畴,多归属于恒牙列初期的一般综合正畸治疗。

早期矫治的目标:维护和创建口颌系统的正常生长发育环境,阻断造成错殆畸形的不良干扰因素,建立有利于正常建殆的咬合功能运动环境,改善不良的颌骨生长型,促进儿童颅面的生长发育和心理健康。

二、早期矫治的特点

1. 矫治时机选择要适当　错殆畸形早期矫治时机的把握非常重要,通常应根据牙龄、骨龄及患儿合作状态进行判断。

2. 矫治力应适宜　早期矫治的施力应根据治疗的对象(牙或颌骨)不同而异,通常对牙的矫治应采用柔和的轻力,而对颌骨的矫形应施用重力。

3. 矫治疗程不宜太长　因为此期牙列变化很快,长期戴用口内矫治器将妨碍牙的发育,所以早期矫治选用的治疗装置应简单,在口内戴用的时间不宜过长,一般不超过6~12个月。

4. 矫治目标有限　早期矫治仅是在牙颌面某一生长阶段进行,可能只是整个治疗计划的一部分,在恒牙早期,仍极有可能需要行二期矫治。因此,有些早期矫治系尝试性的、有限的,治疗过程中完全可以调整和重新制订治疗计划或暂停治疗,仅观察。一般而言,在早期治疗中,通常无需调整咬合至理想𬌗或接近理想𬌗。

5. 矫治方案选择余地小 患者的依从性会使与局部矫治器相关的问题复杂化。如果一名患儿不愿意戴头帽,可以使用其他矫治器,但必须以某些牙为支抗,强制性地在其上安放固定矫治器。然而,改用不同的矫治器可能会影响治疗效果。

三、早期矫治的常用方法

1. 简单矫治器治疗

(1) 不良习惯的阻断:对于一些可造成或已造成错𬌗畸形的不良习惯,可以通过戴用简单矫治器改正。

(2) 间隙保持及阻萌:对于替牙期的障碍,如乳牙或恒牙早失、恒牙早萌,为维持正常的牙弓长度及恒牙正常萌出,以避免或利于下一步矫治的,可通过戴用间隙保持器、舌腭弓以及阻萌器等简单矫治器维持牙间隙。

(3) 牙弓不调的矫治:对于乳牙列及替牙列期一些影响咀嚼功能和颅面正常生长发育,表现为牙位、牙数及牙弓三维空间关系不调的错𬌗畸形,可通过设计一些简单的活动式矫治器,以及局部简单粘接托槽的唇、舌弓固定式矫治器改正。

2. 功能性矫治器治疗 功能性矫治器系一类利用肌能力(如肌力及咬合力等)进行牙颌关系调整治疗的矫治装置。

3. 口外矫形装置治疗 口外矫形装置系以口腔外的头、颈、颏为支抗,设计的一系列通过矫形力(重力)牵引,促进或抑制颌骨生长发育,从而达到矫治由于颌骨关系不调所致的牙颌面畸形的矫治装置。常用口外矫形力装置主要有口外前牵引装置和口外后牵引装置两大类。

4. 肌功能训练 肌功能不平衡是错𬌗畸形的重要病因之一。特别是对一些口周肌松弛,颏肌亢进的儿童患者,早期配合积极的肌功能训练,有利于矫治畸形,改善面容外貌,以及防止矫治后的复发。但肌功能训练需每天坚持并持续一段时间才可能有效果。

(1) 唇肌功能训练:唇肌功能不足的患者可在上、下唇之间放一纸片,用唇将纸含住。也可用弹性线拴一纽扣,将纽扣放置于切牙唇面前庭部,用唇将纽扣含住,进行牵拉训练。此外,吹笛、吹喇叭等方法也能达到训练唇肌的目的。

(2) 下颌功能训练:对儿童期下颌后缩的患者,在去除咬合障碍、纠正不良习惯和用正确的姿势喂养的前提下,可训练下颌主动前伸。对于儿童期下颌习惯性前伸的患儿,可嘱其后退下颌至上、下前牙切缘对切缘,反复训练。同时可配合矫治器或调𬌗,去除𬌗干扰。

(3) 舌肌功能训练:对有伸舌吞咽习惯的患儿,其治疗方法除治愈咽部疾病外,也可辅以舌肌功能训练,嘱患儿在口内含一点水,面对镜子将牙正常咬合,用舌尖抵在上切牙腭乳头处,然后将水吞下,训练舌肌,建立正常吞咽动作。

第二节 非骨性错𬌗畸形的早期矫治

非骨性错𬌗问题主要是指牙源性或功能性错𬌗畸形。一般包括:牙列间隙问题、牙萌出问题、殆关系异常。

一、牙列间隙问题

考虑牙列间隙问题首先需要通过间隙分析来测量可用间隙量。通过比较可用间隙量和需要间隙量来确定是否有足够的空间容纳牙的排列。如果牙列间隙不足,最终将导致拥挤,反之则导致牙列间隙。

1. 乳牙早失伴有足够间隙 牙弓间隙保持对乳牙早失如果不采取有效的措施,相邻的恒牙或其他乳牙很容易移位。间隙保持仅适用于间隙足够、无先天缺失牙且所有未萌恒牙发育正常的情况。如果继替恒牙牙根已形成1/2~2/3以上,仅间隙保持是不够的,需要结合其他的治疗方法。根据不同的情况可选用不同的间隙保持器维持牙弓间隙或牙弓长度。由于这些矫治装置存在损坏和脱落的风险,因此在使用过程中需要仔细监测。

(1)丝圈式间隙保持器:是一种用于后牙段间隙保持的单侧固定矫治器。一般在第一恒磨牙或第二乳磨牙上放置带环,带环上焊接可以保持牙弓间隙的保持丝(图17-1)。保持丝应贴近牙槽嵴但不能压迫牙龈,也不能妨碍邻牙的生理性移动。悬臂式设计使其非常适合于单侧单个间隙的保持。由于保持丝的强度有限,该装置只限于维持单个牙的间隙,且不能承受咀嚼力。

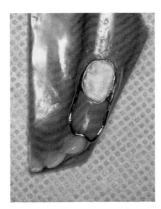
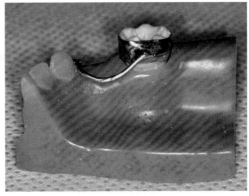

图 17-1 丝圈式间隙保持器

(2)舌弓间隙保持器:适用于后牙段多个乳牙缺失,且恒切牙已萌出的患者。该装置由常规的舌弓与第二乳磨牙或第一恒磨牙上的带环相接,并与下颌或上颌切牙相接触,以阻止后牙前移及前牙后移(图17-2A)。

Nance弓(图17-2B)或横腭杆(图17-2C)常用来对上颌多数乳磨牙缺失时的间隙保持。Nance弓是一种有效的间隙保持器,可以防止后牙的近中漂移,但它对黏膜有刺激。横腭杆的最佳适应证是一侧牙列完整而另一侧多个乳牙缺失。这种情况下,与牙列完整一侧的紧密接触为间隙保持提供足够的稳定性。而当双侧乳磨牙缺失时,即使用横腭杆,双侧恒磨牙也可能发生近中倾斜,因此更适合使用常规舌弓或Nance弓。

(3)局部义齿间隙保持器:适用于当每个缺牙段有多于1颗牙的缺失,且恒切牙未萌时保持双侧后牙区缺牙间隙(图17-3)。在这种情况下,由于缺牙间隙较大,不适于用丝圈式间

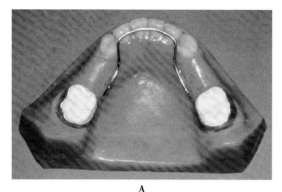

A

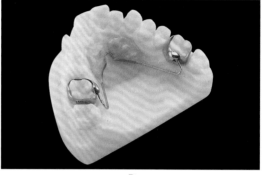

B

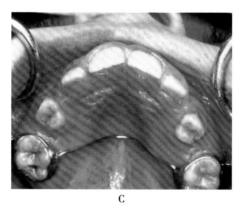

C

图 17-2 舌弓间隙保持器

隙保持器。同时,恒切牙初萌时易位于舌侧,也不适合用舌弓。局部义齿的优点在于恢复部分咬合功能。应用局部义齿间隙保持器的另一个指征是保持后牙间隙的同时修复缺失的乳切牙或迟萌的恒切牙。前牙段间隙的保持是不必要的,因为即使发生牙移位或者间隙重新分配,前牙段间隙通常也不会丧失。前牙对于儿童的营养及发音并不是必需的,且儿童在大多数情况下较易适应前牙缺失,所以修复缺失前牙仅为改善美观。

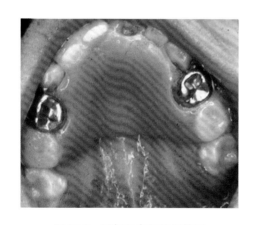

图 17-3 局部义齿间隙保持器

(4)远中靴状间隙保持器:其具有独特的用途,是第一恒磨牙萌出前第二乳磨牙缺失时的首选矫治器。该矫治器沿恒磨牙萌出方向有一个金属或树脂引导面,引导面附着于固定或可摘的固位装置上(图 17-4)。如果是固定的固位装置,远中靴通常用带环固定而不用金属全冠,以使第一恒磨牙萌出后能换用其他类型的间隙保持器。

2. 牙列拥挤

(1)前牙暂时性排列不齐:由于恒切牙的宽度总和大于乳切牙的宽度总和,因此在替牙列早期,不少儿童恒切牙萌出时会因间隙不足而出现暂时性轻度拥挤。该拥挤常表现为前

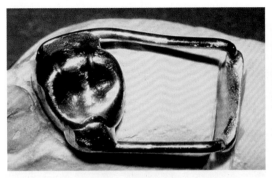
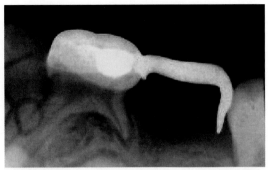

图 17-4　远中靴状间隙保持器

牙轻度唇舌向错位或个别牙扭转,有时亦会出现个别牙反𬌗。通常 4mm 以下的拥挤无需正畸治疗,因为当恒尖牙萌出时,尖牙间的牙弓宽度会相应增加,这可为牙弓前部提供一些间隙。此外,替牙列晚期乳磨牙脱落、恒前磨牙萌出时,替牙间隙(leeway space)的存在还可为牙弓前部提供一定量的间隙。但此时应防止第一恒磨牙近中移动占据替牙间隙。通常上牙列多使用 Nance 弓,下牙列多使用舌弓维持第一恒磨牙位置。

　　乳磨牙多表现为牙冠远中面末端平齐的关系,因此替牙期第一恒磨牙也多为远中尖对尖关系。由于下牙列的替牙间隙大于上牙列的替牙间隙,下颌第一恒磨牙会有更多的近中移动,从而将尖对尖的磨牙关系调整为中性关系。若替牙期患者上、下牙列均存在 4mm 的拥挤,那么只需维持下颌第一恒磨牙位置防止其近中移动占据替牙间隙即可排齐下牙列,而上牙列则须少许远中移动双侧第一恒磨才能解决拥挤问题。

　　(2) 牙列间隙丢失:当乳牙早失或邻面龋导致牙体组织缺损后,若不及时进行间隙保持,邻牙将移位造成间隙丢失。为了防止继替恒牙萌出前进一步的移位和间隙丢失,需要重新定位牙以重获得间隙及消除间隙不调,然后使用间隙保持器。

　　1) 磨牙前移造成间隙丢失

　　a. 上颌磨牙前移:当上颌第二乳磨牙早失后,上颌第一恒磨牙很容易发生近中倾斜和近中舌向扭转。若牙弓单侧磨牙出现上述情况,可使用活动矫治器解决该问题。由于活动矫治器可以将对侧磨牙及上颌腭穹隆作为支抗,能有效远中倾斜和旋转前移的磨牙,获得 2~3mm 的间隙。当上颌第一磨牙整体前移或双侧磨牙均近中倾斜,可以应用口外力增强支抗。因此,通常来说上颌间隙的重获比下颌更容易。

　　由 Adams 卡环和螺旋指簧组成的活动矫治器可以有效地远中倾斜磨牙(图 17-5)。通常,在远中倾斜磨牙的同时亦可实现去扭转。整体移动第一恒磨牙以重获间隙首选固定矫治器,因为余牙提供的支抗可以很好地对抗片段弓上螺旋弹簧产生的力(图 17-6),但通常仍需使用 Nance 弓提供有效的支抗。

　　无论使用何种重获间隙的方法,当获得足够的间隙时,必须进行间隙保持。

　　b. 下颌磨牙前移:活动矫治器也可以用于下颌磨牙前移后的间隙重获,但是,通常下颌活动矫治器更易破损,使用效果相对较差。下颌的活动矫治器也没有上颌的贴合,并缺乏腭部支抗的支持,还常有组织刺激的问题,因此患者接受度更低。对于单侧下颌间隙的重获,最好选择使用固定矫治器。当片段弓和螺簧联合使用,可以使用舌弓为牙移动提供支抗(图 17-7A)。

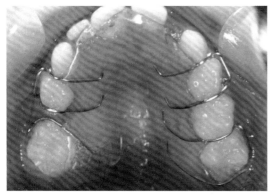

图 17-5 指簧式活动矫治器

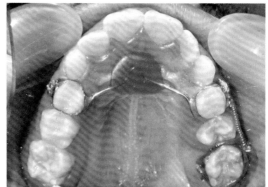

图 17-6 螺旋弹簧远移磨牙

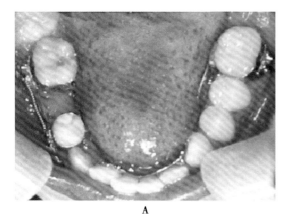

A

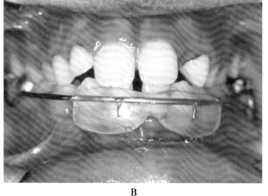

B

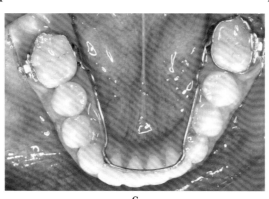

C

图 17-7 远移下颌磨牙

　　若由于下切牙舌倾导致双侧间隙丧失,除了使用带环和托槽,还可以选择唇挡或者可调舌弓。唇挡插入磨牙颊管(图 17-7B),施力于唇部,产生向远中的力后倾磨牙而不影响切牙。虽然运用唇挡可以使磨牙后移,但矫治器也改变了切牙的受力平衡,若去除了这些牙的唇侧受力,会导致切牙前倾。激活下颌舌弓 U 形曲后,双侧磨牙将以切牙为支抗向后移动,因此切牙显著前移是预料之中的(图 17-7C)。总的来说,激活舌弓和激活唇挡的作用相似。舌弓可留作间隙重获后的间隙保持器,但唇挡不是首选的间隙保持器,当需要长期维持重获的间隙时,应更换为舌弓。

2) 前牙中线漂移导致间隙丢失:乳尖牙早失后,切牙会向缺隙处移动,导致牙弓前部塌陷、不对称、牙弓中线向缺隙侧偏斜。若计划在恒牙早期通过拔除恒牙来纠正中线偏斜,则可暂不处理。若替牙后牙列间隙充足,切牙舌向倾斜,则须尽早矫治,以防恒切牙进一步舌向移动,导致牙弓长度进一步减少。可以使用"2×4"技术,在稳定弓丝上放置螺旋弹簧开展尖牙间隙,纠正前牙中线同时唇向移动切牙。矫治结束后须使用带有阻挡丝的舌弓保持开展出的间隙直至尖牙萌出。

(3) 严重拥挤:替牙期牙列严重拥挤多为牙量骨量不调导致。此类患儿无乳磨牙早失,但存在牙槽骨严重发育不足。乳牙期表现为乳切牙之间无散在间隙。替牙早期的严重拥挤有以下几种表现:①恒切牙排列不齐,严重者前突的下切牙唇侧牙龈发生退缩;②恒侧切牙的萌出导致乳尖牙早失;③上颌第一恒磨牙异位萌出导致第二乳磨牙牙根吸收;④全口牙位曲面体层X线片显示恒尖牙与第一前磨牙区域的牙槽骨只能容纳一颗牙。对于此类患儿可采用序列拔牙治疗,但医师在作出决定前必须进行仔细的间隙分析和头影测量分析,严格把握适应证。

序列拔牙的适应证:①相对严重的遗传性牙量骨量不调,替牙列间隙分析显示牙列拥挤度在10mm以上;②磨牙Ⅰ类关系;③直面型;④前牙覆𬌗、覆盖正常。

只有符合上述条件的病例才能进行序列拔牙治疗。因为牙列拥挤越明显,序列拔牙后剩余的拔牙间隙越少,邻牙越不可能向拔牙间隙倾斜,越利于恒牙初期使用固定矫治器关闭拔牙间隙并直立间隙两侧倾斜的牙。若牙列拥挤程度较轻,序列拔牙后将会剩余较多的间隙,将延长恒牙初期矫治的时间,因此应等到恒牙初期再进行拔牙矫治,届时使用固定矫治器精确控制牙移动。若患者存在骨性不调,也不能进行序列拔牙治疗。由于序列拔牙后无矫治器控制切牙的位置,下切牙会舌向倾斜,导致前牙覆𬌗加深,因此替牙期前牙深覆𬌗患者不适合序列拔牙治疗。

序列拔牙的顺序:先拔除乳尖牙,有助于切牙的自行排齐;再拔除第一乳磨牙,使其下方的第一前磨牙萌出加速;最后拔除第一前磨牙,有利于恒尖牙萌出。待恒牙初期再使用固定矫治进行第二期治疗。

3. 牙列间隙

(1) 上中切牙间隙:上中切牙间存在少量间隙不是儿童正畸治疗的适应证。未萌出的恒尖牙通常位于侧切牙牙根的远中上方,使侧切牙和中切牙的牙根倾向中线而牙冠偏向远中(图17-8)。此时切牙唇展和间隙是暂时性的。当尖牙萌出,这些间隙趋于自行关闭或减小,切牙牙

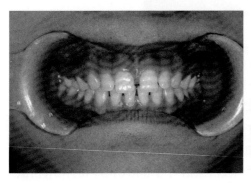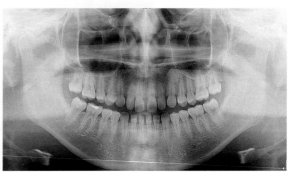

图17-8　上中切牙间隙

根和牙冠的位置也发生改变——中切牙间隙的发生率由替牙列早期的约 25% 降至 12~17 岁年龄段时的约 7%。

小而不美观的牙间隙（2mm 或更少）可以在混合牙列早期通过倾斜聚拢中切牙关闭。包含卡环、指簧以及前牙唇弓的上颌活动矫治器可以成功地完成此类型的矫治（图 17-9）。但无论何种情况下都不应该直接将橡皮圈套于两个中切牙上，因为橡皮圈将很可能滑向根尖，破坏牙周附着。

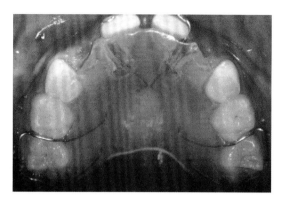

图 17-9　活动矫治器关闭上中切牙少量间隙

当存在大量牙间隙（>2mm），常常应当怀疑中线处的额外牙或骨内损伤。恒侧切牙缺失，恒中切牙通常远中移向可用间隙，从而导致中切牙间大的间隙。此外，吮指习惯可以导致出现牙间隙。但无论其原因，大于 2mm 的牙间隙不太可能自行关闭，此类治疗通常需要牙的整体移动。

中切牙之间唇系带粗大或唇系带附着过低（图 17-10），也可能造成中切牙间的间隙，通常先关闭间隙再行系带修整术，并去除中线处过多的纤维组织束。

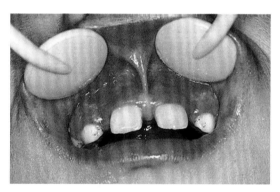

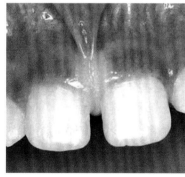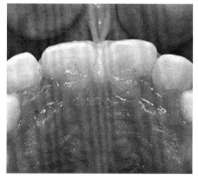

图 17-10　唇系带异常

（2）恒牙缺失造成牙列间隙过多：恒牙先天缺失会导致牙列间隙过多或乳牙滞留。通常在替牙期完成诊断和矫治设计，在恒牙初期使用固定矫治器进行矫治。通常需给患儿拍摄 X 线片以明确恒牙缺失的部位,并制取记存模型明确牙列拥挤等情况。下颌第二前磨牙、上颌侧切牙和下切牙是临床最常见的先天缺失牙位。由于缺失部位不同以及滞留乳牙的预后不同,矫治设计也有差异。

1）缺失下颌第二前磨牙:当诊断出下颌第二前磨牙先天缺失后,应检查第二乳磨牙是否有缺损、是否发生骨性粘连、牙槽骨是否丰满以及下牙列拥挤度等。发生骨性粘连的乳牙又称"下沉牙",因为邻牙明显高于粘连的乳牙,乳牙明显低于𬌗平面,同时牙槽骨发育不良。若第二乳磨牙发生骨性粘连,或已经龋坏,则须早期拔除,使第一恒磨牙近中移动,等到恒牙初期正畸治疗尽可能关闭缺失牙间隙。若第二乳磨牙无骨性粘连,但下牙列拥挤明显,可拔除第二乳磨牙提供间隙。

2）上颌侧切牙缺失:通常恒尖牙会自行向近中萌出替代缺失的恒侧切牙,而出现乳尖牙滞留。由于乳尖牙多在青春后期脱落,此时修复过小的间隙常存在美观问题,因此在第一前磨牙萌出前应拔除乳尖牙,使前磨牙及其后的牙近中移动关闭乳尖牙间隙,最终在恒牙初期只需正畸关闭剩余的少量间隙。若恒侧切牙先天缺失导致恒中切牙之间存在较大的间隙,应及早关闭中切牙间隙,以利于恒尖牙近中萌出。少数患儿乳尖牙被恒尖牙正常替换,而乳侧切牙滞留。若该间隙充足,需进行长期的间隙保持,直到生长发育结束后进行种植修复治疗。但这种长期的保持效果多不理想,通常需在患者生长发育后期,使用固定矫治器调整缺失牙间隙和上牙列中线。若间隙不足,可拔除乳侧切牙解除前牙拥挤,在恒牙列初期进行正畸治疗。

3）下切牙缺失:缺失一颗下切牙通常无需治疗,其他切牙萌出时一般可关闭缺失牙的间隙,但会出现前牙深覆盖。若缺失 2 颗下切牙,间隙多不会自行关闭,下牙列前部的宽度较窄,前牙会出现深覆𬌗、深覆盖。若患者上颌需要拔牙治疗,可考虑在恒牙初期进行综合性正畸治疗;若上颌无需拔牙,则可在恒牙初期开展下前牙间隙并保持,待患者成年后修复治疗。

4）多个恒牙缺失:此类情况多需等到恒牙初期或恒牙期进行正畸治疗,重新调整牙列间隙后再行修复治疗。若牙弓的一侧缺失牙,而另一侧拥挤需要拔牙,可将拔出的牙自体移植到缺失侧。在被移植牙的牙根发育至 1/2 时进行移植,远期预后最佳,因此最好在替牙期进行自体牙移植。

二、牙萌出异常

1. 乳牙滞留和粘连　牙胚因外伤、异位、萌出道异常,使乳牙根完全或部分未被吸收而滞留。此外,可因乳磨牙严重龋病致根尖周感染造成乳牙根粘连而滞留。主要通过临床检查评估乳牙是否逾期未脱、恒牙是否异位等。但如果系乳牙粘连者,常可见龋损及充填治疗痕迹,主要通过 X 线牙片确诊。如果恒牙牙冠已萌出,而乳牙牙冠在唇舌向有 1mm 以上的松动度,这时可以建议患儿自己"摇动"乳牙促其脱落。如果无效,建议直接拔除。如果恒牙未萌,应先拍摄 X 线牙片,在确定有相应恒牙胚存在时,尽早地拔除滞留的乳牙,以利于恒牙的萌出调整。当粘连乳牙无继替恒牙时,在发生严重的垂直向骨量不足前就要拔除粘连乳牙,以免造成长期的牙周问题。

2. 异位萌出

（1）侧切牙:恒侧切牙异位萌出导致乳尖牙牙根吸收甚至乳尖牙早失,提示恒切牙萌出间隙不足或侧切牙萌出道异常。此时需要进行间隙分析,评价切牙唇舌向的位置及侧貌,通过分析决定是否需要维持间隙,重获间隙或采用更复杂的治疗手段。

替牙期当单侧乳尖牙缺失时,通常需要预防中线偏斜,可根据前述方法进行预防。如果间隙足够也没有中线偏斜,可以用焊接阻挡丝的舌杆来维持缺隙侧的侧切牙位置(图 17-11)。如果双侧下颌乳尖牙早失,切牙会舌倾,导致牙弓长度变短而加重拥挤,此时可采用被动的舌弓阻止切牙舌倾,维持间隙。如果需要开展间隙,可采用"2×4"技术,使用较硬的唇弓在第一磨牙与侧切牙间放置开大的螺旋弹簧,开展间隙后使用固定舌弓保持,保持时应在舌弓上焊接阻挡丝防止侧切牙向远中移动。

(2) 上颌第一磨牙:上颌第一磨牙异位萌出常常通过拍咬合翼片发现,临床上不易发现。由于 2/3 病例的牙异位萌出可以自行改善,所以在受累乳磨牙牙根只有轻度的吸收(<1~1.5mm)时可以密切观察一段时间。如果萌出受阻超过 6 个月或受累牙牙根吸收加重,则需要治疗。由于恒磨牙近中萌出并转向舌侧,不及时治疗可能会导致乳磨牙早失,间隙丢失。

如果口内只能见到第一恒磨牙的牙尖甚至第一恒磨牙还没有萌出暴露于口腔中,且需要移动的量不大,可以采用分牙法,用 0.020 英寸的铜丝在第二乳磨牙和第一恒磨牙接触点之间环绕后拧紧加力,每隔 2 周对铜丝加一次力。此法治疗进程较慢但疗效可靠。当乳磨牙只有轻度牙根吸收时,可以应用成品化的不锈钢分牙簧(图 17-12),楔入第一恒磨牙的近中,使其远移并萌出的方法。如果受累牙牙根吸收严重,或者牙需要远中移动的量较大不能通过这些简单装置实现时,情况就比较复杂了。如果磨牙面已经暴露,可以使用带环和带圈曲或者将第一、二恒磨牙托槽分别粘接在第二乳磨牙、第一恒磨牙上,利用带圈曲远移第一恒磨牙。

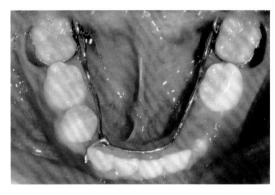

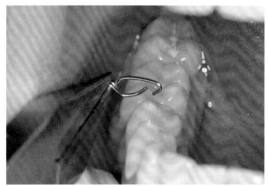

图 17-11　焊接阻挡丝的舌杆维持间隙　　　　　　图 17-12　分牙簧

如果第一恒磨牙导致乳磨牙牙根严重吸收(图 17-13),则需要拔除乳磨牙,在拔除乳磨牙后需放置远中靴型曲牵引磨牙萌出。若间隙已经丧失,在第一恒磨牙完全萌出后可使用前述的口外弓及固定矫治等方法远中移动磨牙。

(3) 上颌尖牙:由于上颌尖牙异位萌出发生率较高(上颌尖牙的异位萌出和埋伏的发生率在 2%~5%),所以如果发现 10 岁左右的患者上颌乳尖牙未松动,且在牙弓唇侧未见或未触及有尖牙膨出,此时则考虑可能发生上颌尖牙异位萌出。这会导致如下一种或者两种

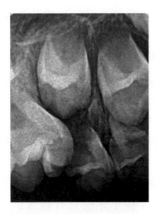

图 17-13　上颌第一磨牙异位萌出,受累牙牙根重度吸收

情况出现:①尖牙埋伏阻生;②中切牙和/或侧切牙牙根吸收。

尽管很多研究表明锥形束 CT(CBCT)在埋伏尖牙定位和邻牙牙根吸收评价上优于二维(2D)图像,但最好先拍摄全口牙位曲面体层片来获得全面的牙的情况,明确是否存在其他牙异常(锥形侧切牙或者侧切牙缺失、前磨牙缺失、牙漂移异位)。然后,根据这些发现,拍摄小视野(FOV)CBCT(图 17-14)来观察牙根吸收和尖牙萌出位置。

当发现正在萌出的恒尖牙近中倾斜,未发生切牙牙根吸收时,拔除未脱落的乳尖牙后,恒尖牙萌出道恢复正常或表现出明显改善。

若侧切牙牙根吸收明显,可拔除侧切牙,让恒尖牙自行萌出至侧切牙部位;若侧切牙牙根仅有少量吸收,通常需要外科暴露恒尖牙,用正畸力牵引恒尖牙到正确的位置上,阻止由于牙异位导致的邻牙牙根进一步吸收。若阻生的尖牙发生根骨粘连,正畸牵引力无法移动该牙,可借助外科手术使粘连的尖牙松动后再行牵引,但牵引到位的尖牙有再次出现骨性粘连、牙根替代性吸收的风险。

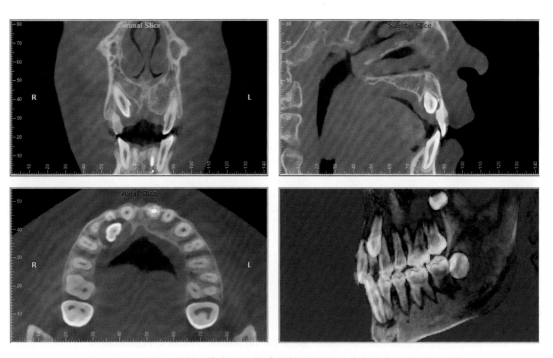

图 17-14　CBCT 观察埋伏尖牙早期诊断并干预可以减少或者预防牙根吸收

(4)其他牙:上切牙以及前磨牙的异位萌出临床较少见(图 17-15)。上切牙的异位萌出多与乳牙期该部位的牙外伤有关。乳牙外伤可能引起恒牙胚错位,导致继替恒牙异位萌出。在明确诊断后应及时行外科手术配合正畸牵引。前磨牙的异位萌出多伴随牙的迟萌或

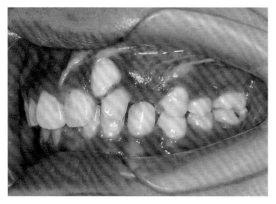

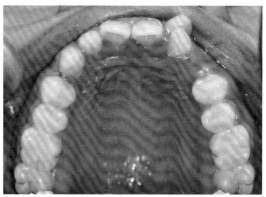

图 17-15 上颌侧切牙异位萌出

阻生,表现为乳牙滞留,通常需要在恒牙初期进行正畸治疗。

3. 额外牙 额外牙会干扰其他牙的正常萌出,导致牙弓拥挤或出现间隙,因此应尽早拔除。额外牙多见于上颌前牙区(图 17-16)。常在 6~7 岁患儿进行常规检查或者恒切牙未萌出就诊时拍摄全口牙位曲面体层 X 线片或者前部殆片时被发现。额外牙常造成上切牙迟萌或中切牙间隙。拔除额外牙后,多数恒切牙可自行萌出,但中切牙间较大的间隙需

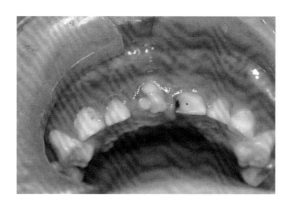

图 17-16 额外牙

要正畸关闭。越早发现额外牙,其对邻近牙的正常萌出影响越小。

三、殆关系异常

1. 后牙反殆 替牙期儿童的后牙反殆较常见,通常是由于上颌牙弓过窄,也见于有长期不良吮吸习惯的儿童。后牙反殆可表现为单侧后牙反殆或双侧后牙反殆。

(1) 单侧后牙反殆:首先要明确单侧后牙反殆是功能性还是真性反殆。功能性后牙反殆是由于上颌狭窄导致上、下牙咬合时出现殆干扰,使下颌向一侧偏斜以避开殆干扰,从而出现单侧后牙反殆。其临床表现为上牙弓狭窄,牙尖交错位时单侧后牙反殆,下颌中线及下颌偏斜,但下颌姿势位时,下颌位置正常,下牙列中线正常。真性后牙反殆是由于下颌骨过宽或单侧上颌牙弓过窄造成。其临床表现为无论牙尖交错位还是下颌姿势位,均存在单侧后牙反殆,下颌可能没有偏斜。

功能性的后牙反殆一经发现就需尽早治疗,因为不及时矫治可能使上、下颌骨和牙出现不适当的代偿性生长,导致真性下颌偏斜。在乳牙期或替牙早期的单侧后牙反殆患儿中,有时是由于乳尖牙磨耗不足引起的殆干扰所致。这时可以调磨乳尖牙解除殆干扰,改善下颌偏斜。更多见的情况是上牙弓狭窄(图 17-17),其治疗手段是开展上牙弓。上颌扩弓后可以消除上、下牙咬合时的早接触,改善下颌偏斜,同时还有助于增加牙弓长度,为解除牙列拥挤

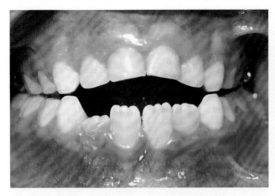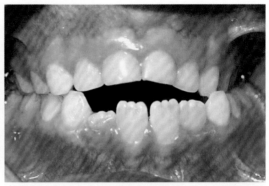

图 17-17 上颌牙弓狭窄,闭口时后牙𬌗干扰,下颌偏移造成后牙反𬌗

提供间隙。

对于单侧上颌狭窄造成的真性单侧后牙反𬌗,最佳的矫治方法是仅扩展狭窄侧的上牙弓。虽然在设计矫治器时可以将尽可能多的牙纳入支抗侧来扩展狭窄的牙弓,但临床中仍会有一定程度的双侧牙弓扩展。另一种方法是用固定舌弓稳定下牙列,狭窄侧的上、下牙间进行交互牵引,此法的疗效依赖于患者的配合程度。此外,还应注意交互牵引在产生牙颊舌方向移动的同时,还会导致后牙伸长,前牙覆𬌗变浅。因此对于长面、覆𬌗浅的患儿要慎用。对于下颌过宽的真性单侧后牙反𬌗,多需待患者成年后采用手术矫治。

(2)双侧后牙反𬌗:双侧后牙反𬌗的患儿多存在严重的上牙弓狭窄,一般不出现下颌偏斜。有些患儿有吮指等不良习惯,导致上牙弓狭窄。双侧后牙反𬌗的治疗也需要扩展狭窄的上牙弓。多选择带有螺旋扩大器的固定扩弓装置进行快速或慢速扩弓(图 17-18)。有口腔不良习惯的儿童在上颌扩弓的同时还应破除不良习惯。

2. 前牙反𬌗 牙性前牙反𬌗是指由于牙齿萌出、替换过程中的障碍,上、下切牙位置异常造成的单纯前牙反𬌗。由于恒切牙牙胚位于乳牙舌侧,上切牙通常在牙弓舌侧萌出,如果在其萌出时牙列间隙不足,将形成个别前牙反𬌗或全部切牙反𬌗(图 17-19)。解决牙性前牙反𬌗,首先需要提供间隙,然后唇向倾斜上切牙。所需间隙可以通过邻面去釉或拔除反𬌗牙两侧的乳牙来获得。对于覆𬌗正常的患儿,可采用𬌗垫舌簧矫治器,利用舌簧推上颌切牙唇向移动,𬌗垫使前牙脱离接触;对于覆𬌗较深,前牙反覆盖不大的患儿可采用下颌联冠斜面

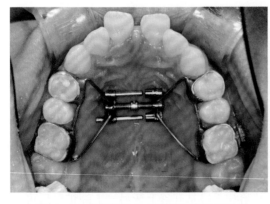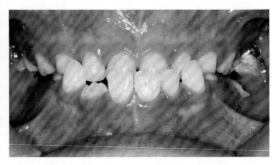

图 17-18 带有螺旋扩大器的固定扩弓装置　　　　图 17-19 前牙反𬌗

导板,一般在六个下前牙上做下前牙联冠向上伸一斜面到反殆的上切牙舌侧,斜面与上切牙长轴呈45°角以引导上切牙向唇侧,下颌后退至正常位置;对于反覆盖过大的患者,可先戴头帽、颏兜,后移下颌并抑制下颌骨的生长,待反覆盖减小后再视反覆殆的深度选择上述口内矫治器进行矫治。

功能性前牙反殆是后天获得的,在神经-肌肉参与下下颌向前移位形成的一类前牙反殆。咬合干扰和早接触是诱发功能性前牙反殆的主要原因。对于前牙反覆殆浅的患儿,特别应注意调改未磨耗的乳尖牙,以便下颌闭合运动时无咬合干扰而回到正常的位置,必要时需配合功能矫治器。

3. 前牙开殆 非骨性开殆多与口腔不良习惯有关,如吮指、吐舌。有时吐舌习惯是患儿出现开殆后的继发表现,可加重开殆的程度。此外,这些不良习惯还会造成上牙弓狭窄,后牙反殆,上前牙唇倾等问题。矫治的重点是破除不良习惯,因此,正畸矫治仅针对有意愿改正不良习惯的患儿,通过谈心让患儿主动抛弃不良习惯。若患儿不愿主动配合,则矫治多无效。如果患儿上、下颌骨位置关系正常,在破除吮指习惯后,前牙开殆会有显著的改善,而狭窄的上牙弓还需要适当的扩弓治疗。为了帮助患者改正不良的吐舌习惯,可在四角簧扩弓器的前端钢丝上制作一个树脂球,让患者在吞咽时舔树脂球,不断提醒患儿的舌体应去的位置。有些患儿也可使用上颌或下颌的带有舌刺的固定舌弓来帮助其摆脱不良习惯(图17-20)。

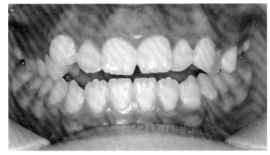
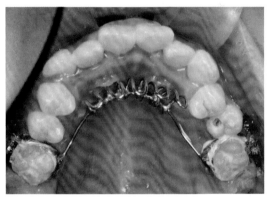

图 17-20 舌栅破除不良习惯

4. 前牙深覆殆 因后牙萌出不足导致的下面高过短者,可以用上颌平导来纠正深覆殆。该方法可促进后牙萌出,增大下面高。矫治结束后仍需要患儿戴用平导进行保持,以防下前牙继续萌出导致深覆殆复发。通常在恒牙初期后需要进行综合性正畸治疗。

若上、下颌前牙均过度萌出,就必须采用压低前牙的方法矫治深覆殆。通常使用"2×4"技术和压低辅弓,采用轻力压低前牙并直立第一恒磨牙。此类治疗一般在替牙后期开始并将延续至恒牙初期。在使用固定矫治器排齐整平阶段,仍需使用压低辅弓压低切牙。

第三节 骨性错殆畸形的早期矫治

一、前后向不调

乳牙期和替牙期存在的骨性畸形主要表现为颌骨矢状向、横向及垂直向的不调,最好的治疗方法是利用患者的生长潜力进行生长改良。但多数患者仍需在恒牙早期进行综合性正畸治疗,骨性畸形严重者则需等到生长发育结束后行正颌手术治疗。

1. 上颌骨发育不足 上颌骨前后向发育不足会导致Ⅲ类错𬌗。如果上颌骨过小或位置靠后,其结果显而易见,表现为面中部凹陷,上颌后缩,前牙反𬌗,后牙近中关系等;如果上颌骨没有垂直向的生长,将会对下颌产生间接的影响,即下颌骨将向上和向前旋转,使下颌显得前突,其原因主要是下颌骨位置异常,而不是下颌骨大小的问题。

针对不同的影响因素,有 3 种治疗途径可以予以治疗:①FR-Ⅲ型功能矫治器;②前方牵引矫治器(图 17-21);③利用种植支抗的Ⅲ类牵引。

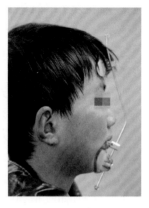

图 17-21 前方牵引矫治器

2. 上颌骨发育过度 骨性Ⅱ类患者中少部分为上颌发育过度,表现为上颌前突和上颌骨过长,上前牙唇倾,前牙深覆盖。矫治目标是通过生长改良,限制上颌的生长,使上、下颌建立正常的位置关系。常用的矫治器是口外弓和头帽(图 17-22)。

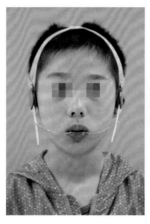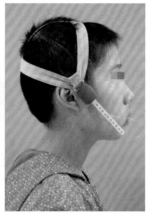

图 17-22 口外弓

口外弓每侧约加力 350~450g,每天戴用至少 12 小时,才能达到抑制上颌发育的目的。由于儿童生长激素的分泌和释放高峰在晚上,因此应在晚饭后就戴上口外弓,直至第二天早晨。口外弓是作用在第一磨牙上,通过磨牙将力传导至上颌骨,因此口外力会产生远中移动上颌磨牙及抑制上颌发育的双重效果。若口外力较小(小于 200g),以牙效应为主。口外力不宜大于 1 000g,因为会对牙及牙周组织造成损伤。

3. 下颌骨发育不足 骨性Ⅱ类患者中多为下颌发育不足,其典型表现是下颌后缩,前牙深覆盖、深覆𬌗。治疗的目标是促进下颌骨矢状向的发育,使之与上颌骨相协调。极少数患者表现为严重下颌后缩伴有前牙开𬌗,此类患者是生长改良治疗的禁忌证,需要生长发育结束后行正颌手术。

对于下面高不足或正常的下颌后缩畸形,最好使用功能矫治器治疗。患儿戴用功能矫治器时,下颌处于前伸位,有助于刺激下颌向前生长,其反作用力可抑制上颌生长。尽管从远期效果看,功能矫治器并不能显著促进下颌生长,但这种短期的下颌加速生长能有效改善颌骨以及牙的位置。功能矫治器可使下牙列近中移动、下切牙唇倾,使上牙列远中移动、上切牙舌倾。功能矫治器还能通过阻挡下切牙的萌出同时允许下后牙萌出来整平下牙弓 Spee 曲线,打开前牙覆𬌗,控制后牙和前牙的萌出比率,调整后牙的Ⅱ类关系。

4. 下颌骨发育过度 其通常表现为下颌前突、前牙反𬌗,多数患儿还伴有下颌偏斜。儿童因下颌过度生长而导致的Ⅲ类错𬌗非常难治疗。治疗下颌发育过度的目标并不是限制下颌的生长,而是使下颌向下、向后旋转,引导牙的萌出以使上颌后牙向前下萌出,同时限制下颌牙的萌出。使平面向有利于矫正Ⅲ类磨牙关系的方向旋转。

目前有两种可行的治疗手段:Ⅲ类功能矫治器;利用颏兜产生口外力和利用骨性支抗的Ⅲ类牵引。这些矫治器也会使下切牙舌倾和上切牙唇倾,以此通过牙列来掩饰骨骼的不协调。它们与治疗上颌发育不足的功能矫治器的唯一区别是没有唇挡。

对于严重的下颌前突,生长改良多不能解决问题。此类患者需要等到生长发育结束后通过正颌外科手术来矫治骨性畸形。

二、垂直向不调

1. 垂直向发育不足 一些儿童表现为骨骼垂直向发育不足(短面型),他们常伴有前牙深覆𬌗、下面高较短、一定程度的下颌发育不足、下唇外翻与前突。在早期就可以辨认出垂直向发育不足的儿童,常表现为下颌平面角过小,下颌升支较长的倾向,下颌常向前生长,具有向上、向前旋转的趋势。

解决这些问题的难度在于如何在不过多降低颏部突度的前提下增加后牙的萌出,使下颌向下旋转。对于Ⅱ类错𬌗的患者,矫治这些问题的一个方法是使用颈牵引口外弓,利用位于牙和上颌阻抗中心下方的口外力使牙伸长。这种效应和后牙萌出可以通过头帽完成,而咬合板可以打开咬合。另一个方法是使用功能矫治器抑制切牙和上颌后牙萌出的同时,允许下颌后牙自由萌出。颈牵引口外弓使上颌磨牙萌出更多,而功能矫治器可以对牙萌出进行调控,这既可使上颌磨牙萌出更多,也可让下颌磨牙萌出更多。不过,如果下磨牙萌出多于上颌磨牙,将会更容易矫治Ⅱ类错𬌗,这意味着如果所有其他的因素相同,那么功能矫治器将更有利于治疗。需要强调的是,这类患儿的治疗需要综合考虑前后向和垂直向之间的问题。传统的观点认为显著下颌前后向发育不足伴面高较小的患儿首先需解决前后向问题。固定式功能矫治器不适合矫治替牙期短面型患者。如 Herbst 矫治器有压低上颌磨牙的倾向,对于需要增高垂直向的患儿并不是一个好方法。

2. 垂直向发育过度 Ⅱ类错𬌗患儿的上颌骨过度生长更多地表现在垂直方向,而不是前后方向(相比于向前,有更多的向下过度生长),而如果上颌向下移动,下颌骨会向下和向后旋转。对这类患儿的理想治疗方式为控制后部的垂直向生长,使下颌能向上和向前旋转。当下颌升支拥有足够的生长潜力时,这种治疗方式可以通过控制牙萌出来完成。

不幸的是,面部垂直向生长延续至青少期及青春期后,这意味着即使在替牙期生长改良获得成功,有可能还需要多年的保持。使用控制垂直向牙颌改变的矫治器治疗轻、中度错𬌗及生长晚期的青少年最有效。对于在青春期时为垂直生长型的患者通常采用高位头帽牵引来维持上颌的垂直向位置,并阻止上颌后牙的萌出。另一种方法是采用高位牵引口外力与带有后牙𬌗垫的功能矫治器联合治疗,在引导下颌向前重新定位的同时,控制后牙的萌出。口外力传递至整个上颌骨而不仅是第一恒磨牙,加强了对上颌生长的控制。高位牵引口外弓加强了功能矫治器的固位,并产生了一个接近上颌阻抗中心的力。功能矫治器在控制后牙和前牙萌出的同时不影响下颌生长。

三、上颌骨横向发育不足

骨性上颌骨狭窄患者的典型特点是有一个窄的腭穹窿。这可以通过扩宽上腭和鼻底打开腭中缝的方式来矫治。这种横向扩展的方式也可以矫治后牙反𬌗,且有时会导致上颌骨向前少量移动,增加牙弓间隙。腭扩展可以在青春发育高峰期之前的任意时间完成。尽早完成腭扩展可以消除对下颌骨的闭锁作用,提供更多的间隙使上颌牙萌出,减少牙弓形变和前牙干扰导致的牙磨损,并且降低下颌骨骨性不调发生的可能性。腭扩展的过程在腭中缝未闭合和仅有轻微闭合时最容易完成,因为此时并不需要腭中缝劈开术就可将腭部分开。对于青春期前的儿童,有3种方法可以进行腭扩展:①带有螺旋扩弓器或分裂簧的活动矫治器;②舌弓,通常采用W形或四角簧设计;③固定螺旋扩大器,可以焊接在带环上或直接粘接于牙面上。活动矫治器和舌弓产生慢速扩展;固定扩弓器可以进行快速(0.5mm/d或更多)、中速(0.25mm/d)或慢速(1mm/w)扩弓。

四、颜面不对称畸形

尽管大多数人都有一定程度的颜面部不对称,但颌骨生长不对称严重到足以引起问题的情况还是相当少见的。儿童的颜面不对称可能是由于早期出现的先天性发育不良(如半侧颜面萎缩)引起,但更常见的原因是下颌髁突的骨折。此类患者的颜面不对称畸形是由于骨折侧髁突受伤后生长受限所致。由于单侧下颌骨肥大造成的颜面过度不对称在青春期前极少见,并且不能通过生长改良方法治疗,通常需要外科手术治疗。生长改良只可能治疗不对称发育。

当儿童被诊断为髁突骨折时,维持口颌功能是正常生长的关键。这并不单纯意味着简单开闭口的铰链运动,还必须包括髁突的平移,髁突的平移运动对于长期的正常生长和短期内相关软组织的再生和牵张都是必需的。幸运的是,大多数青春前期儿童的颌骨骨折不需要或很少需要对骨折部位进行手术,也基本不需要颌骨固定,因为骨折部分能够自行固定,且愈合过程很快。治疗仅需要使用口内颌间牵引短时间固定,然后快速恢复功能活动即可。应避免由于骨折导致的张口受限。在受伤后使用传统的肌激动器等功能矫治器将下颌对称性地前移至接近前牙切对切的位置,使得患儿的下颌被迫前移,下颌可以在没有负荷和前伸位状态下进行自由地改建。

在青春期前,针对颜面不对称的情况进行手术干预的目标只有一个,就是为生长创造一个有利的环境。因此只有当不正常的生长持续进展,问题更加严重时,例如粘连使一侧的髁突生长受限或一侧髁突持续生长时,才是手术的适应证。

（严　斌）

参 考 文 献

1. WILLIAM R P, HENRY W F. Contemporary Orthodontics. 5th ed. Singapore: Elsevier, 2014.

2. 傅民魁. 口腔正畸专科教程. 北京: 人民卫生出版社, 2007.

3. ALQERBAN A, JACOBS R, FIEUWS S, et al. Comparison of two cone-beam computed tomographic systems versus panoramic imaging for localization of impacted maxillary canines and detection of root resorption. Eur J Orthod, 2011, 33(1): 93-102.

4. MOORE T R, KENNEDY D B. Bilateral space maintainers: a 7-year retrospective study from private practice. Pediatr Dent, 2006, 28(6): 499-505.

5. BRENNAN M, GIANELLY A A. The use of the lingual arch in the mixed dentition to resolve crowding. Am J Orthod Dentofac Orthop, 2000, 117(1): 81-85.

6. PAPADOPOULOS M A, CHATZOUDI M, KAKLAMANOS E G. Prevalence of tooth transposition. A meta-analysis. Angle Orthod, 2010, 80(2): 275-285.

7. BORZABADI-FARAHANI A, BORZABADI-FARAHANI A, ESLAMIPOUR F. An investigation into the association between facial profile and maxillary incisor trauma, a clinical non-radiographic study. Dent Traumatol, 2010, 26(5): 403-408.

第十八章　各类牙颌畸形的矫治

第一节　牙量骨量不调的矫治

一、牙列拥挤的矫治

牙列拥挤是最常见的错𬌗畸形,可出现在各种错𬌗类型中。其机制是牙量骨量不调,即牙量过大伴随骨量相对较小。可表现为牙齿拥挤错位、低位、倾斜、扭转、埋伏、阻生或重叠等。牙齿排列不齐,影响美观和功能,还增加发生龋病、牙周病及颞下颌关节异常的风险。

(一)牙列拥挤的病因

导致牙列拥挤的原因是牙量骨量不调,牙弓长度不足以容纳牙弓中的全部牙齿。牙量骨量不调主要受遗传、进化与环境因素的影响。

1. 遗传因素　牙齿的数目、大小、形态异常,通常都有遗传背景。颌骨的大小、位置、形态在一定程度上也受遗传的影响。拥挤的部位、牙移位或者扭转的类型,在亲代子代间都具有类似的特征。

2. 进化因素　人类在进化过程中由于食物趋于精细,咀嚼器官出现退化的趋势。退化以肌肉最快,骨骼次之,牙齿最慢。导致现代人类牙列拥挤发生的几率高于古代人类。

3. 环境因素　替牙障碍是造成牙列拥挤的常见原因。乳牙早失可以导致邻牙移位、后继恒牙萌出间隙不足而错位萌出或者埋伏阻生。特别是第二乳磨牙早失造成第一恒磨牙前移,恒牙萌出因间隙不足而发生拥挤。乳牙因根尖周病变引起牙根吸收障碍,继而滞留占据牙弓位置,导致后继恒牙错位萌出发生拥挤。牙齿萌出顺序异常也常导致牙列拥挤。长期食用精细食物导致咀嚼功能不足,引起颌骨发育不足,或者牙齿过大,都会导致牙量骨量不调,从而发生牙列拥挤。一些不良的口腔习惯及口唇颊肌功能异常,如吮唇、长期的张口呼吸、吮指等均可能导致牙列拥挤。

(二)牙列拥挤的临床表现

牙齿拥挤错位排列不齐,可能伴有个别牙反𬌗、开𬌗、深覆𬌗及深覆盖等。由于不易自洁而引发龋病及牙龈牙周组织炎症,可见局部牙龈红肿、出血、牙结石。严重拥挤可能伴随牙弓的不对称,并引起面型的改变。

(三)牙列拥挤的诊断

牙列拥挤的诊断方法见第六章。根据牙弓应有弧形长度与牙弓现有弧形长度之差,即必需间隙与可利用间隙之差,可以将牙列拥挤分为3度。

1. 轻度拥挤(Ⅰ度拥挤) 牙弓中存在 2~4mm 的拥挤。

2. 中度拥挤(Ⅱ度拥挤) 牙弓拥挤在 4~8mm 之间。

3. 重度拥挤(Ⅲ度拥挤) 牙弓拥挤超过 8mm。

(四) 牙列拥挤的矫治

1. 矫治原则 牙列拥挤的主要机制是牙量相对大而骨量相对小,因而其矫治原则是增加骨量或减少牙量来排齐牙列。通过各种矫治器扩大牙弓的长度及宽度以增加骨量,也就是获得间隙。而通过片切牙齿减径或拔牙的方法减数,达到减少牙量而获得间隙。在制订治疗方案时,要对患者的牙颌面临床检查、模型分析及 X 线检查结果进行全面分析,并结合患者的主诉决定方案。需要考虑下列因素:①牙量骨量不调的原因:是牙量过大,还是骨量过小,或者二者兼有。②牙列拥挤的严重程度:牙列拥挤越严重,越倾向于拔牙矫治。轻度拥挤可以不拔牙矫治;中度拥挤时,应综合考虑拥挤量、牙弓宽度、面型及颌骨生长等各方面因素再决定治疗方案;重度拥挤一般采取拔牙治疗。③伴随的其他错𬌗畸形:若牙列拥挤伴随其他骨性畸形,可能采取不同的治疗方案。如安氏Ⅲ类采取代偿治疗,上颌前牙拥挤可能采取不拔牙而唇倾上颌切牙,通过前牙的过度唇倾代偿Ⅲ类颌骨关系。而在安氏Ⅰ类错𬌗,同样的前牙拥挤则可能采取减数治疗。④牙体健康情况:减数治疗时优先考虑拔除额外牙、严重畸形牙或严重龋坏牙。⑤颌面部生长发育:快速扩弓及刺激颌骨生长,仅适用于生长发育阶段。若成年患者骨量过小,则多采取减少牙量的措施。

2. 增加骨量的方法

(1) 牙弓扩展:牙弓周长与牙弓长度同牙弓宽度相关。扩展牙弓长度和宽度均可增加牙弓周长(图 18-1)。长度扩展的方法主要有推磨牙向远中、切牙唇向移动等;宽度扩展的方法主要有腭中缝扩展、牙弓正畸扩展及牙槽骨功能性扩展。

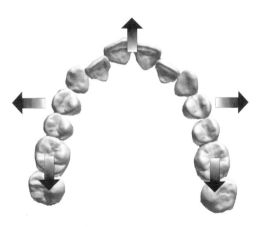

图 18-1 牙弓扩展

(2) 扩大牙弓长度

1) 推磨牙向远中:通过各种矫治装置向远中竖直或整体移动恒磨牙以获得间隙来解除牙列拥挤,同时矫治磨牙关系。通常适用于上颌第一磨牙,一般每侧可获得 3~6mm 间隙。

推磨牙向远中的适应证:①因第一恒磨牙前移或者近中旋转造成的轻度牙列拥挤;②磨牙远中关系;③第二恒磨牙未萌或初萌尚未建立咬合关系;④最好无第三磨牙或第三磨牙可以拔除。

推磨牙向远中可以采用多种矫治装置。常见的矫治装置有六种。

a. 口外弓:由内弓和外弓组成(图 18-2)。内弓插入上颌第一磨牙带环的颊管,可以弯制阻挡曲直接对磨牙施加推力,也可以在内弓相当于前磨牙的位置焊接阻止点或弯制阻挡曲,在阻挡位同磨牙颊管间放置螺旋推簧对磨牙施以远中推力。使用口外弓推上颌磨牙向远中,力量每侧约 300~500g,每天戴用至少 12 小时,矫治效果与戴用时间正相关。外弓长度分长、中、短三种。可根据垂直面型调整牵引力的方向,高角病例采用高位枕牵引控制磨牙高度;低角病例采用颈牵引以伸长磨牙;均角病例使用联合牵引。磨牙向远中移动方式取决于牵引力的方向同磨牙阻抗中心的相对位置关系。牵引力通过阻抗中心,磨牙表现为整体移动;不通过阻抗中心时,表现为磨牙转动或倾斜移动。

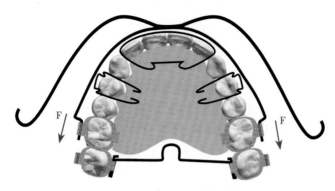

图 18-2 口外弓推上颌磨牙向远中

b. 摆式矫治器:摆式矫治器通过粘接固定于前磨牙殆面,并用改良 Nance 弓增加支抗。通过弓丝弯曲加力远移磨牙。磨牙远移方式通常为倾斜移动(图 18-3)。

c. 活动矫治器:活动矫治器利用前牙区作为支抗,采用分裂簧或螺旋扩大器推磨牙向远中。使用活动矫治器推磨牙向远中时,磨牙呈向远中倾斜移动(图 18-4)。

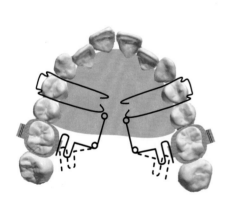

图 18-3 摆式矫治器推上颌磨牙向远中

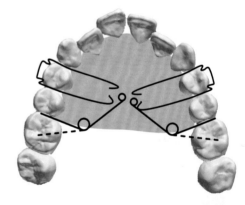

图 18-4 活动基托式矫治器推上颌磨牙向远中

d. 2X4 技术:利用前牙作为支抗,采用多用途唇弓或者螺旋推簧直立后牙,可获得间隙。适用于上颌第二磨牙尚未萌出,第一磨牙近中倾斜的病例。在远移磨牙的同时,唇倾切牙获得间隙。

e. 种植体支抗:种植体可以植入腭侧或者颊侧,利用种植体作为支抗推磨牙向远中。避免了其他推磨牙向远中装置唇倾前牙的副作用(图 18-5)。

f. 远中直立下磨牙:常用的方法包括固定矫治器的磨牙后倾曲、螺旋弹簧、滑动引导架(Jig)、下颌唇挡等。这些方法常需配合使用Ⅲ类颌间牵引,用以防止可能出现的下切牙唇倾(图 18-6)。

2) 唇倾切牙:适用于切牙较为直立或者舌倾的牙列拥挤。切牙切端唇向移动 1mm 可以得到 2mm 间隙。唇向移动切牙多使用固定矫治器。通常采用的方式包括前牙连续垂直

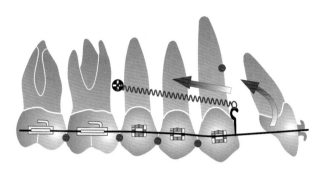

图 18-5　腭部种植支抗辅助推磨牙向远中

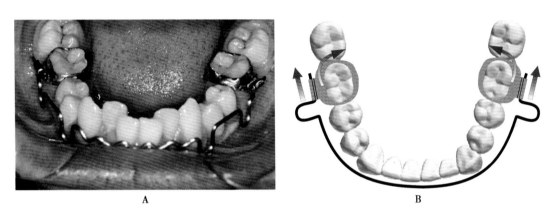

A

B

图 18-6　下颌唇挡配合 Ω 曲推磨牙向远中

曲加力单位唇向开展前牙;在磨牙颊面管近中弯制阻挡曲并扩开 1mm,弓丝入槽结扎后,打开阻挡曲即唇向倾斜切牙;或可用多用途弓、前牙段弓丝加转矩等方式完成切牙唇向移动(图 18-7,图 18-8)。

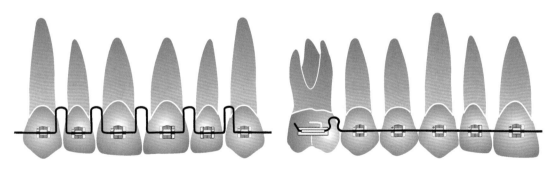

图 18-7　连续垂直曲唇倾切牙　　　图 18-8　带 Ω 曲弓丝唇倾前段牙列

3)上颌前方牵引及 FR-Ⅲ型功能矫治器:上颌前方牵引可刺激上颌牙槽骨发育,FR-Ⅲ型功能调节器通过牵张骨膜刺激颌骨生长,均可增加上颌基骨骨量,有利于上颌牙列特别是前牙区拥挤的排齐。

(3)牙弓宽度开展:适用于牙弓狭窄的病例。牙弓狭窄可能是牙性,即牙舌倾造成的;

也可能是骨性,即基骨宽度不足;或者两者共同存在。扩大基骨宽度或者扩宽牙弓可以获得间隙以解除牙列拥挤。牙弓扩展有生理限度,后牙区宽度扩大超过 3mm 疗效不稳定,且可能导致牙根穿破牙槽骨皮质骨。常用的扩弓方式有矫形开展、正畸开展和功能性开展。

1）矫形开展:即上颌腭中缝开展,使中缝结缔组织被牵张,刺激腭中缝内新骨形成,增加基骨和牙弓的宽度。大多数青少年患者开展腭中缝都有效,但个体反应有差别。使用最多的是 Hass 矫治器(图 18-9)和 Hyrax 矫治器(图 18-10)。可采用快速扩弓和慢速扩弓两个方式。

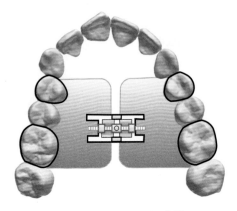

图 18-9　Hass 扩弓矫治器

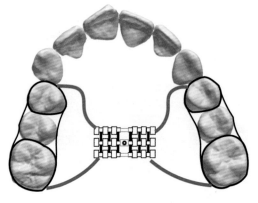

图 18-10　Hyrax 扩弓矫治器

a. 适应证:主要用于拥挤且严重宽度不调、后牙反𬌗病例;上颌发育不足进行前方牵引的安氏Ⅲ类错𬌗可以合并使用腭中缝开展,此外还可以用于鼻气道阻塞的患者。8~14 岁的替牙晚期和恒牙早期患者都有效,但年龄越小,骨缝扩开的作用越明显,牙周并发症的可能性越小,并且能使颅面生长发育趋于正常化。随着年龄增长,开展腭中缝效果变差。成年患者使用时或需配合颊侧骨皮质切开术。

b. 开展速度:有快速、慢速之分。快速腭中缝开展每日旋转 2 次,每次 1/4 圈,连续 2~3 周。使中缝迅速打开。腭中缝扩开后,上中切牙见出现间隙。通常需要过度开展,然后用原矫治器保持 3 个月,使新骨在扩开的中缝处沉积。扩弓完成后可用结扎丝或树脂固定螺旋开大器保持扩弓效果。慢速中缝开展每周 4 次,每次旋转 1/4 圈,在 2~3 个月内逐渐使中缝扩开。扩展到位后将螺旋开大器结扎固定 3 个月,再继续固定矫治器治疗。快速和慢速扩弓都可获得相同的作用效果,但慢速扩弓更符合骨的生理反应,对牙齿和颌骨的创伤较小。

c. 效果:腭开展可使磨牙区增大 10mm。对于年龄较小者,宽度开展 50% 为骨效应,50% 为牙齿效应。年龄较大者骨效应减小,牙齿效应增大,因而易出现上磨牙颊倾、舌尖下垂、下颌平面开大的不利倾向。

下尖牙萌出之前扩开中缝,可以观察到下后牙的直立和牙弓宽度扩大。多数情况下,为与上颌牙弓相适应,常常在腭中缝开展时对下牙弓进行正畸开展。

四眼圈簧矫治器(图 18-11)用于乳牙期和替牙

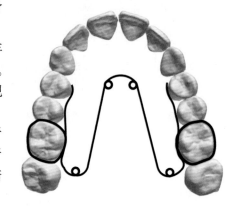

图 18-11　四眼圈簧扩弓器

早期,其能使腭中缝扩开,但对恒牙期患者却只有正畸牙牙槽开展的作用。

2)正畸开展:当腭中缝骨改建效应缺乏时,扩弓力量主要作用于两侧后牙,通过后牙向颊侧倾斜移动使牙弓宽度扩大,每侧可得 1~2mm 的间隙。常用于恒牙期青少年或成人。研究显示后牙的颊向移动可能刺激该区域牙槽骨的生长,正畸扩展的长期效果也是稳定的。上颌常用分裂基托矫治器(图 18-12)及四眼圈簧扩弓器,也可以采用固定矫治器配合粗弓丝或辅弓。下颌多用螺旋器分裂基托活动矫治器、四边形扩弓矫治器及下颌舌弓等。

3)功能性开展:功能调节器(FR)(图 18-13)由于颊屏去除了颊肌对牙弓的压力,在舌体的作用下牙弓的宽度得以开展,牙弓宽度增加可多达 4mm。唇挡、颊屏等牵张黏膜也可以刺激牙槽骨的生长。然而此种治疗往往需要从替牙早期开始并持续到青春快速生长期。

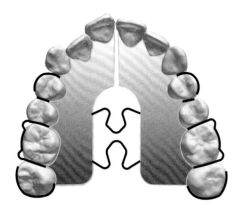

图 18-12 上颌分裂基托矫治器

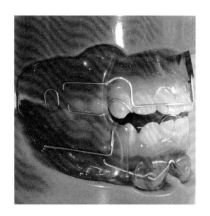

图 18-13 功能调节器

3. 减少牙量的方法

(1)邻面去釉:牙齿邻面釉质的厚度为 0.75~1.25mm,同时邻面釉质存在正常的生理磨耗,是邻面去釉方法的解剖生理基础。邻面去除釉质的厚度一般为 0.25mm,在两个第一恒磨牙近中所有牙邻面去釉共可得到 5~6mm 的牙弓间隙。下颌切牙近远中径小,邻面去釉的程度较小,能提供的间隙也较小(图 18-14)。

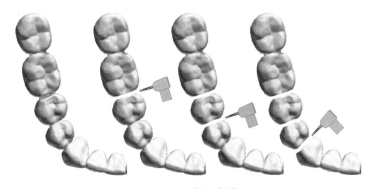

图 18-14 邻面去釉

1)适应证和禁忌证:邻面去釉须严格掌握适应证:①轻中度牙弓间隙不足,特别是低角病例;②牙齿较大,或上下牙弓牙齿大小比例不调;③牙冠形态呈切缘或𬌗面宽、颈部窄,邻面接触区近𬌗向;④口腔健康及牙周状况好,牙少有龋坏;⑤成年患者。禁忌证:①龋易感;②牙釉质发育不良。

2)治疗程序:邻面去釉须遵循正确的程序和操作规范。①排齐牙齿达到正常的邻接关系。②根据需要的间隙量和牙体形态决定去釉的牙位,去釉的顺序从后向前。③使用粗分牙簧或螺旋推簧,分开邻牙接触点,便于去釉操作。④用快机和细钻或者专用的去釉工具磨除邻面0.2~0.3mm釉质,再做外形修整。同时对相邻的两个牙面去釉,再去釉面涂氟。操作中应注意保护好龈乳头和唇颊舌侧软组织。⑤利用矫治力将近中牙向去釉获得的间隙移动,复诊时近中牙的近中接触面被分开,重复上述去釉操作。需特别告知患者在去釉后注意保持口腔卫生。⑥随着去釉的进行,牙齿逐渐后移排齐。

(2)拔牙矫治:在过去一百年里,正畸医师对拔牙矫治方法的认识经历了很大的变化。Angle医师以理想正常𬌗为矫治目标,主张不拔牙矫治来获得稳定而整齐的牙齿排列和美观的侧貌。这可能同早期正畸治疗对象主要是生长期的儿童有关。后来,Tweed医师通过研究发现,矫治时一味追求保留全口牙齿,过度扩大牙弓,治疗后复发率很高。上世纪初Begg医师发现原始人由于食物粗糙,牙齿在咀嚼面及邻面均发生明显磨耗,磨耗量每侧大致相当于一个前磨牙宽度。而现代人由于食物趋于精细,牙齿邻面磨耗量相对减低,表现为牙量大于骨量,所以拔牙矫治逐渐为正畸医师接受。然后到20世纪80年代的回顾性研究发现,拔牙矫治并不能显著性降低复发率,特别是下颌切牙拥挤的复发。随着矫治技术的提高,近年来拔牙比例明显回落,一般主张能不拔牙解决的拥挤尽量采取不拔牙矫治。

拔牙与否,拔几颗牙,拔哪些牙,对矫治效果有直接的影响。以下就决定拔牙矫治的因素、拔牙位置的选择及拔牙原则进行阐述。

1)考虑拔牙的因素:通过面型、模型和X线头影测量片进行全面分析。在决定拔牙方案时应考虑以下因素。

①牙齿拥挤度:每1mm的拥挤度,需要1mm间隙来排齐。拥挤度越大,拔牙的可能性越大。

②牙弓突度:切牙过度唇倾不仅影响面部美观,而且影响牙周健康及治疗后的稳定。切牙每内收1mm,需要2mm的牙弓间隙。切牙越唇倾,拔牙的可能性也越大。

③Spee曲线的深度:为了矫治前牙深覆𬌗,整平过深的Spee曲线,需要额外的间隙。

④面部软组织侧貌:美观和谐的面部侧貌是正畸治疗的目标之一。对软组织侧貌的分析和评价,特别是鼻-唇-颏的关系,对决定是否拔牙非常重要。常用的指标为:鼻唇角、上下唇至审美平面的距离以及颏唇沟的形态。

⑤支抗设计:支抗磨牙的前移会导致可用牙弓长度的减少。在矫治设计和矫治进行中应根据拥挤量、切牙需要内收量以及磨牙关系调整等因素,严格设计并控制磨牙前移量,即进行合理的支抗设计。需要强支抗时,后牙前移应控制在拔牙间隙的1/4以内,中度支抗为1/4~1/2,弱支抗至少为1/2。

⑥垂直骨面型:高角病例拔牙标准可适当放宽,低角病例拔牙应从严控制。理由如下:①下颌平面角和下颌切牙唇倾度的相关关系:高角病例颏部易后缩,切牙宜更加直立以建立适宜的上下切牙之间的形态和功能关系;低角病例颏部易显前突,切牙宜唇倾以维持良好的鼻-唇-颏的协调关系。②拔牙间隙的关闭难度:高角病例由于咀嚼肌力弱,颌骨密度低,磨牙易前移关闭间隙;低角病例则相反,磨牙不易前移,间隙难以关闭。③垂直面型的影响:高角

病例若不拔牙采用推磨牙向后,会进一步增加面高,对面型的改善不利;低角病例推磨牙向后,增加后面高,有利于纠正前牙深覆𬌗以及改善侧貌。

⑦矢状骨面型:Ⅰ类骨型时,拔牙取决于牙列拥挤度和上下牙唇倾度,通常采用上下对称性拔牙。Ⅱ类骨型伴下颌后缩的病例,可先采用功能矫治协调颌骨关系,再根据切牙前突程度、拥挤量及磨牙关系等决定双颌拔牙或者上颌拔牙。Ⅲ类骨型伴随下颌过长采用代偿治疗时,上颌拔牙要慎重,必要时可拔除第二前磨牙以调整磨牙关系及解除拥挤。

2）制订拔牙方案的基本原则

①保守原则:拔牙应慎重,经过对牙、颌、面的全面测量分析再决定。临界病例尽量不拔牙或先不拔牙实验性治疗后再评估。

②病患牙优先拔除:拔牙前应在全口曲面断层X线片上对牙周膜、牙槽全面进行评估,并确定是否存在埋伏额外牙、先天缺失牙、短根及弯根等,应尽可能拔除病牙。

③对称性拔牙:除非原有牙弓有明显不对称,一般主张对称拔牙。上颌中线如偏向一侧,将对面形美观有较明显的影响,因此上颌单侧拔牙应格外慎重。下颌由于四个切牙大小相近,拔除一个切牙时并不影响牙弓的对称性和面型。

④补偿性拔牙的问题:多数情况下,一个牙弓拔牙后,一般另一个牙弓也需要拔牙,使上下牙弓的牙量保持一致,得到良好的咬合关系。Bolton指数严重不调,或者上下颌矢状向不调严重者,经仔细分析可考虑单颌拔牙。

3）拔牙部位的选择:拔牙部位的选择主要从牙齿的健康状况,拔牙后是否有利于迅速排齐,间隙关闭的难度和侧貌改善的需求等考虑。拔牙愈靠前,更有利于纠正前牙拥挤、前突;拔牙愈靠后,更有利于解除牙弓后部的拥挤和开𬌗。

①拔除上4下4:适用于前牙拥挤或前突、唇前突、上下颌矢状向不调不明显的病例。拔除上下第一前磨牙后可提供最大限度的可利用间隙,明显的简化解除拥挤的过程,最快时间改善唇的美观。同时还减少了对后牙咬合的干扰,从而有利于维持后牙弓的稳定和正常关系。

②拔除上颌4:适用于上颌前牙拥挤或前突,磨牙关系为完全远中或远中尖对尖的病例。上颌拔除第一前磨牙后,提供间隙解除拥挤,治疗后磨牙为Ⅱ类关系。

③拔除上5下5:适用于前牙区拥挤或牙弓轻微前突,唇形较好,不需要或者需要较少改变前牙倾斜度及唇位;伴有后牙区拥挤或磨牙关系需要调整,特别是高角开𬌗的病例。第二前磨牙形态异常如畸形中央尖或者错位等也可采用这种拔牙方式。

④拔除上4下5:适于上颌前牙拥挤或者前突明显,下切牙轻度拥挤或唇倾,磨牙远中关系需要调整的病例。

⑤拔除上5下4:适于上前牙区轻度拥挤,需要改善磨牙关系的Ⅲ类病例。

⑥拔除第二磨牙:适用于前牙区拥挤量不大、轻度前突,后牙区有拥挤的病例。拔除第二磨牙后,可以采用推磨牙向远中装置远移牙列,解除拥挤或者内收牙弓,治疗结束后需观察第三磨牙的萌出及建𬌗。随着种植支抗使用越来越广泛,远移牙列变得更易施行,此方案治疗后可维持牙弓的完整性。

⑦拔除下切牙:适用于单纯下切牙拥挤,拔一个下切牙可迅速排齐。也适用于前牙Bolton指数不调,例如上颌侧切牙过小,下前牙正常,拔除一个下切牙,有利于建立前牙正常覆𬌗、覆盖,并保持稳定结果。

二、牙列间隙的矫治

牙列稀疏是指牙齿间有间隙的一类错殆畸形。大多数牙列间隙患者多表现为Ⅰ类磨牙关系。一般引起该现象的原因为：牙体形态小，颌骨形态正常；先天缺牙，颌骨形态正常；牙体形态正常，颌骨过大；拔牙后不修复，引起近远中邻牙移位而产生间隙。牙列稀疏的特点是牙量小，骨量正常；或骨量大，牙量正常；或牙量小，骨量大。

（一）牙列间隙的病因

1. 遗传因素　常见于颌骨发育过大或者牙体过小，如锥形侧切牙会导致侧切牙近远中间隙。颌骨发育过度如肢端肥大症也可形成散在间隙。

2. 不良习惯　如舔牙、咬唇、吮指等导致前牙区的牙列间隙。

3. 舌体过大　过大的舌体破坏内侧肌和外侧肌的平衡，推挤前牙向唇侧移位，形成牙列间隙。

4. 牙周病　牙周病破坏牙周支持组织，使得前牙在咬合力的作用下向唇侧移位，形成牙列间隙。

5. 先天性缺牙　先天性缺牙部位以上颌侧切牙、下切牙及前磨牙多见。切牙缺失可导致中线偏斜。上切牙缺失可出现浅覆盖，下切牙缺失常伴发深覆殆、深覆盖。

6. 其他原因　拔牙后未及时修复，则出现邻牙移位。唇系带异常、额外牙拔除、恒牙阻生等也可出现牙列间隙。

（二）牙列间隙的诊断

1. 临床表现　可见牙齿大小正常或过小。局部间隙多在上中切牙之间或在上颌侧切牙区。牙齿可以排列整齐，有时牙齿可以出现近远中向、唇舌向错位。散在的牙列间隙可以出现在上颌、下颌或上下颌均出现。一般情况下，面部外形多不受影响。

2. 牙列间隙的检查

（1）口内检查：可能有上唇系带附丽过低和过宽，有时在上中切牙区有额外牙，中切牙呈远中错位、唇向错位。也可有先天缺牙，如上颌侧切牙的先天缺失或多数牙缺失的情况。牙形态异常，如侧切牙呈锥形等。全口多数牙牙体过小或舌体过大，则上下牙列内出现多数散在间隙。

（2）模型分析：可用游标卡尺测量牙列间隙的大小。

（3）全口牙位曲面体层X线片检查是否有先天性缺牙、阻生牙、额外牙等异常情况。

3. 牙列间隙的矫治　牙列间隙的矫治主要是去除病因，关闭牙列内的间隙（图18-15）。增加牙量或减小骨量，增加牙量是指集中间隙修复，但应遵循美观、咬合接触好的原则；减少骨量是指减小牙弓长度来关闭间隙。

（1）病因治疗：根据检查，可做上唇系带修整、额外牙的拔除、切除部分舌体以纠正舌体过大和纠正不良习惯等。

（2）正畸矫治

1）中切牙间间隙的治疗：多见因中切牙间额外牙及唇系带低位嵌入切牙间而导致。因额外牙导致间隙可以在拔除额外牙后，通过固定矫治关闭间隙。因系带低位导致间隙需要联合外科系带矫治术和固定矫治。在系带矫治手术前，排齐牙列，开始关闭间隙。待间隙完全关闭或剩余少量间隙时施行手术，术后立即继续进行正畸关闭间隙，这样完全关闭间隙与

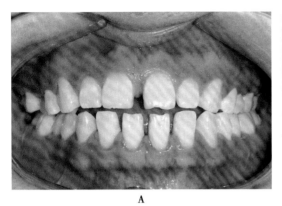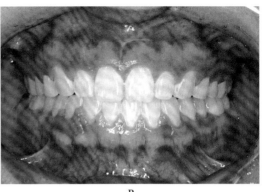

A B

图 18-15 牙列间隙治疗前后对比
A. 治疗前 B. 治疗后

伤口愈合同时完成,才不会产生关闭障碍和复发。中切牙间隙关闭后为了避免复发趋势,建议用嵴上韧带环切术或嵴间韧带切断术,以及舌侧丝保持。

2)缩小牙弓关闭间隙:对于前牙有间隙,牙弓有需要缩短的病例,如前牙前突,可内收前牙关闭间隙。在关闭间隙时需要控制前牙覆𬌗,一般使用固定矫治器以精细控制牙的转矩和近远中向倾斜度。此外还应注意保持磨牙的正常𬌗关系。间隙关闭后,一般需采用舌侧丝长期保持。

3)集中间隙修复或自体牙移植:当牙弓长度正常而牙齿总宽度不足导致的牙间隙。则应集中间隙修复(如义齿、冠桥、种植)或进行自体牙移植。若多个牙过小,可采用树脂充填、全冠修复等方式恢复牙齿正常大小以关闭间隙。在进行矫治设计时,应根据间隙分布、牙体形状、咬合关系等决定修复的部位和牙齿移动的方向。应尽量对齐牙中线,并保持牙弓的对称性。多采用固定矫治器,以纠正邻牙倾斜移位、扭转、对颌牙伸长、前牙深覆𬌗等问题。需要种植修复的病例,邻牙牙根应平行,预备足够宽的牙根间距离。多个牙缺失难以获得支抗的病例,可以采用种植支抗来移动牙齿。

(3)保持阶段:矫治关闭间隙者,一般建议长期保持。尽量采用舌侧丝固定保持。

(白 丁)

第二节 前后向不调的矫治

一、概 述

在错𬌗畸形的患者中,颌间关系的不调最为常见,主要包括颌间牙量的不调、颌间前后向不调、横向不调以及垂直向不调。其中颌间前后向不调,即长度关系的不调,是正畸治疗中最常见的一类,包括远中错𬌗(安氏Ⅱ类)和近中错𬌗(安氏Ⅲ类)。

各种错𬌗畸形都是由于先天和后天的各种因素作用于牙、颌、面软硬组织所造成的形态改变的结果,这些因素通过影响骨骼、肌肉及牙齿,造成各种错𬌗表现。根据错𬌗畸形的病因机制可以将错𬌗分为功能性错𬌗、牙性错𬌗和骨性错𬌗。患者前后向不调病因的鉴别不仅需要临床问诊及检查,还需要借助颌骨的前后向头影测量分析对病因作出诊断。

颌骨前后向关系的评估包括六个方面：上颌骨与颅骨、下颌骨与颅骨、上颌骨与下颌骨、上牙与上颌骨、下牙与下颌骨、上牙与下牙。

评估前后向关系常用头影测量项目包括 ANB 角、APDI 值、A 点凸度和 Wits 值。

1. ANB 角（图 18-16）　ANB 角为 SNA 角与 SNB 角之差，反映上、下颌基骨间以鼻根点为参照的前后向位置关系，是正畸临床最常用来评价上、下颌骨矢状方向位置关系的指标。

2. Wits 值（图 18-17）　为了排除 N 点的不良影响，Jacobson 提出以𬌗平面为参照平面的 Wits 值评价法。Wits 值直接用 A、B 两点在𬌗平面上投影间的距离来评价上、下颌骨矢状

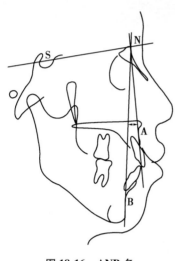

图 18-16　ANB 角

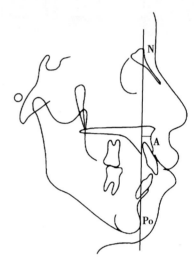

图 18-17　Wits 值

位置关系。但 Wits 值的确定需以𬌗平面作参考平面，而𬌗平面受牙齿位置变异的影响较大且有时难以确定，特别是治疗前后𬌗平面往往变化很大，因此也有学者对用𬌗平面作参考平面所测得的 Wits 值来评价上、下颌骨矢状位置关系的可靠性提出了质疑。

3. APDI 值（anterior posterior dysplasia indicator）（图 18-18）　又称前后向不调指数，是 Dr. Kim 于 1978 年提出的，即上、下颌骨矢状不调指标。该值由面角、AB 平面角和腭平面角之和构成，能较好地反映上、下颌骨、颌骨与牙弓的矢状关系，但其影响因素较多。Kim 认为，APDI 与上、下颌第一恒磨牙间矢状关系异常有高度的相关性。APDI 值越小，磨牙关系越偏向远中，越倾向于 II 类骨面型；反之，APDI 值越大，磨牙关系越偏向近中，越倾向于 III 骨面型。与其他临床常用的判定矢状不调的测量指标相比，APDI 有更好的诊断和判断预后的价值。

患者前后向不调常伴随着不同程度的骨性不调，根据上、下颌骨在前后向的相对位置关系，

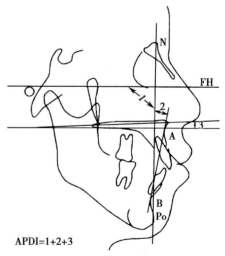

APDI=1+2+3

图 18-18　A-NPg 及 APDI 值

APDI＝面角＋AB 平面角＋腭平面角（1. 面角；2. AB 平面角；3. 腭平面角）

即矢状向骨型可以分为 3 类(图 18-19)。

Ⅰ类骨型(skeletal classⅠ):ANB 介于 0°～5°之间,上颌骨稍近中于下颌骨,两者相对位置协调,常表现直面型。

Ⅱ类骨型(skeletal classⅡ):ANB 大于 5°,上颌骨相对于下颌骨的位置较Ⅰ类骨型更加近中,常呈凸面型。

Ⅲ类骨型(skeletal classⅢ):ANB 小于 0°,上颌骨相对于下颌骨的位置较Ⅰ类骨型更加远中,常呈凹面型。

颌骨的矢状向头影测量及骨型分析都有利于前后不调病因的鉴别诊断及治疗方案的设计。

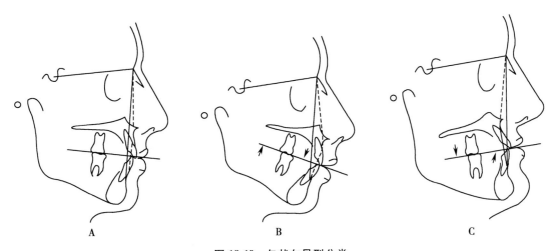

图 18-19　矢状向骨型分类
A. Ⅰ类骨型:直面型　　B. Ⅱ类骨型:凸面型　　C. Ⅲ类骨型:凹面型

二、错𬌗机制类型及矫治

(一) 远中错𬌗

在颌间前后向关系不调中,远中错𬌗是最常见的,在错𬌗儿童中约占 23%。其典型表现为第一恒磨牙和尖牙的远中关系以及前牙的深覆盖,并常伴有牙列拥挤。

现代口腔正畸学之父 Angle 先生第一次系统地对错𬌗进行分类时,提到远中咬合的定义(distal occlusion),在 1912 年被 BennoLischer 称作远中𬌗(distoclusion),以后将"远中𬌗'作为一个专用术语,而且在 20 世纪 70 年代早期,世界卫生组织和国际牙医学会颁发的国际正畸分类系统中也将其沿用下来。直到今天,关于错𬌗的流行病调查还继续使用这一术语。

Angle 先生通过分析自己接诊的数千例患者,发现约 27%的错𬌗属于远中错𬌗,也就从他那个时代起,人们付出了许多努力来考察远中错𬌗在人群中的发病率。就现在国际流行病学调查结果显示,远中错𬌗在南美、欧州和南非的发病率在 20%以上,拉美(包括墨西哥和南美),中东和亚州地区发病率在 10%～15%。非洲地区的黑人发病率在 1%～10%,而在美国印地安部落、大平洋岛国的聚居区和其他一些同种民族的聚居区远中错𬌗的发病率最低(0～5%)。若想对全球远中错𬌗的发病率进行对比,还需要进一步的调查而获得更充足的资料。

1. 错𬌗机制 远中错𬌗的患者表现出下颌相对偏于远中的位置。可以由于骨性原因如上颌长度过大、上颌位置前突、下颌发育不足长度过小、下颌位置偏后,也可以由于上颌牙弓前突或前牙的唇倾、下牙弓的后缩及下前牙的直立及舌向萌出,还可以由于上下颌牙量不调,如上前牙过大或下前牙过小所致。

2. 病因 错𬌗畸形是生物多样性的一种表现。错𬌗并非病理性的,而是一种多因素所致疾病。其中,遗传及家族成员的面部特征对牙颌发育的影响最为重要。当然,其他因素也会影响面部的协调及牙齿的位置。因为牙列及颅面的发育是遗传因素与非遗传因素(环境因素)共同作用的结果。同样,许多因素可以造成远中错𬌗的发生,遗传因素、局部因素及口腔不良习惯等是最常见的病因。

(1) 遗传因素:颌面部的整体发育受遗传因素的控制,尤其下颌发育不足受遗传影响更明显。环境因素可以影响遗传的表达,但是骨性Ⅱ类错𬌗尤其是下颌后缩的患者多为遗传所致。

(2) 局部因素:一些牙齿因素如乳尖牙早失能够造成下颌前牙列的后移、增加前牙的覆盖;恒牙萌出异常也会造成远中错𬌗的发生,如上颌第一恒磨牙先于下颌第一恒磨牙萌出或上颌第二磨牙先于尖牙及下颌第二磨牙萌出等均不利于磨牙中性关系的建立,常导致远中错𬌗的发生。

(3) 不良习惯:一些不良习惯如吮拇指习惯(图 18-20)、咬下唇习惯以及口呼吸习惯等破坏了口腔内外的动力平衡而导致上颌前牙的前突、下前牙的舌倾、牙弓狭窄、下颌后缩等远中错𬌗的表现。

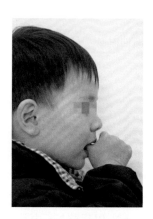

图 18-20 吮拇指习惯

(4) 全身疾病:一些呼吸道疾患如慢性鼻炎、鼻甲肥大、扁桃体及腺样体肥大影响了正常的气道通气,常导致口呼吸。口呼吸长期存在会影响颌骨的正常发育,产生远中错𬌗表现。另外,佝偻病和一些影响咀嚼肌力量的疾病也会影响颌骨的发育产生远中错𬌗。

3. 临床表现 远中错𬌗并不是单一的矢状方向的关系不调,许多研究都表明远中错𬌗不仅存在着颌骨前后向的不调,大部分患者同时合并垂直向关系的异常。Proffit 和 White 曾作出评估:骨性下颌后缩所致的远中错𬌗患者中,40%的患者下面高较小,25%的患者下面高大于正常。对 253 例成人远中错𬌗患者的调查显示,25%的患者有开𬌗迹象。在远中错𬌗的患者中错𬌗的形成机制和错𬌗的构成也大不相同。国内外的研究均表明由于下颌后缩导致的远中错𬌗远多于上颌前突,约占 50%以上。而由上颌前突引起的远中错𬌗则相对较少,据 Mcnamara 的报告约为 13.5%。在这类患者中还有约 1/3 上下颌骨位置均正常。

因此,远中错𬌗的患者临床上常表现为磨牙及尖牙的远中关系、前牙深覆盖、深覆𬌗;有些患者表现出上前牙的唇向倾斜;下颌前牙通常位置正常,也有一些会表现出下颌牙弓的后缩和下前牙的直立(图 18-21)。上颌或上牙弓前突的患者常表现出鼻唇角减小,下颌后缩的患者表现出颏唇沟的加深,远中错𬌗的患者常表现为凸面型,上下唇常位于审美平面的前方

（图 18-22）。远中错𬌗的患者常会表现出面部垂直关系的异常,根据患者面部生长型的不同表现为下面高的减小或增加。

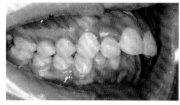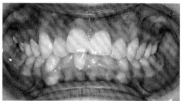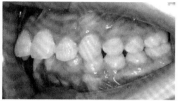

图 18-21　远中错𬌗患者的口内临床表现

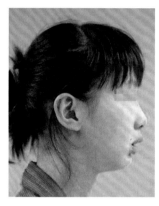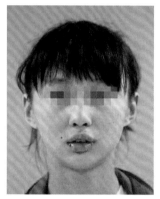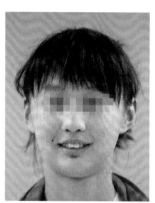

图 18-22　远中错𬌗患者的面型

4. 临床分型及鉴别诊断　如前所述,远中错𬌗可以依据错𬌗机制不同分为功能性、牙性和骨性。远中错𬌗可以是由于骨骼关系的异常所致,也可以是由于牙齿的异常,如上前牙的唇倾、下前牙的直立舌倾及上颌磨牙的扭转和近中移动所致,还可以是由于功能异常所致,但一般功能因素所致的远中错𬌗常伴有颌骨的异常。

（1）牙性远中错𬌗:尽管大多数的远中错𬌗是由于潜在的骨骼关系不调或发育畸形所导致的,但临床上也可常见到颌骨关系正常而表现出牙性远中错𬌗的患者。这种情况往往是由于上颌磨牙在生长过程中近中移动,而致下颌磨牙位于相对于上颌磨牙靠后的位置。导致牙性远中错𬌗的原因可分为以下两大类。

1）上颌牙性前突:上颌牙前突易与上颌前后向过度生长混淆,尽管这两种情况均表现为凸面型,但上颌牙性前突是仅限于上颌牙弓的牙槽骨问题,而非骨骼问题。前后向的上颌过度发育表现出整个面中部的前突,而上颌牙性前突仅影响到唇部,覆盖过大是牙性错𬌗的伴随特征,可有上颌牙间隙或切牙前突,下颌和下牙列的前后位置正常（图 18-23）。

上颌牙性前突的头颅侧位片显示出前后向及垂直向骨性关系正常,可表现出 ANB、SNA及 SNB 正常,A、B 点在𬌗平面上投照点间的距离及其在水平方向相对于 N 点的距离都正常,上颌及下颌的线性测量都正常,下切牙相对于 NB 线,下颌平面及 FH 平面的相对位置正常,只是上切牙相对于 NA 线、SN 及 FH 平面前突。

2）上颌第一恒磨牙近中漂移:恒牙的正常萌出依赖于乳牙的正常位置及正常存在。先天性乳牙缺失或乳牙早失都会影响恒牙的正常萌出,尤其是乳磨牙早失的影响更为严重。

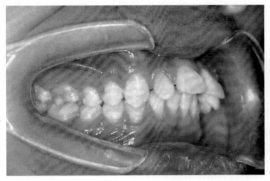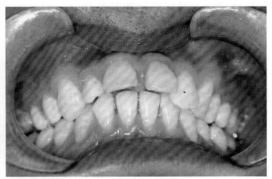

图 18-23 上颌牙性前突

上颌牙性前突患者可有上颌牙间隙或切牙前突

如果第二乳磨牙由于先天缺失、龋坏或粘连等原因拔除,将会使第一恒磨牙在萌出时丧失近中邻接而发生近中𬌗向的漂移,如果在上颌第一恒磨牙萌出前就出现了近中邻接缺乏或丧失,那么第一恒磨牙的近中漂移更为明显。磨牙异位萌出也经常出现于上牙弓,这将会使相邻的第二乳磨牙根早期吸收。

在这些情况下,上颌第一恒磨牙将会近中移位,若此时下颌牙弓正常,则会出现恒磨牙远中关系(图 18-24)。这种牙性远中关系可以是单侧的,也可是双侧的。上颌第一恒磨牙近中移位引起的牙弓长度不足常导致上牙弓拥挤,但前牙覆盖正常而不表现出切牙前突。这在上颌第二乳磨牙早失或拔除的患者中也尤为常见。上颌恒侧切牙的先天缺失会导致尖牙的近中移位和继发的后牙近中漂移。上颌恒牙过小或恒牙先天缺失,会导致上颌牙量不足。如果一个个体骨性关系正常且覆盖正常,牙量不足通常表现上颌牙散在间隙;也可以表现为上颌恒牙近中移动形成远中𬌗关系,从而使牙弓内的散在间隙减小。

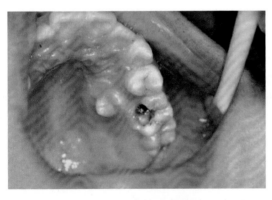

图 18-24 第二乳磨牙早失

第一恒磨牙因为第二乳磨牙早失而近中漂移导致磨牙远中关系,第二前磨牙错位萌出

除第三磨牙外,其他恒牙过小畸形或是先天缺失最常见的是下颌第二前磨牙,其次是上颌侧切牙和上颌第二前磨牙。上颌第二前磨牙先天缺失而下颌牙数目正常,但表现出正常骨骼关系的患者总会伴随有上颌第一前磨牙近中漂移而形成远中𬌗关系。这种现象在上颌第二乳磨牙早失或拔除的患者也尤为常见。上颌恒侧切牙的先天缺牙会导致尖牙的近中移位,和继发后牙的近中漂移。

(2)功能性远中错𬌗:当存在功能性因素时,如有口腔不良习惯等破坏了口腔内外的动力平衡,或者上颌限制了下颌的位置,使下颌处于功能后退位导致的远中错𬌗为功能性远中错𬌗。但一般功能因素所致的远中错𬌗常伴有颌骨的异常。

(3)骨性远中错𬌗:尽管在过去,众多正畸医师很重视面部形态和错𬌗类型之间的关系,但要更全面地了解影响咬合的潜在骨骼特征还需要借助头影测量片。Angle 医师所提出的牙性分类法被下一代的正畸医师扩充了内容来描述前后向的骨骼不调或上下颌的比例失调。伴有远中错𬌗的骨骼不调被称作骨性Ⅱ类关系,是指上下颌骨前后向的大小比例失调或位置不调,而不是牙齿相对于颌骨的错位(下颌牙后移或上颌牙前突或二者兼有)。

骨性Ⅱ类关系常伴有牙性Ⅱ类错𬌗,存在骨骼不调的患者常可以见到典型的牙齿代偿,这种代偿可以使牙性不调表现得不像骨性不调那样严重。一般较为多见的是下切牙代偿性唇倾,而上切牙的舌倾较少见;另一种典型的代偿是上颌牙弓比正常牙弓缩窄以寻求与下颌牙弓稍窄的部分发生咬合接触。这种横向的牙性代偿进一步表现为上颌第一磨牙的近中舌向扭转。

为了方便鉴别诊断,骨性远中错𬌗可从是否包括下颌发育不足或是上颌发育过度进行再分类。

1) 下颌后缩或发育不足:骨性远中关系可由相对于下颌过小或后缩的下颌而导致,称为下颌发育不足。不管下颌发育不足是绝对的不足(由于大小),还是相对的不足(由于位置),由此而导致的前后向的牙性关系通常是Ⅱ类的。在这种情况下,患者的典型表现是鼻唇角正常,上颌前牙相对前突,而颏部由于下颌过小或下颌后缩表现出相对发育不足(图18-25),而下唇倾向于外翻导致明显的唇颏部折叠,即颏唇沟加深,这是由于下唇与上切牙舌侧接触的缘故,而这样使下唇失去了下切牙的直接支持。如果下颌发育严重不足,会出现下唇在下颌姿势位时位于上颌切牙的舌侧(卷缩的下唇),导致上下唇的闭合不全(也就是上下唇缺乏接触)(图18-26)这种下颌姿势位时的唇位置将会进一步导致上颌切牙的唇倾,也会阻止下唇提供给上颌切牙足够的垂直向压力,从而导致上颌切牙的过度萌长。

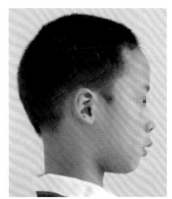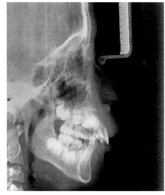

图18-25　下颌发育不足的患者
下颌发育不足患者,下颌体较小,前下面高较小,下唇卷缩,且位于上切牙舌侧,阻止了上下唇的接触

下颌发育不足患者在头影测量分析方面的表现为下颌升支和下颌体过小而导致下颌的向下向后旋转,这种关系经常引起后面高减小,下颌平面角变陡,ANB角增加,SNA角正常,SNB角减小,颏突角增加,覆盖增大。A、B间距的加大暗示着Wits分析正值的增加,另外一个比较明显的头影测量特征就是A点相对N点正常而B点相对N点后移。覆盖过大是Angle医师用来判别Ⅱ类1分类错𬌗的一个特征。如果上下颌牙前后向不调较大而使下唇位于上颌切牙的舌侧,卷缩的下唇会使上切牙进一步唇倾而导致覆盖进一步增大(图18-26)。上下切牙覆盖过大而无咬合接触,会导致切牙伸长,引起前牙深覆𬌗,常见于严重下颌发育

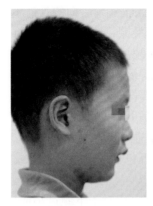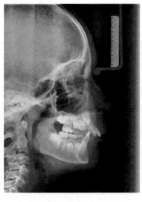

图18-26　下颌发育不足的患者

下颌发育不足患者仅限于下颌体患者,下颌升支大小正常,表
现为后面高正常,前面高减少,下颌平面较平

不足的患者。为补偿骨性关系的比例失调,会出现下切牙的代偿性唇倾(下颌切牙相对下颌
平面或是 NB 线的角度增大,而相对于咬合平面或 FH 平面的角度减小)。

下颌发育不足的另一个变化是仅局限于下颌体的减小,而下颌横向长度正常或增加。见
图18-26,在头影测量分析中通常可以见到后面高正常或增加,而下颌平面较平坦。从 Ar 到 Gn
(或 Pog)的线性测量长度也可能是正常的,这是由于骨性颏部的突出而致。颏部的突出可以
很好地掩盖下颌发育不足的面部外形,但下唇仍缺少支持组织而显得卷缩。这类患者典型的
下前面高过短,上下唇在下颌姿势位时都有些卷缩,此类下颌发育不足经常伴随着前牙深覆
𬌗,上颌切牙舌向倾斜,覆盖减小,从而进一步掩盖了前后向的牙性不调(图18-26)。这种上切
牙舌倾,覆盖减小的特征是鉴别安氏Ⅱ类2分类错𬌗的特征,尽管人们普遍认为Ⅱ类错𬌗的
1分类和2分类患者间有不同的骨性和面部表现,但这两类患者并不是截然不同的。

由于下颌大小正常而位置后缩引起的骨性Ⅱ类患者,其 A、B 点到蝶鞍点和𬌗平面的相
对位置与其他类型的下颌发育不足所表现出的头影测量特征是相同的(图18-27),即颅底角
(N-S-Ba)由于关节窝位置的相对后移而常常角度变大。比较有鉴别性的特征就是下颌体和

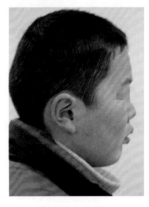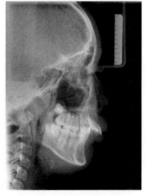

图18-27　下颌大小正常而位置后缩的患者

虽然患者下颌大小正常,但由于后缩而表现出下颌发育不足,
导致下颌位置靠后

下颌支大小正常,下颌前后向线性测量的长度正常和下面高度正常,而上下颌之间存在着前后向的不调。

2) 上颌发育过度:上颌发育过度经常是导致远中错殆的潜在骨性因素,上颌发育过度存在着垂直向发育过度、前后向发育过度或二者兼有。

上颌前后方向上的发育过度或面中部骨性前突畸形的面部表现易与上颌牙性前突相混淆,尽管在这两种情况下都显示出下颌的前后向位置正常而面中部突出,但上颌前后向发育过度表现为整个面中部的前突,包括鼻,眶下区和上唇(图 18-28)。上颌前后向发育过度与其他所有骨性Ⅱ类关系一样,其头影测量特征表现为 ANB 角增大,Wits 值增加,面突度增加。而且,SNA 角通常也增大。与下颌发育不足不同,SNB 角是正常的,相对于 N 点而言,A 点前移而 B 点位置正常。前后向上的上颌长度增大而下颌长度通常是正常的。同其他类型的骨性Ⅱ类关系一样,也存在着前后向的牙齿代偿,表现为下切牙的唇倾;亦存在横向上的牙齿代偿,表现为上颌牙弓缩窄;并通常伴随着下颌切牙的伸长和深覆殆。如果面中部前突严重,下唇位于上切牙的舌侧,这种情形就像下颌严重发育不足时一样,将会使上切牙更加唇倾和过度伸长。临床医师应知晓,在观测头影测量指标时,前颅底平面过陡或是 N 点的前移,都会对所测量角度的大小造成影响。因此,这种解剖学上的变异,应该在对头影测量结果分析解释时考虑进去。

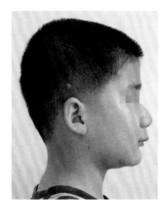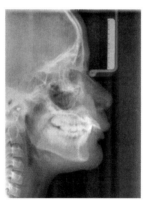

图 18-28　上颌前后向发育过度的患者
临床表现为面中部突出,下颌大小及位置正常

上颌垂直向发育过度的病例较上颌前后向发育过度或面中部前突的病例更为多见。在上颌垂直向发育过度的病例中,过度发育可以局限于后牙区伴随上颌后牙位于一个稍向下的位置,而上切牙位于一个正常的垂直位置(图 18-29)。这种情况通常伴随有前牙区开殆,但上切牙相对于上唇在下颌姿势位及微笑时的位置正常;上颌垂直向发育过度也可以表现为上颌前、后牙段全部位于一个稍向下的位置。在此种情况下,前牙段将不表现为开殆,但此时上切牙相对于上唇来说,在下颌姿势位时切牙垂直向暴露过多,伴有露龈笑(在微笑时牙龈暴露过多)。在上颌垂直向发育过度的这两种表现中,下颌都发生了向下、向后的旋转(顺时针旋转),从而导致骨性远中关系。

伴有上颌垂直发育过度的患者,下颌可以是正常大小,但会由于上颌处于稍向下的位置,而使其处于一个后缩的位置。具有此类骨性畸形的患者,对于一些经验欠缺的医师而

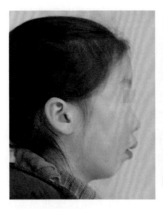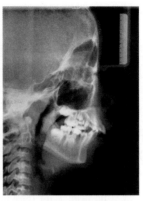

图 18-29　上颌后部垂直向发育过度的患者
患者前面高增加,下颌平面较陡,闭唇不全,但在下颌姿势位及
微笑时上颌切牙垂直向暴露正常,典型的伴前牙开𬌗的病例

言,此类患者与下颌后缩患者所表现出的颜面外形,并无不同。然而,此类畸形的患者,经常显示出:鼻子狭窄,鼻背较高,鼻翼较窄,而且通常伴有前下面高增加,鼻唇角正常或变大。与下颌发育不足一样,此类患者也可表现出颏部相对后缩,而上颌切牙相对前突,这是由于前后向的颌骨不调造成的。唇闭合不全或是在下颌姿势位时唇无接触,在上颌垂直向发育过度患者比下颌发育不足更为多见,这是因为下面部垂直高度的增加导致了上下唇垂直向分开,而下颌的相对后缩又使得上下唇在前后向上无接触。

头影测量方面,上颌垂直发育过度可表现出前面高增加,下颌平面角增大。与下颌发育不足一样,上颌垂直发育过度通常也是 ANB 角增加,SNA 正常,SNB 减小,颌突角增大,覆盖增大,尽管通常可见 A、B 点投射于𬌗平面的距离(Wits 值)增大,但这种变化可因为𬌗平面的变陡而弱化。当此两点投射于一真正的水平参照线时,这种前后向的骨性不调就显得非常明显了,就像下颌发育不足的患者一样,此类患者也具有相对于 N 点、A 点的前后位置正常而 B 点靠后。这种前后向的不调常引起牙齿的代偿,就像下颌发育不足的情况一样,出现下切牙的唇倾。然而,下颌的前后向长度也可表现为相对于上颌前后向长度正常。对于上颌垂直发育过度的病例,具有鉴别意义的头影测量特征是在垂直向上,包括:前下面高的增加,较陡的下颌平面角,相对于腭平面位置更靠下的上颌磨牙。如果垂直发育过度,包括上颌前部、上颌切牙也会位于相对于腭平面更靠下的位置。

3) 下颌发育不足伴上颌发育过度:同时伴有下颌发育不足和上颌发育过度的现象也是比较常见的。这使得前后向的骨性问题更加严重(图 18-30),如果不进行全面的面部特征和头影测量分析,就不能完全区分安氏Ⅱ类前后向不调的骨性特征。在过去,人们往往将问题集中于下颌,这主要是因为受到流传近百年的安氏分类法的影响的结果。因为 Angle 先生假定了上颌第一磨牙相对于上颌的位置在生长发育过程中是恒定的。然而,在 20 世纪下半叶,随着头影测量分析的出现及应用,人们开始认识到了上颌的骨性畸形。现在,人们已经清楚,上颌的垂直向及前后向生长过度同下颌发育不足一样,也是导致骨性Ⅱ类关系的原因。实际上,许多存在骨性Ⅱ类问题的患者都是下颌发育不足和上颌发育过度的共同结果。

5. 远中错𬌗的矫治

(1) 远中错𬌗的矫治历史:在 19 世纪后期,对于远中错𬌗的正畸治疗主要局限于上颌

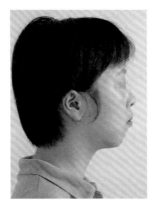 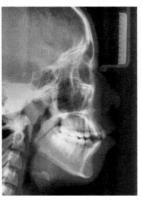

图 18-30　下颌发育不足伴上颌垂直向发育过度的患者

前牙的内收以减小过大的覆盖。在 1880 年,美国的口腔医师 Norman Kingsley,对其治疗方法进行了描述,主要是上颌拔除第一前磨牙后使用头帽口外力,内收上颌前牙。另一美国正畸医师 Calvin Case 对此种方法进行了完善。然而到了 20 世纪初期,在 Edward Angle 先生的权威影响下,人们不再赞成拔牙矫治。Angle 医师认为,在正畸治疗过程中,应该设法保留全部牙齿,而不应拔除。因此,在矫治远中错𬌗时,他除了使用从上颌前牙到下颌后牙的弹性牵引(也就是后来被称作Ⅱ类牵引)之外,还对拥挤的牙弓进行扩大。

在 20 世纪早期,人们对正畸有一个统一的认识就是在生长期,使用外力改善面部形态,并乐观地认为正畸治疗可以影响骨骼的生长。在美国,用来进行面部矫形治疗的矫治器主要是头帽。但头帽在美国于 1920 年前后就几乎不再使用了,美国正畸医师使用口外力的减少主要是受 Angle 先生权威影响的结果。他相信,通过口内的矫治器,Ⅱ类牵引,将会同口外力的使用一样有效,并达到比较满意的Ⅱ类骨性关系的矫治。他深信这项技术在矫治前后向的不调时,不但能矫治牙齿,也能影响骨骼。他认为Ⅱ类牵引不但可以限制上颌的继续生长,也可以刺激下颌的生长。因为 Angle 先生对这一方法的推崇,而且Ⅱ类牵引对患者而言,配戴方便且不影响美观,故患者配合良好,所以于 20 世纪 20 年代,广大正畸医师就不再继续使用口外力了。

对于存在Ⅱ类骨性问题的病例,两个关键性的条件使人们开始恢复使用拔牙矫治,Edward Angle 先生的逝世以及他的学生 Charles Tweed 医师的影响。Tweed 医师发现,在许多早先完成的病例中都出现了复发现象,他感到非常苦恼,所以决定抛弃传统的方法,对一些患者重新进行拔牙矫治。结果发现,采取这一方法治疗病例效果更为稳定。此发现震惊了 20 世纪 40 年代的正畸界,从而又燃起众多正畸医师通过拔牙矫治远中错𬌗的热情。

在这一时期,发明于 1931 年的标准的头影测量分析开始应用于正畸治疗中,用于评价面型、咬合的生长及治疗影响。最初,纵向的头影测量分析验证了当时流行的观点,就是矫形力无法使骨骼发生很明显的变化。这是由于在 Angle 医师的影响下以及先前近半个世纪的常规治疗方式使得Ⅱ类牵引力成为矫治远中关系的唯一选择。有创新精神的美国正畸医师 Silas Kloehn 克服了这种影响,又开始使用高位头帽口外力装置来矫治Ⅱ类骨骼关系。Kloehn 同样应用纵向头影测量分析技术证明了口外力可以矫正骨性Ⅱ类关系——不但能够使牙槽骨发生变化,而且也使颌骨发生了明显的变化,Kloehn 的这种方法在其后的 20 年里不断发展,在美国成为矫治骨性Ⅱ类关系公认的矫形手段。从抛弃矫形治疗到重新赞成应用口外力进行颌面部矫形治疗花了将近半个多世纪的时间。

而此时,欧洲的正畸界正在探寻另外一种矫治方式,他们更崇尚活动矫治器,而不是固定矫治器,并且在整个 20 世纪都在使用面部矫形治疗,坚信这种矫治方法能够产生骨效应。欧美存在的这种差别是由许多因素造成的。在正畸专业方面,大西洋两岸的交流比较有限;两次世界大战又进一步使欧洲和美洲的正畸医师隔离开来;而贵金属的缺乏和社会福利制度的发展也成为欧州正畸使用活动矫治器的重要因素。

直到 20 世纪 60 年代,欧美才开始在正畸专业进行广泛交流,欧洲的功能矫治器开始传入美国,而固定矫治技术和头帽也从美国传入了欧洲。从那时开始才有了更多的交流与合作,而且通过继续教育、国际会议、合作研究、出版论著等方式互相促进,从而使正畸科学成为一门涉及多专业的交叉专科,也有利于各种矫治方法的交流。

此外,生长改建、正颌外科技术都已成为治疗骨性 II 类错𬌗的手段,这些技术都是首先发展于欧洲,而于 20 世纪 60—70 年代传入美国的。通过外科手术的方法,可以对引起骨骼问题的确切位置进行手术,从而矫治上下颌骨的骨骼关系或比例不调。这种方法现已被证明是行之有效的。

（2）远中错𬌗的矫治原则:对于远中错𬌗患者的正畸治疗最重要的是对错𬌗机制的正确分析及诊断。区分引起错𬌗的主要原因是牙性、功能性还是骨性,前后向异常关系主要来自上颌还是下颌,以利于作出正确的治疗计划,从而获得良好的矫治效果。

1）牙性错𬌗:由于上颌牙弓的前突、上前牙的唇倾、下颌牙弓的后缩、下磨牙的直立以及远中移位都可以造成远中错𬌗。这类患者的牙齿往往需要进行矫治,通常需要后移上颌磨牙或上牙弓,前移下前牙或下牙弓。

2）功能性错𬌗:存在功能因素的患者一般在生长发育期进行生长改良治疗,多戴用功能矫治器进行治疗,通过引导下颌向前刺激髁突生长从而改善远中错𬌗关系。

3）骨性错𬌗:对于存在明显骨性不调的患者,如果在生长发育期可以进行生长改良矫治,通过抑制上颌的生长和刺激下颌骨的生长完成矫治;已过生长发育期的成人患者,如果骨性畸形不严重可以考虑掩饰治疗,通过拔牙矫治纠正远中关系;而骨骼畸形严重的患者一般需要配合正颌外科手术治疗。

（3）各阶段的矫治:在儿童生长发育过程中,远中错𬌗会随着下颌骨的生长逐渐改善。对于不同时期、不同发育阶段的远中错𬌗,正畸矫治的侧重点不同。

1）乳牙期:乳牙期时,儿童由于下颌发育相对滞后,可以表现出轻度的深覆𬌗、深覆盖。由于下颌发育不足所致的骨性安氏 II 类错𬌗一般很少表现出来,严重的深覆盖在此期内也很少见。对于远中错𬌗,如果在乳牙期时应用功能矫治器都可以在短时期内完成矫治,但是随着生长发育,远中错𬌗仍然会再次表现出来。所以,除非患者存在严重的远中错𬌗和颌骨间关系的不调,一般都在替牙期阶段开始治疗。但是对于乳牙期内,由于不良习惯如吮指、咬物、咬下唇等原因造成的前牙深覆盖和远中错𬌗,应该及早进行干预。该阶段的治疗主要致力于破除不良习惯,随着不良习惯的破除,错𬌗会随之减轻或消失。

2）替牙期:替牙期时出现的前牙深覆盖及远中关系需要针对错𬌗原因及机制选择不同的矫治方法和时机。替牙期时远中错𬌗的矫治以生长改良为主,主要是刺激下颌的发育和限制上颌生长。由于上前牙唇倾造成的前牙深覆盖一般需要进行拔牙或后移整个上牙列,可以推迟至恒牙初期矫治,在替牙阶段即开始拔牙矫治是不明智的。但是,对于上颌前牙唇倾严重的患者,为了避免外伤,应该早期处理,减小上牙的唇倾度。

①下颌位置的自行调整:有时由于上颌牙弓的狭窄或上颌前牙的舌向错位等原因可以造成下颌的后缩、前牙的深覆盖。上颌的扩弓及舌向错位牙齿的唇向移动,可以解除上颌对下颌的限制,使下颌发生向前的移动,颌间关系的不调也随之得以矫治。

②功能矫治器:远中错𬌗功能矫治器的设计是将下颌向前、下定位而刺激或加速下颌的生长。理论上讲,下颌髁突在关节窝内前下移位,使生长活跃的髁突软骨压力减小,并且改变了附在髁突上肌肉的紧张程度,从而使得软骨内生长量比正常生长增加。功能矫治器主要是用来增加下颌向下、向前的生长,限制上颌后牙的近中𬌗向萌出,引导下颌后牙的近中方向萌出,就像头帽矫治器一样,功能矫治器也需要在下颌生长的活跃期戴用足够的时间以达到良好的预后。尽管功能矫治器同头帽矫治器一样,在治疗各类远中错𬌗问题方面都有效果,但理想的适应证是用来矫治下颌发育不足而形成的骨性Ⅱ类错𬌗。功能矫治器除了在上颌发育正常,下颌发育不足情况下使用,另一个较为理想的情况是面高正常或稍减小。因为从理论上说,大多数功能矫治器希望下颌后牙的伸长。另一个最佳适应证是上颌切牙轻微唇倾而下颌切牙轻微舌倾,因为矫治器的带用会引起某种程度的上切牙的舌倾和下切牙的唇倾。下颌发育不足、下颌后缩的患者在替牙时应用引导下颌向前的功能矫治器进行生长改良是一个非常有效的方法,矫治可以使患者的面型得到显著的改善,这是应用固定矫治器无法获得的效果。此类患者可以进行双期矫治,在替牙期矫治颌骨关系的不调和下颌的发育不足,恒牙期矫治牙列不齐的问题。进行功能改良的患者,应注意矫治时机的选择。矫治一般开始于替牙晚期,生长发育高峰期前应用效果最好,戴用功能矫治器的时间不能过短,时间太短刺激下颌生长的表达就不明显。当然,功能矫治器的应用和生长改良是否真正会促进下颌骨的生长,几十年来一直是正畸界争论的问题。20世纪90年代美国北卡罗来纳大学、佛罗里达大学及宾夕法尼亚大学的随机临床研究表明,生长改良可以引起颌骨变化及颌骨关系的改善,但是随着生长发育的进行与对照组间的差别逐渐减小并消失。不过,早期矫治可以减小前牙外伤和颞颌关节病的发生率。然而,仍有许多研究均表明,戴用功能矫治器可通过刺激髁突的生长、改建颞下颌关节窝、消除下颌的功能后缩、引导正常的生长方向、限制上颌的生长和促进牙槽突的改建等最终起到矫治远中错𬌗的作用。常用的引导下颌向前的功能矫治器有 bionator(图18-31)、Sander Ⅱ(图18-32～图18-35)、activator(图18-36,图18-37)、Twin-Block(图18-38～图18-41)和 Herbst(图18-42)。在设计功能矫治器时还要考虑患者的垂直面型,依据垂直面型的不同,选择和制作矫治器。

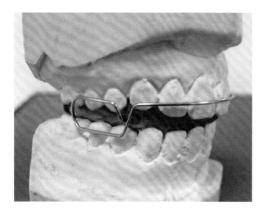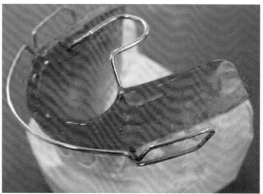

图 18-31　bionator

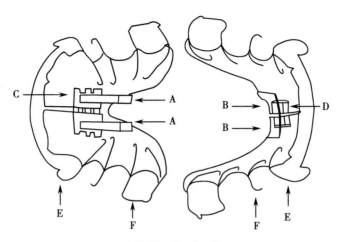

图 18-32　Sander Ⅱ
A.腭导杆　B.导斜面　C.上颌镍钛簧扩弓器　D.下颌镍钛扩弓器
E.唇弓　F.卡环

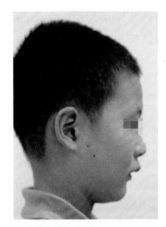
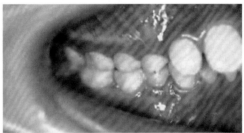

图 18-33　远中错𬌗患者戴用 Sander Ⅱ 治疗前

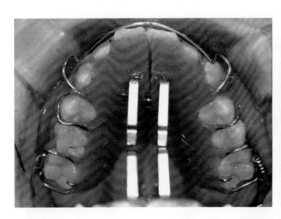
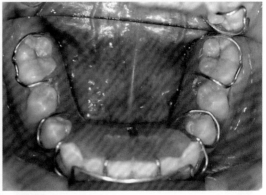

图 18-34　患者戴用 Sander Ⅱ 治疗中

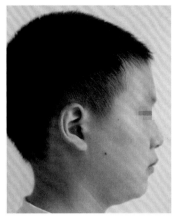
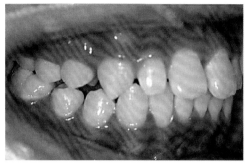

图 18-35 患者戴用 Sander Ⅱ 一期治疗后

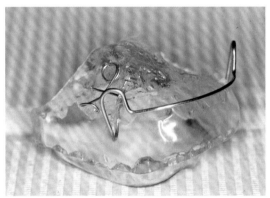
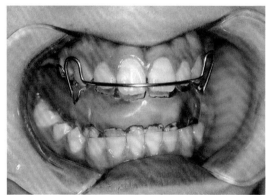

图 18-36 activator

图 18-37 患者戴用 activator 治疗中

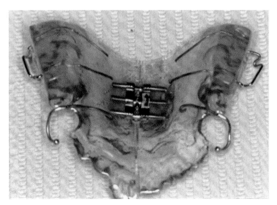
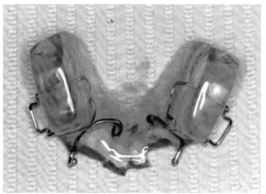

图 18-38 Twin-Block

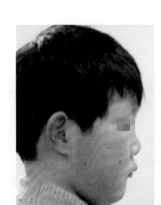
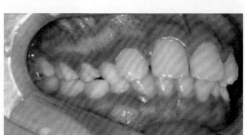

图 18-39 远中错𬌗患者戴用 Twin-Block 治疗前

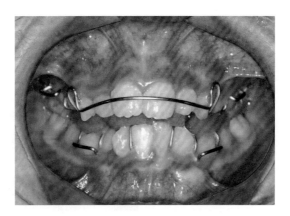

图 18-40 患者戴用 Twin-Block 治疗中

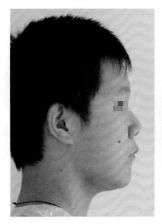
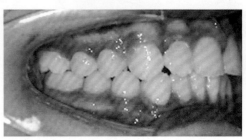

图 18-41 患者戴用 Twin-Block 双期治疗后

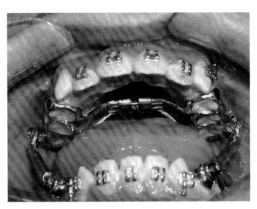

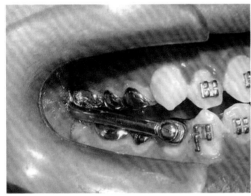 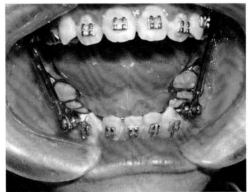

图 18-42 Herbst

面高正常和面高较小：在制作功能矫治器的咬合重建中以引导下颌向前为主，下颌前移6~7mm，咬合打开3~4mm。在患者戴用中控制上颌磨牙的萌出，引导下颌磨牙的萌出使咬合平面发生逆时针旋转，以利于远中错𬌗的矫治。同时后牙的萌出也有利于深覆𬌗的矫治。

面高较大：面高较大的患者下颌的生长呈开张型，部分患者有开𬌗倾向。在应用功能矫治器时，应注意垂直向的控制。这类患者一般会选择加高位牵引头帽的activator，利用后牙的𬌗垫和高位牵引控制后牙的高度从而减小由于后牙过度萌出造成的下颌平面角的增加和面高的增加。

③头帽口外弓矫治器：头帽可以施加足够的口外矫形力，压缩上颌骨缝，改变这些区域骨沉积模式，从而达到生长调整的目的。虽然向上向后的口外矫形力主要是用来抑制上颌向前向下的生长，但同时也可以抑制上颌后牙的近中𬌗向萌出过长，这种治疗方式的目的是希望在上颌生长受抑制的同时，下颌可以持续向前生长从而"赶上"上颌。所施加的力必须足够大且施力方向正确，并且在下颌生长活跃期戴用足够长的时间，以保证预后良好。

尽管头帽可用来有效地治疗各种远中错𬌗问题，但最理想的还是针对上颌前后向过度生长而导致的骨性Ⅱ类错𬌗的矫治，因为头帽是用来限制上颌向前向下生长而其他区域的生长不受抑制，所以上颌前后向的生长过度（上颌前突）看起来是最适合用此种方法进行治疗。最佳适应证就是上颌发育过度而下颌的骨骼及牙齿形态正常，因为口外力影响上颌而对下颌的影响甚微。使用头帽的理想情形就是下颌存在持续性活跃生长，主要是指下颌的向前生长而不是向下生长。

替牙期时由于上颌磨牙的前移位造成的磨牙远中关系、上前牙过度唇倾以及上颌前突的患者可以应用口外弓。为了不引起下颌的后下旋转加重远中错𬌗的表现,在远中错𬌗的患者在使用口外弓时多用联合牵引或高位牵引头帽,高位牵引头帽对上颌磨牙萌出的限制有利于引导下颌的逆时针旋转从而使远中错𬌗得到矫治。上颌前牙过度唇倾易造成前牙外伤,替牙期通过应用口外弓也可适当内收前牙,减少外伤可能性。

3) 恒牙期:一些患者在恒牙期时仍存留一定生长潜力,对于存在生长潜力的患者最好先进行生长改良。已过生长期的患者需要进行掩饰治疗,牙齿掩饰性治疗的目的是通过正畸的方法移动颌骨上的牙齿而达到一个可接受的牙齿咬合以及面部美观,从而将不可接受的骨性关系加以掩盖。主要的牙齿移动包括上颌牙齿的内收和下颌牙齿的前移,从而减小覆盖,纠正前后向咬合关系不调。若患者由于自然的牙齿代偿作用已经发生了下切牙的唇倾,那么这类患者不适于采用掩饰性治疗的方法,因为掩饰性治疗就是要采用牙齿代偿的方式来掩饰骨性的不调。

可采用牙齿掩饰性治疗的适宜患者应该为年龄稍大的青少年或成人,其面部生长潜力不足,而无法进行生长调整。应用这种治疗方法的患者应该是存在轻度至中度的骨性Ⅱ类问题,对于这些患者,掩饰性治疗是代替正颌外科治疗的有效手段。对于更为严重的骨性Ⅱ类问题就不能采取此种方法,因为若想达到良好的咬合,需要大量地内收上颌切牙,但却不能得到一个美观的颜面外形,会出现上唇内缩,鼻部突出,鼻唇角增大,微笑时露出舌向倾斜的上颌切牙。可采用掩饰性治疗的患者应该是牙列拥挤度较小,最好是牙弓内存在间隙,这样可以提供足够的间隙,使牙齿进行必要的移动,从而纠正前后向的不调。因为这个缘故,牙齿的掩饰性治疗,几乎总需要牙齿的拔除(除非已经失去),包括单颌或双颌牙拔除。选择牙齿掩饰性治疗的另一个标准是治疗后面部垂直比例正常。对于面型短具有深覆𬌗的患者,往往伴有下颌发育不足,下颌平面较平,当进行拔牙后,若想在治疗时增加面部垂直高度,并且减小前牙覆𬌗是比较困难的。对于长面型伴有上颌发育过度,且下颌平面较陡,并有或无下颌发育不足的患者,若不压低下颌磨牙,想达到前后向咬合的纠正是很困难的,会使垂直向问题变得更为严重。

对于剩余生长潜力过小的中度到重度骨性Ⅱ类错𬌗患者,一般需要进行正颌外科手术治疗。如果存在骨性不调或畸形,可以通过外科的方法移动不调的骨骼,而达到较为理想的功能𬌗,以及美观的面部平衡。因此,正畸治疗与正颌外科联合应用,尤其适用于生长潜力较小的重度骨性问题。但是,并不是所有具有骨性Ⅱ类问题的患者都愿意或能够承受必要的外科治疗。虽然牙齿掩饰性治疗对错𬌗程度有一定的限制,但对于许多轻、中度的骨性Ⅱ类问题还是可以采取牙齿掩饰性治疗的。

①牙齿掩饰性治疗

A. 矫治设计及拔牙选择:牙齿掩饰性治疗的类型可根据治疗过程中是否需要拔牙将其进行分类。

a. 不拔牙掩饰性治疗:通过不拔牙掩饰性治疗而获得较为成功效果的病例不多,患者后牙的远中咬合小于半个牙,且深覆盖程度较轻,而且牙弓内应有足够的间隙。上颌牙弓需要间隙内收切牙减小覆盖,下颌牙弓需要间隙可以使下颌牙前移达到正常的后牙咬合。双颌牙弓的牙齿间隙过大是很少见的,这是牙量过小的表现,想取得间隙的另外一种(除拔牙外)方法就是上颌磨牙远移,以提供足够的间隙使上切牙内收和调整唇颊向咬合。上颌磨牙的整体远移,是对传统正畸生物力学方法的巨大挑战,近来关于完全颌内支抗附件如种植体支抗的发展,使得这一选择变得切实可行。

非拔牙矫治的目标是上颌牙列后移,下颌牙列前移,从而使覆盖减小,后牙咬合正常。正如前所述,牙弓内必需存在足够的间隙,或通过正畸的方法获得足够的间隙,才能允许掩饰性治疗方法的运用。如果没有足够的间隙,就不能达到满意的治疗结果。如果治疗过程中,上切牙过度内收和伸长,颜面美观就会大打折扣。如果需要下颌牙的过度前移以达到良好的咬合,那么下切牙位置的稳定性就会出现问题。关于矫治器的类型,牙齿掩饰性治疗通常需要应用固定矫治器。治疗过程中,需要牙齿的整体移位以达到稳定的治疗结果。

如果牙弓内存在足够的间隙,即使存在潜在的轻度骨性Ⅱ类问题,也可以通过内收上颌牙,前移下颌牙来达到正常的咬合和覆盖。适当的正畸生物力学方法是提供最大的上颌后牙支抗和最大的下颌前牙支抗的保证,这对在上颌前磨牙、尖牙及切牙内收时上颌磨牙尽量少的前移以及在下颌磨牙、前磨牙及前牙前移时下颌切牙尽量少的远中移动是必要的。

当牙弓内已无间隙存在,可以通过远中移动上颌后牙获得足够的间隙以内收上颌牙齿,虽然较为困难,但还是可能实现的;这需要上颌磨牙的整体远移。上颌磨牙的远中移动也有一定的适应证,尤其适合于磨牙区间隙分析可容纳推入的磨牙;牙性远中错𬌗;面型凸度基本正常;第二磨牙未萌出;第三磨牙先天缺失;磨牙牙冠向近中倾斜;生长发育期的儿童和青少年等患者。

上颌磨牙的远中移动需要足够的支抗作为保证。对当前的正畸技术而言还是有一定难度的。传统的可行的主要方法是应用口外力,即通过面弓施力于第一磨牙,成功的磨牙远移需要全天戴用头帽矫治器,如果第二磨牙未萌出,还是可以取得较明显的远移效果的。若患者配合不够,另外一种选择,就是在口内利用矫治器施于上颌磨牙以远中移动的力。但是口内的力往往同时会产生一个反作用力,影响其他牙齿,这对正畸治疗通常是不利的。如果口内远移上颌磨牙的力是由螺簧施加的,那么所产生的反作用力是等大的使上颌前牙近中移动的力,从而使它们朝着相反的方向移动(图18-43)。

随着种植支抗在正畸领域的广泛应用,作为"绝对支抗"的种植支抗也可用于远中移动上颌后牙,其克服了之前传统方法的一些缺点。种植支抗不依赖于患者的配合,而且对其余牙齿也没有反作用力,不影响其他牙齿。一般将微种植体置于第二前磨牙和第一磨牙之间,

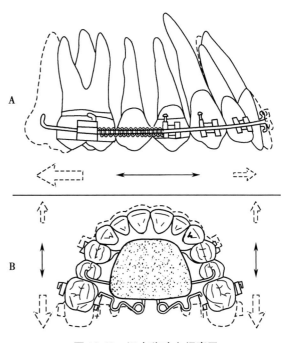

图18-43　远中移动上颌磨牙
A.放置在矫治器上的开大簧远移磨牙,产生使前牙近移的反作用力　B.直接附着在腭托上的远移簧远移磨牙,腭托可以抵抗螺簧的反作用力

利用镍钛推簧来远移磨牙。先将磨牙远移,再内收前牙。如果最初的微种植体阻碍前牙内收,就需要在其远中重新植入或植于第一磨牙和第二磨牙之间。也可在腭中部植入微种植体来远中移动上颌后牙(图 18-44)。

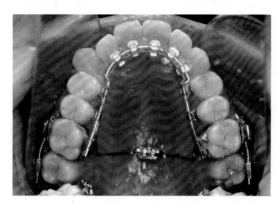

图 18-44　腭中部植入种植钉远中移动上颌磨牙

b. 拔牙掩饰性治疗:对于需要拔牙矫治的远中错𬌗患者依据患者的不同情况,有不同的拔牙选择。拔牙应综合考虑牙列拥挤度、牙弓突度、前牙倾斜度、下切牙位置和 Spee 曲线曲度等。

拔除 4 个第一前磨牙:对于一些恒牙初期仍有生长潜力的患者,牙列(尤其下牙列)存在明显拥挤或牙弓突度较大的患者可以考虑拔除 4 个第一前磨牙,同时利用生长潜力矫治颌间关系不调。由于远中错𬌗患者正畸治疗中希望保持下颌前牙位置,所以一般情况下较少拔除下颌第一前磨牙。

拔除上颌第一、下颌第二前磨牙:对于生长潜力较小或垂直生长型、下颌牙列拥挤较轻、下颌牙弓突度较小、切牙唇倾不严重的患者,可以选择该拔牙模式。在减小上颌牙弓突度的同时,保持下前牙位置,磨牙关系的矫治依靠上下颌磨牙不同程度的前移来矫治。

拔除上颌第一前磨牙:对于一些上前牙唇倾显著、前牙覆盖较大的成年患者,如果下颌无明显的拥挤、牙弓突度及 Spee 线曲度不大,可以仅拔除上颌第一前磨牙。根据患者牙列拥挤程度及前牙覆盖设计不同的支抗,矫治结果关注于获得尖牙的 Ⅰ 类关系,磨牙常以完全远中关系结束矫治。

拔除上颌第二恒磨牙:对于一些由于上颌牙弓前突或上前牙唇倾的患者,如果第三磨牙牙胚发育正常且没有明显的牙弓拥挤,同时下切牙位置正常、无明显拥挤。可以拔除上颌第二恒磨牙,利用口外弓后推上颌第一恒磨牙很容易获得磨牙的中性关系,同时磨牙后移产生的间隙可以用来后移前牙,减小覆盖。

B. 前牙覆盖的减小:前牙覆盖的减小来自上颌前牙的远中移动和直立、下颌前牙的唇向移动和唇倾以及颌骨间关系的改善。具有生长潜力及下颌骨有水平生长量的患者覆盖的减小可以来自下颌的生长。而多数恒牙期患者覆盖的减小来自于上下颌前后位置和角度的变化。在正畸矫治设计之初即应确定下切牙的位置在矫治中是否需要变化。远中错𬌗的患者维持下切牙治疗前的位置或引导下颌向前有利于前牙覆盖的减小,而内收下前牙则会使覆盖增大。对于存在颌骨间关系异常的患者,常需要在矫治中用上牙的直立和下牙的舌倾代偿掩饰骨关系的不调。矫治设计时,应注意骨关系异常的程度,较严重的骨关系异常由于需要过度的上切牙直立和下切牙唇倾才能建立较正常的覆盖关系,常使治疗后面部美观性不好,同时治疗结果的稳定性也较差,所以需要正颌外科手术治疗。对于覆盖较大的骨骼异常的患者,掩饰治疗时,上颌一般需要设计中度或强支抗,两步法关闭拔牙间隙,以尽量使上颌前牙内收,同时适当唇倾下前牙以减小深覆盖,建立正常覆盖关系。口外弓、Ⅱ类牵引、J钩及种植支抗也是内收前牙,减小前牙覆盖的常用手段。

a. 口外弓:恒牙期应用固定矫治器治疗远中错𬌗时,对于不拔牙矫治的患者,应用口外弓(图18-45),限制下颌发育的同时可以后推磨牙或加强上颌后牙的支抗,以便更多地后移上颌前牙,减小前牙覆盖。当然,口外弓对于拔除第二恒磨牙的患者,远中移动第一磨牙比不拔牙的患者更为有效。

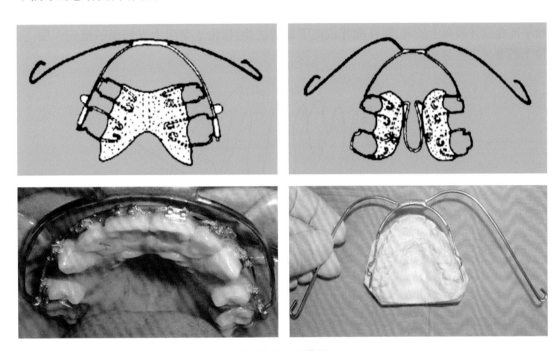

图18-45 口外弓

b. J钩:可以用来远中移动尖牙、内收前牙、关闭拔牙间隙以及压低上前牙调整𬌗平面(图18-46)。

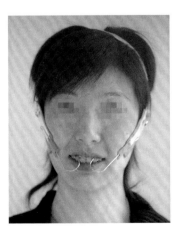 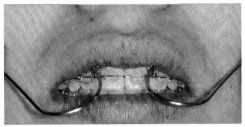

图18-46 J钩

c. Ⅱ类牵引:Ⅱ类牵引的作用除了有前移下颌磨牙、后移上磨牙外,还可以前移下颌牙弓,通过下颌牙弓的前移达到减小覆盖的目的。但是,由于Ⅱ类牵引对下颌磨牙和上切牙有升高的作用,过多地升高磨牙会导致下颌的顺时针旋转而加重Ⅱ类骨面型,不利于远中关系的矫治。故而,矫治中Ⅱ类牵引不能应用太长时间。

Ⅱ类牵引主要效果是下牙的前移和少量的上颌牙后退。尽管这种移动是Ⅱ类牵引所希望的,但临床上同时会出现一些临床医师尽量想控制的不良牙移动。由于使用Ⅱ类牵引时伴随着垂直向的分力,会出现某种程度的下后牙和上前牙的伸长(图18-47)。其结果会导致𬌗平面在后牙段向上旋转,而在前牙段向下旋转。而且,由于牵引力有轻微的横向作用,会使下颌磨牙发生颊向倾斜。

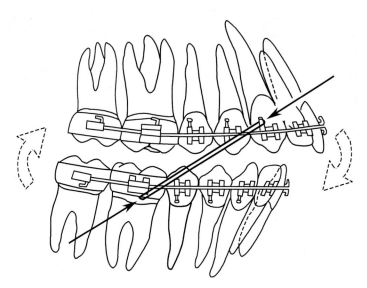

图18-47 Ⅱ类牵引的垂直向影响
Ⅱ类牵引导致下后牙和上前牙的伸长

Ⅱ类牵引的最佳适应证是希望下颌牙前移,而且由于下颌磨牙和上颌切牙的伸长导致的𬌗平面的旋转不会对治疗结果造成影响,Ⅱ类牵引最好是在牙性Ⅱ类错𬌗而颌骨关系正常的情况下使用。骨性Ⅱ类问题常会由于代偿作用而伴有下切牙的唇倾。Ⅱ类牵引最好应用于下切牙舌倾的病例。另外一个适应证包括上切牙唇倾和轻度的萌出不足,以及下颌左右磨牙间距轻度的缩窄。此外就是下颌还有少许生长潜力,而𬌗平面和下颌平面都较为平坦的患者希望增加其面下部高度,也可应用Ⅱ类牵引。如果牙弓内存在间隙,最好是在下颌磨牙的近中,上颌磨牙的远中,有利于牵引的效果。

a)Ⅱ类颌间牵引的类型:Ⅱ类牵引指的是下颌后牙颊侧牵引附件与上颌前牙唇侧牵引附件之间的弹力牵引,更确切地说是指任何形式的下颌牵引点位于上颌前牵引点远中而进行的颌间牵引;两牵引点之间的距离越大,则水平分力越大,而垂直向分力越小。有两种类型的牵引,一种是由乳胶圈或合成橡皮圈进行的牵引;另一种是由金属弹簧组成的牵引装置。

第一种类型是最常用的牵引类型,其是应用弹性乳胶圈进行牵引。天然乳胶带自19世纪中叶起就开始应用于正畸临床,当时的硫化处理使得这一材料非常稳定。而且乳胶圈的弹性非常好,即使拉长很大的距离也不会损坏或者力量变化很大。经过20世纪的进一步改良,弹性乳胶圈的性能得以提高,在口内的力量衰减明显减小。即使在二次世界大战后,合成橡胶圈出现后,乳胶圈仍是进行Ⅱ类牵引的良好材料。

第二种类型的颌间牵引是通过一个较大的不锈钢丝弹簧施加的,橡皮圈是可以由患者自行取戴的,而弹簧是设计成与正畸矫治器直接相连的,只能由临床医师取下。此种牵引方法在临床上未被广泛接受,因为不锈钢弹簧易疲劳而破坏,且口腔卫生不易清洁,患者感到不舒适,通常这种方法仅在患者应用橡皮圈牵引极不配合的情况下才使用。

b) Ⅱ类颌间牵引的作用效果:20世纪上半叶,在 Angle 先生的影响下,认为Ⅱ类牵引具有矫形效应。随着20世纪40年代头影测量分析方法的出现,证实了Ⅱ类牵引治疗远中错𬌗,是牙齿移动的结果,而骨效应较小。最近的实验证明,在生长期每天进行Ⅱ类牵引14小时,可以刺激其下颌髁突软骨的生长。此研究的作者认为如果生长发育高峰期使用Ⅱ类牵引会引起下颌相对生长。然而,这一观点并不被大量的临床研究所支持,多数临床研究发现Ⅱ类牵引的作用仅限于牙列。

Ⅱ类牵引的牙性反应:在下颌牙发生唇倾或近中移位,在上颌牙发生很小程度的舌倾或远中移动。因为下颌切牙由于牙齿的代偿作用已经唇倾,所以这些牙齿的进一步唇倾应该是禁忌的。同时,Ⅱ类牵引力的垂直向分力会导致上颌切牙和下颌磨牙的伸长,从而会导致𬌗平面的变化。如果允许这些牙齿的伸长,𬌗平面就会变得更陡,后段向上旋转而前段向下旋转。尽管这样可以减小前牙覆𬌗,这对远中错𬌗的矫治是有益的。但同时,如果下颌支的生长跟不上上颌磨牙的伸长量,将会导致下颌旋转张开。如果发生了这一现象,前面高以及下颌平面的坡度都将增大,如果在治疗前,面高已正常或过长,那么这种增加是不利的。就像前面所解释的,戴用Ⅱ类牵引使上颌切牙伸长会导致这些牙齿相对于上唇垂直暴露过多,面部美观遭到破坏,表现为露龈笑。

Ⅱ类牵引可以与滑动杆联合应用,施加于上颌磨牙以远中的力。然而,下颌磨牙在反作用力的作用下会伸长,因此,此种方法仅限于下面高允许增加并且下颌支的垂直生长仍存在的患者。

d. 种植支抗:在拔牙患者中使用种植支抗内收上前牙,可以在基本保持磨牙位置的情况下最大程度的内收前牙,减少前牙的覆盖。种植支抗适用于需要强支抗的患者,并且不需要患者的配合,一般2颗颊侧的种植钉足以内收上颌牙弓(图18-48)。种植钉一般置于第二前磨牙和第一磨牙之间,只要植入区的根尖距足够大,上颌牙弓的内收就可以一次完成。但如果在内收过程中,种植钉碰到第二前磨牙的牙根时,种植钉就需要向远中移动,重新植入。

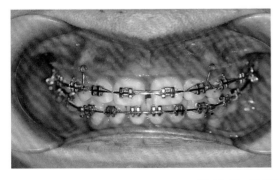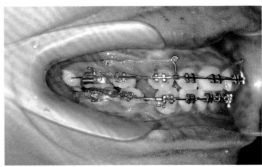

图 18-48　种植钉内收上颌牙弓

C. 前牙覆𬌗的控制：远中错𬌗的患者常伴有前牙的深覆𬌗，且由于拔牙矫治经常需要内收上下前牙，前牙的内收往往加深覆𬌗，不利于覆𬌗减小。同时，不能有效地减小前牙的覆𬌗，也会严重影响前牙覆盖的减小。覆𬌗的控制对于远中错𬌗患者，尤其是拔牙治疗的病例至关重要。应用固定矫治器治疗安氏Ⅱ类错𬌗时，随着矫治钢丝逐渐变粗，牙列也逐渐整平、覆𬌗减小。程度较轻的深覆𬌗一般使用普通的 0.019 英寸×0.025 英寸的不锈钢丝即可以解决，严重的深覆𬌗，还可以配合使用第二序列的弯曲弓丝、摇椅弓、平面导板、多用途弓、片段弓、J 钩及种植支抗等，均有助于深覆𬌗的矫治。

a. 上颌平面导板：对于一些覆𬌗较深尤其是深覆𬌗影响下颌托槽黏结的病例，可以配合使用。平面导板（图 18-49）通过限制下前牙萌出、促进磨牙萌出减小覆𬌗。但是，由于对于停止生长的患者该效果不肯定，恒牙期时应用固定矫治器治疗的远中错𬌗，很少同时应用平面导板，除非因咬合干扰影响黏结托槽。

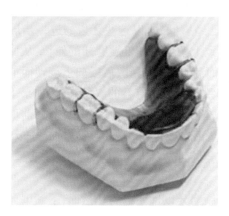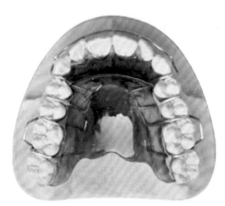

图 18-49 上颌平面导板

b. 第二序列弯曲：在应用 Begg 细丝弓、方丝弓或直丝弓矫治器时常用第二序列弯曲或反 Spee 曲线弓丝打开咬合。弓丝通过压低前牙（主要为下前牙）和升高后牙（尤其是上后牙），达到减少覆𬌗的目的。除了 Begg 矫治器用圆丝和末端后倾弯外，方丝和直丝弓矫治器多在方丝上弯制第二序列或反 Spee 曲线打开咬合。但是，一般情况下应用该弓形时以后牙的升高为主，前牙的压低并不明显。

c. 多用唇弓及片段弓：对于下切牙的压低，多用唇弓和片段弓的效果优于第二序列弯曲的弓丝。在打开咬合的过程中，虽然不可避免也有磨牙的升高，但是，下切牙压低的程度显著大于磨牙压低的程度。在应用以上弓丝时应注意，压低牙齿需要的力非常轻，弓丝加力时应避免使用大力。Ricketts 的多用唇弓一般用 0.016 英寸×0.016 英寸的方钢丝或 0.016 英寸×0.022 英寸的 Ni-Ti 方丝，应用时，应避免末端后倾弯过度加力。应用片段弓压低前牙时，压低辅弓多为 0.018 英寸×0.025 英寸的方丝。

d. J 钩：对于上颌设计强支抗的患者，J 钩除了可以拉尖牙向远中移位、内收上切牙外，还可以利用高位牵引头帽压低上切牙，减小覆𬌗。同时改变𬌗平面，改善唇齿关系，减轻露龈微笑。

e. 种植支抗：对于需要压低上前牙的深覆𬌗患者可以采用种植钉压低上颌切牙。种植钉可以置于上颌切牙牙根之间。利用弹性装置与主弓丝直接相连加力。一般情况下，中切牙牙根间的种植钉可以压低前牙段(图18-50)。但是,如果上颌𬌗平面偏斜,就需要在双侧中切牙和侧切牙间各置一颗种植钉(图18-51)。在压低过程中,两侧施加不同力值,以矫治倾斜的𬌗平面。

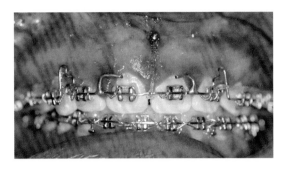

图 18-50 中切牙牙根间植入种植钉压低上前牙

D. 磨牙关系的调整:在安氏Ⅱ类错𬌗的矫治中,尖牙及磨牙关系的调整十分重要。除了一些较严重的成人远中错𬌗,一般需要将磨牙关系调至中性。磨牙关系调整时需要磨牙不同程度甚至不同方向的移动,以及改善颌骨间关系来完成。在一些患者,如安氏Ⅱ类2分类或存在限制下颌向前的一些牙齿错位的患者,在排齐前牙或去除了影响因素后,下颌骨会自行向前调整;还有一些存在生长潜力的患者在颌间Ⅱ类牵引的作用下下颌向前生长,从而减轻或消除了磨牙的远中关系。但是,恒牙期时,多数情况下,磨牙远中关系的改善来自于上下颌磨牙的移动。磨牙的移动方向和移动量需要在矫治设计之初即决定下来。

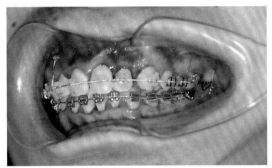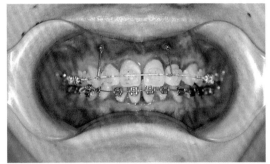

图 18-51 双侧中切牙和侧切牙间各置一颗种植钉压低上前牙

a. 口外弓:一些不拔牙或拔除上颌第二前磨牙的患者,在矫治中需要进行上颌磨牙的远中移动,来矫治磨牙的远中关系,多由口外弓完成。口外弓需要配合头帽的使用,低位牵引在远中移动磨牙时较其他的牵引效果好,但是低位牵引在后移磨牙的同时容易造成上颌磨牙的升高,使下颌顺时针旋转,不利于远中错𬌗的矫治。所以,在使用口外弓时,应结合患者的面部生长型有针对性地采取不同的治疗方式。

b. Ⅱ类牵引:在远中错𬌗的矫治中,上颌磨牙向远中移动、保持上颌磨牙不动或尽量少向前移动,以及下颌磨牙的近中移动有利于磨牙关系的矫治。Ⅱ类牵引可以起到推上颌磨牙向远中、牵引下颌磨牙向近中移动的作用。一般情况下Ⅱ类牵引近中移动下颌磨牙的作用远强于推上颌磨牙远中移动。同时,Ⅱ类牵引还有前移下颌牙弓、唇倾下切牙的作用,故在方丝弓、直丝弓矫治器应用时,为了避免下切牙的过度唇倾,一般需要在较硬的钢丝(多为方丝)上进行,并且根据前牙覆盖情况、牙弓拥挤度、上下前牙的突度及唇倾度、鼻唇角等软组织面型等情况,确定下切牙治疗后的唇倾度。有一些直丝弓矫治器如 Alexander 矫治器和 MBT 矫治器都在下颌切牙上设计了牙根的唇向转矩以避免下颌切牙的过度唇倾。但是,在一些以下颌后缩为主的远中错𬌗患者,由于上颌位置、上颌前牙及鼻唇角均正常,过度地远中移动上颌前牙会造成上颌前牙过度内收、上唇内收较多而影响面部的美观,在矫治中需要将下切牙唇倾一些以减小前牙覆盖。这类患者通常下颌平面角较小。

②正颌外科矫治(图 18-52~图 18-54):许多生长潜力较小或已无生长潜力的具有骨性Ⅱ类问题的患者,不能单纯的使用正畸治疗进行矫治,此种错𬌗患者至少存在如下两个特点中的一个。其一就是骨性不调非常严重,牙齿需要大幅度移动(上颌内收或下颌前移),以达到一个稳定的治疗结果或美观的颜面外形。另一特点是无法采用牙齿掩饰性治疗,切牙拥挤或突出非常严重而需要上下颌所有的拔牙间隙来解决这些问题,而无余留间隙使上颌牙内收或下颌牙前移。

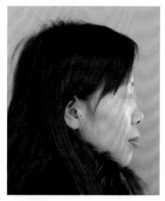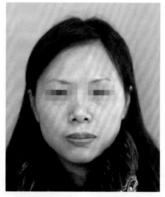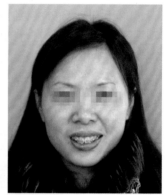

图 18-52　远中错𬌗患者正颌手术前面像

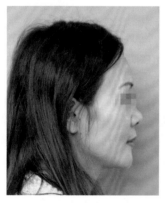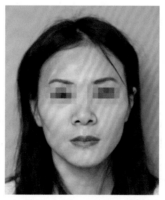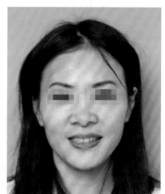

图 18-53　正颌手术后面像

正颌外科技术起源于欧州,在 20 世纪 60—70 年代传入美国,到了 80 年代,已经可以将颌骨或牙槽骨部分进行三维方向的移动,20 世纪 80 年代,坚固内固定方法的采用使得正颌外科更易操作并增加了稳定性。在 20 世纪末,可以直接通过手术的方法,将引起错𬌗的某一不调或不成比例的颌骨进行纠正。就骨性远中错𬌗来说,在采用何种手术术式方面应充分考虑导致这些问题的原因,术式的选择为了方便将其分为五种:下颌前徙、下颌全部根尖下截骨前移、上颌嵌入(后退)、上颌前牙段根尖下截骨后退、上下颌手术的结合,可在术前进

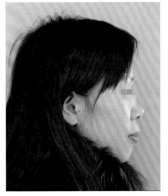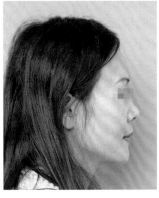

图 18-54 正颌手术前后面像对比

行手术模拟术后效果。

在为正颌外科做准备时,有必要去除所有的牙性代偿,使牙齿能够位于基骨上适宜的位置。不同于牙齿掩饰性治疗是为了寻求牙齿的代偿(上颌牙后移、下颌牙前移)以解决骨性Ⅱ类问题,而术前的正畸准备经常需要去除自然的牙齿代偿,这通常意味着术前制订好的牙齿移动的方向与牙齿掩饰性治疗牙齿的移动方向恰好相反,需要上颌牙的前移和下颌牙的内收。由于这个缘故,对于有争议的骨性Ⅱ类问题,应避免过度的牙齿掩饰性治疗。万一通过正畸治疗后无法达到一个良好的治疗结果,就需要重新将牙齿向相反的方向移动,为其后的正颌手术做准备。因此,对于这样的患者,应该有一个系统的治疗计划。如果不能确保牙齿掩饰治疗结果的成功,那么就可以选择正畸治疗与正颌手术相结合的方法,来解决骨性Ⅱ类问题。

(二) 近中错𬌗

近中错𬌗在各类错𬌗畸形中远少于牙量骨量不调及远中错𬌗,在美国人群中不到5%。亚洲人患病率较高。中国、韩国、日本人由于上颌发育不足的比例较大,其近中错𬌗的发生率从4%~14%不等。但是一项对9~15岁中国儿童的研究将近中错𬌗分为"假性"和"真性",结果发现不论真性还是假性患病率均很低,分别是2.3%和1.7%。而根据北大口腔医院的调查,乳牙期、替牙期和恒牙期患病率分别约为8.4%、4.6%和5.5%。

关于近中错𬌗的构成,一项对近中错𬌗手术患者的研究证实上颌发育不足,伴下颌发育过度者最常见,占30.1%,而上颌正常、下颌过度者占样本的19.2%。但是多数韩国近中错𬌗患者是上颌正常而下颌发育过度(47.7%),只有少数患者是上颌不足伴下颌过度者(13.5%)。

1. 错𬌗机制 近中错𬌗多为安氏Ⅲ类错𬌗的患者,表现为下颌相对偏于近中的位置、第一恒磨牙呈近中关系、前牙反𬌗。可以由于骨性原因如上颌长度发育不足、上颌位置靠后、下颌发育过度、下颌位置偏前;也可以由于上颌牙弓的后缩或上前牙的直立或下牙弓的前突或下前牙的唇倾及唇向萌出;还可以由于上下颌牙量不调如上前牙过小、缺失牙或下前牙过大所致。

2. 病因 近中错𬌗的病因包括遗传因素、疾病,局部环境因素和口腔不良习惯。近中错𬌗常伴有Ⅲ类骨骼型,Ⅲ类骨骼的生长是以多种因素为基础的,受到遗传、功能、骨骼的变形、大小和位置的影响。根据 Enlow 的研究,造成Ⅲ类骨骼型的面部骨骼包括前后颅底、鼻上颌复合体以及下颌的升支和体部。只有少数类型的近中错𬌗是由特殊的生长干扰造成的。这一研究还表明，像反覆盖这样的𬌗功能干扰能改变下颌的生长方向和形态。较严重的近中错𬌗是由遗传因素及使之恶化的环境因素共同作用造成的。

（1）遗传因素：下颌骨的生长受遗传控制较明显，下颌前突的患者常有明显的家族史。

（2）疾病：一些先天和后天的疾病会影响到颌骨和牙齿的生长发育，从而造成近中错𬌗。

1）先天性唇腭裂：由于多次手术对上颌骨的创伤及腭部瘢痕等原因影响上颌发育，加之上颌前牙较直立和舌倾，唇腭裂患者手术修复后反𬌗较常见。

2）遗传综合征：一些综合征由于影响到颌骨或牙齿发育，而导致近中错𬌗的发生。常见的有先天愚型、颅骨-锁骨发育不全综合征、Crouzon 综合征和虹膜-牙齿发育不全综合征。

3）全身疾病：维生素 D 缺乏所致的佝偻病，其因钙磷代谢紊乱而使颌骨发育畸形产生前牙反𬌗及开𬌗；垂体功能亢进所导致的肢端肥大症常造成下颌骨过度发育产生前牙的反𬌗及下颌前突；一些影响上呼吸道的疾病如扁桃体或腺样体肥大，为了保持气道的通畅，常使患者前伸舌体带动下颌骨前伸，从而导致前牙的反𬌗和下颌前突。

（3）局部环境因素

1）上颌乳前牙滞留：上颌乳前牙的滞留常造成恒切牙腭向萌出，导致前牙反𬌗的产生。

2）多数乳磨牙早失：多数乳磨牙早失后牙弓后部失去支撑，患者常前伸下颌以建立后部的接触关系，长期作用易导致近中错𬌗的产生。

3）上切牙缺失或早失：牙齿的存在对于牙槽骨的保存以及颌骨的发育至关重要。如果恒切牙缺失或小牙畸形（常为上颌侧切牙）；上颌前牙早失（常为上颌中切牙），以及上颌前部牙齿阻生（常见上颌尖牙阻生）常会导致上颌骨前部发育不足，产生近中错𬌗，尤其是前牙的反𬌗。

4）乳尖牙磨耗不足：过高过尖的尖牙易造成𬌗干扰，为避开𬌗干扰，下颌向前移位，产生近中移位。

（4）口腔不良习惯：一些不良习惯如伸舌、咬唇、吮指及伸下颌习惯，都可以导致下颌的前移及上颌的发育受限，从而产生近中错𬌗。

3. 临床表现 近中错𬌗的患者主要表现为前后向关系的不调，一般有前牙反𬌗（4 个切牙以上）、尖牙及磨牙呈近中关系，但也有磨牙为中性关系的。但是骨骼型却形态各异，在我国近中错𬌗的患者中，下颌前突所占比例较大。骨性近中错𬌗常有牙齿的代偿，上前牙唇倾、下前牙舌倾。在近中错𬌗患者中常存在上颌较明显的拥挤，下颌的拥挤通常较轻（图 18-55）。虽然患者的软组织存在一定程度的代偿，但是患者一般会表现出面中部凹陷的Ⅲ类面型（图 18-56）。垂直向关系可以表现出面下 1/3 正常、减小或增高。

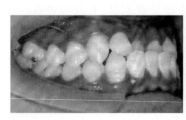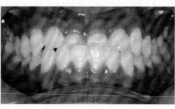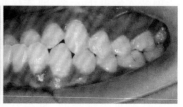

图 18-55 近中错𬌗患者的口内临床表现

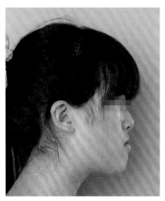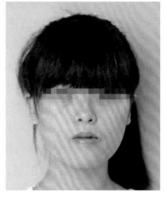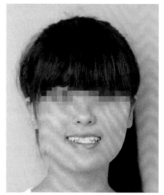

图 18-56 近中错𬌗患者的面型

4. 临床分型及鉴别诊断 近中错𬌗可以依据牙颌表现、矢状骨面型和病因机制分型。牙颌表现的分型参考磨牙关系，如果磨牙近中关系则为安氏Ⅲ类错𬌗、磨牙如为中性关系则是安氏Ⅰ类错𬌗；与远中错𬌗相同，依据致病机制将近中错𬌗分为牙性、功能性和骨性。

（1）牙性近中错𬌗：由于牙齿萌出、替牙障碍或萌出异常造成的前牙反𬌗，一般没有颌骨大小及形态的异常，磨牙关系可以是近中，但多为中性，患者没有明显的颜面异常。

（2）功能性近中错𬌗：前牙反𬌗是由神经-肌肉参与形成的，多由咬合干扰、不良口腔习惯及扁桃体腺样体肥大所致。功能性反𬌗的患者一般前牙反覆盖不大，反覆𬌗较深，下颌能够后退至前牙对刃关系，且下颌后退至对刃时侧貌形态明显改善。患者一般也无颌骨形态与大小的异常。

（3）骨性近中错𬌗：前牙反𬌗及近中错𬌗是由于上下颌骨的异常所致。患者表现出上颌发育不足和/或下颌发育过度，磨牙和尖牙的近中关系，前牙反覆盖较大，牙齿常出现一定程度的代偿，即上前牙唇倾、下前牙舌倾。可见明显的面部畸形如面中部凹陷等。在骨性近中错𬌗患者中以下颌骨的发育过度为主。根据北京大学口腔医学院的研究表明，在骨性近中错𬌗的患者中下颌前突率约占 60%。

近中错𬌗的诊断中牙性错𬌗一般较容易诊断，功能性和骨性错𬌗的鉴别稍困难。因为一些功能性错𬌗的患者也存在骨骼的异常，而一些骨性错𬌗的患者往往也伴有一些功能因素。而骨性近中错𬌗的鉴别诊断在成功治疗中扮演着重要角色。通常，骨性错𬌗者，磨牙近中关系，下颌虽可后退但不能退至切牙对刃；骨面型为Ⅲ类；存在颌骨的畸形。而功能性错𬌗者，下颌能够后退至或接近切牙对刃；检查时下颌从正中关系位到牙尖交错位的移动过程中有明显的下颌向前移动。

一般情况下，存在骨性畸形的近中错𬌗患者预后较差；牙性近中错𬌗患者的治疗相对简单；功能性近中错𬌗及早矫治，预后也较好。

为了鉴别近中错𬌗的病因机制，可以按照以下步骤来评估患者。首先，询问患者或家长在家族成员中是否存在下颌过大或前牙反𬌗是很重要的。如果有近亲需要进行正颌手术，那么这位患者可能也会表现出严重的骨骼不调。第二，分析是否有功能性移位也很重要。应该评价上下颌的关系以确定是否有牙尖交错位和正中关系位不调。异常的牙齿接触迫使下颌向前，可能造成下颌的前移位。这些患者多表现为Ⅰ类骨骼型、正常面型、正中关系位磨牙Ⅰ类关系，但牙尖交错位时牙齿及骨骼型为Ⅲ类。对这种"假性"Ⅲ类应进行早期治疗可为以后的生长发育提供一个更有利的环境。第三,需要头颅侧位 X 线片完成诊断,帮助临床医师制订治疗计划。应用头影测量分析来定量记录近中错𬌗的严重程度,并确定畸形的潜在原因。第四,当治疗计划是以改善面部美观为主时,诊断中最重要的就是全面的临床检查评估。应该嘱患者坐直,在自然头位下评价骨骼的矢状向关系和垂直比例。任何侧貌的不协调都应记录下来。同样,还要在这个位置评价面部和牙齿不对称等横向不调,还要检查颞下颌关节、有关的肌肉及口腔黏膜。

5. 近中错𬌗的矫治

(1) 矫治原则:安氏Ⅲ类错𬌗一般会随着生长发育的进行而逐渐加重,到目前为止临床上尚无有效的抑止下颌生长的矫治手段,对于近中错𬌗的矫治常常随着患者的生长有所复发。所以,安氏Ⅲ类错𬌗患者的错𬌗机制和错𬌗类型的分析与确定在正畸矫治设计中是十分重要的。针对患者的具体情况选择适当的矫治时机和恰当的矫治方法,以获得最佳的矫治效果。一般情况下,安氏Ⅲ类矫治的原则是前移上颌骨或上颌前牙,远中移动下前牙或下颌骨。

1) 牙性近中错𬌗:牙性近中错𬌗的矫治相对容易,主要通过唇倾上颌切牙或舌向移动下颌切牙来完成反𬌗的矫治。一般也需要尽早矫治,解除前牙反𬌗,为患者创造有利的生长发育环境,调动正常的颌骨生长。

2) 功能性近中错𬌗:存在功能因素的安氏Ⅲ类错𬌗,应寻找是否存在早接触或𬌗干扰点并消除干扰。功能性Ⅲ类错𬌗的矫治一般都是通过改变下颌位置,使患者获得牙位与肌位的一致与协调,从而使前牙的反𬌗得以解决。存在功能因素的近中错𬌗一般需要尽早矫治,消除不良功能因素,使颌骨发挥正常的生长潜力。

3) 骨性近中错𬌗:通过检查与头影测量分析确定患者为骨性近中错𬌗,则还应进一步确认骨性错𬌗的机制。如果患者错𬌗的主要原因是上颌骨发育不足或上颌位置异常,则应及早治疗通过矫形前移上颌骨;如果错𬌗的主要原因是下颌发育过度,则患者的预后通常较差,一般需要观察生长至生长发育快速期结束,以最终确定矫治手段与方法,避免过早矫治而人为地延长矫治时间或中途改变治疗计划。以下颌骨发育过度为主的安氏Ⅲ类错𬌗,一般在生长发育快速期前表现明显并随生长显著加重。严重的骨性错𬌗患者由于存在明显的颜面畸形,需要正颌外科-正畸联合治疗;中度以下的骨性安氏Ⅲ类错𬌗可以掩饰治疗,可通过唇向移动上颌前牙和舌向移动下颌牙齿完成矫治。

(2) 各阶段矫治:与远中错𬌗相反,安氏Ⅲ类错𬌗有随着生长发育加重的趋势,使得正畸治疗较为复杂,在生长发育的各个时期正畸治疗的侧重点和矫治方法也有所不同。

1) 乳牙期:乳牙期很少见到严重的安氏Ⅲ类错𬌗,患者的前牙反覆盖一般不大,牙性和功能性错𬌗较多见,骨性错𬌗相对较少。即使存在颌骨畸形,也不严重,患者对于矫形治疗和颌位改变的适应性很强,矫治需要的时间也相对较短。乳牙期需要解决的主要问题是去除不良的功能因素,解除前牙的反𬌗,促进上颌骨的发育及限制下颌的生长。乳牙期使用的矫治器相对简单,联冠式斜面导板、𬌗垫舌簧矫治器是最常用的矫治器。对于一些下颌略前突的患者可以使用头帽颏兜,上颌发育不足的患者可以戴用前方牵引矫治器。

a. 乳尖牙的调𬌗:一些由于乳尖牙磨耗不足所致的前牙反𬌗,一般前牙反覆𬌗、反覆盖不大,临床检查可见没有明显磨耗的乳尖牙。通过调磨乳尖牙,前牙的反𬌗即可得到矫治。

b. 下颌联冠斜面导板:在患者的反覆𬌗较深、反覆盖较小且牙列整齐时可以使用,患者的下颌一般能够后退。患者戴用后由于仅有上前牙与斜面导板有咬合接触,只能进食较软食物。要求患者每周复诊,通过调磨斜面导板与上前牙咬合接触的点引导前牙建立正常的覆盖关系,一般仅戴用4~6周即能完成矫治。

c. 上颌𬌗垫舌簧矫治器:用于上颌切牙较舌倾的患者,要求患者除刷牙外全天戴用。通过舌簧加力唇向移动上颌切牙解除前牙反𬌗。对于一些有功能性移位的患者也可以制作下颌后退位𬌗垫,在改变牙位的同时矫治异常的颌位。乳牙期患者很少应用下颌𬌗垫唇弓矫治器。

d. 头帽颏兜:理论上头帽颏兜通过施力于下颌髁突可以限制颌骨的生长。但是,许多研究均表明这种作用不显著,颏兜的作用多为顺时针旋转下颌及舌向倾斜下切牙而起到矫治前牙反𬌗的作用。通过头帽颏兜的治疗(图18-57),患者下颌发生顺时针旋转,从而使面下高增加,故对于面下高较大的患者不主张应用颏兜矫治,以免加重面高度的不调。

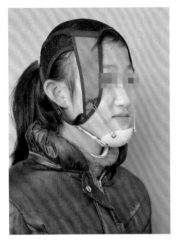

图18-57　使用颏兜矫治近中错𬌗

e. 前方牵引矫治器:对于上颌发育不足的患者,乳牙期也可以应用前方牵引矫治器进行治疗。Delaire等的许多研究表明较小年龄开始矫治的患者骨骼改变较大。由于乳牙期口内矫治器固位较差,前方牵引时常用口内黏着式基托矫治器以增强固位作用。

2)替牙期:替牙期患者的生长发育活跃,对于牙性、功能性反𬌗及某些骨性反𬌗是治疗的好时机。但是对于骨性反𬌗需要明确异常来自于上颌还是下颌,由于上颌发育不足所致的近中错𬌗应及早进行治疗,而对于下颌发育过度所致的近中错𬌗,一般会随着生长发育加重,许多患者到快速发育期末常会出现明显的颌骨和颜面畸形,对于这类患者观察生长、适当延迟正畸治疗较好。替牙期需要解决的主要问题是去除不良的功能因素、促进上颌骨发育及限制下颌骨发育。为了获得矫治器足够的固位和避免矫治时间的不必要延长,替牙期前牙反𬌗的矫治一般从8岁左右开始,矫治时间不宜过长,以避免对患者正常生长发育的影响。对于存在拥挤的反𬌗患者,替牙期一般不解决拥挤问题,尤其不考虑拔牙矫治,此期主要解决反𬌗及影响功能和发育的错𬌗,拥挤问题留至恒牙期再行解决。替牙期反𬌗的矫治一般不使用较复杂的矫治器和矫治技术。

a. 上颌𬌗垫舌簧矫治器:一般用于上前牙较舌倾而下牙轴基本正常的前牙反𬌗患者,对于下颌有功能性前移的患者可以制作下颌后退位𬌗垫。

b. 𬌗垫唇弓矫治器:对于由于下前牙唇倾而上前牙正常的前牙反𬌗患者,可以通过舌向移动下颌前牙解决反𬌗问题。使用下颌𬌗垫唇弓矫治器时,也要求患者除刷牙之外全天戴用。在唇弓加力时应注意下前牙舌侧基托的缓冲调磨,以利于下前牙的舌向移动。

c. 前方牵引矫治器:替牙期由于上颌发育不足所致的前牙反𬌗,患者面部高度偏小或正常,可应用前方牵引矫治器。前方牵引的口内装置一般应用Hass矫治器,尽量将上颌牙齿连成一体,在获得足够固位的同时,也可以进行上颌宽度的调整。曾有报道,在前方牵引治疗之前进行1~2周的快速腭开展,可以加强前方牵引的效果。

d. 功能矫治器:对于有下颌功能性前移的上颌发育不足的近中错𬌗患者,在替牙中期可以选择使用功能矫治器。Fränkel Ⅲ型矫治器(图18-58)在临床上应用较多。通过改变下颌位置、调节和控制牙齿的萌出、促进上颌骨的发育等矫治前牙反𬌗。Fränkel矫治器还有唇倾

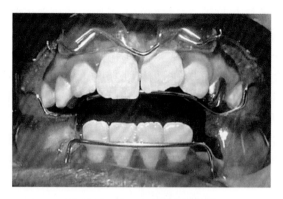

图 18-58 Fränkel Ⅲ型矫治器

上前牙和舌倾下前牙的作用。研究表明尽管功能矫治器与颏兜的作用原理大不相同,但是功能矫治器的作用与头帽颏兜对反𬌗的矫治效果相似。另外,由于功能矫治器不需要严格固位,对于正在替牙阶段乳牙开始松动的患者或者恒牙尚未萌出的患者都可以应用功能矫治器及时矫治。但是,对于骨骼严重畸形或牙列拥挤明显的患者,不应使用功能矫治器。

e. 局部固定矫治器:对于一些上颌切牙舌倾或者下前牙唇倾并有牙间隙,尤其是前牙还存在扭转斜轴等问题的替牙期反𬌗患者,可以应用局部固定矫治器(2×4 矫治器),在矫治反𬌗的同时解决前牙的其他问题。一般在第一恒磨牙上粘接带环,同时在四个切牙上粘接托槽,使用 0.016 英寸不锈钢圆丝(图 18-59)。此阶段由于患者前牙刚萌出不久,牙根尚未发育,不适于使用方丝和较大的矫治力,以免引起牙根吸收。

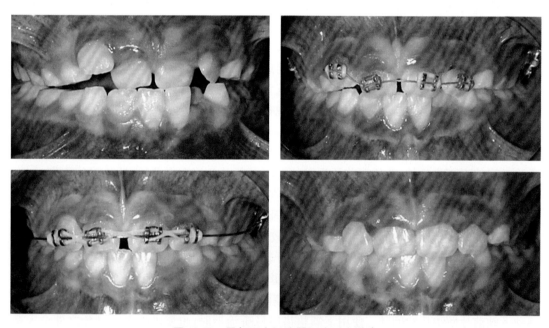

图 18-59 局部固定矫治器矫治近中错𬌗

3)恒牙期:近中错𬌗之所以矫治复杂,是因为其有随着生长发育加重的可能,并且难以预测。一些患者虽然在乳牙期及替牙期进行过反𬌗的正畸治疗,随着青春快速生长期的到来生长发育加速,前牙的反𬌗及前后向关系的不调再度表现出来或明显加重,常使治疗变得复杂。所以,对于近中错𬌗的矫治,正确的诊断和错𬌗机制的分析是至关重要的。对于由下颌发育过度引起的近中错𬌗,应适当延迟矫治。待生长发育基本完成,再明确患者的治疗方案,是选择正颌外科-正畸联合矫治还是单纯的正畸治疗。恒牙期对于近中错𬌗的患者必须制订出确切的矫治方案,较严重的骨性近中错𬌗且上下颌前牙已经出现明显代偿的患者需要进行手术治疗。中度以下的骨性错𬌗可以进行掩饰治疗,通过适当唇向移动上颌前牙、舌向移动下颌前牙矫治前牙的反𬌗。

①牙齿掩饰性治疗

A. 上颌切牙位置的确定:对于进行掩饰治疗的患者,一般希望上颌前牙唇向移动或唇倾,这有利于前牙反𬌗的矫治。但是,上颌前牙向近中的移动又是有限度的,过度的唇向移动或唇倾上切牙会造成矫治结果的不稳定、牙周组织的损害或矫治失败。一般来讲,U1-APo的距离为+6mm、U1-PP 的夹角<120°,否则会造成上颌前牙过度唇倾,引起牙龈的退缩而影响美观。对于恒牙期的近中错𬌗,由于上颌生长产生的上前牙近中移动一般不会显著,因为上颌骨的生长及面部深度在 13~14 岁已经完成95%。

B. 拔牙决定及拔牙模式:对于多数近中错𬌗的患者一般不需要进行拔牙矫治。通过唇向移动上前牙和舌向移动下前牙建立正常的覆盖关系。但是,对于存在较严重拥挤、前突和骨骼畸形却不接受手术治疗的患者则需要拔牙矫治。与安氏Ⅰ类和Ⅱ类错𬌗不同,近中错𬌗的拔牙与否主要由上牙列决定。由于上颌前牙的唇向移动有利于前牙反𬌗的矫治,所以上颌不拔牙是有利的。同时,对于上颌存在的拥挤可以通过上颌前牙的唇向移动来解决。一般情况下,上颌切牙每唇倾 2.5°,可以为上颌牙弓提供 1mm 间隙,所以对于轻度上颌牙列的拥挤,可以考虑不拔牙。决定上颌拔牙的因素有上颌牙弓的拥挤度、上颌牙弓的突度等。

拔除四个第一前磨牙:适用于患者上下颌存在较严重的拥挤;或牙弓前突同时下颌后退;或上颌拥挤较重,前牙反𬌗明显,尖牙及磨牙近中关系,下颌不存在明显的拥挤,骨骼畸形不严重。

拔除上颌第二、下颌第一前磨牙:这种拔牙模式是近中错𬌗掩饰治疗中最常见的拔牙模式。近中错𬌗患者常见上颌存在拥挤而下颌较齐,尖牙与磨牙为近中关系。上颌拔牙主要用于解决牙列拥挤问题,而下颌的拔牙间隙主要用于内收下前牙、矫治反𬌗。

拔除下颌第一前磨牙:适用于上颌无严重拥挤、牙轴较直立,而下颌存在拥挤或下颌前牙唇倾,尖牙呈近中关系,前牙反𬌗。拔牙矫治后可以达到牙列排齐,尖牙呈中性关系,但是磨牙仍为近中关系。

拔除第二或第三磨牙:一些学者的研究表明磨牙区的挤压效应在下颌骨升支生长良好的情况下,会导致近中错𬌗的出现。所以,有些学者主张拔除第三磨牙或第二磨牙以去除后部的挤压,同时提供间隙向远中移动下牙弓,矫治前牙的反𬌗。一般情况下,需要拔除下颌第二或第三磨牙的患者,不存在较严重的牙列拥挤,面型较直,下颌平面角为高角。磨牙的拔除既为下颌牙列的远中移动提供了间隙,又避免了拔除前磨牙,造成面中部的进一步塌陷。

拔除一个下颌切牙:对于一些成人患者,上下颌拥挤较轻,前牙存在反𬌗,牙弓后段尖窝关系较好,尤其是 Bolton 指数较大的患者可以拔除一个下颌切牙,内收下前牙,解除前牙反𬌗。

C. 前牙覆盖的建立:对于近中错𬌗的患者建立正常的前牙覆盖关系是治疗成功的指标之一。覆盖的建立由上颌前牙的唇向移动和下颌前牙的舌向移动及下颌骨的远中移动来完成。在矫治设计时应充分估计下颌生长,正确分析上下颌牙齿可以移动的量,以避免矫治后无法建立正常覆盖。Ⅲ类牵引是建立前牙覆盖的最有效手段,对于处于恒牙初期的一些上颌发育稍差的患者,配合上颌骨的前方牵引治疗,对反𬌗的解除及前牙覆盖的建立也是一个常用的矫治方法。

不拔牙的患者,上颌前牙需要向近中移动,在解除拥挤的同时减小前牙的反覆盖,上颌前牙移动时应注意不要过度唇倾;下颌前牙需要向远中移动,主要依靠Ⅲ类牵引后移下前牙或下颌骨。种植支抗也可用于远中移动下颌后牙,一般将微种植体置于第二前磨牙和第一磨牙之间,利用镍钛推簧来远移磨牙。先将磨牙远移,再内收下前牙。如果最初的微种植体阻碍前牙内收,就需要在其远中重新植入或植于第一磨牙和第二磨牙之间。但是由于不拔牙,下颌切牙舌向移动的量较小。尤其是对于下颌不能后退的患者,治疗前前牙的反覆盖不应太大。

拔牙的患者,前牙覆盖的建立主要依靠下颌前牙的舌向移动。对于牙弓突度不大的患者需要在治疗中保持上颌前牙治疗前的位置,上颌的拔牙间隙主要用来解决拥挤,而不进行上颌牙弓的内收。对于下颌前牙的舌向移动,由于下颌骨的形态特征的限制,下前牙整体远中移动的量很小,主要为下颌切牙的舌倾移动。在内收下颌前牙的过程中,也需要注意不应过度舌向倾斜,避免对牙周组织造成伤害,引起牙龈退缩或牙根吸收以及矫治结果的不稳定。在牙列整平排齐以后,应用颌内牵引或滑动法、关闭曲法关闭拔牙间隙,通常同时应用Ⅲ类牵引,辅助下颌前牙的内收。

D. 磨牙关系的调整:在近中错𬌗的矫治中,磨牙和尖牙在矫治后获得中性关系也是十分重要的,除了一些拔除下颌前磨牙或切牙的成人患者,一般均需要得到良好的中性咬合关系。对于拔除下颌前磨牙或下切牙的患者,虽然矫治后不能获得中性关系,但是,后牙段也应获得较好的尖窝交错关系,使患者具有良好的咀嚼功能。Ⅲ类磨牙关系的调整主要来自于上颌磨牙的近中移动;一部分拔除第二或第三磨牙的患者磨牙关系的调整来自于下颌磨牙的远中移动;另外对于下颌可以后退的患者,部分磨牙关系的调整也可来自于下颌的后移。但是无论哪种情况,磨牙关系从近中到中性的调整,均离不开Ⅲ类牵引的使用。对于不拔牙的患者,Ⅲ类牵引主要通过磨牙的远中倾斜移动或下颌骨的后移完成矫治。应用Ⅲ类牵引时,拔除前磨牙的患者尤其应注意同时应用较硬的方丝,以便对前牙进行转矩控制,避免下前牙过度舌倾;不拔牙或上颌不拔牙的患者,应注意在应用Ⅲ类牵引时,上颌必须使用方丝,以便对上颌前牙进行控制,避免上颌前牙的过度唇倾。

矫治注意事项:存在骨骼关系不调的近中错𬌗通常有一定程度的牙齿代偿——下切牙舌向倾斜和上切牙唇向倾斜。对于下颌存在拥挤的患者,尤其是使用方丝弓和直丝弓进行矫治的患者,在矫治的开始阶段应该注意避免下颌切牙的唇向倾斜,使前牙的反𬌗继续加重。对于下颌拔牙的患者,可以通过尖牙的向后结扎和牵引为前牙提供间隙以便排齐;而下颌不拔牙的患者在矫治中也不希望下颌前牙过多地唇向倾斜,通常可以通过及早应用Ⅲ类牵引向后移动下颌后牙提供排齐牙列的间隙,也可以在开始矫治时使用麻花方丝进行排齐,可以有效避免矫治中下前牙的唇向倾斜。近中错𬌗患者的矫治中,一般需要上颌前牙的近中移动,但是应注意在矫治中应避免过度地唇倾上颌前牙而造成牙龈退缩和牙冠伸长,从而影响美观和牙齿健康。另外,在矫治结束时建立良好的前牙覆𬌗、覆盖对于近中错𬌗矫治结果的稳定是十分必要的。

②正颌外科矫治:生长潜力较小或已无生长潜力的相对较严重的骨性错𬌗患者,由于存在明显的颜面畸形常常不能单纯使用掩饰性治疗,此时需要进行正颌外科-正畸联合治疗。

此类严重的骨性错𬌗畸形往往影响到患者的心理健康及社交,因此患者会希望通过正颌手术改善面部的美观。但对于边缘性骨性不调的患者是采取手术还是非手术治疗,一般既要考患者的颌骨异常程度、软组织外貌和咬合功能,还要考虑患者的主观意愿、心理状态及矫治的期望值。就骨性近中错𬌗患者来说,手术的术式有 Le Fort Ⅰ型截骨术、Le Fort Ⅱ型截骨术、下颌升支截骨术(包括升支的水平截骨术、垂直及斜形截骨术、矢状劈开截骨术)等。可在术前进行手术效果模拟。

　　手术治疗需要术前术后正畸。术前正畸的目的在于通过牙齿三维方向的移动,去除牙齿的代偿,最终有利于术中骨块的移动,解除颌骨畸形。在正颌手术后再进行术后正畸,进一步排齐牙列,建立正常的覆𬌗覆盖,到达理想的咬合关系(图 18-60~图 18-64)。

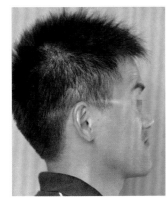
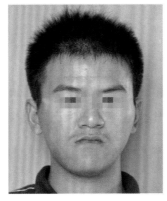
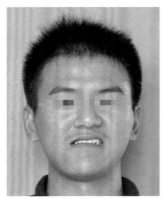

图 18-60　近中错𬌗患者正颌手术前面像

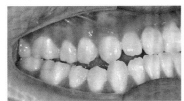
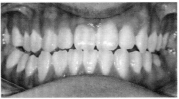
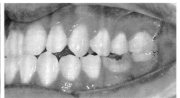

图 18-61　患者正颌手术前口内像

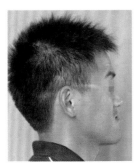
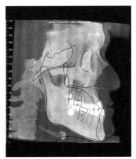

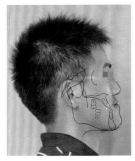
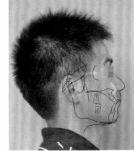
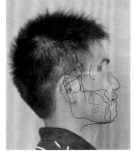
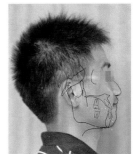

图 18-62　患者正颌手术前模拟

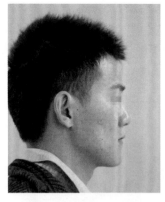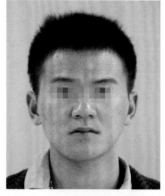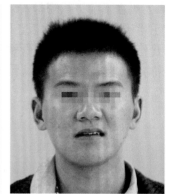

图 18-63　患者正颌手术后面像

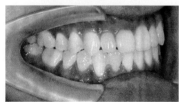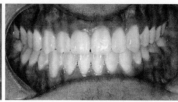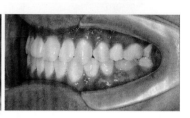

图 18-64　患者正颌手术后口内像

（王　林）

第三节　垂直向不调的矫治

由于以往对错𬌗畸形的诊断是以安氏分类为主,正畸医师常常只注意到矢状向错𬌗,而忽略了垂直向不调。近年来,学者们逐渐认识到垂直面型在错𬌗畸形诊断和治疗中的重要性。它不仅为颅面复合体的生长方向提供了线索,而且直接影响治疗的成功与否。用于描述垂直向不调的说法很多,通常将其分为高角型和低角型两大类。本节将具体介绍其病因及临床诊断,阐明如何通过正畸的方法改善患者的垂直向不调。

一、垂直向不调的发生机制

垂直向不调通常是由生长发育过程中各种不同病因相互作用所造成的,比如上下颌骨的生长发育,牙齿萌出过程中唇、舌、牙槽骨间的相互影响以及口颌系统的功能不调。尤其是上颌骨缝以及髁突的生长速率,会对垂直向不调造成深远的影响。另外,对于开𬌗以及深覆𬌗的患者来说,下颌骨的生长趋势则是一个非常重要的影响因素。因此,了解颌面部的生长发育在垂直向不调中所起的作用,以及口颌系统的功能不调对垂直向发育所产生的影响是十分重要的。

1. 下颌骨的生长与垂直向不调的关联　研究表明,下颌骨的生长方向多种多样,其中下颌髁突主要以垂直向生长为主,伴随少量的水平向生长,并且以向前生长多见,几乎很少有髁突的向后生长。以髁突水平向生长为主的患者通常前面高较短,临床可表现为深覆𬌗,甚至是内倾型深覆𬌗。下颌骨体的生长则以垂直向生长为主,当垂直向生长过度时则可能引起下颌位置的改变,通常会表现为安氏Ⅱ类1分类的错𬌗畸形。患有长面综合征或者下面高显著较长的患者常常是由于髁突过度向后生长以及下颌升支垂直向生长过度造成的,这种类型的患者常表现为安氏Ⅰ类或安氏Ⅱ类合并前牙区开𬌗。

2. 上颌的生长方向与垂直向不调的关联 上颌的生长是以两种方式进行的,一是骨缝间成骨;二是骨表面改形(图18-65)。上颌骨后上方的骨缝间隙增宽,新骨沉积,使得上颌骨向下向前移动。并且,在上颌移动过程中,上颌骨的前表面也在发生改建,大部分表面为骨吸收而非骨沉积,虽然改建方向与移位方向相反,但相对于颅骨而言,上颌总的生长变化是向下向前移动了。当上颌骨垂直发育过度时,前面高增加,从而导致下颌的向下向后旋转,造成高角面型。相反,若上颌发育不足,前面高减小,下颌则发生前上旋转,形成低角面型。

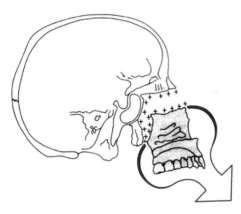

图18-65 上颌骨的生长方式

3. 颌骨的旋转生长与垂直向不调的关联 颌面部的发育不仅与髁突的生长方向有关,也是前面高与后面高相互作用的结果。不同的面高会导致下颌骨位置发生改变,从而改变颏部的位置。上下颌后牙的萌出以及上颌的下降会引起前面高的增加。而颞下颌关节关节窝的下降以及髁突的生长则会导致后面高的增加。当髁突的垂直向生长超过了牙槽骨的生长,下颌则发生逆时针旋转。相反,当牙槽骨的生长超过了髁突的垂直生长量,则会导致下颌后退以及下颌骨顺时针旋转。

某些病例在生长发育高峰期的时候,颌骨的逆时针旋转会变得十分明显。这个时期发展为深覆𬌗的概率明显增加了。但是深覆𬌗的形成还依赖于上下颌切牙的位置关系。如果下颌切牙与上切牙的舌面有适当稳定的咬合接触,则其旋转中心并不会因为颌骨的生长而发生改变,始终是位于前牙的,不会发展成为深覆𬌗。有研究表明,在理想情况下,下颌骨是以切牙作为旋转中心的(图18-66A)。然而,当唇功能不全,存在吮指习惯或者颌骨有严重的矢状向不调时,切牙的咬合接触将会出现问题,常常会发展为骨性深覆𬌗,这时颌骨的旋转中心将沿着𬌗平面后移,这种骨性深覆𬌗通常很早发生,然后逐步发展,直到青春期时最为明显(图18-66B)。虽然下颌骨的生长趋势受到遗传的影响无法改变,但可以通过正畸的方式来改变其咬合关系,对于严重骨性的错颌畸形应该早期干预,长期治疗及随访。

髁突向后生长的患者,其前后面高的生长量比较相近,下颌骨几乎不会发生旋转。然而,当前面高的生长多于后面高时,下颌骨会出现顺时针旋转,其旋转中心位于髁突附近,当下颌骨顺时针旋转且伴有牙槽骨垂直生长过度时,前牙出现开𬌗(图18-66C)。对于这种类型的患者,正畸治疗过程中要避免伸长磨牙等导致下颌顺时针旋转的因素,该类患者由于咀嚼功能较弱,拔牙治疗时一定要密切关注垂直向的控制。

然后,生长发育的多样性不仅会改变错𬌗畸形的发展,还会影响正畸治疗时间的长短。例如在髁突发育的高峰期,髁突每年至少生长1~2mm。正畸医师很难预估患者的生长发育

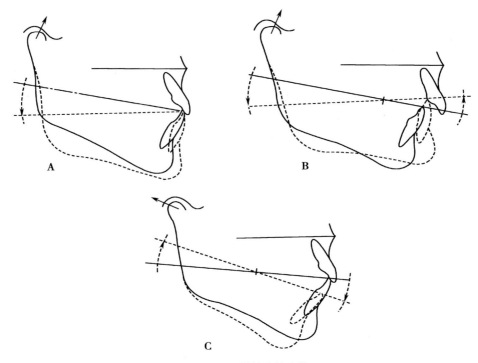

图 18-66 颌骨的旋转生长

A. 下颌旋转中心位于切牙时颌骨的生长方向　　B. 前牙咬合关系不稳定时颌骨的生长方向
C. 垂直生长过度时颌骨的生长方向

情况,正畸治疗时间会相应延长。

4. 面部形态、肌功能与垂直向不调的关联　有学者对高角、低角、均角三组患者的面部形态进行了研究分析,发现高角和低角患者面上部有相似的发展趋势。高角患者腭平面至上颌磨牙的垂直高度、后牙的萌出量以及下前面高明显大于均角和低角患者。但高角患者的咀嚼肌张力明显要低于低角患者。均角和高角患者处于下颌姿势位时的差异以及气道的开放状态与"长面综合征"有很大关联。高角病例中常可发现呼吸道方面的问题,比如腺样体增生、扁桃体增生,或者由于感染、过敏造成的气道阻塞。有研究证实,进行腺样体或扁桃体摘除术后,下颌平面角以及前面高都会有所减小。

综上所述,高角面型是由于后面高生长不足和/或前面高生长过度造成的。下颌升支短或者关节窝位置靠前上方均会导致后面高不足,而髁突向后生长、上颌骨垂直发育过度或者后牙萌出过度则会造成前面高生长过度。另外,遗传、不良习惯、舌体发育异常以及颌面部软组织结构的异常都有可能造成高角面型的形成。低角面型则是由于后面高生长过度和/或前面高生长不足造成。下颌升支较长或者关节窝向后下方生长均会导致后面高过长,而髁突向前上方生长、上颌骨垂直发育不足或者后牙萌出不足则会造成前面高生长不足,进而造成低角面型。

二、垂直向不调的分类、诊断及临床特征

垂直向不调可分为高角型和低角型两种。

1. 高角型错𬌗畸形

（1）诊断：高角型为一种垂直向发育异常，并非下颌平面角大者即为高角型，因为下颌角和下颌下缘在生长改建过程中变化较大，所以单纯以下颌平面角作为诊断标准可能掩盖了下颌真实的旋转方向，对垂直面型的正确诊断还应结合其他指标。通常，当满足前颅底-下颌平面角（SN-MP）>40°，FH平面-下颌平面角（FH-MP）>32°，并且后面高与前面高比值（S-Go/N-Me）<68%，下前面高与前面高比值（ANS-Me/N-Me）>58%时，我们才能将其诊断为高角型（图18-67）。

（2）临床特征

1）面型：正面看多为窄长脸型，两侧下颌角不明显，常伴有唇功能不足，开唇露齿。侧面看呈开张面型，面下三分之一较长，颏部不明显。

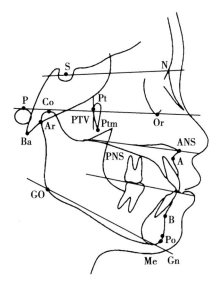

图18-67 高角型诊断指标

2）牙：常见上牙弓狭窄，切牙多唇向倾斜，前牙拥挤较少见，前牙覆𬌗浅甚至呈现开𬌗倾向。Spee曲线平坦或反向。

3）颌骨形态：腭平面、𬌗平面、下颌平面向下倾斜，上下颌中切牙交角较小。

4）软组织和气道：舌位向下向后，软腭向后倾斜，气道在鼻咽和口咽处狭窄。

5）口颌功能系统：咀嚼肌肌力小、口周肌张力低下，𬌗力较小。

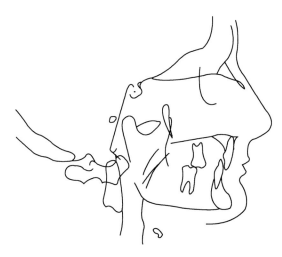

图18-68 低角型错𬌗畸形

2. 低角型错𬌗畸形

（1）诊断：当满足前颅底-下颌平面角（SN-MP）<29°，FH平面-下颌平面角（FH-MP）<22°，并且后面高与前面高比值（S-Go/N-Me）>62%，下前面高与前面高比值（ANS-Me/N-Me）<55%时，我们才能将其诊断为低角型。

（2）临床特征（图18-68）

1）面型：正面观低角病例多为短宽脸型，两侧下颌角呈方形，鼻根部较宽，嘴唇闭合自然。侧面看为聚合面型，面下1/3较短，颏部明显。

2）牙：上牙弓较宽，切牙较直立，前牙深覆𬌗甚至呈闭锁状，后牙牙冠较短，spee曲线深。

3）颌骨形态：腭平面、𬌗平面、下颌平面接近平行，下颌下缘平缓。

4）口颌系统功能：口颌功能较强，咀嚼肌力较大。

三、垂直向不调的矫治与控制

（一）高角型错𬌗畸形的矫治

1. 矫治原则 对于高角型错𬌗畸形骨骼发育异常的患者,应利用其生长发育期间骨骼的可塑性,尽早进行矫治。因此,对于青少年高角患者,应在生长高峰期前即开始对高角病例进行垂直向控制,减缓下颌的向下向后旋转。如果骨骼畸形较严重,需成年后手术者应等到生长发育停止后进行治疗。对于需要拔牙矫治的高角患者,通常可选择靠后拔牙,使靠后的牙齿近中移动,减低后牙槽的垂直高度。另外,高角病例在治疗过程中应时刻注意控制牙齿以及牙槽骨的高度,尽量避免应用使后牙升高的手段,例如颌间牵引、上颌平面导板以及摇椅弓等。如果高角患者需要进行颌间牵引,一定要注意备抗,防止磨牙伸长,例如Ⅲ类牵引需要配合横腭杆使用,而Ⅱ类牵引则应配合上颌磨牙的高位牵引。

2. 矫治方法 首先,对于因不良习惯等后天原因造成的高角患者,应先去除病因,对患者进行肌功能训练。第二,在正畸治疗过程中,要时刻控制后牙的伸长,阻止高角患者的下颌骨在治疗过程中发生后下旋转,即通过控制后牙的高度来控制高角病例的下颌平面,使其不至于相对于颅底进一步打开。压低后牙的方法有被动控制技术和主动控制技术。无论应用什么技术进行压低,压低牙齿的力量应该轻柔且持续。

压低后牙,可根据压低原理分为被动控制技术和主动控制技术。被动控制技术是通过阻止后牙的伸长来抑制后部牙槽的发育,或者刺激髁突生长来实现后牙的相对压低,从而防止下颌平面的后下旋转。通常,临床上可通过口外装置来辅助达到控制骨骼发育的目的。常用的有头帽颏兜、高位牵引头帽以及后牙𬌗垫、功能矫治器等装置。口内则可通过 TPA、MEAW 技术、TWEED 方向力系统来进行垂直向控制。主动控制技术是通过实现后牙的绝对压低以及减小后部牙槽的垂直高度来获得下颌平面的前上旋转。其包括附磁体或弹簧的𬌗垫、磨牙快速压低系统以及近年兴起的微种植体支抗系统。具体矫治手法如下:

（1）头帽颏兜(图 18-69):牵引力经𬌗接触传至上下颌后牙,抑制后部牙槽的垂直发育,减小开𬌗和高角趋势。对于伴有Ⅱ类错𬌗畸形的高角患者,则可以通过颈牵引加头帽颏

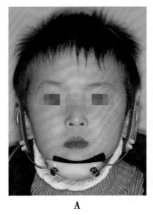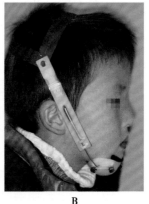

A   B

图 18-69 头帽颏兜
A.正面观 B.侧面观

兜来进行治疗。虽然颏兜牵引能有效进行垂直向控制,但是高度地依赖于患者配合。

(2) 后牙粭垫

1) 传统树脂粭垫:当粭垫厚度超出息止颌间隙后,咀嚼肌被拉伸,肌力通过粭垫传至上下颌后牙,阻止后牙伸长,并且被拉伸的咀嚼肌会引发髁突重塑,升支长度增加,后牙相对压低。

2) 后牙弹性粭垫(图18-70):能更好的提高磨牙压低效率,并且能起到很好的训练咀嚼肌的作用。

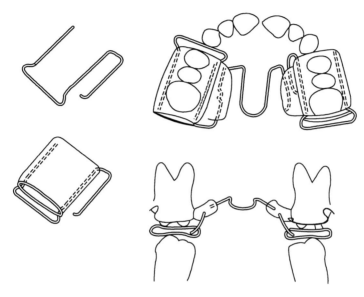

图18-70 后牙弹性粭垫

3) 附磁体或弹簧的粭垫(图18-71):后牙磁力粭垫是利用磁体的相斥力或弹簧的弹力压低后牙,进而使下颌平面发生前上旋转。后牙弹簧粭垫则是取上下第一磨牙离开2mm的蜡粭记录,每侧两个弹簧用0.8mm钢丝弯制,矫治器完成后调节弹簧使粭垫升高2~3mm即可产生磨牙压低作用。

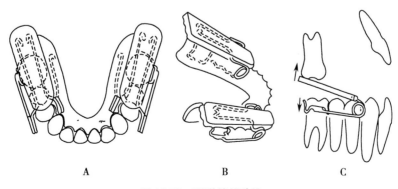

A B C

图18-71 附弹簧的粭垫
A.粭面观 B.侧面观 C.矫治器的作用状态

（3）高位头帽牵引（图18-72）：高位牵引头帽通过控制上颌磨牙进行垂直向控制。其作用力线应通过上颌复合体的阻力中心以达到矫形效果。高位牵引常可以和𬌗垫配合使用，即在𬌗垫内埋入口外弓管，或者直接将其焊接在磨牙带环上，此时，该患者的上、下颌牙弓均会受到牵引头帽的影响。如果牵引力仅仅通过磨牙带环上的口外弓管进行作用，那么只有上颌两颗磨牙会受到影响。但高位牵引的效应依然存在很大争议。

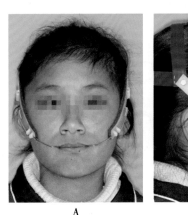
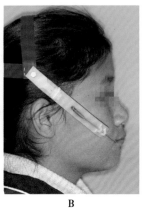
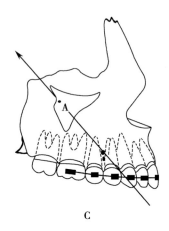

A　　　　　　　　　　　B　　　　　　　　　　　C

图18-72　高位头帽牵引
A.正面观　B.侧面观　C.牵引方向通过上颌复合体阻抗中心

（4）功能矫治器：用于高角患者的功能矫治器需具备两个条件，一是所有的后牙都能与𬌗垫或𬌗支托接触；二是增加上颌高位牵引。临床常用的是头帽-肌激动器（图18-73），适用于合并上颌前突、下颌后缩的骨性Ⅱ类高角病例。

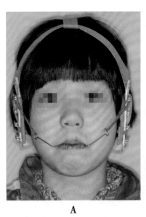
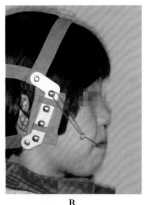

A　　　　　　　　　　　　　　　B

图18-73　头帽-肌激动器
A.正面观　B.侧面观

（5）机械力矫治技术：例如低位横腭杆（图18-74）、MEAW技术、TWEED方向性力系统等。上颌牙槽垂直向发育高度占面高发育的1/3，吞咽时舌体对横腭杆，尤其是低位横腭杆向上的压力能够有效抑制上颌牙槽的垂直向生长。研究表明，在腭盖处放置一个厚的树脂扣，在2年内能使上颌磨牙的垂直生长少于1mm。MEAW技术则是通过附有后倾弯的靴形

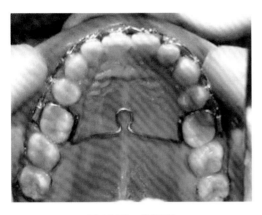

图 18-74　横腭杆

曲直立并压低近中倾斜的后牙,进而获得良好的后部垂直向控制,另外,该技术主要改变是磨牙的直立及前牙的伸长,并无磨牙的压入。MEAW 技术成功的要点在于患者能够很好的进行橡皮筋的牵引配合,不然,开𬌗的情况会因为弓丝力量的激活而更加恶化。TWEED 技术则是通过尖牙高位牵引结合磨牙直立达到控制垂直向高度的目的。

（6）快速磨牙压低装置:一种新型磨牙压低技术,通过固定式的弹力装置同时对上下颌磨牙施加压低力,实现磨牙的绝对压低,且上颌磨牙的压低效果优于下颌磨牙。

（7）种植体支抗系统:通过正畸微种植体系统压低伸长的磨牙,使下颌骨发生前上旋转,改善高角和开𬌗面型。通过种植体植入的部位不同可分别对牙槽骨前部和后部进行垂直向控制。

（二）低角型错𬌗畸形的矫治

1. 矫治原则　由于低角型患者主要表现为深覆𬌗,因此如何打开咬合,增加患者下面高是治疗时最需考虑的。通常临床上可以通过升高后牙、压低前牙或者两者结合来进行矫治。而选择哪种治疗方式则与深覆𬌗的预期生长量、垂直高度、牙齿与周围软组织结构的关系相关。

（1）预期生长量:生长期患者的深覆𬌗矫治效果要优于无生长潜力的患者,且结果更稳定。骨性深覆𬌗患者在生长高峰期治疗时可利用功能矫治(如 activator)引导颌骨的发育,使髁突和上颌复合体骨缝区的垂直向生长发生变化,预留出牙槽骨生长的空间,从而刺激后牙段萌出,矫治深覆𬌗,改善患者面型。而当生长潜力停止后,深覆𬌗只能用牙代偿或者正颌外科手术的方法治疗。

（2）垂直高度的评估:需要考虑升高或者压低机制对患者面部垂直高度的影响,因为它会影响上下颌水平向的位置关系。例如,有些病例中,盲目的增加垂直高度会导致 A、B 点之间差异变大,下面高过大。而对于Ⅱ类 2 分类患者,则可通过增加面高来纠正面型。因此,一般来说,磨牙的伸长要保证不侵犯息止颌间隙,正常情况下,息止颌间隙为 2~4mm,从后向前增大,如果此间隙大于正常,就存在很大机会通过引导牙槽骨的垂直生长来纠正深覆𬌗。另外,由于磨牙每伸长 1mm,前牙区咬合会打开 2~5mm,所以,对于低角患者出来说,伸长磨牙是解除前牙深覆𬌗最便捷的方法,而对于高角患者,则要避免伸长后牙。

（3）软组织分析:临床上应该以上切牙相对上唇的位置关系来决定是维持、压低还是伸长上切牙。唇部处于放松状态时,切牙应露出 2~4mm;微笑时,上切牙应暴露牙冠的 2/3。如果符合这种情况却还有深覆𬌗存在,则应考虑升高后牙或压低下前牙。相反,如果出现露龈笑,或者患者上唇较短时则应选择压低上下前牙,避免一切伸长后牙的做法。

2. 矫治方法

（1）压低切牙:适用于上颌垂直生长过度、上下唇间隙大、下前面高较大或者下颌平面角陡的患者。以往压低切牙被认为是一件不太可能的事情,即使切牙发生压低也可能伴随牙根的吸收。现在研究表明,持续轻力作用产生的反作用力不足以伸长或者远中倾斜后牙,并且当压入力值减弱时,牙根吸收风险也会降低。通常,临床可以采用连续压低弓、三段式压低弓、多用途弓或者种植体支抗进行前牙的压低。

1) 连续压低弓:连续压低弓如图 18-75 所示。后牙段作为一个整体起支抗作用。前牙段由通过切牙的片段弓连接起来。用 0.017 英寸×0.025 英寸或者 0.016 英寸×0.022 英寸的 TMA 弯制,尖牙区弯制一个小台阶或者尖牙不粘托槽使尖牙处弓丝不入槽,当弓丝向前牙段压入时,即会形成压入向的单力偶。

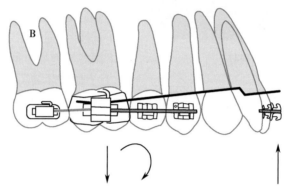

图 18-75　连续压低弓

压低的关键在于力的掌握。力值的大小可以通过查数据表或者直接用测力计进行测试。如果力值过大,可能会导致𬌗平面变陡或者磨牙的远中倾斜。力的大小取决于牙齿的数量和大小。比如说,上切牙压低过程中,压低 4 颗切牙需要 60g 左右的力,后牙备抗后运用连续压低弓进行轻力压低可以起到很好的前牙压低作用,并且维持原始𬌗平面不变。另外,因为辅弓管与切牙托槽的距离较远,弓丝亦能产生较大的形变,提供持续作用力。

另外一个非常重要的事情即确保切牙段的压低弓不要入槽,而应在前牙段放置片段弓,再将压低弓丝用结扎丝与片段弓扎在一起。因为前牙段压低弓丝直接入槽会对切牙牙根产生远中移动的力,而任何根唇向或者舌向的转矩都会使压低力发生变化。根舌向转矩会促进前牙压低、磨牙伸长力的增加以及磨牙的向后旋转,根唇向转矩则会导致前牙伸长。临床上需要谨慎决定哪些牙需要被压低。安氏Ⅱ类 2 分类的患者需要压入两个中切牙,二大多数安氏Ⅱ类 1 分类的患者则需要压低四个切牙。

掌握压低力量的一个关键在于使作用力平行于牙体长轴。如图 18-76 所示,只有当切牙长轴与地面垂直时,压低力才能与牙长轴平行,直接通过牙齿的阻抗中心,切牙将很容易被压低,并且不会出现唇舌向移动。对于唇倾的牙齿,压低力是位于阻抗中心唇侧的,因此除了牙齿的压低作用

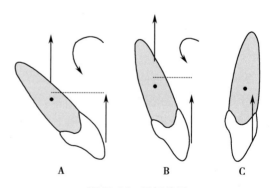

图 18-76　压低前牙

A、B. 当压低力位于阻抗中心唇侧时,牙齿除压低外会产生逆时针旋转　C. 当压低力与切牙长轴垂直时,牙齿压低且不发生唇舌向移动

外,压低弓还会造成牙齿的逆时针旋转,即牙根舌向移动,牙冠唇向移动。这种移动方式对于安氏Ⅱ类2分类的患者来说是有益的,但对牙齿本就唇倾的患者来说并不是一个好的选择。而且,当牙齿唇向移动的力过大时,牙齿几乎不会发生压入,仅仅会更加唇倾。对于这种情况,临床应选择三段式压低弓来进行前牙的压低。

2) 三段式压低弓:三段式压低弓(图18-77)与连续压低弓类似,分为后牙段支抗和前牙段两个部分。可以用来内收以及压低前牙。将 TMA 丝在颊管前 2~3mm 处向龈方弯成 30°角,根据需要减少或者增加角度调整压低力的大小,前牙段弓丝则在侧切牙远中弯制钩型,通过挂在左右侧钩型上的弹性牵引对前牙区施加远中方向的力来改变前牙段的压低方向。当力量与𬌗平面垂直时,会通过切牙的阻抗中心,产生一个向上、向远中的力。

3) 多用途弓:多用途弓(图18-78)用 0.016 英寸×0.022 英寸的不锈钢方丝弯制而成,采用 2×4 矫治器,弓丝跨度大、弹性大,从而对切牙产生较轻的压入力,需注意的是,压低过程中可能发生下前牙的唇倾,因此需要增加前牙的舌向牵引力或者进行弓丝末端回弯,另外也可选择在前牙段弯制舌向转矩,但这样会增加前牙压低力以及后牙的升高力,且难以预计对磨牙产生力偶,不利于控制前牙的压入。

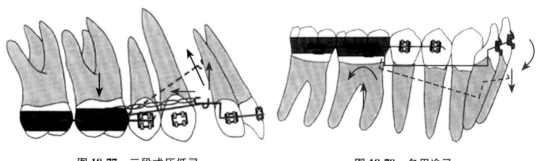

图18-77 三段式压低弓   图18-78 多用途弓

4) 正畸微种植体:在两侧侧切牙和尖牙之间植入一枚种植体,有效压低前牙,矫治深覆𬌗。

(2) 伸长后牙:可运用平面导板以及功能矫治器来起到伸长后牙的作用。平面导板分为固定式和活动式两种,均起到压低前牙,让后牙自由萌出的作用,研究表明,应用平面导板后,前牙区变化很小,压低效果甚微,因此,主要是通过磨牙区牙槽骨的增加来整平 Spee 曲,改善深覆𬌗。固定式平面导板是粘接于上切牙舌侧的树脂,使后牙无咬合接触;而活动式导板则是由前牙树脂平板和固位零件构成,一般后牙打开距离不要超过 2mm,防止突发的关节或肌肉功能变化。而 Twin-Block 功能矫治器则特别适用于Ⅱ类低角患者,导下颌向前,使后牙脱离咬合后自由萌长。在应用以上矫治器时,还可以配合后牙区的垂直向牵引,促进后牙的伸长(图18-79)。

(3) 压低和伸长相结合:前牙托槽靠𬌗方粘接、后牙托槽靠龈方粘接,或者使用反 Spee 曲弓丝(图18-80),通过牙齿间的相互作用达到压低前牙以及伸长后牙的作用。

因此,综上所述,对于还具有生长发育潜能的患者,可应用功能矫治器,如 activator 矫治器、Fränkel 调节器等有效控制颌骨的垂直向生长和旋转,促进后牙的萌出和牙槽骨的生长,

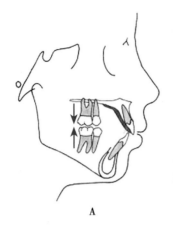
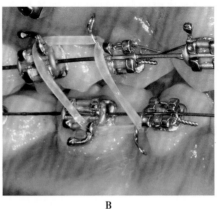

图 18-79 伸长后牙
A.平面导板 B.配合后牙区垂直牵引

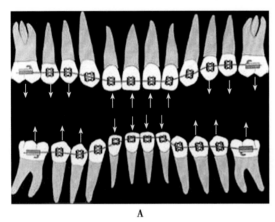
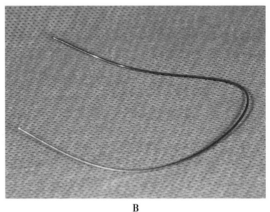

图 18-80 压低和伸长相结合
A.托槽粘接:前牙靠殆方、后牙靠龈方 B.反 Spee 曲弓丝

使下颌顺时针旋转,改善垂直向不调,矫治深覆殆。生长发育后期以及成年患者则采用常规正畸治疗,通过伸长和竖直磨牙和/或压低前牙来矫治深覆殆。但严重的骨性深覆殆,通过常规正畸手段很难达到打开咬合的目的,则需要通过正畸-正颌外科联合治疗来改善患者的咬合关系以及面部形态。

四、开殆的矫治

开殆是由上下牙弓及颌骨垂直向发育异常引起的最为常见的临床表现。而开殆患者又并非一定存在垂直向异常,因此本节中单独对开殆部分进行阐述。

在正常的覆殆覆盖关系中,上颌牙弓宽于下颌牙弓,上颌牙齿在唇颊向完全覆盖于下颌牙齿之上。而开殆的患者上下颌牙齿之间缺少完整的咬合接触,且多表现为高角及长面型。按照上下切牙切缘间的垂直距离作为标准,将开殆分为 3 度:Ⅰ度:上下切牙垂直距离为 3mm 以内;Ⅱ度:上下切牙垂直距离为 3~5mm;Ⅲ度:上下切牙垂直距离为 5mm 以上。

（一）开𬌗的分类及临床表现

开𬌗可分为牙性开𬌗和骨性开𬌗。牙性开𬌗主要为牙以及牙槽的问题,比如前牙萌出不足、前部牙槽骨发育不足和/或后牙萌出过长、后部牙槽骨发育过度,面部形态无明显异常,颌骨发育基本正常。骨性开𬌗除了上述牙以及牙槽的问题外,主要表现为下颌骨发育异常,下颌角大、下颌呈顺时针旋转,面下 1/3 较长,严重者可表现为长面综合征,伴有上下前牙以及牙槽骨的代偿性伸长。

（二）开𬌗的矫治方法

开𬌗的矫治因视开𬌗的病因而定。对于不良习惯以及肌功能异常造成的开𬌗应尽早纠正不良习惯以及肌功能,即进行早期干预治疗。而对于因颌骨发育异常造成的开𬌗则应该在生长高峰期开始矫治,引导颌骨向正常的方向生长。

1. 生长期儿童

（1）替牙期开𬌗畸形的治疗:该时期的开𬌗多由不良习惯引起,通常只需采用舌刺、唇挡等装置破除不良习惯即可,随着生长发育的进行,开𬌗会自动消除。对于因不良习惯引起的牙弓狭窄患者,则扩弓后再戴舌刺等破除不良习惯。

（2）恒牙期开𬌗畸形的治疗:该时期的患者仍具有生长潜力,因此对于轻、中度的开𬌗患者可以通过固定矫治装置配合高位头帽牵引、后牙𬌗垫等压低后牙的装置进行治疗。再者,MEAW 技术以及 TWEED 方向性力系统对于开𬌗的治疗也有着显著疗效。而重度开𬌗患者,往往只能通过牙齿的代偿进行治疗,例如选择拔除磨牙,进行前牙段的垂直牵引等。而对于长面综合征患者来说,则可以选择观察其骨骼发育情况,等成年后行正颌手术。

2. 成年患者　成年患者由于缺乏生长潜力,功能矫治器或不良习惯破除矫治器已无多大作用,通常只能依靠固定矫治或者正畸-正颌外科联合矫治。正畸治疗中磨牙和牙槽骨的压低可运用 MEAW 技术、TWEED 技术、微种植体技术等实现。

（韩光丽）

第四节　横向不调的矫治

横向不调是一种以影响后牙咬合关系为主的错𬌗畸形,对其进行正确的诊断和治疗,有助于口腔咀嚼功能的改善。

一、横向不调的临床表现

横向不调通常表现为上牙弓过宽,后牙为深覆盖或正锁𬌗;或者上牙弓过窄,后牙为反𬌗。单侧后牙反𬌗或锁𬌗者有可能出现颜面不对称等美观问题,但后牙反𬌗或锁𬌗并不一定是颜面不对称的原因,它也可能是颌骨发育不对称的结果。对于伴有颌面部发育不对称的偏斜,即使用正畸方法矫治了后牙反𬌗或锁𬌗,也不能矫治患者面部的不对称。轻度的颜面不对称通常不易察觉,在人群中普遍存在,如果没有单侧后牙反𬌗或锁𬌗的问题,通常不是正畸治疗的适应证;明显的面部不对称则需要正颌外科手术才能矫治;而神经源性的或软组织源性的面部不对称则需要更多学科的综合治疗。

二、横向不调的病因机制

横向不调的形成机制可以分为牙源性、功能性和骨性三种。其中牙源性通常与替牙障碍等局部因素有关,主要表现为牙齿颊舌向位置的异常或倾斜度的异常;功能性则通常与单侧咀嚼习惯有关;最复杂的是骨性,骨性横向关系的不调既可与后牙部位颌骨宽度的发育不调有关,也可与上下颌骨矢状方向的发育不调有关。因此横向错𬌗的矫治计划不能仅局限于一个方向,需要同时考虑颌骨在三个方向的生长发育特点,以及它们对牙槽骨宽度、牙齿倾斜度等的影响。

三、横向不调的矫治

(一) 双侧后牙反𬌗

在宽度不调中最为多见,常常表现为上颌骨或上牙弓狭窄,使用最多的矫治器为快速扩弓或慢速扩弓。一般认为快速扩弓可以打开腭中缝,而慢速扩弓主要是颊向移动后牙的牙冠,因此对于上颌基骨狭窄、腭盖高拱的病例,一般主张快速扩弓,特别是对于腭中缝尚未完全融合的青少年病例,往往能够起到快速的矫治效果。而对于上后牙舌向倾斜造成的牙源性反𬌗,慢速扩弓可以起到满意的治疗效果。然而快速扩弓和慢速扩弓对骨骼和牙齿的扩弓效果并不那么界限分明。Garrett、Weissheimer 等对快速扩弓的研究显示,其综合效果实际由腭中缝打开、牙槽骨变形及牙齿颊向倾斜三部分构成(图 18-81)。后牙反𬌗也可由下牙弓过宽造成(图 18-82 治疗前),由于正畸并不能改变下颌骨宽度,所以对于过宽的下牙弓往往需要采用拔牙的方法来进行牙代偿性矫治(图 18-83 治疗后)。

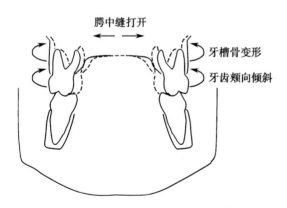

图 18-81　上颌扩弓量由腭中缝打开、牙槽骨变形及牙齿颊向倾斜三部分构成(虚线:扩弓前;实线:扩弓后)

(二) 双侧后牙正锁𬌗

以Ⅱ类错𬌗多见,常表现为上颌发育过大,下颌发育不足(图 18-84)。因此其矫治既要考虑上下牙弓横向不调的问题,又要考虑上下颌骨矢状向不调的问题。对于上牙弓过宽的者,正畸常用与扩弓相反的策略——缩弓,但缩弓的主要效果是上后牙的舌倾,结合上牙弓减数的缩弓可以取得明显的效果。但对于伴有下颌后缩的青少年患者,可以先借助于功能性矫治器解除正锁𬌗状态时下颌向前发育推动上后牙进一步颊倾的趋势,然后在解除后牙锁结的状态下进行交互牵引改变上下后牙颊舌向的倾斜度,必要时配合减数治疗(图 18-85)。

(三) 单侧后牙反𬌗或锁𬌗

单侧后牙反𬌗如果没有颜面不对称问题则多为牙源性的,治疗方法取决于对牙轴颊舌向倾斜度的判断,如果上下牙轴都异常(上牙舌倾、下牙颊倾),可以采用交互牵引的方法;如

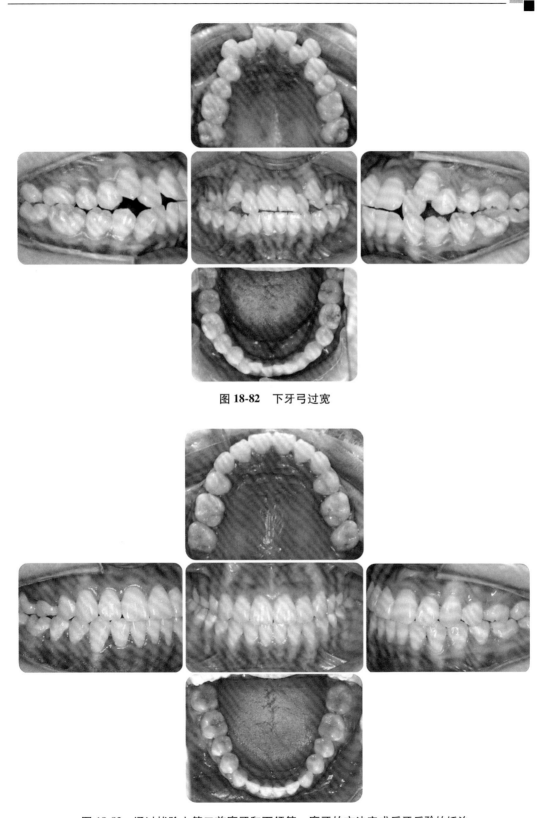

图 18-82　下牙弓过宽

图 18-83　通过拔除上第二前磨牙和下颌第一磨牙的方法完成后牙反𬌗的矫治

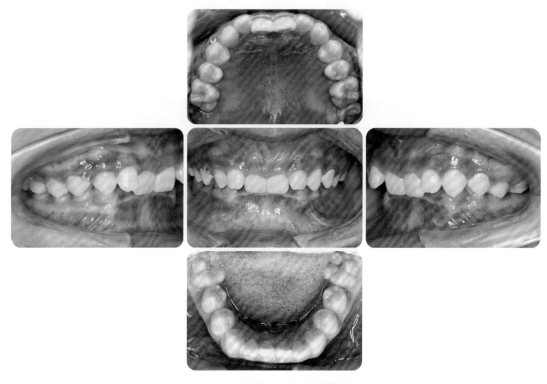

图 18-84 上颌发育过大，下颌发育不足

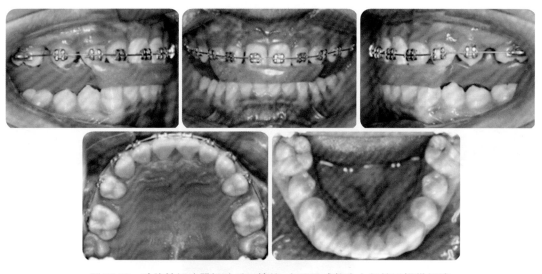

图 18-85 功能性矫治器解除后牙锁结，上牙弓减数为上颌缩弓提供间隙

果是单颌牙轴异常,则需要先给对殆牙提供足够的支抗,如粗方丝入槽等,再使用交互牵引手段(图18-86)。对于伴随明显颜面不对称的单侧后牙反殆,需要配合正颌外科手术矫治颌骨不对称的问题。

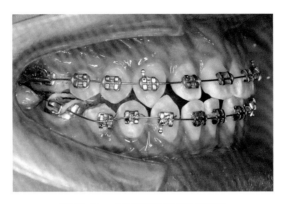

图18-86　交互牵引矫正后牙反殆

（许天民）

参 考 文 献

1. 傅民魁. 口腔正畸学. 5 版. 北京:人民卫生出版社,2007.
2. 傅民魁. 口腔正畸专科教程. 北京:人民卫生出版社,2007.
3. 林久祥. 现代口腔正畸学——科学与艺术的统一. 3 版. 北京:中国医药科技出版社,1996.
4. 赵美英,罗颂椒,陈扬熙. 牙颌面畸形功能矫形. 2 版. 北京:人民卫生出版社,2001.
5. THOMAS M G,TOMAS R,ALEXANDRE G. Petrovic. Dentofacial Orthopedics with Functional Appliances. 2nd ed. St. Louis:Mosby,1997.

第十九章 成 人 正 畸

一、成人矫治的基本概念

在 20 世纪 80 年代之前,口腔正畸治疗的主要对象是儿童和青少年患者,因而以往口腔正畸学的研究、教学和治疗,特别是典型病例的展示大都以青少年牙颌畸形为例。随着社会的进步、经济的发展、医疗技术的提高以及正畸治疗基础研究和技术的不断深入和完善,成年人正畸治疗患者正日趋增多。同时,随着颌面外科学、种植学、牙周病学和修复学的发展,出于对正畸治疗配合的需求,正畸学逐渐与这些学科融合,在促进殆的稳定与功能以及面部美观方面发挥着积极的作用。因此,在现代正畸治疗学中增加了"成年人正畸(adult ortho-dontics)"这一概念,使传统意义上的正畸治疗范围得到极大的扩展。

什么是成人正畸? 从正畸的角度来看,认为患者颌面生长发育停止后开始进行正畸治疗称为成人正畸,这也是广义上讲的成人正畸治疗。但是,实际上我们现在所讲的成人正畸是指治疗过程中具有一些成年人特有的问题或特点,也就是狭义上的成人正畸,如具有牙列缺损、牙周疾病、磨牙倾斜等问题,或治疗中需要修复医师、牙周医师的合作才能完成治疗的患者。当然,正畸-正颌外科联合治疗也是成人正畸的范围。

Andrews 提出正常殆的六要素后,正畸医师对正畸的治疗目标有了具体的描述,至今正常殆的六要素仍然是正畸治疗效果评价的参考标准。然而,成年人患者带有一些特殊的牙殆表现以及自身牙弓、颌骨以及身体条件所限制,如牙齿丧失、严重的颌骨关系不调、牙周病以及颞下颌关节功能异常等,在临床上阻碍了正常殆六要素目标的实现。对于成年人正畸患者,要针对患者具体情况制订合理的治疗计划,在最大程度保障可接受殆关系的前提下,达到牙颌功能、美观和稳定的相对统一。

正畸医师需要与患者在咨询、检查与诊断、治疗目标确定、治疗计划制定和治疗过程等方面进行充分的沟通和交流,取得患者的理解和合作。由于在成人正畸治疗过程中出现牙周组织损伤的几率较高,其风险高于青少年患者,因此,成人正畸治疗的目标制定要结合其自身条件,要目标明确,矫治高效,以尽可能缩短治疗的时间。从流行病学的角度看,正畸治疗的时间越长,风险越高。

成人的正畸治疗一般分为辅助性正畸治疗、综合性正畸治疗和正畸-正颌外科联合治疗。使用完整的固定矫治器 6 个月以上,或使用局部矫治器,但时间较长者,称为综合性正畸治疗。使用局部固定矫治器并在 6 个月内完成的治疗归为辅助性正畸治疗。两者的真正区别在于矫治目的不同。一般而言,从正畸治疗学的角度,可根据口腔条件的生理差异及病理情况将成年人主要分为:①牙周及牙列基本健康完整的成年患者(图 19-1);②已有牙周病、失牙的非健康完整牙列的成年患者(图 19-2)。前者:年龄一般较轻,口腔条件较好,要求较高,正畸治疗的目的主要是全面改善牙、面美观,重视心理的满足,强调牙颌面最佳的形态和功能效果,常常采取综合性正畸矫治,严重的骨性牙颌畸形一般需要正畸-正颌外科联合治疗。后者:年龄一般偏大,鉴于自身的条件差,治疗的要求较低,正畸的目的主要是为改善前牙美观、维持牙列健康、控制牙周病、关节病及配合修复治疗的需要等,常常采取辅助性矫治。

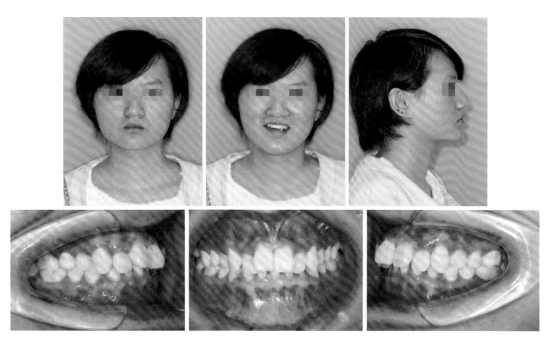

图 19-1 牙周及牙列基本健康的成年患者面、𬌗像

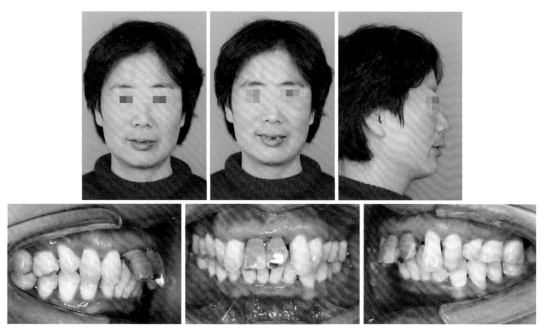

图 19-2 成年牙周炎患者的面、𬌗像

二、成人矫治的基本目标

根据成年患者对正畸治疗的需要,可以分为以下几种类型。

1. 生理𬌗　牙齿轻度错位,𬌗关系正常或轻度异常,但不影响美观和功能;牙颌其他各系统无异常。这类患者一般无需特殊治疗,只需对其做一些必要的解释。

2. 综合性正畸治疗　主要指轻度或中度牙颌畸形,牙颌面美观性较差,具有牙周疾病或颞下颌关节疾病患者的治疗。

治疗的主要目的基本与青少年正畸治疗相同,即改善牙颌面美观和功能。但是,在开始正畸治疗前,必须全面控制牙周疾病的发展,了解 TMJ 的状态,同时在治疗过程中要注意观察牙周情况或 TMJ 症状的变化,密切与牙周病医师或颞颌关节疾病医师的合作。

3. 辅助性正畸治疗　是指对轻、中度牙颌畸形,伴有牙体、牙周疾病以及缺牙等患者的治疗。

这类患者正畸治疗的目标比较局限。通过对牙弓某一局部的正畸治疗,改善错𬌗症状,利于牙体的恢复性治疗和缺牙的修复,改善因牙齿的位置和排列不良所致的牙周异常。与修复、种植等学科关系密切。

4. 正畸-正颌外科　是指具有中、重度的颌骨畸形或伴有神经肌肉功能异常,有时已影响到颞下颌关节和牙周健康,采用正畸与正颌外科手术联合治疗的方法。

这类患者单靠牙齿移动已难以补偿骨性关系的不调,因此,正畸治疗的主要内容是在正颌外科手术前进行术前矫治,调整牙齿位于颌骨的生理性位置,手术后进行牙齿位置的精细调整以及治疗后的保持。

5. 牙周病　正畸治疗是牙周病综合治疗的手段之一,牙周病由于中度或重度牙槽骨丧失而导致牙𬌗关系错乱,并可能合并原发或继发的咬合创伤,正畸治疗对𬌗的调整有利于牙周健康和牙周治疗效果的保持。正畸治疗应在牙周病得到完全控制、口腔卫生改善后进行,而正畸治疗后的保持更为重要,部分患者需要永久保持,如永久性牙周夹板固定。

6. 颞下颌关节功能紊乱　是指对牙颌畸形合并颞下颌关节功能紊乱症状进行治疗。

常需使用诊断性矫治器,以缓解关节症状并明确病因,多数需要综合性正畸治疗或调𬌗治疗。

7. 牙齿过度磨耗　牙性或骨性深覆𬌗伴有肌功能亢进,有时伴有颞下颌关节症状。

在龋病、牙周病得到控制并适当调𬌗的情况下,进行综合性正畸治疗。有时需要正畸-正颌外科辅助治疗或配合牙周骨外科手术或修复升高咬合等。

8. 缺牙　分为先天缺牙和牙齿早失。有时可能存在前牙咬合倒塌或垂直距离丧失的情况。

部分患者需要综合性正畸治疗,部分需要辅助性正畸治疗。但是,治疗前均应先控制牙体牙周病,有时需配合辅助性牙周治疗或牙体恢复性治疗,而缺牙的修复往往是治疗的主要目的。

三、成人矫治的基本特点

成人正畸治疗与青少年正畸治疗存在生理、病理的各种差异,主要体现在以下几方面。

1. 生长潜力　成年患者最大的特点是生长发育已基本完成。因此,与青少年患者明显的不同在于利用自身生长发育潜力进行颌骨形态或位置改变的治疗难以奏效,因此成年人治疗方法的选择也相应减少,故治疗计划的制定、治疗方案的实施和治疗后结果的保持,均需要有较高的技术要求。

2. 牙病与其他全身疾病　随着年龄的增长,患者可能有牙齿其他疾患,如牙周病、龋病、牙齿缺失等,有些患者甚至患有全身慢性疾病,如慢性消化不良、糖尿病,这些局部或全身疾病会对牙齿移动或骨代谢造成影响,从而导致正畸治疗出现障碍。因此,对于成年的正畸患者,不仅需要正畸医师的正确诊断与治疗,而且还需要口腔其他专科医师如牙周医师、牙体医师、修复医师等的密切配合,有全身疾病的患者尚需内科医师的配合治疗。

3. 成年人多已建立稳定的咬合和功能平衡　青少年口颌系统未完全成熟,咬合和神经肌肉系统功能尚在调整中,有良好的适应能力。可以对青少年的殆进行较大范围的改动和重建,并在矫治后可以达到新的殆平衡和稳定。成年人由于多年的功能运动和磨耗,即使有较严重的错殆畸形,由于其适应性代偿,其殆、肌肉和颞下颌关节已趋于稳定和协调,多已建立起代偿性咬合平衡。牙位、肌力的调整也达到了较好的生理范围。因此对于成年人的殆,特别是已经因长期代偿及磨耗达到稳定的后牙段弓形,一般不应有较大范围的改动和重建。应根据个体特征,在保障其口腔健康和功能的条件下做小范围的牙移动,以达到矫治后形态稳定,功能健康,并改善美观的目的。

4. 美观要求高,治疗愿望迫切,与医师合作较好。

5. 社会心理因素　成年人寻求正畸治疗的患者常常会存在心理障碍或阴影。

6. 治疗疗程　成人患者牙齿移动速度相对青少年来说较慢,并且保持时间应相应延长。

四、成人正畸治疗的诊断与计划

（一）成人正畸治疗时按常规的程序进行诊断尚不能满足临床拟定治疗目标和制订治疗方案的需要,还要视情况收集有关资料,进行综合分析诊断。

1. 病史

（1）系统性病史:患有风湿性心脏病及其他心脏疾病者,应先使这些疾病得到完全控制。冠心病患者接受抗凝血治疗者,应常规由内科监视病情。甲状腺功能减退者的牙周敏感性会有所增加,而胃酸过多者易使暴露的根面患龋病。怀孕第二、第三个月以后由于激素和菌群的改变,可出现严重的牙周炎症。糖尿病患者如没有使糖尿病得到适当控制,正畸治疗可导致严重的牙周组织破坏。有关节炎的患者,由于关节的变形,可能需要特殊的正畸治疗方法,以尽量减小对颞下颌关节的压力。出血性疾病、癫痫等病史均应详细询问并记录。

（2）对于有关用药史也要有所了解,例如类固醇类药物可能掩盖牙周炎症。其他如心脏病治疗用药、止痛、镇静、抗凝血药等均应予以记录。

（3）口腔科病史:牙齿缺失的原因、充填体修复的时间、牙体牙周对既往口腔科治疗的反应等情况,对于了解过去的牙周状况有所帮助。颌骨外伤史对正畸的临床设计和治疗有重要意义。此外,还要了解口腔颌面部手术史、放射治疗史等。

（4）对成年患者口腔卫生和健康的自我维护情况要详细询问和记录,此点尤为重要。

2. 检查　除进行常规的正畸学检查项目外,还要着重进行以下检查。

（1）X线检查：对于个别牙齿的根尖、牙周可能存在问题的牙齿还应增加根尖片，可以较为清晰的显示问题牙齿的牙周情况和牙根的改变。对于显示牙根较钝较短的牙齿，则表明可能存在牙根吸收问题，常需要追踪3~6个月以观察根吸收进展情况。根尖片显示充填体充填过深的牙齿，要进一步检查牙髓活力，以决定是否需要根管治疗。对于存在颞下颌关节疾病症状的患者还需要加拍颞下颌关节体层等有关X线片，以了解关节的结构状态，必要时还可以进行磁共振影像进行诊断。阻生牙的位置、方向以及与邻牙间关系则可以通过CBCT的检查来确定，同时也可以为以后的治疗提供必要的信息。

（2）面型分析：成年人的面型评价也很重要，成年人硬软组织变化的比率与青少年有所不同，成年人的唇肌状态、唇厚度以及唇的长度都对唇的变化产生影响，所以估计未来牙齿移动与面部形态改变的关系在治疗中就非常必要。

（3）𬌗的评价：不仅用于牙弓形状的观察及牙齿拥挤和间隙的估计，而且还要评估是否有病理性𬌗的存在，要分析通过正畸治疗𬌗的变化，新的𬌗平衡是否能够适应。必要时需在取得正中关系位蜡𬌗记录后，将模型置于𬌗架上进行分析。

（4）心理评价：对于夸大牙颌畸形危害的患者应该评价其心理状态，如存在心理障碍，在治疗中需要心理医师治疗的配合。

（二）成年人的正畸主诉、临床检查、模型分析、X线头影测量分析等数据的采集和分析与常规的正畸治疗要求基本一样，在临床检查中要特别注意牙周和颞下颌关节，以及患者的心理状况评估。本节主要介绍这三方面的检查与诊断问题。

1. 牙周健康的检查与诊断　正畸医师须对患者在正畸牙移动过程中出现的牙槽骨丧失或牙龈萎缩的可能性做出准确的评估（图19-3）。牙周炎症的治疗与恢复要比防止其发生困难的多。成年人的牙周疾病常常是不可逆转的，牙龈发炎常常就是一个非常严重的信号。数个牙齿移动和移动过程受到干扰可能造成局部的损伤而引起明显的牙槽骨丧失，这种状况在牙片上是可以观察到的。在成人的正畸治疗过程中，正畸医师需要严密留意每一位成人患者牙周情况的变化，必要时要与牙周病医师密切合作，给予恰当的治疗。

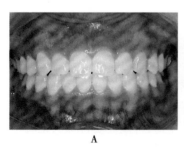
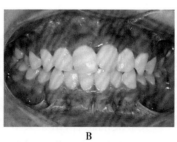
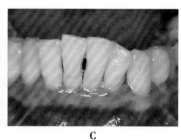

图19-3　牙周健康情况
A.健康牙龈　B.菌斑性龈炎　C.牙周炎

（1）可逆性龈炎：牙周微生物聚集导致炎症表现，出现牙龈充血，肿胀，形态改变，牙周组织对牙齿适应性降低，龈沟液增多以及其他临床症状。粘贴正畸托槽会造成牙齿表面菌斑增多，龈炎发病率上升。因此，在正畸治疗前，必须通过龈上洁治以清除菌斑。

（2）牙周炎：对牙周组织不可逆性或破坏性的损害。对于龈炎是否一定会转化为牙周炎学术界一直存在争议。牙周炎的典型表现是附着组织的丧失，常同时出现牙龈症状。根据美国的研究报告显示,18 到 19 岁的未成年个体中,大约有 50% 的人,至少有一个区段出现 2mm 或更多的附着丧失,且这种趋势随着年龄的增长而上升。微生物的附着与成人牙周病的发病有关,如牙龈卟啉单胞菌、中间普氏菌、福赛坦氏菌等。

局限型和广泛型青少年牙周炎一般在青春发育期后出现。局限型青少年牙周炎具有家族遗传倾向,并以乳牙、恒牙中的第一磨牙和切牙的严重和快速的牙槽骨丧失为标志。尽管患者发病特征明显,但是他们的菌斑和牙石量很少。一般可通过局限性清创术,联合服用四环素来取得良好的疗效。广泛型青少年牙周炎,有时也称为快速发展型牙周炎,多发于年轻成年患者,有时也发生于青春期,一般牙龈炎症明显,牙齿广泛出现大量的菌斑和牙石。此类患者需要服用抗生素来控制感染。快速进展型牙周炎发生于年轻的成年人,病因和发病机制与局限型牙周炎有很多相似之处,且出现快速的牙槽骨吸收。

牙周炎的发病与全身性疾病,如糖尿病、周期性中性粒细胞减少症、Down 综合征、掌跖角化-牙周破坏综合症、肠道感染疾病、Addison 病等有关。

正畸患者的牙齿可能由于牙齿移动而出现一定程度的松动,它们更可以因为附着龈的丧失而出现松动。临床检查中出现了牙齿松动一定要明确是牙齿移动造成还是牙槽骨吸收所致。为了防止牙槽骨过度吸收,矫治过程中必须及时控制牙周炎症。

(3) 高危因素:在进行正畸矫治前,患者如果存在可能导致牙周病的高危险因素时,必须进行牙周状况个体评价。正畸医师需要在制定相应的治疗计划中采取适当的措施,防止附着丧失和牙龈萎缩现象的出现。有侵袭性牙周炎病史的患者,更容易患牙周疾病。临床上虽然很难预测哪个区段的牙齿会从龈炎发展到牙周炎,但是那些曾经有侵袭性牙周炎病史的牙齿更易出现牙槽骨丧失。如果患者存在活动性的牙周炎破坏区段,或者在牙周炎控制之前和造成牙槽骨丧失现象存在的情况下,是不应该进行正畸矫治的。其他的危险因素,还包括牙龈探诊出血、牙齿松动大于 I 度以及薄而脆弱的牙龈组织等。另外,吸烟和糖尿病也是易感牙周疾病的危险因素。

任何准备做正畸矫治的成年人,都必须记录其牙周的危险因素。比如,可以用它们来判断患者是否需要特殊的方法去控制其牙周病的发生,以及为正畸治疗力系统的设计提供参考。在正畸治疗前,控制牙周炎的危险因素,可以减少正畸治疗中牙周问题的出现。精神压力、糖尿病、吸烟、骨质疏松症和遗传因素等都是牙周病的致病因素。遗传学检测可以用来评价牙周病发生的风险,并提示患者是否易感牙周疾病。危险因素的标记对了解一位患者是否更容易患牙周病非常有用,也是牙周病易患人群的一个特征。

有研究表明扩弓的病例有 20% 在一个或多个牙齿上出现不正常的牙龈萎缩,而没有扩弓的患者仅有 6% 出现牙龈萎缩。扩弓而发生的牙龈萎缩主要表现在上颌发育不足和下颌发育过度的患者中。因此,上颌发育不足而下颌发育过度的患者存在着牙齿移动超出牙槽骨改建的范围和易感牙龈萎缩的潜在趋势。从稳定和牙周健康的观点来看,骨骼横向不协调的严重程度就显得更加重要。未治疗的易感牙周炎成年人,如果有明显的横向骨骼缺陷将增加破坏性牙周疾病的发生和发展几率。由于骨骼的横向生长在 15 岁左右变得很缓慢,所以,在乳牙期或混合牙列早期进行正畸治疗矫治横向骨骼异常是比较理想的时间。此时骨骼有明显的生长,并且打开腭中缝是最有效的。所以成年人的单纯扩弓引起局部牙龈萎缩的风险较高,一般应辅助骨皮质切开,减少阻力,防止牙龈萎缩现象的发生。

2. 颞下颌关节的检查 近年来,成年人颞下颌关节病(temporomandibular disease,TMD)

的发生率和严重性呈上升趋势。然而一些正畸医师对颞下颌关节功能紊乱的发生与发展认识却很有限。流行病学的研究将 TMD 分为以下几种类型:①肌功能异常型:占 23%;②关节异常型:占 19%;③肌功能与关节联合异常型:占 27%;④肌功能与关节正常型:占 31%。

但是,在临床上实际许多患者仅仅有轻微的或暂时的体征,病情可能并不发展,也不影响患者的生活与工作,此类患者并不需要干预治疗,这是由于关节治疗有加重关节症状的可能性,特别是对于仅有轻微症状的患者。当然,随着年龄的增长,大多数人的颞颌关节病会出现加重的现象,并且可能会出现关节内病变。

正畸医师在问诊成人患者时最好能有一份单独的 TMD 问卷调查以及其他方面的健康信息,作为患者初步评估的一个部分。调查问卷应该回答以下问题。

①是否存在 TMD 症状? 是什么症状? 疼痛、弹响或张闭口障碍等。

②问题最可能出在哪里? 肌肉、关节、精神性的或三者兼有。

③有疼痛吗? 疼痛的程度如何? 频率如何? 慢性还是急性? 慢性疼痛综合征是持续性的超过六个月的疼痛,并明显有行为-心理-社会的因素吗?

④以前治疗过吗? 什么治疗? 多长时间? 效果如何? 用过什么药物?

⑤患者对他(或她)病情的认识程度如何? 需要接受一定程度的教育吗?

⑥有因素使问题加剧吗? 已知的或存在的习惯?

(1) TMD 作为正畸治疗的原因:TMD 可以分为三大类:①肌源性 TMD,如肌筋膜痛。主要由维持颌骨及头颅位置的肌肉产生的痉挛和疲劳所致,常与𬌗关系异常有关,也与精神压力、过度紧咬牙和磨耗有关。②关节盘移位,包括可复性和不可复性关节盘移位。造成关节盘移位和破坏的原因有许多,关节盘移位或破坏的类型也比较复杂,临床上需要借助影像手段(CT、MRI)来明确诊断。③关节痛、骨关节炎、骨关节病等。正畸治疗可能会对肌源性 TMD 的患者有所帮助,但单纯的正畸治疗对关节内病变几乎无效果。然而,由于肌痉挛和关节病变可以同时存在,区别这两类 TMD 患者在临床上常常存在着一定的困难。对于伴有关节内病变或其他非肌源性疼痛的 TMD 患者,单纯正畸治疗不会有明显的效果。伴有肌筋膜疼痛或功能失调的患者,正畸治疗可能会改变原有的𬌗关系,从而使 TMD 症状得以改善。

关节创伤也是可能的致病因素之一,关节受到创伤时对抗翼外肌的韧带受到撕裂或过度紧张,当大张口时下颌骨髁突向前移动,肌肉收缩将关节盘向前牵拉,闭口时,韧带不能将关节盘恢复至正确位置。结果导致开闭口时关节发生弹响,患者张口时关节盘越过髁突头部弹入正确位置,闭口时向前移位。与关节盘移位相关的关节弹响和症状可以通过使用𬌗板来治疗。修复或正畸治疗增加面部垂直高度可以减轻患者的疼痛。但是,单纯伸长后牙并不容易实现,可以通过𬌗板控制症状,逐渐磨低或去除𬌗板让患者慢慢适应,效果可能比正畸治疗更好。

肌肉过度疲劳和趋于痉挛时易发生面肌疼痛,患者一般有每日长达数小时的紧咬牙或磨牙,这多数是情绪紧张造成的。口腔系统对精神压力感受反应的程度、对压力的耐受量(紧张的个体发生压力相关性症状要早于其放松状态下的个体)方面存在着较大的个体差异。因此,在临床上很难说哪些𬌗关系、精神压力程度或疲劳程度会导致 TMD 症状的发生,同时,在同样的条件下,不同个体所产生的反应不同。𬌗关系不调并伴有深覆𬌗或磨耗牙的患者,TMD 发生率要高于单纯𬌗关系不调、深覆𬌗或磨耗牙的患者。因此,通过改变𬌗关系来帮助控制 TMD 具有一定的合理性。认为错𬌗畸形不能成为 TMD 的一个主要病因的观点是:研究发现在严重错殆畸形的人群中 TMD 发病率并不比普通人群高。如果患者遵从心理暗示的医嘱:"忘掉自己的牙齿",也能够解决面肌疼痛的问题。从这一观点来说,处理面肌疼痛症状要从三个方面考虑:①降低压力值;②降低患者对压力的反应;③改善殆关系,使颞颌关节系统不易受到伤害。TMD 症状发病的高峰年龄在 30 多岁,随后明显降低,这是 TMD症状的解决归于成人正畸的另一个原因。

（2）伴有 TMD 正畸治疗的特殊考虑:在综合性正畸治疗初期,许多成年人患者的 TMD症状会减轻或消失,那些受 TMD 引起的面肌疼痛的患者也会满足于此,正畸治疗的干预效果显得不可思议。其实,原因很简单——正畸治疗打破了原有的殆平衡,牙列不能像从前一样靠研磨和紧咬敏感牙齿来产生压力以达到下意识的满足,机能紊乱停止了,因而症状也消失了。不断变化的殆关系有助于打破产生肌肉疲劳与疼痛的习惯模式。不论使用哪种正畸治疗方法,当一定数目的牙齿发生移动时,TMD 症状都有可能减弱或消失。伴有 TMD 问题的成人患者对长期的Ⅱ类牵引和Ⅲ类牵引的耐受性很差,正畸治疗过程中应该避免使用。同样,在其他成人患者在正畸治疗中也应避免长期使用弹力牵引,不然会引起或诱发 TMD症状的发生。正畸治疗结束之后,当引起关节问题的紧咬牙或磨耗牙再次产生时,TMD 症状又会重新出现。此时,尽管咬合关系已经有非常明显的改善,但仍无法阻止患者下颌进入极限位置,引起功能紊乱而产生疼痛。而这种情况可能只有使用殆板才能避免关节症状的产生。所以说正畸治疗对面肌疼痛产生的奇迹般的治疗效果可能会随矫治器的拆除而消失。那些过去存在关节症状的患者通常都有复发的风险。

3. 心理状况的评价　儿童与青少年寻求正畸治疗的动机大多数是家长要求的。相反,成人寻求综合性正畸治疗是因为他们自己想要得到某些东西。但是,这些愿望又往往不能很清晰的表达出来。事实上,还有一些成人患者还明显地将自己的求治动机精心的隐藏起来。探究患者的求治动机以及了解为什么要现在求诊而不是其他时间接受治疗是非常重要的,这可以避免因为治疗不能达到患者期望而带来的一系列问题。有些时候,正畸治疗被看作是改善个人外形来处理一系列复杂的社会问题的最后一招。极端的例子是当某人婚姻失败后,他可能会想如果自己前突的前牙得到了矫治,这一切就都不会发生。很明显,我们不能依靠正畸治疗来补救人际关系,保住工作,或克服一系列的经济灾难。如果预计患者有此类不切实际的期望,最好在开始正畸治疗之前就及早处理。

不过在临床上大多数成人患者能够明确自己为什么要接受正畸治疗,对于自己能够从正畸治疗中获得什么结果较为清晰。大多数情况,寻求正畸治疗的成人要比一般人具有更自信的自我形象。从心理学的角度来看,作为成人,寻求正畸治疗需要有一定的利己主义力量,而利己患者要比那些人格软弱患者更好,有利于治疗过程中的沟通与合作。临床上以想要改善外貌或牙齿功能(内在动机)为主要目的而进行正畸治疗的成人,在治疗中的心理反应要远比那些因为别人要求(外在动机)而进行正畸治疗的患者要好得多。将错殆畸形治疗与自身发展过于密切相结合的患者多数存在心理问题,这类患者属于"不充分人格"和"病态人格",单纯的正畸治疗很难帮助他们解决问题,这样的患者很可能有一系列复杂的未被认清的治疗期望,通常需要与心理医师合作进行治疗。

少数患者对正畸治疗存在着不现实期望,其鉴别方法是将患者对自身畸形的理解与医师的评价相比较,如果患者认为自己牙齿的外形或功能成为很严重的问题,而观察评定结果并不能证实这一点,那么在进行正畸治疗时就要小心谨慎。

（三）成人正畸治疗计划的特点

1. 成年人正畸治疗与青少年正畸治疗的差别　研究表明,成人正畸治疗与青少年正畸治疗的差别主要在生长发育、牙齿移动的速度和范围、牙周组织、颞下颌关节状况、秴关系的追求、对矫治方法的理解程度与合作等方面。

Dr. Proffit 认为成年人与青少年患者主要有五方面的区别:①治疗目标的分类和个性化:要求对问题和治疗局限性进行具体研究;②诊断过程:以问题为导向的方式完全是必要的;③治疗计划的选择:对成人要求更系统具体的分析,目标明确;④治疗知情同意:让患者完全了解和接受所推荐的治疗是必要的,同时,在知情同意书上签字;⑤明确患者病情的分类:使用成人分类系统有助于正畸医师及其他团队把注意力集中到患者的需求上。

2. 治疗计划制定中的考虑　很多成人正畸患者需要多学科领域的综合治疗,需要与牙周、正颌外科、TMD 和修复等学科进行讨论,需要制定一个系统的治疗方案,分步实施。

成年人常常可能会有两个或多个治疗方案,因此医师与患者之间的交流非常重要。若患者存在牙齿大小不协调、临界性或非典型性的拔牙问题、修复治疗的不确定性或一些特殊的外科状况时,在秴架上进行模型的诊断性排列对医师和患者都会有帮助,并可以直观的了解治疗后的状况。

成年人的正畸治疗计划需要根据患者本人的实际状况来进行制定,同样的畸形,不同的需求、不同的秴状况、不同的颌骨结构、不同的牙周状况、不同的 TMJ 状态和不同的经济条件所选择的治疗计划也不尽相同。同样是上牙槽骨前突,牙周状况好的患者可以考虑常规的拔牙正畸矫治,通过上颌前牙的内收来纠正上颌牙槽骨与前牙的前突问题。如果患者牙周情况较差,一般性拔牙矫治牙齿需要进行较大范围的移动,由此可能会加快牙周病的发展,甚至增加牙周病控制的难度。对此类患者,控制牙周病可能比纠正牙齿的前突更为重要,因此矫治主要是排齐牙列,解除秴创伤,稳定牙周状态,维持牙周健康。

由于成年患者多存在牙列缺失、牙周病、关节病等问题,同时还存在时间、经济、需求等的差异,治疗计划通常与青少年有着较大的不同。治疗计划的最大区别是治疗标准的让步,也是治疗目标的变化。治疗计划制定时要回答下面的问题:患者寻求矫治的主要目的是什么? 患者是否存在牙周、关节或其他疾病? 患者主要的畸形表现是什么? 哪些畸形的矫治可以完成? 哪些畸形矫治不可能完成? 矫治所采用的方法是什么? 矫治的过程中可能存在的风险和问题是什么? 有什么方法来降低和避免风险和问题? 出现了问题如何处置? 明确这些问题后,矫治计划的主要内容就基本清楚了。

成年人正畸治疗的目的比较明确,在矫治原则许可的基础上,矫治计划要围绕着患者的主诉要求进行,首先要解决患者的主要问题。有时,因患者本身条件所限,而不能按照正常的矫治标准进行矫治计划的制定。

（四）成人辅助性的正畸治疗

1. 辅助性治疗的目标　①有利于修复治疗;②减少菌斑堆积附着,改善牙槽崤外形,建立良好的冠根比率和使秴力沿牙长轴传导,从而促进牙周健康;③改善口腔功能和美观。

辅助性正畸治疗的目标十分局限,一般情况下只是要改善局部的咬合状态,而不是要全面的改变。矫治器也通常只用于局部,并且只使用较短的一段时间。牙周病、颞下颌关节病的正畸治疗并不属于此类。一般认为,辅助性治疗与综合性治疗的界限是不严格的。我们一般将需要使用完整的固定矫治器或需 6 个月以上时间完成的较为复杂的治疗归为综合性正畸治疗。局部使用固定矫治器且一般可以在6个月内完成的治疗归为辅助性正畸治疗。

2. 与修复、种植相关的正畸辅助治疗

（1）开拓失牙间隙

1）适应证：切牙先天或后天缺失，邻牙向缺牙隙倾斜萌出，间隙缩小，中线偏移，影响美观者；或后牙长期缺失后，间隙缩小，种植体或修复体难以设计及就位者。

2）矫治方法：通常采用螺旋弹簧来开拓失牙间隙，但开拓前应先矫治邻牙拥挤、扭转，然后再上螺旋弹簧扩拓间隙（图19-4）。对于后牙近中移动造成的缺牙间隙缩小，在推磨牙

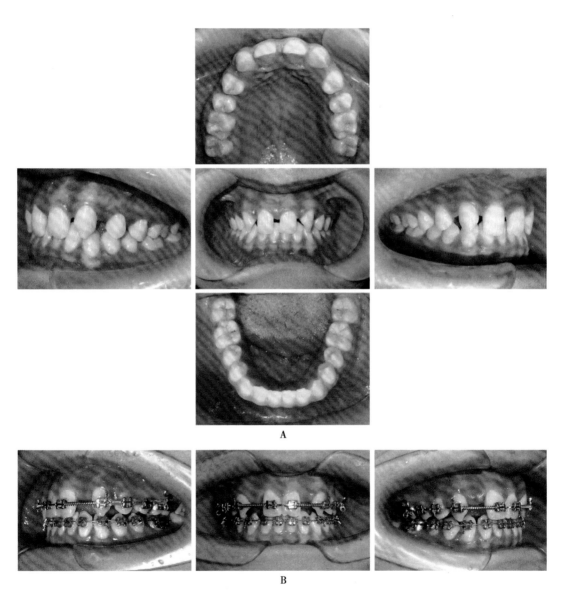

图 19-4　开拓失牙间隙

A.治疗前，先天缺失上颌侧切牙，邻牙向缺失侧移动，导致修复间隙不足　B.治疗中，采用螺旋弹簧开拓失牙间隙

向远中恢复间隙的过程中,前牙支抗往往不足,这时可采用微种植体支抗技术(micro-implant anchorage)。在成年患者,如果有滞留乳牙,矫治过程中应尽量保存,可以防止该部位的牙槽骨吸收。当间隙扩展满足要求后,还应在 X 线片下确定相关牙齿牙根的平行直立后再进行修复。

3)保持:如果采用种植修复,必须考虑植入时机。对于成年人患者,去除矫治器后应尽快进行种植体修复,防止牙槽骨的吸收。

(2)竖直倾斜基牙详见后一节内容(后牙的直立)

(3)压入伸长的对颌牙

1)适应证:后牙早失后未能及时修复,大多会导致修复困难。最常见的是第一恒磨牙早失后对颌牙伸长,不但可造成咬合创伤(occlusal trauma),而且降低了缺牙间隙的垂直高度,给修复造成困难。

2)矫治方法:伴随牙齿的伸长,其原有间隙往往会减小。因此,在压低伸长牙之前需要恢复原有间隙。当伸长牙近远中都有牙齿存在时,可直接用弹性主弓丝或设计水平曲压低;若伸长牙位于游离端,则可设计长臂水平曲,此时,主弓丝多采用方丝,前牙区应做垂直牵引,通过逐渐加大后倾度,压低并调整伸长的磨牙;对上颌双侧第一恒磨牙均伸长者,还可在其舌侧设计横腭杆,利用舌的压力压低磨牙。

即使使用以上方法,由于矫治中需要精确地控制加力方向,保持弱而持久的力,有时压低磨牙还是很难实现,并且矫治时间较长。而采用微种植体支抗系统可以有效地压低伸长磨牙(图 19-5)。

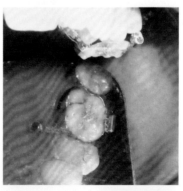

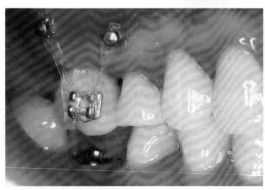
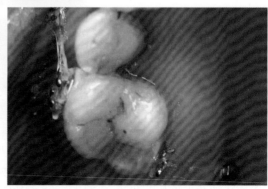

图 19-5　局部使用种植钉压低伸长磨牙

（4）伸长牙齿/牙根

1）适应证：由于外伤、龋坏、牙齿内外吸收，造成单根牙牙冠1/3破坏，或单颗牙齿由于牙周病形成了单壁或双壁垂直型骨下袋，希望通过义齿恢复外形或减小牙周袋深度时，都可以通过牵引伸长牙齿/牙根后，再行冠修复或调整冠根比。

2）治疗计划：治疗开始之前，需要拍摄清晰的根尖片，检查垂直向缺损的范围、牙周支持情况、牙根形态及位置。

原则上在伸长牙根之前应该完成根管治疗。也有一些患者需要在正畸治疗完成之后进行根管治疗，因为伸长牙齿的目的之一是为牙体治疗或修复治疗提供便利。即便在这种情况下，牙齿也须经过初始的牙体治疗，以解除症状，牙根保持暂时性的或替代性的充填后再进行牙根的伸长移动。

牙齿的伸长量取决于以下三个因素：①所需治疗牙齿缺损的位置（牙折线、牙根穿孔的位置等）；②修复体边缘的位置，一般不应使其置于牙龈沟底（一般需要离开1mm）；③容许的附着龈的生理宽度（大约2mm）。因此，如果折裂线位于牙槽嵴顶的高度，则牙齿需伸长大约3mm；如果折裂线位于牙槽嵴顶下2mm，则5mm为理想的伸长量。治疗后牙齿的冠根长度比应该为1:1或更小，冠根比例不良的牙齿只能靠与邻牙间的夹板进行稳定。

伸长牙齿的时间取决于患者的年龄、牙齿需要移动的距离以及PLD的生存能力。通常，牙齿可以以每周1mm的速度伸长而不破坏PLD，所以对几乎所有的患者而言，3~6周足以完成牙齿的伸长。而过大的矫治力或移动速度过快则会提高牙周组织破坏或骨粘连的危险性。

3）矫治技术：通常可以从邻牙获得足够的支抗来进行牙齿的伸长。支抗牙部分的弓丝要足够坚硬，与伸长牙接触的弓丝部分要有弹性。这种情况不适合使用连续的弹性弓丝，因为在伸长牙齿的同时会使邻牙向所伸长的牙齿方向倾斜，导致修复间隙减小和牙弓内的邻接关系紊乱（图19-6）。

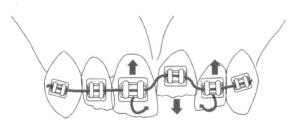

图19-6 连续的弹性弓丝，在伸长牙齿的同时会使邻牙向所伸长的牙齿方向倾斜，导致修复间隙减小和牙弓内的邻接关系紊乱

建议使用以下几种方法：一是在邻牙上粘接托槽和带环，利用0.017英寸×0.025英寸不锈钢丝或0.019英寸×0.025英寸β-钛丝上制作改良T型曲，伸长牙齿的同时又可以控制近远中向倾斜。二是在邻牙的唇面直接粘接0.019英寸×0.025英寸不锈钢固定弓丝。将直接粘接在被伸长牙上的栓钉与稳定弓丝弹性结扎。如果在弹性牵引伸长牙冠时使用了临时冠，则在治疗中要逐步磨除假冠使牙齿移动顺利进行。在邻牙牙冠唇面直接粘接硬的稳定弓丝，如0.019英寸×0.025英寸或0.021英寸×0.025英寸不锈钢丝是有可能的。然后在需伸长的牙齿上修复桩核与暂时冠，其上粘接栓钉，用链状皮筋或镍钛辅簧来伸长牙齿。这种矫治装置比较简单，对支抗牙的控制很好，而且避免使用笨重的正畸附件，但是缺乏对牙

齿的控制,而使用正畸托槽会对牙齿的控制会更好一些。三是在支抗牙上粘接托槽,在所需伸长的牙齿上直接粘接附件或带环,然后使用 0.014 英寸 β-钛丝辅丝进行矫治。如果需伸长牙齿的颊面完整,可以在尽量远离殆方的位置粘接托槽。如果牙冠遭到破坏,可以在残冠面上粘接焊有托槽的带环。这些支抗牙上粘接的托槽可以比理想位置更加靠近殆向一些。在伸长牙齿的过程中较粗的弓丝作为主丝以保持支抗牙的稳定性,支抗牙的稳定直接影响治疗的成败。

不论使用哪一种矫治装置,患者都必须每 1~2 周复诊一次,对被伸长的牙齿殆面进行调磨,控制炎症并调节矫治进度。牙齿移动完成后,应对其进行保持。可以将弓丝进行弯制,使其能够被动扎入托槽中(如果使用了托槽),也可以将牵引栓钉结扎在稳定弓丝上。一段时间的保持可以使 PLD 纤维重组,等待牙槽骨改建的完成,防止复发。一般情况下牙齿伸长后保持 3~6 周。如果需要牙周手术对牙槽骨进行改形或修整牙龈外形,可以在伸长完成一个月后进行。与直立磨牙相同,也需要尽快的完成最终的修复治疗。

(5) 后牙的直立

1) 治疗计划的考虑:成年人的后牙缺失非常常见,尤其是第一恒磨牙。后牙缺失后,其邻牙常发生倾斜、漂移和旋转。这些牙齿的移动使其邻近的牙龈组织形成皱褶,发生形变,形成菌斑聚集的假性牙周袋(图 19-7)。

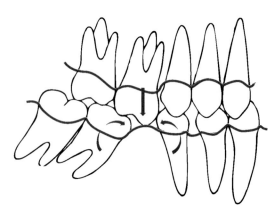

图 19-7　下磨牙缺失导致邻牙倾斜、漂移,邻接关系及牙龈形态差,牙根之间的骨量降低,对颌牙伸长

2) 竖直磨牙时需要考虑以下几个问题。

第一,第三磨牙是否存在? 是否需要同时直立第二磨牙和第三磨牙? 对于多数患者而言,远中移动(或直立)第三磨牙意味着将其移至一个不易进行口腔卫生维护的位置,或无法与对颌牙行使功能。在这些情况下,拔除第三磨牙,单纯直立第二磨牙要更合适。当同时需要直立两颗磨牙时,使用的支抗就会明显的增加,也不利于支抗牙的控制。

第二,是远中移动牙冠(倾斜)直立磨牙为修复提供间隙,还是近中移动牙根直立磨牙,减小缺失牙间隙或关闭间隙的问题。具体选择哪种方案要根据对殆牙的位置、希望达到的咬合关系、可获得的支抗大小、缺隙处的牙槽嵴形态来决定,其中最重要的是缺隙处的牙槽嵴形态。当牙槽嵴严重吸收,尤其是颊舌向的牙槽嵴严重吸收,将较宽的牙根向近中移至较窄的牙槽嵴时,移动速度会很慢,还可能会从近中颊侧或舌侧的根面产生骨裂。多数需要直立磨牙的患者第一磨牙已经缺失多年,牙槽嵴吸收已经发生,完全要关闭缺牙间隙几乎是不可能的,而且也很难保持。所以,远中移动牙冠直立磨牙要优于近中移动牙根,但是,治疗时要注意磨牙的正常倾斜度。当固定桥修复或种植修复前应该使磨牙及前磨牙的牙根达到或接近平行。

第三,直立磨牙时是轻微伸长磨牙、保持现有的牙冠长度,还是压低磨牙? 远中倾斜磨牙通常会使其伸长,且有利于消除牙冠近中的假性牙周袋,虽然附着龈的位置依赖于釉牙骨质界,但是膜龈结合区是稳定的,而且这还会增加这一区域角化组织的宽度。另外,当直立磨牙时临床牙冠的高度系统的降低,使最终的冠根长度比例有所改善(图19-8)。相反,若直立磨牙的同时仍维持现有的咬合水平就需要压低牙齿,理论上会使牙颈部的龈组织更加龈向,且技术难度增加,需要长期准确的垂直持续轻力。除非在直立磨牙时轻度的伸长或牙冠降低是可以接受的(大多数病例),否则患者应该考虑综合性治疗和相关治疗的问题。

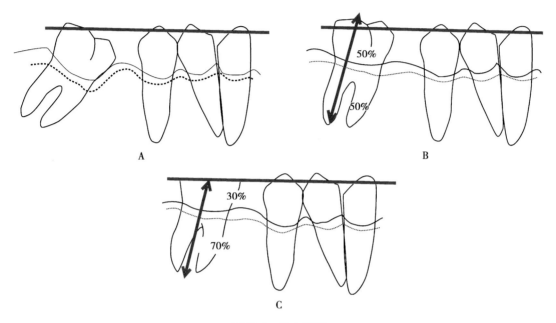

图 19-8　直立磨牙

A.磨牙倾斜　B.直立后的倾斜磨牙增加了牙冠高度,同时降低了近中牙周袋的深度　C.可通过降低牙冠高度来改善冠根长度比例

第四,是否将改变前磨牙位置并作为治疗的一部分:前磨牙位置改变与否依赖于这些牙的位置、邻接关系、对颌牙的情况和修复计划。但是,有些病例是需要重新排列前磨牙的,尤其是在直立磨牙时常常需要关闭前磨牙之间的间隙,这不仅有利于牙周治疗的预后,也有利于长期稳定。

3) 直立单颗磨牙

A. 有对颌的牙冠远中倾斜:如果磨牙只有中度倾斜,治疗可以由具有弹性的方丝,如0.017 英寸×0.025 英寸的麻花丝或 0.017 英寸×0.025 英寸的镍钛丝来完成。如果支抗牙也需要排齐,最好的选择是 0.017 英寸×0.025 英寸的镍钛丝,这种弓丝可以产生大约 100g的力。如果支抗牙已经有了合理的排列,使用 0.017 英寸×0.025 英寸的麻花丝就可以取得满意的结果。只要弓丝可以扎入托槽内而不产生永久性形变,且咬合接触不很紧密,一根弓丝就可以完成需要的磨牙直立。从初始弓丝开始使用后,就应该经常对磨牙进行调𬌗,调𬌗不及时常常会影响磨牙的直立,并且可以造成牙齿松动,明显延长治疗时间。

如果磨牙严重倾斜,一根连续弓丝同时会使第二前磨牙发生不希望的远中倾斜,这时的直立工作最好由直立簧来完成。在支抗牙段使用坚硬的稳定弓丝(0.019 英寸×0.025 英寸的不锈钢丝)保持牙齿的现有关系,然后将具有弹性的辅弓插入辅弓管。直立辅弓可以是不带圈的 0.017 英寸×0.025 英寸的 β-钛丝,或是带圈(减小力值水平)的 0.017 英寸×0.025 英寸的不锈钢丝(图 19-9~图 19-11)。

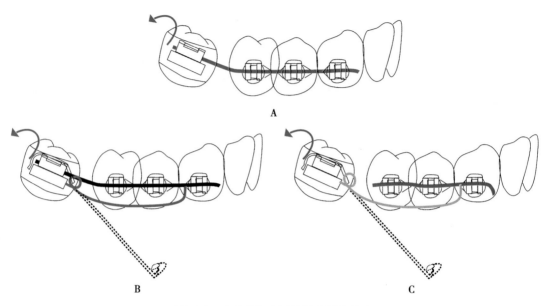

图 19-9　直立单颗磨牙的固定矫治技术
A. 使用 0.017″×0.025″的多股麻花丝排牙前牙　B. 用 0.017″×0.025″的不锈钢丝制作圈簧插入磨牙颊管的辅弓管,近中臂挂在稳定弓丝上加力　C. 如果磨牙过于倾斜,则可以只在前磨牙和尖牙区使用 0.019″×0.025″的不锈钢丝

这种直立磨牙的方法在牙冠远中移动的同时会使牙齿殆向伸长,只能用于有对颌牙的末端磨牙。在直立磨牙的同时必须要经常注意调殆,因为这种技术会使无对颌的末端磨牙迅速伸长,而且咬合接触也会控制磨牙的伸长量。

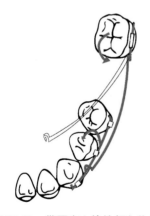

图 19-10　带圈直立簧的颊向作用
带圈直立簧不仅会对牙齿产生伸长的效果,还会使磨牙舌向旋转,同时对前磨牙还有压低和颊向的作用。可将直立簧做轻微的舌向弯曲,加力前近中臂的挂钩应位于主弓丝的舌侧来对抗这种副作用

B. 如果需直立的牙齿无对颌牙,或不希望牙齿伸长,或只希望牙冠保持在原来的位置而牙根向近中移动,除见图 19-14B 方法外,还可以选择另外一种方法来直立磨牙。当支抗牙经过弹性弓丝初步排齐后,用 0.017 英寸×0.025 英寸的不锈钢丝或 0.019 英寸×0.025 英寸的 β-钛丝制作 T 形曲,调整支抗牙区的弓丝,使其被动入槽,T 形曲远端插入需直立的磨牙进行加力(图 19-12)。

如果治疗计划是保持或关闭缺牙间隙,而不是扩大缺牙间隙,则在磨牙颊管远中回抽并龈向回弯弓丝,使 T 形曲打开 1~2mm,可以在直立磨牙的同时对抗牙冠的远中倾斜。插入磨牙方形颊管的弓丝可以在三维方向上控制牙齿的位置。

这种矫治装置所产生的伸长力很小,所以它非常适用于对颌牙缺失的患者。它也可以用于磨牙严重旋转的病

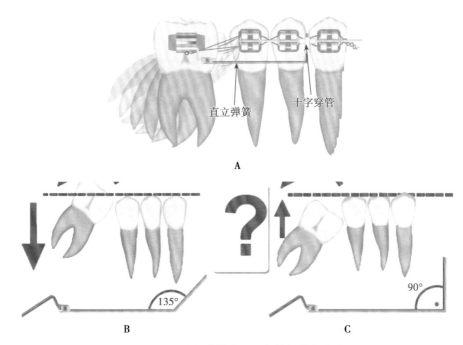

A

B 135°   C 90°

图 19-11   固定矫治技术之记忆钛丝簧竖直磨牙

A.特制直立簧(成品)借十字管和颊面管与牙弓相连   B.当倾斜牙高于殆平面,竖直簧的不锈钢段可弯制 135°角,使磨牙竖直的同时具有压低作用   C.如果磨牙低于殆平面,则弯制 90°角,使磨牙竖直的同时具有伸长作用

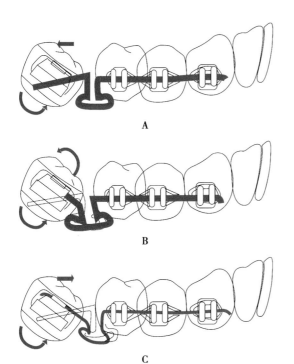

A

B

C

图 19-12   T 形曲直立磨牙

A.显示 0.017″×0.025″不锈钢方丝 T 形曲未插入磨牙管前的状态   B. T 形曲插入磨牙管后牙冠远中倾斜   C. T 形曲弓丝磨牙管远中末端回弯加力,产生近中方向的力量使磨牙牙根近中移动

例,但在这种情况下,T形曲应稍作调整,使弓丝末端从磨牙颊管的远中方向插入(图19-13)。

另一种方法是在经过初始排齐后,使用经过改良设计的直立簧(近远中圈曲),与T形曲相比较,这种直立簧对施加在磨牙上的力系统控制更加精确,但对牙齿近远中或旋转位置的控制稍差。

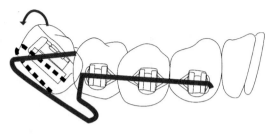

图 19-13　改良 T 形曲

曲的末端从磨牙颊管的远中插入

4) 磨牙和前磨牙的最终位置:磨牙直立基本完成后,常常需要增大缺牙间隙,恢复前牙段已经张开的邻接点。最好的办法是在较硬的弓丝上使用螺旋弹簧以产生推动相关牙齿近远中移位的力量。在0.022英寸槽沟托槽系统中使用0.018英寸圆丝或0.017英寸×0.025英寸不锈钢方丝,支抗牙区弓丝最好被动入槽,弓丝延伸至所直立的磨牙,长出磨牙颊管末端约1mm。在磨牙与前磨牙之间放置压缩的螺旋簧,产生大约150g的力量,使前磨牙近中移动,同时继续直立磨牙(图19-14)。螺旋弹簧可以是不锈钢的,也可以是镍钛的。开张型不锈钢螺旋弹簧可以通过压缩在间隙两侧牙齿的托槽之间加力,不过力量的大小要进行控制,以免对牙齿产生损伤。而压缩幅度较大的镍钛簧则不需过多注意。但是,如果前磨牙之间的间隙已经关闭,继续使用压缩螺旋弹簧可能导致支抗牙及切牙的移位。因此在每次复诊时都应该对照原始研究模型,认真检查咬合状态,所需的牙齿移动完成后应及时去除弹簧,由于镍钛材料的螺簧加力的幅度很大,这一点尤为重要。

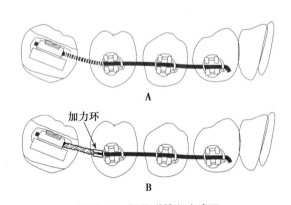

图 19-14　螺旋弹簧竖直磨牙

A.使用压缩的螺旋弹簧来完成磨牙的直立　B.使用加力环为螺旋弹簧加力

前面所述直立单个磨牙的矫治装置可以用于上颌或下颌的单侧。但是,必须牢记在直立双侧磨牙时,前牙支抗区的应力有所增强,所以必须使用很轻的力值,前牙区要认真进行调𬌗。如果发生了支抗牙的移动,建议一侧停止加力,先完成一个象限的磨牙直立后,将这些牙齿稳定住,再直立对侧的磨牙。

5) 直立同一象限内的两颗磨牙:同时直立两颗磨牙时将产生较大的阻力,需要更大的支抗,临床上的间隙关闭也会很小。当磨牙直立时,所发生的移动是牙根近中移动与牙冠远中移动的结合,间隙扩大量小。一般认为同时直立同一象限内的两颗磨牙是不恰当的,因为支抗牙会发生明显的移动。

当第二磨牙和第三磨牙都需要直立时,在第三磨牙上安装单管的方形颊面管,第二磨牙上的可揭式颊管在粘接前将颊管盖揭去。由于第二磨牙要比第三磨牙更加倾斜,所以第二磨牙近远中向的弓丝需要增加弹性,在初始时要使用现代高弹性的弓丝,0.017英寸×0.025英寸的镍钛方丝是一种较好的选择。当力值过大时,会导致直立牙的过度松动,支抗牙也会发生不期望的移动,可以考虑种植体支抗直立磨牙(图19-15)。

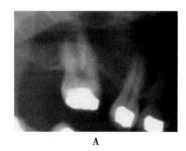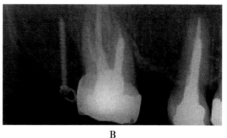

图 19-15 种植钉支抗竖直磨牙

A. 根尖片牙由于第一磨牙的缺失,第二磨牙近中倾斜、漂移,修复桥体之前需要直立磨牙 B. 在第二磨牙远中使用种植钉支抗,比较容易的竖直了磨牙,而第二磨牙位置的确定是由固定矫治器来完成的

治疗时间取决于牙齿移动的类型及幅度。牙冠远中倾斜的方法直立磨牙要比牙根近中移动所需时间短,不能及时消除殆干扰也将延长治疗时间。最简单的病例在 8~10 周内应该可以完成,但是用牙根近中移动的方法直立两颗磨牙至少需要 20~24 周的时间,这种治疗的复杂性使其成为综合性正畸治疗的边缘病例。

6) 保持:当磨牙直立后,修复治疗(可以提供长期的保持)进行之前,牙齿处于一种不稳定的状态。如果可能,应尽量避免拖延最终修复治疗的时间。一般来讲,磨牙直立完成 6 周内就应该完成固定桥的修复或种植修复。修复治疗前的时间,可以使用 0.019″×0.025″的不锈钢丝或 0.019″×0.025″的 β-钛丝制作正畸保持器,使其能够被动进入托槽。如果需要保持比几周或更长的时间,建议使用冠内夹板丝(0.019″×0.025″或更硬的不锈钢丝)粘接于制备在基牙中的预备沟内(图 19-16)。这种冠内夹板对牙龈的刺激极小,可以使用相当一段时间,但是如果需要进行骨移植或种植手术,冠内夹板也得拆除。

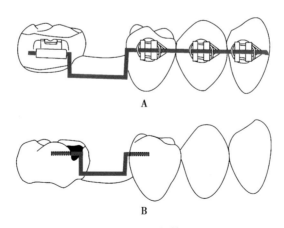

图 19-16 保持

在使用修复体之前应该继续稳定牙齿的位置——A. 0.019″×0.025″不锈钢丝制作冠外夹板并使其被动入槽 B. 用复合树脂粘接固定的冠内夹板

(周 洪)

参 考 文 献

1. VANARSDALL R L, MUSICH D R. Adult interdisciplinary therapy: diagnosis and treatment. //Graber TM, Vanarsdall RL, Vig KW. Orthodontics: current principles and techniques. 4th ed. St. Louis: Elsevier Mosby, 2005, 937-992.

2. CEDRO M K, MOLES D R, HODGES S J. Adult orthodontics-who's doing what? J Orthod, 2010, 37:107-117.

3. MILLER B H. Orthodontic treatment for adult. Br. Dent. J, 1980, 148:128.

4. MCDONALD F, COBOURNE M. Adult orthodontics: perils and pitfalls. Prog Orthod, 2007, 8:308-313.

5. KOKICH V G. Adult orthodontics in the 21st century: guidelines for achieving successful results. World J Orthod, 2005, 6(suppl):14-23.

6. MILLER T E. Adult orthodontics as an adjunct to restorative care. Int J Prosthodont, 1988, 1:165-175.

第二十章 复发与保持

复发是指正畸矫治力引导牙齿在颌骨中移动后,牙齿有回复到原来位置的趋势。任何正畸治疗一旦出现复发,这个治疗就是失败的。有效的保持可以使牙齿稳定于正畸牙移动后的位置。通常,生长发育、牙周组织的改建、咬合不平衡、口腔不良习惯等因素均有可能导致矫治后复发。本章节将阐明导致复发的因素、与保持相关的理论基础、保持的时间以及保持器的种类。

第一节 复发的影响因素

一、生 长 发 育

正畸治疗与生长发育是密切相关的,这不仅体现在生长发育有助于治疗时间的判断及矫治手段的选择,并且对于正畸治疗结束后还有生长潜能的患者来说,其保持阶段的稳定性尤为重要。一般来说,全面正畸治疗从 11~13 岁开始,矫治完成时患者处于 14~15 岁左右,此时患者仍处于生长高峰期后期。尤其是男性患者,进入青春期较女性患者晚,因而矫治结束后生长发育的时间较女性患者持续更长,保持阶段更应注重后期生长对牙齿稳定性的影响。尤其是与安氏Ⅱ类、Ⅲ类错𬌗、深覆𬌗和开𬌗形成有关的生长型在矫治完成后的生长延续,是复发的重要诱因,在保持阶段应密切关注。有学者认为,保持阶段生长发育引起的颌骨变化可能削弱、加重或者维持牙颌关系,但该变化一定程度上可引起术后复发。并且,骨性深覆𬌗的患者青春迸发期会比开𬌗患者晚 1.5~2 年,这提示骨性深覆𬌗需要更长时间的正畸后保持。深覆𬌗的复发大多发生在术后 2 年内。因此,对某些生长发育尚未完成的患者,保持器至少需要持续到生长发育减速至最低水平,甚至到生长发育结束后。

二、牙周及牙龈纤维与牙齿稳定性

在正畸移动牙齿过程中,牙周膜胶原纤维出现断裂,牙周膜间隙增宽,牙槽骨出现吸收和再生,牙齿缓慢完成正畸移动。矫治器去除后,牙周膜在随后的 3~4 个月里开始重建;牙龈中的胶原以及弹力纤维的重建一般需要 4~6 个月的时间;而越隔纤维重建则需要更长的时间,直至矫治器去除后的一年还有可能使牙齿发生移位。因此,对于严重扭转的牙齿,可在治疗前或治疗后离断牙槽嵴顶的弹力纤维,以减少复发几率。

三、口周肌力与牙齿稳定性

唇、颊、舌肌及口轮匝肌产生与错𬌗畸形相适应的肌动力平衡,正畸治疗改变了牙齿、牙弓及颌骨的位置,打破了原有的肌动力平衡。由于颌面部形态的改变往往先于功能和肌动力的改建,即原有的动力平衡对矫治后的牙齿、牙弓及颌骨位置将产生一定的负面影响,使之呈现不稳定状态,容易引发矫治后的牙颌向治疗前的方向改变。例如与其他错𬌗相比,由于唇侧肌力较弱,故安氏Ⅱ类1分类在覆盖上的复发更明显。而下切牙的肌肉平衡区域非常小,故保持下切牙位置基本不变,对正畸术后的稳定性是有帮助的。另外,对于唇、颊、舌肌压力异常的患者,即便患者没有生长发育的因素影响,也应尽量进行终生保持,这因为异常的肌压力一般很难消除。

四、牙弓宽度与牙齿稳定性

扩弓治疗很早就被当做解除牙弓拥挤的重要手段。由于尖牙位于牙弓弧形的拐弯处,其宽度的扩大将明显增大牙弓长度,因而尖牙间宽度的稳定对牙𬌗关系的整体稳定性起到关键性的作用。

尖牙间宽度的稳定与否主要与以下几方面因素有关。

1. 尖牙间扩弓的方式　尖牙间宽度扩大方式很多,实现了根与冠的整体移动的扩弓方式,基骨和牙槽骨发生了相应的扩张,其扩弓效果较为稳定,如上颌腭开展矫治器、功能性唇挡和颊屏。若单纯实现了牙冠宽度的扩大,牙根未动或甚至舌侧倾斜,牙弓宽度则极易复发。

2. 颌骨生长　下颌骨的生长直接影响到尖牙间宽度。下颌骨向前生长时,唇颊肌力会随之增大,力量可导致前牙区拥挤和尖牙间宽度减小。

3. 对尖牙间宽度矫治目标的设定　尖牙间宽度是维持牙𬌗稳定性的重要方式。临床上牙列间隙严重不足,导致双侧、单侧尖牙完全异位唇向萌出,采取拔牙,治疗完成后尖牙间宽度依然会逐渐缩窄。

4. 自然变化趋势　尖牙间宽度缩窄是一种增龄性变化,这一生理性变化趋势同样存在于接受过正畸治疗的人群。

5. 牙量关系不调

(1) 如果上颌前牙相对于下颌前牙过大,上颌牙则肯定处于以下某一状态:①深覆𬌗;②深覆盖;③深覆𬌗、深覆盖同时存在;④前牙拥挤;⑤后牙𬌗关系紊乱(上颌后牙与下颌后牙形成的轻度远中不稳定关系)。

(2) 如果下颌前牙过大,可能出现以下补偿:①前牙切对切关系;②上颌前牙散在间隙;③下切牙拥挤;④上颌侧切牙远中侧牙齿及侧切牙自身与下颌𬌗关系异常,上颌后牙位于下颌后牙的近中。

五、切牙位置与牙齿稳定性

下切牙的最佳位置是下颌切牙直立于下颌基骨之中,也是最易保持稳定的位置。但是,牙齿相对于颌骨存在一定的代偿机制。即使在正常殆群体中,上下颌骨的位置也存在多样性,只是因为牙齿的良好代偿才建立了正常的牙殆关系。在Ⅱ类骨型中往往下切牙需要唇倾代偿,而在Ⅲ类骨型中下切牙需要舌倾代偿。因此,下切牙的矫治目标位置应综合考虑多方面因素:上下颌骨的生长型、颌骨的生长潜力、唇颊舌肌的力量、牙和牙槽骨的骨量等。考虑到这些因素建立的下切牙位置,可以增加其稳定性。有学者对40例保持了4~9年的正畸病例进行了回顾性研究,提出下前牙的面接触更有利于正畸术后长期稳定性。

另一个关键点是上下切牙间的夹角。从美学角度来说,Bolton发现上下中切牙唇面与殆平面交角之和为177°左右时,从侧面看,上下牙唇侧表面的连线几乎是一条直线,处于最佳咬合状态。但是,牙周病学者认为,这种上下切牙过度直立的关系往往会导致前牙深覆殆,这种咬合对于牙周组织具有潜在的功能创伤。因此从功能角度来说,当上下中切牙间的交角约为132°时,牙周组织更为健康。

六、功能殆与牙齿稳定性

1. 正中关系位和牙尖交错位 从殆学角度而言,正中关系被认定是相对稳定,可重复的位置关系,也是全口总义齿患者确定下颌位置的标准。正常情况下,正中关系位到牙尖交错位之间存在0.5~1mm的距离。

但是在某些错殆畸形中,患者为了掩饰畸形的严重程度,而改变下颌骨的颌位,从而使牙尖交错位与正中关系位失调。正畸治疗过程中,采用颌间牵引力改善Ⅱ类或Ⅲ类磨牙关系时,也会因为下颌骨的暂时性移位而造成改善磨牙关系的假象。如果不能正确的判断出正中关系位与牙尖交错位不协调,保持期殆关系也极易复发。

2. 咀嚼模式对牙齿稳定性的影响 在功能殆中,正常的咀嚼模式应为多方向性的,包括前伸运动和侧方运动。如果侧方运动受到干扰,咀嚼模式则以前伸运动为主。这一方式的长期后果则会出现上前牙唇倾、间隙和下前牙拥挤。如果前牙深覆殆时,前伸运动受到干扰,尖牙和前磨牙区的牙齿出现移位。因此,正常的咀嚼模式对于殆的稳定也极为关键。

七、口腔不良习惯与牙齿稳定性

口腔不良习惯包括吮指、吐舌、咬唇及张口呼吸等,它可诱发或者加重错殆畸形,影响咀嚼、吞咽、发音等功能。在矫治错殆畸形的同时,口腔不良习惯如果不及时破除,不仅将对正畸治疗产生不利影响,而且对矫治后的殆形态的稳定造成破坏。

八、呼吸道狭窄

正常的鼻呼吸功能是改善咬合以及获得矫治后稳定的关键。患者初诊时,需排除患者上呼吸道疾病。固有口腔空间狭窄的患者为了保证呼吸通畅,多数伴有吐舌及口呼吸等不良习惯。

九、第三磨牙的关系

第三磨牙是否导致下前牙的拥挤已经在正畸领域争论了一个多世纪。一些学者认为第三磨牙的存在影响下牙弓的长期稳定,但另一些学者的研究资料显示,在下牙弓的远期改变中,第三磨牙所起的作用微不足道。

十、性别差异

Baird、Baum 和 Petraitis 对正常𬌗关系测量后的统计资料表明:男性和女性在骨骼型和牙型的成熟时间上存在明显差异。女性骨骼型和牙型成熟的时间平均是 13 岁,男性的成熟均值则在 15 岁多一点。这一认识对矫治 Ⅱ 类错𬌗具有重要意义,尤其对于女性。显然如果想要从根本上影响生长发育,就必须在骨骼型成熟以前开始矫治。

十一、矫治速度

从生长发育的意义来讲,快速正畸矫治并不是最为可取的。有些病例慢速的正畸治疗可充分利用生长发育(即通过抑制上颌生长或促进下颌生长达到矫治目的)。

第二节　保持的理论基础

目前保持的概念主要是基于四种理论学说。

一、咬合学派

1880 年,Norman Kingsley 提出,"牙齿的咬合关系是决定正畸治疗后牙齿稳定性最重要的因素。"经过长期的临床实践,许多学者都已认同这一观点,即良好的尖窝咬合关系有助于正畸治疗后的稳定性。

二、基骨学派

20 世纪 20 年代中期,Axel Lundstrom 提出了根尖基骨在维持矫治效果中的重要性。Hay's Nance 对该观点做了进一步研究,提出以下几点。

1. 为了保持稳定的正畸治疗效果,下颌牙齿必须位于基骨中适当的位置。
2. 牙弓长度只能在有限范围内增加。
3. 防止牙齿过度的唇倾或者舌倾。

三、下切牙学派

由 Grieve 和 Tweed 提出,认为下切牙必须直立或者稍微舌倾于基骨中。

四、肌 肉 学 派

Paul Roger 提出建立适当肌肉平衡的必要性。

以上四个学派实际上都是相互关联的。例如,保持的效果依赖于良好咬合关系的建立,咬合关系的建立又依赖于肌肉的平衡,而咬合平衡与肌肉的平衡均受到牙齿和根尖基骨的关系以及基骨间的相互关系的影响。

五、Riedel 的保持定律

Riedel 总结了所有不同的学派,将其归结于以下九大定理。

1. "矫治后的牙齿有回到原来位置的趋势。"肌肉不平衡、根尖基骨、越隔纤维、骨骼的形态都有可能导致矫治后牙齿位置的改变。

2. "去除导致错殆畸形的病因有利于治疗效果的稳定。"大约 25% 的错殆畸形是由可预防的因素导致;2% 是先天因素造成,比如唇腭裂畸形;70% 则是遗传造成,另外,颌骨大小的退行性变化可能也是导致错殆畸形的原因之一。正畸治疗方案应尽量从可以预防的病因出发。

3. "过矫治是保持治疗效果的安全手段。"深覆殆和扭转牙的过矫治是可以接受的。多数学者支持通过过矫治抵抗复发。

4. "良好的咬合关系是保持牙齿稳定的重要因素。"术后良好的尖窝咬合关系是稳定的基础。虽然静态的咬合关系重要,但我们也应重视患者的功能殆(例如在咀嚼等功能中协调的咬合接触)。

5. "矫治后牙齿周围的基骨和相邻组织的改建需要一定的时间。"牙齿移动到一个位置,基骨和周围的软组织需要一定时间改建,故在此期间需要配戴相关约束牙齿移动的装置(保持器),且相对于骨组织,口周的软组织改建则需要更长的时间来适应新的牙殆关系。

6. "下切牙必须直立在基骨中"。已证实,在基骨中下切牙直立或者稍舌倾的术后治疗效果更稳定。Raleigh Williams 提出了可以获得稳定治疗效果的有关下颌牙列的六要素。Raleigh William 下牙列保持的六要素如下。

(1) 当下切牙切缘位于 A-P 线上或者在该线前 1mm 时,下切牙的位置最为稳定,这时面下 1/3 软组织同样能处于最平衡的状态。在北欧人群中,下切牙与下颌平面的交角为 90°,下切牙与 FH 平面的交角为 65°时牙颌关系最为稳定,属于美貌人群。但这些数据不符合其他人种。

(2) 与牙冠不同,下切牙牙根应该向远中倾斜。下颌侧切牙牙根的远中倾斜度应该大于下颌中切牙。当下切牙的牙根近中倾斜,牙冠趋向于散开时,固定保持器的使用对于维持矫治效果非常重要。

(3) 下颌尖牙的牙根应在牙冠的远中,从而有利于矫治后尖牙的稳定性,减少尖牙向近中倾斜的趋势。

(4) 四个下切牙必须在同一颊舌向平面上,远中倾斜的牙根可以产生较大的相互作用力使牙冠向近中移动。

（5）与牙冠相比，下颌尖牙牙根应该稍微颊倾。通常，下颌尖牙宽度不能改变，只有在某些病例中才可以实现。当尖牙远中移动至牙弓更宽的地方时，尖牙牙根的颊倾能够维持牙齿在该位置的稳定性。

（6）下切牙邻面去釉的重要性。当牙根出现远中倾斜时，没有进行邻面去釉的牙齿间接触面小而圆，此时，就算微小的近中向压力都会破坏下前牙的排列。因此，邻面去釉能增加下切牙间的邻接触，有助于抵抗下切牙的拥挤。

7.“生长发育期矫治可以减少复发的可能性。”因此，有必要对错𬌗畸形进行早期干预，早期干预有以下优点。

（1）避免对组织造成渐进的、不可逆转的损伤。

（2）最大限度利用颌骨的生长趋势。牙齿萌出过程中，早期干预可以减少牙齿和颌面部形态进行过多的代偿，防止其发展得更难矫治，降低矫治后保持的难度。

（3）可以利用该时期的生长潜力和改建能力进行骨性错𬌗的纠正。

（4）对错𬌗畸形进行早期矫治，可以预防继发的心理问题。

8.“牙齿移动得越远，复发的可能性越小。”因此，对于必须使牙齿移动距离较大的病例，保持的要求则较低。但是牙齿移动距离过大后是否能建立稳定的平衡，复发的趋势是否减小的观点目前还存在争议。

9.“矫治器不能永久的改变牙弓形态，特别是下颌牙弓。”改变牙弓原有的形态，会增加复发的可能性。

（1）除非在一些特定情况下，否则下颌尖牙的宽度无法改变。

（2）前磨牙宽度增加 2mm 以内，效果是稳定的。

（3）磨牙只能纠正颊舌向轴倾度，之间的宽度无法增加。

（4）人的牙弓长度一生都在逐步缩小，尤其是 30 岁前。从而导致切牙直立，甚至舌倾，切牙角增大，前牙出现拥挤、错位和再扭转。

第三节　保持的时间

保持时间的跨度目前依旧存在争议。一些错𬌗畸形需要更长的保持时间，而一些就不需要保持。英国临床调查显示：常规保持时间在一年左右。Riedel 已按照自然保持、有限保持、终生保持将错𬌗畸形的保持进行了分类。

一、自 然 保 持

自然保持即不需要对矫治后的牙弓进行保持。

1. 反𬌗

（1）前牙：已建立足够的覆𬌗。

（2）后牙：已纠正到合理的轴倾度。

2. 序列拔牙。

3. 抑制的上颌骨生长已过生长发育期。

4. 已获得足够萌出间隙的埋伏牙。

二、有 限 保 持

1. 有间隙和唇倾上颌切牙的安氏Ⅰ类不拔牙病例(直到建立正常唇舌功能)。

2. 安氏Ⅰ类和Ⅱ类的拔牙病例。

3. 纠正牙根未完全形成的扭转牙。

4. 有异位或者额外牙病例。

5. 已纠正的深覆𬌗。

6. 安氏Ⅱ类2分类病例　长期的保持使肌肉适应。

三、终 生 保 持

1. 一些病例中,维持没有进行美学性拔牙的牙列。唯一创造间隙的途径是扩弓,这些病例中特别是下牙弓需要永久或者半永久保持。

2. 散隙较大的病例。

3. 严重扭转、颊舌向异位的病例。

4. 上中切牙有间隙而其他牙齿咬合正常的患者。

第四节　保持器种类和应用

一、保持器设计理念

保持器是一种可以维持和稳定单颗或者一组牙的位置,促使其支持组织改建的被动正畸矫治器。根据患者是否可自行摘戴,分为活动保持器和固定保持器。Graber 提出保持器应具备的特定标准,包括:①应能抑制牙齿复发;②允许与功能活动有关的力自由地作用于牙齿,使牙齿的反应能够尽可能接近生理性方式;③尽可能具有自洁作用,容易维持口腔卫生;④应尽可能隐蔽,美观性好;⑤坚固、耐用,能承受日复一日的使用。

二、保持器的种类

(一) 固定保持器

固定保持器是直接粘接到牙齿上的,常用于牙弓内预后不稳定和计划延长保持时间的病例。由于隐蔽且对患者戴用的依赖性小而获得广泛使用。固定保持器的缺点随着粘接技术的发展而逐渐变小。

1. 固定保持器的适应证

(1) 对处于下颌生长后期,仍具有生长潜力的患者,维持其下颌切牙的稳定。

(2) 其余牙齿为正常𬌗关系时的中切牙间隙关闭后。

(3) 维持修复固定桥体的间隙。

(4) 牙周情况不好的患者存在潜在的正畸后牙齿漂移。

（5）扭转牙复发的预防。

（6）腭侧萌出的尖牙纠正后复发的预防，特别是正常的覆𬒊关系没有达到者。

（7）预防关闭间隙的出现，尤其是在成人病例中。

2. 固定矫治器的优点

（1）对患者的依从性减小。

（2）对于正畸结束时还有生长潜力的患者，矫治效果还不够稳定时，可做为后续保持装置。

（3）粘接式保持器更加美观。

（4）不像可摘式保持器一样在组织接触地方有组织刺激。

（5）无需摘戴，牙齿不产生松动。

（6）减少了复诊次数。

（7）可用于永久性保持和半永久性保持。

（8）能更好的被患者耐受。

（9）患者易接受，不影响语音。

3. 固定矫治器的缺点

（1）操作较复杂。

（2）椅旁操作时间长。

（3）价格更贵。

（4）各种附件粘接可能会影响口腔卫生的维持。

（5）相比于可摘矫治器更易损坏。

4. 固定保持器的种类

（1）暂时性的冠内保持器：暂时性的冠内固定保持器在当今临床中已不常用，它更重要的是一个理论观点。其保持原理是在相邻的牙齿间预备连续的相邻通道，在这些通道中放置一些固位金属连接在一起。一般用复合体、银汞合金或者修复材料来充填这些通道。这些材料包括汞合金、丙烯酸树脂的组合或修复材料复合体。由于这些材料安全性较差，易染色，容易导致牙齿敏感和龋坏，影响口腔卫生，并且一旦损坏很难修复等原因，这类保持器已很少运用。

在前牙部分，可以预备舌侧的通道，在其中镶嵌一根多股丝。此通道可以用复合物来关闭。另一种方法是用带环和丙烯酸或复合夹板。带环可以嵌入前牙的颊舌面，一根细钢丝（0.01″）进行结扎。间隙则通过复合修复材料来关闭。此方法已不再被提倡。

（2）暂时性冠间固定保持装置

1）直接接触夹板：是将相邻牙齿通过接触点连接在一起的保持装置。然而，一个常见的问题是邻接处容易断裂，且美观性差，口腔卫生差，不容易移动。

2）舌侧3到3保持：分为带环式和粘接式两种，这两种保持器都很常用，有各自的优缺点，不同的病例有不同的选择。

A. 带环式（图20-1）：用0.036英寸或0.04英寸的丝弯制。带环式固定保持器

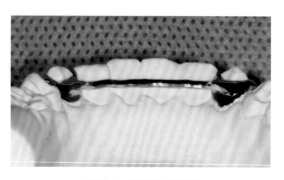

图 20-1 带环式保持器

的缺点:美观性差,金属带环可见,带环和连接体周围易于沉积残渣和菌斑,粘接间隙处更易患龋,不能有效的控制扩弓、间隙或下切牙转矩。

B. 粘接式,分为两种:一是0.036英寸的丝加粘接于尖牙上的金属底板(图20-2);二是带金属底板的舌侧保持器(图20-3)。粘接式保持器的优点是:①从前方完全不可见;②因完全粘接到牙齿表面能降低患龋率;③不需患者长期合作;④在固定矫治器拆除和保持器粘接间无时间间隔(甚至可以在去除托槽之前粘接);⑤可直接粘接或间接粘接。

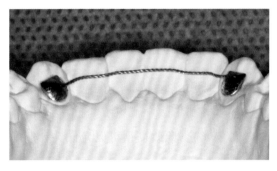

图20-2 尖牙上粘接金属底板舌侧保持器

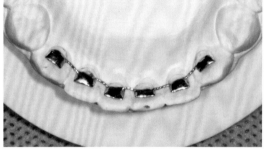

图20-3 带金属底板的舌侧保持器

3) 舌侧保持器:通常用两种直径的金属丝弯制(图20-4):粗金属丝(直径0.032英寸)和细金属丝(直径0.02英寸)。细金属丝通常用于各种保持器使所有牙齿绑在一起。这些保持器最常用,其优点在于:①价廉;②舌侧的曲可加强保持效果,无需金属底板;③允许牙齿功能性少量移动;④通常足够薄没有殆干扰;⑤可以与其他的可摘保持器一同

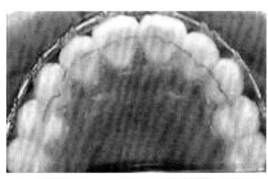

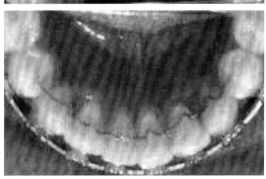

图20-4 舌侧保持器

使用。缺点是:①需保持良好的口腔卫生;②如果丝没有提前粘接可能会导致牙齿的移动;③深覆殆病例中可能会有殆干扰。但总体来说,舌侧保持器的运用利大于弊。

(二) 可摘式保持器

日常临床操作中,可摘式保持器是最常用的。可摘式保持器是一种被动保持,可以由患者自由的取戴。

1. Hawley保持器 由Hawley于1920年设计,是当今社会最流行的可摘保持器。它由一个3—3之间的唇弓和一个磨牙处的箭头卡组成。它有很好的保持作用,能防止前牙的扭转或产生间隙。其自身的设计可以防止拔牙间隙的产生,能够关闭前牙区少量的间隙(图20-5)。

2. 长曲唇弓Hawley保持器 是对传统Hawley保持器的一个简单改良,即

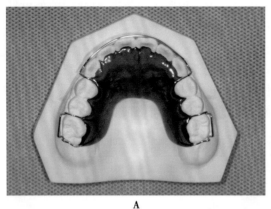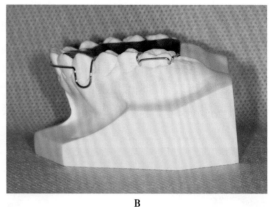

A　　　　　　　　　　　　　　　　　　B

图 20-5　上牙弓的 Hawley 保持器
A. 粭面照　B. 侧面照

在第一磨牙远中和尖牙间的唇弓上加一个 U 形曲（图 20-6）。此改良型可以允许尖牙远中间隙的关闭。

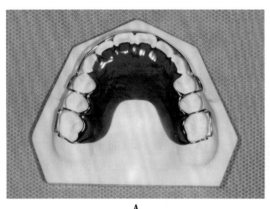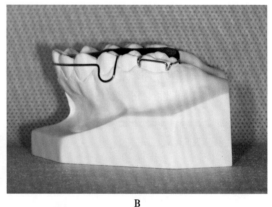

A　　　　　　　　　　　　　　　　　　B

图 20-6　长曲唇弓 Hawley 保持器
A. 粭面照　B. 侧面照

3. 波状唇弓 Hawley 保持器　也是传统 Hawley 保持器的一种改良。唇弓围绕着前牙，能更好的控制前牙（图 20-7）。

4. 唇弓通过侧切牙和尖牙之间，并以尖牙卡环控制尖牙的位置，避开粭干扰（图 20-8）。可以有效的保持对尖牙的控制，不能关闭前牙区的间隙。

5. 带焊接钩的连续唇弓 Hawley 保持器　它可以关闭前牙区的间隙和第一磨牙拔牙区的间隙，也可以很好的被患者耐受，而且能够防止关闭的拔牙间隙的重现（图 20-9）。

6. Begg 保持器　以过世的 Begg 医师命名，推动了保持器的流行。此保持器的唇弓向远中向后方延伸至最后的磨牙处，末端包埋在树脂基板里。因为这种保持器没有弓丝跨过咬合面，它非常适用于咬合需调整的病例，特别是后牙段需咬合调整的病例（图 20-10）。

7. 用弹性材料代替唇弓的 Hawley 保持器　这种保持器当今很少使用。前牙区的弹性材料可以给牙齿施加一个非必要的力量使牙弓前段变平（图 20-11）。

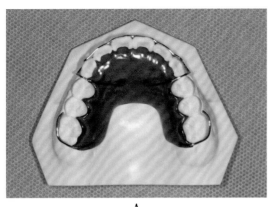 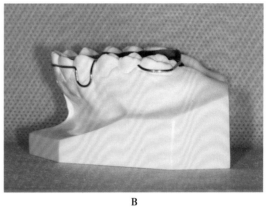

A   B

图 20-7 波状唇弓 Hawley 保持器
A. 殆面照　B. 侧面照

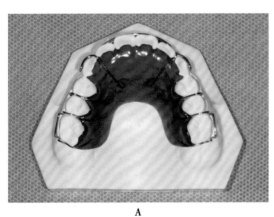 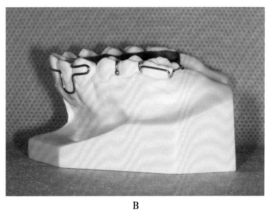

A   B

图 20-8 唇弓横跨侧切牙远中的 Hawley 保持器
A. 殆面照　B. 侧面照

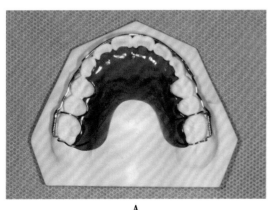 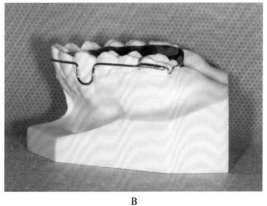

A   B

图 20-9 焊有箭头卡的唇弓保持器
A. 殆面照　B. 侧面照

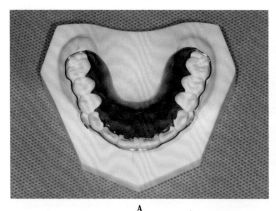
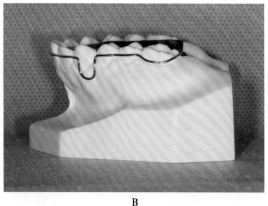

图 20-10　Begg 保持器
A. 𬌗面照　B. 侧面照

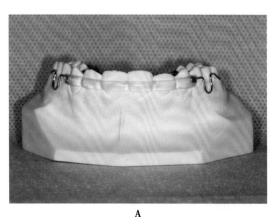
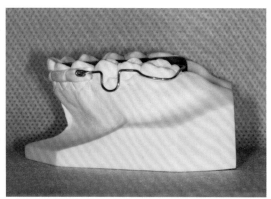

图 20-11　用弹性材料代替唇弓的改良式 Hawley 保持器
A. 正面照　B. 侧面照

8. 单一箭头卡部分环绕式保持器　这种保持器是对 Begg 保持器的改良,特别适用于第二或第三磨牙部分萌出的病例,其弓丝的弯制很复杂(图 20-12)。

9. 弹簧保持器　弹簧座或弹簧调整只用于前牙区。它能够排齐牙列并保证排好的牙列处于正确的位置(图 20-13)。

10. Kesling 牙正位器　H. D. Kesling 在 1945 年发明了牙正位器。它由热塑性橡胶材料制作,覆盖上、下牙列的临床冠和部分相邻龈组织。如果装置未完全就位,患者不能说话。此矫治器可对咬合进行少量的调整(图 20-14)。

11. 可摘负压压膜保持器　由热塑性薄片制成(图 20-15)。其相对来说不那么显眼,并且易于接受。此保持器完全覆盖临床冠并部分扩展到相邻龈组织。有人建议去除临床冠的切或𬌗三分之一部分,以更好的调节牙齿。

综上所述,带唇弓式可摘保持器(Hawley 和 Begg 型保持器)这类保持器坚固耐用,可在进食时戴用。在保持的最初三个月戴用 Hawley 保持器具有促进后牙咬合关系调整的优点。唇弓可在需要时实现轻微的前牙移动,与前牙平面导板合用易于保持深覆𬌗的矫治效果。

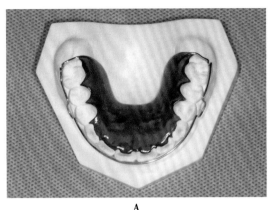

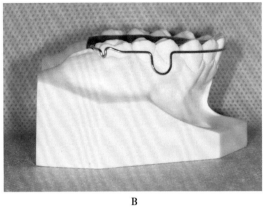

A　　　　　　　　　　　　B

图 20-12　单一箭头卡部分环绕式保持器
A. 殆面照　B. 侧面照

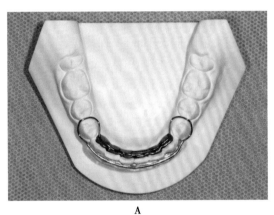

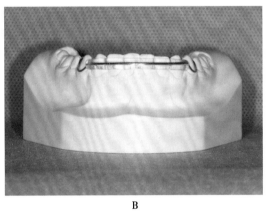

A　　　　　　　　　　　　B

图 20-13　弹簧保持器
A. 殆面照　B. 正面照

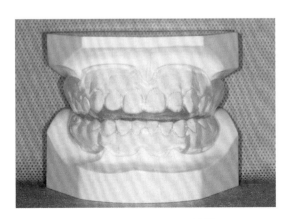

图 20-14　Kesling 牙正位器

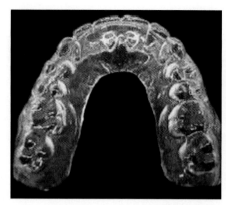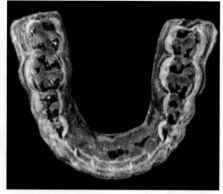

图 20-15　可摘负压压膜保持器

推荐戴用方法：前 6 个月全天戴用，后 6 个月夜间戴用。

可摘负压压膜保持器价格相对便宜，拆除矫治器当日即可快速制作完成。这种保持器隐蔽性好，必要时对其稍加调改可产生牙齿移动。后牙咬合面的完全覆盖可以防止后牙过度伸长。临床中，这种保持器较 Hawley 保持器更受患者欢迎。

尽管负压压膜保持器在后牙的咬合调整方面的能力显著弱于 Hawley 保持器，若在矫治器拆除时后牙已经建立了良好的尖窝关系，这一点就不那么重要了。并且，最近的一项前瞻性临床试验显示负压压膜保持器在维持前牙段整齐度方面明显优于 Hawley 保持器。

三、保持器的应用

几乎所有错𬌗畸形在矫治完成后都需要保持。英国最近的研究发现，常规保持时间为 12 个月。组织学研究显示：正畸结束七个月以后，越隔纤维仍然保持着一定张力和位移，容易造成牙齿的复发。因此，保持时间必须达到 7 个月以上。并且对于某些正畸患者，保持时间还需延长。

1. 下切牙不齐矫治后的保持　整齐的下切牙在十几岁、二十多岁和三十多岁时整齐度会逐渐恶化，这种下前牙段的变化目前普遍被认为是一种正常而非异常的情况，贯穿人的一生。这种现象可见于正常人和经历过矫治后保持的人，因此，建议下切牙段的保持应该延长至面部生长发育结束，减少下切牙拥挤的复发。另外，考虑到患者对下前牙排列稳定的期望值，如果患者不愿意接受任何下前牙整齐度的恶化，那么在正畸治疗完成后必须考虑选择永久固定保持，或者可摘式保持器。Sadowsky 等报道，戴用下颌舌侧固定保持器的平均时间达到 8.4 年者，其保持效果要优于保持时间较短者。

2. 前牙扭转矫治后的保持　错𬌗畸形中的扭转牙矫治完成后有很强的回复原位的趋势。Edwards 发现扭转牙复发最常发生在矫治器拆除 4~6 年内，这是由于越隔纤维改建所需时间最长，所以扭转牙矫治后，适当延长保持时间有助于减少复发。在正畸治疗中或治疗完成后时辅助嵴上纤维环切术已经被证明能够有效降低正畸治疗结束后最初 4~6 年复发率，但是远期临床效益相对较低。

3. 矢状向下前牙位置改变后的保持　Houston 和 Edler 报道，当治疗过程中下切牙的前后向位置发生变化时，大多数病例的下切牙在保持期后会朝着它们术前的位置移动。因此，除非计划延长保持期,否则应该避免过度的下切牙前倾。一般下前牙矢状向位置超过 2mm 的改变,需要长期或终身保持。

4. 深覆𬌗矫治后的保持　深覆𬌗矫治后,建议使用前牙平导直至面部生长发育完成,尤其适用于下颌有顺时针旋转趋势的病例。

5. 前牙开𬌗矫治后的保持　前牙开𬌗在保持阶段的稳定性是不可预测的。虽然不良生长型的前牙开𬌗畸形矫治后,建议选择结合后牙𬌗垫的保持器进行长期保持,但该观点目前尚缺乏科学证据支持。有研究对保持后至少 9 年的患者进行了回访,其中超过 1/3 的病例有复发,出现大于 3mm 的前牙开𬌗。

6. 有牙周病史或者根吸收病史患者的保持　正畸治疗前有严重牙周病治疗史的患者,建议永久保持。而对于轻中度牙周病患者,常规保持即可。而对于根吸收或牙槽嵴骨丧失的病例,保持结束后下切牙复发的风险增加,永久保持可能更适合这些病例。

7. 生长改型后的保持　有文献报道,头帽或功能矫治器矫治后,推荐使用改良肌激动器来维持 Ⅱ 类错𬌗的矫治效果。然而,目前尚无对比研究证实这种保持形式的有效性。

8. 前牙或后牙反𬌗矫治后的保持　前牙的正常覆盖和后牙的牙尖交错关系足够维持这种矫治效果,勿需额外的保持。

9. 成年患者的保持　成人与青少年采用相似的保持方法,在中线、覆盖、覆𬌗、磨牙关系以及切牙整齐度方面,保持结果同样稳定。此外,Richardson 的研究显示下切牙整齐度的恶化多发生在青春晚期和成人早期,超过 21 岁后变化显著减少。

10. 牙列间隙关闭后的保持　正畸治疗关闭牙列散隙和牙中缝后,建议进行永久保持。

(韩光丽)

参 考 文 献

1. 傅民魁. 口腔正畸专科教程. 北京:人民卫生出版社,2007.
2. GURKEERAT S. Textbook of Orthodontics. 2nd ed. New Delhi:Jaypee Brothers Medical Publishers(P)LTD, 2007.

第二十一章　正畸病例的评价

第一节　正畸病例评价的历史发展和意义

一、正畸病例评价的历史发展

虽然在现代口腔医学中,正畸学是第一个独立出来的口腔医学专科,但对于正畸治疗效果的评价却难以统一。建立一个有效的评价体系,可以为正畸临床治疗提供切实可行的矫治目标,为提高完成病例的质量提供量化指标。因此,系统性正畸治疗效果评价体系的制订对于保证口腔正畸临床实践以及口腔正畸学教育活动有目的、有规范地进行具有重要的意义。然而,由于正畸治疗效果受到患者矫治前颌骨位置关系、牙列咬合关系、牙周健康状况、面部软组织形态及口颌系统功能等多种因素的影响,故实践中对于正畸临床完成病例按照统一标准进行量化评定是极其困难的。

对于正畸病例的评价,包括治疗前评价和完成病例的评价。在北欧一些发达国家,口腔正畸治疗是包含在国民医疗服务保险系统内的,但由于医疗资源相对有限,因此需要对患者的错𬌗情况进行客观评价,以确定治疗的优先原则。目前建立相应评价体系的国家有丹麦、芬兰、英国、荷兰、瑞典以及挪威等国家。

19 世纪 50 年代,Massler 和 Fränkel 首先提出了错𬌗畸形的评价体系,此后一些历史悠久的评价指数及评价体系相继发展形成。如 Summers 的𬌗指数(occlusal index, OI),Graingerthe 的治疗优先指数(treatment priority index, TPI),Salzmann 的平均错𬌗评估记录(handicapping malocclusion assessment record, HMAR)等。这些指数都采用广泛的参数计分方法,来评估治疗前患者错𬌗畸形的严重程度。1989 年,Brook PH 和 Shaw WC 发展形成了正畸治疗需要指数(the need for orthodontic treatment index, NOTI)以及改良正畸治疗需要指数(the index of orthodontic treatment need, IOTN)。其中包括颌面吸引指数(the dental-facial attractiveness scale, DFA)和牙齿美学指数(the dental aesthetic index, DAI)。自此,牙列及面部的美学评价也被纳入治疗前系统评价的范畴。

随着生活水平的日益改善,口腔正畸治疗在西方国家逐步普遍开展,对正畸完成病例的评价开始受到重视。在专业学术团体和机构的推动下,相应的评价体系逐步建立。20 世纪 90 年代,美国正畸专家认证委员会(ABO)建立了客观评级系统(objective grading system, OGS),用于评价正畸治疗后的模型和全口牙位曲面体层片。经过不断完善,于 1999 年纳入 ABO 正畸专科医师的临床考核中。为了将正畸治疗需要和治疗效果评价有机结合起来,同时简化主观、客观评价项目,在德国、希腊、匈牙利、意大利、荷兰、挪威、西班牙、英国和美国等九个国家的共同努力下,于 2001 年建立了——正畸治疗复杂程度、结果及需要指数（index of treatment complexity,outcome and need,ICON）。ICON 指数主要评价病例的治疗需要、错𬌗复杂程度、治疗改善程度及治疗结果的可接受程度。

这些评价体系的建立,经历了从最初全部由正畸专科医师评价,到逐渐加入非专业人士意见和最终患者自身满意度的评价,逐步完善了目前的正畸病例评价体系。

二、正畸病例评价的意义

错𬌗畸形是一种常见的牙颌面形态异常,在我国发病率较高。据调查,乳牙期错𬌗畸形的发病率约为 51.84%、替牙期约为 71.21%、恒牙初期约为 72.92%。随着人民生活水平的提高,越来越多的人寻求通过正畸治疗来改变其错𬌗,改善容貌美观。而是否需要正畸治疗,主要取决于患者本人的主观意愿和医师的判断。尤其是一些存在心理问题的患者,对自身的错𬌗程度缺乏客观评价,对治疗结果抱有过高期望,往往造成不必要的医患矛盾。随着现代医学模式的转变,迫切需要在治疗前对患者进行生物-心理-社会等全面评价,通过建立客观、量化的评价指标或体系,为治疗方案的选择及制订提供充分依据,降低潜在医疗风险的发生。

在美国及许多欧洲国家,较为严重的错𬌗畸形患者可以得到政府基金的资助进行治疗。通过对治疗前病例进行客观评价,使严重畸形患者及时得到有效治疗,避免了有限医疗资源的浪费。统一评价体系的建立,增加了地区间的可比性,可以更加客观地评价人群中需要正畸治疗的情况,为政府合理安排口腔卫生资源提供了有力参考。

另一方面,通过正畸完成病例评价体系的建立,使专业学术机构或团体对正畸专科医师临床技能的考核有了客观的参照标准与依据。通过建立相应的临床技术准入资格标准,使行业整体的医疗服务质量得到有力保证。同时通过医师的自我评价、对照和持续改进,有利于促进完成病例质量的提高。

第二节　现有评价体系介绍

一、美国正畸专家认证委员会客观评级系统——ABO-OGS 指数

（一）发展背景

20 世纪初,美国的正畸学领域尚未建立官方认证的统一疗效评价体系。1929 年 7 月,在 Dr. Albert Ketcham 等医师倡导下,美国正畸协会（Amercian Association of Orthodontists,AAO）在科罗拉多州 Estes Park 成立了口腔医学领域最早建立的专业质量认证委员会——美国正畸专家认证委员会（American Board of Orthodontics,ABO）。其建立目的是推动正畸专科教学和临床实践的发展,为患者提供更加正规、完善的正畸诊疗服务,使其免受不合格或不负责任的正畸医师的侵害。后来通过美国牙科协会（American Dental Association,ADA）官方认证,ABO 成为美国唯一的可颁发正畸专家证书的专业委员会,并逐步发展出一套愈加完善的评价正畸专科医师考核体系。这一考核认证过程分为申请资格、笔试、临床考试三个部

分。第一部分,申请资格。申请者必须已完成由 ADA 认可的正畸高等教育项目。第二部分,笔试。题目为多项选择题,题目由 ABO 委员正畸专业人员提供,每个题目必须有文献支持,包括了基础医学和临床医学的相关内容。第三部分,临床考试。考生需提交包括模型、X 线片、面𬌗像、病例记录等在内的病例的相关资料,并且病例需由自己完成。考官根据这些资料,结合口试成绩进行综合评分。考试合格者获得由 ABO 颁发的认证证书,此证书有效期为 10 年,是对通过考试的专业医师所掌握的正畸专业知识和熟练临床技能的一种认证。

为了更好地评价治疗后模型和全口牙位曲面体层片,保证临床考核的公正、准确,同时也为考官评分提供可靠依据,ABO 建立了客观评级系统(objective grading system,OGS)。这一评分系统历经 5 年,经过了 4 次实验完善,于 1999 年投入 ABO 临床考核使用。

(二) 指标建立

1994 年起,ABO 开始着手研究制订一套客观评定体系,用来评估牙𬌗模型和全口牙位曲面体层片,使第三部分的临床考核更加客观。

1995 年,第一次实验:委员们对参加 ABO 临床考核的 100 个病例资料进行评估。分析发现 85% 的不足之处都体现在其中的 7 项指标中,即:排列、边缘嵴高度、颊舌向倾斜度、覆盖、𬌗关系、𬌗接触、牙根平行度。

1996 年,第二次实验:委员们选取了 300 套治疗后模型和全口牙位曲面体层片,核查得出各个测量者的测量结果之间的一致性较差。因此,委员会建议制作专门测量工具,来提高测量过程的可靠性。

1997 年,第三次实验:为了使得测量更为准确,所有委员使用了测量工具,以及改良评分系统,共测量了 832 套模型和全口牙位曲面体层片,讨论后决定增加 1 项指标——邻牙接触关系,因此最后的评定指标变为 8 项。

1998 年,第四次实验:为了简化测量校准过程,收集足够多的数据来帮助建立临床考核的通过标准,所有委员参加并使用了改良后的测量工具,进行了实验。

1999 年 2 月在圣路易斯的考试中,客观评级系统首次应用于第三部分的临床考核。

(三) 得分和等级

1. 材料准备

(1) ABO-OGS 专用测量尺(图 21-1)

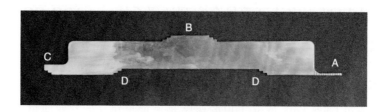

图 21-1 ABO-OGS 专用测量尺
A. 测量尺此处的分度值为 1mm,是用来测量模型排列、覆盖、𬌗接触、邻牙接触关系以及𬌗关系的差异的。该处的宽度为 0.5mm B. 测量尺此处的台阶高 1mm,用于测量下颌后牙颊舌向差异 C. 测量尺此处的台阶高 1mm,用于测量边缘嵴差异 D. 测量尺此处的台阶高 1mm,用于测量上颌后牙颊舌向差异

（2）模型

1）模型要能准确地显示出牙列、中间支持结构以及 粉关系。模型必须有足够的延伸至前庭沟等处，以重现软组织的形态。模型要光滑流畅，不能有小气泡或损坏，因此在修整模型时要小心（图 21-2）。

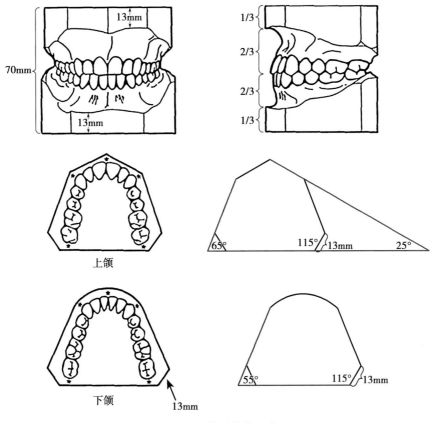

图 21-2　模型修整要求

2）上下颌模型要分别在底部标明以下相关的信息：申请者 ID 号码；病例号码；记录时间；患者年龄（精确到月，例如：15-2）；使用有颜色的点来表示治疗阶段（图 21-3）。

3）电子模型要求：电子模型只能用于提交治疗前、治疗中或手术前的病例；模型必须是 3D 的，且在所需各个方向上是 1∶1 呈现的；申请者必须确保准确的模型方向与 粉形态；要确保模型的真实性；如果正中关系位和牙尖交错位明显不同，则需提供书面资料。

（3）X 线片要求：全口牙位曲面体断层片要求如下：患者方向正确；有正确的标识（左和右）；适当的呈现范围（图 21-4）。

（4）照片

1）面部照片：要求至少包括一张正面、一张侧面、一张微笑照。照片的具体要求如下：标准质量的彩色照片；患者的头部在三个平面上精确定位；一张面朝右的侧面照；两张正面照，包括一张微笑、一张嘴唇放松照；在提交的病例的各个阶段（治疗前、治疗中、治疗后等）要使用相同的拍照方式；重点关注以及具有诊断意义的软组织区域也应当体现在照片中；背景为白色或浅色，无阴影或阻挡物；高质量的光亮显示面部轮廓；在目标方向上要露出耳朵；

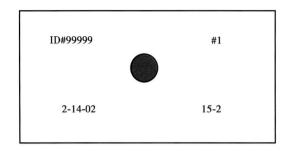

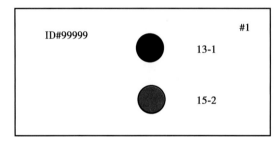

图21-3　模型底部标示

（黑点表示"治疗前记录"；蓝点表示"治疗中或术前
记录"；红点表示"术后记录"）

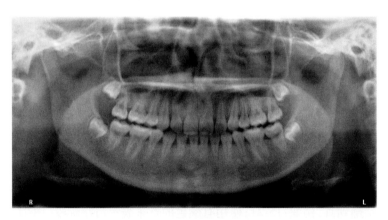

图21-4　全口牙位曲面体层片

眼睛睁开,直视前方。不能配戴眼镜;照片的大小要精确,为四分之一原图大小;如果是由电脑呈现的,就必须打印在光面相片纸上(图21-5)。

A. 侧位照片具体要求如下:牙齿接触;嘴唇放松保持接触;头部自然状态,眼睛直视前方;要呈现出整个头部和脖子;左眼睫毛略微看不见;照片中心位于耳屏前1cm处;白色或浅色的背景(图21-6)。

B. 正面照(包括微笑照)具体要求如下:正面照的具体要求基本与侧面照相同,只是要求患者正对摄像机,照片中心是患者的鼻尖;微笑照片要求患者面对镜头呈自然微笑状;患者面部正对摄像机;眼睛睁开,直视镜头;耳朵暴露;不配戴眼镜或饰品;瞳孔连线水平;照片中心是患者的鼻尖(图21-7)。

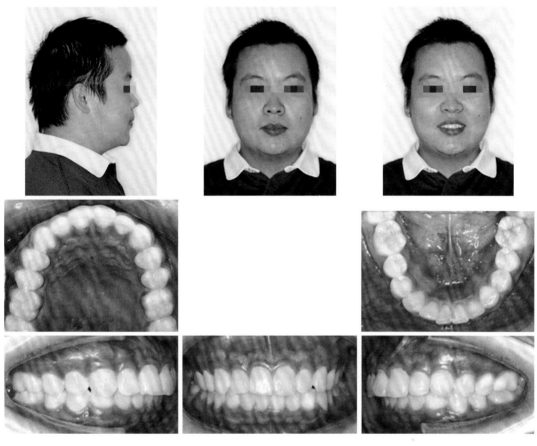

图 21-5 电脑打印的面部像

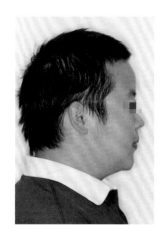

图 21-6 侧面像

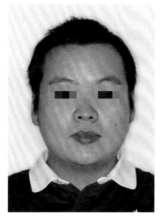

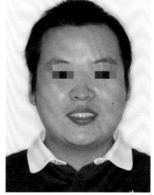

图 21-7 正面像

2）口内照片：至少应包括 1 张正位像，左右侧位像，以及最大牙尖交错位像。一般要求如下：标准质量的彩色照片；患者的𬌗平面与底座的顶部和底部相平行；一张正面最大牙尖交错位像；两张侧位像（左和右）；凡是 2009-5-1 之后的病例都需提供上下𬌗像各一张；没有遮挡物（比如：颊拉钩，手指等）；灯光应能显示出解剖轮廓，最好无阴影；使用两个颊拉钩；无唾液和/或水泡；牙列清洁；照片应尽量能 1∶1 地呈现口内的关系；如果是由电脑呈现的，就必须打印在光面相片纸上。

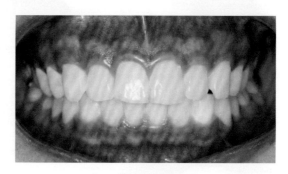

图 21-8　口内正位像

正、侧位像具体要求如下：①正位像：𬌗平面应当水平且位于照片中央；后牙也要同等地呈现；牙齿咬合（图 21-8）。②侧位像：前牙区需至少呈现出整个同侧上颌中切牙；后牙区需至少呈现出全部第一磨牙；所有相关的牙龈都必须被显现；𬌗平面必须水平（图 21-9）。③上颌像：以腭中缝为中心；呈现出完整的牙弓形态，尽量减少软组织图像（图 21-10）。④下颌像：图像中要包括整个牙弓或者至少包括第一磨牙；中切牙的唇面与基底平行；中线位于正中（图 21-11）。

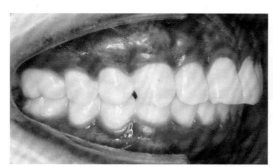 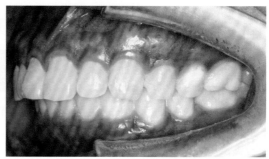

图 21-9　口内侧位像

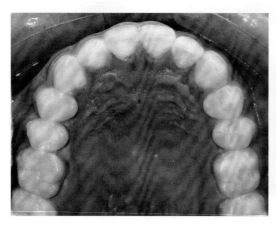 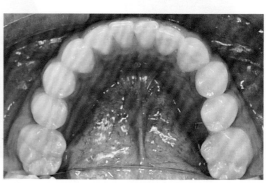

图 21-10　上颌像　　　　　　　　　　　**图 21-11　下颌像**

2. 方法和步骤　ABO 的客观评级系统(objective grading system)有 8 个指数,分别是排列、边缘嵴高度、颊舌向倾斜度、𬌗关系、𬌗接触、覆盖、邻牙接触关系、牙根平行度,其评分按照以下标准来进行。

(1) 排列:上前牙的切缘和舌面,下前牙的切缘和唇面应排列协调,形成一条平缓弧线;上颌后牙的近远中向中央窝应排列在一个平面或一条直线上,下颌后牙的近远中颊尖的连线应排列一致。测量方法见图 21-12(使用测量尺 A 端)。

(2) 边缘嵴高度:如患者牙面无充填体,牙尖为最小磨耗,且无周围骨质丧失,所有后牙区相邻牙的边缘嵴应在一个水平线上。计分时不包括上颌第一前磨牙远中以及尖牙与前磨牙接触区。测量方法见图 21-13(使用测量尺 C 端)。

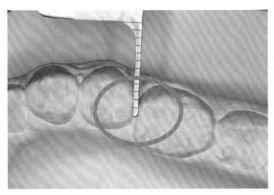

图 21-12　排列的测量方法　　　　图 21-13　边缘嵴高度的测量方法

(3) 颊舌向倾斜度:为了建立良好咬合关系,避免𬌗干扰,以通过两侧后牙𬌗接触点的平面为参照面,上下颌的磨牙与前磨牙颊舌尖高度差异不应太大。测量方法见图 21-14(使用测量尺 B、D 端)。

(4) 𬌗接触:主要涵盖了后牙区的咬合接触情况。下颌后牙的颊尖和上颌后牙的舌尖应与对颌牙的𬌗面相接触。每个下颌磨牙均有两个功能颊尖,每个下颌前磨牙均有一个功能颊尖,上颌前磨牙有一个功能舌尖,但上颌磨牙可能只有一个近中舌尖为功能尖。如果远中舌尖过小,则不计分。如果远中舌尖足够突出但与对颌牙无咬合,则应减去相应分数(图21-15)。

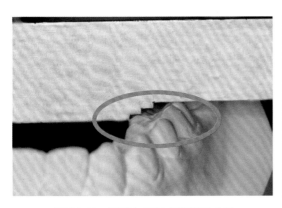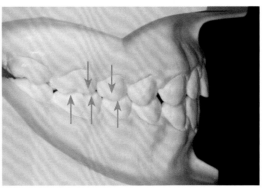

图 21-14　颊舌向倾斜度的测量方法　　　　图 21-15　𬌗接触示意图

（5）骀关系：主要为上下颌后牙矢状关系。理想状态为安氏Ⅰ类关系，即上颌第一磨牙的近中颊尖咬合在下颌第一磨牙的颊沟处，或不超过1mm；上颌磨牙、前磨牙、尖牙的牙尖应相对下颌后牙的邻间隙处，或不超过1mm（图21-16）。

由于上下牙弓拔牙选择的差异，有些完成病例可能会是安氏Ⅱ类或Ⅲ类关系。在Ⅱ类关系中，上颌第一磨牙的颊尖应相对下颌第二前磨牙与第一磨牙间的接触区，上颌第二磨牙的颊尖应相对下颌第一磨牙和第二磨牙间的接触区。Ⅲ类关系中（即拔除下颌前磨牙），上颌第二前磨牙的颊尖应相对下颌第一磨牙的颊沟，上颌磨牙和下颌磨牙的关系依次类推。

（6）覆盖：包括了前牙区覆盖和后牙区覆盖。当牙列处在正常的覆盖关系时，后牙区为下颌后牙的颊尖应与上颌后牙的骀面中央窝（颊舌向）相接触，前牙区则是下前牙应与上前牙的舌面相接触。测量方法见图21-17（使用测量尺A端）。

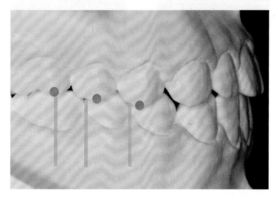

图21-16 骀关系

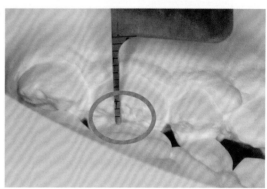

图21-17 覆盖

（7）邻牙接触关系：正常情况邻牙间应紧密接触，没有间隙。测量方法见图21-18。

（8）牙根平行度：通过全口牙位曲面体层片来判断根平行度。理想情况下各牙根应相互平行并且与骀平面垂直（图21-19）。

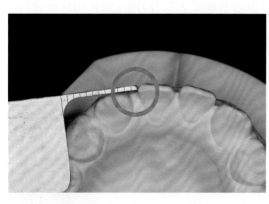

图21-18 邻牙接触关系测量方法

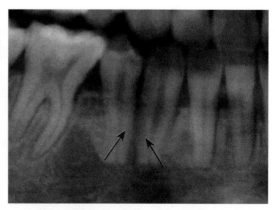

图21-19 不平行的牙根

3. 评判标准 ABO系统评分体系见表21-1。

表 21-1　ABO 系统评分体系

项目	测量内容	得分			补充
		0	1	2	
排列	排列差异	<0.5mm	0.5~1mm	>1mm	排列不齐的牙齿,其相邻牙均需扣除1分;每牙最多扣2分
边缘嵴高度	相邻两牙边缘嵴高度差	<0.5mm	0.5~1mm	>1mm	每处最多扣2分
颊舌向倾斜度	颊舌尖高度差	<1mm	1~2mm	>2mm	每牙最多扣2分
殆接触	功能尖与对颌牙关系	相接触	不接触,距离≤1mm	不接触,距离>1mm	每牙最多扣2分
殆关系	上下相对应牙尖与接触区关系	<1mm	1~2mm	>2mm	每牙最多扣2分
覆盖	上下相对应牙之间的水平距离	上下相对应牙接触	不接触,距离≤1mm	不接触,距离>1mm	每牙最多扣2分
邻牙接触关系	邻牙间隙	无间隙	≤1mm	>1mm	每处最多扣2分
牙根平行度	根尖与理想位置的距离	<1mm	1~2mm	>2mm	每牙最多扣2分

经过上述 8 项指标的评分,如果考生的总扣分大于 30 分,则考试不及格;如果考生的总扣分小于 20 分,那么可以通过 ABO 临床考核中关于此部分的内容。这一体系是在 1997 年和 1998 年的临床考核中,将客观值与考官主观评分做比较而建立起来的。

（四）对 ABO-OGS 的评价

该体系评分标准有效、客观,可重复性高。最大程度上避免了评分时的主观干扰,便于理解和广泛推广。对于参加考试的专科医师,易于使用此指标进行自我评估,来估计通过考试的可能性;在临床实践中,也可通过该指标衡量完成病例的治疗质量。

另一方面,"邻牙接触关系"指标的加入,仅根据专家们的主观经验决定,没有充足的依据,未经客观验证。用全口牙位曲面体层片来评价牙根平行度准确性较差,与实际牙根平行度存在较大误差,尤其在牙弓转角处(即尖牙区)。另外,各项指标分配不够平衡,没有引入权重系统。评价指标大多是标志点与标志点间的线距,由于测量者之间对标志点的定位可能会存在差异,对于最后测量的结果可能产生误差。

（五）应用现状

ABO-OGS 体系是目前公认的比较客观而且可靠的正畸治疗结果评价系统,主要用于完成病例的质量评价。国内外专家学者使用该系统进行各项研究与病例评价。Scott. SA 与 Freer. TJ 经过实验表明正畸临床医师完全可以在目测的情况下应用 ABO 分级系统对治疗结果进行简洁而可靠地评估。也有学者提出评估目前口腔医院临床正畸医师所采用的治疗标准与 ABO-OGS 临床评价标准存在的差异,以利于国内口腔正畸临床医疗实践的改善。

二、不 调 指 数

（一）研究背景

病例的复杂程度决定了提交给 ABO 协会的第三阶段临床考核的病例能否合格。因此，ABO 协会修订了 DI 指数来提供一个客观的复杂程度的评价方法，使得人们对于病例复杂性有了更好的理解。不调指数（discrepancy index，DI）是一个基于正畸治疗前相关项目的数据记录的客观指标，用来描述患者治疗的复杂程度，包括模型、头影测量分析等。

（二）指标建立

1998 年，6 位 ABO 委员以及 8 位前任委员提出 DI 指数，并由两位委员对 100 副模型进行测量，初步制订出 DI 的评价项目，之后进行了不断的修改与完善，确定了 DI 的得分等级，于 2004 年在 AJO 杂志正式发表。

（三）得分等级

1. 材料准备

（1）符合 ABO 要求的模型。

（2）ABO-OGS 专用测量尺。

（3）X 线片：头颅侧位片要求：完全呈现软组织；最好枕区清晰可见；头部处于自然位置，面横平面与地面平行（图 21-20）。

2. 方法和步骤　不调指数测量项目共计 12 项，分别为：覆盖、覆𬌗、前牙开𬌗、侧方开𬌗、拥挤度、𬌗关系、后牙反𬌗、后牙深覆𬌗、ANB 角、SN-MP 角、下切牙牙轴与 MP 交角和其他项。使用 ABO 专用标尺对治疗前石膏模型进行测量，所有治疗前的模型须摆放在平整的桌面上，并且咬合为牙尖交错𬌗关系。

（1）覆盖（overjet）：上下切牙的水平向距离，测量上下中切牙的最大覆盖（表 21-2）。测量方法见图 21-21。

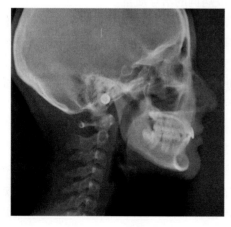

图 21-20　头颅侧位片

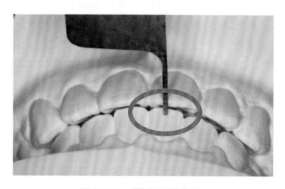

图 21-21　覆盖测量方法

表 21-2 覆盖测量评分表

覆盖(mm)	得分	覆盖(mm)	得分
0~0.9	1	5.1~7.0	3
1.0~3.0	0	7.1~9.0	4
3.1~5.0	2	>9.0	5

如果前牙反覆盖或前牙反𬌗;反覆盖者每一毫米记为 1 分,以此类推。

(2) 覆𬌗(overbite):上下切牙的垂直向距离(表 21-3)。

表 21-3 覆𬌗测量评分表

覆𬌗(mm)	得分	覆𬌗(mm)	得分
0~3.0	0	5.1~7.0	3
3.1~5.0	2	正锁𬌗	5

(3) 前牙开𬌗(anterior open bite):上下颌前牙(一侧尖牙到另一侧尖牙)关系为尖对尖,即覆𬌗为 0mm,每牙记为 1 分;开𬌗每增加 1mm,所包含的上颌牙增加 2 分;在牙弓以外的牙或是未完全萌出的牙不列入记分。测量方法见图 21-22。

(4) 侧方开𬌗(lateral open bite):上颌第一前磨牙到第三磨牙相对于下牙咬合关系若为开𬌗,每牙每毫米记为 2 分,在牙弓以外及未完全萌出的牙不列入记分。测量方法见图 21-23。

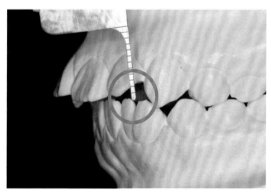
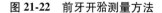

图 21-22 前牙开𬌗测量方法

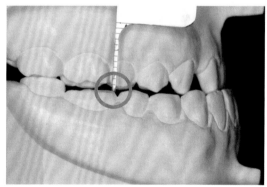

图 21-23 侧方开𬌗的测量方法

(5) 拥挤度(crowding):单颌中在一侧第一磨牙到另一侧第一磨牙之间测量拥挤最严重的牙弓周径并减去正常的牙弓周径,所得即为拥挤度。测量方法:首先测量每颗牙近远中接触点之间的宽度,然后求宽度之和,其后将牙弓分四个直线片段(一侧的中切牙与侧切牙为一直线片段;尖牙至第一磨牙为另一直线片段),分别测量其长度后求和,两者相减即为拥挤度(表 21-4)。

表 21-4　拥挤度测量评分表

拥挤度（mm）	得分	拥挤度（mm）	得分
1.0~3.0	1	5.1~7.0	4
3.1~5.0	2	>7.0	7

（6）殆关系（occlusion）：使用安氏分类法进行打分，安氏Ⅰ类即上颌磨牙近中颊尖咬在下颌磨牙颊沟上，记为 0 分；磨牙尖对尖关系趋向于Ⅱ类或Ⅲ类，每侧记 2 分；磨牙为Ⅱ类或Ⅲ类关系，每侧记 4 分。若磨牙关系超出完全远中或近中，则每侧每毫米增加 1 分。

（7）后牙反殆（lingual posterior crossbite）：上颌第一前磨牙到第三磨牙之间若上颌牙尖位于下颌牙尖舌侧，每牙记为 1 分（图 21-24）。

（8）后牙深覆盖：上颌第一前磨牙到第三磨牙的牙弓段内若存在深覆盖，每牙记为 2 分（图 21-25）。

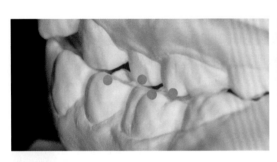

图 21-24　后牙反殆

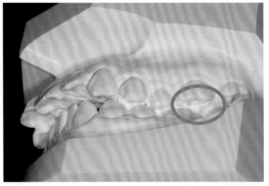

图 21-25　后牙深覆盖

以下第 9 项至第 11 项是对患者治疗前头颅侧位片的头影测量值进行打分。

（9）ANB 角：在 5.5°以上或-1.5°以下，记为 4 分，每超过 1°增加 1 分。

（10）SN-MP 平面角：27°~37°，记为 0 分；>38°，每增加 1°记分增加 2 分；<26°者，每减小 1°加 1 分。

（11）下切牙角与 MP 交角：≥99°记为 1 分，每增大 1°记分增加 1 分。

（12）其他选项：额外牙记 1 分；恒牙粘连记 2 分；畸形牙每牙记 2 分；阻生牙（第三磨牙除外）记 2 分；缺失牙（第三磨牙除外）每牙记 1 分，先天缺牙者每牙记 2 分；中线不调 3mm 以上记 2 分；中切牙牙间隙大于等于 2mm 记 2 分，散在牙间隙大于 4 颗牙，每牙弓记 2 分；牙齿错位每项 2 分；颌骨不对称（非手术治疗）记 3 分。附加项目：2 分。如：牙异位萌出。

3. 评判标准　ABO 要求考试的考生需提交两个 DI 值≥25 分的病例；六个 DI 值在 16~25 分之间的病例；两个 7~16 分之间的病例。至少包括 2 个安氏Ⅱ类的病例，要求双颌拔牙病例 1 个;替牙期开始治疗病例 1 个;一个 21 岁或以上的成人病例;不能超过 2 个正畸与正颌外科联合治疗的病例。

(四) 对 DI 指标的评价

DI 指数具有客观性以及较好的可重复性,正畸医师可用来自我测评。另外,正畸医师通过 DI 指数估计病例的复杂程度,进一步能推测出大概的治疗时间。

DI 指数是为 ABO 临床考核第三阶段中考生提交病例的标准而制订,无法用来评价治疗需要。

三、同行评估指数

(一) 研究背景

20 世纪 70 年代至 80 年代,不同学者提出了各种评价正畸治疗效果的指数(Eismann,1974 年,1980 年;Gottlieb,1975 年;Berg and Fredlund,1981 年),这些指数在使用的过程中产生了许多问题,例如缺乏量化,可靠性不高等。因此,在 1986 年的 British Orthodontics Standards Working Party 系列会议上,正畸专家分析了 200 多副模型后,确定了新的评价标准中每一项客观测量项目及相应得分标准,并且经过有效性和可靠性验证,由 Richmond 等学者于 1992 年正式公布,命名为 PAR(peer assessment rating,同行评估)指数。

(二) 结果分析

实验结果表明 74 位专家的主观评价和客观测量结果具有较好的相关性,并且得出了各个测量项目的权重值,同时加权后的 PAR 指数的可靠性也得到了验证。

(三) 得分等级

1. 材料准备

(1) 治疗前后的研究模型。

(2) 游标卡尺、钢尺和分规或 PAR 专用测量尺等测量工具。

2. 方法和步骤　PAR 指数检验项目包括:①右上后牙区牙齿错位;②上前牙区牙齿错位;③左上后牙区牙齿错位;④右下后牙区牙齿错位;⑤下前牙区牙齿错位;⑥左下后牙区牙齿错位;⑦右颊侧区咬合;⑧覆盖;⑨覆𬌗;⑩中线;⑪左颊侧区咬合。加权后将后牙区不齐的测量项目去除,即①、③、④、⑥项。计分方式如下。

(1) 牙齿错位

1) 测量定义:记录拥挤、间隙和阻生 3 种情况。记录相邻牙接触点间与𬌗平面平行最短距离。分别记录 6 个区域:右上后牙区,上前牙区,左上后牙区,右下后牙区,下前牙区,左下后牙区。

2) 记录范围:前牙区记录一侧尖牙近中解剖邻接点到另一侧的尖牙近中解剖邻接点;后牙区记录第一磨牙的近中解剖邻接点到尖牙的远中解剖邻接点。若差异程度为 0~1.0mm,得分为 0;差异程度为 1.1~2.0mm,得分为 1;差异程度为 2.1~4.0mm,得分为 2;差异程度为 4.1~8.0mm,得分为 3;差异程度>8.0mm,得分为 4;若为阻生牙,得分为 5。

3) 补充说明:尖牙缺失时,第一前磨牙近中和侧切牙远中的不调算在前牙区里;如果第一磨牙缺失了,则算第二磨牙;不良修复体导致的接触点位置不佳不计算在内;乳牙间的接触点不计算在内;缺牙间隙如果是需要修复的,则不必计算。如果需要关闭间隙,则相邻牙之间的距离需要计算;未萌出且在牙弓的舌侧或者唇侧,只有在萌出间隙少于 4mm 时才被记录为阻生;替牙期用下表计算(萌出所需间隙用于计算是否会阻生)(表 21-5)。

表 21-5　替牙期所需间隙表

项目	所需间隙(mm)	
	上颌	下颌
尖牙	8	7
第一前磨牙	7	7
第二前磨牙	7	7
合计	22	21

上颌间隙≤18mm 为阻生;下颌间隙≤17mm 为阻生。

(2) 颊侧区咬合

1) 测量定义:记录从尖牙远中到最后一颗磨牙(包括第一、二、三磨牙),矢状、垂直、横向 3 个方向上的咬合情况(表 21-6)。

2) 记录范围:分为左颊侧区和右颊侧区。

表 21-6　颊侧区咬合评分表

观察方向	得分	差异程度
矢状向	0	安氏Ⅰ、Ⅱ、Ⅲ类,良好的牙尖交错关系
	1	牙尖交错关系不调小于半个牙尖
	2	牙尖交错关系不调为半个牙尖(尖对尖)
垂直向	0	良好的尖窝接触(牙尖吻合)
	1	最少有 2 个牙齿侧向开𬌗大于 2mm
横向	0	无反𬌗
	1	有反𬌗趋势
	2	单个牙齿反𬌗
	3	超过一个牙反𬌗
	4	超过一个牙锁𬌗

(3) 覆盖

1) 测量定义:记录前牙覆盖及反𬌗两个部分(表 21-7)。

2) 记录区域:覆盖记录区域为从左侧侧切牙到右侧侧切牙,以最前方的切牙记录,若有前牙反𬌗同时记录。尖牙的反𬌗在前牙段记录。

表 21-7 前牙覆盖及反𬌗评分表

项目	得分	差异程度
覆盖	0	0~3mm
	1	3.1~5mm
	2	5.1~7mm
	3	7.1~9mm
	4	超过9mm
前牙反𬌗	0	无反𬌗
	1	一个或更多牙齿对刃
	2	单个牙反𬌗
	3	两个牙反𬌗
	4	两个以上牙反𬌗

（4）覆𬌗

1）测量定义：记录前牙覆𬌗及开𬌗情况，记录最大的得分（表21-8）。

2）记录区域：左右中切牙、侧切牙。

表 21-8 前牙覆𬌗及开𬌗

项目	得分	差异程度
开𬌗	0	无开𬌗
	1	开𬌗小于或等于1mm
	2	开𬌗1.1~2mm
	3	开𬌗2.1~3mm
	4	开𬌗等于或大于4mm
覆𬌗	0	小于或等于1/3下切牙牙冠
	1	大于1/3、小于2/3下切牙牙冠
	2	大于2/3下切牙牙冠
	3	大于或等于整个下切牙牙冠

（5）中线：记录上下中线不一致的情况，如果有下切牙缺失，则中线不计分（表21-9）。

表 21-9 中线评分表

项目	得分	差异程度
中线	0	中线相对偏斜或偏斜在1/4下切牙宽度内
	1	偏斜在1/4~1/2下切牙宽度
	2	大于1/2下切牙宽度

3. 评判标准 上下牙弓颊侧段排列的权重为0；上下牙弓前牙段排列及左右颊侧段𬌗关系的权重为1；而覆盖、覆𬌗及中线的权重分别为6、2、4。根据加权PAR分值的减少程度和加权PAR分值的减少百分率来评估治疗结果的改善程度。治疗改善的等级分类如下。

①变坏或没改变：加权 PAR 分值减少百分率小于 30%；②改善：加权 PAR 分值减少百分率为 22% 以上；③极大改善：加权 PAR 分值减少百分率为 22% 以上。

（四）对 PAR 指数的评价

PAR 指数可以对不同的特征改善程度及矫治方法进行评估，适用于所有错𬌗矫治方法、拔牙及非拔牙病例。PAR 指数为临床正畸治疗提供了一个客观的评价体系，具有简单、快捷、可靠、有效等特点。提供了统一和标准化的评价正畸疗效的客观标准，测量者之间和测量者自身具有极佳的一致性，加权后的 PAR 指数可以更加真实地反映正畸专科医师的主观意见。而且病例的评价时间平均均为 4~5 分钟，评价过程相对简单，评价者使用直尺即可以完成评价。

与客观测量项目相关的指数只能反映模型所提供的信息，因此比起对正畸结果的评价，PAR 更适合用于正畸治疗前对患者的模型进行评分，通过不同患者横向对比来评估正畸治疗的难度。

另外，PAR 指数对后牙关注不足，后牙的排列不记入评分、后牙的垂直向及颊舌向的咬合关系仅占很小的分量、后牙的近远中关系也只记录第一磨牙的关系。所以，在应用 PAR 指数评价时，对获得后牙良好的尖窝交错关系未予以足够重视。

某些项目的权重过重，且加权后的 PAR 值只能够反映当时八九十年代的英国专家对正畸的认识。专家组中有接近一半为不具有正畸专业资格的全科口腔医师，这样的专家构成比是否能够用于中国正畸的疗效评价，仍待商榷。

（五）应用现状

PAR 指数由于其方便操作，加之减少了主观因素的影响，使评价结果更客观，因此常常被用来对正畸前错𬌗畸形的严重程度和正畸治疗结果进行评价。

四、正畸治疗需要指数

（一）研究背景

20 世纪后期，由于在社会医疗保险系统中，正畸治疗的第三方保险普遍缺乏，于是多国政府开始谋求通过𬌗指数评价来确定正畸治疗的优先顺序。于是大量正畸医师和学者开始研究，并随之提出了一些新的指数系统，其中以 W. C. Shaw，S. Richmond，K. D. O'Brien 等提出的正畸治疗需要指数（the index of orthodontic treatment need，IOTN）为代表。

（二）指标建立

IOTN 指数包括牙齿健康指数（dental health component，DHC）和美观指数（all aesthetic component，AC）。根据不同的𬌗特征，从损害牙齿健康和损害美观两个方面进行 IOTN 指数评级，判断是否需要进行正畸治疗。

IOTN 指数建立后，由 74 名口腔医师进行了有效性评定实验，实验结果表明可靠性与重复性俱佳。

（三）得分等级

1. 材料准备

（1）模型。

（2）美观指数量表。

（3）刻度尺。

2. 方法和步骤

（1）牙齿健康指数（dental health component，DHC）：DHC 用于记录牙齿健康和功能方面的治疗需求，包括各种可能会导致口腔健康损害的牙𬌗特征。根据患者口中最严重的错𬌗特征来定级，共分为 5 级。经过有效性、重复性检验，合并为有临床指导意义的 3 级：1、2 级代表无治疗需求；3 级代表介于治疗与非治疗之间；4、5 级代表需要治疗（表 21-10）。

表 21-10　牙齿健康指数（DHC）

第 5 级	非常需要治疗
5.i	因牙列拥挤、移位、额外牙、乳牙滞留或其他病理原因造成的牙齿阻生（第三磨牙除外）
5.h	大量牙缺失（在任何象限≥1），有修复指征，需要做修复前正畸
5.a	深覆盖>9mm
5.m	反覆盖>3.5mm，伴随咬合或语音问题
5.p	有唇腭裂缺陷或其他颅面异常
5.s	有埋伏乳牙
第 4 级	需要治疗
4.h	少量缺牙需要修复前正畸，或者正畸关闭间隙以避免修复的必要性
4.a	深覆盖>6mm，且≤9mm
4.b	反覆盖>3.5mm，不伴随咬合或语音问题
4.m	反覆盖>1mm，且≤3.5mm，伴随咬合或语音问题
4.c	前牙或后牙反𬌗，伴随后退接触位与牙尖交错位的差异>2mm
4.l	后牙反𬌗，伴随单侧或双侧颊段无功能性𬌗接触
4.d	严重的牙齿错位>4mm
4.e	极大的侧方或前牙开𬌗>4mm
4.f	极大的或完全的深覆𬌗，造成牙龈或上腭创伤
4.t	牙齿部分萌出，因邻牙造成倾斜或阻生
4.x	存在额外牙
第 3 级	临界需要
3.a	深覆盖>3.5mm，≤6mm，伴随唇功能不全
3.b	反覆盖>1mm，且≤3.5mm
3.c	前牙或后牙反𬌗，伴随后退接触位与牙尖交错位的差异>1mm，且≤2mm
3.d	牙齿错位>2mm，且≤4mm
3.e	侧方或前牙开𬌗>2mm，且≤4mm
3.f	深覆𬌗接触龈组织或上腭组织，但无创伤
第 2 级	轻微
2.a	深覆盖>3.5mm，≤6mm，且唇功能健全
2.b	反覆盖>0mm，但≤1mm
2.c	前牙或后牙反𬌗，伴随后退接触位与牙尖交错位的差异≤1mm
2.d	牙齿错位>1mm，且≤2mm
2.e	侧方或前牙开𬌗>1mm，且≤2mm
2.f	深覆𬌗≥3.5mm，无龈接触
2.g	近中和远中𬌗关系（差别≤1/2牙尖），不伴随其他异常
第 1 级	无
1	极度轻微的错𬌗，如牙齿错位<1mm

（2）美观指数（all aesthetic component，AC）：美观指数是由正畸医师选择 1 张与患者牙最相似的照片（图 21-26），作出对患者错𬌗畸形美观程度的主观评分，用于记录改善牙齿美观的治疗需求。其中，1 级代表最美观，10 级代表最不美观。经过有效性、重复性检验，合并为有临床指导意义的四级：1、2 级代表无治疗需求；3、4 级代表轻微治疗需求；5~7 级代表中度或临界治疗需求；8~10 级代表重度或明确治疗需求。

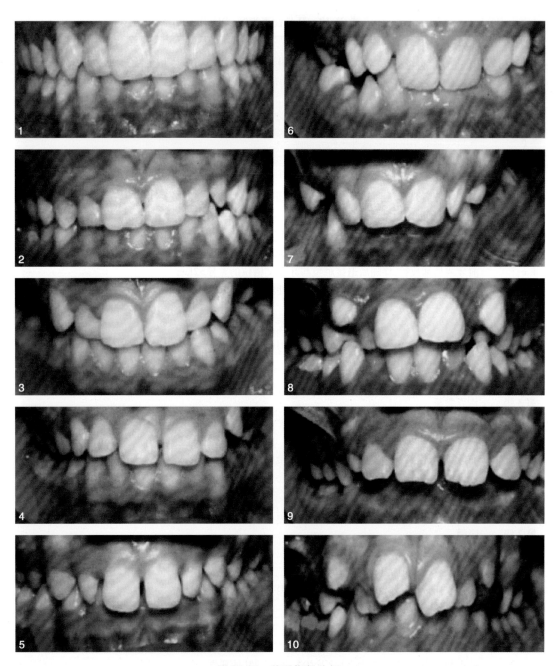

图 21-26　美观指数分级

1、2 级代表无治疗需求；3、4 级代表轻微治疗需求；5~7 级代表中度或临界治疗需求；8~10 级代表重度或明确治疗需求

（四）对 IOTN 指数的评价

IOTN 指数可以量化患者的错𬌗程度,使对牙𬌗关系的评价由原来的定性分析转变为定量分析,更客观、更直接和更形象地评价牙𬌗关系。

IOTN 指数使用起来方便快捷,仅需要毫米刻度尺和 IOTN 的 DHC 及 AC 指数等级,评价一个病例大概需要 1 分钟时间。该指标目前已经在很多欧洲国家和地区得到广泛应用,成为评价正畸治疗需要的一个重要指数。

IOTN 指数仍有许多不足之处。如未反映前牙反𬌗的安氏 Ⅲ 类错𬌗照片,缺少颌面部软组织的美观度评价分级等。DHC、AC 可能受患者年龄、环境、经历的影响而改变(如替牙期的暂时性错𬌗在恒牙完全萌出后会减轻或消失),这些因素会影响 IOTN 临床运用的稳定性和可靠性。

（五）应用现状

IOTN 指数主要用于评价正畸治疗需要。从 2006 年 4 月 1 日开始,英国国家健康管理署规定在对患者进行正畸治疗之前,必须使用口腔正畸治疗需要指数(the index of orthodontic treatment need,IOTN)进行评估。虽然该指标应用时间不长,但由于其不仅从文字上和数值上对错𬌗畸形的程度进行了明确的表述,还从图片上更形象地对外观美学方面进行补充,已受到众多专家学者的认可和推崇。

五、正畸治疗复杂程度、结果及需要指数

（一）研究背景

20 世纪末,评价正畸治疗需要的 IOTN 指数和评价正畸治疗结果的 PAR 指数已应用多年,然而,评价错𬌗的其他方面,例如患者的期望值、治疗的困难程度等,尚未有一个指标能包括全面。为此来自德国、希腊、匈牙利、意大利、荷兰、挪威、西班牙、英国和美国等九个国家的正畸专家共同努力,建立了正畸治疗复杂程度、结果及需要指数(index of treatment complexity,outcome and need,ICON)。

（二）指标建立

研究主要包括治疗需要评价和治疗结果评价两部分。

1. 治疗需要部分　研究者选取了 240 副治疗前的模型作为样本(样本人群的年龄从 11 岁到 15 岁),进行治疗需要的评价,包括口腔健康的角度、美观的角度(IOTN 指数美观部分)、错𬌗偏离正常的程度、治疗的复杂性以及是否需要治疗等五个方面。

实验表明治疗需要的主观评价一致性呈现中度可靠。

占较大权重的客观测量项目包括:IOTN 美观指标、左右后牙段前后向关系、覆𬌗/开𬌗、上牙弓拥挤/间隙、反𬌗。

2. 治疗结果部分　研究者选取了 98 副治疗前后的模型,进行治疗结果部分的评价。

治疗结果的主观评价内容包括两个方面:①评价治疗结果的改善程度,分为 1 分到 5 分,共 5 个等级;②依据每个评价者自身的标准判断该治疗结果是否能够接受,判断结果为"是"或"否"。

实验表明治疗结果的主观评价一致性呈现中度可靠。

占较大权重的客观测量项目包括：IOTN 美观指标、双侧后牙段前后向关系、中线偏斜、下牙弓拥挤度、反𬌗、双侧后牙段垂直向关系。

（三）得分等级

1. 材料准备

（1）模型。

（2）刻度尺。

（3）IOTN 的美观指数量表。

2. 方法和步骤　使用刻度尺及 IOTN 的美观因素量表对模型进行评分（表 21-11）。

表 21-11　ICON 指数各项目评分标准及权重

项目	评分	0	1	2	3	4	5	权重
美观指数	如 IOTN 指数中美观部分为 1~10 分							7
上牙弓拥挤度	既有拥挤又有间隙者，以较为严重的项目为判断标准	≤2mm	2.1~5mm	5.1~9mm	9.1~13mm	13.1~17mm	>17mm 或存在阻生牙	5
上颌间隙		≤2mm	2.1~5mm	5.1~9mm	>9mm			5
反𬌗	对刃及反𬌗都包括	无	对刃或反𬌗					5
切牙开𬌗	既有开𬌗又有深覆𬌗者，以较为严重的项目作为判断标准	无	=1.1mm	1.1~2mm	2.1~4mm	>4mm		4
切牙深覆𬌗	以上切牙盖过下切牙的程度作为判断标准	上切牙盖过下切牙切 1/3	上切牙盖过下切牙切 1/3~2/3	上切牙盖过下切牙切 2/3~3/3	上切牙盖过下切牙超过全长			4
后牙段前后向关系	将左右测量结果相加得出	磨牙关系为安氏Ⅰ、Ⅱ或Ⅲ类，且牙尖正对楔状间隙者	介于 0 与 2 之间者	磨牙关系为牙尖对牙尖者				3

3. 评判标准

（1）ICON 指数得分与病例复杂性分级的关系（表 21-12）。

表 21-12　ICON 指数复杂性分级表

复杂性分级	ICON 指数得分	复杂性分级	ICON 指数得分
轻度	<29	复杂	64～77
中等偏轻	29～50	非常复杂	>77
中等	51～63		

（2）ICON 指数治疗前后得分差值与治疗改善程度的关系：得分差值=治疗前 ICON 指数得分-治疗后 ICON 指数得分（表 21-13）。

表 21-13　ICON 指数治疗前后得分差值与治疗改善程度的关系

改善程度分级	ICON 指数得分差值	改善程度分级	ICON 指数得分差值
显著改善	>-1	较小改善	-85～-54
较大程度改善	-25～-1	无改善或更差	<-85
中度改善	-53～-26		

（四）对 ICON 指数的评价

ICON 一个指标涵盖了治疗需要、复杂程度及疗效 3 个方面的信息。大量的研究证明，ICON 有效性较好，是评价正畸治疗难度、客观治疗需要以及正畸治疗效果的有效指数，且客观评价中矜指标比较全面。

应用 ICON 评价患者只需大约 1 分钟的时间，并且只需普通的毫米刻度尺及 IOTN 的美观因素量表即可完成，操作简单，省时省力，利于在各地区推广。

ICON 所包括的美观量表（AC）是一组欧洲 12 岁儿童的口内正面照片。由于地区和种族之间的差异，审美标准会受到种族文化、社会背景等因素的影响，所以 ICON 指数在我国是否适用还有待进一步研究，而要建立起完全适合中国人的美观量表还需要做大量的工作。另外，不同的研究者个体由于其主观的审美标准不同可能使评分的分值产生差异。因此，美观因素是导致与 ICON 相关的研究结果存在偏差的主要原因。

ICON 指数考虑了正位矜像所提供的齿龈美学特征，但未将骨骼和面形的美学特征作为评价内容，指标涵盖的内容不够全面。

ICON 指数在主观评价中采用等级变量或二分变量进行判断。等级评分易造成评价者打分主要集中在中等水平，很少选择极端情况；二分变量则没能细化各种错综复杂的临床情况。

（五）应用现状

ICON 指数主要评价病例的治疗需要、错矜复杂程度、治疗改善程度及治疗结果的可接受程度。

近年来，随着越来越多的学者加深对 ICON 指数的研究，该指数也得以不断地完善，其指标也根据实际情况进行相应的修改。有一部分学者认为 ICON 指数可以代替 IOTN 等指数。目前，已有不少学者提出应当根据地域、年龄等来修改 ICON 的判别标准数值，但尚未统一。

第三节 评价体系的评价

一、优 点

几乎所有的评价体系都采用了客观的评价指标,有效、可重复性高。

首先,体系尽可能地避免了主观因素在评分时造成的干扰,由于其客观性,容易理解和推广应用。如经典的 ABO-OGS 评价体系,临床医师可通过该指标衡量完成病例的治疗质量,进行客观的自我评估,为通过专科医师考试打好基础。

其次,各评价体系基本都提供了统一和标准化的疗效评价指标,使用起来方便快捷。例如 ICON 指数评价一个病例只需 1 分钟时间,却涵盖了治疗需要、复杂程度及疗效 3 个方面的信息。

二、缺 点

由于不同评价体系建立的目的和背景不同,使其应用范围受到限制。例如,PAR 指数建立于英国,目的是为了评估确定哪些错𬌗的治疗可以享受公费医疗福利,而 ABO 体系倾向于在正畸专科医师中挑选优秀者,重点放在治疗后牙𬌗关系的评价,因而对治疗效果的评价标准相对 ABO 体系较低。PAR 指数尤其对后牙关注不足,后牙的排列不记入评分,后牙的垂直向及颊舌向咬合关系仅占很小的分值,后牙的近远中关系也只记录第一磨牙的关系。所以,在应用 PAR 指数评价疗效时,对获得后牙良好的尖窝交错关系未予以足够重视。ABO 体系从牙齿排列、覆𬌗、覆盖、咬合关系、牙齿倾斜度、𬌗接触、邻接关系、边缘嵴关系及牙根平行情况等方面进行全面评价。但是,也存在一些不足。如对于治疗后面型的评价未加考虑、对于第二磨牙的重视程度过高等。

正畸治疗的目标,除了获得理想的牙齿排列和咬合关系,患者的面型改善也至关重要,不容忽视。所以单纯的评价正畸治疗后的模型,并不能全面反映正畸治疗的效果。张漫等对不同正畸治疗需要指数(如 DAI、AC、DHC、ICON 等)的综合分析研究表明,同一牙颌特征(如覆盖、反𬌗、开𬌗、深覆𬌗、磨牙前后向关系和牙齿错位等)在不同评价指数中占有不同权重。虽然各指数间有显著相关性,但总体上相关性较弱;各指数间的一致性较低。造成这些指数间相关性不高的原因可能是由于这些指数对每个错𬌗特征评估的方法、给予的权重不同,因此导致这些指数的相关性不高。

运用现代正畸矫治技术,获得良好的牙齿排列及尖窝咬合关系等静态目标已非难事。但这并不意味着同时获得了理想的动态目标,即口颌系统的协调功能。如果在下颌功能运动中出现干扰,闭口运动时,下颌会主动避开干扰,咬在最大牙尖接触位。髁突在关节窝内可能发生移位,引起关节不适症状。长期的非生理性咬合运动,可能会增加颞下颌关节功能紊乱的风险。这无疑会影响正畸治疗结果的稳定性,乃至整个口颌系统的健康。

还有少数患者在治疗前即存在正中关系位与牙尖交错位不一致(即 CR 位与 CO 位不协调),而临床口内检查所见的咬合是建立在患者神经肌肉系统协调下的咬合,并不一定是其真正的最适颌位。正畸治疗的目标应该以谁为参照决定治疗方案,如何对二者的关系进行量化评估,这一系列问题值得深入思考。目前现有的正畸疗效评价指数大都仅局限于静态关系,对治疗完成后正中关系位(centric relation,CR)与最大牙尖交错位(maximum intercuspation,MI),即颌位与殆位是否协调一致缺乏动态评价。

三、未　来　趋　势

目前国内对错殆畸形的流行病学调查研究较多,但均采用安氏分类和/或毛燮均分类,并以个别正常殆作为参照标准。由于这种评价方法只是一种定性判断,不能对错殆畸形的严重程度,是否需要正畸治疗,矫治后的改善程度作出具体、客观的量化评价。随着社会进步和生活水平的提高,接受或寻求正畸治疗的患者越来越多。目前,我国的口腔医疗资源较为匮乏,地区分布不均衡,尤其是正畸专科医师严重不足。如果能合理地应用正畸评价指数,将有助于指导医疗资源分配,最大限度满足患者的正畸治疗需求。随着患者主体意识的加强,他们更多的希望参与到治疗过程之中,因此需要有一个全面的、相对客观的评价指标对治疗效果进行评价,促进医患交流,避免矛盾发生。

近年来,国内许天民课题组致力于建立中国的评价体系,其邀请了全国近70位正畸专家作为评价专家,评价了北京大学口腔医院、华西医科大学口腔医院等全国知名口腔院校的病例。主要包括三方面的评价:模型的分析、X线影像的分析、照片的评价。发现以模型分析为主,辅以X线影像的分析或照片评价是一个客观有效地病例评估方法。另外,也有不少学者尝试将现有的国外的评价指标应用于中国。

但另一方面,几乎所有的标准都是对静态指标的描述。而动态评价,如下颌功能运动、咬合平衡等没有体现。需要寻找合理有效的检查手段,如下颌运动轨迹描记或动态录像分析等,完善相关评价。

患者主观要求与自身条件不尽相同,如何满足不同患者的需求同时又能以共同的体系进行评价,这是一个值得深入研究的问题。评价体系有其客观性、明确性,而患者自身的审美要求和错殆严重情况又具有主观性和不确定性。如何在评价体系中将二者协调统一,使不同病例之间具有可比性,将会是今后研究工作的重点之一。

总之,要形成一个完善、有效的正畸病例评价体系还需要很多努力。我们相信在不久的将来,这个目标会实现。

(陈凤山)

参 考 文 献

1. 傅民魁. 口腔正畸学. 5 版. 北京:人民卫生出版社,2007.
2. 谷岩,许天民. 美国正畸专家认证委员会简介. 中华口腔正畸学杂志,2009,16(1):57-58.
3. BROOK P H,SHAW W C. The development of an index of orthodontic treatment priority. Eur J Orthod. 1989,11:309-320.
4. CANGIALOSI T J,RIOLO M L,OWENS S E,et al. The ABO discrepancy index:a measure of case complexity. Am J Orthod Dentofacial Orthop,2004,125:270-278.
5. DANIELS C,RICHMOND S. The Development of the Index of Complexity,Outcome and Need (Icon). J Orthod,2000,27:149-162.
6. JOANNA J,CONS N C. Comparing and contrasting two orthodontic indices,the Index of Orthodontic Treatment

Need and the Dental Aesthetic Index. Am J Orthod Dentofacial Orthop,1996,110:410-415.

7. JOHANSSON A M,FOLLIN M E. Evaluation of the Dental Health Component,of the Index of Orthodontic Treatment Need,by Swedish orthodontists. Eur J Orthod,2009,31(2):184-188.

8. KOOCHEK A R,YEH M S,ROLFE B,et al. The relationship between index of complexity,outcome and need,and patients' perceptions of malocclusion:a study in general dental practice. Br Dent J,2001,191:325-329.

9. LIAO Z Y,JIAN F,LONG H,et al. Validity assessment and determination of the cutoff value for the Index of Complexity,Outcome and Need among 12-13 year-olds in Southern Chinese. Inter J Oral Science,2012,4:88-93.

10. NGOM P I,DIAGNE F,DIEYE F,et al. Orthodontic Treatment Need and Demand in Senegalese School Children Aged 12-13 Years. Angle Orthod,2007,77:323-330.

11. ONYEASO C O,BEGOLE E A. Orthodontic Treatment:Improvement and Standards Using the Peer Assessment Rating Index. Angle Orthod,2006,76(2):260-264.

12. RICHMOND S,DANIELS C P. International Comparisons of Professional Assessments in Orthodontics:Part 1-Treatment Need. Am J Orthod Dentofacial Orthop,1998,113:180-185.

13. RICHMOND S,DANIELS C P. International Comparisons of Professional Assessments in Orthodontics:Part 2-Treatment Outcome. Am J Orthod Dentofacial Orthop,1998,113:324-328.

14. RICHMOND S,SHAW W C,O'BRIEN K D,et al. The development of the PAR Index (Peer Assessment Rating):methods to determine outcome of orthodontic treatment in terms of improvement and standards. Eur J Orthod,1992,14:180-187.

15. RICHMOND S,SHAW W,STEPHENS C D,et al. The PAR index,reliability and validity. Eur J Orthod,1992,14:125-39.

16. SEPPO J. Indexes for orthodontic treatment need. Am J Orthod Dentofacial Orthop,2001,120:237-239.

17. SHAW W C,RICHMOND S,O'BRIEN K D,et al. Quality control in orthodontics:indices of treatment need and treatment standards. Br Dent J,1991,107:107-112.

18. SONG G Y,BAUMRIND S,ZHAO Z H,et al. Reliability assessment and correlation analysis of evaluating orthodontic treatment outcome in Chinese patients. Inter J Oral Science,2013,6:50-55.

19. SONG G Y,BAUMRIND S,ZHAO Z H,et al. Validation of the American Board of Orthodontics Objective Grading System for assessing the treatment outcomes of Chinese patients. Am J Orthod Dentofacial Orthop,2013,144:391-397.

20. VU C Q,ROBERTS W E,HARTSFIELD J K,et al. Treatment complexity index for assessing the relationship of treatment duration and outcomes in a graduate orthodontics clinic. Am J Orthod Dentofacial Orthop,2008,133(1):9. e1-9. e12.

第五篇

口腔正畸相关
交叉学科篇

第二十二章　正畸与正颌外科联合治疗

第一节　概　　述

一般而言,错𬌗畸形主要有三种治疗方法,即生长发育前期的生长改良(growth modification)、生长发育期的单纯正畸治疗(orthodontic treatment)和生长发育完成后的正颌外科手术(orthognathic surgery)。以牙性为主的简单错𬌗畸形,即使合并轻度的骨性发育异常,仍可采用单纯正畸治疗,通过牙齿代偿性移动,掩饰颌骨畸形,从而达到矫治目标。但牙齿移动存在限度,对于严重骨性不调且生长潜力有限的患者,仅通过单纯正畸治疗无法取得满意的治疗效果,此时便需要正畸医师与外科医师共同合作,通过正畸与正颌外科手术联合治疗手段以取得形态恢复和功能重建的最终治疗目标。近年来,正畸与正颌外科联合治疗严重骨性牙颌面畸形已成为一种较成熟的临床多学科合作模式,即正畸与正颌外科联合治疗(combined surgical and orthodontic treatment)。多数情况下,正畸与正颌外科联合治疗分为术前正畸-正颌手术-术后正畸三个阶段。首先,通过术前正畸去除牙性代偿,使牙齿处于相对于颌骨正常的位置;而后,通过外科手术纠正上下颌骨位置及形态异常;最后,通过术后正畸精细调整,获得理想咬合及功能状态。

一、适应证的选择

如前所述,治疗骨性畸形,主要有生长改良、单纯正畸掩饰性治疗和正畸与正颌外科联合治疗三种方法。生长改良治疗,主要针对生长发育前期或发育高峰期早期的儿童及青少年,施以颌骨矫形力,对颌骨的生长方向和生长量进行适当诱导,以改善早期的颌骨畸形。单纯正畸掩饰性治疗虽然通过牙齿代偿移动掩饰了颌骨畸形,并有限地改善了美观和咬合功能,但颌骨本身的畸形并没有改善。对于生长发育基本完成而又存在严重牙颌面畸形的患者,正颌外科手术是首选的治疗途径。

这三种治疗方法的牙齿移动范围颇有差异(图 22-1)。一般规律为:单纯正畸治疗<生长改良<正颌手术。这一范围与牙移动方向和患者年龄等因素相关。如内收较前倾切牙的潜力大;伸长较压低牙齿的潜力大;正颌外科手术后移下颌较前移下颌的潜力大。再如,青少年时期通过生长改良可以获得比成年后单纯牙齿移动更大的改变,一些较为严重的牙颌畸形(如 10mm 的前牙深覆盖)在青少年期仅通过正畸治疗即可得到有效矫治,而同样情况到成年后往往不得不通过手术来解决。此外,由于生长量无法预估,在儿童时期出现的较严

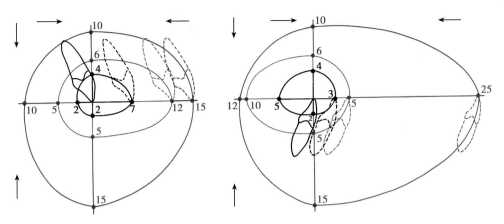

图 22-1　以上下颌切牙为例图示三种治疗方法中牙齿移动范围,由内而外依次是单纯正畸治疗、生长改良、正畸与正颌联合治疗(引自:Proffit WR,2012)

重畸形(如 5mm 前牙反𬌗)成年后也可能需要手术治疗。

概括来说,骨性牙颌面畸形严重到单独采用正畸治疗已无法完成时,即是正颌外科手术治疗的适应证,包括先天畸形、发育畸形和外伤造成的畸形等,最常见的是严重的安氏Ⅲ类、安氏Ⅱ类骨性畸形以及面部不对称的偏颌患者。

在临床工作中,医师应在治疗前慎重把握正畸与正颌外科联合治疗的适应证,避免发生对明显需要手术的患者进行单纯正畸掩饰性治疗,以及对能通过正畸掩饰性治疗的患者进行外科手术的错误。

二、治疗时机

通常情况下,正颌外科手术需等待患者生长发育基本结束后进行,男性约 20 岁,女性约 18 岁,正畸医师根据正颌手术的时机择期开始术前正畸治疗。就不同生长发育异常的类型而言,对于生长过度的患者,尤其是下颌前突畸形,为避免因剩余生长量可能超出早期手术所矫治的骨量而需要再次手术的可能性,应等到生长发育完成后进行正颌手术;对于生长不足的患者,可以考虑较早手术,但至少应等到生长发育高峰期结束。

对以下一些特殊情况,可以考虑早期手术:婴儿期和儿童先天发育不足,如颅骨骨缝早期融合与严重的半侧颜面发育不足;影响患者正常生长发育的畸形,如髁突外伤或严重感染后单侧或双侧下颌骨性粘连;牙颌面畸形严重影响患者的心理健康和社会交往。

三、治疗目标

治疗目标的设定应在医患双方充分沟通的基础上进行。正畸医师根据患者的主诉和生理条件,结合外科医师的建议最终确定治疗目标。概括起来,包括以下几点。

1. 功能　通过治疗获得良好的牙列形态及颌骨位置关系,为良好的𬌗关系(适宜的切牙引导、尖牙引导和后牙动态平衡关系)提供解剖学基础。

2. 美观　包括牙列美观和容貌美观。牙列美观包含牙齿颜色、排列、𬌗曲线等;容貌美观需要从正、侧面对患者的面部软组织加以分析,以使动态和静态均达到协调状态。

3. 稳定　治疗后颌骨位置与牙齿排列应具有良好的长期稳定性。

4. 健康　包括健康的牙周组织、颞下颌关节、气道、全身状态及心理健康。

四、边缘病例的处理

正畸医师往往能较容易地分辨出明显需要正颌外科手术或单纯正畸掩饰性治疗的患者,但对处于两者适应证交界的边缘病例常会感到困惑。因两种方法治疗机制完全不同,治疗过程中拔牙模式、牙齿移动方向等往往相反,因而初始治疗方案的确定显得尤为关键。此类患者治疗方案应基于患者对美观及功能的诉求,结合医师的经验、能力等综合确定。需要强调的是,治疗方案应在治疗开始前确定,尽量避免治疗中更改,切忌抱有尝试的心态。否则,牙齿的往返移动有损于牙周组织健康,耗时费力,又难以取得满意效果。表22-1展示了单纯正畸掩饰性治疗骨性畸形的预后分析,将有助于医师确定边缘患者的治疗方案。

表 22-1　正畸掩饰性治疗骨性畸形的预后分析

预后较好	预后较差
均角或短面型	长面型
颌骨轻度的前后向不调	颌骨中度或严重的前后向不调
拥挤<4~6mm	拥挤>4~6mm
软组织外形正常(鼻、唇和颏部)	软组织外形不良
不存在颌骨宽度问题	存在颌骨宽度问题

第二节　正畸与正颌外科联合治疗的临床检查及诊断

治疗方案的确定及手术方式的选择都依赖于正确的诊断,而诊断的关键在于对错𬌗畸形机制的准确判断,同一类型的骨性错𬌗畸形其形成机制可能不同,因而治疗方案也不同。如安氏Ⅱ类错𬌗畸形,其病因机制可能是单纯下颌后缩或单纯上颌前突,亦或是两者兼具。通过全面细致的临床检查及辅助分析,确定错𬌗畸形的发生机制。

正畸与正颌外科联合治疗涉及多学科的协作,除了常规的正畸临床检查项目外,需要对患者全身和口腔做特殊的检查和处理。

一、全 身 检 查

1. 糖尿病　正畸治疗过程中易导致牙周组织损伤,抵抗感染能力下降,伤口愈合能力弱。

2. 甲亢　基础代谢率增高,易患骨质疏松。

3. 肾上腺功能不全　压力耐受程度降低,伤口愈合迟缓。

4. 怀孕　体内激素变化,易导致牙周组织损坏。应推迟手术,可在密切监视牙周状态下进行有限的正畸治疗。

5. 风湿性心脏病及其他心脏疾病　易患心内膜炎,在进行有侵害性操作时(如粘接带环)应用抗生素。

6. 血液病　包括血友病、血小板减少症等,易出血,在手术前要补充缺失的凝血因子,正畸治疗中避免应用带环,同时禁用阿司匹林进行止痛,防止出血。

7. 镰状细胞性贫血　易出现镰状细胞危象,此类患者不适合一般的麻醉术,因而尽量避免进行正颌外科手术。

8. 过敏　对药物或材料发生过敏反应。不锈钢正畸材料中常含有镍元素,应仔细询问病史。

9. 类风湿性关节炎　可以累及包括 TMJ 关节在内的全身多个关节。治疗中移动 TMJ 可能会加重病情,因而避免使用功能性矫治器、Ⅱ类牵引及下颌前伸装置。

10. 骨关节炎　随年龄增加可能累及多个关节,正畸治疗和正颌外科手术对此没有明显影响。

11. 行为异常　根据病情不同,常需要服用控制药物,而药物可能会减缓牙齿移动速度,同时此类患者对正颌外科手术的反应难以预测。

二、颞下颌关节检查

在涉及下颌骨的正颌外科手术中,颞下颌关节的位置和形态需引起格外关注。除了常规的触诊、听诊等临床检查外,有必要进行锥形束 CT(CBCT)或是磁共振(MRI)检查。若有明显的临床症状(如弹响、疼痛、开口型偏斜、张口受限等)或影像学改变,需要请关节病专科医师对颞下颌关节状态进行检查,评估是否适宜接受正畸或正颌外科手术治疗。确定颞下颌关节的正中关系位(CR 位)也是术前检查的一项重要内容。某些情况下,可首先采用咬合板(splint)治疗数月,以获得并稳定颞下颌关节的位置和状态,再根据患者治疗后的病情变化进行后续方案的制定。

三、口腔其他学科问题的处理

除了由外科医师和正畸医师组成的协作小组对患者进行临床检查和制定诊疗计划外,常需要其他口腔专科医师的协助,以处理患者口腔中存在的其他问题。

1. 牙周状态　严重的或活动期的牙周病患者,需在治疗开始前进行牙周治疗,稳定牙周状态,在保证牙周组织健康前提下开始治疗,同时在治疗期间应密切监控牙周组织状态。

2. 龋病　所有龋病均应尽早治疗,并教育和督促患者掌握常用的维持口腔卫生的方法。

3. 阻生牙(除第三磨牙外)　根据阻生牙的位置和阻生程度确定拔除与否。若能通过牵引而纳入牙列则可保留;若牵引困难或治疗方案需要减数且对手术无影响,则可考虑拔除。拔除阻生牙最好在术前正畸治疗开始前进行。

四、口腔不良习惯和气道检查

骨性错𬌗畸形的患者多有原发或继发性的口腔不良习惯,如咬唇、吐舌等,这些习惯在错𬌗畸形的发展进程中扮演着加速器的作用,若不尽早破除,即便通过手术纠正颌骨畸形,依然会诱发牙列畸形的复发。

近年来,正畸医师逐渐开始关注骨性畸形患者的气道情况。例如Ⅱ类患者可能因下颌过于后缩,导致气道狭窄,通气量明显降低,常有夜间憋气、打鼾等症状,正畸医师应对此加以关注,通过询问病史、头颅定位侧位片和 CBCT 等检查气道情况。对于气道狭窄的Ⅱ类患者正畸与正颌外科联合治疗是首选方案。

第三节　正畸与正颌外科联合治疗的辅助分析方法

一、X 线片分析

诊断分析时,患者应在自然头位下拍摄头颅定位正位片和侧位片,以保证 X 线片与正侧面像一致,以便重叠。通过 X 线头影测量分析,确定患者的颌骨畸形机制,是同外科医师会诊协商手术方案的重要参考资料之一。

二、VTO 分析

经 X 线头影测量分析得出牙颌面畸形的机制后,可假设手术方案,随后在 X 线头影描绘图上对上下颌骨进行剪裁、移动及拼对,模拟方案中颌骨移动的方向及距离,并根据软硬组织移动的比例关系预测术后面部软组织轮廓,初步确定手术的部位及方法。这种分析方法称为 VTO 分析(visual treatment objective)。VTO 不但能提升团队医师间的协作效率,还能使患者直观明了的看到所需要的治疗,获得更好的医患沟通效果,同时避免患者对手术结果产生不切实际的预期。

具体步骤包括:①首先通过 X 线头影测量分析明确畸形的形成机制、异常部位及严重程度,据此确定手术方式、颌骨移动方向及距离等。②描绘两张包含牙颌面组织结构的 X 线头影测量描迹图,将其中一张的上下颌(包括牙齿)分别剪裁下来作为模板(template)。③按照已初步分析确定的手术方案将剪裁下来的颌骨及牙齿模板在另一张未剪裁的 X 线头影测量描迹图上做移动及拼对,直至上下颌骨位置及相互关系基本正常,即初定为手术移动后的颌骨位置关系。④根据软组织随颌骨移动变化的比例关系确定面部软组织侧貌的改变量。一般情况下,切牙移动与红唇移动的比率约为 1∶0.7,骨性颏部与软组织颏部移动的比率约为1∶1。由此预测并描绘出术后的面部侧貌轮廓图。但需注意的是,软件设定的软硬组织移动比例不一定符合个案,测量时需注意调整。⑤进一步分析调整预测后的各软硬结构间的位置关系,软硬组织结构相互补偿(图 22-2)。

目前在计算机软件上进行 X 线头影测量和 VTO 分析已成为常规手段,极大简化了医师的工作。近年来随着 CBCT 等三维扫描技术的普及,进行更加精准、全面的 VTO 分析和效果

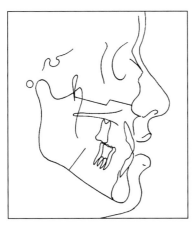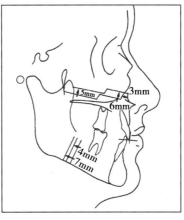

图 22-2　VTO 分析诊断(引自:Reyneke JP,2003)

预测,是该领域发展的必然趋势。

三、模 型 外 科

为了增加手术方案的可视性和操作性,术前需进行模型外科分析。模型外科是根据临床检查、X 线头影测量分析及效果预测(VTO)的结果,按患者原有的𬌗关系将上下颌石膏模型上𬌗架,按已初步设计的手术截骨部位及截骨量移动模型,最终获得良好的𬌗关系并确定其所需要的牙齿或牙列移动方式(图 22-3)。这也就确定了术前正畸的目标要求。通过模型外科可观察牙颌三维空间的位置关系,弥补了 X 线头影测量及 VTO 分析等二维手段的不足。而后,在完成模型外科后的石膏模型上将制作固定𬌗板和固定弓丝,分别作为术中的导板及术后的颌间固定或牵引装置。近年来,立体打印技术的出现和发展使得该技术逐步应用于正颌外科手术的模拟操作中,为更加准确地还原和分析颅面部骨骼畸形、模拟手术方案和预测手术结果提供了依据(图 22-4)。

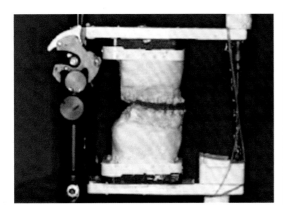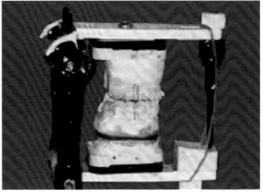

图 22-3　模型外科,模拟手术方案

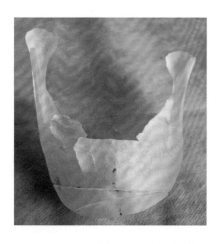

图 22-4　在立体打印的下颌骨模型上模拟手术方案

第四节　术前正畸治疗

一、术前正畸的目的及重要性

1. 排齐牙列,整平牙弓,消除殆干扰　骨性错殆畸形患者的牙列常存在三维方向上的不调,如牙列拥挤错位或过度萌出的前牙超出殆平面等,若不进行术前正畸治疗,会造成手术中颌骨移动受到干扰,不能取得理想咬合。因而术前正畸的目的之一是去除三维方向上的牙齿代偿,排齐牙列,消除殆干扰,便于骨块移动。例如Ⅱ类患者下颌前牙常有代偿性的唇倾,若不术前正畸使下前牙牙轴恢复正常,则手术时便会因上下前牙的阻挡而不能充分前移下颌骨。

2. 建立新的殆平面　设定并重建位置及倾斜度适宜的殆平面对获得良好的面型及上下颌骨位置关系起关键性作用。建立新的殆平面犹如为重建房屋选择地基,必须综合考虑基于此殆平面的牙齿位置是否合适。殆平面的倾斜度直接关系到上下颌骨的矢状向关系以及垂直面型。因此,正畸医师与外科医师应共同协商,通过牙齿移动与颌骨移动两种方法调整并重建目标殆平面,是获得理想治疗效果的前提条件。

3. 增加术后稳定性,降低复发几率　骨性前牙开殆患者正畸时的牙齿移动,包括整平牙列、关闭间隙、控根移动、牙弓宽度矫治等,均有伸长后牙的可能性,在术后易导致开殆复发。另外,开殆患者前牙常有代偿性伸长,掩盖了骨性开殆的严重程度,因而通过术前正畸压低前牙,达到去代偿目的,尽管会加重原有的开殆程度,但增加了术后的稳定性,减少了复发几率。

4. 降低手术难度,简化手术过程　对于拟行分块截骨术者,应通过术前正畸分离切口附近的牙根,便于术中分割骨块;否则,由于牙根向切口处倾斜,容易伤及牙根,增加手术难度。

经过术前正畸的患者,常可以通过单颌手术解决,且可以整体移动上颌骨或下颌骨,避免手术创伤过大。如术前压低上颌前牙,改善唇齿关系,可以避免 Le Fort Ⅰ型截骨术或上颌前部截骨术。又如术前关闭拔牙间隙,可避免通过分块手术来关闭间隙。

二、术前正畸去代偿的方法

人体存在自发的代偿机制,以弥补某方面的不足。在骨性错殆畸形患者中,牙齿的代偿格外明显。因此在设计治疗方案时需周密考虑不同类型患者的牙齿代偿机制和形式,以便充分去除代偿。正畸与正颌外科联合治疗与单纯正畸掩饰性治疗最显著的不同主要表现于此阶段。前者为了恢复牙齿正常倾斜度,去除牙性代偿;而后者则要进行牙齿代偿,以掩饰骨性不调。

1. 矢状向去代偿　骨性Ⅱ类患者,上下前牙分别存在代偿性舌倾和唇倾。单纯正畸治疗安氏Ⅱ类患者时,需内收上前牙同时唇倾下前牙,以掩饰上下颌骨的不调。与之相反,正畸与正颌外科联合治疗时,为了使下颌在术中获得充足的前移空间,术前正畸常减数下颌第一前磨牙,强支抗内收下前牙;上颌依据拥挤度和上前牙唇倾度评估是否减数。若不存在或仅轻度拥挤则不需减数;若上颌中重度拥挤或去代偿后上前牙过于唇倾,则可术前减数上颌第二前磨牙或术中行分块截骨术。少数骨性Ⅱ类患者,若手术前移下颌骨同时行颏成形术,则下颌存在不拔牙的可能(图 22-5)。

反之,骨性Ⅲ类患者上下前牙存在代偿性唇倾和舌倾,单纯正畸掩饰性治疗依靠唇向移动上前牙并舌向移动下前牙,建立正常覆盖。而正畸与正颌外科联合治疗时,术前正畸需内收上前牙并唇向开展下前牙,恢复上下前牙相对于上下颌骨的正常倾斜度(图 22-6)。若上牙列无拥挤或轻度拥挤,且上前牙唇倾度基本正常,则上颌不需拔牙;若上牙列存在中重度拥挤或上前牙过于唇倾,需要根据情况减数上颌第一前磨牙或第二前磨牙,强支抗或中度支抗内收上前牙。一般情况下,骨性Ⅲ类患者下牙列无明显拥挤,下牙列在排齐整平后可能出现散在间隙,可采用弱支抗前移后牙关闭间隙;若下前牙存在中重度拥挤或 spee 曲线较深,为避免排齐整平牙列后下前牙过于唇倾,可拔除下颌第二前磨牙。此外,因下颌第三磨牙位于下颌骨矢状劈开术区,故下颌第三磨牙均需拔除,一般而言应拔除下颌第三磨牙应不晚于术前 6 个月,以在术前充分恢复,少数情况下可在术中拔除。

随着种植体支抗技术的广泛应用,正畸医师对支抗控制和选择的局限性显著改善。如Ⅱ类患者内收上前牙和Ⅲ类患者前移下颌后牙过程中,必要时均可利用种植钉控制支抗。

2. 水平向去代偿　骨性畸形患者常存在后牙牙列宽度不调,若不调程度小于 4mm 或为牙性倾斜导致,可通过交互牵引、调整局部弓丝宽度、控制转矩等正畸方法纠正;若牙齿倾斜度正常而牙弓宽度不调大于 4mm,则仅通过单纯正畸手段不易获得长期稳定的效果。以后牙反殆为例,可通过上颌皮质骨切开术伴快速扩弓或术中后退缩窄下颌解决。就不同错殆

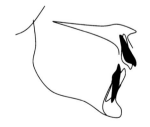

图 22-5　骨性Ⅱ类患者术前矢状向去代偿
白色和黑色分别表示去代偿前和去代偿后

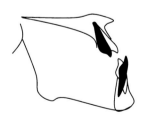

图 22-6　骨性Ⅲ类患者术前矢状向去代偿
白色和黑色分别表示去代偿前和去代偿后

类型而言,骨性Ⅱ类患者上下后牙分别存在代偿性舌倾和颊倾,术前正畸时需要对上下后牙分别施加正转矩和负转矩。骨性Ⅲ类患者恰与之相反。

3. 垂直向去代偿　对于伴有骨性前牙开𬌗的患者,因上下前牙存在代偿性伸长,术前正畸时要适当压低上下前牙(图 22-7),为手术提供充分的颌骨移动空间,同时预防术后覆𬌗过浅,失去前牙的引导功能。治疗过程中,垂直向的支抗控制应引起足够重视,正畸医师应避免在术前正畸中造成后牙不适当的伸长或压低而影响治疗后的面型。

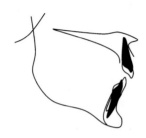

图 22-7　垂直向去代偿
白色和黑色分别表示去代偿前和去代偿后

4. 偏颌去代偿　由于长期咬合磨耗和牙齿代偿性倾斜,骨性偏颌患者上下𬌗平面及弓形存在明显的不对称、不协调。以下颌左偏为例,若进行单纯正畸治疗,常需借助种植钉压低右上后牙和左下后牙,伸长右下后牙和左上后牙,从而纠正偏斜的𬌗平面,并通过不对称拔牙或牵引调整中线。若通过正畸与正颌外科联合治疗,术前正畸中不需要解决𬌗平面与中线的偏斜,而应去除后牙的代偿性倾斜,对左上后牙和右下后牙施加负转矩,对右上后牙和左下后牙施加正转矩,恢复牙齿相对颌骨的正常倾斜度,协调上下牙弓大小形态。错位的牙齿常干扰正畸力的实施,为此可以应用咬合板或单颌治疗等措施,消除咬合障碍。对于以下颌偏斜为主的患者,要注意保持及调整上颌牙弓形态及中线,有利于简化手术。对于个别牙𬌗干扰造成的局部牙弓形态畸形,只要不影响手术开展和术后固位,可待术后正畸时解决。

三、术前正畸的步骤

1. 矫治器的选择　术前正畸可采用 0.022 英寸槽沟的方丝弓系列固定矫治器,通过较大尺寸的不锈钢方丝在手术及骨骼愈合期稳定牙弓和基骨。托槽选择以金属材料为佳。磨牙应选用带环代替颊面管,以防术中脱落。下颌第二磨牙应尽早纳入矫治系统,而上颌第二磨牙若无明显位置异常,可留作术后治疗,防止其在排齐整平阶段伸长而使下颌后下旋转,影响手术稳定性。若骨性Ⅲ类患者上颌第二磨牙明显伸长,则应在早期纳入矫治计划。

2. 排齐整平牙列　粘接托槽后,使用镍钛弓丝排齐牙列,与单纯正畸治疗并无明显差异。牙列的整平常与排齐同时进行,但对存在明显垂直向异常的患者,往往需要通过手术解决,因此正畸医师要根据患者情况决定整平的时机和方法。高角伴前牙开𬌗趋势的患者,往往前后牙段𬌗平面明显偏离,此时若应用连续的平直弓丝会伸长上下前牙,加重牙齿的代偿性伸长,造成术前去代偿不充分,因而可应用片断弓或摇椅形弓丝整平。

3. 关闭拔牙间隙,并确定切牙位置　正畸与正颌外科联合治疗中拔牙的目的之一便是充分去除牙性代偿,消除切牙对颌骨移动的限制,因而这一阶段对整个术前正畸至关重要。除了前文中介绍的去代偿的内容,以下两个问题需特别注意。一是基骨位置的变化会改变切牙的相对位置,如颏成形术会使得原本唇倾的下前牙变得相对正常,因此需同外科医师沟通手术的具体方案,确定切牙的位置;二是应考虑到牙齿在术后的复发倾向,特别是术后牵引的影响,因此术前正畸宜轻度过矫治。如安氏Ⅱ类患者的下前牙应尽量直立,而上前牙宜稍唇倾;反之,安氏Ⅲ类患者的上前牙应尽量直立,而下前牙宜稍唇倾。如此,在进行颌间牵引和复发倾向的作用下,最终将得到理想的上下前牙角度。

4. 协调上下颌牙弓宽度　术前正畸治疗进行过程中,通过制作阶段模型,明确后牙宽度不调的原因。若拟由正畸手段解决,则通过匹配上下颌弓丝、调整弓丝后牙段转矩、交互牵引等手段解决。

5. 稳定弓形,为手术做准备　在术前正畸治疗接近尾声时,应取模并进行咬合拼对以检查上下牙弓形态是否协调匹配,对咬合干扰点可行局部调殆。在术前四周更换稳定弓丝,术前 1~2 周取模制作殆板,此后弓丝处于不加力状态,也不产生任何牙齿移动。

第五节　术前颌间固定装置的制作与使用

术前正畸结束后可进行正颌手术,术中游离的骨块需借助固定装置以维持在理想的位置,继而愈合,达到手术目标,因此良好的固定和定位装置对于治疗成败至关重要。

一、颌间固定装置

在术前正畸结束时,正畸医师将弓丝换为较粗的稳定弓丝(如在 0.022 英寸托槽上使用 0.019 英寸×0.025 英寸不锈钢方丝),同时在每个牙间焊接短的铜丝或使用预成的牵引钩,便于术后进行颌间牵引固定(图 22-8)。坚强内固定技术,通过在骨切开线两侧安放固定装置,实现骨块的精准定位和坚强固定,以其良好效果而广泛应用于临床,但一些患者需进行二次手术取出固定装置。

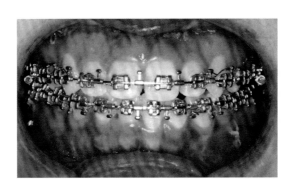

图 22-8　固定唇弓,上下颌 0.019 英寸×0.025 英寸不锈钢弓丝上放置牵引钩

二、殆　板

殆板是应用于手术过程中的一种辅助定位装置(图 22-9),以使上下颌处于术前设计的咬合状态,增加术后咬合稳定性。殆板由外科医师在模型外科和 VTO 分析的基础上,在殆架上进行精确的模拟操作并制作殆板。殆板分为中间殆板和终末殆板。单颌手术仅需一个终末殆板,双颌手术需两个殆板。一般先完成上颌截骨并借助中间殆板确定上颌移位后的位置,并在颌间结扎下用坚固内固定方法固定上颌,随后解除颌间结扎,完成下颌截骨,再以终末殆板确定下颌位置,戴入后进行颌间结扎固定下颌骨。

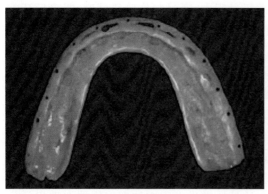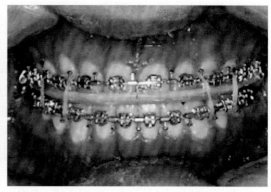

图 22-9 全牙弓固定𬌗板

𬌗板仅覆盖全牙弓𬌗面(图 22-9),应尽可能薄,厚度一般为 1~2mm 左右,过厚的𬌗板易造成咬合紊乱。𬌗板的颊侧面尽量去除树脂,这样既能增加术中视野又易于维持口腔卫生。𬌗板的厚度可根据需要局部调节,如术前正畸时下牙弓未完全整平,则前磨牙区域的𬌗板可较厚,而前磨牙前后区域可较薄。对于下颌骨不对称的患者,升支较长侧的𬌗板可以稍薄,而升支较短侧的𬌗板可稍厚,以便去除𬌗板后通过伸长后牙纠正偏斜。

终末𬌗板一般在术后一直戴用至术后正畸开始。如采用钢丝结扎骨间固定,则戴用𬌗板颌间结扎固定 6~8 周;如使用坚固内固定,则术后 3~4 天下颌便可开始进行轻度功能运动。如上颌为分块截骨,𬌗板戴用时间仍需 4~6 周。

第六节 常用正颌外科手术介绍

一、上颌骨手术

1. Le Fort Ⅰ型手术 通过在 Le Fort Ⅰ型骨折线水平进行截骨,将上颌牙槽骨与基骨分离,随后通过牙槽骨块的移动或倾斜运动,实现矢状向、垂直向和𬌗平面的改变。适用于上颌骨矢状向和垂直向的发育不足(或过度)的治疗;还可改变上颌骨宽度和 Wilson 曲线的曲度;以及纠正骨性偏颌患者的偏斜(图 22-10)。

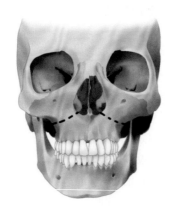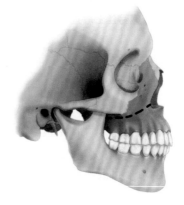

图 22-10 上颌 Le Fort Ⅰ型截骨术

2. Le Fort Ⅱ型手术　在 Le Fort Ⅱ型骨折线处截骨,适用于整个鼻上颌复合体后缩的病例,通过鼻上颌复合体的迁移而恢复面中部的外形。

3. Le Fort Ⅲ型手术　通过截骨使得颅面部分离,风险高难度大,仅用于骨缝早闭,上颌发育受限,眼眶发育不足导致眼球突出的患者,如 Crouzon 综合征等。

4. 上颌前方牙槽骨切除术　也称 Wassmund 手术,是在去除第一前磨牙及周围牙槽骨后,向后或后上移动骨块,从而矫治上前牙区域牙槽骨发育过度(矢状向和垂直向)。

5. 上颌后方根尖下截骨术　也称 Schuchandt 手术,将上颌后部牙槽骨同基

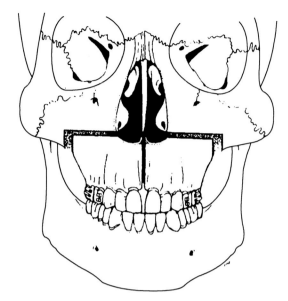

图 22-11　上颌颊部骨皮质切开术

骨分离,去除部分牙槽骨后上移骨块,从而降低上颌后部牙槽骨高度,适用于开𬌗等的矫治。

6. 上颌颊部骨皮质切开术　对于成人上牙弓狭窄的患者,通过将双侧颊部骨皮质切开,结合 Le Fort Ⅰ型截骨术,可以实现牙弓的扩宽(图 22-11)。

二、下颌骨手术

1. 下颌升支矢状劈开术(SSRO)　该手术通过矢状向截开内外骨板,通过骨块的前移、后移和旋转,改善下颌骨的畸形。适合于下颌矢状向和垂直向异常患者的治疗(图 22-12)。

2. 下颌升支斜行骨切开术　从下颌骨乙状切迹中份向后下截断升支,经下颌孔直至下颌角,将远心端的骨块向后移动,实现下颌骨的后退。适用于下颌骨发育过度及下颌偏斜的患者。

3. 下颌骨根尖下截骨术　根据需要分别从下颌前部、后部或全牙列行截骨术。下颌前部根尖下截骨术适用于下前牙牙槽高度过长的安氏Ⅱ类患者;下颌后牙根尖下截骨术适用

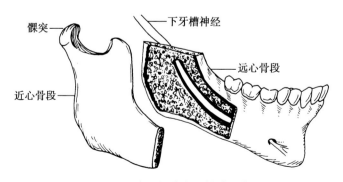

图 22-12　下颌升支矢状劈开术

于纠正颊舌侧倾斜的后牙;下颌全牙弓根尖下截骨术适用于下颌骨基骨发育不足以及下颌偏斜的患者。

三、颏成形术

颏成形术(图 22-13)是一类手术的统称,通过外科手术改变患者颏部形态,从而纠正偏斜、发育不足和发育过度等问题,也可对肌肉产生一定影响。在设计方案时要特别考虑性别差异性,男性颏部轮廓锐利且较突出,女性颏部轮廓柔美且娇小。

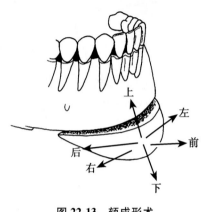

图 22-13　颏成形术

四、牵张成骨术

在目标区域骨切开,于切口两侧放置牵张器并逐渐加力使切骨间隙不断增宽,通过机体自身的再生潜力形成新组织,从而延长骨骼。适合于上下颌骨各种类型的发育不全畸形、骨缺损和骨缺失畸形等。

第七节　术后正畸治疗

正颌手术后,患者的创口逐渐愈合,当恢复正常下颌功能运动且颌骨位置稳定时,便可以开始术后正畸治疗,以解决遗留的牙列问题,并精细调整咬合状态,达到最终的治疗目标。

一、术后正畸治疗的时机

术后正畸需等待骨愈合基本完成后开始,骨组织愈合的时间与固定方式有关,若应用坚强内固定方法,3~4 周即可完成临床骨愈合,而其他方式则需 6~8 周。临床上通常以患者张口度达两横指为快速判定方法。

二、术后正畸要点

1. 排齐整平牙列　通常情况下,𬌗板由外科医师拆除,患者术后第一次复诊时是稳定弓丝。术后正畸首先要检查是否有托槽或带环脱落,重新调整或粘接托槽后,用弹性丝排齐牙列。若术前上颌第二磨牙没有粘接托槽,可在此时将其纳入牙列一并排齐。对于术前分段排齐的患者,此时应用连续弓丝排齐牙列。若需要进行颌间牵引,多选用 0.016 英寸不锈钢弓丝作为第一根弓丝。

手术后定位多以前牙为参考,因此术后前牙覆𬌗大多正常,但后牙有时会出现轻度开𬌗,此时可用三角形牵引、短 II 类牵引或短 III 类牵引建立后牙咬合。对于术前开𬌗的患者,需在弓丝上弯制轻度摇椅并配合前牙区垂直牵引,以防止复发。

2. 残余间隙的关闭　根据中线、前牙覆盖、尖牙及磨牙关系,确定关闭间隙的方式及支抗选择。

3. 牙列矢状向位置的调节　因术前正畸达到一定的过矫治,同时术后可能残留一定的颌骨畸形,因此术后正畸时常需借助颌间牵引以获得良好的前牙关系和后牙咬合。出于对治疗结果长期稳定性的考虑,应尽量获得尖牙的中性关系。

4. 牙弓宽度的维持　对于通过手术解决上颌牙弓狭窄的患者,需在术后正畸时格外关注牙弓宽度,因上颌手术扩弓后 6 个月内处于不稳定状态,易发生复发,而术后正畸一般在正颌外科术后 2 个月开始。对于这类患者,需采用较硬的不锈钢弓丝维持宽度,若必须换用镍钛丝排齐牙列,可采用直径 0.9mm 的不锈钢丝作为扩宽辅弓。

三、保　　持

正颌外科术后可能有不同程度的复发,许多研究表明,导致术后复发的原因有:①咀嚼肌和舌骨上肌群的牵拉;②手术中髁突的移位;③下颌的逆时针旋转;④下颌骨近远心骨段位置的旋转等。在术后护理及术后正畸中尤应重视,根据不同的手术类型,施以反方向(与复发方向逆向)的矫治力,以防止或减小颌骨的复发程度。

肌功能训练对于维持治疗效果十分重要,纠正口腔不良习惯应贯穿整个正畸与正颌外科治疗过程始终。安氏Ⅲ类患者的不良吞咽习惯,安氏Ⅱ类患者的咬下唇习惯以及开𬌗患者的吐舌习惯等,都是诱发错𬌗畸形复发的因素。

为保持𬌗关系的稳定,需戴用保持器。临床上常用可摘式 Hawley 保持器,拔牙病例应采用改良的 Hawley 保持器,以防出现间隙。对于前牙扭转的患者,可做舌侧永久保持。根据患者情况,必要时可以采用口外弓或功能保持器作为辅助保持装置,但使用一般不超过 1 年。

对于治疗结束的患者应保持长期随访,以观察治疗效果的稳定性。

第八节　治疗效果的稳定性评价

关于正颌外科手术后的长期稳定性一直是一个热点课题。正颌外科手术后颌骨位置的稳定性与多个因素有关,包括颌骨移动的方向、颌骨固定方式、手术方法等。

影响术后颌骨稳定性的因素主要包括以下三个方面。

1. 手术使肌肉软组织放松时最稳定,使其牵张时最不稳定　如上颌骨上移松弛软组织;下颌骨前移牵张软组织,但将下颌逆时针旋转能降低对软组织的牵张,其结果是稳定的;反之,将下颌前移并逆时针旋转是最不稳定的。扩展上颌也是最不稳定的正颌手术之一,因其牵张了厚而缺乏弹性的腭黏膜。

2. 神经肌肉的适应性调整是影响稳定性的关键因素　大多数正颌外科手术能使神经肌肉获得良好的适应性调整。当上颌上移后,下颌位置会随上颌的移动而改变,咬力趋向于增加,该力量可防止上颌向下复发,因此上颌上移是稳定的。下颌截骨术后出现的舌体位置改变也是一种保持上气道大小的适应性调整。舌体和唇部肌肉压力的调整也影响术后牙位的稳定性。当升支截骨并逆时针旋转下颌矫治开𬌗畸形时,翼下颌韧带受到牵张,此时并不出现像上颌上移后的神经肌肉适应性调整,导致结果不稳定。

3. 神经肌肉的适应性调整影响了肌肉的长度而不是方向　如果一组肌肉的走行方向(下颌提升肌群)改变,就不会出现术后的适应性调整,如下颌后退或前移改变了升支倾斜度的同时也改变了肌肉的走行方向,影响颌骨稳定性。因此为获得长期稳定性,下颌前移或后退时需要保持升支的直立位置和倾斜度。

此外,髁突吸收是一个特殊问题。有调查发现,在接受下颌前移手术的患者(含同时接受上颌手术者)中约5%出现了类似下颌髁突变短的骨性改变。虽然Ⅲ类畸形手术后的短期稳定性不如Ⅱ类畸形,但从长期稳定性看前者要好于后者。

表22-2所示,美国North Carolina大学牙学院对各种手术方法进行稳定性分级。"很稳定"指术后有90%可能不发生显著性改变;"稳定"指术后有80%可能不发生显著性复发;"不稳定"指很可能会出现一定程度的术后复发。

表22-2　正颌与正畸外科联合治疗:稳定性分级

较好	上颌上移	
	下颌前移*	很稳定
	颏部,任何方向的移动	
稳定,可预测	上颌前移	
	上颌,不对称移动	稳定
	上颌上移,下颌前移	
	上颌前移,下颌后退	仅坚固内固定时稳定
	下颌,不对称移动	
	下颌后退	
	上颌下移	不稳定
较差	上颌加宽	

注:*仅对于面高较短或面高正常患者。

第九节　正畸与正颌外科联合治疗患者的心理特征和医患沟通

一、患者心理特征

牙颌面畸形对患者精神和社会心理健康存在不同程度的负面影响,这也是多数患者寻求矫治的原因。通过治疗改善颜面美观的同时消除因社会歧视造成的心理负担,更可以提高患者的生命质量。牙颌面畸形越严重,患者要求改善容貌的愿望越强烈,其接受正颌外科手术治疗的可能性也越大。当实际效果达不到预期时,患者往往会产生失落情绪,因此正畸医师在治疗过程中应适时进行心理引导,并给予患者清晰的病情认识和合理预期。

正颌外科手术与面部整形手术相结合是当今颜面整形美容外科发展的趋势。正畸治疗主要改变牙齿突度和唇外形,而其他面部器官如颏部和鼻部的形态和位置同样影响着颜面美观。正颌外科手术能显著改善面下部美观,必要时可考虑结合其他整形外科手术以改变面部其他部分的软组织外形。

二、医 患 沟 通

正畸与正颌外科联合治疗相对复杂,除了正畸专科医师和正颌外科医师外,应根据具体需要联合口腔内科、口腔修复及种植、整形外科及心理医师组成多学科治疗小组,共同参与诊疗方案的制定。只有医师间的相互协作,及患者的信任和配合,才能达到最终理想的治疗目标。在医患沟通中,需要特别注意以下问题:

1. 暂时性面型恶化　术前正畸去代偿往往会加重原有错𬌗畸形的程度,直接影响到面部美观,会出现暂时性的面容恶化。治疗前应告知患者,使其尽早做好心理准备。

2. 治疗结果的预期　在治疗开始前借助以往同类型病例展示、VTO 分析等途径,向患者阐述可能的改变量和预期效果,介绍正畸与正颌外科治疗的局限性,避免患者产生不合实际的预估。

3. 手术风险　医师应引导患者认识到任何手术均存在一定的风险性,指导其正确客观看待手术风险问题,权衡手术利弊,充分告知患者可能出现的问题,避免无根据的强调手术安全性。

4. 治疗成本　正畸与正颌外科联合治疗时间长、费用高,医师应在治疗开始前告知患者,使其合理安排时间并权衡经济情况。

附：正畸与正颌外科联合治疗病例介绍

(一) 安氏Ⅱ类病例

患者,女,18 岁,主诉"上前牙突"。Ⅱ类颌骨畸形,下颌发育不足;安氏Ⅱ类磨牙、尖牙关系;均角;前牙区Ⅲ度深覆盖,左上Ⅴ滞留,左上 5 缺失。正畸与正颌外科联合治疗;术前正畸治疗减数右上颌 5、左上颌Ⅴ及双侧下颌 4,去除上、下颌代偿;术后正畸治疗精细调整咬合关系。术前治疗 17 个月进行手术,术后治疗 4 个月。治疗后面型明显改善,咬合关系理想。

1. 关键词　Ⅱ类错𬌗畸形、正畸与正颌外科联合治疗、去代偿。

2. 一般信息　王某,女,18 岁,主诉"上前牙突"。

3. 临床表现及检查　恒牙列,磨牙关系完全远中,前牙区Ⅲ°深覆盖,左上Ⅴ滞留,左上 5 缺失,中线正,上下前牙牙轴唇倾。开闭口运动无异常,双侧耳屏前无压痛,开闭口无弹响。

4. 病史及家族史　家族中无类似情况,患者有口呼吸的不良习惯。

5. X 线片检查　头影测量值见附表。

6. 诊断

(1) 面型诊断:凸面型,均角。

(2) 骨型诊断:Ⅱ类。

(3) 牙性诊断:Angle's 分类:Ⅱ类。

7. 患者存在问题

(1) 侧貌凸,下颌后缩。

(2) Ⅱ类颌骨畸形。

(3) 上下切牙唇倾。

（4）安氏Ⅱ类磨牙、尖牙关系。

（5）前牙区Ⅲ度深覆盖。

（6）左上Ⅴ滞留，左上5缺失。

8. 治疗设计　正畸与正颌外科联合治疗。

（1）术前治疗：减数右上颌5、左上颌Ⅴ及双侧下颌4，排齐整平上下颌牙列，去除上下切牙的代偿，协调上下颌牙弓后牙段宽度。

（2）术后治疗：精细调整咬合关系，建立良好的咬合。

9. 矫治过程　术前矫治17个月；术后治疗4个月；长唇弓保持器保持。结果见图22-14。

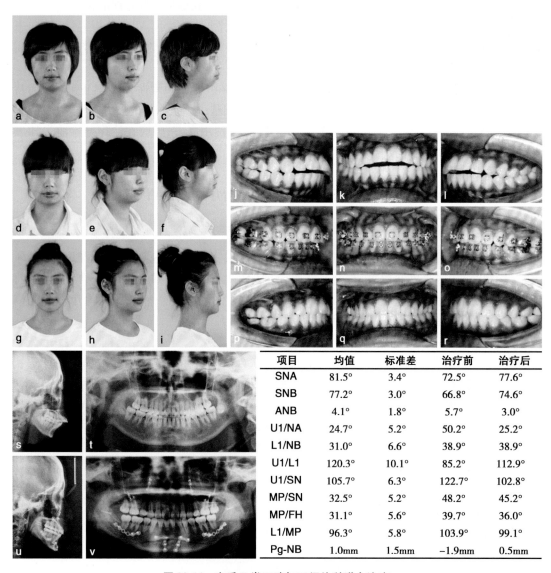

项目	均值	标准差	治疗前	治疗后
SNA	81.5°	3.4°	72.5°	77.6°
SNB	77.2°	3.0°	66.8°	74.6°
ANB	4.1°	1.8°	5.7°	3.0°
U1/NA	24.7°	5.2°	50.2°	25.2°
L1/NB	31.0°	6.6°	38.9°	38.9°
U1/L1	120.3°	10.1°	85.2°	112.9°
U1/SN	105.7°	6.3°	122.7°	102.8°
MP/SN	32.5°	5.2°	48.2°	45.2°
MP/FH	31.1°	5.6°	39.7°	36.0°
L1/MP	96.3°	5.8°	103.9°	99.1°
Pg-NB	1.0mm	1.5mm	−1.9mm	0.5mm

图 22-14　安氏Ⅱ类正畸与正颌外科联合治疗

a~c.治疗前面像　d~f.正颌外科术前面像　g~i.治疗后面像　j~l.治疗前口内像　m~o.术前口内像　p~r.治疗后口内像　s.治疗前头颅侧位片　t.治疗前曲面断层片　u.治疗后头颅侧位片　v.治疗后曲面断层片

10. 分析小结 患者为Ⅱ类骨型畸形(ANB 5.6°),下颌发育不足,单纯的正畸掩饰性治疗无法改善患者的侧貌,治疗效果不佳。患者 18 岁,生长发育基本完成,因此可以进行正畸与正颌外科联合治疗,既可以解决患者咬合不良的问题,又解决了侧貌的问题。正畸医师和颌面外科医师通过临床检查、X 线头影测量、VTO 分析、模型外科、面部美学评估,确定治疗方案。

术前正畸治疗的目标是排齐整平上下牙列,去除上下切牙的代偿,协调上下颌后牙段的宽度。术前要取模型,上𬌗架进行模型外科分析决定具体的手术方案。术后正畸治疗的目标是精细调整咬合关系。治疗结束后患者咬合关系良好,侧貌得到明显改善。

(二)安氏Ⅲ类病例

患者,男,21 岁,主诉前牙"地包天"。Ⅲ类颌骨畸形,下颌发育过度;安氏Ⅲ类磨牙、尖牙关系;高角;前牙区Ⅲ度开𬌗,上下牙弓轻度拥挤。正畸与正颌外科联合治疗;术前正畸治疗去除上、下颌切牙的代偿,协调上、下颌牙弓后牙段宽度;术后正畸治疗精细调整咬合关系。术前治疗 6 个月进行手术,术后治疗 6 个月。治疗后面型明显改善,咬合关系理想。

1. 关键词 Ⅲ类错𬌗畸形、正畸与正颌外科联合治疗、去代偿。

2. 一般信息 张某,男,21 岁,主诉前牙"地包天"。

3. 临床表现及检查 恒牙列,磨牙关系完全近中,上下牙列拥挤Ⅰ度。前牙区Ⅲ度开𬌗,中线正,下颌及下唇前突。开口型异常,双侧耳屏前压痛,开闭口弹响。

4. 病史及家族史 家族中无类似情况,患者自述 10 岁时曾摔伤累及下颌,具体不详。

5. X 线片检查 双侧下颌第三磨牙近中阻生,闭口位时双侧髁突不对称,右侧可见吸收,开口位时双侧髁突脱出关节窝,位于关节结节前方,头影测量值见附表。

6. 诊断

(1)面型诊断:凹面型,高角。

(2)骨型诊断:Ⅲ类。

(3)牙性诊断:Angle 分类:Ⅲ类。

7. 患者存在问题

(1)侧貌凹,下颌过度发育。

(2)Ⅲ类颌骨畸形。

(3)上切牙唇倾,下切牙舌倾。

(4)安氏Ⅲ类磨牙、尖牙关系。

(5)前牙区Ⅲ度开𬌗。

(6)上下牙弓轻度拥挤。

8. 治疗设计 正畸与正颌外科联合治疗。

(1)术前治疗:排齐整平上下颌牙列,去除上下切牙的代偿,协调上下颌牙弓后牙段宽度。

(2)术后治疗:精细调整咬合关系,建立良好的咬合。

9. 矫治过程 术前矫治 6 个月;术后治疗 6 个月;Hawley 保持器保持 2 年。结果见图 22-15。

10. 分析小结 患者为Ⅲ类骨型畸形(ANB −1.54°),下颌发育过度,单纯的正畸掩饰性

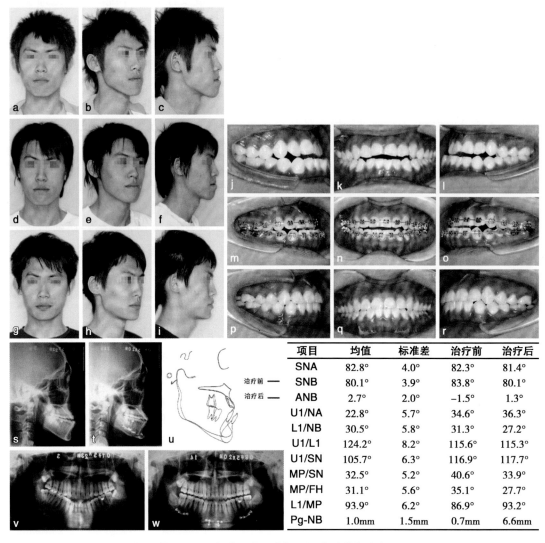

项目	均值	标准差	治疗前	治疗后
SNA	82.8°	4.0°	82.3°	81.4°
SNB	80.1°	3.9°	83.8°	80.1°
ANB	2.7°	2.0°	-1.5°	1.3°
U1/NA	22.8°	5.7°	34.6°	36.3°
L1/NB	30.5°	5.8°	31.3°	27.2°
U1/L1	124.2°	8.2°	115.6°	115.3°
U1/SN	105.7°	6.3°	116.9°	117.7°
MP/SN	32.5°	5.2°	40.6°	33.9°
MP/FH	31.1°	5.6°	35.1°	27.7°
L1/MP	93.9°	6.2°	86.9°	93.2°
Pg-NB	1.0mm	1.5mm	0.7mm	6.6mm

图 22-15 安氏Ⅲ类正畸与正颌外科联合治疗

a~c.治疗前面像　d~f.正颌术前面像　g~i.治疗后面像　j~l.治疗前口内像　m~o.术前口内像
p~r.治疗后口内像　s.治疗前头颅侧位片　t.治疗前曲面断层片　u.治疗后头颅侧位片　v.治疗
前曲面断层片　w.治疗后曲面断层片

治疗无法改善患者的侧貌,治疗效果不佳。患者 21 岁,生长发育基本完成,因此可以进行正畸与正颌外科联合治疗,既可以解决患者咬合不良的问题,又解决了侧貌的问题。正畸医师和颌面外科医师通过临床检查、X 线头影测量、VTO 分析、模型外科、面部美学评估,确定治疗方案。

术前正畸治疗的目标是排齐整平上下牙列,去除上下切牙的代偿,协调上下颌后牙段的宽度。术前要取模型,上𬌗架进行模型外科分析决定具体的手术方案。术后正畸治疗的目标是精细调整咬合关系。治疗结束后患者咬合关系良好,侧貌得到明显改善。

（胡　敏）

参 考 文 献

1. 林久祥,许天民.现代口腔正畸学:科学与艺术的统一. 4 版. 北京:北京大学医学出版社,2011.

2. 林久祥. 口腔正畸学研究生规划教材.北京:人民卫生出版社,2010.

3. 赵志河,白丁. 正畸治疗方案设计:基础、临床及实例.北京:人民卫生出版社,2008.

4. GRABER L W,VANARSDALL R L,VIG K W L. Orthodontics:Current Principles and Techniques. 5th ed. Saint Louis:Mosby,2011.

5. PROFFIT W R,FIELDS H W,SARVER D M. Contemporary Orthodontics. 5th edition. Saint Louis:Mosby, 2012.

6. REYNEKE,JOHAN P. Essentials of orthognathic surgery. Hanover Park:Quintessence Publishing,2003.

第二十三章　正畸与颞下颌关节病

第一节　颞下颌关节病的病因与分类

随着口腔正畸学的发展,正畸治疗除了改变患者的面部美观(aesthetic)外,越来越重视建立良好的功能性咀嚼系统,使其达到平衡(harmony)、稳定(stable)和健康(healthy)。这就要求错𬌗畸形经过治疗后不仅要使牙、颌、面形态的异常得到矫治,同时让受错𬌗影响的牙、颌、面系统的功能也应得到恢复,实现口颌系统的功能协调。因此正畸治疗前、中、后,下颌的功能运动和颞下颌关节的功能状态就成为正畸医师必须要关注的问题。

根据流行病学调查结果,颞下颌关节病(temporomandibular disorders,TMD)是口腔科的常见病,其发生率在龋病、牙周病、错𬌗畸形之后,占第四位。目前的研究结果认为,颞下颌关节病是由多因素引起的咀嚼肌功能紊乱和颞下颌关节结构的退行性改变,其中𬌗因素是TMD的病因之一。但是哪些错𬌗畸形可以导致TMD? 错𬌗畸形与TMD发生的关系如何?正畸治疗是否会导致TMD,还是可以预防和改善TMD的症状及体征? 这些方面的问题仍然存在争议。

一、颞下颌关节病的概念及发展历史

TMD也被称为颅下颌紊乱病(craniomandibular disorders,CMD),是一组具有相同特征的涉及咀嚼肌系统、颞下颌关节和/或其周围结构的临床常见疾病,最常见的TMD的临床表现为咀嚼肌和颞颌关节的疼痛、下颌运动异常、开口受限以及关节杂音。而TMD疼痛是迄今为止患者来寻求治疗的最主要原因。尽管关于TMD有大量的研究文献,但目前有关TMD的发病机制尚需要进一步的深入研究。

二、颞下颌关节病的流行病学研究

TMD是第四位口颌系统疾病,其仅次于龋病、牙周病和错𬌗畸形。有研究表明,TMD好发年龄在20~40岁之间。大约33%的人至少出现过一项TMD的症状,而3.6%~7%的人TMD的症状严重到需要治疗。在普通人群中,轻、中度TMD体征和症状的发生没有明显的性别差异,但是,在临床就诊人群中,女性TMD患者明显多于男性,其原因可能是因为女性患者更愿意因TMD问题而去医院就诊。

TMD 的症状通常会随着时间的发展有一定的变化,而且它和咀嚼肌的紧张程度、牙齿相互紧咬或磨动等口腔副功能活动有比较大的关系。同时,TMD 与心理因素也有非常大的联系,如焦虑、沮丧、抑郁、愤怒等都可加重 TMD。有研究证实,对于心理适应能力差的且伴有严重的 TMD 症状的患者,牙齿治疗结合认知行为干预可取得良好的结果。

三、颞下颌关节病的病因与分类

(一) 颞下颌关节病的病因学

TMD 被认为是咀嚼肌系统发生的一组具有相同特征的紊乱表现。关于其病因有很多学说,有机械移位学说、𬌗因素学说、关节囊薄弱理论、𬌗-神经肌肉学说、肌肉学说、精神生理学说、心理病因学说、关节内微小创伤学说等。目前,国内外学者就其病因已形成共识,即TMD 是多因素疾病,主要以咀嚼肌、颞下颌关节、咬合三者的生理失调及病理改变为诱因的综合征。可能与躯体健康因素、局部神经肌肉因素、咬合因素、心理社会因素以及创伤、长期不良姿势等有关,多因素之间重叠越多,则引起 TMD 发生的可能性就越大(图 23-1)。

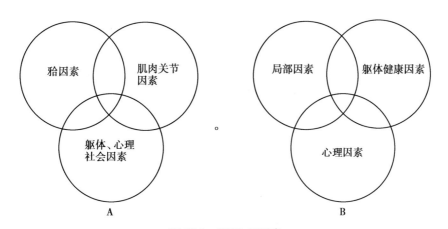

图 23-1　TMD 三因素
A. Krogh-Poulsen 的 TMD 三因素示意图　B. Mansson 的 TMD 三因素示意图

𬌗因素作为 TMD 的病因之一,在 TMD 的易感、促发和持续方面有一定影响。要了解病理性𬌗的致病机理,首先应分析生理性𬌗的特点。Amsterdam 医师早期提出了咬合对应激事件有适应能力的观点,他将生理性咬合定义为:相对于病理性咬合,生理性咬合能够适应应激事件并长期维持正常功能,不造成自身的损伤。生理性咬合应具备下述指征。

(1) 处于健康状态的错𬌗。
(2) 与周围环境适应良好。
(3) 无病理性表现和功能紊乱。
(4) 处于平衡和谐的状态,不需要治疗。

哪些错𬌗畸形可以导致 TMD? 错𬌗畸形与 TMD 发生的关系如何? 这些方面目前还存在一定的争议。尽管尚无直接证据可以证明错𬌗畸形导致 TMD,但大量临床病例反映出部分错𬌗畸形与 TMD 之间关系密切。如个别前牙与后牙反𬌗、后牙锁𬌗、一侧后牙反𬌗、闭锁型深覆𬌗、下颌偏斜、磨牙伸长或倾斜、第三磨牙咬合异常等(图 23-2)。也有研究发现,伴

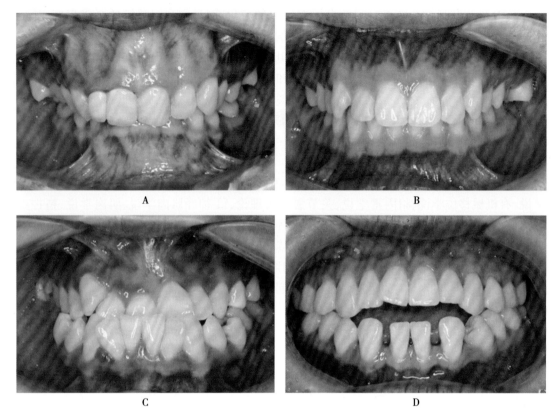

图 23-2　可能与 TMD 有关的错𬌗类型
A.闭锁型深覆𬌗　B.第二磨牙锁𬌗　C.反𬌗及偏𬌗　D.开𬌗

TMD 的错𬌗患者具有高角面型、下颌升支较短、上切牙的轴倾度较舌倾、𬌗平面明显倾斜等特点。分析以上错𬌗与 TMD 之间的内在联系,因咬合异常导致下颌偏移,使得髁突、关节盘、关节窝之间的解剖与功能关系发生改变,在其他因素的综合作用下,导致了 TMD 的发生。有动物实验研究表明,渐进性咬合紊乱会造成髁突与关节盘结构出现改变,形成透明样变性,这证实了咬合确实可以影响 TMJ 的健康。

目前,病理性𬌗在 TMD 发生、发展中的作用也未达到共识。因为个体间差异较大,具有相同咬合障碍的个体并不一定会引起 TMD,即病理性𬌗与 TMD 不具有因果关系,功能紊乱的症状和体征可能是个体咬合障碍的结果,而非个体自身的结构特征所致。这可以从以下两方面来认识:①颞下颌关节本身所具有的功能适应性存在个体差异;②TMD 病因的多因素性。

由病理性𬌗到引起 TMD 是一个发生、发展的过程,咬合改变会引起肌肉和颞下颌关节在结构和功能上的适应和改变。在适当的范围内改建,会产生对新的咬合关系的功能性适应;如果超出这个范围,就可能产生病理性变化。同时,伴随着其他 TMD 易感或致病因素的共同作用,这些因素共同作用的结果决定着口颌系统功能是向正常方向发展,还是向 TMD 方向发展。

虽然不能准确评估𬌗因素在各类 TMD 中的致病作用,但正畸医师不能因此而忽视或低估咬合功能与口颌系统各组成部分间存在的某种重要生物力学关系。在正畸治疗前,必须全面检查患者的咬合状态,评估其错𬌗类型与 TMD 是否存在可能的关系。

（二）颞下颌关节病的分类

TMD 的分类有很多种,可依据体征、症状、组织来源、病因学、结构和功能紊乱、发生率、医学分类等进行分类,目前还没有一个公认的分类方法。

1. Bell 分类　是国外一个较有影响的分类方法,主要分为以下五类。

（1）咀嚼肌紊乱。

（2）关节盘移位性紊乱。

（3）关节炎性紊乱。

（4）慢性下颌运动异常。

（5）关节生长发育性疾病。

2. 马绪臣-张震康分类　主要有以下四类。

（1）咀嚼肌紊乱疾病:包括肌筋膜痛、肌痉挛、肌纤维变性挛缩及未分类的局限性肌痛。此类疾病为关节外疾病。

（2）结构紊乱疾病:为关节正常有机结构关系的异常改变,包括各种关节盘移位（可复性盘前移位、不可复性盘前移位、关节盘旋转移位及关节盘内外移位等）、关节囊扩张及关节盘各附着松弛或撕脱等。

（3）关节炎症性疾病:滑膜炎和/或关节囊炎,可分为急性及慢性两种。

（4）骨关节病:出现器质性破坏,髁突、关节结节、关节凹有破坏、硬化、磨平或关节盘穿孔、破裂等。

3. 颞下颌关节病的 RDC/TMD 分类　1991 年,在美国国立牙科研究院（National Institute of Dental and Craniofacial Research,NIDCR）的资助下,制定了 TMD 研究用诊断标准（research diagnostic criteria for temporomandibular disorders,RDC/TMD）,该诊断标准提出了自己的诊断分类,目前在国际上采用较广泛。

（1）第 Ⅰ 类:肌肉疾患。

1）肌筋膜疼痛。

2）肌筋膜疼痛伴开口受限。

（2）第 Ⅱ 类:关节盘移位。

1）可复性关节盘移位。

2）不可复性关节盘移位,开口受限。

3）不可复性关节盘移位,无开口受限。

（3）第 Ⅲ 类:关节痛、关节炎、关节病。

1）关节痛。

2）TMJ 骨关节炎。

3）TMJ 骨关节病。

RDC/TMD 诊断系统附有一个非常详细的诊断标准,应用于具体的 TMD 病例时,不一定是单一的诊断,也可以是复合式诊断。这一分类标准为临床研究和流行病学研究而设计,具有可操作性,可获得合理的发病情况,合于逻辑的复合式诊断,且同一类别下的诊断不会发生重复。

第二节 颞下颌关节病的临床评估与诊断

美国口面疼痛学会(American Academy of Orofacial Pain,AAOP)发表了统一的指南来详述 TMD 诊断和评估的原则,其中包括主诉、诊断、评估致病因素和疾病的复杂程度。接诊 TMD 患者首先要进行广泛而系统的筛查评估,全面询问病史,全面体检,进行行为和心理评估以及辅助的临床和实验室检查。依据上述详尽的检查以明确诊断和鉴别诊断,制定治疗计划,评估预后。

一、颞下颌关节病的临床检查

(一)主诉和病史询问

询问患者是否存在颞下颌关节区的疼痛、咀嚼肌的疼痛、头痛、肩颈痛,是否有过开口弹响、开口受限、关节绞锁等。详细询问患者的颞下颌关节病史及全身病史,要注意以下方面:①家族史;②炎性骨病;③肌肉功能紊乱;④夜间异常功能活动(夜磨牙);⑤面部、头部损伤;⑥慢性面痛。

(二)临床检查

临床检查的主要目的是获得更多的信息来确定以及排除一些涉及患者主诉的结构和其他可疑的可能造成患者主诉的病因。通过临床检查是可以确定造成患者疼痛的来源结构。让患者做开闭口、侧方、前伸等运动,检查以下内容(图 23-3)。

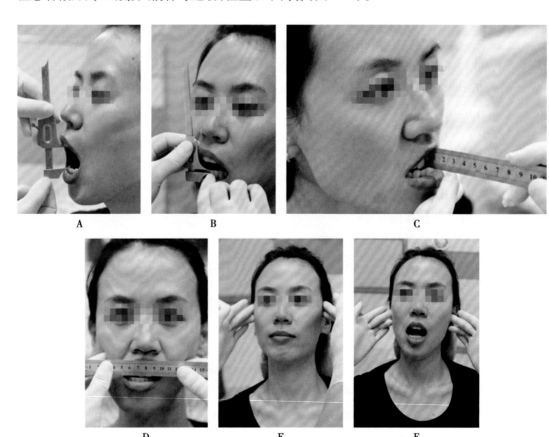

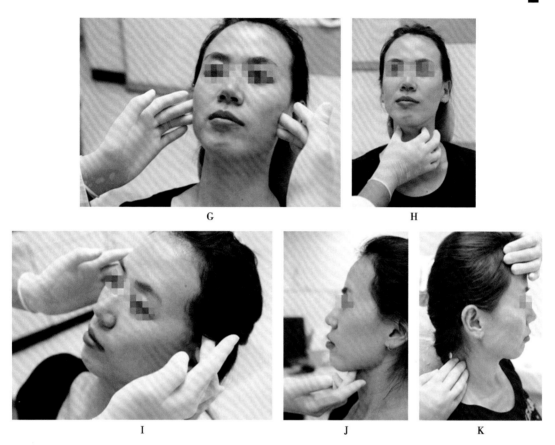

图 23-3 颞下颌关节的检查

A. 开口度的测量,从上切牙切缘到下切牙切缘 B. 测量中切牙的覆𬌗 C. 测量最大前伸度 D. 测量侧方运动 E. 颞下颌关节区肌肉触诊 F. 颞下颌关节动度检查及开口型检查 G. 咬肌肌肉检查 H. 颈动脉触诊 I. 颞肌检查 J. 下颌舌骨肌群检查 K. 颈部肌肉的检查

1. 下颌活动范围的检查 下颌活动范围包括开口度、开口型、前伸和侧方的运动范围。患者下颌活动范围的检查一定是放在第一位的,原因是其他的检查都是通过触诊完成的,而触诊会对咀嚼肌有一定的影响,最终会减小下颌运动的范围。

开口度是指患者最大张口时,上、下中切牙切缘之间的距离。可用双脚规或游标尺测量。同时开口度应加上患者正常咬合时前牙的覆𬌗深度。

下颌侧方运动的测量是嘱咐患者牙尖交错位咬合时将尺子的刻度对准上、下颌中线的位置,嘱患者向侧方运动下颌,观察中线至下颌尖牙的侧方距离。

下颌前方运动的测量是患者最大前伸位时,上、下切牙的水平距离加上正常咬合时的覆盖。

通常状况下,轻微的下颌运动受限在 TMD 患者中很容易被观察出来。然而下颌运动受限的程度与 TMD 的严重程度通常不成正比,且下颌运动的范围因人而异。正常人的开口度最小正常值为 40mm(包括覆𬌗),低于该值表明有张口受限。侧方运动的正常最小值为7mm,前伸的正常最小值为 6mm。

开口型是指下颌自闭口到张口的整个过程中下颌运动的轨迹。正常的开口型下颌向下后方,左右无偏斜,正面观直向下。检查患者开口度是否正常,是否存在开口受限、关节绞锁,开口型是否正常,是否存在开闭口的偏斜等。记录开口受限和开闭口偏斜的程度。

2. 颞下颌关节杂音的检查 关节弹响在 TMD 患者与正常人中都是非常常见的。关节弹响可记录为清音和捻发音,捻发音最常见于关节表面的骨关节炎症样改变。但是必须指出的是,TMJ 的杂音是很少影响治疗计划的,所以花大量的时间及专业的设备来辨别 TMJ 的杂音的性质没有特别大的意义,总的来说,TMJ 的杂音与身体其他部位出现的声音一样不需要特别关注,而且仅仅是 TMJ 杂音这样一个孤立的症状是不必要进行治疗的。

弹响的检查方法是将指尖置于关节侧面让患者张、闭口时即可感觉到关节弹响。正畸医师不仅应该记录关节弹响的性质(清音和捻发音),还应记录与弹响相关的张口程度。记录弹响发生在张口时还是闭口时,或下颌运动全过程中。将手指置于患者的耳道内检查关节弹响是不可取的,因其有时会发现一些在正常运动中并不存在的关节弹响。这种方法会使耳管状软骨靠在关节后面产生声音或使关节盘移位而产生额外的声音。

3. 触诊 触诊检查患者的咀嚼肌和颈部肌肉以及 TMJ 区是否有触痛及压痛,并记录肌肉触压痛的部位和程度。面部的触诊顺序是颞肌前份-TMJ 区-咀嚼肌,触诊从比较小的力度开始,逐渐加大力度,在这个过程中要密切观察患者的眼睛及面部表情是否表现出不适,研究表明眼睛和面部表情表达的不适要早于患者语言表达。触诊时要询问患者是否有不适感以及是否出现了他主诉中的疼痛。TMD 研究诊断标准推荐的触诊力为口外肌肉 2 磅,TMJ 区以及口内肌肉 1 磅,但临床经验表明想要达到患者主诉中的疼痛需要更大的力。

4. 颞下颌关节活动度的检查 用手指触摸颞下颌关节区,检查双侧髁突运动的大小及对称性,用手指触诊外耳道前壁,嘱患者做开闭口牙尖交错位的咬合,检查上、下颌牙列紧咬时双侧髁突对外耳道前壁的冲击强度是否一致。触诊时注意患者有无疼痛反应,记录疼痛的部位、疼痛的性质和触发区等。

二、颞下颌关节病的影像学检查

患者的主诉、病史、临床检查及必要的影像学检查是诊断 TMD 的金标准,其中首选全面的病史询问和颞下颌关节及头颈部的临床检查。只有当患者出现进行性面部不对称,持续

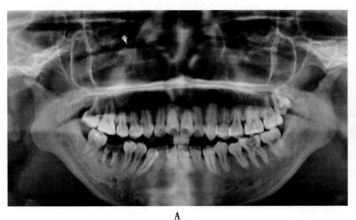
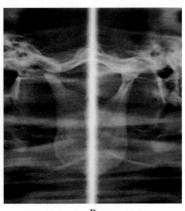

| A | B |

图 23-4 常规影像学检查
A. 全口牙位曲面体层 X 线片可见双侧髁突吸收　B. 关节体层片同样显示双侧髁突吸收

的颌间关系改变,保守治疗无效,并伴有创伤史、颞下颌关节杂音或风湿病史时,才建议进行颞下颌关节的影像学检查。

常规的影像学检查包括颞下颌关节侧斜位片、矫正颞下颌关节侧斜位片、髁突经咽侧位片、颞下颌关节侧位体层片、矫正颞下颌关节侧位体层片、曲面体层摄影片等(图23-4),但目前认为上述影像学检查只能对颞下颌关节骨组织成像,不能对颞下颌关节软组织成像,故作用有限,而用于诊断颞下颌关节病理想的影像技术应可以提供骨组织、关节盘和关节的动态信息。

应注意的是,影像学的改变要落后于临床症状至少6个月的时间,因此,治疗应以患者的临床症状为主,而不是影像学的改变。

(一) 颞下颌关节计算机辅助的 X 线体层成像检查

计算机辅助的 X 线体层成像技术(computed tomography,CT)是一个较好的影像学检查方法,可以提供非常清晰的骨组织细节的影像(图23-5)。近年来,锥形束 CT(cone beam CT,CBCT)的应用给口腔临床领域中的诊断和治疗带来了革命性的变化。CBCT 是三维锥形束投照计算机重组体层影像设备,投影数据是二维的,重建后可直接得到三维图像。它可以从三维方向显示 TMJ 骨质的形态学改变、退行性变和髁突在关节窝中的位置。与体层 CT 的二维扇形束扫描成像相比,CBCT 具有空间分辨率高、数据采集时间短、曝光剂量小、拍摄成本低等优点,所提供的精确度和可靠程度简化了参数的测量,有助于正畸医师、正颌外科医师研究𬌗关系的改变、正颌手术以及正畸治疗对颞下颌关节的影响。但 CBCT 与传统 CT 相似,其投照重组图像中的低密度分辨率不够,因此对颞下颌关节软组织的成像不够清晰。

总的来说,CT 可以清楚显示关节骨性结构的病变,但对关节盘、咀嚼肌等软组织影像成像效果不够理想。目前,CT 已基本不用于颞下颌关节盘病变的检查。

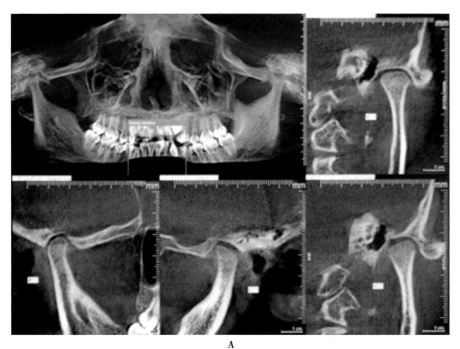

A

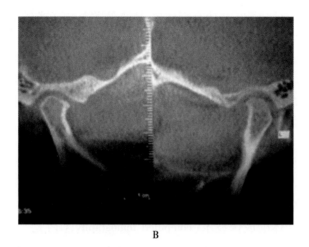

B

图 23-5　CBCT 检查

A. TMJ CBCT 检查　B. CBCT 显示双侧关节髁突有磨损

（二）颞下颌关节造影检查

颞下颌关节造影（arthrography）检查的优点在于它可提供关节运动的动态影像，很容易检查出关节盘的穿孔，但该方法存在操作困难、有创，对关节盘内侧成像较差的局限性。严重碘过敏反应史以及关节局部皮肤有感染者，患有出血性疾病以及使用抗凝血药物治疗的患者，不宜做关节造影检查。

数字减影颞下颌关节造影检查与普通关节造影许勒位图像基本相同，但数字减影造影图像由于消除了颅骨影像的干扰，从而使造影图像更为清晰，利于图像分析。

（三）颞下颌关节磁共振成像检查

磁共振成像（magnetic resonance imaging，MRI）（图 23-6）可以获得十分清晰的颞下颌关节软组织图像，特别是可以直接清晰地显示关节盘和翼外肌的影像，对关节盘内侧的显示效果较关节造影好，还可以使用双侧表面线圈技术使双侧关节同时成像，且对人体无任何放射损害，无侵犯性操作。同时可以检测出关节盘移位的程度、位置和方向，还可以测出一定的关节盘状况，如肥大，通过加权可以显示关节的渗出情况。但是不能对关节功能运动进行动态观察，无法了解关节功能活动中关节盘-髁突位置关系的变化情况，对关节盘穿孔的发现能力较差，所以它不能完全取代关节造影技术。另外，对骨解剖结构的成像也不如 X 线平片或 CT 图像清晰。

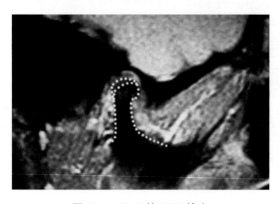

图 23-6　TMJ 的 MRI 检查

三、其他相关检查

肌电检查和下颌骨、髁突的运动轨迹描记也是临床检查颞下颌关节功能的有效手段。肌电图可以有效检测肌肉的功能，再结合解剖结构可以全面认识下颌运动中各个肌肉的作用。下颌和髁突运动轨迹描记仪可用来记录和分析下颌运动与咬合关系及颞下颌关节功能之间的关系,但应注意在缺乏完整病史和体检的情况下,单纯依据这些颌骨或髁突运动轨迹记录装置的检查结果不能独立作出 TMD 的临床诊断。

四、颞下颌关节病的诊断

颞下颌关节病的临床表现通常有以下三种。

(一) 疼痛

疼痛是 TMD 的重要症状,常在张口运动和咀嚼运动时发生。疼痛的部位可以在关节周围,也可以在其他部位,如头痛、耳内痛、眼眶痛,有时还可以放射至颈、背、臂部。除自发痛外,还可有压痛和敏感。疼痛主要源于肌肉,常伴有功能障碍,疼痛的程度与肌肉受损程度有关。疼痛也可源于关节的附着结构。

(二) 下颌运动异常

可表现为张口受限、张口型异常、张口伴偏斜或颤动,还可表现为关节绞锁,常因肌肉痉挛和/或关节盘移位所致。

(三) 关节杂音及弹响

由于关节盘的移位或其他的关节器质性病变,在张、闭口运动时常会出现关节杂音。关节盘移位可在开、闭口运动的不同时限发生弹响,有的声音很响,可闻之;有的声音较轻需用听诊器或手摸触感。在严重关节器质性病变时,则可听到捻发和破碎性杂音。

以上三种 TMD 的临床表现可以同时出现,也可以只出现其中 1 项或 2 项,关节弹响是最常见的临床体征。目前认为,单纯的关节弹响并不意味着严重的健康问题和治疗需要。此外,也可伴有失眠、眼症、耳症等。临床上根据病史、症状、动态检查、咬合关系的𬌗架转移及分析,并结合 X 线片(许勒位、体层摄影)及 CT、超声多普勒、磁共振等辅助检查,诊断一般不难。应注意的是影像学的改变要落后于临床症状至少 6 个月的时间,因此,诊断也应以患者的临床症状为主而不是影像学的改变。

第三节　伴颞下颌关节病的错𬌗畸形正畸治疗计划

一、颞下颌关节病的常规治疗

TMD 是多因素致病的疾病,针对不同的病因而采用的治疗手段也各异。有保守治疗(心理咨询、物理治疗、药物封闭治疗、咬合板治疗等)、𬌗治疗(调𬌗、正畸治疗、咬合重建、义齿修复等)和外科治疗等。临床上选择治疗方法时,应尽可能先采用可逆的保守治疗方法,其次再选择不可逆的治疗方法,只有当患者的颞下颌关节结构发生严重紊乱或器质性破坏,给患者带来较大痛苦且出现明显功能障碍时,才可考虑采用外科手术治疗。

正畸治疗属于不可逆性的治疗。关于正畸治疗和预防 TMD 的问题,目前还存在一些争议。循证医学的研究发现,𬌗因素在 TMD 的病因和治疗中处于一个次要的位置,并不是 TMD 多因素中的基本因素。以往的观点认为,关节疼痛是 TMD 的唯一症状,因此也一度认为,咬合是 TMD 的基本或唯一的病因。但目前比较一致的观点认为,TMD 是包含咀嚼肌、关节及其相关结构在内的结构紊乱病,因此殆因素在 TMD 病因和治疗中仅处于一个次要的位置,不建议通过正畸治疗的手段对 TMD 进行治疗和预防。虽然循证医学的研究结果并不支持通过正畸手段来治疗或预防 TMD,但是有一些正畸医师仍然相信殆因素致病学说,而且在临床上继续探索正畸治疗或改善 TMD 的方法。

对于有 TMD 症状、影像学异常、不稳定的下颌位置以及面部不对称的正畸患者,正畸医师应考虑在正畸开始前解决 TMD 症状以及稳定关节的位置。对于已经确认咬合障碍、殆干扰是因错殆引起,并进而引发 TMD 的情况,在采用可逆的保守治疗以缓解和控制症状后,可以尝试正畸治疗获得形态和功能上更佳的咬合环境。

二、咬合评估与咬合板的诊断性治疗

1. 咬合评估　在治疗前明确导致咬合障碍和咬合干扰的错殆类型是正畸治疗 TMD 的关键。TMD 患者可能存在多种错殆类型,在治疗前必须检查确定其 TMD 症状是否与错殆有关,或者与哪种错殆有关。

首先应对牙、颌、面进行常规检查,并注意错位牙齿上的异常磨耗面,以及与对颌牙齿的关系;应检查患者正中关系位(CR)、牙尖交错殆及下颌前伸、侧方运动时是否存在殆干扰。可采用咬合纸、蜡片、硅橡胶、光殆片及 T-scan 等咬合传感系统进行咬合接触点的检查和纪录,包括殆接触点的分布、咬合力的大小、咬合接触发生的顺序等,从而真正地发现"早"接触点。

2. 咬合板的诊断性治疗　在正畸治疗 TMD 前,可以使用咬合板(splint)作为诊断性治疗手段。咬合板治疗属于可逆性的保守治疗,也是针对 TMD 患者最先和最常使用的一个治疗手段,一般在正畸治疗 TMD 之前设计使用。也可以从咬合板上发现早接触点、咬合干扰点,从而进一步来辅助诊断;同时,咬合板还可以缓解和控制 TMD 症状,为后续的正畸治疗做准备。正畸治疗中常用的有松弛殆板、稳定殆板及软弹性殆板。

(1) 松弛殆板(relaxing splint):戴于上颌,类似 Hawley 式保持器,仅前牙区形成殆平面板。平面板与下前牙呈均匀点状接触,后牙区离开约 2mm 间隙。其主要作用为使后牙脱离咬合接触,消除咀嚼肌的程序记忆效应,从而缓解肌肉的痉挛、疼痛,因此又称为前牙去程式化殆板。适于张口受限、关节区自发痛或咀嚼肌扪诊疼痛的患者。一般佩戴时间不宜超过 1~2 周,以防后牙伸长,加重殆干扰。

(2) 稳定殆板(stabilization splint):稳定殆板必须经过精确手法定位患者 CR 位,并利用面弓转移颌位关系至特定的殆架上(图 23-7)制作。可设计于上颌或下颌,覆盖全牙弓殆面。咬合板厚度在第二磨牙中央窝处约为 2mm,一般不超过息止殆间隙。咬合面应光滑,无尖窝嵌合。CR 位时应与对颌前牙切缘、后牙工作尖呈均匀点状接触(根据患者牙齿的排列情况允许个别错位前牙或后牙与咬合面无接触),以便于下颌在殆板上自由滑动调整位置。殆板的前部应有适当的前牙引导斜面(不超过 45°),使患者在开始前伸运动时后牙立即脱离咬合,开始侧方运动时双侧后牙均立即脱离咬合。稳定殆板的主要作用是:消除患者的咬合-肌功能失调,将患者的下颌稳定于 CR 位,并有利于早期移位的关节盘能够复位,最终以稳定的 CR 位作为建殆的基础,制定详细的正畸或综合治疗计划,因此适用于绝大多数 TMD 患者。与松弛殆板不同,稳定殆板可以长期戴用,部分患者的 CR 位可能会因为关节囊内结构

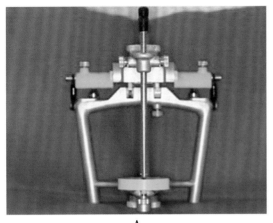
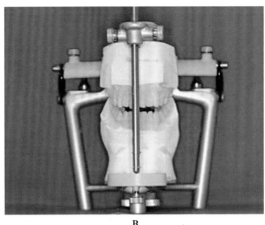

图 23-7　验架上制作稳定验板
A. 验架　B. 转移口内关系至验架,制作稳定验板

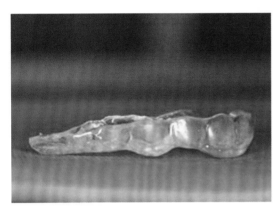
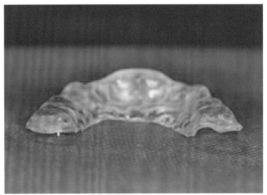

图 23-8　稳定验板

的重建或恢复而出现微小的变化,导致在验板上出现小的局部干扰,这就需要定期调磨验板以适应患者 CR 位的调整。稳定验板也被用于治疗完成后继续稳定患者下颌于 CR 位(图23-8)。

（3）软弹性验板(soft resilient splint):多戴于上颌,类似目前的压膜式透明保持器。用专门的软弹性材料在模型上通过空气压缩机压制而成,可以缓冲咬合力,可对紧咬牙、夜磨牙患者的牙体及牙周进行保护(图23-9)。

验板缓解 TMD 症状的主要作用:①改变咬合状况,使咬合更加稳定;②改变髁突的位置,使下颌肌肉骨骼位置更加稳定,更加协调,更能发挥功能,从而减轻关节症状;③增加垂直向距离,暂时减少肌肉活动,减轻 TMD 症状;④提高患者认知意识,减少致病因素;⑤安慰剂效应等。

下颌的稳定验板有助于缓解 TMD 的症状,使患者的咬合和 TMD 的症状可以较好的改善,验板治疗后关节的软、硬组织都将有所改善,建立一个可重复的、稳定的下颌位置,正畸医师可以在此位置设计综合矫治计划,建立最佳的咬合关系。

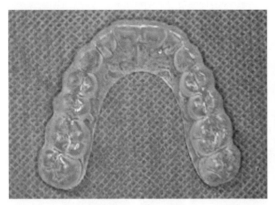
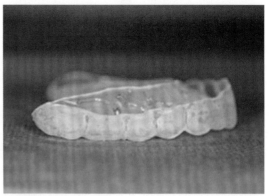

图 23-9 软弹性𬌗板

三、伴颞下颌关节病的错𬌗畸形的正畸治疗原则与目标

长期研究表明正畸治疗不能导致 TMD，同时也并不能作为预防和治疗 TMD 的方法。对于有颞颌关节紊乱症状的患者，正畸医师首先考虑下颌位置的不稳定是否导致 TMD，尽管许多下颌位置不稳定并不导致颞颌关节紊乱症状，鉴别可以采用𬌗板治疗，如果𬌗板治疗恢复下颌位置而不能改善关节症状，说明下颌位置与 TMD 无关，这种情况就不能做正畸治疗。

正畸治疗只能影响牙齿咬合不良导致的 TMD 症状和由此引起的咀嚼系统功能改变。当我们常常把正畸治疗作为 TMD 的辅助治疗手段时，其治疗目的、原则和治疗特点就会有别于一般错𬌗畸形的治疗。

（一）正畸治疗 TMD 的目标

正畸治疗 TMD 的目的，是去除可能引发 TMD 的𬌗障碍，即因错𬌗畸形存在而导致的病理性𬌗因素；终止由此类功能性错𬌗而引起的口颌系统病理损害，使颞下颌关节、肌肉、咬合之间建立新的功能平衡。因此，与一般性的正畸治疗不同，牙列及颌面的美观是次要解决的问题。

（二）正畸治疗 TMD 的适应证

颞下颌关节的结构损伤和功能减退与错𬌗的严重程度并不成正比例关系（也就是说，一个微小的咬合异常可能引起严重的 TMD 功能损害以及患者难以忍受的疼痛；相反，比较严重的咬合障碍则可能仅出现轻微的症状）。引起 TMD 的错𬌗畸形，往往并不是那些对𬌗、颌、面生长发育有严重影响的错𬌗畸形，而可能仅仅是一些个别牙齿的错位，由于造成早接触及𬌗干扰而可能引起严重的颞下颌关节紊乱症状。所以，正畸治疗 TMD 的主要适应证包括四方面。

1. 患者存在明显的病理性𬌗因素　如早接触、𬌗干扰、𬌗创伤等，且能确定为 TMD 致病的主要原因。

2. 肌功能异常　如不良吞咽、长期偏侧咀嚼、口呼吸及面颌肌疾患导致的颌位异常、运动异常、功能失调的成人错𬌗畸形患者。

3. 除了正处于急性退行性关节病变的患者外，其余阶段 TMD 患者都可尝试通过正畸治疗来消除致病性𬌗因素，观察 TMD 症状和体征的转归。

4. 因颌骨发育畸形、髁突不对称发育、外伤、粘连等导致错𬌗及出现关节损伤，并影响颜面外貌对称美观的颌骨及关节病问题,则需通过正畸-外科联合治疗,进行全面的处理。

可将具有 TMD 症状的患者简单地分成两大类:一类患者存在关节内部的病理性改变,包括关节盘移位和关节盘损坏等;另一类患者的主要症状是由于颌骨和头部肌肉的肌肉痉挛或者肌肉疲劳而导致的肌源性疼痛。由于肌肉痉挛和病理性改变可能会同时出现,所以有时这两类患者的鉴别诊断非常困难。但如果要考虑正畸治疗时,这两类患者的鉴别诊断就会显的更为重要。对于存在关节内部问题或非肌源性疼痛的患者来说,单纯的正畸治疗很难起到显著改善症状的作用,而对于那些肌源性疼痛和功能不良的患者来说,适宜的正畸治疗就有可能通过咬合关系的改善而使相应的症状得到改善。

(三) 正畸治疗 TMD 的原则

1. 首要正畸医师要为患者做宣教工作,告知患者 TMD 症状经常发生而且良性,不会影响人的寿命。很多 TMD 症状反复出现,有些不需要治疗可以自愈。消除患者的紧张情绪可以减轻 TMD 的症状,反之可能因为过度的担心而导致问题变得更糟。例如建议患者减少下颌的运动,可以缓解 TMD 的症状,建议进软食,一次少量,缓慢咀嚼,不要吃硬的东西,避免大张口,如打哈欠。放松面部肌肉,做到"唇闭合而齿分离",可以有效缓解 TMD 疼痛。

2. 正畸治疗目的是要去除病理性的𬌗因素,恢复咬合功能,使𬌗、肌肉、颞下颌关节相互协调,而形态、美观是次要考虑的问题,完美的牙齿排列与咬合关系并不是必需的。

3. 正畸治疗过程中应尽可能避免使用过大的矫治力。如果存在肌肉痉挛或疼痛等症状时,首先应进行物理治疗或药物封闭,有时可以口服药效平和的肌肉松弛剂,如环苯扎林,每次 5~10g,睡前服用,连续 5~7 天,待症状缓解后,重新评估患者以确保正畸治疗的可能,再开始正畸治疗从而避免关节和肌肉病变加重。如果 10 天症状仍不缓解,则需要考虑其他治疗。

4. 矫治器的设计应尽量简单,应尽可能缩短疗程,以解决 TMD 的问题为主要治疗目标。治疗过程中同时考虑睡眠时暂时牙齿分离,如果短期治疗可以应用软质𬌗垫装置,它可以在一定程度上缓解一些严重的 TMD 症状。前牙咬合导板也是一种选择,它使前牙接触,后牙离开也有利于症状的缓解。

5. 治疗中应谨慎使用颌间牵引力,应避免使用以下颌为支抗的矫形力或直接作用于下颌的矫形力。因为这种作用于下颌的矫形力可将力量传递至颞下颌关节区域,而 TMD 患者本身的咀嚼肌与关节结构较为敏感,容易引发关节症状或使已有的关节病变加重。

6. 相对于单纯的关节弹响而言,针对咀嚼肌、关节区的疼痛及颞下颌关节运动障碍的治疗意义更大。

颞下颌关节疼痛或功能异常很少成为儿童和青少年寻求正畸治疗的目的,未治疗的15~20 岁人群关节弹响很常见,但常常无关节疼痛,而且咬合及下颌位置良好,这时仅仅需要宣教工作。但成人患者颞下颌关节疼痛或功能异常就诊就比较常见。随着成人正畸治疗需求的增加,正畸门诊中的 TMD 患者数量也在逐渐增多。在开始正畸治疗前,必须要有充分的证据显示病理性𬌗因素的存在,同时由于 TMD 的多因素致病机理,治疗前要充分明确病因是相对比较困难的,也可能有两种或更多种致病因素同时存在。因此,应当客观看待正畸治疗在消除或者缓解颞下颌关节病症状上的作用,即正畸治疗可能对颞下颌关节病患者有帮助,但是并不能依赖正畸治疗去完全治愈颞下颌关节病,在治疗前让患者充分理解这一点是非常重要的。

四、正畸治疗中出现颞下颌关节功能紊乱的处理

有关 TMD 的问题可以在正畸患者初诊检查时出现,也可以在正畸治疗中期、后期或保持期出现。对于所有患者,不论其错𬌗的类型和主诉如何,在治疗前的初诊检查时必须同样关注颞下颌关节的情况。如果没有明显 TMD 的表现,正畸医师可根据原有的治疗计划进行正畸治疗;如果存在 TMD 的表现,则必须进行鉴别诊断并评估 TMD 的严重程度。通常情况下,对急性期以及有严重 TMD 体征和症状的患者不宜进行正畸治疗,而是应等到上述症状缓解和得到有效控制 3~6 个月以后才可开始正畸治疗。对 TMD 体征和症状很轻的病例(如无痛性的关节弹响),则可以开始正畸治疗,但是治疗中必须及时观察和监测颞下颌关节的情况。

对于治疗前颞下颌关节正常的患者,在正畸治疗中和治疗后也可能出现 TMD 的问题,因此,颞下颌关节功能的临床检查应常规贯穿整个正畸治疗中。如果正畸治疗中出现了严重的 TMD 体征和症状,正畸医师则应根据鉴别诊断的结果作出正确的选择。

(1) 推迟治疗:针对关节症状明显,并有一定的或复杂病因的患者。

(2) 调整正畸牙齿移动计划以改变咬合关系:可以应用𬌗板改善症状后再继续治疗。

(3) 请 TMD 的相关专家进行会诊:明确关节症状的问题所在,包括肌肉、骨骼、韧带等。

(4) 终止治疗:针对关节弹响与严重疼痛或关节功能紊乱,如关节绞锁,应暂时终止治疗。

正畸治疗中一过性的 TMD 症状可能与创伤性𬌗干扰或牙齿移动有关,出现这种情况时需要适当调整正畸治疗的具体步骤。如果给患者使用较重的颌间牵引后肌肉和关节的疼痛加重,则应将牵引改为间歇性使用;在使用口外牵引力的初期也需要做相似的调整;如果 TMD 的症状仍然不能缓解,则应停止使用上述治疗方法。

对于正畸治疗后处于保持阶段的患者,如果出现了 TMD 的问题,其治疗目标应在最大限度减小正畸疗效复发的前提下,保护颞下颌关节、肌肉和已建立的𬌗关系之间的功能平衡状态。

总之,目前多数的研究结果认为,颞下颌关节病(TMD)是一个多因素致病的、累及咀嚼肌和颞下颌关节的一组疾病的总称。儿童或青少年时期进行的正畸治疗一般不会引起 TMD,也不会加重患者原有的 TMD 症状。𬌗因素在 TMD 的病因和治疗中处于一个相对次要的位置,应客观评价正畸治疗对 TMD 的疗效。正畸治疗既不能作为预防 TMD 的有效手段,也不能依赖其来治愈 TMD。不过,对于某些病例,正畸治疗可以减轻 TMD 的症状和体征,或者在 TMD 患者成功治疗后,为其提供形态和功能上更佳的咬合环境。

病例报告

一般情况:刘某某,女,25 岁。

主诉:牙齿不齐,要求矫治。

检查:恒牙列,牙列式上颌 A7-B7,下颌 C8-D8;右侧磨牙Ⅰ类关系,左侧磨牙Ⅱ类关系,双侧尖牙Ⅱ类关系;B2、D23 反𬌗;上牙列前段轻度拥挤,下牙列前段中度拥挤;A1 远中切角缺损;前牙浅覆𬌗,浅覆盖;上下牙列中线居中;正面观:左侧面部较丰满;开口度正常,开口型异常;侧面观:上颌前突,颏部后缩;双侧颞下颌关节无明显压痛,左侧张口末期可闻及弹响。

诊断

1. 安氏Ⅱ类错𬌗,骨性Ⅱ类。

2. B2、D23 反𬌗。

3. 上颌前突,颏部后缩。

4. TMD。

矫治设计

1. 先戴𬌗板稳定关节,找到正中关系咬合位后制定进一步治疗计划。

2. 拔除 ABCD5,A67、B67 活动腭杆及植入微种植钉压低后牙。

3. 排齐牙列。

4. 改善侧貌外形,改善颏部外形,必要时考虑颏成形手术。

矫治过程(共计 30 个月)

1. 戴用𬌗板稳定关节(5 个月)。

2. 排齐整平上下牙列,上颌活动腭杆压低磨牙(3 个月)。

3. 上颌磨牙间植入微种植钉压低磨牙(2 个月)。

4. 上下颌关闭拔牙间隙(9 个月)。

5. 咬合精细调整(11 个月)。

6. 拆除矫治器后颏成形手术,改善侧貌外形。

病例相关图像资料

1. 治疗前面像及口内像(图 23-10)。

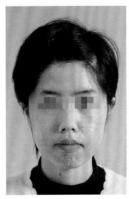
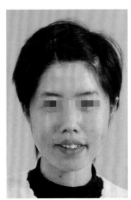
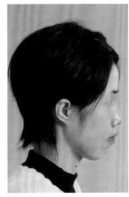
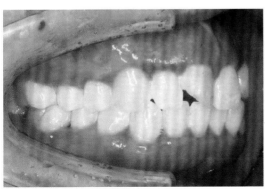
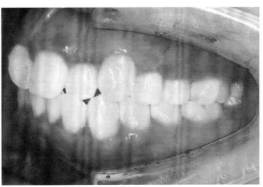

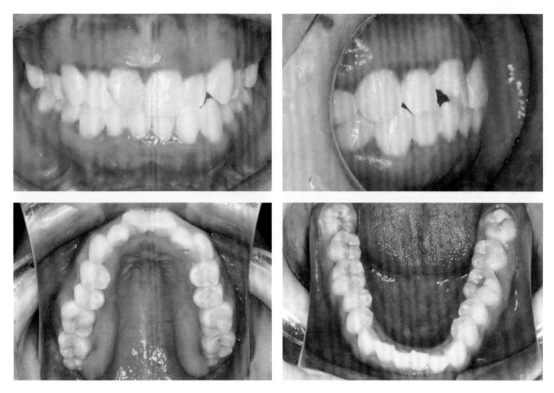

图 23-10　治疗前面像及口内像

2. 治疗前模型固定在下颌肌肉骨骼稳定位（CR），MCD 显示双侧髁突移位，CR 位显示咬合高点位于右侧上下颌第二磨牙处（图 23-11）。

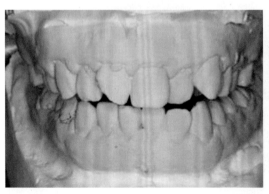
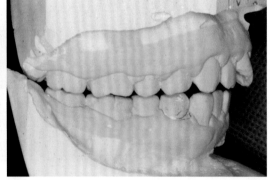

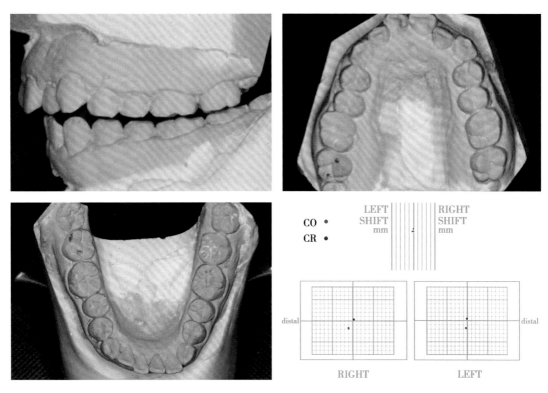

图 23-11　治疗前模型及 MCD 像

3. 治疗前全口牙位曲面体层片及关节 CBCT 显示双侧髁突有磨损及移位（图 23-12）。

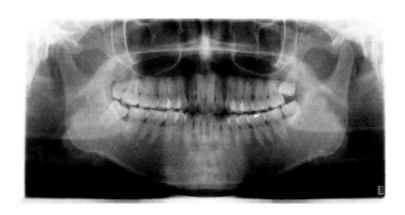

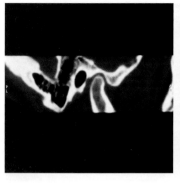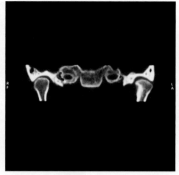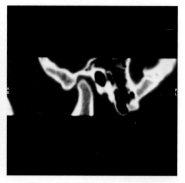

图 23-12　治疗前全口牙位曲面体层片及关节 CBCT

4. 𬌗板治疗结束时患者面像。注意面型的变化,颏部进一步后缩,上唇更突出(图23-13)。

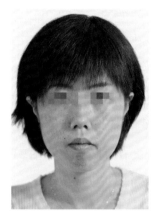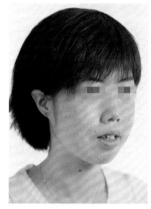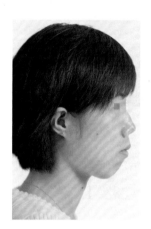

图 23-13　治疗结束时面像

5. 𬌗板治疗结束时患者口内像及治疗期间 MCD(图 23-14)。

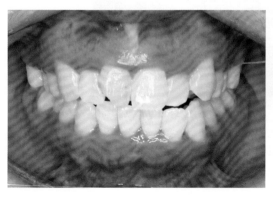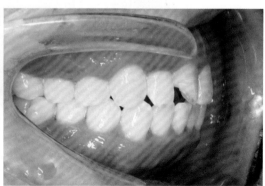

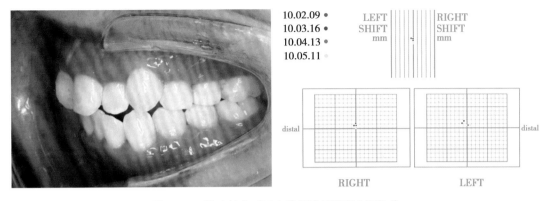

图 23-14　治疗结束时口内像及治疗期间 MCD 像

6. 𬌗板治疗结束时患者颞下颌关节 CBCT 显示髁突侧方边缘形态学改变没有进一步发展（图 23-15）。

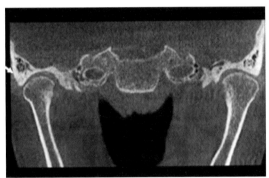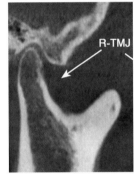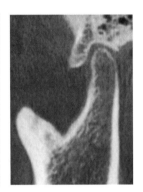

图 23-15　治疗结束时颞下颌关节 CBCT

7. 治疗后面像及口内像（图 23-16）。

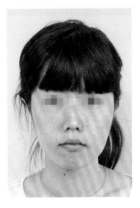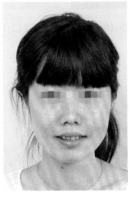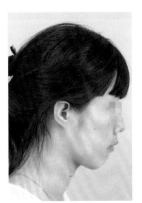

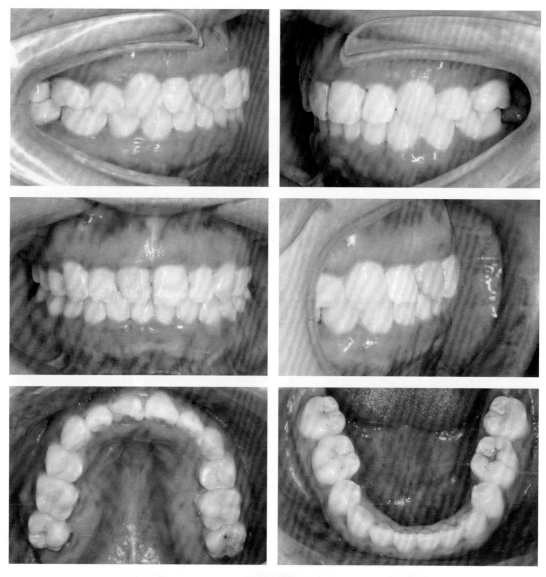

图 23-16　治疗后面像及口内像

8. 颏成形术后面像及口内像（图 23-17）。

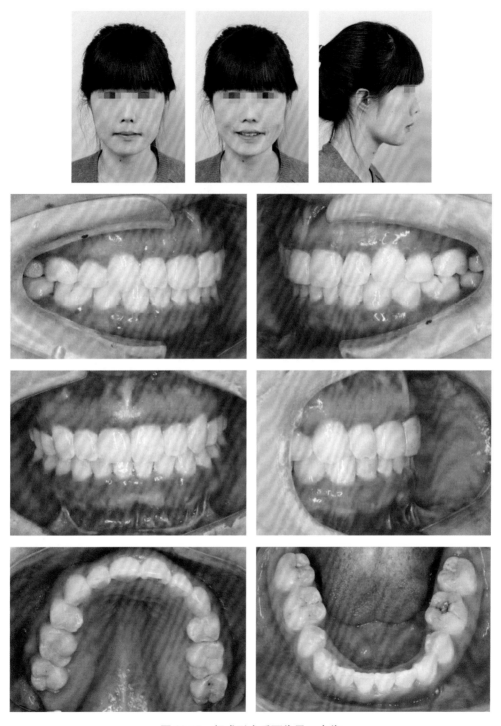

图 23-17 颏成形术后面像及口内像

9. 治疗前后全口牙位曲面体层片(图 23-18)。

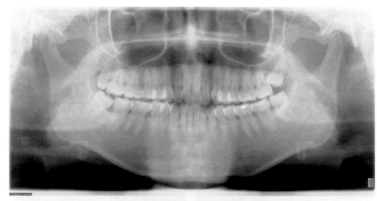

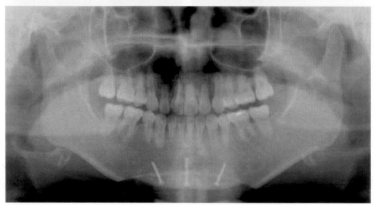

图 23-18 治疗前后全口牙位曲面体层片

10. 治疗前后头影测量描记(图 23-19)。

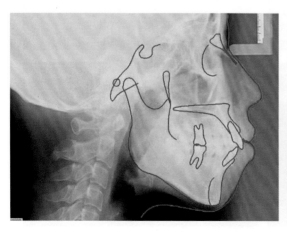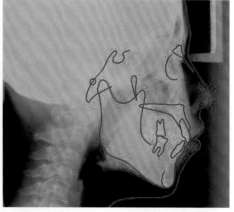

图 23-19 治疗前后头影测量描记

11. 治疗前后的头影测量重叠图(图 23-20)。

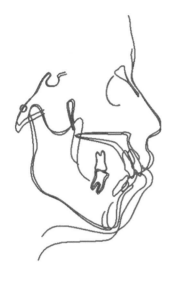

图 23-20　治疗前后的头影测量重叠图(空军军医大学口腔医院正畸科冯雪医师提供)

（金作林）

参 考 文 献

1. 陈扬熙. 口腔正畸学-基础、技术与临床. 北京:人民卫生出版社,2012.

2. 马绪臣. 颞下颌关节病的基础与临床. 2 版. 北京:人民卫生出版社,2004.

3. THOMAS M G,THEODORE E,ATHANASIOS E A. Risk management in orhodontics:Experts'guide to malpractice. Quintessence Publishing Co,Inc. 145-162.

4. DONALD J R,JEFFREY T M,et al. Summary of evidence-based systematic reviews of temporomandibular disorders. Ameribcan Journal of Orthodontics and Dentofacial Orthopedics,2006,130(6):715-720.

5. CHUNG-JU H,SANG-JIN S,SUK-JOO K. Lateral cephalometric characteristics of malocclusion patients with temporomandibular joint disorder symptoms. American Journal of Orthodontics and Dentofacial Orthopedics, 2006,129(4):497-503.

6. MICHAEL L H,A W C S,B J P,et al. Accuracy of linear temporomandibular joint measurements with cone beam computed tomography and digital cephalometric radiography. American Journal of Orthodontics and Dentofacial Orthopedics,2005,128(6):803-811.

7. KIM M R,GRABER T M,VIANA M A. Orthodontics and temporomandibular disorder:a meta-analysis. Am J Orthod Dentofacial Orthop,2002,121:438-446.

8. TATIANA V. Macfarlane,a Pamela Kenealy,b H. Anne Kingdon,Twenty-year cohort study of health gain from orthodontic treatment:Temporomandibular disorders. American Journal of Orthodontics and Dentofacial Orthopedics,2009,135(6):692 e1-e8.

9. IDEKA K,KAWAMURA A. Assessment of optimal condylar position with limited cone-bone computed tomography. Am J Orthod Dentofac Orthop,2009,135(4):495-501.

10. LEITE R A 1,RODRIGUES J F,SAKIMA M T,et al. Relationship between temporomandibular disorders and orthodontic treatment:a literature review. Dental Press J Orthod,2013,18(1):150-157.

11. LEE W G,ROBERT L,VANARSDALL JR,et al. Orthodontics:Current principles and Techniques. Amsterdam:Elsevier,2012.

12. MICHELOTTI A,IODICE G. The role of orthodontics in temporomandibular disorders. J Oral Rehabil,2010,37

（6）:411-429.

13. BADEL T,MAROTTI M,PAVICIN I S,et al. Temporomandibular disorders and occlusion. Acta Clin Croat, 2012,51(3):419-424.

14. ABRAHAMSSON C,HENRIKSON T,NILNER M,et al. TMD before and after correction of dentofacial deformities by orthodontic and orthognathic treatment. Int J Oral Maxillofac Surg,2013,42(6):752-758.

15. THILANDER B,BJERKLIN K. Posterior crossbite and temporomandibular disorders（TMDs）:need for orthodontic treatment? Eur J Orthod,2012,34(6):667-673.

16. EGERMARK I,MAGNUSSON T,CARLSSON G E. A 20-year follow-up of signs and symptoms of temporomandibular disorders and malocclusions in subjects with and without orthodontic treatment in childhood. Angle Orthod,2003,73(2):109-115.

17. BOURZGUI F,SEBBAR M,NADOUR A,et al. Prevalence of temporomandibular dysfunction in orthodontic treatment. Int Orthod,2010,8(4):386-398.

18. WU N,HIRSCH C. Temporomandibular disorders in German and Chinese adolescents. J Orofac Orthop,2010, 71(3):187-198.

19. TECCO S,TETÉ S,CRINCOLI V,et al. Fixed orthodontic therapy in temporomandibular disorder（TMD） treatment:an alternative to intraoral splint. Cranio,2010,28(1):30-42.

20. MACFARLANE T V 1,KENEALY P,KINGDON H A,et al. Twenty-year cohort study of health gain from orthodontic treatment:temporomandibular disorders. Am J Orthod Dentofacial Orthop,2009,135(6):692. e1-8; discussion 692-693.

第二十四章 口腔正畸与牙周病

第一节 口腔颌面正畸中的牙周问题

一、错𬌗畸形与牙周病

牙周病、龋病及错𬌗畸形被列为口腔三大常见病,我国有80%~90%的成人罹患牙周病,而40%~50%的成人均患有不同程度的牙周炎,错𬌗畸形和牙周病之间互为因果的关系已得到口腔正畸医师和牙周医师的共同认可。近年来成人正畸患者呈现日益增加的趋势,因此正畸医师正面对着大量成人牙周病患者正畸就诊的需求。

正畸医师的优势在于治疗各类错𬌗畸形,但是缺乏对牙周病的深刻理解和对炎症控制的主动性;而牙周医师对于牙周病和炎症控制具有深刻认识,但缺乏移动牙齿和消除咬合创伤的好方法。良好的牙周治疗能为正畸治疗打下坚实的基础,而正畸治疗又能创造良好的牙周环境,恢复美观,成为某些牙周病治疗的必要辅助手段。

(一)错𬌗畸形导致牙周病

对于牙列不齐患者,日常口腔卫生维护较为困难,常有食物残渣存留,容易积聚软垢,形成牙结石,导致牙龈炎症,严重者导致牙周病,形成牙槽骨吸收、牙龈退缩,发生牙周组织病变(图24-1)。

对于安氏Ⅱ类1分类前牙深覆盖伴有深覆𬌗的患者,下前牙通常会过度萌出,导致牙龈创伤,甚至牙龈退缩、牙槽骨吸收。

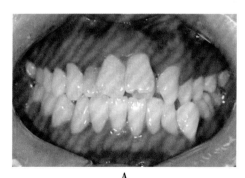
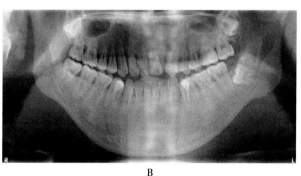

A   B

图24-1 牙列拥挤导致牙周病

A.牙列拥挤伴牙龈退缩   B.同一患者全口牙位曲面体层X线片显示,上下前牙牙槽骨水平吸收

对于形成闭锁性深覆𬌗的安氏Ⅱ类2分类患者,上颌前牙咬合于下颌前牙的唇侧,易导致牙龈退缩、牙槽骨吸收。

对于前牙反𬌗,特别是下颌存在功能性移位的安氏Ⅲ类患者,上、下前牙常会出现咬合创伤,从而导致牙槽骨吸收、牙龈退缩。

(二) 牙周病导致错𬌗畸形

牙周病患者的牙周组织破坏会导致牙齿出现病理性移位,前牙区尤甚。一些严重牙周病患者在牙齿出现伸长移位、牙列散在间隙后更易导致咬合创伤,使已有的牙周病及错𬌗畸形进一步加重。

二、口腔正畸治疗对牙周的影响

牙周病是一种以细菌感染为主的、可伴有遗传倾向的多致病因子疾病。恰当的正畸治疗不会对牙周组织产生不良影响,但不恰当的甚至错误的正畸治疗可能会使原有的牙周问题变得更为严重,尤其是伴有炎症感染的咬合创伤或牙齿移动可使牙周情况迅速恶化。

牙周病患者牙周组织代谢活力降低,对矫治力的耐受性降低,施加矫治力后更容易发生牙槽骨吸收,导致临床冠根比增大、松动度增加,同时由于牙齿阻抗中心向根尖方向移动,使牙齿更易倾斜移动而整体移动变得非常困难。由于稳固性降低,牙周病患牙在外力作用下常发生移位,导致咬合关系改变,形成咬合干扰和咬合创伤,这种干扰及创伤又会加重牙周组织的进一步损伤、牙槽骨吸收与牙齿松动。因此及时进行正畸治疗,恢复牙齿位置,改善咬合关系,对于维护牙周病患者的牙周组织健康具有重要意义,是某些牙周病治疗的必要辅助手段。

在牙周炎症得到有效控制前,进行任何正畸牙齿移动都是非常危险的。所以,对于牙周病患者,首先应进行系统有效的牙周治疗以控制炎症,之后再行正畸治疗,并且在正畸治疗的全程都应随时观察口腔卫生与牙周炎的控制情况,强调口腔卫生的维护。

三、口腔正畸治疗中的牙周维护

由于戴入矫治器后对口腔卫生的维护要求更高,因此正畸治疗开始之前需要对患者的牙周状况进行全面的检查并对患者维护口腔卫生的能力进行考察。在矫治开始的初期,要通过口腔卫生宣教指导患者正确的刷牙方法和养成良好的饮食习惯。应用患者能自由摘戴的活动矫治器时,患者摘下矫治器刷牙可以比较容易地维护口腔卫生。应用固定矫治器时,医护人员应帮助患者尽快熟练掌握新的刷牙方法,以及避免进食时的过大咬合力对正在受力移动的患牙造成创伤。正畸医师要在每次复诊中随时进行教育和引导,发现问题及时解决。

另外,每4周左右的复诊时间,除了观察记录患牙对正畸力的反应以外,一定不能忽视对牙周状况的检查,包括观察牙龈的色、形、质,探诊检查牙周袋深度和牙龈出血指数,以此来判断牙周组织的炎症情况。发现堆积的菌斑、软垢及少量牙石,应及时予以清理并对患者提出改进意见。若出现无法处理的牙周情况应及时请牙周医师会诊或做转诊处理。

（一）对于轻度牙周损害的患者

对于轻度牙周损害的患者,控制菌斑是关键环节。对青少年患者而言,牙龈炎发展成为牙周炎的可能性很小,但依然不能忽视菌斑附着,每次复诊时最好拆下唇弓,让患者仔细刷牙。对于成人则不同,若不彻底去除致病因素,牙龈炎很易进展为牙周炎。由于成人患者的临床冠较长,托槽之间的牙面和龈缘等易存积菌斑的位置较易清洁,辅助工具如间隙刷可以提高清除菌斑的效率。

（二）对于中度牙周损害的患者

对于中度牙周损害的患者,应完善牙周基础治疗,在任何正畸移动开始之前必须彻底清除龈上、龈下的菌斑和牙石,消除局部刺激因素,必要时辅以牙周手术治疗,但对于牙龈退缩部位补偿性的骨形态修整或复位瓣手术则最好待新的咬合关系完全建立之后再进行。

由于带环边缘令牙周维护难度增加,对于有牙周问题的成人患者在固定矫治时建议使用直接粘接矫治装置、自锁托槽等对牙周影响较小的装置,刮除托槽底版周围的粘接剂,便于清除菌斑。

在正畸治疗过程中,中等程度牙周问题的患者必须制订一套牙周维护时间表,安排定期的洁治和刮治。通常的方案是每2~4个月进行一次牙周维护治疗以维护良好的牙周健康状况。

（三）对于重度牙周损害的患者

对于重度牙周损害的患者,尽可能将牙周维护的频率调整至与正畸复诊加力频率一致（如4~6周一次）。由于牙周病骨丧失部位牙周膜面积明显减小,因此应尽可能减小正畸力。某些特殊情况下,牙周破坏严重认为没有保留价值的患牙可推迟拔除的时间,可利用其作为"无偿支抗"来挽救其他牙齿。

四、正畸牙移动的牙周组织反应

牙周组织包括牙龈、牙周膜和牙槽骨,其主要功能是将牙齿固定于颌骨内,并维持口腔黏膜表面的完整性。在正畸过程中,牙周膜细胞、骨相关细胞及细胞外基质的应变是牙齿移动与牙周组织改建的最主要始动因子,牙龈、牙周膜、牙槽骨都会出现生物学反应与改建,维持牙周组织形态结构与功能的动态平衡。相关内容可以参见第三章第二节。

（一）牙龈变化

牙龈随着牙齿的压低、伸长、旋转而产生相应的移动,压力侧牙龈隆起;张力侧牙龈拉伸。牙龈的改建速率较骨组织缓慢,这一特点与矫治后的复发有一定关系。龈沟液中细胞因子的水平可以反映局部骨的生物活性状态,龈沟液的质和量有助于了解正畸过程中牙槽骨的改建和代谢情况。

牙齿从牙槽突中萌出的位置及其最终与牙槽嵴颊舌向的位置关系对牙齿周围形成的牙龈组织影响极大。一般而言,如果一个牙齿萌出过于偏唇颊向的位置,牙齿唇颊面的牙龈组织会很薄弱甚至缺如,而未角化的松软附着的黏膜组织是无法为深层附着于牙根的结缔组织提供保护屏障的。一些研究发现,牙齿在牙槽突中的移动会影响牙龈的高度,当牙齿移向相对舌向位置时牙龈高度增加,反之,牙齿移向相对唇侧的位置,则牙龈高度减低。

牙龈缘的手术损伤也会影响牙龈的高度。牙周组织的伤口愈合依靠肉芽组织,其中富含来自周围牙龈和牙槽黏膜组织的上皮细胞,这些上皮细胞是否能角化,取决于肉芽组织中结缔组织的特性。临床研究发现,如果牙齿突破牙槽黏膜萌出于完全唇颊向时,则牙齿表面不会有牙龈组织形成;但当手术切除牙齿周围全部牙龈组织时,牙龈组织会再生。其原因可能在于:当牙齿萌出进入口腔时,减少的釉质上皮和牙槽黏膜上皮在牙面融合,没有受伤的结缔组织形成,牙周膜也不会形成肉芽组织,因此牙齿表面边缘的软组织由松散的结缔组织和牙槽黏膜组织组成,并覆盖着非角化上皮组织。相反,若有牙龈伤口存在,牙周膜会形成肉芽组织,在伤口愈合时会形成牙龈组织。这提示我们,如果一颗牙齿由于唇颊向错位会从牙槽黏膜处萌出,应该在牙齿萌出牙槽黏膜前以手术的方式切开牙槽黏膜,暴露牙齿。这样,手术伤口可以促使牙周膜形成肉芽,在牙齿表面形成富含胶原的角化上皮组织,促使健康牙龈组织的恢复。另外,考虑到牙龈高度会随着生长发育、牙齿在牙槽突内移动而改变,处于生长发育时期的儿童某些牙齿牙龈退缩不必考虑手术治疗,而是需控制口腔卫生和抑制菌斑堆积,牙龈高度会自动恢复。而生长完成的成年患者,则可以考虑手术修复牙龈的方式,纠正牙龈退缩。当然有些患者,可以通过舌向移动,来促使牙龈高度的恢复。

(二) 牙周膜变化

正畸牙齿移动时,压力侧的牙周膜被压缩,相应的牙槽骨则弯曲变形,部分吸收,从而产生牙齿小范围移动,直至遇到支撑骨的阻碍。随着压力侧牙周膜邻近的牙槽骨被吸收,阻力逐渐消失,张力侧牙周膜被拉伸,骨质沉积形成新骨,直至牙周膜达到正常宽度(图 24-2)。因此,牙齿的移动是机械力诱导下的牙周组织重建的结果,该重建过程需要牙齿-牙周膜-牙槽骨中相应细胞及骨活性物质(细胞因子、趋化因子、激素、生长因子、酶、神经肽和配体等)的共同参与。

(三) 牙槽骨的反应

在张力侧牙槽骨的内侧面,成骨细胞活跃,产生新骨。牙槽骨内壁原有的致密骨板层消失,代之为沿矫治力方向横向排列的骨小梁。与此同时,在牙槽骨壁外侧面则有破骨细胞吸收原有骨质,以维持牙槽骨的正常厚度。此时所形成的牙槽骨骨小梁,内侧面有成骨过程,外侧面有破骨过程,失去原来的排列方向,称为过渡性骨。矫治完成后,过渡性骨要逐渐被

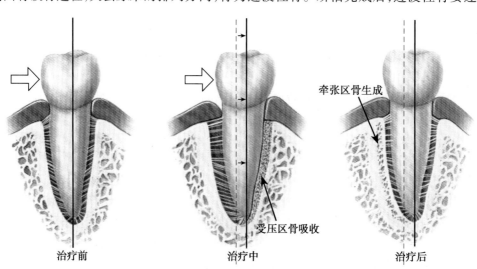

图 24-2 牙周组织正畸改建

正常结构的骨组织所代替,这一过程大约需要半年到一年甚至更长时间。在这一时期必须戴用保持器以防止复发。

在大小适宜的矫治力作用下,压力侧牙槽骨的吸收是在固有牙槽骨表面直接发生,称为直接骨吸收(图24-3A)。而当矫治力过大时,骨的吸收不发生在固有牙槽骨表面,而是在稍远处呈"潜掘式"发生,称为间接骨吸收(图24-3B)。这种骨吸收方式可使牙齿移动的速度减慢,牙齿将延迟到局部骨吸收区的坏死组织被吸收清除后才能移动,牙齿会出现明显松动和疼痛,临床矫治中应尽量避免。

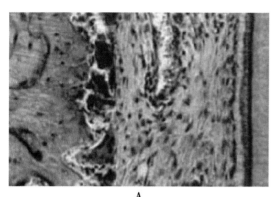
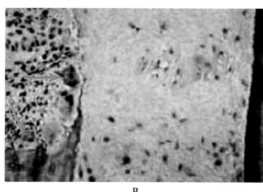

A   B

图24-3 压力侧发生骨吸收
A.力值适当,发生直接骨吸收　B.力值过大,发生间接骨吸收

正畸治疗中由于矫治器的存在加大了牙周维护的难度,即使口腔卫生良好,潜在的治疗副作用也是不可避免的。经过正畸治疗的牙齿,牙槽嵴高度有轻微降低,但是平均骨丧失量小于0.5mm,并且在正畸治疗完成后牙槽嵴高度不会继续降低。像牙齿萌出一样,正畸伸长或压低牙齿时也会对牙槽嵴的高度产生影响,在未行牙周纤维离断术的前提下,压低牙齿时牙槽骨高度轻微降低;伸长牙齿时牙槽嵴也会随之生长,而牙齿的附着水平维持治疗前的状态。

第二节　错𬌗畸形合并牙周病的正畸治疗

一、牙周病患者正畸治疗的适应证

虽然牙周病患者的牙周组织改建机能差、牙齿移动缓慢,但只要适应证选择恰当,并采用适当的矫治方法、施加合适的矫治力,还是会取得良好的矫治效果。因此有学者提出了微小牙齿移动矫治术(minor tooth movement, MTM)来特指牙周病正畸治疗。牙周病正畸治疗的适应证如下。

1. 伴有牙周炎症的牙列拥挤患者。
2. 前牙病理性移位,前牙扇形散开、过长,出现前牙散在间隙的患者。
3. 前牙深覆𬌗,导致牙龈咬伤或下前牙唇侧骨板丧失的患者。
4. 长期缺牙导致邻牙的倾斜移位,并可伴有深的骨下袋形成,需要直立倾斜牙并开展间隙的患者。

5. 错位牙齿导致咬合创伤形成的患者。

6. 露龈微笑的患者。

7. 牙龈缘位置不协调,需要通过正畸治疗改善牙龈缘位置的患者。

8. Ⅱ~Ⅲ度根分叉病变行分根术后,需要通过正畸手段将两牙根推开,便于进行种植修复的患者。

对于即将行正畸治疗的牙周炎患者来说,需要关注两个问题:其一为牙齿松动度是否会对正畸治疗造成影响;其二为如何判断牙周组织是否健康。

牙齿松动是牙周病患牙的常见临床表现,也是患者最常见的主诉。那么,是不是牙齿松动度越大,牙周病就越重,越不能接受正畸治疗呢? 为回答这个问题,我们应该了解判断牙周炎严重程度的最重要的两条标准:牙槽骨破坏吸收的量反映牙周病的破坏程度;牙龈出血程度反映牙周组织的炎症状态。因此不能单凭松动度这一项指标来决定患者牙周病的严重程度及是否能够进行正畸治疗。

判断牙周组织健康与否是正畸医师必须了解的问题,也是治疗牙周病患者的前提。首先要知道牙周组织"正常"与"健康"的差别:牙周组织正常是指牙龈色粉红、质坚韧,龈缘薄而紧贴牙面;上皮附着于釉牙骨质界,龈沟深度不超过 2mm,牙槽嵴顶距釉牙骨质界不超过 2mm;牙槽骨外形及骨密度正常,骨硬板清晰、连续(图 24-4A)。而牙周组织健康是指牙龈色粉红、质坚韧,龈缘薄而紧贴牙面或根面,骨硬板清晰、连续的非炎症状态。也就是说上皮附着于釉牙骨质界以下或牙槽骨吸收、牙槽嵴顶距釉牙骨质界超过 2mm 也可称为牙周组织健康(图 24-4B)。所以有正畸治疗诉求的牙周病患者,经过系统的牙周治疗消除炎症后,即使已经发生了附着丧失和牙槽骨吸收,也应给予正畸治疗以消除咬合创伤、解除牙列拥挤,为患者进一步的牙周维护创造良好的条件。

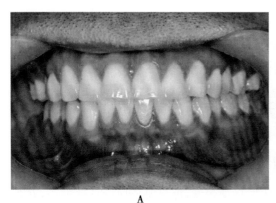
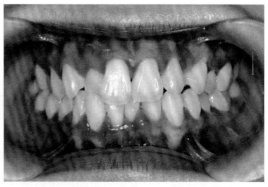

A　　　　　　　　　　　　B

图 24-4　"正常"与"健康"的牙周组织
A. 牙周组织正常　　B. 经治疗后健康的牙周组织

二、正畸治疗前的牙周检查与评估

牙周病的检查诊断主要是根据菌斑堆积、探诊出血、牙龈退缩、牙槽骨吸收、牙齿松动、深牙周袋、牙周脓肿等临床表现,并采用全口根尖片、CBCT 等相应的影像技术,判断牙槽骨的高度及附着丧失的程度,具体检查方法详见牙周病学教材。

详细的牙周检查和全口根尖片可以协助我们分析患牙松动的原因。如果牙槽骨已吸收至根尖,患牙由于缺乏正常的支持力,松动度一般较大,对它进行正畸治疗是高风险的,治疗前有必要向患者说明患牙的正畸治疗属于试保留治疗,治疗过程中存在松动度可能加大甚至患牙脱落的风险。如果通过临床检查发现牙槽骨的吸收情况与松动度不成正比,尤其是松动度大,但水平骨吸收少,并可能伴有楔形吸收或根周膜增宽的情况,则要注意进行咬合检查。这种情况下虽然牙齿动度大,但通过正畸治疗可以去除咬合创伤这个协同破坏因素,往往会有较好的预后。

附着龈的宽度和厚度也是必须进行检查的项目。最近的动物实验研究显示牙龈附着的厚度比它表面的质地(角化或非角化)对是否产生龈退缩更具决定性意义,因此注重增加牙龈厚度的龈瓣移植术比单纯增加附着组织宽度的龈瓣移植术对于保护牙龈更为有效,尤其是对于需要扩弓来排齐切牙,需要手术前移下颌骨或需要进行颏成形术的患者。龈退缩一旦开始就可以进展得非常迅速,对于成人正畸患者,一定要努力预防龈退缩的发生,而不是在龈退缩出现后再去补救。

在牙周系统治疗消除炎症的基础上,通过完善的正畸治疗移动患牙以解除拥挤、关闭间隙、改善咬合关系、消除咬合创伤,以达到长期稳定的效果是治疗成人慢性牙周炎所追求的目标。但是由于牙周情况因人而异,必须详细分析每位患者的治疗需求、牙周组织甚至全身疾病的状况、错𬌗畸形程度及口腔内其他疾病的控制程度等,才能作出完善的个性化的治疗方案。完善的方案设计是成功矫治的一半,对于牙周炎患者设计矫治方案时要注意以下几点。

1. 了解患者的正畸动机　有些牙周炎患者由于前牙严重的病理性移位影响了面部的美观及口腔的语音、切咬功能,往往对正畸治疗抱有非常高的幻想,甚至认为前牙美观改善后就可以挽救社会工作、感情生活等各方面的问题。如果患者有诸如此类不切实际的幻想,一定要在治疗前谈清楚而不能放任不管。只有患者的治疗动机切合实际,正畸治疗才可能帮助他们。

2. 判断牙周支持组织情况　判断其是否进行了完善的牙周基础治疗及牙周支持治疗。

3. 观察患者的口腔卫生维护情况　可以将牙周治疗后的良好状态维持到矫治过程中。

4. 多学科会诊牙周炎患者　在设计治疗方案时要请牙周医师会诊,如果已有牙列缺损或矫治后需要修复或种植治疗的情况,则需要请修复、种植等相关学科会诊。针对多学科联合治疗的病例发起会诊或病例讨论,不仅可以提高医疗质量和学术水平,而且对医院科室协作也大有裨益。

5. 反复沟通治疗方案　治疗方案的最终确定应真实反映患者本人的意图。在患者不知情、不理解甚至抵触情绪下选择的方案都将是治疗失败的隐患。

三、正畸治疗前的牙周治疗

(一) 牙周基础治疗

牙周基础治疗是牙周病系统治疗的最基本的治疗。所有患者在进行正畸治疗前要进行系统的牙周基础治疗,使活动性牙周病转至稳定期,否则不能进行任何正畸治疗。常规的基础治疗包括向患者详细介绍和解释治疗计划、对牙周急症的处理、龈上洁治、龈下刮治、根面平整、口腔卫生宣教（OHI）及药物辅助治疗等。对于牙龈炎的患者，先要通过洁治，或辅以漱口水含漱等手段消除牙龈炎症后，再开始正畸治疗。而对于牙周炎患者，则需要通过龈上洁治、龈下刮治、根面平整术，甚至系统的药物治疗等，使牙周达到健康的状态，再开始进行正畸治疗。

对于完善牙周基础治疗后建议拔除的患牙可暂时予以保留，可以纳入到支抗系统中来辅助正畸矫治装置以帮助保留其他患牙，不进行调𬌗。

（二）牙周手术治疗

对于牙周病比较严重的患者，如患者某些牙位的探诊深度经龈下刮治仍大于 5mm，且探诊出血或溢脓，或根分叉病变Ⅱ度或Ⅲ度，则可考虑进行手术治疗。但是否进行牙周手术不可一概而论，手术时机也应与牙周医师会诊决定。有三壁骨袋及窄而深的二壁骨袋的患牙可考虑正畸前进行植骨手术，而仅是改善支持骨外形的手术可以在正畸治疗结束后再选择性进行。

（三）牙周状况观察期

牙周治疗后正畸治疗前的最佳观察期尚未确定。一般建议对于患有牙周炎的成人患者在牙周治疗后留出 3~6 个月（取决于牙周炎的严重程度）的观察期，再开始固定矫治。观察期内可以考察患者的口腔卫生维护效果及治疗动机，同时刮治后的牙周组织也得以恢复。经过这段时间也可以从 X 线检查中观察到牙槽骨骨硬板的形成，进一步证明了炎症消除和牙周支持组织的恢复，这也是正畸牙移动的先决条件。但是存在咬合创伤的患牙即使炎症得以控制也不易形成骨硬板，这一点作为正畸医师需要了解。

四、牙周病的正畸治疗

（一）选用结构和组成简单的矫治装置

1. 逐步戴用矫治器　由于口腔正畸装置增大了菌斑的接触面积，容易导致菌斑堆积、加重牙周破坏，因此应在矫治装置的选用和戴用顺序上认真设计。我们可以根据牙周组织的健康状况选择仅移动一部分患牙，或者先移动一部分患牙再移动另一部分，不需要移动的患牙可以先不戴用矫治器，使口腔卫生水平不会因为治疗初期戴用大量矫治装置而突然下降。

2. 不使用磨牙带环　牙周炎破坏的起始点是上皮肩领，应尽可能减少对这一薄弱环节的机械刺激和此处的医源性菌斑堆积。磨牙带环边缘恰位于上皮肩领，对此处形成机械刺激且为这一区域的菌斑堆积创造了条件，而带环上的颊管、牵引钩及加力时使用的链圈及结扎圈都使得这一区域的口腔卫生维护难度加大。对于有牙周问题的成人患者在固定矫治时通常使用直接粘接的颊管，注意去除托槽底版周围的粘接剂，便于清除菌斑。由于移动牙周炎患牙往往不需要口外力和长距离的颌间牵引，所需要的正畸力不大，颊管的粘接强度完全可以满足治疗需要。

（二）控制正畸力大小和方向

1. 使用细丝轻力　对于牙周病患者来说，由于矫治力的施加增加了炎症产生的可能，因此尽量缩短正畸治疗时间是很有益处的。过大的矫治力也是牙周病正畸治疗所禁忌的，过大的矫治力会超过患牙所能承受的范围而导致医源性创伤。

正常的牙周膜是牙齿移动的基础,正畸力的大小取决于牙周膜的面积。以单根前牙为例推算,可将单根前牙牙根近似为圆锥体,高度降低 1/2,则表面积降至原来的 1/4,即正畸加力应减至 1/4 而并非减半。因此在治疗牙周病患者时,应时刻牢记"微力"概念,认真使用测力计进行力的测量,尤其是矫治初期往往要从最小的力量试起。初步排齐时使用细镍钛丝,内收前牙时使用多用途弓或澳丝均可减小正畸力。

2. 注意力的方向　严禁将患牙向明显骨吸收区域移动;严禁将患牙移出牙槽突,否则将导致患牙附着进一步降低。另外,在正畸治疗中应非常重视对转矩的控制,但是在给牙齿施加转矩力时,应力集中在牙槽嵴顶和根尖区,而牙槽嵴顶正是牙周病正畸治疗的薄弱环节,一旦发生吸收就会严重影响预后。所以移动牙周炎患牙时是否加转矩力、加多大的转矩力都必须周密考虑,使用时应格外慎重。

3. 对口腔卫生维护的强化应贯穿始终　在正畸治疗初始阶段需对患者进行宣教,对戴用矫治器后的口腔卫生维护及进食习惯进行指导,治疗过程中出现问题及时解决,出现软垢堆积时最好拆下唇弓,让患者仔细刷牙(可嘱患者每次复诊时携带牙刷),必要时可通过涂布菌斑显示剂指示菌斑清除的重点区域(图 24-5)。个别位点形成牙石或持续探诊出血需要牙周医师配合治疗,必要时停止加力,待炎症控制后再恢复加力。正畸医师要在每次复诊中随时进行教育和引导,发现问题及时解决。个别炎症控制非常差的患者,正畸医师有权终止正畸治疗。

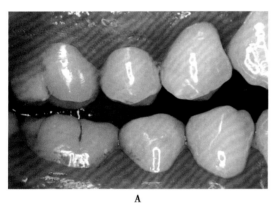
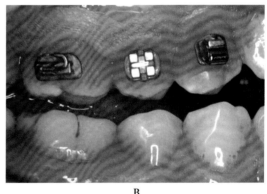

| A | B |

图 24-5　菌斑显示
A. 粘接固矫治器前　B. 粘接固矫治器后 3 天

另外应注意,在正畸压低伸长牙齿前,需要进行全面而细致的刮治,以免在压低牙齿时将龈上菌斑变为龈下菌斑。

(三) 几种错𬌗畸形治疗的注意事项

1. 牙列间隙的关闭　前牙唇向散开后,常需要内收关闭间隙。此时应注意避免牙齿单纯倾斜移动,否则前牙覆𬌗将进一步加深,并引起咬合创伤,导致牙周病加重。因此,正畸治疗解决覆𬌗、覆盖问题时,应先矫治伸长的前牙(可配合牙龈环切术),再内收前牙(图 24-6)。由于患者存在牙周组织破坏,在压低前牙时,应采用轻力,如采用 Burston 片段弓技术,以后牙段作为支抗来压低前牙。

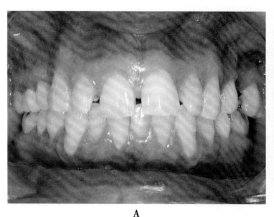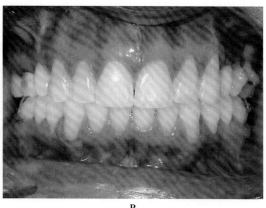

A　　　　　　　　　　　　　　　B

图 24-6　牙周炎导致牙列间隙
A. 正畸治疗前　B. 正畸治疗后

对于简单的病例,前牙轻度伸长并不影响牙齿和面部的美观,可采用活动矫治器或简单的固定矫治器,通过弹簧的内收或橡皮圈的弹力来关闭间隙,并注意防止橡皮圈滑入牙颈部甚至牙根部,导致牙周组织进一步破坏,可用釉质粘接剂或光敏树脂制作阻挡结。通过牙齿的倾斜移动,关闭前牙散在间隙,减小覆盖。若采用固定矫治器,在初步排齐牙列后,关闭间隙时,后牙可"8"字连扎形成一个加力单位以增加支抗。必要时可以采用横腭杆或 Nance 弓来增强支抗。

如果前牙咬合关系尚可,覆𬌗、覆盖可以接受,则可以移动牙齿,将牙列散在间隙集中于一个或多个牙部位,然后以修复的方法关闭间隙,其优势在于牙齿移动距离较短。

2. 直立倾斜的磨牙　磨牙早失后未及时修复,除了会造成邻牙向缺隙侧倾斜形成深牙周袋(图 24-7)以外,还会导致对颌牙过长,可能会对颞下颌关节功能产生不利影响,故非常有必要进行治疗。在进行系统的牙周治疗后,可先行调𬌗治疗,以减轻咬合创伤。正畸治疗可局部使用推簧来直立倾斜的磨牙,也可以采用全口矫治器,在排齐牙列后,使用推簧(图 24-8)或配合倾斜磨牙近远中的种植钉,压低并直立磨牙(图 24-9)。

3. 露龈微笑的正畸治疗　通常微笑时,正常人上唇向上移动,前牙暴露,上唇位于前牙龈缘水平或在牙龈缘龈向少许,因此微笑时牙龈暴露约 1~2mm。而许多成年患者微笑时牙龈暴露过多,影响美观效果。露龈微笑通常有三种原因:其一,上颌颌骨生长

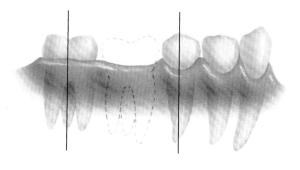
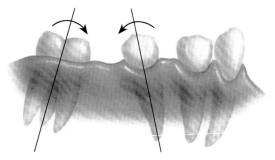

图 24-7　牙齿缺失后邻牙向缺隙侧倾斜

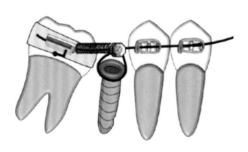

图 24-8　推簧加种植体直立倾斜的磨牙

过度所致,多发生在长面型患者、或上唇短者、或上颌牙齿萌出过度者;其二,上颌前牙牙龈缘根向退移延缓所致;其三,牙齿位置异常所致。

成年人牙龈缘多位于釉牙骨质界冠向1mm。有些患者由于牙龈组织较厚且纤维较多,退移较为缓慢,导致牙龈袋加深,微笑时牙龈暴露过多。这类患者宜通过牙龈美观手术,切除过多的牙龈,使龈缘接近釉牙骨质界。有些患者在牙龈手术的同时需要对牙槽嵴进行修整,以恢复最佳的美观效果。

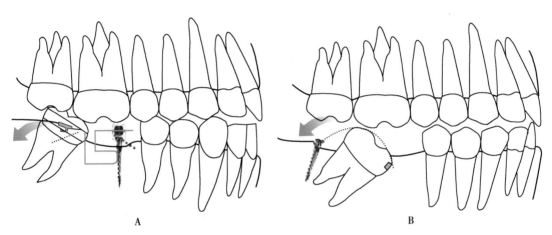

图 24-9　种植体直立倾斜的磨牙
A. 倾斜磨牙近中的种植体　B. 倾斜磨牙远中的种植体

而对于牙齿位置异常所致的露龈微笑,一般不能通过牙龈手术来进行矫治,而是要通过正畸移动牙齿至正常的位置来恢复牙龈的美观,尤其是前牙伸长的深覆𬌗患者,露龈微笑明显,应压低上前牙,牙龈缘随着牙齿的压入而改建(图 24-10)。有些前牙深覆𬌗患者在上前牙压低后,牙龈附着仍差,需要进一步的牙龈美观手术来加以改善。

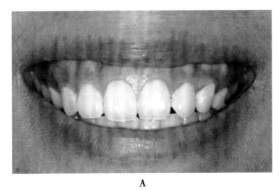
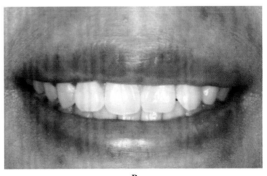

图 24-10　露龈微笑正畸治疗前后
A. 正畸治疗前　B. 正畸治疗后

五、正畸治疗后的牙周治疗与维护

在牙周组织健康的情况下,不平衡的唇舌肌力被牙周膜的力量抵消。当牙周组织发生破坏不再行使稳定功能时,不平衡的唇舌肌力就会导致牙周炎患牙的病理性移位,并且牙齿受到的摇动力会加速附着丧失。因此牙周病患者在正畸治疗后需要保持的时间是长于一般正畸患者的,甚至要永久性保持。另外,在保持方法的选择上倾向于固定保持,如舌侧固定保持(图24-11),它同时可以起到简易型牙周夹板的作用,因为牙齿越稳定,结缔组织再附着和骨再生的可能性越大。如果不使用粘接保持器而仅仅在晚上戴用活动性保持器,从长远来看这依然是一个复发的危险因素。

精细的咬合关系调整非常有助于牙齿在新的位置上稳定。对于牙龈退缩部位补偿性的骨形态修整或复位瓣手术则最好待新的咬合关系完全建立之后再进行。对于有些露龈微笑伴前牙深覆𬌗的患者,在上前牙压低后,牙龈附着仍差,需要进一步的牙龈美观手术来加以改善。有些患者在去除固定矫治器后可见由于长期炎症的存在而使牙龈变得肥厚(图24-12),其中大部分患者在经过正确的正畸后牙周维护之后,牙龈肥厚会减轻,部分患者可能需要行牙龈成形术才能恢复良好的牙龈形态。

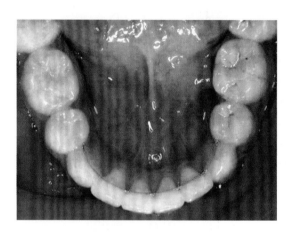

图 24-11 舌侧固定保持

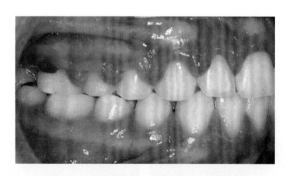

图 24-12 去除固定矫治器后的牙龈肥厚

正畸治疗解除了牙列拥挤,使口腔卫生维护变得容易,正确的刷牙方法及恰当的辅助工具可以提高清除菌斑的效率,但是此时仍不能掉以轻心。由于大多成人均存在不同程度的牙周疾病并且牙周疾病具有一定的遗传性,进行牙周支持治疗是必须的,通过定期复查,根据复查发现的问题,制订并实施治疗计划。对于存在缺失牙的患者,正畸治疗使修复间隙得以集中,正畸治疗过程中、治疗后应及时与修复、种植等学科医师进行会诊,及时行缺失牙的修复,这对于分散𬌗力、重塑牙列完整性及口腔功能的健康行使非常重要。

第三节　牙周问题的正畸解决方案

一、正畸移动引导牙周组织再生

牙齿的移动是机械力诱导下的牙周组织重建的结果,该重建过程需要牙齿-牙周膜-牙槽骨中相应细胞及骨活性物质的共同参与。

当牙齿过于唇倾或舌倾,前牙区唇舌侧骨板较薄,常常出现牙龈退缩,对于高角患者、骨性下颌前突患者及存在咬合创伤的患者尤甚,严重者牙龈退缩可达根分叉,甚至以下。病变程度较轻的牙周炎患者,通过系统的牙周治疗,控制菌斑、消除炎症后,由于牙周支持组织的恢复,牙龈也会恢复正常状态。对于咬合创伤引起的牙龈退缩,需先通过正畸治疗消除咬合创伤这一始动因素。对于牙齿过于唇颊向移位的患者,可以通过正畸方法向舌腭侧移动牙齿,使牙齿唇颊向的骨板的厚度及高度增加,牙龈会随之生长,恢复健康状态。

而对于牙龈退缩较为严重的患者,则需要进行龈瓣移植术,然后通过正畸方法使牙齿达到比较正常的位置。目前比较流行的引导性组织再生术(guided tissue regeneration, GTR)或者引导性骨再生术(guided bone regeneration, GBR)亦可有效促进牙周支持组织的恢复。但是由于生物学宽度的存在,单纯正畸移动牙齿不会产生附着的改变,自然无法改变牙槽嵴顶的高度。在正畸压入的过程中随着牙齿的根向移动,牙槽嵴顶在牙槽嵴顶纤维的作用下不断被吸收,因此正畸治疗后牙周组织仍保持病变吸收后的状态,被内收的前牙在不平衡的唇舌肌力作用下很容易复发。

如何通过正畸的方法,既解决牙周炎患牙的扇形散开问题,又达到增加牙周支持组织的目的呢?正畸伸长患牙以消除角形吸收区的移动方式显然不适合前牙已经唇向扇形移位的患者。国外学者Rabie等先正畸压入患牙使其产生骨下袋,让无法进行GTR手术的水平吸收部位变成可以手术的角形吸收区,对于个别牙齿的病理性移位取得了较好的效果(图24-13)。但对于多颗前牙唇向散开的情况,如果人为制造每颗牙的角形吸收,只能表现为进一步的牙槽骨水平吸收,这样进行GTR手术仍然难以成功,达不到增加支持组织的目的。

牙龈环切术简便易行,是一项牙周治疗的常规操作,在正畸治疗中也经常用到,如治疗扭转牙后为防止复发采取的牙龈环切,正畸牵引埋伏牙前进行的牙龈环切和翻瓣术,以及正畸关闭前牙中缝后进行的牙龈环切等。在正畸压入伸长的患牙之前进行牙龈环切术可有效增加牙槽骨的高度。牙龈环切离断了牙槽嵴顶纤维,从而去除了其对牙槽嵴顶的牵拉限制,牙槽嵴顶不吸收,对于被压入的患牙来说牙槽嵴顶高度相对增加,改善了牙周支持组织条件,增加了正畸治疗后的稳定性,并且在减少患牙松动度方面更为

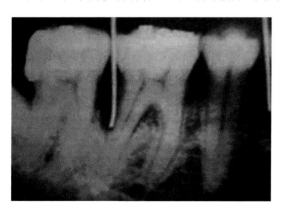

图 24-13　牙槽骨角形吸收,GTR 适用

有效。同时,牙齿的排齐方便了菌斑的清理,咬合关系的改善将殆力均匀合理地分配至每颗牙齿,减少了咬合创伤造成的不利影响,从而更有利于牙周健康的维护。

牙龈环切及正畸压入对于相应学科都是比较简单的基本操作,不需花费很多临床操作时间。在给患者粘接固矫治器、结扎初始弓丝后,即可由牙周医师或正畸医师进行牙龈环切。需要注意的是,上皮肩领和牙槽嵴顶始终是薄弱部位,如果不进行完善有效的口腔卫生维护,在正畸压入的过程中就会将菌斑带入龈下,不仅不能使牙周支持组织再生,反而会加重牙周破坏。因此在正畸治疗过程中正畸医师需反复进行口腔卫生宣教,复诊时发现问题及时解决。

二、邻面去釉治疗邻面黑三角问题

上颌六个前牙的牙龈缘位置对于上前牙的美观效果有至关重要的作用。理想的牙龈缘位置关系有如下特点:中切牙的牙龈缘在同一水平;中切牙的牙龈缘水平略位于侧切牙牙龈缘的龈向,但与尖牙牙龈缘为同一水平;牙龈缘的唇面形态与牙齿的釉牙骨质界相一致;每个牙齿间应有龈乳头,而且龈乳头的顶端位于牙齿唇面中心牙龈缘与牙齿切缘之间的二分之一处(图24-14)。

有些患者上颌中切牙牙龈乳头缺如,中切牙牙冠切端接触,牙颈部有三角间隙(图24-15),严重影响前牙的美观效果。其原因:其一为上中切牙牙根呈"八"字状分开;其二为上中切牙形态异常;其三为活动性牙周病,牙槽骨破坏。

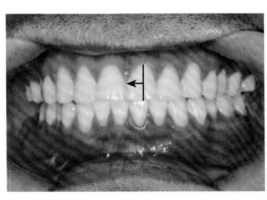

图24-14　正常牙龈缘位置

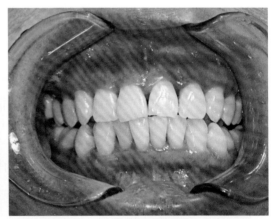

图24-15　上颌中切牙间颈部三角间隙

治疗时,牙根分开的患者,多由于托槽位置不当所致,应重新粘接托槽,或通过补偿曲,平行移动牙齿,消除该间隙,恢复正常的牙龈乳头。中切牙形态异常的患者,通过中切牙的改形治疗,片切过宽的前牙,再平行移动牙齿,关闭间隙,恢复正常的牙龈乳头。对于牙周病患者,通过牙周治疗,然后再进行牙齿改形,使中切牙接触面延长,减小牙颈部三角间隙,尽量恢复牙龈乳头。对于侧貌稍凸的牙周病患者,尽量首选邻面去釉以获得间隙,而不是拔牙治疗,因为牙周病患者的患牙常常因牙槽骨吸收、牙龈退缩而存在明显的黑三角。通过邻面去釉,可以进一步内收前牙,矫治上、下颌前突,同时改善黑三角(图24-16)。

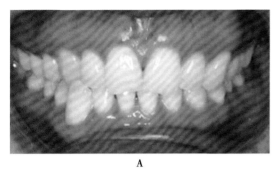
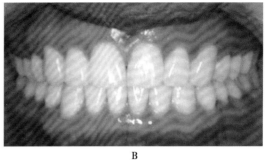

A   B

图 24-16　邻面去釉,改善黑三角

A. 上颌中切牙间黑三角　　B. 上颌中切牙间黑三角消失

(厉　松)

参 考 文 献

1. BOYER S,FONTANEL F,DANAN M,et al. Severe periodontitis and orthodontics:evaluation of long-term results. Int Orthod,2011,9(3):259-273.

2. WILLIAM R P,HENRY W F,DAVID M S. Contemporary orthodontics. 5th ed. St. Louis:Mosby,2012.

3. ATSUKO O,TOMOKAZU O,KENJIRO B,et al. Reduction of orthodontic tooth movement by experimentally induced periodontal inflammation in mice. European Journal of Oral Sciences,2009,117(3):238-247.

4. ELIAKIM M. Orthodontic Pearls:A selection of practical tips and clinical expertise. London:Taylor & Francis,2004.

5. 白玉兴. 临床正畸治疗中的风险管理. 中华口腔医学杂志,2012,47(3):144-147.

6. LAUREN M S,ANA L J,LEYVEE C J. Management of Generalized Aggressive Periodontitis Using Periodontal and Orthodontic Treatments. Journal of Periodontology Online,2014,4(2):73-79.

7. 傅民魁. 口腔正畸专科教程. 北京:人民卫生出版社,2007.

8. CHEOL-HO P,IN-KWON P,YOUNGJOO J W. Orthodontic miniscrew implants. St. Louis:Mosby,2009.

9. THOMAS M G,ROBERT L V,KATHERINE W L V. Orthodontics:Current principles & techniques. St. Louis:Mosby,2005.

10. JUN-WOO L,SANG-JOON L,CHANG-KYU L,et al. Orthodontic treatment for maxillary anterior pathologic tooth migration by periodontitis using clear aligner. J Periodontal Implant Sci,2011,41(1):44-50.

11. MANKOO T,FROST L. Rehabilitation of esthetics in advanced periodontal cases using orthodontics for vertical hard and soft tissue regeneration prior to implants-a report of 2 challenging cases treated with an interdisciplinary approach. The European Journal of Esthetic Dentistry,2011,6(4):376-404.

12. ATSUSHI S. Potential impact of surgical periodontal therapy on oral health-related quality of life in patients with periodontitis:a pilot study. Journal Of Clinical Periodontology,2011,38(12):1115-1121.

第二十五章 唇腭裂畸形序列治疗与正畸

近年来,在我国新生儿的出生缺陷中,唇腭裂已经上升为第一位,其患病率约 1.82‰。唇腭裂是颌面部常见的先天发育畸形,其病因复杂,包括遗传和环境等因素,传统的治疗是手术修复。最早的关于唇裂修复的文字记载是《晋书》,有近一千七百年的历史。尽管近几百年来手术方法不断完善,但是手术以后,唇腭裂患者仍会存在较明显的颜面及牙颌的畸形,同时还伴有其他的口颌面功能异常及健康问题。唇腭裂术后存在的诸多问题,使得其治疗相对复杂,单科专家的工作很难使患者获得理想的治疗结果。为使患者获得良好的牙颌面形态、口颌系统功能、理想的生理和心理健康,需要多学科专家协同工作,对于唇腭裂的治疗目前一致认为应为序列治疗。

第一节 唇腭裂治疗的现代概念

一、唇腭裂的序列治疗

唇腭裂患者由于先天畸形和继发的一系列问题,常需多学科医师参与治疗。但是很长时间里,对于唇腭裂患者的治疗涉及到的各学科之间缺乏联系和全面统一的治疗计划。错殆畸形的治疗常在恒牙期后才开始治疗,治疗结果常不甚满意。20 世纪 30 年代,英国的正畸医师 Cooper 发现了唇腭裂患者的错殆畸形很难仅由正畸医师独自治疗而达到满意的效果,提出了对唇腭裂患儿的综合治疗,并创立了第一个唇腭裂的治疗中心。由于唇腭裂综合治疗概念的提出,各地唇腭裂治疗中心相继建立,唇腭裂治疗中心的各科专家密切配合,提高了患者的治疗效果,早期正畸治疗及综合治疗的优越性渐被广泛接受。唇腭裂综合治疗的概念提出已有 70 余年的历史,近年来许多学者对唇腭裂患者的生长发育情况,各方面存在的问题以及各种治疗对患者产生的不良影响有了较深入的研究和认识,综合治疗的内容及程序逐渐规范化,并不断完善,逐渐形成了特定的治疗程序。

唇腭裂的综合治疗是有顺序的,所以又称唇腭裂的序列治疗,各步骤之间紧密相关。唇裂修复术的改进、鼻成形术的加入以及手术技术的提高使唇裂修复不再是简单的缝合,唇部肌肉缝合得更理想,达到口、鼻部功能整复。婴儿早期的整形治疗,解决了婴儿的喂养困难,同时促进了上颌骨的改形。随着麻醉技术的提高,使得腭裂修复时间提前至 1~2 岁间,使患儿在开始学习语言之前即具备了较好的发音条件,为形成正确的发音习惯提供了条件。医师们逐渐认识到手术创伤对唇腭裂患者的颅面生长发育产生的严重影响,并不断改进,减小手术创伤。耳鼻喉医师的参与解决了唇腭裂患者极易发生的中耳疾患问题。语音病理学家及语音师可以在儿童学龄前进行语音训练,纠正患儿的不良发音。乳牙期、替牙期错殆畸形的矫治,促进了患者的颌骨发育。替牙期的牙槽骨植骨使上颌连成整体,稳定了矫治效果,并为恒牙期唇腭裂特征性错殆的矫治创造了条件。正畸治疗配合修复及外科正畸,可以使患者获得较理想的殆状态及外貌。心理医师可以及时解除患者由于容貌及语音等障碍而产生的心理问题。使得经过序列治疗的唇腭裂患者得到较理想的矫治。

近年来,国际上多中心的研究较多,旨在寻找最佳的治疗程序,但是由于影响唇腭裂综合治疗结果的因素较多,目前仍未有严格统一的程序,各中心间仍会存在一些不同。

（一）唇腭裂序列治疗概念

多学科专家参与的从唇腭裂患儿出生到生长发育完成期间,循序渐进地实施动态、连续性的观察与治疗,最终使患者在形态、功能和心理上,均能达到与正常人一样或接近一致的治疗目的。

（二）唇腭裂治疗小组组成

唇腭裂小组的组成各种各样,不同的地区、国家存在差别。完善的治疗中心一般包括产科医师、儿科医师、颌面外科医师、整形外科医师、正畸医师、耳鼻喉医师、语音治疗师、牙科医师、修复科医师、心理学医师、社会工作者及遗传学家等。唇腭裂小组中外科医师无疑起着重要的作用,但是随着序列治疗的开展,外科绝对主导唇腭裂治疗的模式已经改变,语音病理专家和正畸医师对于唇腭裂患者获得最终的理想治疗效果起着越来越重要的作用。

现代的唇腭裂的序列治疗更加体现关怀并关注患者远期的治疗效果。1993 年美国唇腭裂颅面协会承担了建立一个有利于唇腭裂患者复原的体系的责任,并于 2001 年公布了其指导性评价标准的内容,肯定了多学科治疗的模式,并且鼓励建立更为体现关怀的治疗程序和时间安排。强调序列治疗应最大可能的保证患者的长远利益和生长发育。唇腭裂患者应具有理想的发音、良好的咬合关系与面部美观以及健康的心理等。序列治疗并不在于强调唇腭裂治疗的固定治疗程序及时间,而在于多学科有计划及顺序的治疗理念。

二、唇腭裂序列治疗的模式

唇腭裂序列治疗从 20 世纪 30 年代 Cooper 医师提出综合治疗的概念以来不断发展,治疗程序不断完善和规范。1948 年第一个唇腭裂中心在挪威奥斯陆成立,之后各国相继成立唇腭裂小组或中心。但是迄今为止,唇腭裂序列治疗的程序和组织模式在世界范围内仍存不同。

（一）序列治疗小组的工作模式

唇腭裂序列治疗小组工作的模式常见三种。

1. 单科专家为主的小组　以一个学科的多名专家为主组建,各医师的专业方向较一致,但又各具一定的专业特长。成员完成独立的检查评价并互通信息,根据每人的专长完成对患者的治疗。小组成员是在一个治疗原则下,从不同研究角度开展工作。

2. 多科组合式小组　参与唇腭裂治疗的专家,在某区域的唇腭裂治疗中相互合作但又相对独立。各专家之间的联系是松散的,每个专家主要负责针对本专业问题制订计划,与其他专家间的沟通与交流相对较少,在治疗方案的执行中也常有分歧。

3. 多学科间协作式小组　各科专家组组成紧密的同事关系的治疗小组,共同完成对患者的检查、评价和治疗计划的制订。每位专家的意见仅供参考,最终制订出为大多数医师所接受的治疗方案,小组成员共同完成治疗计划的实施。

对于唇腭裂小组的工作,应该有一个机构负责组织和协调患者的治疗安排。现代的序列治疗概念强调对于患者治疗的妥善安排,而不提倡仅仅是建议患者完成治疗。成功的唇腭裂序列治疗应将患者家庭以及社会纳入治疗组中,才能确保患者能够完成治疗,从而减小治疗的复杂程度以及治疗的费用。对于唇腭裂小组的工作,美国唇腭裂颅面协会(American Cleft Lip and Palate-Craniofacial Association)提出了一个评价标准,基本要求有八项,补充要求为 36 相,详细规范了唇腭裂治疗小组的工作要求。如对手术医师的要求、工作模式的要求、定期病例讨论、一定数量的病例回顾分析的要求、病例资料保存的要求等。

(二) 序列治疗的不同模式

对于序列治疗的程序,不同的地区或中心也不同。国际上有几个具有代表性的中心及模式。

1. Semb(Oslo)模式　唇裂与硬腭裂修复分两次进行;不进行唇裂术前矫形治疗;20 世纪 50—60 年代时腭裂修复在 3~4 岁进行为兰氏法,60 年代后修复在 18 个月进行;尖牙萌出前植骨;25%的患者在上学前进行咽后壁瓣手术;乳牙期不进行正畸治疗,1/3 替牙期需要前方牵引;需要固定保持。

2. Zurich 模式　唇腭裂手术前进行颌骨整形治疗,上颌腭托平均戴用 16~18 个月,软腭裂修复在 18 个月,推迟硬腭裂手术时间至 5 岁,以使上颌最大限度的生长。对于此模式,也有许多批评意见,腭托长期戴用的困难,对语音的不利影响等。

3. Kernahan-Rosenstein 模式　美国西北大学唇腭裂中心的治疗程序。婴儿出生后应进行上颌骨整形治疗,腭部裂隙减小后行唇裂修复及牙槽突一期植骨;腭裂修复在一岁内完成。该中心经过 35 年纵向研究及与其他中心的对比认为,该中心治疗模式所获得的治疗结果优于其他中心。

4. Dallas 模式　最重要的特点是唇裂修复同时进行鼻修整并需考虑长期的美观效果。其大致的模式为 3 个月完成唇鼻修复,6~9 个月两瓣法腭裂修复,5 岁唇鼻二期小修整(35%),7~9 岁二期牙槽突植骨,12~18 岁完成鼻成型术及其他软组织修复,生长发育停止后完成正颌外科手术(20%)。

5. 纽约大学 Grayson &Cutting 模式　由于唇腭裂患者异常的鼻部的解剖、鼻软骨畸形、鼻中隔和鼻小柱偏斜等传统手术治疗难以使唇腭裂患者获得良好的鼻的美学效果。该治疗模式开始于 20 世纪 90 年代,在唇裂修复前应用腭托加鼻托完成唇、颌骨及鼻的整形和鼻软骨的延长。增加了患者鼻的对称性、减少了鼻畸形的手术次数,为第一次唇、鼻的修复创造了条件,术后瘢痕较少且鼻形态稳定。

国内多地于 20 世纪 80 年代末、90 年代初分别建立了唇腭裂中心或治疗小组,北京医科大学、上海第二医科大学、华西医科大学、湖北医科大学等是最早建立唇腭裂中心的大学,并一直引领国内的唇腭裂序列治疗。1995 年 6 月王光和教授主编的第一部唇腭裂序列治疗的专著发表,对规范唇腭裂的序列治疗起到重要作用。迄今为止,国内各唇腭裂中心在工作中逐渐形成了各自的治疗程序和特色。

三、序列治疗内容与程序

对于唇腭裂患者序列治疗的具体程序和手术的方法,每个治疗中心或小组具有自己的特点,但是对于患者序列治疗的内容基本一致。

(一) 婴儿早期整形治疗

对于单、双侧完全性唇腭裂患者,1954 年英国的 MeNeil 医师首先提出了采用婴儿期整形治疗的方法矫治唇腭裂患儿颌骨的移位。患儿出生后一个月内戴入一个活动的上颌腭托矫治器并在唇部佩戴弹力带。在肌肉力的作用下,使患者的上颌达到一个改形作用,使腭裂裂隙减小。上颌骨各段靠拢并形成光滑的弧线。该矫治器在唇裂修复术前、术中、术后均戴用,直至颌骨改形完成。腭托可以随着患儿的生长发育而不断更换。也有不少学者认为唇腭裂患儿没有必要经过这一期矫治。他们认为婴儿期的整形治疗并不能减小日后对正畸治疗的需要。婴儿期的整形治疗增加了患者的正畸治疗时间和治疗费用。

(二) 唇裂修复术

对于唇裂的修复,大多数医师仍然遵循 Thompson 医师 1912 年提出的修复时间,即 10 周、体重约 10 磅、血红蛋白 10mg/mL。该标准经受住了时间的考验,减小了患儿手术的风险。也有不少学者提倡及早进行唇裂手术,以减小对父母的心理创伤。建议出生后几天即做唇裂的修复,他们认为此时由于新生儿体内胶原水平高,手术瘢痕会减少,同时此时患儿血红素及血浆中皮质醇水平高、耳部及呼吸道感染尚未发生,极早修复唇裂对喂养也有利。但是,及早手术的远期效果并不确定,手术操作困难且麻醉风险较大。目前学者们均认为只要有较好的麻醉,唇裂修复可以尽早进行。

对于唇裂裂隙较大者,可采用唇粘连术(仅手术缝合皮肤层),使裂隙减小。同时,可以应用这个力使上颌牙弓排齐。应用唇粘连术的患儿的唇裂修复可在 5~6 个月后进行,裂隙减小对唇部肌肉结构、殆功能的恢复均较有利。

(三) 腭裂修复

腭裂的修复是唇腭裂患者治疗的关键。关于腭裂的修复时间,学者们一直争论不休。需要兼顾上颌生长发育与语音发育两个方面。极早的关闭腭裂裂隙,可以为唇腭裂患儿创造有利的语音条件。但是,过早的手术,由于手术的创伤及瘢痕等因素,又会对唇腭裂患者的颅面发育造成不良的影响。20 世纪 20 年代腭裂修复常在 6 个月之内完成,产生严重的后果。之后为了减少对上颌生长的不利影响,手术曾延至 5~9 岁完成(上颌发育完成 90%),但是手术延迟会对患者语音发育造成不良影响,为了减小语音问题患者术前需佩戴上颌的阻塞器。Gillies 和 Fry 及 Slaughter 和 Pruzansky 医师提倡推迟硬腭的修复(至 2~3 岁),先行唇及软腭修复以减小对语音发育及上颌发育的不良影响。但是临床实践中外科医师还是多数选择 18~24 个月行软硬腭的腭裂修复,而不需佩戴上颌阻塞器。

关于腭裂手术对上颌发育的影响,目前普遍认为腭部瘢痕与上颌发育受限关系紧密,而手术翻瓣所致的暂时供血障碍不会对上颌发育造成影响。较大的瘢痕说明修复时腭裂较宽,翻瓣较大,影响显著。腭裂术前的情况对手术及预后的影响明显。

(四) 耳鼻喉疾病的治疗

唇腭裂患儿由于畸形的影响常存在咽鼓管功能不良与中耳负压。耳咽管功能不良是唇腭裂患儿患中耳疾病的主要原因。耳咽管的主要功能是通气、保持压力平衡、引流和保护作用。对唇腭裂患者来说,耳咽管的通气功能尤为重要(尤其对于听神经细胞的发育)。唇腭裂患者由于功能不良多种机制可以出现中耳渗液,耳咽管阻塞或开放。鼻咽部的分泌物可以直接进入中耳。几乎所有的腭裂患儿均有渗出性中耳炎,由于儿童易于细菌感染,许多孩子还会出现化脓性中耳炎和反复的上呼吸道感染。患者会有鼓膜穿孔,有时需要放置鼓室通气管或鼓膜切开术。有些患者虽然已放置了鼓室通气管,且听力发育良好也会不断出现中耳疾患甚至不可逆变化,如珠光瘤。在唇腭裂患者幼年期耳鼻喉医师的定期检查和治疗是不可缺少的,避免听力的丧失。

(五) 语音训练

腭裂修复术后为正常的发音创造了条件。许多研究表明,非综合征且听力正常的唇腭裂患儿如果在 2 岁前完成腭裂的修复,很少产生显著的代偿性发音。但是,有少部分患儿由于软腭肌群功能欠佳,以及存在不良的发音习惯,可能会导致患儿"鼻音过重"、"鼻息声流失"及构音异常等腭裂语音特征。对于这种患儿,语言病理学家和语音训练师应及早介入,在 2.5~3 岁间做初步的语音评估,决定语音训练的方向。

(六) 牙槽嵴植骨术

牙槽嵴植骨术是 50 年代由欧洲兴起的。最初是应用自体肋骨的一期植骨,即在婴儿早期唇裂修复时同时进行牙槽骨植骨。但学者们逐渐发现一期植骨后,患儿虽然上颌联成整体,但其颌面部发育受到严重影响。70 年代后期,多数学者采用了牙槽裂的二期植骨。目前认为二期植骨的最佳年龄是 9~12 岁,尖牙牙根发育在 1/2~3/4 之间。许多研究表明,在恒尖牙萌出之前进行牙槽突植骨,植骨的成功率较高,随着尖牙的萌出,植骨成功率显著下降。

(七) 正畸治疗

唇腭裂手术虽然关闭了唇腭部裂隙,但是手术对颌骨的创伤以及手术后瘢痕组织的挛缩会对患者的颌骨尤其是上颌骨的发育产生不利的影响。随着患者生长发育的进行,殆颌面的畸形逐渐表现出来并加重,多数孩子均需要进行正畸治疗,来完成牙列的排齐、刺激颌骨的生长、矫治不良的颌间关系获得理想的咬合关系和口颌系统功能。随着医学的发展、序列治疗的不断完善,正畸治疗在唇腭裂序列治疗中所起的作用日益重要。

(八) 正畸-正颌联合治疗

在唇腭裂患者中有部分患者由于上颌发育很差、加之下颌发育过度,需要通过手术的方法协调颌间的关系、获得良好的咬合关系和面部平衡。正畸-正颌联合治疗的患者需要等到生长发育基本完成时开始治疗。

(九) 心理治疗

唇腭裂患儿的出生给父母家庭带来很大压力,一些家庭能很快适应并很好的处理相关事宜,而有些家庭却很难适应。父母的紧张和压力感也会给唇腭裂患儿带来压力。许多研究表明唇腭裂患者常会因很早即开始进行各种复杂的治疗、存在一些诸如错殆畸形、颌面畸形和语音问题而更易产生心理与社会问题。但是,许多唇腭裂患者能够保持良好乐观的心态,并能很好的适应社会。社会心理学家的工作就是指导家长和唇腭裂患者学会处理可能产生的相关问题;教给患者学会与同龄人友好相处,教会患者怎样回答别人关于面部瘢痕和语音问题的询问,学会应对来自别人的嘲笑和恐吓等社会学技巧,以获得更好的调节适应能力及社会认可。

（十）修复治疗

唇腭裂患者中先天缺牙的患病率高于非裂人群,尤其以裂隙侧的侧切牙和前磨牙多见。另外,唇腭裂患者由于口腔的特殊环境还常有较高发的龋病,也易导致牙齿的早失。患者进入恒牙期后需要进行综合的设计,对于有些缺失牙需要进行修复治疗。随着牙槽突植骨和正畸治疗的广泛开展,有相当部分患者裂隙处侧切牙缺失的间隙可以通过正畸关闭而不再需要进行侧切牙的修复治疗。

（十一）二期修复

无论外科医师手术方法和手术技巧多么高明,随着患儿的生长发育,多数需要进行唇及鼻的二次修整。唇腭裂的患者由于鼻软骨发育受影响显著,尤其双侧唇腭裂患者常存在鼻尖的塌陷、鼻底的宽扁等。腭裂修复完成后部分患者存在腭咽闭合不全,而产生过高鼻音,影响患者正常的语音。经过鼻咽纤维镜的检查诊断后,一些患者需要进行咽后壁瓣修复手术缩小咽腔,以利于腭咽闭合的完成。

第二节　唇腭裂牙颌面的发育

关于唇腭裂患者颌骨的发育研究很多,无论是手术前还是手术后患者的颌骨发育与正常人相比都有差异。一些差异来自畸形本身;另一些差异来自手术的影响。

一、出生后的颅颌面发育

（一）出生后至唇腭裂修复前的颌骨发育

对于唇腭裂患者手术修复前颌骨发育的研究很多,最著名的是丹麦关于唇腭裂患者儿童期的颅面形态系列研究。

1. 唇裂　未手术修复的唇裂患者,颅面形态基本正常,除外前颌骨区域的小畸形。患者的前颅底长度、上颌长度与位置、下颌的长度等均正常。双侧完全唇裂前颌骨前突显著,单侧完全唇裂的前突不显著但是存在不对称;不完全性唇裂前颌骨的前突可以忽略。

2. 腭裂　是胚胎发育中继发腭融合出现问题而造成的。未经手术的腭裂患者主要的颅颌形态异常是上颌骨长度减小、上颌后部高度减小、上颌位置靠后、上颌及鼻腔宽度增大和下颌长度减小、位置靠后,但是上、下颌间关系正常。

3. 唇腭裂　单侧完全性唇腭裂患者表现出上颌骨后部长度及高度减小、上颌基骨位置靠后,但是前颌骨前突、上颌及鼻腔宽度增加、前颌骨向裂侧突、下颌骨短而后缩。双侧完全性唇腭裂患者表现为前颌骨相对于上颌骨基部及前颅底前突,上颌基骨长度减小且后部高度减小,上颌及鼻腔宽度显著增宽,下颌骨短且后缩。

唇腭裂患者手术前前颌骨的前突可能是由于患者局部结构缺乏整体性,造成鼻-犁骨区过度的生长所致。而存在腭裂的患者均表现出下颌骨的短小和后缩,这可能与原发畸形有关或者是继发的功能性适应。

（二）未手术成年患者的颌骨发育

由于经济和医学的发展,未进行任何唇腭裂修复的成年患者很少见到。关于未经手术修复的唇腭裂患者的颅面生长及形态的著名研究是英国学者 Mars 等的斯里兰卡研究。

1. 单侧完全性唇腭裂　未经手术的成年单侧完全性唇腭裂患者表现出上颌颌骨大段的前突、前牙覆盖大、上前牙唇倾、上颌小段向内的塌陷很轻，后牙反𬌗少见。X 线表明前颅底正常、上颌相对下颌前突，没有上颌后缩的病例。其牙弓形态更像 V 形，越靠前越缩窄。

2. 双侧完全性唇腭裂　未经手术的双侧完全性唇腭裂患者表现出前颌骨显著的前突和上切牙严重的唇倾。上颌骨的前上和后上高度减小、下颌升支短。患者鼻中隔短、鼻底宽大。

3. 单纯腭裂　患者表现出相对正常的颅面形态。上、下颌牙弓关系基本正常。但是，其颅面生长较唇腭裂患者更多表现出内在的生长异常，上、下颌均后缩。患者的上颌牙弓宽度小于非裂者，可能是对相对较小下颌的适应。

二、修复手术对颌骨发育的影响

除了唇腭裂患者内在的生长发育问题之外，唇腭裂的修复手术也会影响患者颅面的生长发育。

1. 唇裂手术影响　唇裂修复后，唇腭裂患者的前颌骨在肌肉的作用下发生改形，前颌骨的突度恢复正常，单侧唇腭裂患者的前颌骨及鼻中隔向裂隙的偏斜也减轻，而上颌骨的小段向裂隙塌陷致使上颌宽度减小。上颌侧段近中向中线的塌陷导致上颌尖牙区宽度显著减小。

2. 腭裂手术影响　长期以来就腭裂手术对患者颌骨发育的影响引起了较多的关注。普遍认为腭裂手术时造成的血供问题一般对颌骨发育影响不大，影响主要来自腭部瘢痕及其挛缩，其产生的影响主要是上颌骨长度及宽度减小且相对于颅底后缩，牙弓向中线塌陷造成前后牙的反𬌗。腭裂修复的手术方法、手术时间及手术医师的技术都会对上颌发育产生影响。

3. 牙槽突植骨　早期牙槽突植骨是 20 世纪 50 年代开始于欧洲的，与唇裂前整形治疗联合使用以起到稳定上颌骨的作用。但是，70 年代后发现，早期牙槽突植骨会使患者上颌骨的垂直向及水平向生长受到更大的不良影响，更多患者出现前牙反𬌗，后牙反𬌗也较频繁出现，表明早期植骨对上颌的稳定作用有限。因此，多数学者建议将牙槽突植骨手术时间推迟至 9~11 岁，以减小对上颌骨产生的不良影响。

4. 完全性唇腭裂修复后患者颅面形态　许多研究表明唇腭裂修复完成的患者表现出一些颅面形态的异常，受影响最重的是上颌骨，其三维方向的发育均受到显著影响。①颅部形态异常，如双侧唇腭裂（bilateral cleft lip and palate，BCLP）后颅底平面更平且短；②BCLP 者面部及鼻部宽度增大；③上颌位置靠后，上颌进行性后缩，BCLP 患者前颌骨前突但是上颌骨后部位置更加靠后，使得 BCLP 与单侧唇腭裂（unilateral cleft lip and palate，UCLP）者面部突度相似；④下颌后缩、下颌平面高角且下颌角钝；⑤前下面高增大，后面高减小，但是也有研究表明，唇腭裂修复后患者的面部高度个体间差异较大，虽然 UCLP 和 BCLP 均表现出面高均值大于非裂者，但是 2/3 患者的面部高度是正常的；⑥面部生长型不同于正常 Bolton 标准等；⑦唇腭裂患者腭平面顺时针旋转。

三、牙齿发育异常

在唇腭裂患者中牙齿异常情况较多见,如牙齿形态异常、牙齿数目异常等。

(一)牙齿的先天缺失

唇腭裂患者牙齿缺失较非裂者多见,恒牙缺失较乳牙更常见,有报道恒牙缺失率为25.7%,乳牙缺失率为8.3%。最易缺失的是裂隙附近的牙齿,以侧切牙为主,但是远离裂隙的前磨牙的缺失也较常见(图25-1)。对于唇腭裂患者牙齿较高的缺失原因究竟是局部牙板断裂、组织缺损的局部因素,还是由基因控制的遗传因素所致,对此尚无确凿的证据。另外,患者经常出现第二前磨牙的钙化和发育的异常。其第二前磨牙在6岁时才开始发育,即在正常该牙钙化开始后的3~5年以后。替牙期检查时,常使医师误认为该牙缺失。所以,对这种患者应进行长期的观察、随诊,不断修改治疗计划,按照唇腭裂的严重程度和乳、恒牙的发育情况决定治疗。

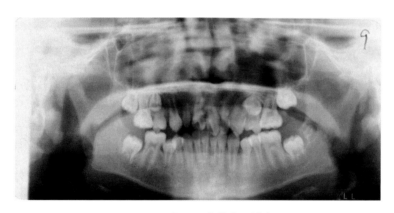

图 25-1　上颌牙齿的先天缺失

(二)额外牙

与非裂儿童相比,唇腭裂患者额外牙的发生率较高,这些牙经常出现在腭裂隙的附近。一些萌出于口腔中,另一些埋伏于上颌骨内,它们的形态、大小及位置各异。这些牙经常为了方便正畸治疗而被拔除。但是,如果可能,应尽量保留这些牙,便于固位矫治器以开展牙弓。同时,有利于保留牙槽嵴。对于缺失上颌侧切牙者,可以保留额外牙,来代替侧切牙的位置。

(三)牙齿发育异常

唇腭裂患者也常出现融合牙、牙齿大小异常及形态异常。牙齿大小及形态的异常,常见于上颌前牙,邻近裂隙的中切牙、侧切牙出现小牙或锥形、柱形等异常形态。唇腭裂患者牙齿的钙化不良常会出现在中切牙及第一恒磨牙,表现为牙釉质的缺损。上颌前牙牙根发育不佳,常见弯根及短根(图25-2)。在单侧完全性唇腭裂,邻近腭裂隙的上颌中切牙经常出冠发育异常及钙化不良(图25-3)。双侧完全性唇腭裂患者的两个上中切牙也经常出现发育不良及扭转,它们的牙根常发育不足,不能支持牙槽骨。双侧完全性唇腭裂患者,由于前颌骨活动、组织缺损大,这个问题更严重。唇腭裂患者牙齿发育异常常给正畸治疗带来麻烦,但是,不管怎样,这些牙齿都应尽可能地保留并矫治到正常位置上。

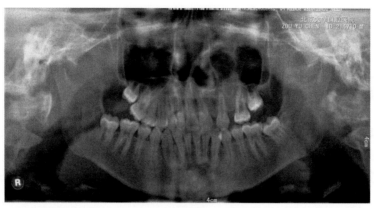

图 25-2　牙齿发育异常

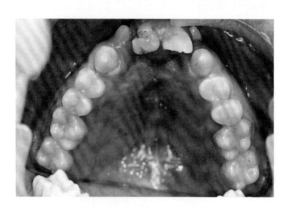

图 25-3　牙釉质钙化异常

（四）萌出异常

唇腭裂患者较易出现牙齿萌出异常。Bjerklin 医师发现唇腭裂患者第一恒磨牙的异位萌出率约为 21.8%，远高于普通人群中的发生率 4.3%。牙齿的异位萌出有遗传背景，第一恒磨牙的异位萌出主要由于其萌出方向较近中倾斜，异位萌出常造成第二乳磨牙的早失，早发现并且及时治疗第一恒磨牙的异位萌出，可以避免乳磨牙的早失，另外，唇腭裂患者的尖牙较非裂儿童更易发生阻生，邻近侧切牙的情况和牙槽突植骨的时间对患者尖牙阻生也产生影响。

（五）龋病

唇腭裂儿童由于对自己面容及牙颌状况不满意，常导致他们忽视口腔卫生。有些患者即使重视口腔卫生，但由于他们存在较严重的牙颌畸形而影响口腔的清洁，加之牙齿钙化不良，容易产生龋坏。大面积龋坏牙及早失牙常常影响错𬌗畸形矫治的顺利进行和良好矫治结果的获得。对唇腭裂患者应该重视口腔卫生的宣教，同时，不能忽视龋病的预防及早期治疗。

四、唇腭裂常见错𬌗畸形

（一）牙量-骨量不调

由于腭裂手术后上颌瘢痕挛缩所致的上颌严重的狭窄、各种修复手术创伤造成的上颌长宽高发育受限，使得患者恒牙期时牙量-骨量不调增加，多数患者存在显著的上颌牙列拥挤，而且拥挤程度较重。但是由于唇腭裂患者上颌整体的发育不足，上、下颌的协调性较差，对于非正畸-正颌联合治疗的患者，上颌的拔牙需慎重，避免拔牙造成上颌牙弓的进一步缩小而与下颌的协调性更差。

（二）牙弓形态异常

正常的上、下颌牙弓形态为对称的马蹄形，且上、下颌匹配。唇腭裂患者由于颌骨骨段的移位、塌陷及致密腭部瘢痕的挛缩，常使得患者上颌牙弓形态异常。

单、双侧完全性唇腭裂患者，在出生时均会存在腭裂隙及上颌骨骨段的移位。唇、腭裂手术后，上颌颌骨段改形、靠拢。在乳牙萌出后，50%的单、双侧完全性唇腭裂患者，会出现不同程度的上颌牙弓的不对称，这是上颌骨骨段向近中移位的结果。而单纯腭裂则没有以上变化。对单侧完全性唇腭裂患者的研究发现，单侧完全性唇腭裂患者的下颌牙弓的对称率也下降。对于双侧唇腭裂患者，由于前颌骨的前突及两个侧颌段向内塌陷，其牙弓形态常常呈现三角形。无论单侧还是双侧唇腭裂，患者上颌的牙弓狭窄与塌陷均表现在前部尖牙与前磨牙区更加严重，而后牙段受到的影响较小，牙弓后段表现为开张，一些患者甚至在第二磨牙处表现为牙弓宽度过大（图 25-4，图 25-5）。

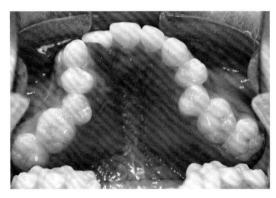

图 25-4 单侧完全性唇腭裂上颌牙弓

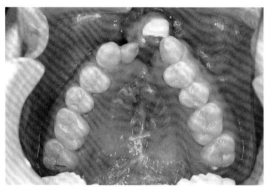

图 25-5 双侧完全性唇腭裂上颌牙弓

值得注意的是，唇腭裂患者由于上颌的异常，其下颌的牙齿-牙槽复合体对上颌起到了一定的补偿作用。在上颌牙弓严重缩窄的患者，可以见到下颌后牙的严重舌倾。

（三）颌间关系不调

1. 横向关系不调　唇腭裂患者由于腭部裂隙的存在，患儿在出生时上颌牙弓宽度较大，各种类型腭裂的上颌宽度依次为：双侧完全性唇腭裂>单侧完全性唇腭裂>单纯性腭裂>正常人。在唇腭裂修复术后，尤其是乳牙全部出齐后，随着上颌骨骨段向近中的旋转，唇腭裂患者的上颌宽度逐渐缩小。此时，双侧完全性唇腭裂<单侧完全性唇腭裂<单纯性腭裂<正常人。乳牙期时单、双侧完全性唇腭裂患者常出现轻微的乳磨牙的反𬌗，极少部分患者有严重的横向不调的问题。但是，在完全性唇腭裂患者的颅面生长呈垂直型时，几乎没有上颌水平向的生长分量，即使患者的上颌不再缩窄，但由于下颌仍按正常的生长发育而逐渐变宽，上颌也相对变窄。这种宽度不调，有随着唇腭裂患者的年龄而加重的趋势。

另外，唇腭裂术后患者上后牙常腭向萌出或舌倾，即使在具有完全正常的上颌宽度的单纯腭裂患者，也会出现后牙段的反𬌗。完全性唇腭裂患者由于上颌骨宽度的发育不足加之后牙的颊向萌出，常使患者在恒牙期表现出显著的颌间宽度不调。单纯性腭裂的后牙宽度不调，一般为牙性；而单、双侧完全性唇腭裂患者的后牙宽度不调，均有牙性及骨性成分。

2. 前后向关系不调　前颌突裂开的唇腭裂患者前颌骨向前移位，出生时患者的上颌长度关系如下：双侧完全性唇腭裂>单侧完全性唇腭裂>单纯性腭裂＝正常人。随着唇腭裂修复术的完成,使得患者上颌的生长速度减慢并发生改形,到乳牙期各类唇腭裂患者的上颌长度关系为:双侧完全性唇腭裂>正常人≥单侧完全性唇腭裂≥单纯性腭裂。随着手术方法以及外科医师手术技巧的改进,唇腭裂患者面中部发育不足的严重程度逐渐减轻。单纯性腭裂由于不累及上牙槽,牙齿-牙槽的代偿作用可以补偿先天的上颌位置靠后产生的不良影响。双侧完全性唇腭裂由于前颌骨的显著前突,即使牙槽受累在一定程度上也减弱了先天上颌后缩的影响,所以在单纯腭裂和双侧完全性唇腭裂患者中乳牙期前牙反𬌗率较低。随着生长发育,BCLP前突的前颌骨逐渐回位,其与UCLP面部突度也逐渐接近。单侧完全性唇腭裂患者由于同时存在先天的上颌后缩、腭部瘢痕及前部牙齿-牙槽受影响等因素,UCLP患者更易出现前牙的反𬌗。

值得注意的是在对唇腭裂患者的前后向不调作评价时,应该首先明确,唇腭裂患者在头影测量中代表前后向的标志点会发生错位。尤其是单、双侧完全性唇腭裂患者的A点、ANS点及PNS点。完全性唇腭裂尤其是双侧完全性唇腭裂患者,在上颌实际长度发育不足时,有可能在X线头影测量中测到上颌前突的指征。所以,在考虑患者的前后向关系不调时,应该把前颌突的前突和牙齿的安氏Ⅲ类关系分开考虑。

唇腭裂患者颌间矢状关系的不调,随着年龄增加而加重,患者上颌骨的矢状生长几乎没有向前的成分,而下颌的生长基本正常。唇腭裂患者上颌位置较偏远中,同时,恒切牙的舌向萌出,这些都使患者替牙期及恒牙期前后向关系的不调加重,即牙齿-牙槽的发育不足,加重了骨骼的不调。患者上切牙与前颅底平面角(UI-SN)一般在70°~80°之间,而正常人约在103°~106°之间,这样加重了前牙的反𬌗程度。

对于唇腭裂患者应注意以下两点:①各种唇腭裂患者的下颌线性测量值均基本正常。在下颌姿势位时,下颌相对于颅底呈现后缩,且下颌角增大。由于唇腭裂患者舌体较低,致使下颌向后向下,以弥补上颌前后向的发育不足。所以,在唇腭裂患者具有正常的ANB角的情况下,具有相对于颅底后缩的面型。②由于患者上颌垂直向发育不足,使得患者在牙尖交错位时产生过度闭合,使下颌向前上摆,产生前后向关系的不协调,看起来比实际上更严重。这也是垂直向发育不足的另一种错𬌗表现。所以,正畸医师应该非常注意患者的下颌姿势位及下颌的位置,把它作为正畸治疗诊断分析的参照。

3. 高度不调　由于许多因素影响了唇腭裂患者垂直向关系的判断,如A点、ANS点及PNS点的畸变,以及周围骨组织关系的变化。所以,在测量唇腭裂患者的面高,尤其是面中部高度时,应注意区分面高的增大是由于骨的生长,还是由于活动的前颌骨向下后调整所致。同样,唇腭裂患者的面部高度也随下颌姿势位的变化而增减。正畸医师要把这些情况均考虑在内综合分析其结果。

在唇腭裂患者存在的所有关系不调的问题中,垂直向关系的不调是在较晚的几年里才逐渐表现出来的。在出生后的最初几年,患者上颌的垂直高度较大,这是本身发育过度的结果,而与前颌骨的旋转无关。在乳牙期,患者的垂直高度接近正常,垂直向关系的不调在替牙期开始表现出来。由于上颌垂直生长速度显著减慢,此时患者开始表现出面高的发育不足,而不是出生后早期所显示出的面高发育过度。由于单、双侧完全性唇腭裂均累及牙槽骨,加重了前颌骨的向后下的旋转,使A点及ANS点偏离正常位置,腭平面由于后部垂直向发育不足而向前下倾斜。唇腭裂患者虽然上颌的垂直高度发育不足,可是其全面高却是正常或增大的。这与下颌的姿势位及下颌角增大有关。上颌的垂直向发育不足及下颌的向后下旋转,不但引起了面高的变化,而且增大了唇腭裂患者的息止殆间隙。正常情况下,牙齿-牙槽对面部高度不调起到一定的补偿作用,而唇腭裂均累及牙槽骨(单纯腭裂除外),减弱了这种补偿作用,加重了高度发育的不协调。

唇腭裂患者均存在不同程度的垂直向发育不足,患者在牙尖交错殆时过度闭合以利于获得多而稳定的殆接触。这样,就容易造成下牙槽座点(B 点)及颏前点(Po 点)的前移,增大了 SNB 角及面角,减小了 ANB 角,产生了下颌的相对前突。唇腭裂患者一般均存在较明显的前后向关系不调,由于下颌的过度闭合;加重了前后向关系的不调所产生的安氏 Ⅲ 类牙性或骨性关系,使得患者面型更凹。

值得注意的是,与唇腭裂患者上颌的垂直向发育不足而造成的前后关系不调相反,由于患者舌的低位,造成下颌位置的改变,下颌角增大,致使下牙槽座点及颏前点后缩,SNB 角减小,ANB 角增大,增加了患者的面部高度。这个现象的产生掩盖了唇腭裂本身造成的前后向不调的问题,可以看成是对正畸治疗的有利因素。由于上颌垂直向发育不足,引起的下颌的过度闭合所产生的前后向关系的不调加重了患者横向关系的不协调。唇腭裂患者面中部的高度不调问题应由正畸医师进行正确的分析。另外,在正畸治疗设计中,不要遗忘多数唇腭裂患者均存在下颌的问题,除了下颌的位置,还有下颌的牙齿-牙槽的过生长对上颌垂直发育不足起到的补偿作用。

第三节　正畸在唇腭裂畸形系列治疗中的作用

在唇腭裂的序列治疗中正畸医师早已被证明是不可缺少的重要角色。正畸医师不仅完成唇腭裂各发育阶段的正畸及整形治疗,更重要的是他们是唇腭裂患儿上颌发育的保护者。正畸专业的特点使正畸医师更加具有长期治疗的观念,这有助于唇腭裂小组选择对上颌骨发育更有利的治疗技术、程序以及治疗时间。同时,正畸医师对患者资料的系统的收集为唇腭裂治疗的研究提供了保障,为多中心、纵向研究创造了条件。

正畸治疗贯穿了唇腭裂畸形系列治疗的始终,唇腭裂患者正畸治疗的目标与正常儿童是相同的,也要达到良好的功能、美观及稳定的目的。但是,由于唇腭裂本身的特征,使得治疗达到理想的目标较为困难。正畸医师必须对唇腭裂患者进行认真的诊断分析,并与其他专家密切配合才能获得良好的治疗结果。

一、婴儿期整形治疗

完全性唇腭裂患儿早期的上颌骨的整形治疗是 1954 年由苏格兰的 MeNeil 医师提出的。由于完全性唇腭裂患儿大部分在出生时均存在上颌骨骨段的移位及腭部较大的裂隙。婴儿早期上颌骨整形治疗的方法,就是在唇腭裂修复术前,在患儿牙齿尚未萌出时,使用矫形力,使得移位的上颌骨段重新排列并改形,减小腭裂裂隙,使上颌骨骨段形成光滑的弧线。在其后的几十年里,围绕着是否应对完全性唇腭裂患儿做早期的整形治疗,形成了两大派别。

婴儿早期整形治疗使用的方法包括:①腭托;②附有开展簧的腭板;③伴口外牵引;④伴一期植骨(目前多数唇腭裂中心不做)。

（一）传统婴儿期整形治疗的步骤

完全性唇腭裂患者在婴儿早期整形治疗的具体程序如下。

1. 取印模　唇腭裂患儿出生后,需要经过系统的检查,在外科医师和正畸医师的共同协商下,决定是否开始正畸治疗。对于上颌腭部裂隙较大,上颌骨段移位明显者,需要取印模做腭托,进行整形治疗。可以用特殊的托盘制取印模并灌制石膏模型,但印模要求取得较精确,一般要求取初印模制作个别托盘后,再取终印模。在取印模时应使孩子保持直立且稍前倾的姿势,以保持患儿呼吸道通畅。终印模取好后,灌制模型,在石膏模型上制作矫治器。

2. 腭托的制作　对于裂隙太深者,需用蜡先做倒凹的铺垫、缓冲,再铺树脂。单侧完全性唇腭裂者基托伸展至小段前缘,大段侧延伸的前端为一个旋转的支点,使得较大的一段的前部在生长发育中逐渐改形,并且排列在理想的位置上,而保持短段位置不变。对于双侧完全性唇腭裂患者,腭托的前段只能到达两个侧段的前缘,绝不能超过其前缘。在腭托的鼻腔面上轻磨一道小沟,利于患者鼻腔通气。婴儿对腭托矫治器比较容易适应。同时,舌不再舔入上腭的裂隙,使得鼻腔形成封闭状态。

3. 戴入腭托及唇裂修复　在唇裂修复前,应戴入腭托矫治器,戴入前应跟患儿家属讲明喂养及清洁的注意事项。戴入一段时间后,上颌骨改形,颌骨前突减小,就可以手术修复唇裂。在单侧完全性唇腭裂患儿,对上颌骨段的整形作用是较大一段的上颌发生改形,并与短段靠拢,以形成较光滑的弧线(图25-6)。双侧完全性唇腭裂患者,腭托矫治器使两侧方的上颌骨段保持原位,直至前颌骨复位与两侧方的上颌骨段接近。由于矫治器的特殊结构,它可以允许上颌骨骨段向各个方向继续生长(图25-7)。腭托矫治器不起扩弓的作用,本身也不施任何力,仅是使上颌骨在特定的环境下,在肌肉、软组织的作用下发生改形,防止上颌颌弓的塌陷。

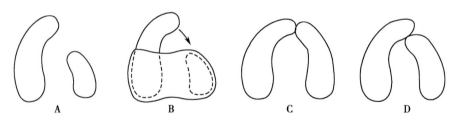

图25-6　戴入腭托及唇裂修复(1)

A. 单侧完全性唇腭裂两上颌骨段移位,存在裂隙　B. 戴腭托后唇裂修复上颌骨长段向近中旋转、改形　C. 上颌骨改形后上颌弓形成光滑弧线,腭裂隙关闭　D. 未经腭托治疗的完全唇腭裂患者唇裂修复后,上颌两骨段重叠

对于已经存在牙弓塌陷的患者,可以在腭托矫治器的中线部位放置开展的螺旋弹簧,对于这类患儿的唇裂修复就应推迟进行了。首先,应开展上颌颌弓,然后再行唇裂修复,但也不必在完成扩弓以后再手术。唇腭裂患儿此期的上颌开展治疗,一般不用快速开展,开大螺簧每5~7天加力一圈。

腭托矫治器不仅用于保持颌弓的

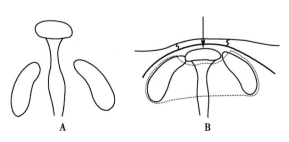

图25-7　戴入腭托及唇裂修复(2)

A. 双侧完全性唇腭裂前颌骨前突　B. 双侧完全性唇腭裂腭托保持两侧上颌骨位置不变直至前颌骨复位

形态,防止塌陷,而且有利于患儿的喂养及发育。Lindquist 医师的研究认为,唇腭裂患儿由于腭部裂隙的存在及牙弓的塌陷所产生的不良吞咽,可以改变控制语音及吞咽的肌肉的神经冲动。由此而产生的不良肌肉运动在一些唇腭裂儿童的典型的不良语音中起着重要的作用。尽管之后做了一系列的手术治疗,但患者消除不良语音仍比较困难。在婴儿早期配戴腭托矫治器后,对患儿形成正确的语音起到了较重要的作用。

双侧完全性唇腭裂患者,出生时常有前颌骨的前突及唇组织缺乏,使第一次手术修复唇裂较困难。双侧完全性唇腭裂不伴有前颌骨过度前突者,可采用以上的腭托矫治器治疗,唇裂修复后,使上颌改形并防止上颌牙弓塌陷。在唇肌的作用下,前颌骨后移,与两侧上颌骨段靠拢。对于过度前突的前颌骨,学者们有不同的处理方法:①口外牵引:对于前颌突过度前突的患儿,可以配戴一个用颈部做支抗的弹力颈带。前边放于鼻根底,作用于前唇上,使前突的前颌骨后移,当前颌突移到可以接受的位置时,戴用腭托或戴分裂簧的腭托。②口内埋钉,并用弹力牵引后移前颌突。③手术方法后推前颌骨。

近来,正畸医师认为后移前颌突,对唇腭裂儿童的颅面生长发育不利。对唇腭裂术后孩子的颅面生长发育的研究发现,出生时双侧完全性唇腭裂患儿的前颌骨前突,面型较凸。在唇腭裂手术修复后,患者的前颌骨的生长速度减慢。在替牙期及恒牙期时,患者的前颌骨发育显著比正常人差,面中部凹陷。对于应用口外牵引后移前颌骨,易加重这种发育受限的程度。同时,口内埋钉牵引前颌骨后移的方法易产生前部组织瘢痕,更易造成上颌骨向前的发育受限。

4. 牙槽嵴一期植骨　传统的婴儿期整形治疗,在颌骨段靠拢后进行自体骨移植,以稳定牙弓。由于一期牙槽突植骨对颌骨发育产生较显著的不良影响,自二十世纪 90 年代国际上多数唇腭裂中心已放弃应用。而多采用替牙期的二期植骨,以减小对颌骨发育的不利影响。但是,Rosenstein 医师等的研究认为,如果一期植骨患者在整形治疗之后尽量使颌骨断端靠拢,采用小的手术切口,植入小骨块,并以囊包被植骨的方法,远期观察发现患者颅面生长并未受到影响。

(二) 纽约大学 Grayson 医师的婴儿期颌骨-鼻整形

唇腭裂患者由于先天的发育缺陷,常出现鼻部的畸形,表现在单侧完全性唇腭裂的鼻中隔向健侧偏斜,中隔及鼻翼软骨生长发育的异常所致的鼻尖的偏斜、鼻孔形态的异常及鼻孔的不对称;双侧唇腭裂的鼻尖的扁平、鼻孔的扁平宽大等。1993 年美国纽约大学的 Grayson 医师提出了在婴儿期整形的腭托上加可调整的鼻托在对移位的上唇、上颌骨段进行整形的同时,进行鼻软骨的整形。Matsuo 医师在 1984 年的研究中认为,如果在婴儿 6 周内开始,可以通过治疗永久性改变耳状软骨。围产期时母体的雌激素水平升高使透明质酸增加,通过降低细胞间的基质而降低软骨、韧带、结缔组织的弹性,从而使婴儿安全通过产道。婴儿出生后 6 周体内雌激素水平降低,软骨的塑性也降低。Grayson 医师借鉴了 Matsuo 医师的研究,其应用的鼻托克服了 Matsuo 鼻托要求有完整的鼻底的缺点。整形的目的是减轻唇腭裂的畸形程度,使唇断端放松时靠拢、上颌骨断端的黏膜接近、鼻下部的软骨对称、直立和延长鼻小柱,并调整鼻黏膜,便于手术后对鼻尖的保持。

婴儿期鼻软骨整形治疗的程序一般是在患者出生后即可取模,制作上颌腭托矫治器。患者戴用腭托的同时,唇部用弹力胶布固定,至腭部裂隙减小至 5mm 以下且鼻翼稍松弛时,在腭托的前部加装鼻整形托,鼻托由钢丝加树脂形成,鼻托有两个突起,上端整形鼻穹隆、下端整形鼻尖。Grayson 医师的整形器所不同的除加装了鼻托之外还有与水平面呈 40°角的固位杆,通过弹力皮圈及胶布固位在患者面颊部,通过弹力胶布及鼻托的施力使鼻小柱软骨及前唇伸长(图 25-8,图 25-9)。

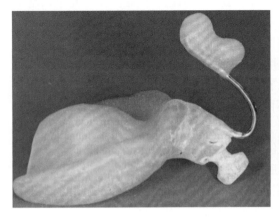

图 25-8　用于单侧完全性唇腭裂的矫治器

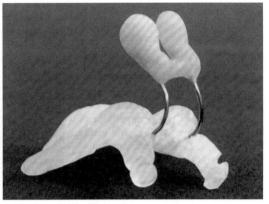

图 25-9　用于双侧完全性唇腭裂的矫治器

2004 年纽约大学发表了婴儿期颌骨-鼻整形治疗的远期效果的文章,整形治疗的患者在儿童期(4~5 岁)鼻孔的对称度优于仅做颌骨整形的患者。但是,该研究仅关注了鼻孔的对称性,而未对其他相关问题进行探讨,同时,研究组患者尚处于生长发育的早期,唇腭裂患者由于存在鼻部软骨自身的发育与生长缺陷,婴儿期鼻-牙槽整形后远期的效果尚缺乏有力的证据。

(三) 关于唇腭裂患者婴儿期整形治疗的现状与思考

C. Kerr McNeil 医师提出婴儿期整形治疗的主要目是通过整形治疗刺激上颌骨的生长,减小腭部裂隙,使唇腭裂患儿的上颌骨段排列至理想的位置,减少日后对正畸治疗的需要。由于一期牙槽突植骨不再继续进行,经过整形治疗的颌骨断端不能相接连成整体,在以后的生长发育过程中,在颊肌力量的作用下,颌骨段仍然会发生向内的塌陷、移位,造成牙齿萌出后的牙颌畸形。从远期效果来看,如果不进行牙槽突一期植骨,经过婴儿期整形治疗的患者和未经过治疗的患者无显著的差异。

婴儿期整形治疗自 McNeil 医师提出后就一直存在反对意见,反对婴儿期治疗的学者认为苏格兰修复医师是基于推测而非临床数据所提出的治疗。Pruzansky、Skroog 和 Berkowitz 医师等就极力反对婴儿期整形治疗,认为整形治疗是没有必要和没有用的治疗。Fera 医师等的研究发现,戴用腭托整形治疗加之一期牙槽突植骨不仅无助于上颌骨的发育,反而妨碍其正常发育。Huddart 医师在用 McNeil 方法进行婴儿期整形治疗多年以后总结出戴用整形腭托者与未戴者在𬌗关系上无差别。

但是,许多研究表明,软组织在手术缝合后,若在高张力的情况下易产生明显的瘢痕组织。所以目前对于那些上颌前颌骨前突严重且前唇组织较小的患者,为了减轻手术后软组织的张力,避免复裂的发生和减轻瘢痕的产生,可以进行唇裂术前的整形治疗。其主要目的是适当后移前唇和前颌骨,而不再是使颌骨段靠拢形成良好的颌弓形态。

目前,国内外许多学者的研究发现婴儿期颌骨整形治疗并不能刺激患儿颌骨的生长,而对婴儿期整形治疗持怀疑态度。迄今为止,对于多数唇腭裂中心,婴儿期整形治疗不再是唇腭裂序列治疗中常规的治疗,仅对存在严重颌骨移位的患者进行治疗,治疗的主要目的也从希望刺激颌骨生长,变为为唇裂手术创造条件。婴儿期的治疗主要是对唇裂修复的帮助,通过弹力带或弹力胶布使过度前突的前颌骨后移,减小唇裂修复时组织的张力,从而减轻唇鼻部的瘢痕。

荷兰三个中心对单侧完全性唇腭裂婴儿期整形治疗(传统)的远期效果,包括喂养、正畸语音及费用-效果等方面进行了较详尽的随机对照研究(2003 年),研究表明戴腭托的患者与不戴腭托的患者相比并未有效的防止上颌骨的塌陷,与对照组相比戴用腭托的患者显现出喂养、语音的发育优于未进行治疗组的患者,但治疗组的费用相对较高。

2011 年 Uzel 医师等通过检索了 319 篇相关文章的系统性综述研究,选择进行至少六年追踪研究的 RCR 及 CCT 文献分析,发现婴儿期整形治疗没有远期疗效(包括喂养、语音、面部、牙弓和咬合发育等),虽然鼻-颌骨整形有利于鼻的对称性,但是仍缺乏 RCT 远期疗效评价的研究。目前,较多的证据表明,对于婴儿期正畸治疗主要效果在于减小唇鼻部的移位及唇裂手术时的难度,对于患者远期的颌骨生长发育及鼻部的生长和对二期手术的需求情况未见肯定的效果。

二、替牙期正畸治疗

唇腭裂患者乳牙期一般没有严重的错𬌗畸形表现,前、后牙的反𬌗一般较轻微。多数学者认为唇腭裂乳牙期的一般错𬌗可以不予矫治。因为早期治疗并没有减轻正畸治疗的需要,在以后的牙龄期内仍需正畸治疗,并且早期治疗延长了患儿正畸治疗的时间且增加了治疗费用。对于患儿存在的后牙反𬌗、前部额外牙及轻度的前牙反𬌗,一般可以等到替牙期开始矫治。但是,有下颌功能性移位的唇腭裂患者,必需进行治疗,避免产生永久的生长发育问题,使得日后的正畸治疗更加困难。

关于替牙期的正畸治疗,目前国际上已取得一致的观点,均认为在此牙龄期需要正畸治疗。必须强调,乳牙期、替牙期的正畸治疗,并不说明此后不再需要治疗,患者在恒牙期均需综合的正畸治疗。尤其是腭裂隙附近的牙齿常出现严重的扭转及钙化不良、上颌牙弓的狭窄及前牙的反𬌗等都会影响牙颌面的进一步生长发育和某些口颌系统功能的正常行使。因此,替牙期错𬌗的矫治是必要的,这些畸形一出现就应该开始矫治。

(一) 替牙期正畸治疗的适应证

1. 后牙反𬌗。

2. 恒切牙错位。

3. 磨牙的前后向关系不调。

4. 上颌发育不足及前牙反𬌗。

5. 牙槽突植骨前正畸。

(二) 替牙期正畸治疗的优点

1. 扩弓治疗的效果快　唇腭裂患者经常出现上颌牙弓的缩窄,需要扩弓治疗。替牙期时,由于患者年龄较小,骨缝的反应好,扩弓的效果较快。

2. 解除前部牙槽区的锁结　替牙期的扩弓治疗,解除了两个颌骨段的锁结,促进牙槽及颌骨的发育。

3. 使患者及早获得正常的舌姿势和鼻呼吸　唇腭裂患者由于多种原因所致的上颌的

挛缩,常造成患者舌位置的异常,舌位置过低而影响语音发育,同时上颌骨的发育异常和扁桃体的增生常常导致患者口呼吸的产生。上颌牙弓的开展为患儿获得正常的舌姿势和鼻呼吸创造了条件。

4. 为牙槽突植骨创造条件 裂隙的存在造成裂隙区牙齿的扭转、斜轴等影响植骨手术的手术入路,从而影响植骨的成功。替牙期正畸治疗可为植骨创造条件。

(三) 错𬌗的矫治

1. 后牙反𬌗 学者认为对于唇腭裂患者的轻微的后牙反𬌗,有时并不需要治疗。严重的后牙反𬌗,可能伴有功能因素时,就需要及时治疗。替牙期后牙反𬌗,常用开展上颌牙弓的方法来治疗。常用的矫治器为上颌分裂基托矫治器、W 型扩弓矫治器、四角舌弓矫治器和改良的 Arnold 矫治器。对于双侧完全性唇腭裂患者,有时内陷的两侧牙弓锁结于前颌骨后。这种情况需要首先前移前颌骨,再用矫治器开展牙弓,其方法与乳牙期相同。但是有两点需注意,一是这类患者在各年龄段均需后部牙弓的开展,一旦牙弓的开展治疗结束,需要长期保持。这是由于患者腭中缝无骨组织填充以稳定开展后的上颌牙弓,所以非常不稳定,如不戴用保持器,腭部瘢痕的牵拉,可使已得到开展的上颌在几天以内就恢复到了治疗前的状态。二是必须认识到,恒牙萌出后,唇腭裂患者仍有再次进行牙弓开展治疗的可能性,即使使用了保持器的患者。由于患者下颌生长发育的继续和上颌在三维方向上的发育不足,常导致横向关系不协调,产生后牙的反𬌗。

2. 错位的恒切牙 上恒切牙的扭转和舌倾是唇腭裂患者替牙期较常见的严重错位。在单、双侧完全性唇腭裂患者中,严重的切牙错位常造成切牙的不良磨耗、𬌗创伤及龋坏的危险,上切牙舌倾易产生前牙反𬌗和下颌功能补偿而造成的向前移位。明显错位的牙,常造成患者美观和心理障碍,以及产生不良的语音,出现以上情况时应及时治疗。对于前牙的问题在此阶段可以应用活动矫治器也可以用局部固定矫治器完成治疗。

(1) 活动矫治器:对于切牙扭转较轻的病例,可以用𬌗垫矫治器加上舌簧或指簧来完成矫治,但矫治器要设计足够的固位装置。

(2) 固定矫治器:在磨牙上做带环,切牙上粘接托槽,用较细的唇弓,较轻的力,结合小的弹簧曲或牵引、辅弓等。对于反覆𬌗较深的患者,有时磨牙上需要做𬌗垫,用来支开前牙反𬌗的干扰,唇向开展及扭正上切牙。

3. 磨牙前后关系的不调 唇腭裂患者替牙期出现的需要治疗的较严重的问题之一是磨牙关系的不调。唇腭裂患者由于缺失牙和牙齿替换障碍都可以导致恒磨牙关系的不调。和非裂儿童相同,由于磨牙前移造成的Ⅱ类错𬌗的唇腭裂患者应采用头帽等口外力后推上颌磨牙,一般常用颈牵引。每侧约 350～500g 力,每天戴 12～16 小时。在使用这种方法时,应注意力的控制,防止第二磨牙阻生。颈牵引的使用,有助于上磨牙的萌出,可以改善患者上颌的垂直向发育不足。对于Ⅲ类磨牙关系,如果是下颌的过度生长造成的,多数患者需要在成年后进行正畸-正颌外科的联合治疗。也有人主张使用高位牵引颈兜,牵引力线通过双侧髁突,每侧约 700～1 000g 力,每天戴 14～16 小时,但是远期效果不佳。如果患者的Ⅲ类磨牙关系是上颌向前的发育不足所致,则可以考虑应用前方牵引矫治。

4. 上颌发育不足与前牙反𬌗 唇腭裂尤其是完全性唇腭裂术后患者,在替牙期常会表现出前牙反𬌗和面中部的凹陷。患者的上颌不仅向前发育不足,而且向后错位。如果在此阶段不进行治疗的干预,颌骨的畸形会随着生长发育继续加重,至恒牙期单纯用固定或活动矫治器,并不能很好地解决面中部骨骼的畸形。对于由于牙齿异常产生的前牙反𬌗可以采用一些诸如殆垫舌簧、2×4矫治器等进行矫治,此处不再详细介绍。替牙期由于上颌骨发育不足所致的前牙反殆可以应用面罩行前方牵引,这样可以使患者上颌尖牙区牙槽突向前向下,以补偿面部垂直向的发育不足,可以获得稳固的尖牙锁结关系。同时,前方牵引可以解除反殆,建立正常的覆殆、覆盖,增加了对上颌的功能刺激,有利于上颌的发育及颌间关系的稳定,增加了下颌的矢状向生长及垂直生长。由于替牙期骨缝反应较活跃,青春期后生长缓慢,所以在替牙期时及时应用前方牵引解除颌间关系的锁结,使得颌骨得以正常的功能刺激,有利于患者颅面的生长发育。对于存在牙弓缩窄合并上、下颌前后向关系不调的患者,可以在扩弓的同时进行前方牵引,解除上颌的锁结。矫治器可以采用在乳尖牙及第二乳磨牙上做带环的四角舌弓并在尖牙带环上焊前方牵引钩。利用面罩或面弓进行前方牵引。对于多数唇腭裂患者替牙期治疗时,上颌切牙的扭转和舌倾、斜轴等会对前方牵引治疗产生干扰,部分患者需要在前方牵引治疗之前或同时,进行上前牙的矫治以避免影响治疗,并获得更稳定的前方牵引治疗结果。

值得注意的是,唇腭裂患者上颌骨发育不足所致的前牙反殆,虽在替牙阶段进行了成功的矫治,由于下颌骨的生长发育还有较大的潜力,替牙完成后前牙的反殆有可能再次出现,需要进行综合治疗。

5. 牙槽突植骨前正畸　替牙期期间,唇腭裂患者需要进行牙槽突植骨,植骨的最佳年龄为9~11岁,在上颌尖牙牙根发育1/3~3/4之间进行植骨,效果较好,对于一些裂隙侧存在侧切牙的患者,如果侧切牙将萌出在裂隙附近,则需在侧切牙萌出前进行以避免侧切牙的丧失。一些患者由于裂隙附近的牙齿错位和斜轴,常使得牙槽突的裂隙被错位牙遮挡,影响植骨手术入路,手术很难成功的翻开黏骨膜瓣,并有效地将足够的骨填入裂隙,从而影响植骨的效果。所以,这种情况下,常需要在牙槽突植骨前将错位或斜轴的牙移开,使植骨区充分暴露。植骨前的正畸治疗可以根据患者具体错殆情况选择合适的矫治器进行治疗。由于固定矫治器对牙齿的控制较为精确,故应用较多。但是在治疗中,应注意邻近裂隙牙齿牙根的移动不要过快、过猛,由于裂隙附近的牙齿如中切牙牙根的远中和尖牙牙根的近中存在骨缺损,有时邻近裂隙的牙根表面仅覆盖非常薄的骨质,过大幅度的牙根的近远中移动会造成牙根穿出,进入裂隙而导致牙齿的丧失。如果牙齿存在明显的斜轴,需要进行牙根近远中向的移动,需要非常小心,并需在矫治中拍摄牙片观察。

6. 牙齿畸形　混牙列期是开始精确判断各种牙齿异常的时期,为今后的拔牙及修复做准备。唇腭裂患者很少因为牙齿发育不良或钙化不良而拔牙。双侧完全性唇腭裂的患者中,上中切牙出现形状异常的比例较高,这时需考虑是否能作为固定桥的基牙。如在此期不能判断,应先排齐并保留,等待制订更精确的治疗计划。双侧完全性唇腭裂患者早期前颌骨较大,由于过早的拔除切牙,易造成前颌骨的萎缩,一旦造成很难消除。在替牙期较重要的一点是牙槽区的植骨。由于替牙期时上颌完成了大部分的生长。同时,牙槽区的植骨为恒尖牙的正常萌出及中切牙正畸中旋转的治疗创造了条件。

三、恒牙期正畸治疗

恒牙期的唇腭裂患者的正畸治疗原则与非裂儿童没有差别。与前两个牙列期的治疗相比,以前的几期治疗可以明显地移动上颌骨段,而在恒牙列阶段,除了恒牙初期移动颌骨段有一定的潜力外,对于年龄较大恒牙列的治疗仅能移动牙齿。恒牙全部萌出到口腔后,即开始最后一阶段的正畸治疗。

（一）正畸治疗的限度

正畸医师首先应该对唇腭裂最后正畸治疗步骤的限度有所认识。由于多次手术使得患者上颌牙弓基骨或牙齿的缺失造成了骨的减少，正畸医师应该认识到，在这种情况下患者正畸治疗的限度和对修复治疗及外科正畸的需要。有学者提出对这类患者应尽可能少的移动牙齿，如果移动也是将其移到正常位置即可，为修复治疗创造条件。另外，在唇腭裂患者开始正畸治疗时，正畸医师很难立刻作出远期的详细治疗计划，常常是在治疗中不断加以调整。对于一个上颌恒尖牙萌出或埋伏于上腭部较高的位置，这种缺陷究竟是由于上颌骨段被锁于一个内缩的位置造成的垂直向萌出不足或牙槽骨发育不足，还是缘于唇腭裂本身的牙槽发育不足，这是很难确定的。对于这种患者，在确定了精确的治疗计划前，一般开始仅做上颌的腭部开展或牙槽区开展，或用轻力的唇弓排齐整平牙列。在治疗中横向的问题得以减轻，而是否要把低位尖牙拉入牙弓成为较显著的问题。在这种"治疗性诊断"的基础上逐渐形成精确的治疗计划。

（二）唇腭裂患者恒牙期存在的特殊问题

虽然已经经过一系列治疗，恒牙期时唇腭裂患者还会存在一些不同于非裂者的特殊情况，为其正畸治疗带来一定的困难，需要特别注意或需要其他专业医师的密切配合。

1. 上、下颌矢状关系协调性较差。
2. 上颌牙弓塌陷，相对于下颌缩窄。
3. 缺乏足够的牙槽骨以完成牙齿的移动。
4. 异常萌出的牙齿。
5. 活动的前颌骨。
6. 裂隙区邻近的上颌骨垂直高度不足。
7. 双侧唇腭裂的前颌骨向后下旋转。

（三）恒牙期的正畸治疗

唇腭裂患者恒牙期的正畸治疗一般采固定矫治器治疗，均可以获得满意的效果。

在对唇腭裂患者的正畸治疗前应详细检查腭部瘢痕的位置及严重程度。这对于估计上颌牙弓开展程度及矫治后的保持是重要的，同时，可以估计牙齿的移动及改变舌姿势的可能性。应认真检查是否存在腭瘘，因为腭开展后会使治疗前不明显的腭鼻瘘看起来更明显。如果存在腭瘘，应在正畸前向患儿家长说明。

另外，对于可以改变下颌姿势、位置的软组织情况进行检查，如扁桃体增大、上呼吸道感染的易患情况，软腭、牙周情况，并与其他专家进行研究，决定理想的治疗方案。多数唇腭裂患者存在不良的呼吸型，这是患者鼻畸形、上颌发育不足及腺样体、扁桃体肥大等原因造成的鼻呼吸不通畅，使患者舌体位置偏前下位，采用口呼吸方式，使得患者面部高度增加，头前伸。呼吸型直接影响到患者的生长型。所以，对唇腭裂患者应注意及早消除病因，建立正常的呼吸型，这是非常重要的。

1. 上颌牙弓狭窄及后牙反𬌗　在唇腭裂患者中尽管患者在替牙阶段已经做过牙弓狭窄的矫治，但是，随着颌骨尤其是下颌骨生长发育的进行，一些患者在恒牙期还会出现上颌牙弓的相对狭窄和后牙反𬌗，而需要再度矫治。另外，也有些患者在替牙期未进行及时治疗而需扩弓治疗。在这一期的扩弓一般可用前两期的扩弓矫治器，也可以用扩弓辅弓。对于上颌牙弓狭窄不严重的患者，可以不必在使用常规固定矫治器前先期用扩弓装置，而直接在使用固定矫治器的同时应用扩弓辅弓即可。由于唇腭裂的特征常导致上颌内陷、牙弓狭窄,上颌前部的内陷比后部严重。所以在扩弓矫治中上颌前部常需要较大的开展,可以通过适当地改进扩弓的矫治器,针对唇腭裂的特征进行治疗。由于腭部瘢痕组织牵引及腭中缝骨组织缺损,扩弓治疗后也需保持较长的时间。当然,替牙期牙槽区植骨对治疗效果的稳定起着一定的作用。在扩弓治疗中应注意的是,唇腭裂患者的上颌常需要不对称扩弓,可将扩弓矫治器进行适当改进。在扩弓治疗后,容易出现口鼻瘘,产生过高鼻音,这常使患者及家长感到不安。其实这个裂隙并不是开展牙弓造成的,在治疗前即存在,只是被腭部瘢痕组织皱褶掩盖,故在扩弓治疗前应仔细检查,同时应向患者家属提前声明。

2. 垂直向发育不足　唇腭裂患者均存在上颌骨垂直向的发育不足。为了改善这一状况,促进上颌垂直向生长或通过牙齿的代偿弥补颌骨垂直向关系的不协调,恒牙期时在唇腭裂患者使用固定矫治器正畸治疗中常配合使用颈牵引或低位牵引头帽增加支抗,通过促进上颌磨牙萌出,改善垂直关系的异常,同时较常用颌内牵引。对于较严重的垂直向发育异常则需要配合进行正颌外科手术治疗。

3. 上颌切牙区的控根　唇腭裂患者上颌切牙常较直立,有些甚至舌倾。恒牙期固定矫治器治疗时患者的上颌切牙经常需进行较大范围的控根移动。尤其是双侧完全性唇腭裂患者的前颌骨在唇裂修复术后,常向下后旋转,舌倾的前颌骨和严重舌倾萌出的恒上切牙在正畸治疗中常需很大的转矩力(40°~50°)。治疗中一般可先应用弹性较好的细弓丝使明显舌倾的上切牙发生一定程度的倾斜移动,待换至方钢丝后,分次逐渐在上颌切牙上加根舌向的转矩力。在治疗中加上根舌向的转矩力时,要注意观察根吸收情况及根尖处的牙槽骨情况,对于一些前颌骨较突的双侧唇腭裂患者,上颌切牙舌倾常较严重,有时会出现根尖凸现、露出等情况,常需要调整前颌骨的位置使之后移,并且可在牙槽骨植骨稳定前颌突后,再进行前牙的控根治疗。

4. 牙列拥挤　由于组织缺损、手术创伤及瘢痕的影响,唇腭裂患者的上颌骨生长常受影响而发育不足。在手术修复后的唇腭裂患者经常存在牙列的拥挤,且拥挤程度较重,尤其是上颌牙列。由于上颌牙弓挛缩严重,且上颌骨在三维方向均发育不足,上颌的拔牙常使上、下颌间的宽度和长度关系更难协调。恒牙期正畸治疗中对于上颌牙弓的拔牙常较慎重,中度以上的拥挤一般需要先进行扩弓治疗后再行评价拥挤情况,决定进一步治疗方案。

5. 前牙反𬌗　由于下颌骨生长迟于上颌,进入恒牙期时,一些即使在替牙期经过正畸治疗的患者也可能再次出现前牙反𬌗,甚至下颌的前突。正畸医师应该在治疗设计之初就考虑到是否需要对患者的畸形进行正颌外科的治疗。如果仅需正畸科单独完成,那么就要努力达到使上颌牙齿萌出、舌倾或直立的上颌切牙唇向倾斜、保持下颌前牙的直立或舌倾下切牙、下颌后下旋转,减轻下颌的前突。正畸治疗后患者的面高有所增加。一些前牙反𬌗的患者需要拔除下颌的牙齿,根据情况可能是下颌切牙、前磨牙或最后的磨牙。但是,对于前牙反𬌗严重、颌骨间关系严重不调的患者,很难通过单纯的正畸治疗获得满意的矫治效果,常需要正颌外科配合。

四、正畸与正颌外科联合治疗

由于遗传、生长及手术创伤的影响,虽然经历了一系列治疗,但是恒牙期时仍然有一部分唇腭裂患者会出现较严重的颜面畸形、颌骨关系的异常,单纯通过正畸治疗很难彻底解决患者的根本问题,需要正颌外科进行颌骨手术。这是由于较严重的面中部发育不足者仅靠正畸治疗的单纯牙齿移动很难解决,①上颌垂直向生长较差,尤其在腭裂区;②上切牙的根舌向控根运动,牙根在没有发育好的前颌骨内运动,容易造成腭穿孔。

对于颌骨畸形显著的唇腭裂患者,如果结合正颌外科治疗,则在恒牙期时的正畸治疗就截然不同了。因为上、下颌骨之间的不平衡由正颌外科手术解决,此时正畸治疗的目的就是在理想的颌骨关系上,排齐牙列、整平曲线及去除牙齿的代偿作用。在正畸治疗后,患者前牙的覆𬌗、覆盖关系更差。但是一经恢复了上、下颌骨的位置关系,牙弓间的关系也就一致了。唇腭裂患者的正畸-正颌联合治疗,包括传统的正颌外科方法和近年来逐渐增多的牵张成骨手术方法,对于上颌发育极差的患者,牵张成骨手术效果更佳。

需要正颌外科联合治疗的唇腭裂患者一般均需要进行术前和术后的正畸治疗。

（一）术前正畸

唇腭裂患者正颌外科术前正畸矫治的目的主要是排列牙齿、整平𬌗曲线、协调上下牙弓宽度及形态、矫治牙弓中线、去除牙代偿作用、准备缺失牙修复的间隙以及使术后新的颌间关系中长宽高关系协调。唇腭裂反𬌗与非裂反𬌗患者不同之处是,唇腭裂患者由于上颌牙弓挛缩更加明显,术前正畸时常需进行上颌牙弓的开展,而非裂后牙反𬌗和宽度关系的不调的患者,常随着颌间近远中关系的改善而得到解决。另外,由于唇腭裂上颌牙弓的特殊形态,牙弓缩窄从前向后逐渐减轻,上颌第二恒磨牙处经常非但不缩窄反而颊向错位,在术前正畸中常需腭向移动。由于错𬌗情况复杂,唇腭裂患者正颌外科术前正畸治疗常需 18 个月或更长的时间。

（二）术后正畸

正颌外科术前正畸要求尽可能完善,以使正颌外科手术结果稳定,一般均需要较长时间。经过完善的术前正畸后,术后的正畸治疗一般相对简单,需要的时间也较短,应在 6 个月左右结束。术后正畸主要进行一些颌间牵引,使颌间牙齿尖窝咬合关系进一步完善。

正颌外科手术使颌骨关系明显异常的患者得到较理想的治疗,但是由于唇腭裂患者腭部组织缺损和瘢痕的存在,使得腭部软组织较缺乏,且血液供应较差,故正颌外科手术时,上颌应很少分块,以避免血供不足造成组织坏死;同时,由于腭部瘢痕的大量存在,影响了手术重调位置的稳定性。唇腭裂患者经过一系列的治疗,加上外科正畸的手术治疗,又多了一次手术创伤的机会。

五、保　　持

因为唇腭裂患者腭部骨组织缺损、肌肉力量的不平衡、瘢痕组织的挛缩以及治疗结果常是折中的而未获得良好的𬌗关系,使得稳定性较差。一般来讲,唇腭裂患者正畸治疗后保持的时间比非裂患者长,有的为了保持矫治效果,甚至需要终生保持。

由于在唇腭裂患者中缺失牙较常见,患者正畸治疗后的保持常由正畸医师及修复科医师共同完成,一般用保持器或修复体。对于缺失牙者可用修复体保持,以恢复缺失牙,增进美观。另外,唇腭裂患者更多的使用活动保持器。可以做成带有树脂托的改善语音的装置,对于裂隙侧侧切牙的缺失,可以用跨越裂隙的固定桥,把两个颌骨段连接起来,但是一般要求先进行植骨,而二期牙槽突的植骨,使这种保持更稳固。牙槽突植骨的普遍开展和技术的提高,可以使正畸治疗扭正上中切牙并关闭侧切牙间隙,需要修复体修复侧切牙的患者明显减少。

对于唇修复过紧的唇裂患者,常需再次手术松解,才能保证正畸治疗后上颌前牙的位置和前部的颌间关系。唇腭裂患者正畸治疗后的保持也需要正畸医师、修复医师及外科医师的密切配合才能取得稳定的治疗效果。

唇腭裂患者的正畸治疗为正畸医师提供了应用生物机理、生长发育及颌面美学知识的机会。若想对患者进行理想的治疗,必须应用这些知识,对患者的治疗作出总体的正畸治疗,这是较为复杂的,需要各科专家的密切配合。

六、病 例 报 告

病例报告(图 25-10~图 25-14):女性,8 岁。左侧完全性唇腭裂。已经完成唇腭裂修复手术。前牙反𬌗。患侧侧切牙缺失、患侧上颌中切牙严重远中斜轴且舌倾。

矫治设计:局部固定矫治器矫治患侧中切牙,前方牵引矫治反𬌗,固定矫治器排齐牙列、矫治颌间关系,正畸治疗后修复缺失牙。

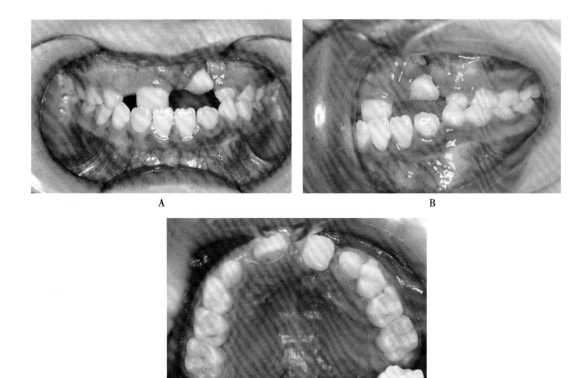

A

B

C

图 25-10　正畸治疗前
A.正畸治疗前正面𬌗像　B.正畸治疗前侧𬌗像　C.正畸治疗前上牙弓𬌗面像

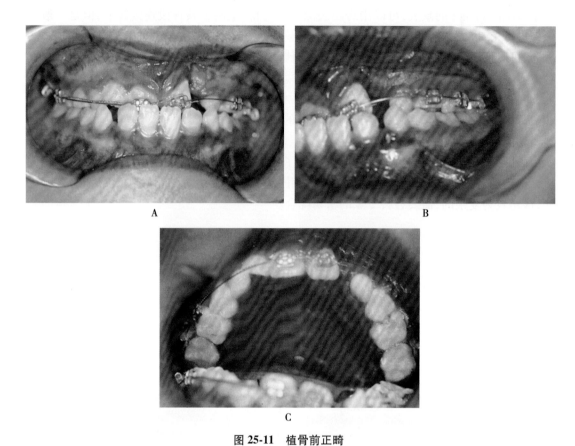

A B

C

图 25-11 植骨前正畸
A.植骨前正畸治疗正面𬌗像　B.植骨前正畸治疗侧𬌗像　C.植骨前正畸治疗上牙弓𬌗面像

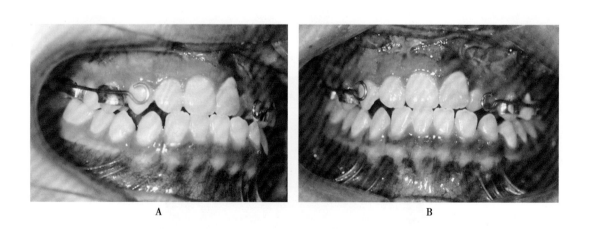

A B

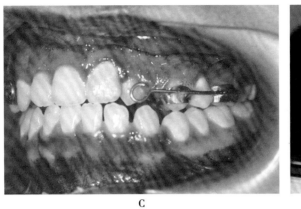

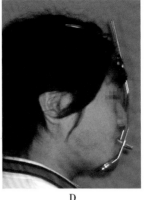

C　　　　　　　　　　　　　　D

图 25-12　前方牵引治疗

A. 前方牵引治疗右侧𬌗像　B. 前方牵引治疗正面𬌗像　C. 前方牵引治疗左侧𬌗像　D. 前方牵引治疗侧面像

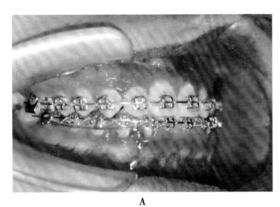

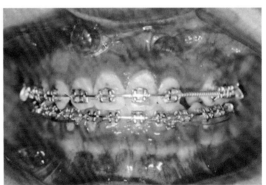

A　　　　　　　　　　　　　　B

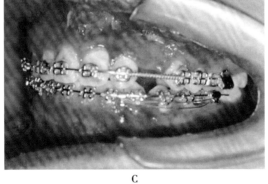

C

图 25-13　固定矫治器治疗

A. 固定矫治器治疗右侧𬌗像　B. 固定矫治器治疗正面𬌗像　C. 固定矫治器治疗左侧𬌗像

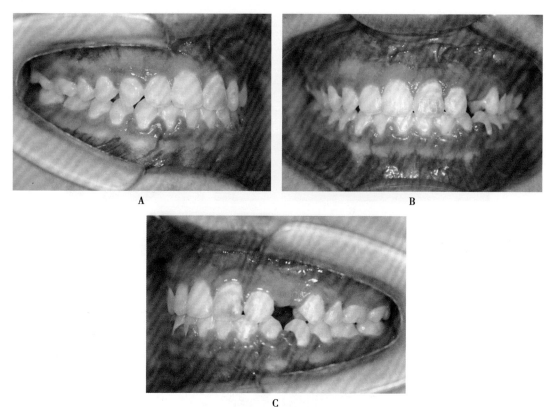

图 25-14

A. 正畸治疗后右侧殆像 B. 正畸治疗后正面殆像 C. 正畸治疗后左侧殆像

唇腭裂的序列治疗是在各学科医师紧密配合下进行的,治疗不再是单科的、盲目的、无计划的,使得唇腭裂患者存在的各种问题及早发现,并有计划的在理想的时期得以解决,不再被忽视、被遗漏。经过综合治疗的唇腭裂患者无论在颅面形态还是口颌功能上都获得较理想的效果。

虽然唇腭裂治疗的方法、程序不断改进,但是患者手术后仍会有畸形存在,其原因复杂。迄今为止,学者与临床医师并未停止对于唇腭裂序列治疗的改进和对理想治疗程序的探索。近年的研究更注重遵循循证医学的理念,注重各中心间、国际间的合作,许多世界范围内的研究工作在有序进行,多中心的研究以及患者资料收集的标准都已制订,为进一步完善唇腭裂的治疗,为患者提供更满意的治疗结果创造了条件。

（李魏然）

参 考 文 献

1. COOPER H K,HARDING R D,KROGMAN W M,et al. Cleft palate and cleft lip. A team approach to clinical management and rehablitation of the patient. Saunders WB company,1979.

2. KERNAHAN D A,ROSENSTEIN S W. Cleft lip and palate. A system of management,willians wilkins,1990.

3. STARK R B. Cleft palate-A multidiscipline approach. Harper & Row publisher In. corp,1968.

4. 王光和. 唇腭裂的序列治疗. 北京:人民卫生出版社,1995.

5. BALKHI K,FADANELLI S,SUBTENY J D. Treatment of bilateral Cleft lip and palate. Am. J. Orthod. Dentofac.

Orthop,1991,100:297-305.

6. SUBTELNY J D. The importance of early orthodontic treatment in cleft palate planning Angle Orthd,1957,27: 148-158.

7. REISBERG D J,FIGUEROA A A,GOLD H O. An intraoral appliance for management of the protrusive premaxilia in bilateral cleft lip. Cleft palate J,1988,25:53-63.

8. UZEL A. Alparsian ZN long-term effects of presurgica infant orthopedics in patients with cleft lip and lpalate:A systematic review. Cleft palate Craniofacial J,2011,48:587-595.

9. GRAYSON B H,SAUTIAGO P E,BRECHT L E. Cutting CB Presurgical nasoalveolar molding in infants with cleft lip and palate. Cleft Palate Craniofac J,1999,36:486-98.

10. GARFINKLE J S,KING T W,GRAYSON B H,et al. Cutting CB A 12-year anthropometric evaluation of the nose in bilateral cleft lip-cleft palate patients following nasoalveolar molding and cutting bilateral cleft lip and nose reconstruction. Plast Reconstr Surg,2011,127:1659-67.

11. SEMB G A. Study of facial Growth in patients with unilateral cleft lip and palate treated by the Oslo CLP team. Cleft palate Craniofaeial J,1991,28:1-21.

12. ROSS R B. Treatment variables affecting facial growth in unilateral cleft lip and palate--presurgical orthopaedics. Cleft palate J,1987,24:5-77.

13. TANG E L K,SO L L Y. Prevalance and severity of malocclusion in children with cleft lip and/or palate in Hong Kong. Cleft palate--eraniofacial J,1992,29:287-293.

14. DICKSON W M. Cleft lip and palate research:An update state of the Art. Cleft palate J,1977,14:270-287.

15. ATHANUSION A E,MAZAHERI M,ZARRINNIA K. Dental arch Dimensions in patients with unilateral cleft lip and palate. Cleft palate J,1988,25:139.

16. BERKOWITZ S. State of the art in cleft palate orofacial growth and dentistry. Am J Orthod,1978,74:564-576.

第二十六章 阻塞性睡眠呼吸暂停低通气综合征

第一节 概 述

一、OSAHS 的定义

阻塞性睡眠呼吸暂停低通气综合征(OSAHS)是一种病因不明的睡眠呼吸疾病,临床表现有夜间睡眠打鼾伴呼吸暂停和白天嗜睡。由于呼吸暂停引起反复发作的夜间低氧和高碳酸血症,可导致高血压、冠心病、糖尿病和脑血管疾病等并发症及交通事故,甚至出现夜间猝死。因此 OSAHS 是一种有潜在致死性的睡眠呼吸疾病。1976 年美国学者 Guilleminault 首次提出了"睡眠呼吸暂停综合征(sleep apnea syndrome,SAS)"这一概念,其定义为:在大约 7 小时的睡眠中,反复发生呼吸暂停在 30 次以上或平均每小时睡眠呼吸暂停超过 5 次以上。

二、分 类

睡眠呼吸暂停分为 3 型,即阻塞性、中枢性和混合性,其中以阻塞性最多见。口鼻腔气流停止,但胸腹呼吸动作仍然存在者被称为阻塞性睡眠呼吸暂停(obstructive sleep apnea,OSA);口鼻腔气流停止的同时,胸腹呼吸动作消失者被称为中枢性睡眠呼吸暂停(central sleep apnea,CSA);先后发生中枢性及阻塞性者被称为混合性睡眠呼吸暂停(mixed sleep apnea,MSA)。临床上绝大多数呼吸暂停患者同时伴有低通气(hypopnea),一般定义为口鼻腔呼吸气流降低 50% 以上,并伴有 4% 血氧饱和度下降。近年来学者们多采用"阻塞性睡眠呼吸暂停低通气综合征(obstructive sleep apnea and hypopnea syndrome,OSAHS)"这一概念。

三、病 因

OSAHS 的直接发病机制是上气道的狭窄和阻塞,但其发病并非简单的气道阻塞,实际是上气道塌陷,并伴有呼吸中枢神经调节因素障碍。

1. 解剖因素 各种形态学研究表明,OSAHS 患者上气道大多较正常人狭窄,表现为上气道周围软硬组织大小、形态及位置的异常,例如小下颌或下颌后缩、舌骨后低位、软腭肥厚过长而低平、舌体肥大、舌根后坠、咽壁肥厚、扁桃体或腺样体肥大等。

2. 神经肌肉因素　OSAHS 患者睡眠时因上气道狭窄,只有通过上气道的扩大增强肌收缩以对抗负压。OSAHS 患者这种额外的肌肉收缩容易引起肌肉疲劳或损伤,伴随入睡后的生理性上气道扩大而肌张力降低,最终导致上气道不稳定或完全塌陷。另外,因中枢神经因素对低氧等化学刺激反应迟钝,对呼吸反馈的调控不稳定,或者胸廓扩大肌与上气道扩大肌在呼吸周期中的时相协调性异常,均可导致上气道塌陷。

3. 体液内分泌因素　流行病学调查结果显示,OSAHS 患者多见于中老年男性肥胖者、绝经期后的女性、肢端肥大症及甲状腺功能减低症患者,推测 OSAHS 的发生可能与体液内分泌紊乱有关。

4. 相关的危险因素　OSAHS 患者中体型肥胖且颈围较粗者较正常人群比例高,与肥胖有关的上气道脂肪沉积可导致上气道狭窄。酗酒、抽烟或服用镇静类药物均可能通过抑制舌下神经和喉返神经的活动,降低扩大上气道的肌张力,进而容易引起睡眠呼吸暂停。

四、流行病学研究

国外流行病学调查结果显示,在社区中睡眠呼吸紊乱患病率高达 20%。其中阻塞性睡眠呼吸障碍低通气综合征患病率为 2%~4%(最高为 9%)。可累及婴幼儿、中青年和老年人,患病率随年龄增加而升高,男性患病率高于女性。目前,国内尚无比较准确的 OSAHS 发病率研究报道。上海、北京及香港地区的调查显示,OSAHS 患病率在 3.1%~4.1% 之间。

五、临 床 表 现

1. 睡眠打鼾(snoring)与呼吸暂停(sleep apnea)　两者是 OSAHS 患者最常见的表现。鼾声是由于睡眠期间气流通过狭窄的口咽部时形成的涡流使软腭等组织振动引起。打鼾即提示睡眠时气道狭窄,但并非所有鼾症患者都患有睡眠呼吸暂停。单纯打鼾者鼾声较柔和且均匀,睡眠时无其他异常表现;OSAHS 患者鼾声响亮,打鼾与呼吸暂停交替出现,且因呼吸暂停持续及间隔时间不一,鼾声频率和间隔也不同,并伴有深度呼吸、惊醒及异常身体动作。较重的患者常常夜间出现憋气,甚至突然坐起,大汗淋漓,有濒死感。

2. 白天嗜睡(excessive daytime sleepiness,EDS)　表现为白天乏力或嗜睡,注意力难以集中。患者在看书、看电视、候诊、驾车等各种行为过程中均可能入睡。有调查表明,在车祸的肇事者中,OSAHS 患者所占比例较高。

3. 夜尿增多　少数 OSAHS 患者因长期睡眠时低氧血症及睡眠质量低下,导致不同程度的泌尿系统功能紊乱,导致夜尿增多,个别患者出现遗尿。

4. 头痛　由于缺氧,患者出现晨起头痛。

5. 性格变化和其他系统并发症　包括脾气暴躁,智力和记忆力减退以及性功能障碍等,严重者可引起高血压、冠心病、糖尿病和脑血管疾病。

第二节　检查与诊断

一、病史询问

除了向患者本人询问病史外,还应向与患者同室者询问其病情,包括鼾声、白天嗜睡、睡眠中各种异常表现及各种并发症等最早出现的时间、发展情况及既往诊治情况,另外还应询问家族遗传史及全身系统疾病史。

二、临床检查

1. 面型观察　观察患者有无先天性或后天性颌面部畸形,上颌或下颌后缩畸形均可能导致上气道狭窄或阻塞。

2. 口咽腔检查　观察软腭及腭垂是否肥厚、松弛,舌体及舌根有无肥大、高隆,扁桃体是否肥大,舌腭弓及咽腭弓黏膜有无呈片状增生等情况。

3. 鼻咽腔检查　检查是否有鼻甲肥大、鼻息肉、鼻中隔偏曲、鼻腔肿瘤或异物等。

三、影像学检查

1. X线头影测量分析　大量的X线头影测量研究表明,与正常人群相比,OSAHS患者上气道呈现不同程度的狭窄,且多发生在口咽部,上气道周围结构异常主要表现为:下颌后缩而上颌位置基本正常,多为骨性Ⅱ类错𬌗;舌骨位置较低且靠后;软腭肥大、低位且臃长,舌体大且舌位高,软腭与舌体重叠明显。常用的上气道周围结构X线头影测量项目(图26-1)。

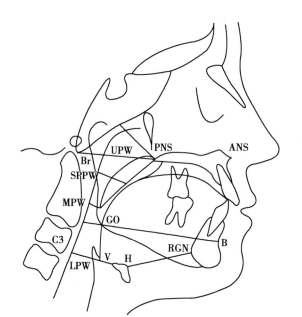

图 26-1　常用的上气道及周围结构 X 线头影测量项目
UPW:上气道宽度;SPPW:软腭后气道宽度;
MPW:软腭尖后气道宽度;LPW:下气道宽度

2. 三维影像技术分析　X线头影测量作为一种二维测量技术来评价三维的上气道及其周围结构有其局限性。对于 OSAHS 患者,决定上气道气流阻力的因素包括气道的横截面积和狭窄或阻塞的长度。因此,比较理想的方法是在三维水平上对呼吸过程的骨组织及软组织进行评估。

磁共振影像技术(magnetic resonance imaging, MRI)对软组织分辨率较高,无辐射损害,具有多层面、多方面成像的优势,尤其适用于上气道周围软腭、舌及咽部等软组织成像(图 26-2)。随着超快速 MRI 的发展,在获得满意图像效果的前提下,每一幅图像的成像时间可降至 1~2s。可以对上呼吸道在不同呼吸时相的变化进行研究,动态观察在睡眠状态下出现呼吸暂停时发生阻塞的部位,对 OSAHS 进行较精确的定位。

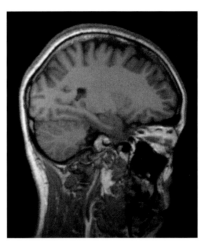

图 26-2　上气道、软腭、舌及咽部等软组织的 MRI 成像

四、多导睡眠图监测

多导睡眠图监测仪(PSG)是诊断 OSAHS 最重要的方法,它不仅可判断疾病的严重程度,还可全面评估患者的睡眠结构,睡眠中呼吸暂停,低氧情况,以及心电、血压的变化。某些情况下借助食管压检测,还可与中枢性睡眠呼吸暂停综合征相鉴别。每一位患者在治疗前、术前和术后,以及治疗后都至少应进行 1 次 PSG 检查。PSG 检查应在睡眠呼吸实验室中进行至少 7 小时的数据监测。PSG 检测的项目包括脑电图、眼电图、颏肌电图、胫前肌电图、心电图、胸腹壁呼吸运动、口鼻气流以及血氧饱和度等(图 26-3)。

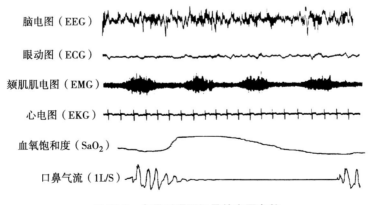

脑电图(EEG)

眼动图(ECG)

颏肌肌电图(EMG)

心电图(EKG)

血氧饱和度(SaO$_2$)

口鼻气流(1L/S)

图 26-3　多导睡眠图记录的主要参数

综合分析脑电图、左右眼动图及颏肌肌电图后可进行睡眠分期,鉴别快动眼睡眠(REM)和非快动眼睡眠(NREM),并区分睡眠、觉醒及清醒状态。采用时间表面肌电评价胸腹部呼吸运动,胸腹部束带式量规可提供呼吸运动的描记图。采用红外线指血氧计可测定

动脉血氧饱和度。采用温度或压力传感器可监测口、鼻气流,区分呼吸暂停和低通气,并以每小时发生呼吸暂停和低通气的次数作为评价 OSAHS 严重程度的主要指标,即呼吸暂停低通气指数(apnea and hypopnea index,AHI),或称呼吸紊乱指数(respiratory disturbance index,RDI)。近年来多数学者认为,诊断 OSAHS 除了依据多导睡眠监测图得出的 AHI 值、脱氧程度及睡眠结构外,还应结合患者自觉症状进行综合评定。

五、鼻咽纤维镜检查

X 线头影测量可在静态下对气道情况作出诊断,而鼻咽纤维镜则偏重于动态诊断。鼻咽纤维镜能够在直视下观察上气道的形态结构,在睡眠时的检查更能显示上气道的动态变化。目前临床上常常采用纤维镜结合 Müller 检查,包括平静呼气末的咽腔观察和 Müller 吸气(即用力吸气,一定程度反映了神经及气道扩大肌的部分功能状态)时气道塌陷度。

常用的判断狭窄的标准有:①腭后区以 Müller 吸气时气道塌陷度≥75% 为判定阻塞标准;②舌后区采用半定量的标准表示呼气末气道横断面的狭窄程度,即:大部分声门均能看到为 1+;能看到部分杓状软骨和声带突,会厌不与咽后壁、侧壁接触为 2+;舌后区气道很小,仅见杓状软骨后部,会厌与咽侧壁和后壁接触为 3+;喉腔无法窥视为 4+。若呼气末舌后区气道横断面狭窄程度 3+ 或 4+ 均可判断该部位有阻塞。

第三节　治　　疗

OSAHS 病因及发病机制的复杂性决定了治疗方法的复杂性和疗效的不确定性。首先应通过多导睡眠图监测明确呼吸暂停的类型和病情轻重,其次应通过各种临床检查和影像学手段尽可能明确呼吸暂停的病因机制。大多数 OSAHS 患者上气道阻塞发生在软腭和舌根后方的口咽部,且阻塞发生在口咽部气道的多个水平,或同时发生,或从一个部位向整个口咽部扩展。目前,维持上气道通畅的方法包括非手术治疗和手术治疗。非手术治疗方法中最常见的有持续气道正压通气(CPAP)法和口腔矫治器,手术治疗主要有悬雍垂腭咽成形术(UPPP)、正颌外科手术及鼻咽部手术。原则上建议患者首选非手术治疗方法,重症患者首选 CPAP;如果明确患者上气道内及周围存在明显影响上气道通畅的异常解剖结构,而且患者愿意,可以先选择手术治疗。

一、非手术治疗

1. 行为习惯治疗　减肥治疗是没有嗜睡和严重并发症的轻度 OSAHS 患者的首要治疗手段。对于肥胖患者,减轻体重 5%~10% 就可以获得临床症状减轻。另外,OSAHS 患者应戒烟戒酒,并尽可能避免睡前服用镇静类药物,睡前勿饱食。部分患者可采用半强制性侧卧位睡眠,以减轻鼾声及睡眠呼吸暂停。

2. 药物治疗　呼吸神经刺激剂、安宫黄体酮等可辅助治疗 OSAHS,但合并有心脑血管系统疾病者慎用。雌激素替代疗法可减轻 OSAHS 患者的症状,但因甾体雌激素副作用较大而应用有限。OSAHS 患者若患有甲状腺功能低下,服用甲状腺代用品效果良好。

3. 经鼻持续气道正压通气(continuous positive airway pressure,CPAP)　是目前治疗中重度 OSAHS 最有效的治疗方法,大部分患者通过 CPAP 治疗,都可以达到满意的治疗效果。该治疗方法由澳大利亚学者 Sullivan 于 1980 年发明并率先用于治疗 OSAHS,其原理是通过机械泵将空气压缩、湿化后经患者戴用的鼻面罩以正压(范围 $2\sim20cmH_2O$)输入上气道,阻止睡眠吸气时上气道软组织的塌陷,并刺激颏舌肌的压力感受器,使气道张力增加,类似“肺夹板(Pneumatic Splint)”。患者可携带 CPAP 机器回家长期治疗,也可在手术前后或减肥疗效不佳时配合使用。大量研究表明,CPAP 能有效地终止 OSAHS 患者特别是中重度患者的睡眠呼吸暂停和低通气,减少打鼾和日间嗜睡频率,提高患者的睡眠和生命质量,是目前治疗 OSAHS 最有效的非手术方法。但由于鼻面罩和通气管妨碍动作或面罩带来的“窒息”感,以及气道黏膜干燥、面罩漏气吹伤皮肤等副作用,约 30% 的患者不能长期坚持戴用。

4. 口腔矫治器治疗(详见本章第四节)　睡眠时佩戴口腔矫治器可以抬高软腭,牵引舌主动或被动向前,以及下颌前移,达到扩大口咽及下咽部,是治疗单纯鼾症的主要手段或 OS-AHS 非外科治疗的重要辅助手段之一,但对中重度 OSAHS 患者无效。

二、手术治疗

手术治疗的目的在于减轻和消除气道阻塞,防止气道软组织塌陷。选择何种手术方法要根据气道阻塞部位、严重程度、是否有病态肥胖及全身情况来决定。常用的手术方法有以下几种。

1. 扁桃体、腺样体切除术　这类手术适用于有扁桃体增生的成年患者,或腺样体增生所致的儿童患者。一般术后短期有效,随着青春发育,舌、软腭肌发育后,仍然可复发。

(1)鼻腔手术:由于鼻中隔弯曲、鼻息肉或鼻甲肥大引起鼻气道阻塞者,可行鼻中隔成形术,鼻息肉或鼻甲切除,以减轻症状。

(2)悬雍垂软腭咽成形术(uvulopalatopharyngoplasty,UPPP):此手术是切除腭垂过长的软腭后缘和松弛的咽侧壁黏膜,将咽侧壁黏膜向前拉紧缝合,以达到缓解软腭和口咽水平气道阻塞的目的(图 26-4),但不能解除下咽部的气道阻塞,因此一定要选好适应证。

2. 正颌外科手术　正颌手术的目的在于解除软腭及舌根部后的气道狭窄。手术方法

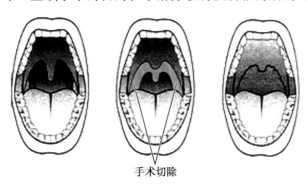

手术切除

图 26-4　OSAHAS 患者 UPPP 手术

包括颏成形术、上颌前移术、下颌前移术、颏前移-舌骨肌肉切断悬吊术、上下颌骨与舌骨联合前移术。通过前移上下颌骨、舌骨及其肌肉附着，扩大上气道。该类手术最适于伴有上下颌后缩、舌骨低位等严重牙颌面畸形的中重度年轻 OSAHS 患者，手术不仅可以治疗 OSAHS，而且可以起到改善面型的作用。

第四节　口腔矫治器治疗阻塞性睡眠呼吸暂停低通气综合征

口腔矫治器（oral appliance，OA）是一种治疗阻塞性睡眠呼吸暂停低通气综合征的有效办法，用口腔矫治器治疗 OSAHS 由来已久，1934 年 Pierre Robin 医师最早采用单颌板式功能性矫治器治疗儿童 OSAHS 患者。口腔矫治器因其体积小、携带方便、舒适易耐受、费用低廉和无噪音、无创伤、治疗可逆性等优点，逐渐被广大医师和患者所接受。目前全球已有 30 多种口腔矫治器应用于临床治疗 OSAHS 患者，与持续正压通气治疗、手术治疗并列成为 OSAHS 三大主要治疗方法。

用于治疗 OSAHS 的各种口腔矫治器，绝大多数是根据患者的牙𬌗模型个性化制作的，对于生长发育期的儿童 OSAHS 患者，功能性矫治器通过改变下颌位置，可激活口面部肌肉发育而影响下颌的生长，改变患儿狭窄的上气道结构，进而预防或推迟 OSAHS 的发生；但对于成年 OSAHS 的患者，睡眠时戴用口腔矫治器不会引起永久性生长改变，而是通过改变下颌位置，直接或间接改变上气道的周围解剖结构关系，从而减轻或消除上气道的阻塞。

OSAHS 是一种病因机制尚未完全明了的复杂疾病，尤其是多数重度 OSAHS 患者并发不同程度的多器官系统损害，治疗方案也可能是多种措施相结合的综合治疗。口腔矫治器可以单独用于治疗 OSAHS，也可以作为综合治疗方案中的辅助治疗措施之一。在确定采用口腔矫治器治疗之前，一般需经专长于 OSAHS 的呼吸内科专家结合病史、临床检查及多导睡眠图监测结果，对患者的病情特别是分型和严重程度进行准确评价，然后提供一份书面诊断报告和治疗建议书。口腔医师接到转诊的 OSAHS 患者后，应根据 PSG 诊断报告并结合与上气道有关的口腔专科临床及影像检查结果制订适宜的治疗方案。患者戴用口腔矫治器治疗一段时间后（一般为 2 个月左右），应复诊检查。复诊时可根据患者戴用矫治器的舒适度、鼾声及日间嗜睡等症状改善程度，决定是否需要对矫治器进行调整或修改，尽可能将下颌调整到既舒适又具最佳疗效的前伸位置。常规戴用 2~3 个月后，患者应回到呼吸内科接受多导睡眠图监测仪（PSG）等检查，以评价其客观疗效。值得提醒的是，不能仅凭患者鼾声减小来评价疗效，因为部分患者在鼾声减小的同时睡眠呼吸暂停可能反而加重。

一、口腔矫治器的作用原理

口腔矫治器是一类固位在牙弓上的机械装置，通过改变下颌、舌体或软腭的位置，以扩大或稳定上气道。舌体和软腭的位置及功能状态与上气道密切相关，而舌体和软腭的位置容易受呼吸、体位、下颌位置等因素的影响，同时舌体和软腭的功能状态可能与睡眠、神经肌肉反射、代谢水平有关。因此，口腔矫治器扩大或稳定 OSAHS 患者上气道的内在机制可能受以上多方面因素的影响。可能的机制包括以下几方面：①通过改变下颌的位置（向前向下）间接改变舌、软腭及气道之间的位置关系，以扩大或稳定上气道；②直接改变软腭和/或舌的位置,以扩大或稳定上气道;③舌肌等上气道扩大肌张力因下颌位置改变而增大,亦有助于稳定气道;④上气道通气改善后,缓解缺氧,气道周围软组织水肿减轻,体积减小。

适应证:一般认为,口腔矫治器适用于单纯鼾症患者及轻、中度OSAHS患者。而对于重度OSAHS,即呼吸暂停低通气指数(AHI)>50次/小时的患者则疗效较差,而对于中枢性或以中枢性为主的混合性睡眠呼吸暂停低通气综合征患者则基本无效。另外,对于那些拒绝或无法耐受CPAP治疗或经手术治疗后复发的患者,口腔矫治器是一种较好的选择。

有研究报道,年龄、肥胖程度、颌面形态以及上气道大小与口腔矫治器治疗OSAHS的疗效有关。一般认为,口腔矫治器可能更适合年龄较轻、体重指数(body mass index,BMI)较小、下颌角较小、舌骨位置较高、下颌后缩、口咽部气道较小的患者,而对于下颌平面较陡、舌骨位置较低的患者则治疗效果较差。

二、常用口腔矫治器

目前临床中有近40种口腔矫治器可供选择。大致分为三类:舌体维持器、下颌重置器、软腭上抬器三类。前两者应用较多,舌体维持器是通过位于阻鼾器前部的泡沫状结构吸住舌体,使其在睡眠过程中处于前伸位置,以保持气道的通畅。现有的临床研究表明其对于鼾症及OSAHS鼾症疗效显著。下颌重置器可分为可调型及不可调型两种,它们主要是通过在睡眠过程中重置或保持下颌位置,使下颌处于前伸位,大脑控制带动舌部肌群,如下颌舌骨肌,使舌体等组织处于前伸状态,以保持气道通畅。

1. 舌位维持器(tongue retaining device,TRD) 又称舌前移装置,作用原理是在睡眠期间戴用该装置时,在其前端的囊腔内产生负压,通过该负压吸引舌体向前,进而打开气道,保持通畅。TRD由可复制舌体及牙齿的轮廓的聚乙烯材料在技工室加工制成,但并不依赖牙齿固位,由装置于前方的通气孔产生的负压使舌体保持于前伸位(图26-5)。TRD可固定于假牙列及牙周状况差的牙列上,因此对牙列缺失、牙周病、颞颌关节病的OSAHS患者是一种较好的选择。对于上述类型患者,医师需对TRD进行特殊设计并随访。目前关于TRD治疗睡眠呼吸暂停综合征的临床报告很多,普遍认为TRD有效。

2. 鼻呼吸装置(nose breath appliance) 这是一种新型的针对重度鼾症维持鼻呼吸方式的舌体位置保持器。戴入该装置后,鼾症舌体位于口腔顶部,同时嘴唇封闭所产生的口腔内负压使舌体维持在该位置上。目前研究表明鼻呼吸是保持舌体正常位置及功能的最有效的办法。

3. 下颌重置器 又称下颌前移装置(mandibular advancement device,MAD),原理就是通过前移下颌,间接牵动舌体、软腭前移,使上气道扩大,防止舌下陷,从而保持呼吸道通畅,成功率在70%以上。下颌前移矫治器适用于CPAP治疗失败或拒绝接受CPAP治疗的患者;还

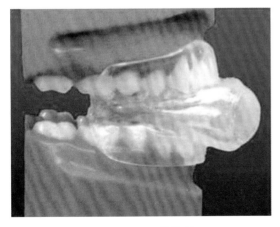

图26-5 舌位维持器

可用于打鼾及轻度睡眠呼吸障碍或不接受外科手术治疗的患者,并促进儿童生长发育。下颌重置器大致可分为固定式和可调式两种,优点是制作简便,操作时间短,患者戴用舒适;缺点在于上颌牙列靠吸附力固位,与下颌间无良好固位,遇有睡眠时习惯大张口呼吸的患者疗效无法保证。

(1) 阻鼾器:是下颌重置器的一种(图 26-6)。其原理主要是依靠吸附力固定于上颌牙弓,垂直打开咬合并使下颌骨位置前移,以改善上气道狭窄。治疗仅用于打鼾或伴有轻、中度阻塞性睡眠呼吸暂停的患者。其优点是制作简单,操作时间短,无创,患者易于接受。

(2) 改良功能矫治器(activator):此矫治器(图 26-7)是由国内学者刘月华等设计,分为Ⅰ型和Ⅱ型。两种矫治器的作用原理相似,均为前移下颌,使舌体随之前移,从而解除舌咽部阻塞。与Ⅰ型相比,Ⅱ型在舌根部增加一对椭圆形弹性树脂扣,其位置根据需要通过 X 先头影测量决定,以达到既能前移舌,阻止睡眠时舌根后坠,又不致影响吞咽等功能的目的。

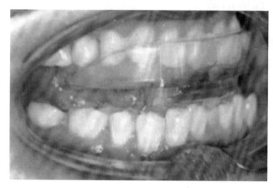

图 26-6　阻鼾器　　　　　　　　图 26-7　改良功能矫治器

(3) 口腔矫治器:此矫治器(图 26-8)是由 HAL 等设计的可调式下颌前移装置。对牙弓的生物机械作用是通过螺旋扩大器加力来实现的。加力可使下颌前移,间接造成上呼吸道扩大或减轻其塌陷。这种矫治器可使下颌前伸 11mm 的基础上再向前移 0.25mm。这种可调式螺丝关节允许关节在侧向运动 1~3mm,垂直向运动 1~5mm,这样能降低颞下颌关节和咀嚼的不适感并可保证口腔正常呼吸。研究中 15 位患者用此装置 4 个月后,AHI 从 28次/h 降至 8 次/h。

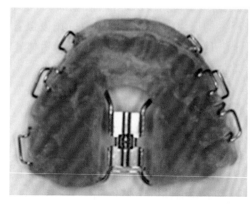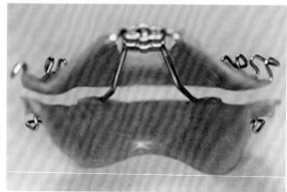

图 26-8　Klearway™ 口腔矫治器

三、口腔矫治器的疗效及评价

有关口腔矫治器治疗 OSAHS 的疗效报道不一,疗效范围大约在 50%~80%。绝大多数临床研究为回顾性设计,样本量小,无对照组,且疗效观察时间短,仅少数研究为前瞻性的、随机的双盲对照设计。Lindman 等对自 1985 年以来的 30 余篇文献所涉及的采用口腔矫治器治疗 OSAHS 的 563 个病例进行了疗效分析,并以治疗后 AHI 降至 10 以下作为治愈标准,其有效率为 61%。另有双盲、前瞻、随机设计研究证明,口腔矫治器的疗效低于持续气道正压通气法(CPAP),但是多数患者更乐于接受口腔矫治器治疗。

不同设计类型的口腔矫治器可能给 OSAHS 患者带来不同的疗效。单块式口腔矫治器较两块式口腔矫治器疗效更好,且为更多的患者接受。这可能归因于单块式口腔矫治器戴用简单、副作用少,分体式口腔矫治器因允许下颌做更大的开大而使舌体位置后移,抵消了部分下颌前伸以扩大上气道以扩大气道的效果,从而影响最终疗效。

评价口腔矫治器的疗效不应只是局限于 PSG 等客观指标(如 AHI 值)的减小,还应综合考虑患者主观症状的改善及其能否接受该方法。较为合理的疗效评价方法应当是根据患者主观症状的改善程度划分出不同等级,例如可将"主观症状明显改善、治疗后 AHI 降低 50%且 AHI 值<10 次/h"评价为"完全有效";把"主观症状改善、治疗后 AHI 降低 50%但 AHI 值>10 次/h"评价为"部分有效";把治疗后"AHI 降低幅度小于 50%、无论主观症状是否改善"评价为"无效"。

四、临床病例报告

患者,男,1975 年 6 月出生,初诊日期为 2009 年 11 月。主诉:睡眠时打鼾扰人 10 余年求治。

12 年前被发现夜间睡眠时打鼾,近 5 年发现有间歇性憋气,伴日间嗜睡,近 2 年记忆力明显减退。未曾于外院治疗。平素体健,无其他相关病史。无家族史。无高血压病史。

临床检查:身高 182cm,体重 90kg。口腔软腭周围组织松弛下垂,舌体偏大,下颌前伸运动正常,磨牙中性关系,前牙散在间隙,全口牙重度磨耗。治疗前面部、口内像及 X 线片(图 26-9~图 26-11)。

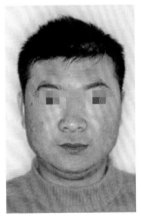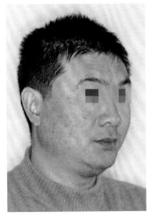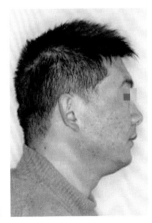

图 26-9 治疗前面像

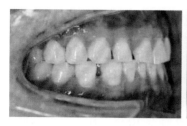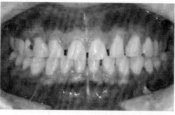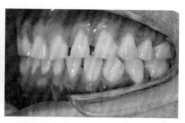

图26-10　治疗前口内像

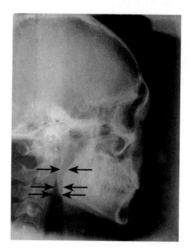

图26-11　治疗前头颅定位侧位片

治疗后面部、口内像及 X 线片(图 26-12~图 26-14)。

患者戴用矫治器前后主、客观指标及上气道各水平前后径对比(表 26-1,表 26-2)。

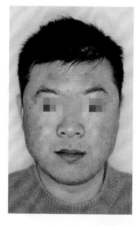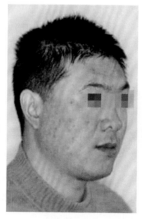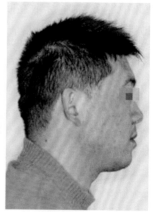

图26-12　患者戴用分体式口腔矫治器后面像

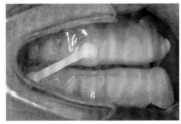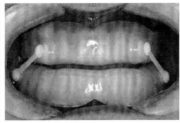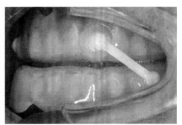

图 26-13　患者戴用分体式口腔矫治器后口内像

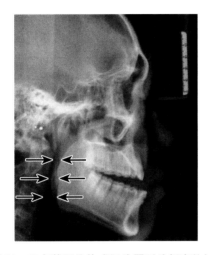

图 26-14　患者戴用分体式矫治器后头颅定位侧位片

表 26-1　患者戴用矫治器前后主、客观指标对比

检测项目	治疗前	治疗后
呼吸紊乱指数(单位:次/h)	17.4	6.2
呼吸暂停指数(单位:次/h)	3.3	1.5
低通气指数(单位:次/h)	14.1	4.7
脱氧指数(单位:次/h)	28.5	12.6
最低血氧饱和度/%	77.0	83.0
最长呼吸暂停时间/s	45.1	41.2
平均呼吸暂停时间/s	28.1	19.5
深睡眠期比例/%	8.6	11.3
睡眠效率/%	89.2	94.3
日间嗜睡评分表	10	5
鼾声评分	8	3

表 26-2 患者戴用矫治器前后上气道各水平前后径对比

测量项目/mm	治疗前	治疗后
上后气道间隙	8.0	11.0
中气道间隙	9.0	11.5
下气道间隙	11.0	14.0

参 考 文 献

1. 刘亚晖,高国凤,智铁铮.诱导睡眠下呼吸睡眠暂停低通气综合征患者的纤维鼻咽镜检查.河北医学, 2006,12(1):39-41.

2. 神平,李五一,霍红,等.便携睡眠监测阻塞定位仪与多道睡眠仪及纤维喉镜检查.中华耳鼻咽喉头颈外科杂志,2007,42(8):612-618.

3. 魏雪梅,张术明,兰德,等.纤维喉镜下 müller 检查在 OSAHS 诊断中的价值.四川医学,2008,29(5): 509-510.

4. 许辉杰,黄魏宁.阻塞性睡眠呼吸暂停低通气综合征的定位诊断研究:纤维喉镜与上气道压力测定的比较.临床耳鼻咽喉头颈外科杂志,2011,25(6):243-246.

5. AMORIC M. Efficacy and compliance in treatment of sleep apnea with Herbst mandibular advancement splints (OHA version). Int Orthod,2013,11(2):193-209.

6. BIANCHI A,BETTI E,TARSITANO A,et al. Volumetric three-dimensional computed tomographic evaluation of the upper airway in patients with obstructive sleep apnoea syndrome treated by maxillomandibular advancement. Br J Oral Maxillofac Surg,2014,52(9):831-837.

7. BORRIE F,KEIGHTLEY A,BLACKER S,et al. Mandibular advancement appliances for treating sleep apnoea/ hypopnoea syndrome. Evid Based Dent. 2013,14(1):27-28.

8. DE BACKER W. Obstructive sleep apnea/hypopnea syndrome. Panminerva Med,2013,55(2):191-195.

9. FLEISHER K E,KRIEGER A C. Current trends in the treatment of obstructive sleep apnea. Journal of Oral and Maxillofacial Surgery,2007,65(10):2056-2068.

10. HOSSELET J,AYAPPA I,NORMAN R G,et al. Classification of sleep-disordered breathing. American journal of respiratory and critical care medicine,2001,163(2):398-405.

11. JENNUM P,RIHA R L. Epidemiology of sleep apnoea/hypopnoea syndrome and sleep-disordered breathing. European Respiratory Journal,2009,33(4):907-914.

12. LAABAN J P,MOUNIER L,ROQUE D'ORBCASTEL O. Assessment of recent weight history before instituting continuous positive airways pressure in a cohort of patients with severe obstructive sleep apnoea/hypopnea syndrome. Rev Mal Respir,2014,31(1):41-47.

13. LAUNOIS S H,FEROAH T R,CAMPBELL W N,et al. Site of pharyngeal narrowing predicts outcome of surgery for obstructive sleep apnea. Am Rev Respir Dis,1993,147(1):182-189.

14. PERILLO L,CAPPABIANCA S,MONTEMARANO M. Craniofacial morphology and obstructive sleep apnoea-hypopnoea syndrome:a craniometric comparative analysis. Radiol Med,2013,118(4):648-659.

15. REDLINE S,KAPUR V K,SANDERS M H,et al. Effects of varying approaches for identifying r espiratory disturbances on sleep apnea assessment. American Journal of Respiratory and Critical Care Medicine,2000,161 (2):369-374.

16. SCHESSL J,ROSE E,KORINTHENBERG R,et al. Severe obstructive sleep apnea alleviated by oral appliance in a three-year-old boy. Respiration,2008,76(1):112-116.

17. SKATVEDT O. Localization of site of obstruction in snorers and patients with obstructive sleep apnea syn-

drome:a comparison of fiberoptic nasopharyngoscopy and pressure measurements. Acta Otolaryngol,1993,113（2）:206-209.

18. SUTHERLAND K,CISTULLI P. Mandibular advancement splints for the treatment of sleep apnea syndrome. Swiss Med Wkly,2011,28(141):w13276.

19. WOODSON B T,WOOTEN M R. Comparison of upper-airway evaluations during wakefulness and sleep. Laryngoscope. 1994,104(7):821-828.

20. ZHOU J,LIU Y H. A randomised titrated crossover study comparing two oral appliances in the treatment for mild to moderate obstructive sleep apnoea/hypopnoea syndrome. J Oral Rehabil,2012,39(12):914-922.